Practical Surgical Oncology

实用肿瘤外科学

主　编 邵志敏
副主编 王卓颖　徐　烨
编　者（以章节次序为序）

郑　莹	邹　珍	邵志敏	江一舟	叶定伟	万方宁	陈海泉
蔡三军	蔡国响	陈万坤	缪长虹	王朋妹	申丽华	林琼华
张忠伟	朱　彪	王玉龙	嵇庆海	曹依群	郝　斌	高　阳
王卓颖	孙国华	陈嘉莹	沈　强	张　凌	史荣亮	吴　毅
官　青	王　宇	杨舒雯	李端树	向　俊	孙团起	王蕴珺
渠　宁	朱永学	卢忠武	相加庆	邵龙龙	张　杰	诸葛灵敦
王胜飞	陈苏峰	胡　鸿	孙艺华	郑迪凡	曹阿勇	柳光宇
李俊杰	张　剑	俞晓立	马金利	郭小毛	王龙蓉	王　鲁
赵一鸣	虞先濬	倪泉兴	蔡　宏	王亚农	周　烨	师英强
郑洪途	刘方奇	徐　烨	王铭河	彭俊杰	张海梁	王弘恺
沈益君	顾成元	戴　波	宿恒川	朱　耀	朱　煜	王春萌
罗　鹏	杨凌舠	徐　宇	朱蕙燕	张如明	陈　勇	郑必强
严望军	黄稳定	吴志强	陈　鑫	李德亨		

复旦大学出版社

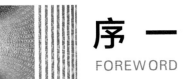

序 一
FOREWORD

据世界卫生组织最新公布的数据显示,全球每年有880万人死于癌症,占全球每年死亡总人数的近1/6。我国恶性肿瘤发病人数约占全球的21.8%,尤其在一些大城市,恶性肿瘤已居死亡病因的首位。随着肿瘤多学科综合治疗理念和肿瘤精准治疗模式的推广,大大丰富了肿瘤治疗手段的内涵,提高了治疗效果。因此,在新理念、新模式下总结治疗方法的成果和经验,对于广大一线临床医师及医学院校学生具有重大意义。

作为肿瘤治疗的三大方法之一,手术仍被认为是大多数实体肿瘤最有效的治疗方法。早在20世纪50年代初,我院在李月云教授的带领下成立肿瘤外科,并提倡"无瘤操作"概念。历经几代肿瘤外科人的努力和不断探索,走创新发展之路。我院现已先后建立和完善,并走向完全去科化的外科体系,包括头颈、胸、胃、大肠、胰腺、泌尿、神经、骨、软组织、妇科肿瘤等不同系统的肿瘤外科子学科。据《上海申康发展研究中心绩效简报》显示,在2016年我院有11类肿瘤手术治疗量排名上海医疗机构的前3位,其中乳腺癌、卵巢癌、胰腺癌、甲状腺癌、前列腺癌、食管癌、结直肠癌7类肿瘤排名第一。同时在总共15类肿瘤排名中,我院有13类肿瘤排名前5位。

我院在保持手术工作高效率的基础上,严格把控诊疗质量,着力于提高疗效。据统计,我院恶性肿瘤术后病患5年生存率在国内遥遥领先,大部分病种5年生存率超过50%,其中女性常见肿瘤乳腺癌、宫颈癌、子宫内膜癌,男性常见肿瘤前列腺癌,大肠癌、甲状腺癌、肾癌的生存率均已超过80%。

此外,我们也不断推进外科手术技术的发展。在2014年,我们整合院内优势资源,成立腔镜平台,着力推进腔镜技术在外科学的应用。经过3年的发展,腔镜平台的建设效果显著,不仅腔镜手术占比提高到13.54%,同时涌现出了一大批腔镜技术人才,并在国内外手术技术交流活动中屡获大奖。

在当前肿瘤综合治疗的新理念下,外科手术不仅需要自身的纵向发展,与其他治疗手段横向联合的观念也越来越得到广泛认可。作为国内最早推行多学科综合治疗的医院之一,自2005年至今,我们已先后成立了14个多学科综合诊治团队。在把手术、化疗、放疗三大传统治疗方法充分结合的同时,我们的多学科团队还融合病理、影像、介入、中医等诊断和治疗方法,为患者制订最"合适"的治疗方案,极大地提高了肿瘤治疗的效果。

近年来,精准医学正逐渐兴起,并迅速发展。如何将这些新理念、新方法、新技术在具体治疗中得以应用,特别是在外科手术中融会贯通,是我们这一代抗癌人的使命和责任。

为此,我们组织了在肿瘤外科研究和诊疗领域的知名专家,共同编撰了这本《实用肿瘤外科学》。书中介绍了肿瘤外科的相关理论知识和操作技巧,旨在阐明肿瘤外科基本概念和原则的基础上,进一步探讨外科在肿瘤预防、诊断、治疗中的应用价值。我们希望通过本书向更多的同道与读者分享经验,特别是在精准医学时代下肿瘤外科治疗领域的理解与研究。

最后,希望本书能成为广大同道及读者"良师益友"。在以把握肿瘤外科的发展方向、精准治疗原则等方面为广大肿瘤外科医务工作者提供更多思路和参考。

我们真诚地希望,读者能从本书中获益,是为序。

郭小毛
复旦大学附属肿瘤医院院长
2017 年 11 月

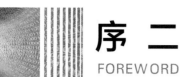

序 二
FOREWORD

随着人们生活水平的提高和生活方式的改变,现代诊断技术的不断提高,恶性肿瘤的发病率亦逐步攀升;尤其在我国的一些主要大城市中,恶性肿瘤已居死亡病因中的首位,成为危害人民健康和生命的主要疾病。数十年来,国内外对恶性肿瘤的研究投入了大量的人力、物力和财力,对传统手术、放射治疗、化学治疗方法的改进,特别是多学科综合治疗概念的提出和应用及新的治疗手段和途径的临床应用等取得了一系列成功的临床实践成果,提高了恶性肿瘤的治愈率。

手术治疗是肿瘤治疗中最为古老的方法之一,目前也仍是大多数实体肿瘤最有效的治疗方法。约60%的肿瘤是以手术为主要的治疗手段,同时有90%的肿瘤运用手术作为诊断及分期的工具。几十年来,肿瘤外科理念和实践有了很大的变化,重视有效的局部治疗和全身治疗相结合。手术技巧的好坏,手术切除范围是否合理,是否注重无瘤原则,术后有效的综合治疗与患者的预后息息相关。"一刀切""最大限度的切除"已被证明不能提高疗效也不符合现代肿瘤学人性化、个体化治疗的需要。如何更准确的判断手术在肿瘤预防、诊断、治疗中的应用指证,如何在根治的基础上减少手术创伤和并发症,如何避免手术过程中肿瘤的播散,如何有效合理与其他治疗手段相结合……这些未知的领域和待解决的问题远远多于我们已获得的知识和已解决的问题,对于每一个肿瘤研究者和临床工作者来说都具有极大的挑战性和艰巨性,同时又存在巨大的发展空间和成功机遇。因此,在熟悉肿瘤生物学特征和外科手术技巧的基础上,学习和掌握新的知识、新的理念、新的技术显得尤为迫切和必要。

正是在这样的背景下,我们组织相关领域的专家和学者编纂了本书,全面的介绍了肿瘤外科相关理论知识和操作技巧,旨在阐明肿瘤外科基本概念和原则的基础上,进一步探讨外科在肿瘤预防、诊断、治疗中的实践应用价值。肿瘤治疗应以提高患者生存率、生存质量为根本目标,手术应采用最小、最有效的局部治疗同时根据肿瘤的性质与有效的全身治疗的紧密结合,在重视传统治疗手段的同时注重新理论和技术的引入。"实用"是我们编纂本书的指导思想,也是本书的最大价值所在。因此,书中将更多的列举和解读临床实例和循证医学证据,展现多学科个体化诊疗背景下肿瘤外科在临床工作中的应用。

希望本书能够让广大同道及读者更完整的认识肿瘤外科的发展方向,对肿瘤治疗理念和原则有新的理解,为临床实践工作提供思路和参考。纸上得来终觉浅,绝知此事要躬行。望本书能够为广大肿瘤患者造福,为中国肿瘤外科的发展贡献绵薄之力。成书仓促,疏漏之处在所难免,望广大读者不吝指正。

沈镇宙

肿瘤外科终身教授

2017年9月

前言
PREFACE

恶性肿瘤是当前人类健康的最大威胁之一,在全球范围内受到学界和公众的广泛关注。20世纪70、90年代及21世纪初,我国曾先后3次进行居民死亡原因调查,不论男性还是女性,恶性肿瘤死亡率均呈逐渐升高态势,至2017年底,肿瘤已成为城市和农村居民的最主要死亡原因。

肿瘤是一类发病机制复杂、发病高危因素难以控制的疾病。有效筛查技术少、早期诊断技术水平低等因素导致肿瘤发现时普遍偏晚;耐药比例高、复发率及转移率高且治疗不良反应大、精准性差等原因导致肿瘤治疗难度大。近半个世纪以来,人类基因组学、生物信息学、蛋白组学等分子医学的发展,尤其是个体化诊疗和循证医学理念的不断深入,为肿瘤的基础和临床研究提供了新的武器和方向,也为肿瘤的诊疗策略提供了新的实践和依据。许多肿瘤的治疗效果日渐提高,切实改善了肿瘤患者的生存和生活质量。但同时,我们也应该清醒地认识到,目前依然缺乏较完善的、公认的规范化肿瘤诊疗体系。尤其在我国,不同地区、不同医院之间仍存在着对治疗理念、治疗手段和循证医学证据等方面的了解和认识的差距。因此,我们迫切需要进一步普及和传播规范化的肿瘤诊疗理念,促进我国肿瘤诊疗研究和临床领域的均质性和共同发展。

肿瘤外科学是肿瘤诊疗的基石,是一门历史悠久的学科。手术治疗是目前大多数实体肿瘤最有效的治疗方法。近几十年来,肿瘤外科的治疗概念和治疗模式有了翻天覆地的变化,从以往"让患者接受最大可能耐受的治疗",到目前"创伤最小、最有效的治疗"的观念变化;从"一刀切"的单纯手术治疗转变为手术与内科治疗、放疗、中西医结合治疗等多学科结合的综合治疗理念;从单一的"根治性手术"拓展到"诊断性手术""治疗性手术""整复性手术""姑息性手术"等多元化的模式;从"减少局部瘤荷"到"生存和生活质量并重"的根本目标的升华。总体而言,肿瘤外科学在迈向一个个体化诊疗与人性化诊疗理念的新时代,以全新的姿态在肿瘤诊疗中扮演更为重要的作用。正是在这样的时代背景下,我们邀请和组织了相关领域的一流专家和学者编纂了本书,旨在向读者全面而深入地介绍肿瘤外科学的基本原则、理论知识和传统技术的同时,进一步探讨外科在肿瘤预防、诊断、治疗中的应用价值,宣传和传播新的理念、策略和思路。希望本书能够在肿瘤外科领域为广大同道和读者朋友们提供更多科研和临床工作中的指导和参考。

春播夏耘,秋收冬藏。知识的积累有赖于我们辛勤的耕耘和不断的进取。今后,我们将在本书的基础上对最新的发展和数据进行更新,使本书内容始终处于前沿,与国际、国内新的研究进展保持一致。仓促成书,还请广大同道和读者对本书不足或错误之处不吝指证,谢谢!

邵志敏
复旦大学附属肿瘤医院大外科主任
2018年6月

目录
CONTENTS

第一章　肿瘤流行病学　　　　　　　　　　　　　　　　　　　　001

第一节　概述 / 001
第二节　恶性肿瘤的流行特征 / 002
第三节　肿瘤登记 / 013
第四节　肿瘤的病因和危险因素 / 016
第五节　肿瘤的预防和控制 / 029

第二章　肿瘤分子生物学　　　　　　　　　　　　　　　　　　　　035

第一节　癌基因与抑癌基因 / 035
第二节　信号传导与肿瘤发生 / 039
第三节　肿瘤转移的分子机制 / 041

第三章　肿瘤标志物　　　　　　　　　　　　　　　　　　　　　　048

第一节　肿瘤标志物的定义 / 048
第二节　肿瘤标志物在肿瘤研究和临床中的角色 / 049
第三节　肿瘤标志物的种类 / 051

第四章　肿瘤外科的治疗原则　　　　　　　　　　　　　　　　　　054

第五章　肿瘤的多学科综合治疗　　　　　　　　　　　　　　　　　065

第一节　肿瘤多学科综合治疗的历史与发展 / 065
第二节　我国的肿瘤多学科综合治疗 / 067
第三节　结直肠癌的多学科综合治疗模式 / 068
第四节　肿瘤多学科综合治疗的未来 / 073

第六章　肿瘤患者的麻醉　　　　　　　　　　　　　　　　　　　　077

第一节　肿瘤患者的术前评估与准备 / 077

第二节　围手术期因素与肿瘤免疫 / 083
第三节　肿瘤患者的术中管理 / 087
第四节　肿瘤患者的术后管理 / 090
第五节　总结 / 092

第七章　肿瘤急症　　094

第一节　肿瘤并发症 / 094
第二节　肿瘤治疗相关并发症 / 101
第三节　肿瘤与感染 / 109
第四节　肿瘤与营养 / 116

第八章　头颈部肿瘤的整复　　126

第一节　整形外科原则和方法分类 / 127
第二节　头颈部肿瘤患者的术前评估、术后的处理和功能康复 / 128
第三节　头颈部受区血管的准备 / 130
第四节　常见皮瓣在头颈部肿瘤术后缺损修复中的应用 / 132

第九章　脑肿瘤　　138

第一节　概述 / 138
第二节　神经上皮肿瘤 / 148
第三节　颅神经肿瘤 / 155
第四节　脑膜瘤 / 157
第五节　血管网状细胞瘤 / 162
第六节　原发性中枢神经系统淋巴瘤 / 164
第七节　垂体腺瘤 / 167
第八节　颅内转移瘤 / 175
第九节　中枢神经系统肿瘤的化疗 / 180
第十节　中枢神经系统肿瘤的放疗 / 183
第十一节　中枢神经系统肿瘤的放射外科治疗 / 186
第十二节　中枢神经系统肿瘤的免疫治疗 / 189

第十章　原发不明颈部转移性癌的诊治　　193

第十一章　口腔癌　　202

第一节　概述 / 202

第二节 舌癌 / 206
第三节 颊黏膜癌 / 208
第四节 牙龈癌 / 209
第五节 硬腭癌 / 211
第六节 口底癌 / 212

第十二章 涎腺肿瘤　　215

第一节 概述 / 215
第二节 腮腺肿瘤 / 223
第三节 颌下腺肿瘤 / 225
第四节 舌下腺肿瘤 / 227
第五节 小涎腺肿瘤 / 227
第六节 涎腺其他肿瘤 / 229
第七节 涎腺肿瘤术后常见并发症及其处理 / 230

第十三章 甲状腺肿瘤的诊治　　234

第一节 甲状腺乳头状癌 / 234
第二节 甲状腺滤泡癌 / 247
第三节 甲状腺髓样癌 / 250
第四节 甲状腺未分化癌 / 258
第五节 甲状腺低分化癌 / 261
第六节 胸腺样分化甲状腺癌 / 265
第七节 甲状腺淋巴瘤 / 267

第十四章 喉及喉咽肿瘤　　274

第一节 喉癌 / 274
第二节 喉咽癌 / 284

第十五章 食管癌　　301

第一节 流行病学 / 301
第二节 病因学 / 301
第三节 病理学 / 302
第四节 临床表现 / 305
第五节 诊断与鉴别诊断 / 306
第六节 分期 / 308
第七节 外科治疗 / 310

第八节　食管癌的综合治疗 / 321

第十六章　胸外科诊治技术应用　　325

第一节　食管镜下诊治现状与进展 / 325
第二节　支气管内超声引导针吸活检术 / 331

第十七章　肺癌　　336

第十八章　纵隔肿瘤　　345

第一节　纵隔肿物的分类与分布 / 345
第二节　纵隔肿物的鉴定流程 / 345
第三节　纵隔恶性肿瘤 / 346
第四节　纵隔手术切口 / 347
第五节　纵隔镜手术 / 348
第六节　电视胸腔镜手术 / 348
第七节　纵隔内肿瘤 / 349

第十九章　乳腺癌的遗传易感性　　359

第二十章　乳腺癌的诊断　　376

第一节　临床体检 / 376
第二节　影像学诊断 / 377
第三节　乳腺病理学诊断 / 387

第二十一章　乳腺癌外科治疗　　392

第一节　概述 / 392
第二节　乳腺癌外科治疗的发展史 / 394
第三节　手术原则和术前评估 / 395
第四节　乳腺癌全乳切除术 / 396
第五节　乳腺癌保乳手术 / 400
第六节　乳腺癌前哨淋巴结活检手术 / 411
第七节　乳腺癌重建手术 / 416

第二十二章　乳腺癌的内科治疗　419

第二十三章　乳腺癌的放射治疗　433

第一节　导管原位癌保乳术后的放射治疗 / 433
第二节　早期乳腺癌保乳术后的放射治疗 / 434
第三节　乳腺癌根治术后的放射治疗 / 437
第四节　前哨淋巴结活检时代的区域淋巴照射 / 439
第五节　新辅助治疗后放疗进展 / 441

第二十四章　原发性肝癌　446

第一节　概述 / 446
第二节　病因学 / 446
第三节　预防 / 448
第四节　病理学 / 448
第五节　分子生物学和遗传学 / 449
第六节　临床表现 / 450
第七节　肿瘤标志物 / 451
第八节　实验室检查 / 452
第九节　医学影像学检查 / 453
第十节　诊断及鉴别诊断 / 455
第十一节　临床分期 / 456
第十二节　治疗总论 / 458
第十三节　手术切除 / 459
第十四节　切除以外的外科治疗 / 464
第十五节　经肝动脉化疗栓塞 / 464
第十六节　局部治疗 / 465
第十七节　放疗、化疗 / 466
第十八节　生物治疗与中医治疗 / 466
第十九节　综合与序贯治疗 / 467
第二十节　并发症治疗与对症治疗 / 468
第二十一节　初始不可切除肝癌的降期（缩小）后切除 / 469
第二十二节　转移复发的预测与防治 / 469
第二十三节　预后 / 471

第二十五章　继发性肝癌　476

第一节　概述 / 476

第二节 结直肠癌肝转移 / 482
第三节 其他继发性肝癌的外科治疗 / 493

第二十六章 胆道肿瘤 499

第一节 胆囊息肉样病变 / 499
第二节 胆囊癌 / 499
第三节 胆管癌 / 502

第二十七章 胰腺肿瘤 506

第一节 胰腺导管内乳头状黏液肿瘤 / 506
第二节 胰腺癌 / 510
第三节 胰腺壶腹部肿瘤 / 527
第四节 胰腺神经内分泌肿瘤 / 531
第五节 胰腺实性假乳头状肿瘤 / 536
第六节 胰腺其他肿瘤 / 537

第二十八章 胃癌 541

第一节 流行病学 / 541
第二节 病理学 / 544
第三节 临床病理分期 / 548
第四节 临床表现 / 551
第五节 诊断和鉴别诊断 / 552
第六节 治疗 / 558
第七节 预后 / 587
第八节 展望 / 587

第二十九章 胃肠间质瘤 591

第一节 病理诊断 / 591
第二节 临床表现 / 594
第三节 辅助检查 / 595
第四节 临床病理分期 / 596
第五节 诊断和鉴别诊断 / 597
第六节 治疗 / 598
第七节 随访 / 608

第三十章　小肠肿瘤　612

第三十一章　遗传性结直肠癌　631

第三十二章　结肠癌　649

第一节　流行病学 / 649
第二节　病因及预防 / 650
第三节　诊断 / 653
第四节　治疗 / 660
第五节　预后 / 668
第六节　随访 / 669
第七节　"左半"和"右半"结肠癌的区别 / 670

第三十三章　直肠癌　673

第三十四章　肾癌　688

第一节　概述 / 688
第二节　手术治疗 / 692
第三节　辅助治疗、新辅助治疗研究进展 / 699

第三十五章　膀胱癌　704

第一节　概述 / 704
第二节　流行病学 / 704
第三节　病因学和分子生物学 / 705
第四节　病理学 / 706
第五节　诊断 / 707
第六节　分期 / 711
第七节　术前准备 / 712
第八节　手术方式及要点 / 713
第九节　术后处理 / 719
第十节　外科临床经验及建议 / 720
第十一节　放射治疗 / 722
第十二节　化学治疗 / 724

第三十六章　前列腺癌　728

第三十七章　睾丸癌及阴茎癌　753

第一节　睾丸癌 / 753
第二节　阴茎癌 / 760

第三十八章　腹膜后肿瘤　767

第三十九章　恶性黑色素瘤　779

第一节　流行病学 / 779
第二节　病因学 / 780
第三节　中国和亚洲地区皮肤恶性黑色素瘤的特点 / 781
第四节　诊断 / 782
第五节　病理和分期 / 784
第六节　外科治疗 / 790
第七节　内科治疗 / 800
第八节　其他类型的黑色素瘤 / 806

第四十章　软组织肿瘤　810

第一节　概述 / 810
第二节　流行病学 / 811
第三节　病因学 / 811
第四节　临床表现 / 812
第五节　影像学检查 / 813
第六节　病理学检查 / 814
第七节　分期 / 817
第八节　临床诊断 / 818
第九节　软组织肉瘤多学科讨论 / 819
第十节　软组织肉瘤外科治疗 / 820
第十一节　软组织肉瘤预后和随访 / 823

第四十一章　四肢骨肿瘤　825

第一节　概述 / 825
第二节　骨软骨瘤 / 828
第三节　骨样骨瘤 / 829

第四节　骨母细胞瘤 / 831

第五节　软骨瘤 / 832

第六节　软骨黏液样纤维瘤 / 833

第七节　软骨母细胞瘤 / 834

第八节　骨巨细胞瘤 / 835

第九节　骨肉瘤 / 837

第十节　尤文肉瘤 / 840

第十一节　软骨肉瘤 / 842

第十二节　四肢骨转移瘤 / 843

第四十二章　脊髓、脊柱肿瘤　　846

第一节　脊髓肿瘤 / 846

第二节　脊柱肿瘤 / 852

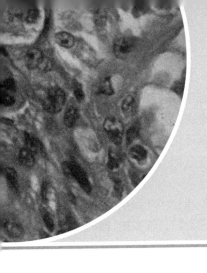

第一章 肿瘤流行病学

第一节 概述

流行病学是研究人群中疾病与健康状况的分布及其影响因素,并研究防治疾病及促进健康的策略和措施的科学。流行病学的基本原理是基于疾病在人群中不是随机分布,而是具有一定的时间、地区和社会人口学的差异,对造成这种差异的相关因素进行测量,研究这些因素与疾病发生、发展的关系,在此基础上采取相应的措施,以预防疾病。肿瘤流行病学的任务就是描述肿瘤在时间、空间和人间的分布,研究与肿瘤相关的危险因素,采取预防措施控制恶性肿瘤的流行。

一、研究方法

在探明肿瘤的病因、危险因素,实施和评价预防控制措施的活动中,经典的流行病学研究方法得到了广泛的应用。

描述性流行病学的作用是描述疾病的分布,为病因研究提供线索、提出假设。描述性流行病学在肿瘤研究的应用中最重要的成就之一是催生了遍布全球的肿瘤登记制度,收集肿瘤在不同地区、不同人群和不同时间上的分布资料,掌握了肿瘤流行特征和疾病趋势,大大提高了肿瘤病因学研究的水平和效率。

分析性流行病学中最重要的两大方法是病例-对照研究和队列研究。两者都是通过比较病因或危险因素暴露在发生肿瘤者和未发生肿瘤者的差异来验证病因假设。病例-对照研究是回顾性的,通过结果来探究病因,在肿瘤发生之后去追溯假定的病因因素,以检验病因假说。队列研究则是前瞻性的,通过直接观察暴露于可能的病因因素的不同人群的结局来探讨该因素与肿瘤结局之间的关系。队列研究检验病因假设的能力比病例-对照研究强,但时间长、耗费资源多、难度大;而病例-对照研究虽然检验假设的能力不如队列研究,但是可行性高,可同时研究多个病因,是探索性研究的重要方法。目前,在传统病例-对照研究中衍生的以巢式病例-对照研究为代表的研究人员改进了研究设计,很好地结合了病例-对照与队列研究的要素,提高了分析性流行病学研究效率及其探究病因的能力。

二、研究领域

流行病学方法广泛地应用于肿瘤研究和肿瘤防治的实践。应用流行病学的理论方法,可以了解各类肿瘤在全球的分布和疾病负担,不断更新肿瘤的生态学和生物学上的认知,探索环境及遗传因素与各种肿瘤发生、发展的复杂关系,掌握肿瘤的病因和相关危险因素,并在此基础上,探讨干预措施的有效性,将控制危险因素的干预措施转化为人群防治策略,纳入国家或地区的预防规划和公共卫生服务项目,评估防治策略和措施的有效性,最终降低肿瘤的发病率和死亡率,控制人群肿瘤的疾病负担。

流行病学理论和方法在肿瘤疾病的临床实践中也有广泛应用。20 世纪中叶诞生的随机对照临床试验,很快得到医学界的广泛认同,成为评估临床干预疗效的"金标准"。临床流行病学就是在此基础上应运而生,并广泛应用于肿瘤的临床研究,积累了大量高质量的科学证据,指导临床实践,提高肿瘤病患诊断、治疗、照护等医学实践,以及医疗服务的治疗和效率。在临床流行病学广泛应用的基础上,诞生了循证医学的概念,倡导医生"有意识地、明确地、审慎地利用现有最好的证据,制订患者的诊治方案"。流行病学的理论和方法可以有效地指导循证医学实践,包括如何提出需解决的实际问题,如何搜集证据、如何评估证据的可行度、证据力和外推力,并据此做出临床决策。当前,各类《肿瘤诊治临床指南》已经成为肿瘤临床实践不可分割的重要内容。这些指南的形成和应用,就是在循证医学理念的指导下,由临床流行病学和各专业的临床专家通力合作,收集、分析和评价现有证据,以获得最佳临床实践的结果。

分子流行病学是传统流行病学与新兴的分子生物学技术结合产生的新的重要分支,其作用是阐明人群和生物群体中医学相关生物标志的分布及其与疾病和健康的关系和影响因素,并研究防治疾病、促进健康的策略。在传统的肿瘤流行病学的研究中,对暴露(干预)与肿瘤发病率和死亡率之间关联的解释,往往归于"黑箱理论",而对其过程的阐释,特别是肿瘤多病因、多阶段、长期隐匿等特征的解释往往无法得到满足。对于肿瘤基础研究提出的疾病发病机制和病因假说,往往涉及遗传基因与环境暴露的交互作用,需要在人群中获得验证,甚至转化为预防策略、评价预防效果,分子流行病学的发展和应用为解决这些难题提供了可能。生物标志物作为暴露及其效应的评价指标更为客观,不仅能够更好地阐明肿瘤病因和发病机制,还能评估个体易感性以确定高危人群、研制肿瘤风险预测工具、选择早期标志物、评价预防干预效果、辅助早期诊断和个体化治疗等。分子流行病学以其独特的优势在肿瘤研究中有着更广阔的应用前景。

第二节 恶性肿瘤的流行特征

一、全球恶性肿瘤的疾病负担

(一)发病率和死亡率

恶性肿瘤严重危害全球人群的健康,是引起死亡的主要原因。据世界卫生组织国际癌症研究机构(International Agency for Research on Cancer,IARC)估计,2012 年全球新发恶性肿瘤病例 1 400 万例,800 万人因恶性肿瘤死亡,各个国家和地区均受影响。全球恶性肿瘤的年龄标化发病率和死亡率分别达 182/100 000 和 102/100 000。男性的恶性肿瘤占全部新发恶性肿瘤的 53%,男性恶性肿瘤死亡数占所有恶性肿瘤死亡病例的 57%,均略高于女性。

2012 年,全球前 5 位最常见的恶性肿瘤发生部位分别为肺(占 13.0%)、乳腺(占

12.0%)、结直肠(占9.7%)、前列腺(占7.8%)和胃(占6.8%)。这五大恶性肿瘤占据了全球肿瘤负担的一半。

在男性中，前5位最常见的恶性肿瘤发生部位分别为肺(占16.8%)、前列腺(占14.8%)、结直肠(占10.1%)、胃(占8.5%)和肝脏(占7.5%)，同时这些也是男性恶性肿瘤死亡的最常见原因。肺癌在所有男性恶性肿瘤死亡的占比高达23.6%，其次是肝癌(占11.2%)和胃癌(占10.1%)。

在女性中，前5位最常见的恶性肿瘤发生部位分别是乳腺(占25.1%)、结直肠(占9.2%)、肺(占8.8%)、宫颈(占7.9%)和胃(占4.8%)。乳腺癌是女性最常见的死亡原因(占14.7%)，其次是肺癌(占13.8%)(图1-1、1-2)。

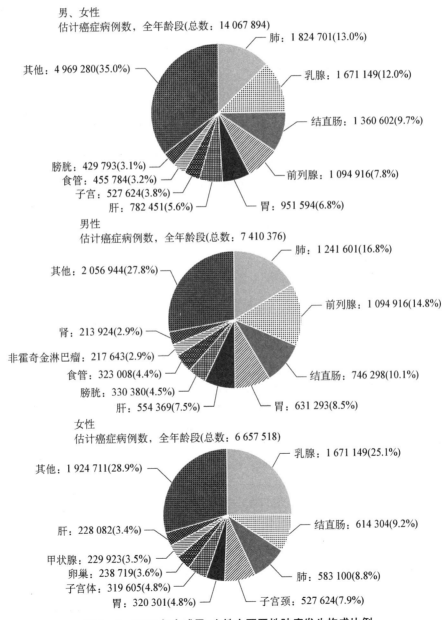

图1-1　2012年全球男、女性主要恶性肿瘤发生构成比例

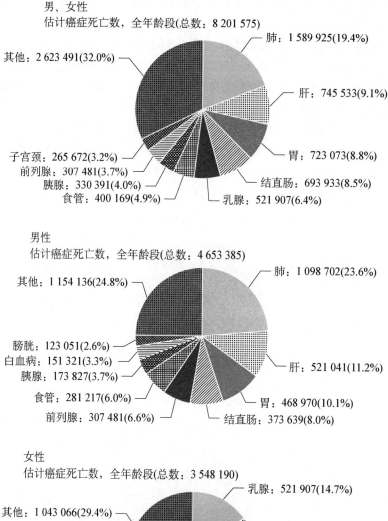

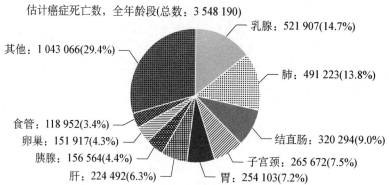

图 1-2　2012 年全球男、女性主要恶性肿瘤死亡构成比例

2012 年全球男性中,肺癌的发病率和死亡率最高(分别为 34.2/100 000 和 30.0/100 000)。发病率位列第 2 的是前列腺癌,达到 30.6/100 000,然而其死亡率仅为 7.8/100 000。前列腺癌与肺癌发病率和死亡率的差异显示出前列腺癌的致死率明显低于肺癌。胃癌、肝癌和食管癌是男性另外 3 个非常主要的癌症,跟肺癌一样生存率差,因此发病率和死亡率很接近(胃癌发病率和死亡率分别为 17.4/100 000 和 12.7/100 000,肝癌分别为 15.3/100 000 和 14.3/100 000,食管癌分别为 9.0/100 000 和 7.7/100 000)。结直肠癌在男性中也有

20.6/100 000的发病率,但是其死亡率只有10.0/100 000。

在女性恶性肿瘤中,乳腺癌的发病率最高,远高于其他癌症,达43.1/100 000;结直肠癌位列第2,为14.3/100 000,接下来依次是宫颈癌(14.0/100 000)、肺癌(13.6/100 000)、子宫体癌(8.2/100 000)和胃癌(7.5/100 000)。然而乳腺癌的致死率较低,虽然其死亡率(12.9/100 000)在女性恶性肿瘤中最高,但却不到其发病率的1/3,且仅略高于肺癌死亡率(11.1/100 000)。与男性一样,女性中胃癌的发病率和死亡率差别不大,但是结直肠癌(6.9/100 000)、宫颈癌(6.8/100 000),尤其是子宫体癌(1.8/100 000)的死亡率与发病率相差较大(图1-3)。

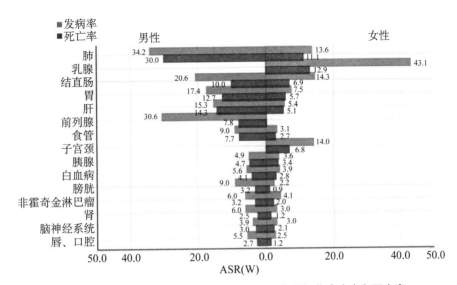

图1-3 2012年全球男、女性主要恶性肿瘤年龄标化发病率和死亡率

(二)现患状况

据IARC估计,2012年全球15岁以上曾经诊断过恶性肿瘤的现患人数达到870万。全球恶性肿瘤的3年现患率为422.3/100 000,5年现患率为625.0/100 000。乳腺癌是5年患病人数最高的癌症,达到630万。前列腺癌位列第2,为390万,结直肠癌(男性190万,女性160万)和肺癌(男性130万,女性60万)分别位列第3和第4。在男性中,恶性肿瘤的5年现患率为589.4/100 000,前列腺癌是5年患病人数最多的癌症,达386万。结直肠癌和肺癌位列第2和第3,分别为195万和127万。在女性中,恶性肿瘤的5年现患率为660.5/100 000,乳腺癌的5年患患者数最多,达623万,远远高于位列第2和第3的结直肠癌(159万)和宫颈癌(155万)(图1-4)。

(三)年龄和性别分布

恶性肿瘤的发生与年龄和性别关系密切。根据GLOBOCAN数据,2012年最小年龄组(0～14岁)的癌症(非黑色素瘤除外)发病率最低,仅为8.8/100 000,到40～44岁增加到138.8/100 000,到60～64岁时甚至超过600/100 000。75岁以上年龄组的癌症发病率最高,为1 544.0/100 000,比最小年龄组发病率高175倍,比平均发病率(199.4/100 000)高将近8倍。只有最小年龄组(0～14岁)的男、女性癌症发病率接近。15岁之后,女性的癌症发病率高于男性,直到50岁时,男性的发病率高于女性,并且从60岁开始显著高于女性。

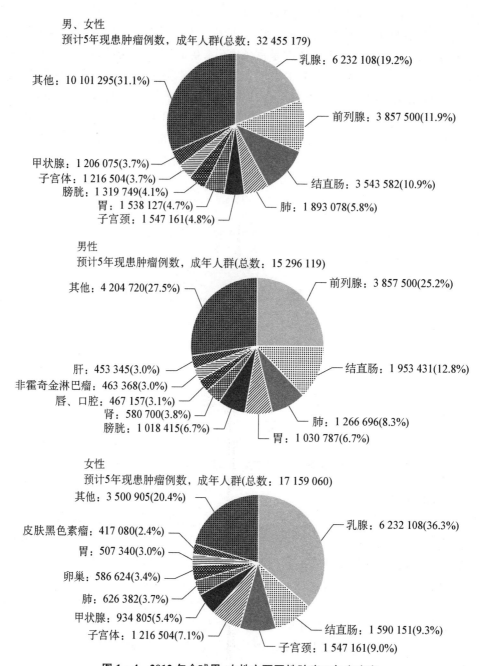

图1-4 2012年全球男、女性主要恶性肿瘤5年患病率

50岁之前女性癌症发生偏高的原因是由于相较于其他癌症,宫颈癌和乳腺癌的发病年龄相对较早。在60岁之后,男性中前列腺癌和肺癌的发生更常见。

儿童、青少年恶性肿瘤的发生极为罕见。2012年全球0～14岁的儿童肿瘤诊断仅为16.5万例(男孩9.5万例,女孩7万例);在15～39岁的人群中,诊断为恶性肿瘤的人数也仅为105万(男性38万,女性67万)(图1-5)。

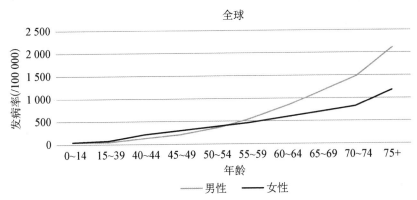

图1-5 2012年全球男、女性各年龄段癌症(除非黑色素瘤)发病率

(四) 地区分布

不同的类型肿瘤在世界各地区的分布上具有显著的差异,这样差异可以帮助我们了解癌症的发生原因,并借此采取预防和控制措施。

1. 发病率　总体而言,北美和西方欧洲的高收入国家(以及日本、韩国、澳大利亚和新西兰)全部肿瘤发病率(除非黑色素瘤)最高,男、女性均如此。中美、南美、东欧和大部分东南亚地区(包括中国)具有中等水平的恶性肿瘤发病率,而非洲大部分地区、西亚和南亚(包括印度)癌症发生水平最低。但是也有一些例外,比如乌拉圭和蒙古就属于高发病率的地区。乌拉圭的肺癌和其他吸烟相关癌症发病率极高,目前正有所控制。而蒙古国肝癌高发则是由乙肝和丙肝的高感染率所致。

2. 死亡率　全球死亡率的地区之间差异并不如发病率那么显著。例如,南美和北美、西欧和东欧之间,死亡率的差异明显小于发病率之间的差异。造成这种现象的原因主要是北美和西欧等发达地区的临床医疗水平较高,肿瘤生存改善显著,肿瘤的死亡率更接近南美和东欧的水平。除此之外,各地区恶性肿瘤的类别也对死亡率有影响。北美、西欧的高发的恶性肿瘤,乳腺癌、结直肠癌、前列腺癌等,与典型的工业化国家的生活方式密切相关,这些类别的恶性肿瘤具有相对较好的预后。然而在南美、东欧,相对国民收入更低,肝癌、胃癌和食管癌较为常见,而预后较差。一般来说,经济欠发达的国家与发达国家相比,如果恶性肿瘤发病率相同,死亡率相对更高,而发达国家具有较高的发病率,则两类地区的恶性肿瘤死亡率就会比较接近。

据最新报道,2015年,全球共有1 750万个癌症病例和870万例死亡病例。2005～2015年,癌症病例增加了33%,人口老龄化原因占16%,人口增长原因占13%,年龄别率变化原因占4%。对于男性来说,全球最常见的癌症是前列腺癌(160万例),气管、支气管和肺癌是男性癌症死亡和伤残调整寿命年(disability adjusted life year, DALY)的主要原因(120万人死亡,2 590万例DALY)。对于女性来说,最常见的癌症是乳腺癌(240万例)。乳腺癌也是导致癌症死亡和妇女DALY的主要原因(52.3万人死亡,1 510万人DALY)。总体而言,2015年癌症在全球共引起了2.08亿的DALY损失。2005～2015年,所有癌症的年龄标准化发病率在195个国家或地区中的174个中都有所增加。在195个国家或地区的140个国家中,所有癌症的年龄标准化死亡率(ASDR)均有所下降。所有癌症的ASDR增加的国家主要位于非洲大陆。在所有癌症中,霍奇金淋巴瘤(-1.6%)在2005~2015年死亡人数明显下降。

二、中国恶性肿瘤的疾病负担

(一) 发病率和死亡率

2009年,全国肿瘤登记覆盖的107个登记点、1.09亿人口共登记24万新发肿瘤病例和15万恶性肿瘤死亡报告。标化发病率和死亡率分别为196/100 000和116/100 000。男性的恶性肿瘤发生数(56%)和死亡数(63%)略高于女性。

据全国肿瘤登记报告,2009年我国前5位最常见的恶性肿瘤发生部位分别为肺(18.7%)、胃(12.7%)、结直肠(10.3%)、肝脏(10.0%)和食管(7.7%)。前10位的恶性肿瘤占全部恶性肿瘤的76.4%。男性前10位恶性肿瘤占全部恶性肿瘤的84.1%,前5位最常见的恶性肿瘤发生部位分别为肺(22.1%)、胃(15.6%)、肝脏(13.2%)、结直肠(10.2%)和食管(9.6%)。同时这5种恶性肿瘤也是男性恶性肿瘤死亡最常见原因,肺癌占比达到27.2%,其次是肝癌(16.9%)和胃癌(15.5%)。女性前10位恶性肿瘤占全部恶性肿瘤的77.6%,前5位最常见的恶性肿瘤发生部位是乳腺(16.8%)、肺(14.4%)、结直肠(10.4%)、胃(8.9%)和肝脏(6.0%)。肺癌是女性最常见的死亡原因,占比21.9%;其次是胃癌和肝癌,分别占12.5%和10.2%(图1-6、1-7)。

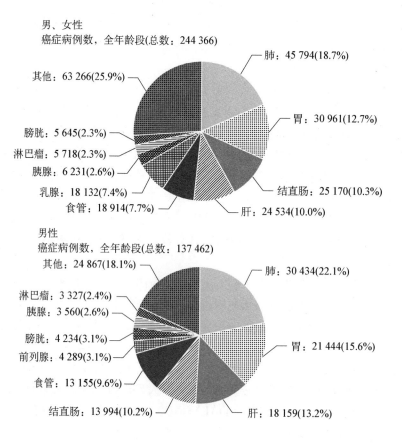

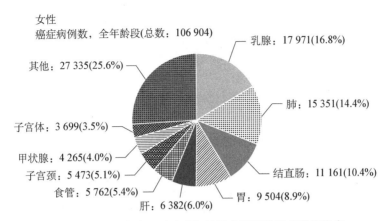

图1-6 2009年全国肿瘤登记地区主要恶性肿瘤发病构成

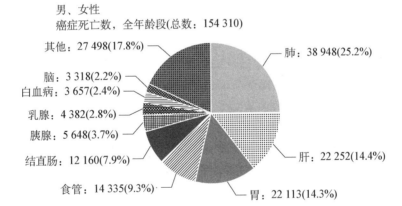

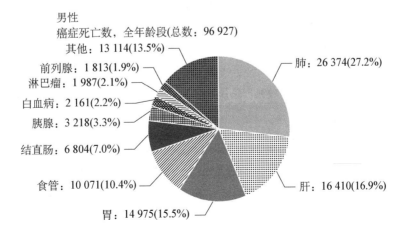

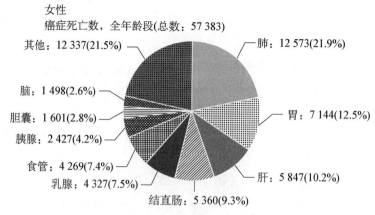

图1-7 2009年全国肿瘤登记地区主要恶性肿瘤死亡构成

2009年，我国男性中，肺癌的年龄标化发病率和死亡率最高(分别为34.8/100 000和29.2/100 000)，其次是胃癌、肝癌、结直肠癌和食管癌。胃癌、肝癌和食管癌发病率和死亡率很接近(胃癌发病率和死亡率分别为25.4/100 000和16.8/100 000，肝癌分别为22.5/100 000和19.9/100 000，食管癌分别为15.6/100 000和11.4/100 000)。但下消化道最常见的结直肠癌，在男性中有16.2/100 000的发病率，但其死亡率仅为7.3/100 000。

女性乳腺癌的年龄标化发病率最高，达23.2/100 000；肺癌位居第2，为16.4/100 000；其次是结直肠癌(12.3/100 000)、胃癌(10.6/100 000)、宫颈癌(7.4/100 000)、肝癌(7.1/100 000)和甲状腺癌(6.5/100 000)。然而乳腺癌的致死率较低，其死亡率(4.9/100 000)不到其发病率的1/4。女性中肝癌的发病率(7.1/100 000)和死亡率(6.3/100 000)十分接近，胃癌的发病率(10.6/100 000)和死亡率(7.2/100 000)也相差不大，但是结直肠癌(5.1/100 000)、宫颈癌(1.6/100 000)的死亡率与发病率相差较大(图1-8)。

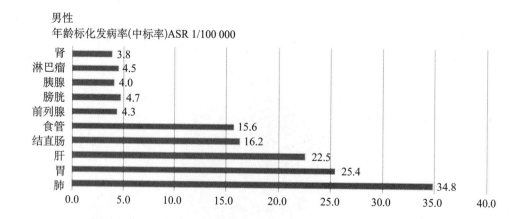

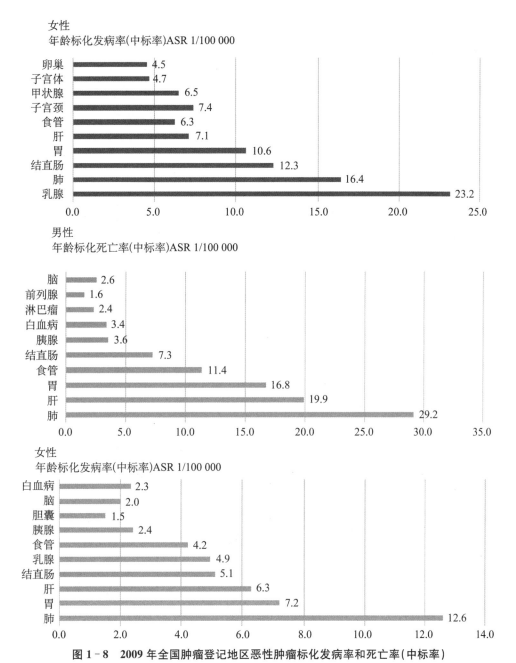

图1-8 2009年全国肿瘤登记地区恶性肿瘤标化发病率和死亡率(中标率)

(二) 各年龄组发病率

我国0~39岁年龄段恶性肿瘤(除非黑色素瘤)发病率处于较低水平;40~岁年龄组快速升高,达155/100 000;80~岁年龄组达到最高,为1 635/100 000;85+岁年龄组发病率有所下降。20岁前的男、女性恶性肿瘤发病率接近;20岁之后,女性的恶性肿瘤发病率高于男性;直到50岁时,男性的发病率高于女性(图1-9)。

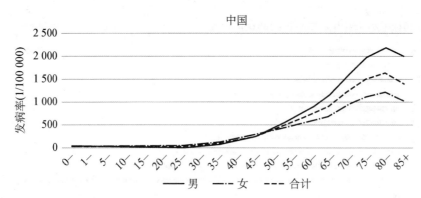

图1-9　2009年全国肿瘤登记地区各年龄段恶性肿瘤(除非黑色素瘤)发病率

(三)各年龄组死亡率

我国男、女性合计恶性肿瘤(除非黑色素瘤)年龄别死亡率在50岁以前处于较低水平,男性45~岁年龄组,女性50~年龄组以后有较大升高,并随着年龄增长而升高,在85+岁年龄组达到最高,合计达1 634/100 000。除0~岁组年龄女性死亡率高于男性,其余年龄组均为男性死亡率高于女性(图1-10)。

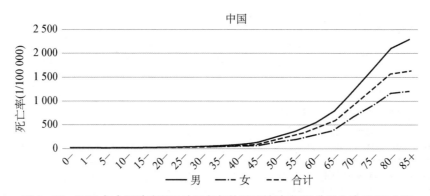

图1-10　2009年全国肿瘤登记地区各年龄段恶性肿瘤(除非黑色素瘤)死亡率

全球184个国家和地区中,我国的恶性肿瘤发病总体而言位居中等偏上水平,部分恶性肿瘤如胃癌、肝癌、食管癌发病占全球比例较高。城乡不同地区肿瘤负担差异较为明显,发病率城市高于农村,而死亡率则是农村高于城市。上消化道肿瘤依然是我国农村居民较为常见且主要的恶性肿瘤死亡原因,而城市地区癌谱构成呈现发达国家的癌谱,主要表现为肺癌、女性乳腺癌、结直肠癌等恶性肿瘤构成不断上升。此外,女性甲状腺癌和男性前列腺癌近年来上升趋势明显,在未来的肿瘤防控中应该重点关注。

中国2003~2005年诊断的所有癌症的年龄标化5年相对生存率为30.9%,女性乳腺癌具有最高的生存率(73.0%),其次是结直肠癌(47.2%)、胃癌(27.4%)和食管癌(20.9%)。肝癌和肺癌的生存率较低,分别为10.1%和16.1%。女性生存率总体高于男性,农村地区患者的所有癌症生存率(21.8%)大概为城市患者生存率(39.5%)的一半。

第三节 肿瘤登记

在临床实践与科研活动中,常常需要了解肿瘤的发病、死亡和生存情况。肿瘤登记制度的建立,提供了这些资料的可靠来源。肿瘤登记,顾名思义,就是记录每例新发生的肿瘤病例信息。20世纪30~40年代在一些欧洲国家和美国,由于肿瘤病例不断增多,临床医生和研究人员想通过收集和统计肿瘤病例信息,了解肿瘤发生的频率,肿瘤登记工作逐渐在医院中开展起来。在资料积累过程中发现,通过比较不同地区、不同人群、不同类别肿瘤发生情况,可以提供非常有价值的信息,用以探究肿瘤的病因,为此,以人群为基础的肿瘤登记逐步发展起来。现在普遍提到的肿瘤登记,一般都是以人群为基础的登记系统,即在一个固定的人群中长期收集、保存、整理、分析肿瘤发病和死亡情况。

一、以人群为基础的肿瘤登记

只有建立起人群为基础的肿瘤登记,才能提供一个地区肿瘤发病率、死亡率,甚至生存率的详细数据。这些资料对于肿瘤临床研究、基础研究及规划肿瘤预防和控制策略具有重要参考价值。而人群为基础的肿瘤登记十分耗费资源,需要有固定的机构、专业人员开展这项工作,还需要有一定的公共卫生监测数据的支撑,因此并不是每个地区、每个人群都能够建立这样的制度,获得这些资料。从全球来讲,目前肿瘤登记的发展也不平衡,大部分肿瘤登记处都是建立在比较发达的地区。据2006年统计,肿瘤登记覆盖的人口占全球总人口的21%,79%的高收入国家有人群基础的肿瘤登记,而这个比例在低收入国家仅为17%;全球449个登记处中,欧洲、北美和大洋洲占57%,而这三大洲的人口仅占全球人口的16%。中国的肿瘤登记起步并不晚,1959年在肿瘤高发区的林县就开展了食管癌、贲门癌的发病、死亡报告工作。同期,上海市肿瘤医院的顾绥岳教授制定了《统一肿瘤统计方法》,率先建立了医院基础的肿瘤登记。在此基础上,1963年上海建立起了中国最早的以人群为基础的肿瘤登记处。目前,全国肿瘤登记项目中共有222个肿瘤登记点,覆盖人群约2亿。

二、以医院为基础的肿瘤登记

除了人群为基础的肿瘤登记,还有以医院为基础的肿瘤登记,即所有病例都来源于一个或多个医院。由于到同一医院诊断和治疗的患者具有一些共同的因素,比如居住得近,或者因该医院的专科水平高慕名而来,患者的来源具有选择性偏倚,使得医院为基础的肿瘤登记资料无法用于估计人群的肿瘤的发病率和死亡率。医院为基础的肿瘤登记最重要的作用是可以用来监控、评价和改善临床诊断治疗,也可以用于开展某些临床研究。日本政府资助了由397家医院组成的医院肿瘤登记系统,在全球医院基础肿瘤登记的实践中具有示范作用,各家医院按照统一标准收集详细的肿瘤患者诊治数据,可以很好地了解患者和医生的需求,掌握肿瘤诊治和医疗服务的状况和质量,也为以日本人为对象的临床实验提供了信息基础。

三、肿瘤登记收集的资料

肿瘤登记收集的信息不仅用于反应该登记处所覆盖人群的恶性肿瘤发病、死亡和生存状况,而且还需要与其他地区的登记资料进行比较,因此对于每一个病例具体收集什么资料,按照什么标准收集资料,需要有一定的规范进行指导,保证数据的完整性、可靠性和可比性。IARC 1991 年出版的《肿瘤登记:原则与方法》,为各国各地区开展肿瘤登记工作提供了指南。

肿瘤登记处登记的疾病范围是所有恶性肿瘤,大部分登记处也会登记中枢神经系统的良性肿瘤。有些地区开展了人群癌症筛查项目,也会通过肿瘤登记来收集相应的癌前期病变和原位癌的资料。比如,大肠癌、宫颈癌的高级别瘤变病例,以及乳腺原位癌病例。肿瘤登记处普遍采用国际疾病分类(International Classification of Disease,ICD)的标准判断病例是否属于登记范围,并予以分类和编码。

对于每一例登记的病例,肿瘤登记处最常规收集的基本资料有:患者识别信息(可以是姓名或者唯一识别码);性别,出生日期或年龄,民族,地址,诊断日期,诊断依据,诊断部位,病理学诊断,诊断医院信息。登记处还可以根据实际需求,增加登记资料的内容,比较常见的是通过搜集最后一次与患者联系的日期、当时患者的生存状态,获得其生存资料;收集诊断时期别也比较常见,有些登记处还搜集患者初次治疗的信息。

四、肿瘤登记的作用

通过肿瘤登记收集的资料,首先可以掌握恶性肿瘤流行的状况,随着时间推移,历史资料的积累,还可以掌握各种肿瘤变化趋势,为确定当地肿瘤防治的策略,制定和评估防治项目和规划提供依据;其次,肿瘤登记资料也是科学研究的重要资料来源,特别是病因研究和预后研究。此外,肿瘤登记资料还可用于人群宣传教育、评价当地医疗卫生水平等。

临床研究应用到肿瘤登记的数据非常普遍。例如,Kendal 利用美国监测、流行病学与结局项目(Surveillance, Epidemiology, and End Results Program,简称 SEER 项目)的资料对 78 万名癌症患者的预后分析显示,对于总死亡率和癌症死亡率来说,癌症瘤别的作用大于年龄,而对于并发症死亡率来说,年龄的作用大于瘤别,阐明了并发症对于提高癌症患者死亡率的作用。因此,对于改善癌症患者的生存来说,并发症的及早察觉和处理与癌症治疗同样重要。

五、全球肿瘤登记数据

临床医生在科学研究和临床实践中,会经常需要使用到肿瘤登记资料。目前,全球公开的、常用的肿瘤数据库有 3 个,简单介绍如下。

(一)五大洲肿瘤发病资料(Cancer Incidence in Five Continents,CI5)

世界癌症研究所和国际癌症登记协会(International Association of Cancer Registries,IACR)收集、整理和发布全球肿瘤发病资料合作出版 CI5,每 5 年出版一卷,2014 年出版了第十卷(表 1-1)。

CI5 是目前世界公认的最具代表性和可靠性的肿瘤发病的资料来源。有两种出版物:一种是书,列出了每个登记处的资料,包括按照统一格式的登记处一般情况文字介绍,以及每个时间跨度 5 年平均的、分瘤别的、分性别的发病情况表格,列出了例数、粗率、年龄标化率和累积率;另一种是网上数据库,主页网址是 http://ci5.iarc.fr,其中"CI5 I-X"可以提供第 I~X 卷的详细资料,"CI5plus"可以提供部分登记处每年的连续历史资料。

表 1-1　CI5 各卷收录的中国登记处资料情况

卷	I	II	III	IV	V	VI	VII	VIII	IX	X
出版年份	1966	1970	1976	1982	1987	1992	1997	2002	2007	2014
北京	—	—	—	—	—	—	—	1993～1997	—	2003～2007
长乐	—	—	—	—	—	—	—	1993～1997	—	—
磁县	—	—	—	—	—	—	—	1993～1997	—	2003～2007
广州	—	—	—	—	—	—	—	—	2000～2002	—
海宁	—	—	—	—	—	—	—	—	—	2003～2007
香港地区	—	—	—	1974～1977	1978～1982	1983～1987	1988～1992	1993～1997	1998～2002	2003～2007
嘉善	—	—	—	—	—	—	—	1993～1997	1998～2002	2003～2007
嘉兴	—	—	—	—	—	—	—	—	—	2005～2007
澳门地区	—	—	—	—	—	—	—	—	—	2003～2007
哈尔滨，南岗区	—	—	—	—	—	—	—	—	1998～2002	2003～2007
启东县	—	—	—	—	1983～1987	1988～1992	1993～1997	—	—	2003～2007
上海	—	—	—	1975	1978～1982	1983～1987	1988～1992	1993～1997	1998～2002	2003～2007
台湾地区	—	—	—	—	—	—	—	1997～1997	—	—
天津	—	—	—	—	1981～1982	1983～1987	1988～1992	1993～1997	—	—
武汉	—	—	—	—	—	—	—	1993～1997	—	2003～2007
阳城	—	—	—	—	—	—	—	—	—	2003～2007
盐亭	—	—	—	—	—	—	—	—	—	2003～2007
中山	—	—	—	—	—	—	—	—	1998～2002	2004～2007
计数	0	0	0	2	3	4	4	10	6	14

中国的资料最早出现在第 IV 卷中，先后有 18 个登记处（包括香港、澳门和台湾地区）的资料进入 CI5，最新的第 X 卷中包括了 14 个登记处的资料（表 1-2）。

表 1-2　五大洲癌症发病率覆盖范围

卷	出版年份	登记点	国家	时间（年）跨度（大约）
I	1966	32	29	1960～1962
II	1970	47	24	1963～1967
III	1976	61	29	1968～1972
IV	1982	79	32	1973～1977
V	1987	105	36	1978～1982

续 表

卷	出版年份	登记点	国家	时间(年)跨度(大约)
Ⅵ	1992	137	49	1983～1987
Ⅶ	1997	150	50	1988～1992
Ⅷ	2002	186	57	1993～1997
Ⅸ	2007	225	60	1998～2002
Ⅹ	2014	290	68	2003～2007

（二）Globocan 数据库

世界癌症研究中心除了定期出版 CI5 资料以外，还运行了一个著名的在线数据库——Globocan，对全世界各类人群肿瘤发病、死亡和现患状况进行估计。目前最新的版本是 Globocan2012 版，主页地址是 http://globocan.iarc.fr。

Globocan 数据库与 CI5 的目标是不同的，CI5 只提供各登记点的发病实际状况，而 Globocan 数据库提供了按地区（洲、地区、国家等）或不同人群（发达国家、发展中国家和不发达国家）的发病、死亡和现患的估计数量。Globocan 的数据并不是实际的数据，而是估计数。不同版本的 Globocan 资料无法前后比较。

（三）SEER 项目

美国癌症研究所（National Cancer Institute，NCI）的 SEER 项目是全球著名的肿瘤登记项目，除了收集发病资料以外，还收集比较详细的第一次治疗、诊断时期别及生存结局资料，目前覆盖 28% 的全美人口。它按照统一的标准收集数据，不仅能够提供美国人群肿瘤发病、生存统计资料，而且其通过网络（http://seer.cancer.gov）提供不含个人信息的肿瘤病例数据库，是肿瘤临床研究最重要的资源之一。

第四节 肿瘤的病因和危险因素

一、致癌物

大量研究表明，癌症是一类多病因的疾病，许多物质与人类癌症相关，可以提高人类癌症的风险。IARC 是目前为止最为权威的评估人类致癌物的科研机构，致力于研究与人类癌症相关的致癌物暴露因素，并广泛传播相关科学证据，以影响全球的癌症防治工作。人类致癌物评估工作自 1971 年起，IARC 组织专家组，收集世界各国的有关致癌因素对人类致癌危险性的资料，并对其作出评价。评价内容包括评估每种致癌物的致癌性，确定各部位的癌症与致癌物之间的因果关联和可信关联，并且识别在致癌过程中可能的机制，然后根据上述评价内容对这些致癌物或危险因素进行分类（表 1-3）。

表1-3 IARC致癌物分类表

组别	致癌性	致癌物数
Ⅰ组	确定的人类致癌物	119
ⅡA组	很可能是人类致癌物	81
ⅡB组	可能是人类致癌物	292
Ⅲ组	由于目前资料不够,无法对其对人类的致癌性进行分类	505
Ⅳ组	很可能不是人类致癌物	1

IARC将评估结果、评估过程和依据等汇编成册,于1972年出版了第Ⅰ卷《IARC人类致癌物评价专辑》(*IARC Monographs on the Evaluation of Carcinogenic Risks to Humans*)。截至2016年底,IARC已经出版了120卷专辑,共评估了998种人类致癌物或致癌因素。这些专著全文可以在IARC网站上查询到,网址:http://monographs.iarc.fr/ENG/Monographs/PDFs/index.php。

癌症包括多种疾病,与特定癌症部位相关的暴露因素资料有助于我们在流行病学研究设计和分析中识别可能出现的混杂因素,以及在实验性研究中构思致癌因素的致癌机制通路;也有助于设计和实施干预方案,以及对大众的健康教育。与特定部位癌症相关的暴露资料需要总结许多研究机构在不同时间、用不同的方法针对同一种致癌物所做的评估。2011年,IARC召集了来自28个国家的600多名科学家组成6个工作组,对已经发表的流行病学和实验研究进行严格评价,完成了对100多种化学物、职业、物理因素、生物因素的综合评估,出版了《IARC致癌物分类100卷》,列出了每种人类致癌因素的相关癌症部位的最新信息。这些信息可以支持肿瘤研究明确方向、更早地预测癌症风险,也为科学地规划癌症控制项目、采取预防措施提供决策依据(表1-4)。

表1-4 国际癌症研究机构发布的与特定癌症部位有关的已知或可能的癌症病因

癌症部位	人类致癌证据充分的癌症病因	人类致癌证据尚不够充分的癌症病因
嘴唇、口腔和咽部		
嘴唇		太阳辐射
口腔	酒精饮料 含烟草的槟榔嚼块 不含烟草的槟榔嚼块 人乳头瘤病毒16型 无烟烟草 吸烟	人乳头瘤病毒18型
唾液腺	X线、γ射线	放射性碘,包括[131]I(碘-131)
扁桃腺	人乳头瘤病毒16型	
咽	酒精饮料 含烟草的槟榔嚼块 人乳头瘤病毒16型 吸烟	石棉(所有种类) 热马黛茶 印刷过程 二手烟草烟吸入

续 表

癌症部位	人类致癌证据充分的癌症病因	人类致癌证据尚不够充分的癌症病因
鼻咽	EB 病毒 甲醛 中式的腌制咸鱼 木粉尘	
消化道上部	随酒精饮料摄入的乙醛	
消化器官		
食管	随酒精饮料摄入的乙醛 酒精饮料 含烟草的槟榔嚼块 不含烟草的槟榔嚼块 无烟烟草 吸烟 X 线、γ 射线	染料清洗 热马黛茶 亚洲传统的腌制蔬菜 橡胶制造工业 四氯乙烯
胃	幽门螺杆菌 橡胶制造工业 吸烟 X 线、γ 射线	石棉（所有种类） EB 病毒 无机铅化合物 摄入的硝酸盐和亚硝酸盐可引起的内源性亚硝酸化状态 亚洲传统的腌制蔬菜 中式的腌制咸鱼
结肠和直肠	酒精饮料 吸烟 X 线、γ 射线	（所有种类的）石棉 日本血吸虫
肛门	人类免疫缺陷病毒 1 型 人乳头瘤病毒 16 型	人乳头瘤病毒 18 型、33 型
肝脏和胆管	黄曲霉毒素 酒精饮料 华支睾吸虫 雌激素-孕激素避孕药 乙型肝炎病毒 丙型肝炎病毒 麝猫后睾吸虫 钚 ^{232}Th（钍-232）及其衰变产物 吸烟（对吸烟者本人及其子代） 氯乙烯	（合成代谢的）雄激素类固醇 砷和无机砷化合物 不含烟草的槟榔嚼块 人类免疫缺陷病毒 1 型 多氯联苯 日本血吸虫 三氯乙烯 X 线、γ 射线
胆囊	^{232}Th（钍-232）及其衰变产物	
胰腺	无烟烟草 吸烟	酒精饮料 ^{232}Th（钍-232）及其衰变产物 X 线、γ 射线

续 表

癌症部位	人类致癌证据充分的癌症病因	人类致癌证据尚不够充分的癌症病因
消化道(非特指的)		放射性碘,包括碘-131
呼吸器官		
鼻腔和副鼻腔	异丙醇生产 皮革灰尘 镍化合物 ^{226}Ra(镭-226)及其衰变产物 ^{228}Ra(镭-228)及其衰变产物 吸烟 木粉尘	木器和细木工业 六价铬化合物 甲醛 纺织工业
喉	酸雾,强无机物 酒精饮料 石棉(所有种类) 吸烟	人乳头瘤病毒16型 热马黛茶 橡胶制造工业 硫芥子气 吸入二手烟
肺	铝制品 砷和无机砷化合物 (所有种类的)石棉 铍和铍化合物 二氯甲醚;氯甲基甲基醚(工业级) 镉和镉化合物 六价铬化合物 煤炭,家庭燃烧导致的室内排放 煤的气化 煤焦油沥青 焦炭生产 (地下)赤铁矿开采 铁和钢的铸造 MOPP(长春新碱-氢化可的松-氮芥-甲苄肼混合制剂) 镍化合物 喷漆 钚 ^{222}Rn(氡-222)及其衰变产物 橡胶制造工业 二氧化硅粉尘,晶体 烟尘 硫芥子气 吸入二手烟 吸烟 X线、γ射线	酸雾,强无机物 工业玻璃、玻璃容器和压制器皿的制造 室内燃烧生物燃料(主要是木材)引起的排放 碳电极制造 α-氯化甲苯和苯甲酰氯(联合暴露) 金属钴和碳化钨 杂酚油 柴油发动机废气 高温油炸排放物 不含砷的杀虫剂(喷涂使用过程中的职业暴露) 印刷工业 2,3,7,8-四氯二苯并-对-二噁英 焊接烟雾
骨、皮肤、间皮、内皮和软组织		
骨	钚 ^{224}Ra(镭-224)及其衰变产物	放射性碘,包括碘-131

续 表

癌症部位	人类致癌证据充分的癌症病因	人类致癌证据尚不够充分的癌症病因
	^{226}Ra(镭-226)及其衰变产物 ^{228}Ra(镭-228)及其衰变产物 X线、γ射线	
皮肤(黑色素瘤)	太阳辐射 紫外线发光日光浴设备	
皮肤(其他恶性肿瘤)	砷和无机砷化合物 咪唑硫嘌呤 煤焦油蒸馏 煤焦油沥青 环孢素A 甲氧沙林加上长波紫外线 矿物油,未处理的或经过初步处理的页岩油 太阳辐射 煤烟 X线、γ射线	杂酚油 人类免疫缺陷病毒1型 人乳头瘤病毒5型和8型(对于疣状表皮发育不良的患者) 氮芥 石油提炼(职业暴露) 紫外线发光日光浴设备
间皮(胸膜和腹膜)	石棉(所有种类) 毛沸石 喷漆	
内皮(卡波济肉瘤)	人类免疫缺陷病毒1型 卡波济肉瘤疱疹病毒	
软组织		聚氯酚或其钠盐(联合暴露) 放射性碘,包括^{131}I(碘-131) 2,3,7,8-四氯二苯并-对-二噁英
乳房和女性生殖器官		
乳房	酒精饮料 己烯雌酚 雌激素-孕激素避孕药 绝经期的雌激素-孕激素替代治疗 X线、γ射线	绝经期的雌激素治疗 环氧乙烷 干扰生理节奏的轮班工作 吸烟
外阴	人乳头瘤病毒16型	人类免疫缺陷病毒1型 人乳头瘤病毒18型、33型
阴道	己烯雌酚(子宫内暴露) 人乳头瘤病毒16型	人类免疫缺陷病毒1型
子宫颈	己烯雌酚(子宫内暴露) 雌激素-孕激素避孕药 人类免疫缺陷病毒1型 人乳头瘤病毒16,18,31,33,35,39,45,51,52,56,58,59型 吸烟	人乳头瘤病毒26,53,66,67,68,70,73,82型 四氯乙烯

续 表

癌症部位	人类致癌证据充分的癌症病因	人类致癌证据尚不够充分的癌症病因
子宫内膜	绝经期的雌激素治疗 绝经期的雌激素-孕激素替代治疗 他莫昔芬	己烯雌酚
卵巢	石棉(所有种类) 绝经期的雌激素治疗 吸烟	(用于会阴的)滑石爽身粉 X线、γ射线
男性生殖器官		
阴茎	人乳头瘤病毒 16 型	人类免疫缺陷病毒 1 型 人乳头瘤病毒 18 型
前列腺		雄激素类固醇(代谢产生的) 砷和无机砷化合物 镉和镉化合物 橡胶产品制造 ^{232}Th(钍-232)及其衰变产物 X线、γ射线
睾丸		己烯雌酚(子宫内暴露)
泌尿系统		
肾	吸烟 X线、γ射线	砷和无机砷化合物 镉和镉化合物 印刷流程
肾盂和输尿管	马兜铃酸,含有非那西汀的植物 止痛药中含有的非那西汀 吸烟	马兜铃酸
膀胱	铝制品 4-氨基联苯 砷和无机砷化合物 金胺产品 联苯胺 萘氮芥 环磷酰胺 品红生产 2-甲萘胺 喷漆 橡胶制造工业 埃及血吸虫 吸烟 邻甲苯胺 X线、γ射线	4-氯-邻甲苯胺 煤焦油沥青 咖啡 干洗 柴油发动机废气 美发师和理发师(职业暴露) 印刷流程 煤烟 纺织工业

续 表

癌症部位	人类致癌证据充分的癌症病因	人类致癌证据尚不够充分的癌症病因
眼、脑和中枢神经系统		
眼	人类免疫缺陷病毒 1 型 紫外线发光日光浴设备 焊接	太阳辐射
脑和中枢神经系统	X 线、γ 射线	
内分泌腺体		
甲状腺	放射性碘,包括碘-131 X 线、γ 射线	
淋巴、造血系统和相关组织		
白血病和(或)淋巴瘤	咪唑硫嘌呤 苯 白消安 1,3-丁二烯 苯丁酸氮芥 环磷酰胺 环孢素 A EB 病毒 依托泊苷与顺铂和博来霉素合用 核裂变产物,包括 ^{90}Sr(锶-90) 甲醛 幽门螺杆菌 丙型肝炎病毒 人类免疫缺陷病毒 1 型 人类嗜 T 淋巴细胞病毒 1 型 卡波济肉瘤疱疹病毒 美法仑;左旋溶肉瘤素 MOPP(长春新碱-氢化可的松-氮芥-甲苄肼混合制剂) ^{32}P(磷-32) 橡胶制造工业 甲基环己亚硝脲(甲基-CCNU) 噻替派 ^{232}Rn(钍-232)及其衰变产物 吸烟 苏消安 X 线、γ 射线	氯化亚硝脲(BCNU) 氯霉素 环氧乙烷 依托泊苷 乙型肝炎病毒 磁场,尤其是低频磁场(儿童白血病) 二羟蒽二酮 氮芥 喷漆(母亲暴露导致的儿童白血病) 石油提炼(职业暴露) 聚氯酚或其钠盐(联合暴露) 放射性碘,包括^{131}I(碘-131) ^{232}Rn(氡-222)及其衰变产物 苯乙烯 替尼泊苷 四氯乙烯 三氯乙烯 2,3,7,8-四氯二苯并-对-二噁英 吸烟(吸烟者子代发生的儿童白血病)
多个或未特指的部位		
多部位(未特指)	环孢素 A 核裂变产物,包括^{90}Sr(锶-90) X 线、γ 射线(子宫内暴露)	氯代苯氧型除草剂 钚
所有的癌症部位(联合)	2,3,7,8-四氯二苯并-对-二噁英	

注:*本表中不包含 IARC 专著中未包括的因素,特别是遗传学特征、生殖状态,以及一些营养因素

二、烟草

烟草的使用是迄今为止确认的最主要的癌症发生和死亡的原因。使用烟草制品或者经常处于烟草烟雾环境中（俗称二手烟）的人癌症发生的风险增加，因为烟草制品或者二手烟雾中具有损害 DNA 的化学物质。

烟草的使用是导致全球早发病和早死亡的第四大原因，仅次于儿童低体重、不安全性行为和高血压，大概导致了全球疾病负担的 4%。烟草的使用也是引起全球死亡第二大的原因，每年大约导致了 600 万的死亡病例。

1964~2014 年，美国有超过 2 000 万的人因吸烟而死亡，烟草相关的癌症死亡数达到 659 万。超过 10 万的婴儿死于突发性婴儿死亡综合征、早产并发症、低出生体重的并发症和其他由于父母吸烟引起的怀孕问题。如果继续进展下去，560 万目前年龄低于 18 岁的年轻人将会因为吸烟相关疾病而早亡。这 2 000 万死亡人数当中，又有 250 万人是非吸烟者，死于暴露二手烟引起的疾病。据美国资料估计，吸烟导致了 87% 的肺癌死亡，3 个癌症死亡中就有一个是由吸烟引起的。由于吸烟和烟草暴露造成的经济损失一直在增加，现在已经达到每年 3 000 亿元，其中每年有超过 1 300 亿元的直接医疗损失和 1 500 亿元的生产力损失。

我国是烟草生产和消费最大的国家，全球 27.3% 的吸烟者是在我国。据估计，2008 年，我国 55.2 万（男性 49.5 万，女性 5.7 万）死亡是由于吸烟引起的，其中 62% 是由于吸烟相关的癌症引起的死亡。2008 年我国烟草的经济总花费达到 289 亿美元，占 GDP 的 0.7%。其中直接经济花费为 62 亿元，占国家医疗总花费的 3%，间接经济花费为 227 亿元。相较于 2000 年，直接经济花费上升了 154%，间接经济花费上升了 376%。

烟草会引起多种类型的癌症的风险增加，包括肺癌、喉头癌、口腔癌、喉癌、膀胱癌、肾癌、肝癌、胃癌、胰腺癌、结直肠癌、宫颈癌和急性髓性白血病。肺癌是最早发现与吸烟有关的疾病之一，研究发现吸烟与肺癌的合并优势比（odds ratio, OR）值为 5.75，每天吸烟 40 支的人 OR 值甚至达到 15.14。每天吸烟量越大，吸烟持续时间越长，吸烟总量越大，吸烟初始年龄越小，戒烟时间越短，吸烟深度越深，患肺癌的危险性越大。我国的研究发现吸烟与胃癌发病有关，其 OR 值为 1.66，在男性中，吸烟与胃癌之间的 OR 为 1.93，在女性中却并未发现吸烟是胃癌的危险因素。而随着吸烟量的增加，胃癌的发病率也会随之增加。此外，我国研究也发现吸烟与乳腺癌发病有关，吸烟与乳腺癌之间的合并 OR 为 1.56，由于中国女性吸烟率非常低，吸烟与乳腺癌之间的联系主要是在被动吸烟女性中观察到的，被动吸烟与乳腺癌之间的合并 OR 值为 1.65。

烟草没有安全的使用等级，强烈建议使用任何烟草制品的人都戒除，无论年纪，戒烟的人相较于不戒烟的人预期生命都会明显增加。而且，戒烟可以显著降低吸烟者癌症发病风险，与从不吸烟者相比，一直吸烟者所有部位癌症相对危险（HR=1.38）、与吸烟相关癌症（HR=1.45）和肺癌（HR=1.70）的发病风险升高。与一直吸烟者相比，已戒烟者肺癌（HR=0.36）发病风险下降。吸烟史越长或年龄较大者，戒烟后癌症发病风险降低越明显。戒烟年数越长，癌症发病风险越低。

三、饮酒

饮酒会增加口腔癌、喉癌、食管癌、喉头癌、肝癌和乳腺癌的风险。研究证据表明，一个人饮酒的酒精越多,特别是随着经常性的饮酒越多,发展酒精相关癌症的风险越高。根据2009年的数据,美国有18 200～21 300的癌症死亡(占全部癌症死亡的3.2%～3.7%)是与酒精相关的,酒精引起的癌症导致了每例患者17.0～19.1年的潜在寿命损失。酒精引起的女性癌症死亡主要来自乳腺癌(56%～66%),而在男性中引起上呼吸道和食管癌更为常见。

酒精增加癌症风险的可能方式包括以下几类:①酒精饮料中的乙醇代谢(分解)成的乙醛,是一种有毒化学品和可能的人类致癌物,可以损伤DNA(构成基因的遗传物质)和蛋白质;②产生活性氧(包含氧的化学反应性分子),其可通过称为氧化的过程损伤DNA、蛋白质和脂质(脂肪);③损害身体分解和吸收可能与癌症风险相关的营养素的能力[包括维生素A、维生素B、复合物中的营养物(如叶酸、维生素C、维生素D、维生素E和类胡萝卜素)];④增加雌激素的血液水平,性激素与乳腺癌的风险相关。酒精饮料还可能含有在发酵和生产期间引入的各种致癌污染物,如亚硝胺、石棉纤维、酚和烃。

四、辐射

某些波长的辐射,称为电离辐射,具有足够的能量来损害DNA并导致癌症。电离辐射包括氡、X线、γ射线和其他形式的高能辐射。研究发现暴露于高水平氡的人肺癌风险增加,住宅和职业接触氡是除吸烟外肺癌发生的第二大原因,而暴露于^{131}I则会增加甲状腺癌的风险。

地球上的每个人都暴露在自然和技术来源的电离辐射中,但是暴露的水平高低取决于它们的地理位置、饮食、职业和生活方式。这些形式的辐射可以在核电厂事故及原子武器制造、测试或使用时释放。某些医疗程序,如胸部X线、计算机断层扫描(computer tomography,CT)、正电子发射断层扫描(Positron Emission Computed Tomography,PET)和放射治疗也可出现导致癌症的细胞损伤。然而,来自这些医疗程序的癌症风险非常小,且获得的益处几乎总是大于风险。低能量、非电离形式的辐射,如可见光和来自电磁场的能量,尚未发现会导致癌症的明确证据。

此外,也有许多关于手机的使用与癌症关系的研究,特别是与脑癌发生的关系,但是目前这些研究证据仍然存在许多的不确定性,包括难以对实际手机辐射暴露进行测量、调查者的回忆偏移等。虽然研究强调使用手机10年左右不太可能会引起癌症,但是因为手机仍然是一个新技术,且很少有证据研究其长期使用的效应。因此,预防仍然是最好的方式,包括减少通话时间、通过发短信或者无线设施尽可能远离手机,而儿童青少年及孕妇可以采用特殊的防护措施。

五、太阳辐射

暴露于紫外线(ultraviolet,UV)辐射会引起皮肤提早老化及可导致皮肤癌的皮肤损伤。皮肤癌是人类最常见的恶性肿瘤之一,UV暴露可引起皮肤细胞的DNA损伤,是各种类型皮肤癌发生的主要危险因素。生活在紫外线高或者年平均太阳亮度较高的地区会增加患皮肤癌的风险,其中鳞状细胞癌的风险增加最大,其次是基底细胞癌,然后是黑色素瘤。有研究显示职业性的UV暴露,会使鳞状细胞癌的风险OR达1.77,基底细胞癌的风险OR达1.43。而在任何年龄出现晒伤都会显著增加黑色素瘤的风险,在成人时期晒伤风险OR为1.91,青少年时期OR为1.73,儿童时期OR为1.95。为从避免皮肤癌的角度来说,所有人都应该限制暴露于阳光下的时间,并避免其他来源的 UV 辐射。

六、职业因素

从事某些职业的人员,由于工作过程接触了化学的或物理的致癌因素而发生的癌症,称为职业性癌。将近一半的已知人类致癌物是职业性致癌物,虽然为了预防职业性癌症,寻找职业性致癌物非常重要,但是往往大多数职业性暴露在一般环境中也存在,有时浓度甚至高于工作环境,因此在工作场所之外发现该种致癌物也一样重要。

我国已将石棉、联苯胺、苯、氯甲甲醚、砷、氯乙烯、焦炉烟气和铬酸盐所致的癌症列入职业病名单。皮肤接触石油、石蜡、煤烟、沥青等可引起皮肤癌;吸入石棉、砷化物、煤焦油气体可引起肺癌;全身大量 X 线照射可引起白血病;较多的放射性碘、铀等可引起甲状腺癌;联苯胺、4-氨基联苯等对经尿排泄到膀胱,而引起膀胱癌。石棉是导致所有类型癌症(包括肺癌和间皮瘤)的潜在致癌物。研究显示,随着石棉累积剂量的增加,肺癌的相对危险度也随之增加,每增加 1 年暴露,癌症风险增加 14%。对于非吸烟者,暴露超过 1 年的肺癌相对危险度为 4.2,暴露超过 2.5 年的肺癌相对危险度上升至 10.2。联苯胺曾经是重要的染料中间体,但是联苯胺的生产及使用过程均可致癌,研究发现从事染化行业的职业人群其膀胱癌发病率和死亡率明显高于一般人群,且初诊发病年龄较一般人群提前,潜伏期长。

七、空气污染

环境空气污染,包括室外和室内空气污染,来源于机动车、工业生产过程、发电、家用固态燃料燃烧等来源的排放。环境空气污染由大量化学成分组成,虽然污染、气候气象的来源不同,环境空气污染的理化特征在世界各地存在差异,但是环境空气污染的混合物总是包含已知对人类致癌的特定化学物质。

空气污染作为癌症的危险因素已经研究了多年。已经明确的是,归因于环境空气污染所致肺癌占了 3%~5%。据世界卫生组织全球疾病负担项目的估计,环境空气污染导致全球每年 62 000 人死于肺癌,其中固体燃料燃烧引起的室内空气污染约造成每年 16 000 人死于肺癌;环境细颗粒物(PM2.5)的暴露导致全世界 320 万人的过早死亡,其中 22.3 万死于肺癌。由 PM2.5 导致的肺癌死亡数超过一半发生在中国和其他东亚国家。

2013 年 11 月,IARC 公布出版《空气污染与癌症》一书,将室外空气污染归类为人类致癌物(Ⅰ组)。颗粒物是室外空气污染的主要组成部分,该报告对其单独作出评估,颗粒物也被归类为人类致癌物(Ⅰ组)。IARC 的评估表明对颗粒物质和空气污染的暴露水平增加会增加肺癌的风险。这也是 IARC 首次对空气污染这一现象而不是某一种类致癌物进行了全面评估,为各国制定控制空气污染的公共政策提供了科学依据。

八、水污染

饮用干净的水是人类健康的基本要求,水质受到季节、地理和农工业排放的影响。与水污染最相关的应该属于感染性疾病,但是水中的微生物可以通过氯碱、臭氧等的消毒作用得到控制,与此同时,可能残留氯化副产物在水中,产生致癌性。有研究显示引用氯化饮用水会增加膀胱癌的风险。尽管存在一定争议,但是考虑到大量人群都会接触到氯化副产物,如何保证消毒有效性的同时减少氯化副产物显得尤为重要。

水污染引起的另一个重要危害就是砷的暴露,而砷会导致皮肤、肺、膀胱等器官的癌症,在阿根廷、美国、墨西哥、印度、我国台湾地区均发现了几个水中砷含量暴露高的地区,有很强的证据表明,皮肤癌、肺癌、膀胱癌的风险增加与饮用含砷的污染水有关。此外,还有多种水污染物与人类癌症风险增加可能相关,包括有机污染物、硝酸盐和亚硝酸盐、放射性核素、激素等物质。虽然对水污染物尚无明确定论,但饮用水中亚硝酸盐的高含量多次被报道与胃癌的癌症风险增加相关,而饮用水中镭水平升高的地区居民白血病的风险也被发现有所增高。中国启东地区肝癌与饮水之间关系的研究,发现长期饮用污染的水与肝癌高发之间的关联,提出了"改水"的防癌策略,也为寻找水污染物中的致癌物质提供了病因假说。

九、饮食和营养

除很少数例外,人类研究尚未明确表明任何膳食成分增加或降低癌症风险。饮食的流行病学研究结果表明,患癌和未患癌者在特定膳食成分的摄入量上有所不同。然而,这些结果仅能说明膳食成分与癌症风险的改变相关,但不能说明膳食成分导致了癌症风险变化。例如,患癌和未患癌的参与者除了饮食之外在其他方面也可以有不同,有可能癌症的差异是由其他差异引起的。

科学家研究了许多添加剂、营养素和其他膳食组分与癌症风险的可能关联,包括以下几点。

(一)抗氧化剂

抗氧化剂是可以与自由基发生反应和中和作用的化学物质,可以帮助预防与癌症发展相关的自由基损伤,但人类研究没有确切的证据表明服用抗氧化补充剂可以帮助降低癌症发生或死亡的风险。有的研究甚至表明会增加某些癌症的风险。例如,在一项硒、维生素E与前列腺癌关系的研究中就发现,相较于安慰剂组,单独服用维生素E补充剂组的健康男性的前列腺癌风险增加,单独服用硒或者硒与维生素E联合使用组的前列腺癌风险与安慰剂组无差异。此外,还有多项研究发现β-胡萝卜素或α-生育酚的补充对尿路上皮(膀胱、输尿管或肾盂)、胰腺、结直肠、肾或上呼吸消化道癌症的发生没有作用。

(二)维生素D

维生素D有助于身体利用钙和磷制造强壮的骨骼和牙齿。皮肤暴露于阳光下可以产生维生素D,同时也可以从一些食物和膳食补充剂获得维生素D。维生素D缺乏可引起骨质弱化,也就是所谓的儿童佝偻病和成人骨软化症。人类的流行病学研究表明,血液中维生素D摄取量增加或维生素D水平升高可能与结直肠癌风险降低相关,但临床研究的结果尚无定论。

(三)人造甜味剂

常见的几种人造甜味剂包括糖精、阿斯巴甜、乙酰磺胺酸钾、三氯蔗糖、纽甜和甜蜜素。早期的研究发现甜蜜素结合糖精会造成实验室动物膀胱癌。然而,随后关于这些合成甜味剂的致癌性研究并没有发现人类与癌症关联的明确证据。同样,其他美国食品与药品监督管理局(Food and Drug Administration,FDA)批准的甜味剂的研究也没有与人类癌症关联的明确证据。

(四)钙

钙是一种必需的膳食矿物质,可以从食物和补充剂获得。总体研究结果支持较高的钙摄入量与降低结直肠癌风险之间存在关系,但是研究结果并不总是一致的。高钙摄入与其他癌症(如乳腺癌和卵巢癌)风险降低是否存在关系尚不清楚,甚至有研究表明高钙摄入可能增加前列腺癌的风险。

钙帮助降低结直肠癌危险性的确切机制还不清楚,但研究知道,钙在胃肠道中可结合胆汁和脂肪酸形成不溶性络合物,减少结肠内酸(或它们的代谢物)对细胞的损害,刺激细胞增殖修复损伤。钙还能减少细胞在结肠内的增殖或引起增殖的结肠细胞分化,改善细胞内信号,并引起致癌细胞分化和(或)死亡。

(五)红肉和加工肉

红肉是指所有哺乳动物的肌肉,包括牛肉、猪肉、羔羊肉、马肉等;而加工肉类是指经过盐渍、风干、发酵、熏制或其他为增加口味或改善保存而处理过的肉类。红肉或加工肉制品的烹饪过程中还会形成特定的化学物质,称为杂环胺(heterocyclic amine,HCA)和多环芳烃(polycyclic aromatic hydrocarbon,PAH)。HCA 和 PAH 具有致突变性,可引起 DNA 改变,动物暴露于高水平的 HCA 和 PAH 中可以导致癌症。红肉被发现与结直肠癌、胰腺癌和前列腺癌的发生有关,每天食用 100 g 红肉会使结直肠癌的风险提高 17%。而加工肉类被发现与结直肠癌和胃癌的发生有关,每天使用 50 g 的加工肉类,会使结直肠癌的风险提高 18%,但这些证据仍"有限"或者还不确切。此外,肉类的烹饪方式也可能影响其安全性。研究发现对煎炸或者烧烤肉类的高食用与结直肠癌、胰腺癌和前列腺癌的风险增加相关,这与烹饪过程中产生的有害化合物有关。

(六)十字花科蔬菜

十字花科蔬菜含有被称为硫代葡萄糖苷的化学品,它可以分解成几种可能具有抗癌作用的化合物,如吲哚和异硫氰酸酯。这些化合物中的一些在细胞和动物中显示出抗癌作用,他们可以帮助预防细胞 DNA 损伤、灭活致癌物、诱导细胞死亡(凋亡)、抑制肿瘤血管形成和肿瘤细胞迁移,同时还具有抗病毒、抗菌和抗炎作用,但是对于人的研究结果尚未得出一致的结论。

(七)大蒜

大蒜是属于灯泡状的葱属类植物的蔬菜(其中包括洋葱、韭菜、大葱和香葱)。一些研究表明,食用大蒜可以降低几种类型的癌症发生风险,特别是胃肠道癌症的风险,但是这些证据并不确定。

(八)茶

茶含有多酚化合物,特别是作为抗氧化剂的儿茶素。尽管茶叶或茶叶多酚已在动物实验中发现可以抑制不同器官部位肿瘤的发生,包括皮肤、肺、口腔、食管、胃、小肠、结肠、肝、胰腺和乳腺,但在人类中的流行病学研究和临床实验研究的结果都是不确定的。

十、肥胖

有一致的证据表明过高的身体脂肪含量可能与许多癌症的风险增加相关,包括乳腺癌(在已经绝经的妇女中)、结肠癌、直肠癌、子宫内膜癌、食管癌、肾癌、胰腺癌和胆囊癌。相反,健康的饮食、积极运动和保持健康的体重可能有助于降低一些癌症的风险。

2012 年,美国有 28 000 例(3.5%)男性新发癌症病例和 72 000 例(9.5%)女性癌症新发病例是由于超重或肥胖引起的。超重或肥胖引起的病例百分比在不同的癌症类型中差异很大,但是在女性胆囊癌中高达54%,男性食管腺癌中高达44%。2013年,450万死亡病例是由于超重和肥胖引起,而其中肥胖相关的癌症死亡占据了北美、欧洲和中东女性全部癌症负担的9%。有研究显示超重者发生结肠癌、胃贲门癌、肝癌、胆囊癌、胰腺癌和肾癌的相对危险度为1.2～1.5,肥胖者为1.5～1.8,而对于BMI高于40的人而言其发生食管腺癌的相对危险度高达4.8。

许多观察性研究显示在成年期体重增加越少的人其患结肠癌、肾癌、乳腺癌、子宫内膜癌和卵巢癌(对于绝经后妇女)的风险更低。且研究表明肥胖也可能会恶化癌症生存情况,包括生活质量、癌症复发、肿瘤进展和预后(生存)。

十一、身体活动

身体活动对于人们维持所消耗的卡路里数量和所需要的卡路里数量之间的平衡是至关重要的。消耗的卡路里少于摄入的热量会导致肥胖,积极运动也可以帮助预防体重增加和肥胖,降低与过量体重相关的癌症的风险。此外,证据表明身体活动可以通过除外其对肥胖影响的其他机制减少几种癌症的风险,包括结肠癌、乳腺癌和子宫内膜癌。研究发现,确诊后身体活动每增加150分钟/周的中等强度运动,可降低乳腺癌患者24%总的死亡率风险,并可降低结直肠癌患者28%总的死亡率风险。而那些在诊断前未改变身体活动水平或身体活动量不足的乳腺癌或结直肠癌患者,只要在确诊前后任意提高身体活动水平,都能降低总的死亡风险。

此外,有研究显示,空闲时间身体活动和许多癌症的低风险相关。一项针对144万人的调查研究显示,高水平的空闲时间身体活动和低水平的空闲时间身体活动相比,13种癌症的风险下降,包括食管腺癌(HR=0.58)、肝脏癌(HR=0.73)、肺癌(HR=0.74)、肾癌(HR=0.77)、胃贲门癌(HR=0.78)、子宫内膜癌(HR=0.79)、髓性白血病(HR=0.80)、骨髓瘤(HR=0.83)、结肠癌(HR=0.84)、头颈部癌症(HR=0.85)、直肠癌(HR=0.87)、膀胱癌(HR=0.87)和乳房癌症(HR=0.90)。无论体型和吸烟状态如何,大部分的这些关联仍然存在。

身体活动还可以提高癌症患者和幸存者的生活质量,特别是在体重增加、生活质量、癌症复发或进展及预后等方面具有有益的影响,并且能降低人的其他健康问题的风险。

运动有许多生物效应,其中一些与特定癌症相关联,包括:①降低激素(如胰岛素和雌激素)和与癌症发生、进展相关的某些生长因子的水平;②帮助预防肥胖和减少肥胖的有害影响,特别是胰岛素抵抗;③减少炎症;④改善免疫系统功能;⑤改变胆汁酸的代谢,减少食物通过消化系统所需的时间,以减少胃肠道对疑似致癌物的暴露。

十二、外源性激素

性激素,是已知的人类致癌物。虽然性激素在女性和男性中都有必要的生理作用,但它们也与某些癌症的风险增加有关。例如,采取联合绝经激素治疗(雌激素加孕激素,这是女性激素黄体酮的合成版本)会增加女性乳腺癌的风险,仅使用雌激素的绝经激素治疗增加子宫内膜癌的风险。

研究还表明,女性乳腺癌的风险与卵巢产生的雌激素和孕激素有关(称为内源性雌激素和黄体酮)。长时间和(或)高水平暴露于这些激素与乳腺癌的风险增加相关。月经初潮早、绝经晚、初次怀孕晚和从未生育都会引起暴露的增加。相反,生育是乳腺癌的保护因素。

十三、药物

相对较少的药物被认为是会引起或者促进人类癌症的发生。还有一些在试验性动物或者体外系统中具有致癌性、但是在人类中的致癌性不能确定的药物,同时还有一些药物可能具有化学预防作用。

十四、感染性因素

某些感染性物质,包括病毒、细菌和寄生虫,可引起癌症或增加癌症发生的风险,如人类免疫缺陷病毒(human immunodeficiency virus,HIV)、人乳头瘤病毒(human papillomavirus,HPV)、乙肝病毒(hepatitis B virus,HBV)和丙肝病毒(hepatitis C virus,HCV)、血吸虫等。有些病毒可以破坏维持细胞生长和增殖的信号传导。有些感染削弱免疫系统,使身体抗致癌感染能力下降。而有些病毒、细菌和寄生虫也可引起可能导致癌症的慢性炎症。

HBV 和 HCV 的慢性感染会引起肝癌,其中慢性 HBV 感染仍然是肝细胞癌的首要危险因素,每年超过 60 万的死亡人数是因 HBV 引起的;感染 HIV 的人群会增加许多癌症的风险,特别是卡波济肉瘤、淋巴瘤(包括非霍奇金淋巴瘤和霍奇金病),以及宫颈、肛门、肺和咽喉癌。近年来,非艾滋病定义性疾病的发病率相较于艾滋病定义性疾病(包括卡波济肉瘤、非霍奇金淋巴瘤和浸润性宫颈癌)的发病率有所上升,包括肺癌、胃肠道肿瘤等;而感染高危型 HPV 会导致宫颈癌,还可能引起肛门癌和口咽、阴道、外阴和阴茎癌。全球 4.5% 的癌症(每年 63 万癌症新发病例)是由于 HPV 引起的,其中 8.6% 为女性,0.8% 为男性。83% 的 HPV 引起的癌症是宫颈癌,2/3 发生在欠发达国家,目前注射 HPV 疫苗是预防 HPV 相关癌症最主要的方式。

第五节 肿瘤的预防和控制

恶性肿瘤的流行危害个体健康,是一个全球性的公共卫生问题。预防肿瘤可以从根本上控制肿瘤的危害。预防,对于传染性疾病来说,就是消除疾病,让其不发生;但是对于恶性肿瘤来说,就要复杂得多。随着世界人口的寿命进一步增长,老龄化进程加速,有一部分人难以避免发生恶性肿瘤,乃至最终死于恶性肿瘤。因此,在这个前提下,肿瘤预防更多地强调降低恶性肿瘤的发病率,降低各个年龄段人群发生恶性肿瘤和死于恶性肿瘤的风险,因而减缓肿瘤的发生发展、使肿瘤发生的年龄延后,减少最终死于恶性肿瘤的人数。基于这样的认识,世界卫生组织确定的全球肿瘤预防和控制目标是降低人群肿瘤风险,控制肿瘤的疾病负担。

确定肿瘤预防控制的目标,依赖于多年来从肿瘤病因学研究中获得,并且在人群研究中得到证实的科学证据。据《世界癌症报告(2014)》估计,按照现有证据,如果采取积极的措施,将近 50% 的癌症是可以预防的。现有的证据还表明,如果采取适当的筛查措施,乳腺癌、大肠癌和宫颈癌等常见恶性肿瘤是可以治愈的。即使恶性肿瘤诊断时已是晚期,采取适当的措施仍能减轻痛苦、延缓肿瘤进展、提高生活质量。基于上述认识,世界卫生组织推荐预防、早筛、规范诊治和姑息照护四大策略,以指导全球各国采取行动,实现肿瘤预防和控制目标。

肿瘤预防和控制是一个从认识到行动的复杂过程。各种肿瘤防控措施的形成、规划和实施,受到社会、经济、人的行为等多种因素的影响,要获得预期肿瘤防控效果,肿瘤的三级预防缺一不可。

一、一级预防

肿瘤的一级预防为肿瘤预防,就是要针对与恶性肿瘤相关的外部的危险因素采取预防措施。具体而言,保持和促进那些可以降低恶性肿瘤风险的保护因素,降低和消除那些可以增高恶性肿瘤风险的危险因素。

据估计,在全球范围通过控制烟草可以减少30%左右恶性肿瘤死亡病例。2017年,美国癌症报告中指出,自1991年以来,美国人癌症死亡率下降了1/4,共计减少了200万以上癌症死亡。其中肺癌的死亡率下降了43%,主要归因于全美吸烟率的持续下降,综合性的控制烟草措施的实施起到重要作用。

肝癌高发的中国启东地区,经过多年的防治,其效果已经显现,启东地区肝癌的死亡率明显下降。最近的分析显示,1972~2007年,去除人口老龄化的因素,中国标准人口标化发病率和世界标准人口标化发病率分别以每年1.11%和0.84%的速度下降。各时期肝癌的年龄别死亡率显示,40~岁组及以下各年龄组死亡率呈明显的下降趋势;年龄-出生队列分析结果显示,35~岁组及以下各年龄组,即20世纪50年代以后出生的队列人群的肝癌死亡率均呈下降趋势。肝癌这一启东地区最主要的恶性肿瘤的年龄标化死亡率已呈现下降趋势,青年人群中的肝癌死亡率也出现了下降趋势,启东地区的肝癌防控工作为我国肿瘤预防提供了有益的经验和信心。

肿瘤的一级预防措施针对目前公认的可预防的因素主要是控制吸烟,减少有害饮酒,控制超重、肥胖和体力活动不足,改善饮食和营养,控制室内外空气污染,控制职业致癌物,采取接种疫苗等方法减少与癌症相关的感染等。

(一)改善人群的生活方式

1. **控制烟草** 烟草的控制目前仍然是癌症和其他疾病预防、控制的首要选择。吸烟是烟草使用最主要的方式,也是癌症和其他疾病发生的主要原因。戒烟后可以使部分损害恢复,且可预防继续发展的风险,而政府支持的烟草控制策略对于限制烟草的使用和鼓励戒烟是非常有必要的。

2. **体育活动和健康饮食** 观察性研究已经表明肥胖和体育活动与某些类型的癌症发生存在关系,且具有与这种联系相关的可能生理学路径。实际上,流行病学研究也发现体育活动和减轻体重可以降低乳腺癌风险。而过量的体重和低水平的身体活动与癌症风险和较差的生存结果存在关联。此外,也有多种食物成分怀疑跟癌症的发生具有有益或者有害关系。例如,煎炸类食物被怀疑有致癌性,而十字花科类蔬菜被怀疑具有抗癌性。保证健康的饮食对癌症预防具有积极作用。

3. **限制饮酒** 酒精是癌症的已知病因,重度或者常规饮酒会增加口腔、咽喉、食管、肝脏、乳腺、结直肠癌的风险,患癌的风险随着酒精饮用量的增加而增加。虽然红葡萄酒被怀疑为可降低癌症的风险,但没有这种关联的科学证据。美国政府发布的饮食指南推荐女性每天最多饮用1杯,男性最多饮用2杯。

（二）设计和评估全人群项目

全人群项目是改变人群癌症风险的有效方式,在设计和评估全人群项目时应该平衡影响个人癌症相关行为发生的环境和背景与行为的个人内在决定因素。此处的全人群项目是指以改变癌症相关行为为目的的项目,并不是指提升癌症相关意识的项目。实际上,旨在提升癌症意识项目的公共卫生效益是受到质疑的,有时这种项目反而存在有害性。例如,前列腺癌患者意识的提高可能会引起不合理的疾病筛查从而导致损害。全人群项目需要以好的政策为基础,提升公众对有利于行为改变的法规需求的认可度。

（三）非传染性疾病的预防策略

虽然在高危人群中的癌症预防很重要,也有措施可降低某些高危人群的癌症风险,但在一般人群中,最好的方式应当将癌症预防纳入慢性非传染性疾病预防之中,针对生活方式相关危险因素,将健康促进和政策发展结合起来。世界卫生组织预防和控制非传染性疾病的全球策略目标主要针对4个行为危险因素,包括烟草、不健康饮食、体育活动和酒精有害使用,其中烟草控制是最有效的方式。此外,世界卫生组织也采取了多项循证的、针对饮食和体育活动的干预措施,以及减少酒精损害的公共政策。如何将已有的疾病相关的科学知识转化为最终的公共卫生时间,以最终降低疾病发病率,是全球在实施慢性非传染性疾病预防措施过程中面临的最大的挑战

（四）立法和监管措施

一些癌症由大气、水或者食物传播的污染物引起,可以通过出台和施行相关法律法规降低污染物的暴露,达到降低发病率的效果,如制定劳动保护法规、限制有毒化合物的职业暴露水平等。有些特定的行为也会增加个体对致癌物的暴露,主要包括吸烟、饮酒、太阳曝晒,通过一定法律法规措施可以改变这些暴露。根据美国国民健康访谈调查（National Health Interview Survey, NHIS）显示,美国成人的戒烟率自1990年的2.4%上升到2014年的4.5%,这很大程度上是得益于美国烟草控制法规的颁布。一般情况下,预防癌症暴露的法规往往会针对被动暴露的特定环境,而不是注重通过影响个人行为来减少暴露,但往往影响个人行为的法规对癌症的发生和死亡有最大的影响。

（五）疫苗

大约16%的人类癌症是由感染引起的,且可以通过有效的预防干预得以控制。这其中最重要的癌症相关感染主要包括HBV、HCV、HPV和幽门螺杆菌（*helicobacter pylori*, HP）。HBV在有些地区是非常常见的感染,会引起肝炎、肝硬化,甚至肝癌。自1982年就有针对HBV的高效疫苗,且大部分国家已经有HBV儿童免疫接种计划。HPV,特别是HPV 16和18,会引起宫颈癌和肛门癌,而且是外阴、阴道、阴茎和口咽部位癌症发生的重要因素。目前有针对HPV的2价、4价和9价疫苗,能有效预防HPV相关癌症。目前已有国家在女性青少年中注射使用。美国接种的HPV疫苗以4价疫苗为主,推荐的接种对象为11或12岁的女生,以及未接种或未完成接种的13～26岁的女生（最早9岁）。英国以2价和4价疫苗为主,针对12～18岁的女性开展基于学校的公费HPV疫苗项目。澳大利亚以4价疫苗为主,主要针对12～26岁的女生。日本针对13～16岁的女生开展过免费接种HPV 2价疫苗的项目,后由于不良事件的发生,停止了对HPV疫苗接种的推荐,但目前HPV疫苗接种仍然免费。我国目前已经批准上市HPV 2价疫苗。该疫苗对于HPV16、18

型感染引起的宫颈癌具有预防效果。

二、二级预防

肿瘤的二级预防是指肿瘤的早发现、早诊断和早治疗。由于肿瘤病因的不确定性,因此无法完全做到一级预防,而此时对肿瘤的早发现、早治疗就显得尤为重要。

在癌症的早期阶段筛查,并提供有效的治疗对癌症预防是非常重要的。而早期筛查和治疗需要高质量的医疗服务,包括适当的人力、财力和技术资源,以及较高水平的服务可及性。基于人群的筛查项目可以减少乳腺癌、宫颈癌和结直肠癌的发病率和死亡率,比因症就诊的机会性筛查更为有效。宫颈癌的筛查包括宫颈外观检查、宫颈细胞学检查和HPV感染检测。结直肠癌的筛查包括粪便隐血试验、结肠镜和乙状结肠镜检查,乳房X线检查可用于早期诊断乳腺癌。

为了最大限度地提高收益,减少危害,筛查项目的实施必须有适当的计划,有明确的目标人群,由足够的经过培训的专业人员来实施筛查,还需完善的筛查质量保障体系。从开始计划到全面推广实施,基于人群的癌症筛查项目可能需要几年的时间。政府提供可持续的资源和支持对于以人群为基础的筛查项目的实施和推广具有决定性作用,可以保证筛查项目获得预期效果。

20世纪70~80年代开始,全球实施了多项基于人群的癌症筛查项目主要集中于3种类型的癌症:乳腺癌、宫颈癌和结直肠癌。在高收入国家和部分中等收入国家中,对乳腺癌和宫颈癌的筛查项目有的开展了几十年,有的时间较短,有的已经出现了乳腺癌、宫颈癌死亡率的显著下降的效果。结直肠癌的筛查项目开始较晚,由于筛查方法不仅可以早期筛查大肠癌,还可以筛查并处理包括腺瘤在内的癌前期病变,目前在美国已经取得了发病率和死亡率双双下降的效果。低收入国家中基于人群的筛查项目较少,筛查项目需要政府支持、社会参与、有力监管及可持续发展所需的资源。国际合作能够帮助各国在实施项目的时候避免常见的问题,并且共享成功的知识和方法,使大规模人群筛查项目更容易获得成功,并且避免不必要的花费和延误。

三、三级预防

肿瘤的三级预防是指在恶性肿瘤发生后,通过完善的临床诊治、高效配合的医疗卫生服务,提高治疗效果,改善和控制患者症状,治愈或显著延长患者的寿命,尽可能地提高患者的生存质量,防止致残并促进功能恢复,降低死亡率。三级预防最重要的内容是为患者提供符合规范的诊疗服务,并为无法治愈的患者提供姑息照护。三级预防覆盖的目标人群不仅包括肿瘤患者,也包括他们的家属。

国际抗癌联盟(Union for International Cancer Control,UICC)在《世界癌症宣言》中提出的9个目标中,有3个是三级预防的目标,分别是:其一,提高对规范的肿瘤诊断、综合治疗、康复、支持性和姑息性治疗服务的可及性,包括提供适宜的、可负担的基本药物和技术;其二,推广有效的疼痛、紧张的控制和处理服务;其三,对与肿瘤控制相关的医疗卫生专业人员提供教育和培训,特别是在中、低收入国家。要实现上述目标,在肿瘤的治疗和护理方面,需要提升多学科综合治疗的意识,包括手术、放射治疗、化学治疗及系统性的治疗;提升肿瘤照护的整体意识,包含精神健康、康复、支持和姑息治疗;促进开发和应用肿瘤诊断治疗、患者管理的指南,与患者需求和资源相匹配,提供有质量的治疗和护理;与医药行业紧密合作,确保提供安全、负担得起和有效的肿瘤药物、放射治疗和诊断的技术等;采取措施来消除实现疼痛控制的障碍,确保肿瘤患者获得适当的疼痛药物,并与防止滥用达到适当的平衡等。

三级预防从传统的规范诊治和姑息治疗发展至今,涵盖了患者确诊之后所有的医疗卫生干预的内容。三级预防措施的实施,需要对患者人群的诊断治疗、姑息照顾、甚至社会支持的需求进行评估,建立健全、高效、公平、以患者为中心的诊断、治疗、康复、姑息照护服务,为可治愈的肿瘤患者或者可治疗但不可治愈的肿瘤患者利用。服务的公平性非常重要,需要充分考虑社会经济发展和卫生资源的可及性,为低收入的患者提供基本的药物和医疗服务。医疗服务项目应优先考虑早期诊断和治疗、高质量低成本的姑息照护服务,避免投入对晚期肿瘤患者的无效治疗。

分工明确、良好协作的医疗卫生体系可以为肿瘤三级预防措施实施提供良好的基础。实践证明,医疗卫生机构内部、不同医疗卫生机构之间、与社区建立起专业的协作网络,提供肿瘤诊断、治疗、康复、姑息治疗、临终关怀和社会心理支持的服务,姑息照护服务甚至可以在家庭中进行。有效的社会支撑体系越来越受到重视,成为三级预防的重要内容。社会支撑体系,承担了对患者进行康复、社会心理支持和病患教育等职责,需要依托现有的医疗卫生体系,由不同的医疗卫生机构与社区、社会组织进行有效合作,评估肿瘤现患人群的现况和患者及其家属在身体、情感、社会和精神方面的需求,可利用的干预技术的适宜性、成本效果、可及性和可负担性。

更多的现代技术应用提升了肿瘤三级预防措施的组织实施效果。例如,创新的信息和通信技术使得远程医疗更为普及,提高了边远地区的诊断治疗能力,也保证了对不同层次的医务人员提供持续性的培训;系统的质量管理和控制,可以监管诊疗和照护服务项目的过程,保证医务人员按照既定的临床和照护指南提供服务;以医院为基础的病患登记系统确保对所有肿瘤患者提供适当的随访服务,了解和评价诊治服务的质量,并及时掌握患者需求,提供有针对性的诊疗和照护服务等。

(郑莹 邹珍)

主要参考文献

[1] 詹思延. 流行病学(第7版). 北京:人民卫生出版社,2012.
[2] Stewart B, Wild C. World cancer report 2014. Lyon:International Agency for Research on Cancer,2014.
[3] 郑莹,张敏璐. 肿瘤登记与全球肿瘤数据. 诊断学理论与实践,2014,4(13):353-356.
[4] International Agency for Research on Cancer. GLOBOCAN 2012,Estimated cancer incidence,mortality and prevalence worldwide in 2012. http://globocan.iarc.fr.
[5] 赫捷,陈万青. 中国肿瘤登记年报. 北京:军事医学科学出版社,2012.
[6] 柯居中,卢伟,郑莹. 与人类癌症相关的可预防暴露因素. 环境与职业医学,2012,29(9):600-602.
[7] Straif K, Cohen A, Samet J. Air Pollution and Cancer(IARC Scientific Publication No.161,2013).

http://www.iarc.fr/en/publications/books/sp161/index.php.

[8] Union for International Cancer Control. WORLD CANCER DECLARATION 2013. http://www.uicc.org/world-cancer-declaration.

[9] National Cancer Institute. Risk Factors for Cancer. https://www.cancer.gov/about-cancer/causes-prevention/risk.

[10] Lauby-Secretan B, Scoccianti C, Loomis D, et al. Body fatness and cancer-viewpoint of the IARC Working Group. N Engl J Med, 2016, 375(8): 794-798.

[11] Bondy M. Cancer Epidemiology and Prevention. British Journal of Cancer, 2009, 301(10): 1070.

[12] 陈君石. 食物、营养、身体活动和癌症预防. 北京: 中国协和医科大学出版社, 2008.

[13] 陈万青, 郑荣寿, 张思维, 等. 2013年中国恶性肿瘤发病和死亡分析. 中国肿瘤, 2017, 26(1): 1-7.

[14] Yang L, Sung HY, Mao Z, et al. Economic costs attributable to smoking in China: update and an 8-year comparison, 2000-2008. Tobacco Control, 2011, 20(4): 266-272.

[15] 王冬梅, 李为民, 李静, 等. 吸烟与肺癌关系的Meta分析. 中国呼吸与危重监护杂志, 2009, 25(3): 229-233.

[16] 孙晓东, 黄育北, 王波, 等. 中国人群吸烟与胃癌发病关系的Meta分析. 中国慢性病预防与控制, 2009, 17(3): 247-251.

[17] Schmitt J, Seidler A, Diepgen TL. Occupational ultraviolet light exposure increases the risk for the development of cutaneous squamous cell carcinoma: a systematic review and meta-analysis. Br J Dermatol, 2011, 164(2): 291-307.

[18] Boyle P, Levin B. World Cancer Report 2008. World Health Organization, 2014.

[19] Méndez D, Tam J, Giovino GA, et al. Has smoking cessation increased? An examination of the US adult smoking cessation rate 1990-2014. Nicotine Tob Res. 2016, 15. pii: ntw239

[20] Global Burden of Disease Cancer Collaboration, Fitzmaurice C, Allen C, et al. Global, regional, and national cancer incidence, mortality, years of life lost, years lived with disability, and disability-adjusted life-years for 32 cancer groups, 1990 to 2015: A systematic analysis for the global burden of disease study. JAMA Oncol, 2017, 3(4): 524-548.

[21] Zeng H, Zheng R, Guo Y. Cancer survival in China, 2003-2005: a population-based study. Int J Cancer, 2015, 136(8): 1921-1930.

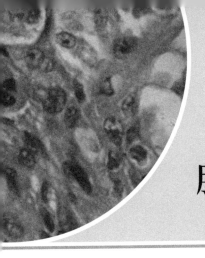

第二章
肿瘤分子生物学

近年来,恶性肿瘤的发病率在全世界范围内逐渐上升。在我国,恶性肿瘤是仅次于心脑血管疾病的第2位死因,已成为当前亟待解决的重大社会卫生问题。目前认为,肿瘤是一类疾病而不是单个疾病,其发病机制非常复杂,影响发病的因素很多。肿瘤的基本特征是细胞的失控性生长,包括细胞的凋亡与增殖失衡(即细胞周期调控异常),以及细胞的分化紊乱、信号传导系统等多种生命活动异常,涉及多个癌基因、抑癌基因的异常改变。

随着分子生物学的飞速发展与各种高新生物技术不断涌现,近年来尤为引人注目的基因组学、蛋白质组学、生物信息学、组合化学、生物芯片技术和自动化筛选技术的发展与广泛应用,人类基因组计划的初步完成,人们对恶性肿瘤发生演进机制有了较深入的了解,防治水平不断提高。各种细胞周期调控因子、信号传导通路、肿瘤相关基因的发现与功能鉴定,极大地推动了肿瘤发病机制的研究,同时也促进了临床诊断与治疗的发展。

第一节 癌基因与抑癌基因

肿瘤的发生和发展是一个多阶段演进、多基因参与的渐进过程。多个癌基因的异常激活、过度表达及抑癌基因缺失、突变、失活从而导致细胞增殖失控,可能是肿瘤发生的分子基础。原癌基因和抑癌基因以高度保守序列存在于正常基因组中,可因点突变、缺失,基因扩增、重排、甲基化、病毒启动子插入而激活或失活。其检测方法可采用 Southern 印迹、Northern 印迹等在核酸水平上检测,也可采用免疫组织化学方法检测其编码蛋白。

一、癌基因命名及蛋白产物分类

已发现数十种癌基因与人类肿瘤有较为密切的关系。癌基因编码的蛋白产物多与细胞生长分化有关(表2-1)。

表 2-1 癌基因命名及蛋白产物分类

1. 生长因子相关蛋白	PDGFB, DJT2
2. 酪氨酸蛋白激酶	EGFR, Her-2/NEU, MET, TRK
3. G 蛋白	H-RAS, K-RAS, GSP

续表

4. 胞质内丝氨酸蛋白激酶	BCR,MOS,RAF
5. 核转录因子	FOS,JUN,ETS,MYC,MYB,REL,ERBA
6. 胞质调节蛋白	CRK
7. 线粒体膜因子	BCL2
8. 丝氨酸-苏氨酸-酪氨酸蛋白激酶	
9. 其他	功能未知,LCO

已发现的主要癌基因包括以下几种。

(一) RAS基因

位于人类11号染色体,相对分子质量为21 000,包括H-RAS、K-RAS、N-RAS 3个成员。RAS通路基因突变是肿瘤最为常见的突变之一,约30%的肿瘤存在RAS基因激活突变,其中K-RAS突变最为常见,90%胰腺癌及部分大肠癌与肺癌均与其突变相关。RAS基因激活突变,可同时引起多条下游信号通路(包括RAS-Raf-MEK-Erk通路、RAS-PI3K-PIP$_3$-Akt/PKB通路、RAS-Ral-GEF-Ral-Cdc42/Rac通路)的持续激活,引起细胞增殖、代谢、膜转运、细胞黏附、迁移等过程的异常。具体的生物学机制可能包括:①引起肿瘤细胞膜糖蛋白糖基化发生改变、细胞黏附能力改变;②细胞分泌蛋白酶活性增加,加速基质降解;③肿瘤细胞运动能力增强;④细胞信号传递功能改变。目前已有动物实验证明,转染活化的人的RAS基因可使细胞获得侵袭和转移的能力。

(二) ErbB-2基因(Her-2)

位于染色体17q21,编码跨膜酪氨酸激酶受体,属表皮生长因子受体(EGFR)家族。细胞表面的Her-2不需配体结合即具有内在(constitutively)活性,与其他Her受体形成二聚体,激活下游信号通路(包括RAS,MAPK,PI3K/AKT等信号通路),可介导成瘤细胞(tumorigenic cell)的增殖、侵袭等。ErbB-2基因与乳腺癌、肺癌、食管癌、宫颈癌、前列腺癌相关,特别是在20%~25%的乳腺癌中,发现了Her-2过表达,且Her-2过表达往往提示肿瘤具有更强的侵袭性,包括更强的淋巴结转移与内脏(肝、肺、脑)转移倾向,并提示较差的预后。

(三) myc基因

myc基因包括n-myc和l-myc。c-myc位于多种生长因子受体信号通路的交汇点,同时也是多种配体-膜受体复合物的直接下游靶基因,具有促细胞增殖的作用。原癌基因c-myc可由于前病毒插入、染色体易位、基因扩增等原因激活,myc蛋白导致表达水平的增高,细胞可能会因此增殖失控并向恶性转化。

(四) 蛋白激酶类癌基因

蛋白激酶类癌基因包括丝氨酸蛋白激酶(mos、raf)、酪氨酸蛋白激酶(src、fms、fes)。这些蛋白质激酶可以磷酸化不同的蛋白质底物,引起底物蛋白功能改变,进而引起下游一系列的信号转导及功能改变。一旦这类基因异常表达,就可能导致编码的激酶活性异常,进而可能使细胞获得恶性表型。

二、人类原癌基因的激活及在细胞转化中的协同作用

正常细胞内原癌基因可发生反转录病毒基因组的插入，进而在病毒启动子的调控下激活成为癌基因。此外，点突变、基因扩增、基因重排、去甲基化等也是重要的激活机制。

(一) 激活癌基因的协同作用是细胞恶性转化的关键

研究发现单个活化的癌基因不能转化正常原代细胞，恶性转化至少需要 2 类功能完全独立的癌基因参与，即细胞永生化与恶性表型的获得。*myc* 与 *ras* 是这两类基因的典型代表。基于体外转化实验及大量动物与人类肿瘤的研究结果，人们提出了肿瘤癌基因谱的概念。在肿瘤发展的不同阶段要求有不同的原癌基因的活化及抑癌基因的失活。基因的协同致癌学说在人类大肠癌多阶段癌变分子模式中得到普遍认同——将癌前病变、早期腺瘤、晚期腺瘤、大肠癌等不同阶段结肠上皮细胞的 DNA 进行基因组分析，会发现随着肿瘤进展，异常的基因位点数量不断增加，同时上皮细胞也在不断获得新的表型。

人类肿瘤癌变相关基因谱如表 2-2 所示。

表 2-2 人类肿瘤癌变相关基因谱

肿瘤	癌变相关基因谱	肿瘤	癌变相关基因谱
直肠癌	APC、MCC、DCC、KRAS2、*p*53	宫颈癌	HRAS、MYC
乳腺癌	MYB、MYC、EGFR、Her-2、HRAS、*p*53	慢性髓性白血病	PDGFB、ROS、TGF、ABL
肺癌	JUN、MYC、HRAS、RBL、RAF-1、*p*53	星形细胞癌	*p*53、EGFR、MYC、GLL、Her-2

(二) 癌基因理论与肿瘤病理及临床诊治的应用

近年来，大量研究探讨癌基因及编码产物与肿瘤的临床病理联系，以及在治疗反应与临床预后中的意义。聚焦于癌基因与肿瘤的临床病理基因分型/分子分期、肿瘤的生物学特性、肿瘤易感性、信号转导等关系的研究方兴未艾，这些研究为肿瘤诊治、药物靶点筛选提供了理论支持。抗肿瘤药物正从传统的单一非选择性的细胞毒性药物，向针对肿瘤发生、发展机制的多环节作用的新型抗肿瘤药物发展。目前，国内外关注的抗肿瘤作用靶点和相应的新型抗肿瘤药物有：①以细胞信号转导分子为靶点，包括蛋白酪氨酸激酶抑制剂和法尼基转移酶(FTase 抑制剂、MAPK 信号转导通路抑制剂和细胞周期调控剂)；②以新生血管为靶点的新生血管生成抑制剂；③减少癌细胞脱落、黏附和基底膜降解的抗转移制剂；④以端粒酶为靶点的端粒酶抑制剂；⑤针对肿瘤细胞耐药性的耐药逆转剂；⑥促进恶性细胞向成熟分化的分化诱导剂；⑦特异性杀伤癌细胞(抗体或毒素)导向治疗；⑧增强放疗和化疗疗效的肿瘤治疗增敏剂；⑨提高或调节机体免疫功能的生物反应调节剂；⑩针对癌基因和抑癌基因的基因治疗——导入野生型抑癌基因、自杀基因、抗耐药基因及反义寡核苷酸、肿瘤基因工程瘤菌。

三、抑癌基因

抑癌基因是正常细胞分裂、生长的负调节因子，随着大量肿瘤癌基因的发现及研究的深入，人们认识到抑癌基因的缺失与功能异常在肿瘤癌变与演进过程中具有重要的地位和作用。抑癌基因通常具备两个特点：①该基因在肿瘤中缺陷而在正常组织中表达；②导入该

基因将或多或少地抑制肿瘤细胞的恶性表型。第1个与人类视网膜母细胞瘤相关的抑癌基因 Rb 首次于1987年得以分离鉴定。抑癌基因的突变、缺失,协同癌基因的激活是导致肿瘤形成的分子基础。已发现的人类肿瘤抑癌基因如表2-3所示。

表2-3 人类肿瘤中的抑癌基因

基因	染色体定位	肿瘤
APC	5q21~22	家族性多发性结肠腺瘤样息肉病
BRCA1	17q12~21	家族性乳腺癌和卵巢癌
BRCA2	13q12	家族性乳腺癌和卵巢癌
DCC	18q21	结肠癌
MEN1	11q13	甲状旁腺、胸腺、垂体和肾上腺皮质肿瘤
NF1	17q11.2	神经纤维瘤病Ⅰ型
NF2	22q12	神经纤维瘤病Ⅱ型
NM23	17q21.3	神经母细胞瘤、结肠癌
RB	13q14	视网膜母细胞瘤、肺癌、骨肉瘤
VHL	3p25~26	Von Hippd-Lindau 病
WT1	11p12	WHIns 瘤
PTEN	10q23.3	成胶质细胞瘤

四、几种主要的抑癌基因

(一) Rb 基因

Rb 基因是一种转录调节因子,编码产物为相对分子质量 105 000 的核蛋白(Rb 蛋白),可与 DNA 双链结合,抑制 fos 和 myc 转录,调节细胞增殖。最近的研究从多角度进一步阐明了 Rb 蛋白在肿瘤发生与进展过程中的作用,包括 Rb 蛋白与 Ras、AKT 等信号传导通路的相互作用,Rb 蛋白参与调控脂类代谢和线粒体功能,Rb 蛋白失活与基因组不稳定性之间的关系等。目前已在家族性视网膜母细胞瘤、小细胞肺癌、骨肉瘤、膀胱癌、肢腺癌中发现了 Rb 基因突变,并且肿瘤的发生多由于 Rb 两个等位基因位点均突变所致。

(二) p53 基因

它包括野生型和突变型 p53 基因。前者为抑癌基因,而后者则具有癌基因的特点。p53 基因表达产物为相对分子质量 53 000 的转录因子,以二聚体形式发挥功能,DNA 损伤、细胞内异常的细胞增殖信号均可引起 p53 激活。活化的 p53 基因可对细胞周期的 S 期起负调控作用,阻止细胞进一步增殖,同时动员细胞 DNA 修复。而在大量不可修复的基因组损伤情况下, p53 基因会诱导促凋亡蛋白表达,启动细胞凋亡程序。半数肿瘤细胞存在 p53 基因的异常(通常为等位基因的点突变,突变 p53 基因所编码的蛋白会通过与野生型 p53 编码蛋白形成四聚体的方式干扰野生型 p53 功能)。在肿瘤发生的早期,p53 突变的细胞能够逃离 p53 介导的细胞凋亡,并且携带损伤的基因组继续增殖,进而导致子代细胞的高基因组不稳定性和高突变频率,加速细胞向恶性肿瘤细胞的转化。

(三) PTEN 基因

PTEN 基因编码的蛋白与酪氨酸磷酸酶及张力蛋白具有同源序列,同时具有蛋白活性和磷酸酯酶活性。PTEN 基因抑制肿瘤发生主要源于其磷酸酯酶活性,可下调 PI3K/AKT 通路的活化及其诱导的肿瘤细胞增殖。除此之外,最近的研究还发现 PTEN 基因与肿瘤微环境密切相关,基质成纤维细胞分泌的 PTEN 蛋白可降低其邻近的上皮细胞恶变的倾向,而一旦基质成纤维细胞 PTEN 失活,则会引起基质微环境的改变(包括炎症细胞浸润与新生血管形成),促进上皮细胞的恶性转化。

(四) p16

P16 蛋白可与细胞周期蛋白(cyclin)D 竞争结合 CDK4/6,进而抑制 cyclinD-CDK4/6 复合物介导的视网膜母细胞瘤蛋白(Rb 蛋白)磷酸化。低磷酸化状态的 Rb 蛋白可抑制细胞周期进程,从而抑制细胞过度增殖,避免肿瘤的发生。目前已在许多种肿瘤中发现了 p16 基因缺失,特别是在胰腺癌中,98%的案例表现为 p16 基因功能缺失。但有趣的是,在一些肿瘤(特别是在 HPV 相关的肿瘤)中 p16 基因反而呈现为过表达,具体的原因可能为人乳头状病毒(HPV)蛋白通过与 Rb 蛋白相互作用导致其失活,进而解除了后者对 p16 基因的负反馈抑制作用。

(五) p63/p73

p63/p73 与 p53 共同组成 p53 转录因子家族,与 p53 基因有高度的同源性,其功能也有较大的重叠。然而,相比于 p53 基因在肿瘤形成过程中突变的较高频率,p63 和 p73 基因极少发生突变,甚至会在某些肿瘤中呈现过表达。除此之外,动物实验表明,不同于 p53 基因缺陷的小鼠,p63 和 p73 基因缺陷的小鼠往往不会出现肿瘤易感性的上升,反映了 p63 和 p73 基因在调控细胞周期及细胞凋亡的机制上可能与 p53 基因有很大区别。

(六) VHL(von Hippie-Lindau)基因

其表达产物是一种细胞膜蛋白,参与细胞黏附与信号转导,在维持基因组的稳定及抑制肿瘤的发生中起重要作用。VHL 基因异常可导致一种常染色体显性遗传家族性肿瘤综合征,常见肿瘤为视网膜及中枢神经系统成血管细胞癌、肾细胞癌等。

第二节 信号传导与肿瘤发生

通过对癌基因产物的功能分析,发现癌基因产物与细胞信号传导通路密切相关,如生长因子及其受体、G 蛋白、胞质内激酶、核内转录因子等,对细胞分裂、增殖起重要作用。癌基因与细胞信号传导系统的交叉汇合并非偶然,癌基因在漫长的生物进化过程中保持高度的保守性,提示其具有重要的生物学功能意义,深入探索癌基因与信号传导领域的研究必将深化对生命现象本质的理解与认识。

一、主要信号转导通路

(一) 酪氨酸激酶受体通路

酪氨酸激酶受体通路是细胞信号传导网络中最重要的传导通路之一。表皮生长因子受体(EGFR)、成纤维细胞生长因子受体(FGF)、血管内皮生长因子受体(VEGF)在内的多数生长因子受体均为酪氨酸激酶受体。酪氨酸激酶受体由4个主要部分组成：位于细胞外侧的是配体识别并结合的部位，随之是一段跨膜结构，细胞内是酪氨酸激酶的活性部位，最后是位于肽链羧基末端的一段氨基酸序列。当配体结合到细胞膜外识别部位后，会通过某些方式诱导受体二聚体化，每个受体的酪氨酸激酶结构域会磷酸化另一受体的C端酪氨酸残基，每个磷酸化的酪氨酸残基又可招募含有特定SH2结构域(Src同源结构域2)的下游蛋白。后者进一步激活其对应的下游信号通路。目前已经在多种肿瘤中发现了酪氨酸激酶受体的过表达或由于基因突变导致的受体结构改变，使得受体及下游信号级联的激活频率大大增加，并有可能促进肿瘤的发生和发展。

(二) G蛋白连接受体通路

G蛋白是膜整合蛋白，由α、β、γ3个不同的亚单位组成。α单位的多样化是G蛋白结构上差异的主要表现，实现G蛋白多功能的调节作用。该通路活化方式是配体与受体胞外区结合后诱发受体构象改变，激活细胞内的腺苷酸环化酶(AC)催化ATP形成环磷酸腺苷(cAMP)，或与磷酸酯酶C偶联影响IP_3/DG等第二信使以及激活RAS蛋白，启动和激活促有丝分裂蛋白激酶(mitogen-activated protein kinase，MAPK)通路。

(三) Wnt通路

Wnt通路是近年来信号转导领域研究的热点之一，在肿瘤形成中有重要作用。Wnt因子结合到Frizzled受体后，可抑制抑制糖原合酶-3β(GSK-3β)活性，导致后者对β-联蛋白(β-catenin)降解减少，胞质内累积的β-catenin进入细胞核，与Tcf形成转录因子复合物，导致与细胞增殖相关的靶基因的失控性转录，引起细胞的恶性增殖。另外，GSK-3β降解β-catenin需要腺瘤性结肠息肉蛋白(APC)和轴蛋白(axin)的参与，后两者基因的突变也会导致β-catenin的累积及后续的效应。

(四) 整合素通路

整合素(integrin)通过其胞内区段的连接蛋白talin和paxillin招募黏着斑激酶(focal adhesion kinase，FAK)，随后Src分子通过SH2区段与FAK的磷酸化酪氨酸结合形成FAK-Src复合物。该复合物可磷酸化多种细胞内蛋白(主要包括p130Cas和paxillin)，进一步激活下游的信号通路。可加速细胞周期的进程，并促进细胞的运动能力。此外，PKC、PLC-γ和一些小分子G蛋白也参与信号转导。通过诱导细胞周期蛋白表达，诱导CDK4/6和CDK2的活化、Rb蛋白的磷酸化和转录调节因子E2F的释放，最终使细胞进入下一周期。

(五) TGF-β通路

TGF-β受体是第一个被发现的具有丝氨酸/苏氨酸激酶活性的膜受体，可激活SMAD家族蛋白进入细胞核内，激活或抑制靶基因的转录。

(六) 肿瘤坏死因子(TNF)通路

TNF/FasL是能诱导细胞凋亡的主要因子，分别通过细胞膜TNF受体和Fas结合后，导致细胞凋亡。

二、肿瘤发生、发展过程中的信号转导异常

肿瘤发生演进过程中，在信号转导网络上表现为一些通路异常活化，而一些通路则功

能障碍。例如,细胞增殖失控时,与生长因子及其受体信号通路出现异常(Her-2/NEU、EGFR、IGF等);凋亡失衡时,TNF、Fas/FasL、Bcl/Bax、p53等通路异常;侵袭转移时,integrin传导通路、钙黏着蛋白E(cadherin)传导通路、KAI/CD82、VEGF传导通路异常等。

三、信号转导研究的重大意义与挑战

首先,细胞信号转导通路在正常生命活动(生长发育)及肿瘤形成中均具有重要意义,需要进一步精细阐明信号转导通路中各种蛋白相互作用的分子基础,深入理解蛋白间的相互作用在生命活动中的病理生理意义;其次,由点及面,由线至网,在阐明单一信号传导通路的基础之上,进一步分析建立各条通路间相互的时空联系,在系统整合的基础上构建网络模式;最后,将基础研究成果尽快转化并应用于临床,筛选抗肿瘤治疗新靶点及新药物,研制开发出特异性激酶抑制剂、阻断剂,早日攻克癌症,造福人类。

第三节 肿瘤转移的分子机制

肿瘤的转移,指肿瘤细胞从原发部位脱离,侵犯周围组织,进而侵入淋巴管、血管或体腔,部分癌细胞被淋巴流、血流带到另一部位,在该处与宿主组织相互作用后,继续存活、繁殖生长,形成继发瘤。远处转移是恶性肿瘤致死的主要原因,也是恶性肿瘤的最本质生物学特征。它是一种包含多个阶段,涉及多基因、多通路共同参与的复杂的生物学过程。迄今为止,肿瘤转移的机制还不十分清楚。肿瘤转移这一世界医学难题的最终解决,不仅有助于更有效地控制肿瘤,更是对生命现象的深入理解与最终控制。对大量肿瘤转移相关功能基因的深入认识与发现,相关调控分子的结构与功能、生化代谢途径的明确,重要信号转导通路的阐明,以及诸多角度层面信息的整合,有助于肿瘤微演化与靶向转移调控机制分子网络的破解。

肿瘤转移与否不仅取决于肿瘤细胞本身,肿瘤细胞与宿主微环境之间的相互作用也对转移产生影响。环境的选择压力促使肿瘤获得更高侵袭性(如降解基质、促进新生血管形成),肿瘤对环境的改造也使其更适宜肿瘤的生长、转移。转移包括了细胞黏附、基质降解、细胞运动、血管生成和机体免疫等多个环节,是肿瘤细胞和环境共同作用的结果。

一、细胞黏附

肿瘤细胞黏附其他细胞或细胞外基质(ECM)的能力影响其转移。一方面肿瘤细胞需由原发黏附部位脱落进而发生转移;另一方面肿瘤细胞又需要借助黏附才能运动,以及在继发部位"定居"。所以黏附在转移过程中起双重作用。与黏附相关的细胞黏附分子(CAMs)包括如下几种。

(一) 钙粘连素蛋白(cadherin, Cad)

它分为上皮细胞、神经细胞、胎盘钙粘连素蛋白(E-Cad、N-Cad、P-Cad)3个亚类,其中E-Cad编码基因 *CDH1* 位于16q22,含16个外显子,是一种重要的抑癌基因。E-Cad分子的胞内结构域通过辅助蛋白与细胞骨架相连,胞外结构域则与相邻上皮细胞E-Cad的胞外结构域形成复合物,这样E-Cad将邻近上皮细胞的细胞骨架连接在一起,促进同型细胞间的

黏附。一旦 CDH1 基因表达受到抑制或因为突变而失活,导致细胞内 E-Cad 表达减少,则会引起上皮间叶转变(epithelial-mesenchymal transition,EMT),即上皮细胞逐渐向间叶细胞的形态转变,同时获得增强的运动能力及向邻近细胞侵袭的能力。另外,EMT 过程还伴随基因表达谱的变化,E-Cad 将逐渐被 N-Cad 取代。后者可与正常间质细胞表达的 N-Cad 结合,有利于肿瘤细胞进一步向基质细胞的侵袭。

(二)选择素(selectin)

它分为血小板、内皮细胞、淋巴细胞选择素(P-selection、E-selection、L-selectin),是一种多价跨膜糖蛋白。其细胞外区包含糖类识别结构域,是与选择素配体的结合区。选择素不仅促进肿瘤的生长,还介导肿瘤细胞与内皮细胞、血小板的黏附,与肿瘤转移的器官选择性有关。

(三)整合素(integrin)

它是一种通过二硫键非共价结合而成的异二聚体细胞表面糖蛋白。其配体是有黏附能力的生物大分子,如层粘连蛋白、纤维粘连蛋白等。通过识别精氨酸-甘氨酸-天冬氨酸(RGD)三肽参与细胞识别和黏附,以及介导细胞跨膜信息传导,通常认为具有促进细胞存活和增殖的作用。最近的研究表明,在不同的细胞、分子环境下,不同整合素对肿瘤的形成、发展可能起到完全相反的作用。例如,αv 整合素可以促进原发黑色素瘤的生长和侵袭;肿瘤抑制因子 $p16$ 可通过上调 $\alpha 5\beta 1$ 表达,诱导细胞的凋亡;而在 $p53$ 突变的情况下,$\alpha 5\beta 1$ 整合素的循环利用加快,驱动肿瘤细胞向周围组织侵袭。

(四)免疫球蛋白超家族

它包括神经细胞黏附分子(N-CAM)、血小板内皮细胞黏附分子(PECAM-1)、细胞间黏附分子(ICAM-1、ICAM-2)、血管细胞黏附分子(VCAM-1)、癌胚抗原(CEA)等,介导非钙依赖性同种或异种细胞黏附。

(五)CD44

它是一类跨膜糖蛋白,由 11 号染色体的 CD44 基因编码,含 20 个外显子。CD44 有多种亚型,常见的为标准亚型(CD44s)和突变亚型(CD44v),后者多于炎症和肿瘤细胞中表达。已有大量研究表明,CD44 在乳腺癌、膀胱癌、结肠癌等多种癌种中,可以通过促进肿瘤细胞与血管内皮细胞或细胞外基质的黏附,进而促进肿瘤侵袭和转移的作用。另外,CD44v 的 cDNA 多编码 162 个氨基酸的胞外结构序列,在转移过程中可以帮助肿瘤细胞逃避免疫识别,更易于侵入淋巴结从而达到转移的目的。

(六)层粘连蛋白受体(laminin receptor, LNR)

它是一种相对分子质量为 67 000 的细胞表面受体。该分子既可能表达于内皮细胞,也可能表达于肿瘤细胞,可以通过与层粘连蛋白或弹性蛋白的连接,促进肿瘤细胞侵袭和转移。

二、基质降解

细胞外基质包括胶原蛋白、纤连蛋白、层连蛋白、玻璃体结合蛋白、透明质酸盐等。肿瘤细胞会分泌一些蛋白水解酶,以降解 ECM,从而穿透基底膜和细胞外基质。这些酶中与肿瘤转移关系最密切的是金属蛋白酶(metalloproteinase)和丝氨酸蛋白酶(serine proteinase),

其他还包括半胱氨酸、天冬氨酸蛋白酶类的组织蛋白酶(cathepsin)。

(一) 基质金属蛋白酶(MMP)

MMP是金属蛋白酶类中含锌蛋白酶超家族下的一个家族。其特点为：①趋化位点需有锌结合；②需钙离子作为辅助离子；③曾以酶原形式存在；④可被组织金属蛋白酶抑制剂(tssus inhibitor of metalloproteinase，TIMP)所抑制。MMP主要由肿瘤间质中的炎症细胞产生，可对细胞外多种蛋白质进行酶解，包括蛋白酶、蛋白酶抑制物、凝血因子、生长因子原、细胞表面受体和黏附分子等。几乎在所有的人类或动物的肿瘤中可以检测到MMP水平提高，其表达与肿瘤细胞的侵袭转移能力、恶性程度及肿瘤的进展分期呈正相关。最近的研究还发现，在肿瘤发展早期，MMP可促进肿瘤的生长及肿瘤相关血管的形成，揭示了MMP不仅仅可以促进肿瘤转移，还可以促进早期肿瘤的生长及发展。TIMP可拮抗MMP的活性，促进ECM重塑，有望成为抗肿瘤侵袭转移的制剂。

(二) 尿激酶型纤溶酶原激活物(uPA)

uPA及其激活产物纤溶酶都属于丝氨酸蛋白酶类。uPA基因位于10号染色体长臂，其mRNA为2.5kb。与uPAR(uPA受体)结合后，使纤溶酶原激活形成纤溶酶，酶解细胞外基质成分及促进胶原成分水解，促进肿瘤细胞的侵袭和转移。uPA的生理性抑制物为纤溶酶激活因子抑制剂(PAI-1、PAI-2)。其中PAI-1是主要的uPA抑制物，但它在肿瘤中的作用尚存在争议。一些研究认为肿瘤中PAI-1通过抑制uPA降解细胞外基质从而抑制肿瘤的增殖和转移。另一些研究发现PAI-1对肿瘤的生长和肿瘤血管的形成起促进作用。最近的研究认为，PAI-1对肿瘤的作用与其表达水平和浓度相关，并取决于PAI-1启动子的磷酸化位点。PAI-2则除了具有抑制uPA的作用外，还起到调控细胞自噬，对抗细胞溶解和病毒感染的作用。

三、细胞运动

遗传性状的改变使肿瘤细胞运动和增殖能力加强，从而侵袭邻近组织，最终进入血管。往往侵袭能力高的肿瘤细胞同时具有活跃的细胞活动能力。在不同的环境中，有许多因素可影响肿瘤细胞的活动能力，如细胞生长因子、自分泌运动因子、扩散因子等。

(一) 生长因子(GF)

GF包括胰岛素样生长因子(IGF-Ⅰ、IGF-Ⅱ)、成纤维细胞生长因子、肿瘤坏死因子、表皮生长因子(EGF)、转化生长因子(TGF)等。

(二) 自分泌运动因子(autocrine motility factory，AMF)

AMF能通过一种细胞表面糖蛋白受体，来刺激肿瘤细胞定向移动和随意移动。AMF在启动、维持和调节肿瘤细胞的移动中起重要作用，刺激和引导肿瘤细胞沿着蛋白酶融解基质所准备的通道移动，使肿瘤细胞顺利突破生物屏障。

(三) 扩散因子(scatter factor，SF)

SF与肝细胞生长因子(HGF)有相同的序列。通过细胞膜上的受体(原癌基因 c-met 产物)，致细胞有丝分裂和促进细胞运动，还可引导已到达血管的肿瘤细胞迁移到适宜的部位继续生长。

四、血管生成与肿瘤转移

Folkmarl 发现无新生血管的肿瘤组织只能长到 2~3 mm 直径,血管生成对肿瘤的侵袭和转移也至关重要。血管生成相关因子作为重要的预后因素及针对其研制特异性抗血管生成剂成为近来研究的热点。

在正常生理条件下,血管生成受到严格调控,仅在胚胎发育、损伤、修复等少数情况下发生。而在肿瘤生长过程中,血管生成相关因子异常分泌,血管生成调控紊乱,在宿主原有血管的基础上,以出芽形式形成新生血管。血管生成是一个多步骤的连续过程:肿瘤细胞产生多种蛋白水解酶,降解宿主原有血管的基底膜,血管内皮细胞在肿瘤细胞所产生的血管生成因子的作用下,向肿瘤方向运动并形成毛细血管芽,内皮细胞不断增殖,毛细血管芽不断延伸并逐渐形成管腔,相邻的血管腔可相互融合形成血管襻,新生血管的周围有基底膜成分沉积,随后由血管周细胞进行包绕,形成成熟的毛细血管。肿瘤诱发的新生毛细血管结构异常、排列紊乱、基底膜不完整,其血管壁很薄、易通透,内皮细胞呈现不成熟性,增殖更新速度是正常血管内皮细胞的 20 倍。肿瘤血管管壁薄而脆,因此肿瘤细胞容易穿透血管壁,从而给肿瘤转移提供了机会。肿瘤新生血管的特殊结构是肿瘤转移的重要机制(表 2-4)。

表 2-4 血管生成相关因子

促进血管生成的因子	血管生成抑制因子
血管内皮生长因子(VEGF)	凝血栓蛋白(thrombospondin)
血管生成素(angiogenin)	γ 干扰素(γ-IFN)
成纤维细胞生长因子(FGF)	催乳素 16 000N 末端片段
肿瘤坏死因子 α(TNFα)	血管抑素(angiostatin)
血小板源性内皮细胞生成因子(PDGF)	内皮抑素(endostatin)
转化生长因子 α/β(TGF-α、TGF-β)	血小板第 4 因子(PF4)
白细胞介素 8(IL-8)	TIMP
前列腺素(PGE)	鱼精蛋白(prolactin fragment)

(一)促血管生成因子

1. 血管内皮生长因子(VEGF)　人的 VEGF 基因位于 6p213,长度约为 14 kb,包括 8 个外显子和 7 个内含子。通过其外显子的不同剪切,产生 5 种不同变体(121,145,165,189,206)。其中以 VEGF165 为主要存在形式。VEGF 基因表达的调控与多种因素有关,包括氧分压、激素和细胞因子等。在体内或体外,氧分压对 VEGF 的表达都起着关键的作用。不同类型的细胞暴露在低氧的情况下可以很快诱导出 VEGF mRNA 表达,体内缺血模型的 VEGF mRNA 水平也显著地增高。TGFL-β、EGF 及细胞转化过程中也可以促进 VEGF 基因表达。VEGF 是最强的促血管内皮细胞分裂剂,其功能是通过受体介导的,现已证实的 VEGF 受体有 3 种:FIt-1(VEGFR1)、FIK-1/KDR(VEGFR2)和 Flt-4(VEGFR3)。前两者都是酪氨酸激酶,结合后能诱导多种蛋白质磷酸化。Flt-4 主要是作为 VEGF-C 的受体,与淋巴管的生成和淋巴管内皮细胞的分化密切相关。同时,VEGF 还通过诱导内皮细胞增殖、迁移,调节多种蛋白酶激活因子的表达,促进细胞外基质降解,增加微血管通透性,加速血浆蛋白质外渗,导致新基质和新血管腔的形成。

2. 成纤维细胞生长因子(FGF)　FGF家族由多个具有促分裂作用的多肽组成。较多研究的是FGF_1、FGF_2,分别为酸性和碱性成纤维细胞生长因子。FGF与FGFR结合,引起FGFR上的酪氨酸发生磷酸化,FGFR形成二聚体并活化,激活下游包括RAS-ERK,PI3K-AKT在内的多条信号通路,调控细胞本身的代谢、增殖、分化、EMT,以及细胞微环境免疫状态和新生血管的生成。FGF2可与VEGF、血管生成素2(angiogenin-2)协同作用,促进血管内皮细胞的活化,活化的内皮细胞参与新生血管的形成。研究发现,将FGF2置入无血管的角膜,可促使大量血管从周围向植入处爬行。在小细胞肺癌、子宫癌、膀胱癌中,常出现FGFR由于基因扩增、基因融合和点突变等原因导致功能异常增强,这也使FGF信号通路成为这类癌症潜在的治疗靶点。

3. 血管生成素(angiogenin,ANG)　ANG是一种相对分子质量为14 200的多肽,属于RNase A超家族,其受体是内皮细胞特异性受体Tie家族(tyrosine kinase with immunoglobulin and EGF-like domains)。Tie的两个成员为Tie-1、Tie-2,分布于内皮细胞和造血细胞表面。近年来的研究证实ANG可以通过使细胞外调节蛋白激酶(ERK1/2)磷酸化来激活MMP2,进而促进肿瘤的生长和新生血管的形成。

(二) 血管生成抑制因子

1. 血管抑素(angiostatin,AS)　该物质纤维蛋白溶酶原的一个蛋白水解片段,能特异性地抑制新生血管内皮细胞增殖和迁移,并能诱导血管内皮细胞发生凋亡。正常生理状态下,AS含量很低,而恶性肿瘤存在时其原发灶可能会分泌AS等抑制因子,抑制远处转移灶的肿瘤细胞生长。

2. 内皮抑素(endostatin)　它是胶原蛋白18分子的C末端部分,相对分子质量为20 000,具有抑制内皮细胞迁移、增殖及抑制新生血管形成的作用。具体的机制包括抑制MMP对细胞外基质的降解;MMP竞争性结合血管内皮细胞表面的VEGFR2及α5β1受体,拮抗两者的促血管生成的作用。

3. 血小板第4因子(PF4)　由血小板α颗粒释放产生,相对分子质量28 000,在N末端包含ELR基序的多肽促进血管生成,缺乏则抑制血管生成。人类的PF-4来源于巨核细胞和血小板,体外实验可抑制血管内皮细胞的增殖和移动,在鸡胚绒毛尿囊膜上注射可产生无血管区,其在体内能通过抑制血管生成而抑制小鼠黑色素瘤和人结肠癌的肿瘤生长。

4. 凝血酶-1(thrombospondin-1)　它是一种大分子细胞基质糖蛋白,可以与血管内皮表面的CD47、CD36结合,通过抑制NO/cGMP介导的信号通路,抑制血管内皮细胞的增殖、黏附、运动,从而抑制新生血管的形成。也有研究认为,Tsp-1可以诱导内皮细胞释放Fas配体(FasL),后者可以自分泌的方式引起内皮细胞死亡。

5. γ干扰素(γ-IFN)　它对碱性成纤维细胞生长因子(b-FGF)的产生有抑制作用,并能抑制白细胞介素2所引起的血管内皮细胞增殖。

另外还有多种生物活性物质如TNP-470、AG3340、SU5416、CAI等也具有抑制血管生成的作用。它们的作用方式各不相同,有的是抑制血管内皮细胞增殖,有的是促进合成MMP抑制剂,有的则能阻断VEGF受体的信号传导。

五、肿瘤转移相关基因

(一) nm23 基因

该基因是 1988 年首次发现的肿瘤转移抑制基因。人类 nm23 基因有 nm23-H1 和 nm23-H2 两个亚型。编码产物为核苷二磷酸激酶(NDPK)，主要定位于细胞质，参与微管的聚合，影响细胞骨架的形态与细胞黏附、运动等。已知 nm23 在多种肿瘤中表达下调并与转移有关。最近的研究显示，nm23 对抗肿瘤转移的机制依赖于该基因编码蛋白的多种酶活性(核苷二磷酸激酶活性，组氨酸激酶活性以及 3′-5′核酸外切酶活性)，以及对细胞骨架蛋白间相互作用的影响和对某些肿瘤转移相关蛋白的基因表达调控。

(二) KAI1/CD82 基因

它能编码一种 4 次跨膜蛋白，可以在肿瘤转移的多个步骤发挥抑制作用，包括抑制肿瘤细胞的增殖，诱导衰老和凋亡，促进肿瘤细胞的黏附、极化，以及抑制肿瘤细胞的运动和转移。在许多恶性肿瘤中，该基因表达明显下调。

六、肿瘤转移防治的方向与展望

大量组织特异性生长因子与生长抑制因子相关基因的克隆和鉴定，通过芯片技术进行快速、高通量、集成化分析，以及显微切割或激光微解剖捕获技术平台的建立，使长期困扰人们的肿瘤转移机制这一问题的相关研究取得重大突破，肿瘤的异质性、微浸润、肿瘤靶向转移调控机制的研究也获得长足的进展；迄今为止，已发现多种特异性基因产物，与靶器官特异性转移有关，但其内在调控机制尚待进一步阐明。最终我们期望达到基础研究与临床相结合，通过筛选、检测早期诊断转移的指标，可以准确判断肿瘤转移复发的危险性并并探索干预肿瘤转移的有效途径。诱发肿瘤转移休眠状态、延迟转移的发生发展或阻断肿瘤转移，也是切实有效的防治策略。

(邵志敏 江一舟)

主要参考文献

[1] Weinberg RA. The biology of cancer. New York: Garland Science, 2007.
[2] Shrestha G, MacNeil SM, McQuerry JA, et al. The value of genomics in dissecting the RAS-network and in guiding therapeutics for RAS-driven cancers. Semin Cell Dev Biol, 2016, 58: 108-117.
[3] Jones KL, Buzdar AU. Evolving novel anti-HER2 strategies. Lancet Oncol, 2009, 10(12): 1179-1187.
[4] Nahta R, Esteva FJ. HER-2-targeted therapy: lessons learned and future directions. Clin Cancer Res, 2003, 9(14): 5078-5084.
[5] Dang CV. MYC on the path to cancer. Cell, 2012, 149(1): 22-35.
[6] Takahashi C, Sasaki N, Kitajima S. Twists in views on RB functions in cellular signaling, metabolism and stem cells. Cancer Sci, 2012, 103(7): 1182-1188.

[7] Chalhoub N, Baker SJ. PTEN and the PI3-kinase pathway in cancer. Annu Rev Pathol, 2009, 4: 127-150.

[8] Romagosa C, Simonetti S, Lopez-Vicente L, et al. p16(Ink4a) overexpression in cancer: a tumor suppressor gene associated with senescence and high-grade tumors. Oncogene, 2011, 30(18): 2087-2097.

[9] Melino G, Lu X, Gasco M, et al. Functional regulation of p73 and p63: development and cancer. Trends Biochem Sci, 2003, 28(12): 663-670.

[10] Pluta A, Nyman U, Joseph B, et al. The role of p73 in hematological malignancies. Leukemia, 2006, 20(5): 757-766.

[11] Zhan T, Rindtorff N, Boutros M. Wnt signaling in cancer. Oncogene, 2017, 36(11): 1461-1473.

[12] Mitra SK, Schlaepfer DD. Integrin-regulated FAK-Src signaling in normal and cancer cells. Curr Opin Cell Biol, 2006, 18(5): 516-523.

[13] Cichy J, Pure E. The liberation of CD44. J Cell Biol, 2003, 161(5): 839-843.

[14] Fülöp T, Larbi A. Putative role of 67 kDa elastin-laminin receptor in tumor invasion. Semin Cancer Biol, 2002, 12(3): 219-229.

[15] Coussens LM, Fingleton B, Matrisian LM. Matrix metalloproteinase inhibitors and cancer: trials and tribulations. Science, 2002, 295(5564): 2387-2392.

[16] Dass K, Ahmad A, Azmi AS, et al. Evolving role of uPA/uPAR system in human cancers. Cancer Treat Rev, 2008, 34(2): 122-136.

[17] Katoh M. Therapeutics Targeting FGF Signaling Network in Human Diseases. Trends Pharmacol Sci, 2016, 37(12): 1081-1096.

[18] Miyake M, Goodison S, Lawton A, et al. Angiogenin promotes tumoral growth and angiogenesis by regulating matrix metallopeptidase-2 expression via the ERK1/2 pathway. Oncogene, 2015, 34(7): 890-901.

[19] Poluzzi C, Iozzo RV, Schaefer L. Endostatin and endorepellin: A common route of action for similar angiostatic cancer avengers. Adv Drug Deliv Rev, 2016, 97: 156-173.

[20] Jeanne A, Schneider C, Martiny L, et al. Original insights on thrombospondin-1-related antireceptor strategies in cancer. Front Pharmacol, 2015, 6: 252.

[21] Marino N, Nakayama J, Collins JW, et al. Insights into the biology and prevention of tumor metastasis provided by the Nm23 metastasis suppressor gene. Cancer Metastasis Rev, 2012, 31(3-4): 593-603.

[22] Tsai YC, Weissman AM. Dissecting the diverse functions of the metastasis suppressor CD82/KAI1. FEBS Lett, 2011, 585(20): 3166-3173.

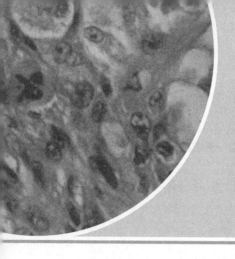

第三章
肿瘤标志物

肿瘤标志物(tumor marker, cancer biomarker)亦称做肿瘤标记物,是指对机体内肿瘤状态具有指示作用的物质或模型。一个肿瘤标志物既可以是肿瘤本身分泌的分子,也可以是肿瘤引发的机体有关反应所释放出的信号。遗传组学、表观遗传组学、蛋白质组学、糖组学和影像学标志物等都可以用于肿瘤的流行病学筛查、诊断和预后判断。理想状态下,肿瘤标志物可以通过无创的手段进行检测(如血液、尿液、血浆等)。

尽管一个肿瘤标志物从实验室走向临床应用需要面临各种各样的检测和挑战,目前一些基因和蛋白依然成功的用于临床一线:如 PSA(前列腺癌)、APF(肝癌)、BRCA1/BRCA2(乳腺癌/卵巢癌)、BRAF V600E 突变(恶黑/结直肠癌)、CA-125(卵巢癌)、CA19-9(胰腺癌)、CEA(结直肠癌)、EGFR(非小细胞肺癌)、Her-2(乳腺癌)、BCR-ABL(慢性髓细胞白血病)、KIT(胃肠间质瘤)、S-100B(恶性黑色素瘤)等。

突变蛋白因只可能来源于肿瘤细胞本身,故对其的检测可以得到肿瘤特异性标志物(cancer specific biomarkers)。检测突变蛋白的方法目前称为选择离子反应监测(selected reaction monitoring,SRM),通过串联进行的高通量质谱分析逐步寻找突变蛋白。

第一节 肿瘤标志物的定义

肿瘤标志物的定义在不同组织和不同版本间略有不同。狭义的肿瘤标志物是指那些与恶性肿瘤有关的能用生物学或免疫学方法进行定量测定的,并能在临床肿瘤学方面提供有关诊断、预后或治疗监测信息的一类物质。肿瘤标志物常可以在肿瘤组织、体液和排泄物中检出。以上定义在临床医学中较长使用。广义的肿瘤标志物包括任何分子、生化、生理或解剖上可以定义和测量的变量。

美国国家癌症研究所对生物标志物的定义如下:生物标志物是一种在血液、体液或组织中存在的具有提示正常或异常生物学过程或疾病状态的生物分子。生物标志物可以具有预测机体对治疗的反应的作用。生物标志物也称为分子标志物(molecular marker)或标记分子(signature molecule)。

在肿瘤领域,分子标志物主要应用于以下3方面。

第一,辅助诊断。即通常所说的发现早期肿瘤。

第二,评估预后。即预测肿瘤的恶性程度,患者在不接受治疗的情况下疾病的进展情况。

第三,预测疗效。预测患者对某种治疗的有效性程度。

第二节 肿瘤标志物在肿瘤研究和临床中的角色

一、肿瘤标志物的临床应用

(一) 恶性程度评估

肿瘤标志物,特别是与遗传突变和表观遗传改变相关的肿瘤标志物,常常可以成为区分肿瘤亚型的定量工具。最著名的区分肿瘤恶性程度的几个肿瘤标志物如结直肠癌、食管癌、肝癌和胰腺癌中的 $KRAS$、$TP53$、$EGFR$、$Her-2$ 突变。$BRCA1$ 和 $BRCA2$ 在乳腺和卵巢癌中的突变。抑癌基因如 $p16$、$CDKN2B$ 和 $p14ARF$ 在脑肿瘤中的异常甲基化,$MYOD1$、$CDH1$ 和 $CDH13$ 在宫颈癌中的高甲基化及 $p16$、$p14$ 和 $RB1$ 在口腔肿瘤中的高甲基化。

(二) 鉴别诊断

肿瘤标志物在肿瘤来源的鉴别诊断中具有重大价值。例如,老年男性以骨痛为首要表现,如果前列腺特异性抗原(PSA)升高明显,那么临床需要高度怀疑前列腺癌。又如,在一位患者体内发现两处恶性病灶,当常规病理检测不能区别组织来源时,病理检测人员可以比较两个肿瘤病灶细胞的组化标记。如果两个病灶细胞组化标记可以匹配,那么可以用一元论来解释,即一个是原发灶,一个是转移灶。如果不能匹配,那么第 2 个肿瘤就应该是另一个原发肿瘤了。当然,一些组织特异性的标志物,在诊断肿瘤来源时也有重要作用。由此可见,肿瘤标志物在鉴别原发肿瘤和转移肿瘤,以及复发肿瘤或双原发肿瘤等复杂情况时具有极高的价值。

(三) 预后和疗效预测

肿瘤标志物的另一个重要作用是在明确肿瘤诊断之后推测疾病预后。肿瘤标志物可以被用来区分肿瘤的恶性程度,进展可能以及对某种治疗手段的有效程度。一部分原因是特定肿瘤标志物的表达本身受到治疗药物的影响。例如,雌激素受体(estrogen receptor,ER)/孕激素受体(progesterone receptor,PR)高表达的乳腺癌是乳腺癌预后良好的指标,因为 ER/PR 高表达的肿瘤对内分泌治疗有效;$HER-2$ 基因扩增的乳腺癌对曲妥珠单抗(trastuzumab)的治疗有效;原癌基因 $c-KIT$ 的 11 号外显子突变是胃肠间质瘤(gastrointestinal stromal tumor,GIST)对伊马替尼(imatinib)治疗有效的标志物;EGFR1 酪氨酸激酶结构域的突变是提示非小细胞肺癌(NSCLS)对吉非替尼和厄洛替尼治疗有效的标志物。

(四) 药物效应动力学和药物代谢动力学

肿瘤标志物可以为特定的患者找到最行之有效的治疗"配方",即同种药物不同剂量。有鉴于个体间不同的遗传图谱,个体对药物的代谢和利用效率不同。在一些情况下,对特定药物的代谢能力低下会导致药物在体内的过度累积,从而对患者造成伤害。如果有肿瘤标志物可以提示个体药物代谢的速率,那么这些肿瘤标志物的检测将对患者药物剂量个体化制定提供极大的帮助。因此,对此类肿瘤标志物的筛选是很有必要的。具有巯基嘌呤甲基转移酶(thiopurine methyl-transferase,TPMPT)突变的个体因不能代谢大剂量的抗白血病药物 6-巯基嘌呤(mercaptopurine,商品名乐疾宁,Purinethol),导致致死性的粒细胞缺乏。因此,具有 TMPT 突变的患者在使用该药时为安全考虑需要降低剂量。

(五)肿瘤治疗效果的观察和评价

肿瘤标志物的另一个研究热点是肿瘤治疗效果的观察和评价。因为目前以 CT、MRI 等影像学资料为基础的肿瘤疗效监测费用昂贵,寻找可替代的肿瘤标志物来监测肿瘤治疗效果可以显著降低医疗成本,具有重大意义。例如,蛋白标志物 S100-β 在监测恶性黑色素瘤的治疗效果中具有令人瞩目的效果。黑色素瘤细胞分泌 S100-β,且分泌的量取决于肿瘤细胞的数量。因此可以通过监测血液中 S100-β 的量从而得知药物对黑色素瘤的治疗效果。PSA 同样可以用于监测前列腺癌术后及内分泌治疗效果,如术后 6 周的 PSA 水平对前列腺癌根治术后患者预后具有明显的指导作用。在肿瘤凋亡过程中会释放细胞色素(cytochrome)、核小体(nucleosome)、细胞角蛋白 18 降解产物(cleaved cytokeratin-18)和上皮细胞钙黏着蛋白(E-cadherin)等大分子复合物,它们将释放到血液中。检测这些大分子复合物的量可以间接反映肿瘤的治疗效果,可能成为未来一种检测肿瘤治疗疗效的手段。

(六)肿瘤复发监测

肿瘤标志物同样对预测和监测肿瘤复发具有重要价值,如 Oncotype DX ® 分析用于乳腺癌复发概率的预测。这个检测适用人群为 ER 阳性、淋巴结阴性的早期(Ⅰ/Ⅱ期)乳腺癌患者。Oncotype DX 的结果提示 10 年的复发概率,以复发指数的形式表示。

二、肿瘤标志物的基础研究

(一)发现药物靶点

除了临床应用以外,肿瘤标志物同样在抗肿瘤药物的研发中扮演重要角色。20 世纪 60 年代,研究人员发现了慢性粒细胞白血病(chronic myelogenous leukemia),它的特点是具有 22 号染色体与 9 号染色体相互易位形成 t(9;22)(q34;q11)的特征性染色体异常,被命名为费城染色体。两个染色体的融合形成了致病的 BCR-ABL 融合基因,导致了慢性粒细胞白血病。在很长一段时间里,BCR-ABL 融合基因仅仅作为肿瘤标志物来区分白血病的亚型。在伊马替尼(imatinib)开发出来后,可以非常高效地抑制 BCR-ABL 通路,阻断了具有费城染色体细胞的复制。类似的例子还有 Her-2 和曲妥珠单抗(商品名赫赛汀)。

(二)临床实验前的药物筛选

肿瘤标志物另一个有前景的领域是代替患者试验药物的有效性。理想状态下,使用广泛验证的肿瘤标志物试验药物有效性可以得知药物是否有效而不必对患者进行有创性的活检甚至致死性的临床试验。目前临床指南的建立依赖于药物在临床试验中是否表现出阻止疾病进展最终延长患者生命。如果一个肿瘤标志物可以帮助研究人员在药物研发阶段剔除无效的药物,将节约大量的人力、物力、财力。这样的肿瘤标志物应该包括以下特性:①瘤标参与了肿瘤的致病过程;②瘤标应该随肿瘤的进展或退缩而变化;③肿瘤标记物的水平应该足够高,便于可靠的测量;④肿瘤标记物便于区分正常,肿瘤和癌前病变;⑤有效的治疗肿瘤能够改变瘤标水平;⑥瘤标不会自身发生改变或受与肿瘤治疗无关因素的影响。

循环肿瘤细胞(circulating tumor cells，CTC)和循环 miRNA(circulating miRNA)是两类新兴的肿瘤标记物,可能会用于药物筛选。两者均于肿瘤细胞数目相关并且存在于血中,方便取样。然而仍然有很多的技术壁垒需要攻克,如富集、鉴定、检测 CTC 和 miRNA 的水平、大规模的人群验证等。

第三节　肿瘤标志物的种类

一、按瘤种分类

肿瘤标志物按瘤种的分类如表 3-1 所示。

表 3-1　肿瘤标志物按瘤种的分类

瘤种	标志物	瘤种	标志物
乳腺癌	ER/PR(雌激素受体/孕激素受体)		费城染色体(BCR/ABL)
	Her-2/neu		PML/RARα
结直肠癌	EGFR		TPMT
	KRAS		UGT1A1
	UGT1A1	肺癌	ALK
胃癌	Her-2/neu		EGFR
胃肠间质瘤	c-KIT		KRAS
白血病/淋巴瘤	CD20 抗原	恶性黑色素瘤	BRAF
	CD30	胰腺癌	亮氨酸、异亮氨酸、缬氨酸水平升高
	FIP1L1-PDGRF-α		
	PDGFR	前列腺癌	PSA

二、按肿瘤标志物成分分类

突变的 DNA,如 *BRCA1*,*BRCA2*,*KRAS* 等;异常表达的 RNA,如异常表达的 mRNA、microRNA、环状 RNA 等;组织或体液中存在的蛋白,如 PSA 和 CA-125。

（叶定伟　万方宁）

主要参考文献

[1] Mishra A, Verma M. Cancer biomarkers: are we ready for the prime time? Cancers, 2010, 2(1):

190-208.

[2] Rhea JM, Molinaro RJ. Cancer biomarkers: surviving the journey from bench to bedside. MLO Med Lab Obs, 2011,43(3):10-12,16,18; quiz 20,22.

[3] Ludwig JA, Weinstein JN. Biomarkers in cancer staging, prognosis and treatment selection. Nat Rev Cancer, 2005,5(11):845-856.

[4] Bantis A, Grammaticos P. Prostatic specific antigen and bone scan in the diagnosis and follow-up of prostate cancer. Can diagnostic significance of PSA be increased? Hell J Nucl Med, 2012,15(3):241-246.

[5] Behne T, Copur MS. Biomarkers for hepatocellular carcinoma. In J Hepatol, 2012,859076.

[6] Musolino A, Bella MA, Bortesi B, et al. BRCA mutations, molecular markers, and clinical variables in early-onset breast cancer: a population-based study. Breast, 2007,16(3):280-292.

[7] Dienstmann R, Tabernero J. BRAF as a target for cancer therapy. Anticancer Agents Med Chem, 2011,11(3):285-295.

[8] Lamparella N, Barochia A, Almokadem S. Impact of genetic markers on treatment of non-small cell lung cancer. Adv Exp Med Biol, 2013,779:145-164.

[9] Orphanos G, Kountourakis P. Targeting the HER2 receptor in metastatic breast cancer. Hematol Oncol Stem Cell Ther, 2012,5(3):127-137.

[10] Shah NP, Nicoll JM, Nagar B, et al. Multiple BCR-ABL kinase domain mutations confer polyclonal resistance to the tyrosine kinase inhibitor imatinib (STI571) in chronic phase and blast crisis chronic myeloid leukemia. Cancer cell, 2002,2(2):117-125.

[11] Deprimo SE, Huang X, Blackstein ME, et al. Circulating levels of soluble KIT serve as a biomarker for clinical outcome in gastrointestinal stromal tumor patients receiving sunitinib following imatinib failure. Clin Cancer Res, 2009,15(18):5869-5877.

[12] Kruijff S, Hoekstra HJ. The current status of S-100B as a biomarker in melanoma. Eur J Surg Oncol, 2012,38(4):281-285.

[13] Wang Q, Chaerkady R, Wu J, et al. Mutant proteins as cancer-specific biomarkers. Proc Nati Acad Sci USA, 2011,108(6):2444-2449.

[14] Verma M, Manne U. Genetic and epigenetic biomarkers in cancer diagnosis and identifying high risk populations. Crit Rev Oncol Hematol, 2006,60(1):9-18.

[15] Harris L, Fritsche H, Mennel R, et al. American Society of Clinical Oncology 2007 update of recommendations for the use of tumor markers in breast cancer. J Clin Oncol, 2007, 25(33): 5287-5312.

[16] Kroger N, Milde-Langosch K, Riethdorf S, et al. Prognostic and predictive effects of immunohistochemical factors in high-risk primary breast cancer patients. Clin Cancer Res, 2006,12(1):159-168.

[17] Vrbic S, Pejcic I, Filipovic S, et al. Current and future anti-HER2 therapy in breast cancer. J BUON, 2013,18(1):4-16.

[18] Demetri GD, van Oosterom AT, Garrett CR, et al. Efficacy and safety of sunitinib in patients with advanced gastrointestinal stromal tumour after failure of imatinib: a randomised controlled trial. Lancet, 2006,368(9544):1329-1338.

[19] Herbst RS, Prager D, Hermann R, et al. TRIBUTE: a phase III trial of erlotinib hydrochloride (OSI-774) combined with carboplatin and paclitaxel chemotherapy in advanced non-small-cell lung cancer. Clin Oncol, 2005,23(25):5892-5899.

[20] Lynch TJ, Bell DW, Sordella R, et al. Activating mutations in the epidermal growth factor receptor underlying responsiveness of non-small-cell lung cancer to gefitinib. N Engl J Med, 2004,350(21):2129-2139.

[21] Sawyers CL. The cancer biomarker problem. Nature, 2008, 452(7187): 548-552.
[22] Karas-Kuzelicki N, Mlinaric-Rascan I. Individualization of thiopurine therapy: thiopurine S-methyltransferase and beyond. Pharmacogenomics, 2009, 10(8): 1309-1322.
[23] Harpio R, Einarsson R. S100 proteins as cancer biomarkers with focus on S100B in malignant melanoma. Clin Biochem, 2004, 37(7): 512-518.
[24] Lamond NW, Skedgel C, Younis T. Is the 21-gene recurrence score a cost-effective assay in endocrine-sensitive node-negative breast cancer? Expert Rev Pharmacoecon Outcomes Res, 2013, 13(2): 243-250.
[25] Biroschak JR, Schwartz GF, Palazzo JP, et al. Impact of Oncotype DX on treatment decisions in ER-positive, node-negative breast cancer with histologic correlation. Breast J, 2013, 19(3): 269-275.
[26] Moen MD, McKeage K, Plosker GL, et al. Imatinib: a review of its use in chronic myeloid leukaemia. Drugs, 2007, 67(2): 299-320.
[27] Cohen V, Khuri FR. Progress in Lung Cancer Chemoprevention. Cancer Control, 2003, 10(4): 315-324.
[28] Lu CY, Tsai HL, Uen YH, et al. Circulating tumor cells as a surrogate marker for determining clinical outcome to mFOLFOX chemotherapy in patients with stage Ⅲ colon cancer. Br J Cancer, 2013, 108(4): 791-797.
[29] Balic M, Williams A, Lin H, et al. Circulating tumor cells: from bench to bedside. Annu Rev Med, 2013, 64: 31-44.
[30] Madhavan D, Zucknick M, Wallwiener M, et al. Circulating miRNAs as surrogate markers for circulating tumor cells and prognostic markers in metastatic breast cancer. Clin Cancer Res, 2012, 18(21): 5972-5982.
[31] Redova M, Sana J, Slaby O. Circulating miRNAs as new blood-based biomarkers for solid cancers. Future Oncol, 2013, 9(3): 387-402.

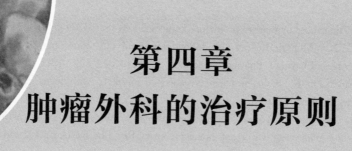

第四章
肿瘤外科的治疗原则

一、概述

肿瘤外科，即通过外科手段对肿瘤进行诊治。由于肿瘤手术效果的评估不仅包括术后短期并发症和死亡率，还包括患者的长期生存和生活质量。因此，一名优秀的肿瘤外科医生不但要熟练掌握外科技能，也应充分认识肿瘤的生物学特性，熟悉多学科治疗手段，准确把握外科干预的时机和适应证，以求患者生存更长、生活质量更好。目前，对于大多数局限期肿瘤，手术仍是治疗的核心环节，而外科医生常常也是患者的首诊医生，因此在肿瘤治疗中发挥关键作用。近10年来，肿瘤外科至少有两个趋势值得关注。其一，筛查的普及使早期肿瘤发现率提高，肿瘤的总体预后不断改善。以肺癌为例，美国国家肺癌筛查研究（National Lung Cancer Screening Trial，NLST）的结果显示，CT筛查较过去的胸部X片筛查可以使早期肺癌发现率提高1倍，并降低20%的肺癌总体死亡率。早期患者是肿瘤外科诊疗的主要人群，因此，手术在肿瘤治疗中的作用更加突出，而针对筛查发现的早期肿瘤的手术治疗策略及切除范围也是近年肿瘤外科研究的热点。其二，得益于化疗和放疗技术的进步，辅助及新辅助治疗与手术结合的多学科治疗模式得以推广并显著改善中晚期患者的预后。仍以肺癌为例，对中、晚期非小细胞肺癌（Ⅱ～Ⅲa期），新辅助或辅助化疗可能将患者5年生存率提高5%～10%。随着靶向治疗和免疫治疗的发展，相信未来以手术为中心的多学科治疗模式将进一步提高肿瘤患者的生存率。作为这一模式中的关键成员，外科医生必须不断更新对疾病的认知，充分了解相关其他治疗手段，以求为患者提供更合适的建议和治疗策略。

另一方面，得益于影像技术的进步，肿瘤临床分期准确性不断提高。对于不能改善预后的有创操作，如探查手术或对已经扩散的肿瘤尝试根治性的手术，应尽量避免。所谓知"何可为"，更要知"何不可为"。此外，由于恶性肿瘤治疗效果目前仍不满意，外科理念和技术的进步将直接影响患者的预后和生活质量，因此，与治疗相关的临床研究和对疾病机制的探索也是肿瘤外科实践中至关重要的部分。

接下来的章节将进一步介绍肿瘤外科学的原则。总体来说，肿瘤外科应是由受过专业训练的外科医生作为肿瘤治疗多学科组中的一员，用合适的外科手段治疗相应分期的患者，并在临床实践中展开肿瘤学的研究，特别是临床研究，以求不断改善肿瘤患者的生存和生活质量。

二、肿瘤的生物学特性

癌症是细胞生长过程中的变异。恶性细胞不遵循原发器官的组织学，不像正常细胞一样发挥功能,但会挤压并破坏邻近的细胞,一段时间后可能会侵犯原发灶周围的器官,并常发生远处转移。原发器官功能的丧失、对邻近重要器官的挤压、远处重要器官功能的丧失及恶病质最终导致患者的死亡。

近年来的研究发现,特定癌基因和抑癌基因的突变、染色体不稳定性增加及突变错配基因的失活等可能在肿瘤细胞的产生和发展中起到关键作用(图4-1,见插页)。分子水平的改变会导致上皮细胞组织学的变异,使其从正常细胞变成不典型增生细胞、原位癌,最终演变成浸润性癌。尽管不是所有的肿瘤都遵循这一分子事件的发生顺序,但这种现象反映了基因突变的累积效应对正常细胞癌化的影响。某些突变基因在肿瘤的发生、发展中可能起到关键作用,如表皮生长因子受体(epidermal growth factor receptor, EGFR)基因突变。近年来,针对这些关键突变基因的靶向抑制剂,如络氨酸激酶抑制剂(tyrosine kinase inhibitor, TKI),已被证明能显著抑制含相应突变的肿瘤的生长,且对不含突变的正常组织影响甚微,由此揭开了肿瘤精准治疗的新篇章,具有里程碑意义。

一旦细胞开始恶性转化,其对周围正常组织的侵犯也随即开始,并与正常组织竞争资源。癌细胞长成肉眼可见的肿瘤需要新生血管对其提供氧气和营养物质,并运走代谢废物。已有证据显示促血管生成因子在肿瘤发生、发展中的重要作用。由此衍生的肿瘤血管生成因子的抑制剂也在部分临床中被证明可以有效地抑制肿瘤发展。

在肿瘤细胞转移离开原发灶之前,完整的肿瘤切除是可能治愈癌症的。癌细胞通常由血管或淋巴管转移,而那些侵及体内游离表面(如脏腹膜)的恶性肿瘤也可以通过脱落种植到其他器官表面形成转移。多数死于恶性肿瘤的患者都是因为他们在确诊之前就已经发生了远处转移,而目前的系统性治疗尚不能根除所有的肿瘤细胞。转移的形成是一个复杂的过程,包括黏附、间质浸润、新肿瘤的产生及血管生成。只有完成这些步骤,转移灶才会形成。多数恶性肿瘤在发现之前已经生长了许多年,在这些患者的血液中也能找到循环肿瘤细胞。如果多数离开原发灶的细胞都能在远处生长,那么晚期病变比例就会大大增加。所幸,转移的效率非常低。然而,我们对于影响肿瘤转移种植的因素目前仍缺乏了解。

不同癌症的主要转移方式有一定区别。多数肉瘤都是通过血行转移,淋巴转移较为罕见。而多数上皮来源的癌症,如肺癌、乳腺癌和结肠腺癌,既有淋巴管转移又有血行转移。某些器官是肿瘤转移的高发部位,如肝、脑、骨、肺等。特定器官转移的机制尚不清楚,可能与表面分子相互作用有关。通过对不同肿瘤转移高发部位的研究,我们可以更合理地制定术前评估和术后随访的策略。尽管某些恶性肿瘤的类型、组织学分级和分子标志物可能是转移的高风险因素,但目前临床上还没有能准确预测患者是否已有隐匿转移的标志物。大多数情况下,一旦发现远处转移,则失去了根治性手术的机会。在某些情况下,局限的远处转移也可以通过手术切除来达到治疗并延长生命的目的。另一方面,许多看似局限的肿瘤实际上已发生隐匿转移,这种情况下单纯的手术切除已不能达到根治肿瘤的目的。

三、恶性肿瘤的外科诊疗

恶性肿瘤的外科诊疗是一个系统性工程,包括筛查、诊断、分期、多学科制订治疗方案、明确手术目的、实施相应的肿瘤切除手术,以及术后患者的康复和随访等。

(一)肿瘤筛查

恶性肿瘤的预后与肿瘤发展阶段密切相关。早期肿瘤的治疗效果显著优于中、晚期肿瘤。某些类型的肿瘤,如肺原位癌或微浸润腺癌,手术切除后,患者的5年生存率可达100%。但这部分患者往往没有症状,等出现症状再去就诊就已失去的治疗的最佳时机。因此,早期筛查早期治疗是目前提高肿瘤预后最有效的方法。目前,宫颈癌筛查、乳腺癌筛查、结直肠癌筛查和肺癌筛查均被证明可以显著降低高危人群的癌症死亡率。用于肿瘤的筛查方法必须有较高的敏感性和特异性,对于大众不能过于复杂,也要考虑一定的经济性,以便于筛查普及。对于早期筛查发现的疾病,外科医生是最早进行病理诊断和治疗的医生。

(二) 肿瘤的诊断

病理诊断是绝大多数肿瘤治疗的首要步骤。由于很多治疗方法都是基于肿瘤的类型及来源,因此,病理诊断缺失可能造成误诊,对患者造成严重后果,在实施任何治疗前必须牢记这点。肿瘤患者的有创性活检术也是肿瘤外科医生工作的重要组成部分。随着影像指导的介入技术的出现,外科切除单纯用于活检诊断已越来越少,但对于临床高度可疑的早期肿瘤,术中冰冻病理诊断结合同期根治性切除可以减少患者二次创伤的痛苦,故也在临床广泛应用。外科活检既包括对肿瘤组织的取样,也包括对淋巴结的采样以评估肿瘤性质及转移。

1. **穿刺细胞学** 细针穿刺细胞学和粗针穿刺活检都可以在门诊进行。对一些较易获得的肿瘤,如乳腺肿瘤或颈部肿瘤及淋巴结等可以提供快速诊断。特别是对可触及的乳腺结节,目前细针穿刺活检在取样充分情况下判断良恶性的准确性可接近100%,但不足以判断肿瘤是否具有侵袭性,因此粗针穿刺往往更常被应用。粗针穿刺可以获得更多的肿瘤组织。一些较为深在的病灶如肺或腹腔内肿瘤也可以通过这些方法获得。

2. **切除活检** 对于体表肿物可以进行切除活检,如皮肤癌或黑色素瘤,通常可以在门诊局麻进行。除对原发肿瘤的切除活检外,还可对可以转移的淋巴结切除活检。对于淋巴系统的肿瘤,如淋巴瘤,淋巴结活检不但要做出良、恶性的初步判断,同时要对淋巴瘤进行分型和分亚型。因此,通常要求将淋巴结整个取下并保证淋巴结的完整。对于转移性淋巴结,活检要求相对较低,多数情况下细针穿刺、粗针穿刺即可满足诊断要求,部分需要活检的患者,淋巴结未必需要完整切除。无论标本如何获得,最终均需要由病理科医生做出确切的诊断,有时则需要免疫组化提供更多的信息。此外,很多先进的方法可以帮助病理科医生区分肿瘤,如淋巴细胞单克隆抗体可以用来区分淋巴瘤,S100抗体染色可以将黑色素瘤与未分化癌区分开。随着基因技术的发展,基因测序技术未来或也可被用来辅助病理诊断,但是对于一些低分化癌,仍然较难判断肿瘤的起源与分类,需要进一步临床检测以帮助明确诊断。

(三) 恶性肿瘤的分期

由于我们对恶性肿瘤的生物学行为还缺乏足够认识,临床上没有能准确预测肿瘤预后的生物标志物。肿瘤播散范围仍是迄今为止最有效的预后预测因子。目前最常用的预后评估系统是由美国癌症联合会(American Joint Commission on Cancer,AJCC)制定的TNM分期系统,包括临床分期和病理分期。该系统将患者的临床及病理结果按照T(原发肿瘤)、N(区域淋巴结)、M(远处转移)的侵犯范围进行归类。综合TNM结果后得出肿瘤的分期。以肺癌为例,如果肿瘤最大径为3~5cm(T2),有肺叶或肺门淋巴结转移(N1),但没有远处转移(M0),则分期为Ⅱb期。对于一些软组织肿瘤,组织学分化程度(G)也被纳入分期系统。AJCC会定期更新TNM分期系统,并通过回顾性分析国际多中心数据结果,得出不同分期肿瘤患者在现有治疗下的生存情况。表4-1、4-2和图4-2列出了第8版肺癌TNM分期系统和不同病理学分期患者的生存曲线(见插页)。

除了预测生存外，准确的分期对制订治疗计划至关重要。病理分期是目前肿瘤分期的"金标准"。临床分期是指在取得充足病理资料前，通过临床和影像学检查得到的分期。随着高质量 CT 和 PET 检查的发展，它的精确性得到了提高。但是与手术切除后的病理分期仍有一定的差别。在肺癌中，10%~20% 的患者术后的分期会发生改变。而对于常规病理无法发现的微转移，受制于检测方法，目前尚难以在临床推广应用，其临床价值也有待进一步探索。肿瘤外科医生必须非常熟悉肿瘤的分期标准，除为患者提供准确的信息外，在发表肿瘤相关的临床研究时，也必须提供相应的分期信息，以便于不同医院和机构间的数据进行比较。随着技术的进步和对疾病认知的加深，未来组织学分型和分子标志物也很有可能纳入肿瘤分期系统中。

（四）术前评估

很多肿瘤治疗对患者的生理和心理都会造成较大创伤，并且大多数新发肿瘤患者都是高龄患者。因此，对计划进行肿瘤手术的患者，必须仔细进行术前评估。现代的肿瘤外科要求对肿瘤进行精准切除，适当的术前评估可以最大限度降低术后并发症发生率和死亡率。首先是对患者总体健康情况的评估，目前较常用的分级方法是利用美国东部肿瘤合作组评分（Eastern Cooperative Oncology Group，ECOG）和 Karnofsky 评分（表 4-3、4-4）。这两种评分方式相对简单，易于掌握，因此被很多临床研究列为入排标准之一。通常，对 ECOG 评分 >2 分或 Karnofsky 评分 <60 分的患者，围术期并发症的风险会显著升高。对于围术期死亡风险评估可以通用采用美国麻醉协会（ASA）评分。此外，术前评估还应包括对重要脏器（如心、肺、肝、肾）的功能。与非肿瘤手术相同，严重的脏器功能失代偿会显著增加术后死亡率和并发症发生率。如果需要对重要功能脏器进行手术，如肝脏和肺切除术，那么术前还要评估相应器官的储备功能以确保患者能耐受手术后切除的状态。

表 4-3 ECOG 评分

ECOG 体力状况评分	级
正常活动	0
症状轻，生活自在，能从事轻体力活动	1
能耐受肿瘤的症状，生活自理，但白天卧床时间不超过 50%	2
症状严重，白天卧床时间超过 50%，但还能起床站立，部分生活能够自理	3
病重卧床不起	4
死亡	5

表 4-4 Karhofsky（卡氏百分法）功能状态评分标准

Karnofsky 体力状况评分	评分	Karnofsky 体力状况评分	评分
正常，无症状和体征	100 分	生活不能自理，需要特别照顾和帮助	40 分
能进行正常活动，有轻微症状和体征	90 分	生活严重不能自理	30 分
勉强进行正常活动，有一些症状或体征	80 分	病重，需要住院和积极的支持治疗	20 分
生活能自理，但不能维持正常生活和工作	70 分	重危，临近死亡	10 分
生活能大部分自理，但偶尔需要别人帮助	60 分	死亡	0 分
常需要人照料	50 分		

恶病质及营养不良也是晚期及某些局限期癌症患者(如食管癌)常见情况。对术前营养情况不佳且进食困难的患者应考虑给予肠内或肠外营养。在患者胃肠道功能完备情况下，肠内营养更符合自然生理，应作为营养补充的首选。有研究表明，对营养不佳的患者，术前营养支持可以显著降低术后感染和主要并发症的发生率，但应至少给予 10～14 d 的营养支持才能对患者产生真正益处。除了补充必需的能量物质外，术前还应注意排除严重的水电解质失衡状态，否则可能会增加术后并发症(如心律失常、肌无力)的发生率。血液学检查也是术前评估的必检项目。很多肿瘤患者由于急、慢性失血或造血功能障碍处于贫血状态，组织的低氧状态将影响患者对手术创伤的耐受能力，而术中出血可能会进一步加剧贫血状态。因此，对严重贫血患者，术前需将患者血红蛋白水平纠正到合适水平以保证患者对手术的耐受力。血小板减少或功能障碍可能增加术后出血风险，特别是对肝脏切除患者，必须在术前将血小板水平纠正到可接受水平。某些抗凝药物(如氯吡格雷)也会对血小板功能产生不可逆的抑制作用，术前应至少停药 5～7 d，以使药物充分代谢，且功能异常的血小板可被正常血小板替代。此外肿瘤患者术前可能已经历过一种或多种抗肿瘤治疗。某些化疗药物可能会抑制骨髓造血能力，除红细胞和血小板合成障碍外，还会影响白细胞生成。严重的中性粒细胞减低($<0.5\times10^9/L$)将显著增加患者术后感染的风险，应引起注意。接受过新辅助放疗的患者，常伴发组织纤维化和愈合延迟。这些变化均可能影响手术时机选择和策略，增加手术难度。

(五) 肿瘤手术中的原则

肿瘤手术的原则取决于手术的目的，是根治性手术、转移瘤切除手术、诊断性手术，还是为解决症状的姑息手术。除了受分期及肿瘤生物学特性影响外，手术选择也应考虑切除器官的功能、重建器官的能力、患者的一般情况及主观意愿。对于手术操作技术本身来说，肿瘤手术和其他手术并无太大不同，在现代肿瘤手术学中，开放手术、腔镜手术、机器人手术，包括射频等技术，都在肿瘤治疗中占有一席之地。在进行任何治疗前，都应与病患及家属充分沟通，告知各种治疗的获益和风险及可供选择的其他治疗方案。患者必须充分了解手术目的、术后可能的生活质量改变及术中意外发现造成手术目的和方式改变的可能，在征得患者及家属同意的情况下才能进行治疗。下面根据不同的治疗目的阐述肿瘤外科手术的原则。

1. 根治性肿瘤切除手术　根治性手术切除是将所有肿瘤细胞全部切除的手术。这当然是一种理想状态，现实中，很多患者在手术时已出现隐匿转移或微转移，使手术无法达到根治性的目的。但在现有诊断条件下，对所有术前判断为局限期并有完整切除可能的肿瘤均应考虑根治性手术。传统的完整切除范围包括原发灶切除、可能转移的淋巴结的清扫以其他可能被肿瘤累及的相邻组织切除。是否完整切除最终依据病理诊断。AJCC 将手术切除是否彻底分为 3 个级别：①R0 切除指肿瘤完整切除；②R1 切除指镜下肿瘤残留；③R2 切除指肉眼肿瘤残留。对于肺癌，R0 切除需满足以下 3 个条件：①所有切缘阴性；②肿瘤全部完整切除；③系统性清扫后最高组淋巴结阴性。

通常，原发灶切除应至少保证切缘 2～5 cm。但是不同部位、不同性质的肿瘤切缘范围可能不同。以肺癌为例，经典的原发灶切除应根据病灶所在位置进行肺叶切除。Ginsberg 等在一组前瞻性随机对照临床研究中发现，对于 ≤3 cm 的肺癌，亚肺叶切除(包括肺段切除和楔形切除，$n=122$)相比肺叶切除($n=125$)，可能使局部复发率增加 3 倍($P=0.008$)、总体复发率增加75%($P=0.02$)、肿瘤相关死亡率增加50%($P=0.09$)。食管癌或结肠癌至少要切除肿瘤上下各5 cm器官及周围相连软组织。而对于直肠手术,纵向2 cm内的切除也是可以允许的,这主要是考虑到术后放疗的效果及保留肛管结构对患者生活质量的重要影响。但是近年来,随着筛查普及,早期肿瘤比例不断升高,同时辅助治疗技术不但进步,传统的手术切除范围正在受到挑战。为了减小手术创伤、保护器官功能,越来越多的外科医生尝试在保证肿瘤学预后的前提下减小手术切除范围。以乳腺癌为例,传统的乳房扩大切除术创伤大、患者术后生活质量下降明显且严重影响美观。多个前瞻性随机对照研究结果表明对于早期乳腺癌保乳局部切除术联合术后辅助放疗并不影响患者远期生存。在这些临床研究结果的影响下,保乳手术已逐步取代乳房切除术成为乳腺癌的主流术式。对于早期肺癌,Okada和Wolf等的回顾性研究发现,对直径<2 cm的非小细胞肺癌,亚肺叶切除并不降低患者远期生存率。目前,两项比较对于小肺癌(≤2 cm)肺叶切除和亚肺叶切除效果的3期随机对照临床试验(CALGB140503、JCOG0802/WJOG4607L)正在进行,未来或许会对现有的治疗策略带来改变。我院胸外科在回顾了2012年1月~2014年12月1 650名肺癌患者的手术及生存情况后发现,对术中冰冻病理为原位癌或微浸润腺癌的患者进行亚肺叶切除并不影响肿瘤预后,患者5年生存率可达100%。由于亚肺叶切除可以更多保留患者肺功能、缩短术后恢复时间。因此在这部分患者中,传统的肺叶切除是否必要值得思考。手术切除范围很大程度上决定了手术的创伤和患者术后的生活质量,因此始终是肿瘤外科研究的热点。相信随着我们对肿瘤生物学特性理解的不断深入,原发肿瘤切除范围将会更加个体化、精准化。

除原发灶切除外,系统的区域淋巴结清扫一直是恶性肿瘤根治术的重要组成部分。早期观点认为淋巴结清扫可以降低肿瘤通过淋巴管转移的风险,并减少局部复发率。但是近年来的研究结果提示,广泛的淋巴结清扫更多的是提高肿瘤分期的准确性,但对改善患者预后无明显帮助。对没有淋巴结转移的患者进行预防性淋巴结清扫并不能提高生存率,反而增加了与清扫相关的围术期并发症的发生。以胃癌为例,一直以来对D1(胃大小弯淋巴结,N1)清扫还是D2清扫(沿腹腔干的扩大淋巴结清扫,N2)都有争议。虽然D2清扫对N2淋巴结转移的患者可能有一定益处,但是荷兰和英国的随机对照研究发现对于局限期胃癌,无选择性地扩大D2淋巴结清扫相比D1清扫并不能改善患者的5年生存,反而使围术期死亡率和并发症发生率显著增高。在乳腺癌中,腋窝淋巴结清扫会显著增加患者感染、上肢水肿和功能障碍的发生率,但在辅助放疗的情况下并不能改善患者预后。美国外科学会肿瘤组随机对照临床试验(ACSOG Z0011)对比前哨淋巴结清扫与腋窝淋巴结清扫结果发现,对于术中冰冻前哨淋巴结阳性的患者,扩大的腋窝淋巴结清扫并不能减少肿瘤局部复发率或提高远期生存。这进一步挑战了腋窝淋巴结清扫在肿瘤治疗中的意义。肺癌的淋巴结清扫根据2006年欧洲胸外科协会(ESTS)术中淋巴结清扫指南规定,应至少清扫包括肺叶、肺门和纵隔在内的至少3站6组淋巴结。虽然肺癌淋巴结清扫对患者带来的损伤并不像腋窝淋巴结清扫一样显著,但同样可能增加出血、漏气、神经损伤及淋巴管损伤的发生率。ACSOG-Z0030是迄今为止最大规模对比肺癌系统性淋巴结清扫和采样的前瞻性、多中心随机对照临床研究。在该研究中清扫组($n=525$)和采样组($n=498$)的肿瘤学预后无明显区别(5年无病生存:68% vs. 69%,$P=0.92$),局部($P=0.52$)、区域($P=0.10$)及远处复发($P=0.76$)也没有显著区别。但是,系统性采样并不能减少围术期并发症的发生率。此外,采样可能会低估4%的纵隔淋巴结转移率。因此,淋巴结采样目前还无法成为早期肺癌的标准治疗。如果淋巴结清扫分期的作用大于治疗作用,未来,通过分子标志物或肿瘤组织学指标预测淋巴结转移状态以避免不必要的淋巴结清扫或许可以进一步降低肿瘤手术的创伤。

2. **肿瘤手术的非接触性原则** 所谓的非接触性原则是指在手术中尽量减少对肿瘤的触碰,因为这种操作可能会增加肿瘤局部种植扩散的发生,并增加其进入淋巴管或血管的机会。这种理论主要基于肿瘤的转移性潜质及一些临床的经验性观察,如肿瘤在手术切口处的种植转移等。为了减少相关风险,除尽量减少对肿瘤的触碰外,在消化道肿瘤手术中,还可以在切除前对肿瘤远近端的肠管结扎,在切除时将结扎部位一并切除,以减少肿瘤在肠腔内的扩散。虽然没有随机对照临床试验来证实这种操作的实际意义,但是由于这种操作通常并不会增加手术难度,因此仍被大多数肿瘤外科医生所坚持。它包括减少对肿瘤的触碰,保护手术区域无瘤,避免接触过肿瘤的手术器械及手套污染无瘤区域。

3. **转移性肿瘤切除** 对于多数有远处转移的肿瘤患者,手术已不能作为一种根治性治疗方式为患者带来益处。尽管缺少前瞻性对照研究的证据,在某些临床情况下外科手术可以延长有远处转移的肿瘤患者的生存期。但是在进行这类手术之前,必须满足下列条件:①患者必须能够耐受这个手术;②不能有局部复发的证据;③不能同时发现其他器官的转移灶;④原发肿瘤必须能够完整切除。术前必须进行仔细的全身检查以排除其他部位的转移灶。多发远处转移往往是手术的禁忌证。若转移灶位于重要的器官内,如肺和肝,切除后剩余的组织要足够使患者维持相对正常的生活。同一位置转移灶的数量并不是决定是否可行手术的绝对条件。但是,通常情况下,转移灶数目越多,未来复发或存在隐匿转移的可能性就越大。转移灶切除的最典型案例来于结直肠癌肝转移。回顾性的证据显示,结肠癌肝转移切除后患者的5年生存率可达25%~40%,而未行肝转移灶切除的患者生存期很少超过5年。长期随访结果表明,5年无复发生存往往提示肿瘤治愈。因此,肝转移目前已不是结直肠癌的手术禁忌。然而,对于其他类型肿瘤如肺癌、乳腺癌和胰腺癌,转移癌的切除效果往往较差。这可能是由于这些肿瘤很少仅转移到单一器官。随着辅助放、化疗技术的进展,转移癌切除的治疗效果或许还有进一步提高的空间。

4. **姑息性手术治疗** 肿瘤的姑息性手术治疗主要是为了缓解症状,减轻痛苦。小到肿瘤引起的脓肿的切开引流,大到病理性骨折的固定及因肿瘤引起的消化道梗阻或出血后的切除重建。在进行这类操作前,务必仔细评估手术的获益及损伤,充分考虑患者的状况,是否能耐受这类手术,是否知晓手术的效果及预期寿命。对于患者及家属来说,虽然很多时候不能接受肿瘤无法切除的现实,但是对于不能完整切除的肿瘤,最好的方法往往是不进行手术。在达到相同目的情况下,应尽量选择对患者创伤较小,容易耐受的方法。此外,外科医生的术前谈话非常重要,必须充分告知姑息性手术切除的意义及手术风险,可能对生活质量带来的影响及症状短期复发的可能。唯有与患者及家属充分沟通,在明确手术积极意义,并征得患者同意后方可进行姑息性手术。

四、恶性肿瘤多学科治疗模式

多学科治疗(multi-disciplinary therapy,MDT)是现代肿瘤治疗的一个重大进展。在多数肿瘤中,联合不同治疗方法可以提高患者生存,并减少单一治疗带来的创伤。肿瘤外科医生作为多学科治疗组中的一员,除应掌握外科干预的时机和手段外,也应知晓放疗、化疗及其他辅助治疗的原则及治疗结局，以为患者提供最合理的建议及服务。

（一）放射肿瘤学

放射线可以通过生成氧化自由基，并破坏细胞 DNA，杀死肿瘤细胞。细胞氧化自由基的生成主要取决于胞内氧水平。因此，肿瘤中的低氧区域往往对放疗不敏感，坏死性肿瘤的反应率也往往不佳。目前放疗的方式主要有两种：一是通过直线加速器产生的粒子放射治疗，患者需要进行靶区定位，使粒子束能准确地射击肿瘤并尽可能减少对正常组织的伤害；另一种是局部的放射性粒子置入治疗，特别是在前列腺癌及宫颈癌等生殖系统肿瘤中应用广泛。

由于正常细胞和肿瘤细胞都会被放射线损害。因此在确定放射剂量时必需考虑到肿瘤周围正常组织的承受能力。特别是骨髓或胃肠道等器官，由于细胞分裂频繁，因此更易受放射线损害。脊髓等神经细胞自我恢复能力差，放疗时也要特别注意。对于大多数正常细胞，由于细胞内 DNA 具备自我修复能力，所以在适当放射剂量照射下，大多能恢复功能。不同肿瘤细胞对放射线的敏感性也不同，某些肿瘤如霍奇金病或宫颈癌及某些乳腺癌对放疗非常敏感，而黑色素瘤和肉瘤几乎很难被常规剂量的放射线杀死。

分次低剂量的放疗相比单次大剂量的放射可以提供理想的肿瘤治疗效果，同时对正常组织的损伤较小。通过现代影像技术和计算机技术，可以大大提高放疗的效果，并减少对周围组织的损伤。同时利用一些药物如氟尿嘧啶(5-fluorouracil, 5-Fu)可以增加肿瘤对放疗的敏感性。对于某些肿瘤，放疗可达到根治性的效果，如精原细胞瘤。而对于骨转移瘤，放疗则可以有效地缓解疼痛症状。在直肠癌中，粒子置入放疗联合氟尿嘧啶的术前新辅助治疗可以提高肿瘤切除率，并减少手术切除范围，使更多患者可以进行保肛手术，并能提高远期生存，因此已成为局限期直肠癌的标准治疗之一。但是，放疗可能造成照射区域组织坏死、纤维化及局部无血管化，从而增加手术难度和术后并发症的发生率，因此在术前必须做好充分准备。

（二）肿瘤内科学

肿瘤科医生通过细胞毒药物干预肿瘤的生长。这些药物主要通过干扰细胞分裂中某个或几个关键环节抑制肿瘤细胞分裂。近年来，新的药物不断涌现。例如，具有代表性的 EGF 受体抑制剂和免疫检查点抑制剂等，都为肿瘤的内科治疗带来了新希望。某些肿瘤对化疗药物非常敏感，如睾丸癌和霍奇金淋巴瘤，化疗甚至可以达到治愈的目的。但是对于大多数实体肿瘤来说，化疗药物的作用仍然有限。与放疗类似，化疗同样用于术前或术后的辅助治疗，但其适应证及给予的时机目前仍有争议。以肺癌为例，2008 年发表在《临床肿瘤学》(*Journal of Clinical Oncology*) 上一项比较单纯手术与手术联合化疗的荟萃分析(LACE)总结了 5 项大样本随机对照研究(IALT, ANITA, JBR10, BLT, ALPI)结果后发现，对 I 期肺癌术后含铂辅助化疗并不能改善预后，且有增加患者死亡风险的趋势(ⅠA 期 HR：1.40；95% CI：0.95～2.06；ⅠB 期 HR：0.93；95% CI：0.78～1.10)，但对Ⅱ～ⅢA 期患者辅助化疗可显著降低患者远期死亡风险(Ⅱ期 HR 0.83；95% CI, 0.73～0.95；Ⅲ期 HR：0.83；95% CI：0.72～0.94)。2015 年在《柳叶刀》(*Lancet*) 上发表的另一项针对术前新辅助化疗的荟萃分析提示，术前应用新辅助化疗对非小细胞肺癌患者也有生存获益(HR：0.87；95% CI：0.78～0.96，$P=0.007$)。本次研究囊括了 15 个随机对照研究(包括了上述几个研究)，共纳入 2 385 例ⅠB～ⅢA 期非小细胞肺癌患者。研究表明，接受术前新辅助化疗的患者比直接进行手术的患者 5 年生存率提高 5%（从 40% 改善至 45%），且这部分患者的疾病无复发生存期（HR:0.85；95% CI:0.76～0.94；$P=0.002$）和发生远处转移的时间（HR:0.69；95% CI:0.58～0.82；$P<0.0001$）均有改善。但是化疗药物同时也会产生明显的不良反应，例如血液学及胃肠道反应。通常化疗药物都是分周期给予已提高肿瘤反应率并减少不良反应。随着药物的不断发展，化疗作为系统性治疗与包括手术及放疗在内的局部治疗互为补充，将为肿瘤患者带来更多希望。

（三）康复及支持治疗

对于肿瘤患者来说，术后康复及支持治疗很有必要，也是多学科治疗中的重要部分。由于肿瘤的治疗手段会对患者造成不同程度的功能损伤，机体适应这些改变需要时间，而某些手术如食管癌切除重建及直肠癌肛门切除术可能对患者的生活质量造成严重影响，因此术后有针对性的指导及康复锻炼对帮助患者尽快回归正常生活意义重大。除了机体康复外，社会心理学方面的辅助对肿瘤病患也有重要意义，尤其对中、晚期肿瘤患者，疾病往往给患者及家属带来沉重的心理和经济负担。在患者恢复及随访过程中，给予恰当的心理帮助与精神安慰往往对患者的恢复产生十分积极的作用。同情心与人文关怀是一名肿瘤外科医生所应具备的基本素质。

五、总结

手术是肿瘤治疗中至关重要的组成部分。虽然在某些肿瘤中，手术已经不是首选治疗方法，但是对于绝大多数成人实体肿瘤，手术依然是目前最有效的治疗手段。在可预见的未来，外科医生在肿瘤治疗中的地位仍将保持。作为现代肿瘤外科医生不仅要熟练掌握手术技巧，也应具备肿瘤生物学知识，能够在多学科小组中与其他肿瘤科医生密切合作，在适当的阶段对患者进行合适的手术，并在术后帮助患者更好的康复。同时，应该积极开展临床试验和研究以期不断改进肿瘤治疗效果，为更多患者带来福音。

（陈海泉）

主要参考文献

［1］沈镇宙. 肿瘤外科手术学. 江苏科学技术出版社，2008.

［2］Jeffrey AN, Philip SB, Bollinger RR, et al. Surgery: basic science and clinical evidence. 2nd Edition. New York: Springer, 2008.

［3］National Lung Screening Trial Research, Aberle DR, Adams AM, et al. Reduced lung-cancer mortality with low-dose computed tomographic screening. N Engl J Med, 2011, 365(5): 395-409.

［4］Group NM-aC, Arriagada R, Auperin A, et al. Adjuvant chemotherapy, with or without postoperative radiotherapy, in operable non-small-cell lung cancer: two meta-analyses of individual patient data. Lancet, 2010, 375(9722): 1267-1277.

［5］Group NM-aC. Preoperative chemotherapy for non-small-cell lung cancer: a systematic review and meta-analysis of individual participant data. Lancet, 2014, 383(9928): 1561-1571.

[6] Walther A, Johnstone E, Swanton C, et al. Genetic prognostic and predictive markers in colorectal cancer. Nat Rev Cancer, 2009,9(7):489-499.

[7] Mok TS, Wu YL, Thongprasert S, et al. Gefitinib or carboplatin-paclitaxel in pulmonary adenocarcinoma. N Engl J Med, 2009,361(10):947-957.

[8] Liu S, Wang R, Zhang Y, et al. Precise diagnosis of intraoperative frozen section is an effective method to guide resection strategy for peripheral small-sized lung adenocarcinoma. J Clin Oncol, 2016, 34(4):307-313.

[9] Goldstraw P, Chansky K, Crowley J, et al. The IASLC lung cancer staging project: proposals for revision of the TNM stage groupings in the forthcoming (Eighth) edition of the TNM classification for lung cancer. J Thorac Oncol, 2016,11(1):39-51.

[10] von Meyenfeldt MF, Meijerink WJ, Rouflart MM, et al. Perioperative nutritional support: a randomised clinical trial. Clin Nutr, 1992,11(4):180-186.

[11] Lardinois D, de Leyn P, van Schil P, et al. ESTS guidelines for intraoperative lymph node staging in non-small cell lung cancer. Eur J Cardiothorac Surg, 2006,30(5):787-792.

[12] Ginsberg RJ, Rubinstein LV. Randomized trial of lobectomy versus limited resection for T1 N0 non-small cell lung cancer. Lung Cancer Study Group. Ann Thorac Surg, 1995, 60 (3): 615 - 622; discussion 622-623.

[13] Veronesi U, Cascinelli N, Mariani L, et al. Twenty-year follow-up of a randomized study comparing breast-conserving surgery with radical mastectomy for early breast cancer. N Engl J Med, 2002,347 (16):1227-1232.

[14] Fisher B, Anderson S, Bryant J, et al. Twenty-year follow-up of a randomized trial comparing total mastectomy, lumpectomy, and lumpectomy plus irradiation for the treatment of invasive breast cancer. N Engl J Med, 2002,347(16):1233-1241.

[15] Wolf AS, Richards WG, Jaklitsch MT, et al. Lobectomy versus sublobar resection for small (2 cm or less) non-small cell lung cancers. Ann Thorac Surg, 2011,92(5):1819-23; discussion 1824-1825.

[16] Okada M, Koike T, Higashiyama M, et al. Radical sublobar resection for small-sized non-small cell lung cancer: a multicenter study. J Thorac Cardiovasc Surg, 2006,132(4):769-775.

[17] Cuschieri A, Weeden S, Fielding J, et al. Patient survival after D1 and D2 resections for gastric cancer: long-term results of the MRC randomized surgical trial. Surgical Co-operative Group. Br J Cancer, 1999,79(9-10):1522-1530.

[18] Hartgrink HH, van de Velde CJ, Putter H, et al. Extended lymph node dissection for gastric cancer: who may benefit? Final results of the randomized Dutch gastric cancer group trial. J Clin Oncol, 2004, 22(11):2069-2077.

[19] Giuliano AE, Hunt KK, Ballman KV, et al. Axillary dissection vs no axillary dissection in women with invasive breast cancer and sentinel node metastasis: a randomized clinical trial. JAMA, 2011,305 (6):569-575.

[20] Giuliano AE, McCall L, Beitsch P, et al. Locoregional recurrence after sentinel lymph node dissection with or without axillary dissection in patients with sentinel lymph node metastases: the American College of Surgeons Oncology Group Z0011 randomized trial. Ann Surg, 2010,252(3):426-432; discussion 432-433.

[21] Darling GE, Allen MS, Decker PA, et al. Randomized trial of mediastinal lymph node sampling versus complete lymphadenectomy during pulmonary resection in the patient with N0 or N1 (less than hilar) non-small cell carcinoma: results of the American College of Surgery Oncology Group Z0030 Trial. J Thorac Cardiovasc Surg, 2011,141(3):662-670.

[22] Fong Y, Cohen AM, Fortner JG, et al. Liver resection for colorectal metastases. J Clin Oncol, 1997, 15(3):938-946.

[23] Jamison RL, Donohue JH, Nagorney DM, et al. Hepatic resection for metastatic colorectal cancer results in cure for some patients. Arch Surg, 1997, 132(5): 505-510; discussion 511.
[24] Fruh M, Rolland E, Pignon JP, et al. Pooled analysis of the effect of age on adjuvant cisplatin-based chemotherapy for completely resected non-small-cell lung cancer. J Clin Oncol, 2008, 26(21): 3573-3581.

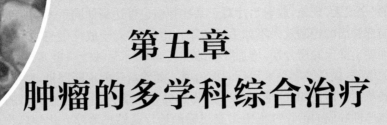

第五章
肿瘤的多学科综合治疗

恶性肿瘤是我国居民的主要死亡原因之一。近年来,随着社会经济的发展和人口的老龄化,我国大部分恶性肿瘤的发病率和死亡率均呈现上升趋势。肿瘤的治疗需要多学科的团队协作,通过集体会诊,共同制定适合患者病情的个体化诊疗方案。目前,肿瘤的多学科综合治疗模式(multidisciplinary team,MDT)被公认为最合理和最有效的诊疗模式,并获得了临床实践的证实。因此,对于肿瘤专科医生而言,根据患者疾病的种类、病情的分期,在术前、术中及术后,必须始终贯彻 MDT 治疗理念。

我国恶性肿瘤 MDT 尚处于起步阶段,MDT 模式还仅限于发达地区的少数医院,肿瘤的治疗存在相当大的随意性。为此,规范肿瘤治疗,在全国范围内建立和推广肿瘤的 MDT 治疗模式迫在眉睫。

第一节 肿瘤多学科综合治疗的历史与发展

一、肿瘤多学科综合治疗形成的基础

回顾临床肿瘤治疗学的历史,传统肿瘤治疗三大手段——手术、放疗、化疗,先后建立了自己的独立学科治疗体系。3 种治疗手段各有千秋,在各自的学科体系中发挥着无可替代的肿瘤治疗作用。但近 20 年来,肿瘤临床治疗的现状很难让人们对疗效满意,只有近 45% 的恶性肿瘤可以治愈,其中化疗仅占 5%,而手术与放疗则为 40%,1/2 以上恶性肿瘤则难以治愈。因此,回顾及总结肿瘤临床治疗现状数据使人们越来越多地认识到单一的治疗方法改进已无法进一步提高肿瘤的治疗效果。对于恶性肿瘤的治疗,多学科共同干预比单一学科为主的治疗模式更符合肿瘤的综合治疗原则。肿瘤外科治疗、放射治疗和化学治疗有机结合,逐步形成了现代肿瘤多学科综合治疗的三大基石。

在治疗方法上,手术切除和放射治疗都是肿瘤的局部治疗手段。肿瘤外科医生和肿瘤放疗学家通过手术和放疗手段达到控制恶性肿瘤的局部生长和局部扩散的目的。化学治疗也可以作为一种局部治疗手段,但更多的情况下属于肿瘤的全身治疗方法。肿瘤化疗专家旨在通过化学药物杀死绝大部分的肿瘤细胞。从治疗结果上来看,三大治疗手段各有利弊。外科手术希望通过对肿瘤的根治性切除及淋巴结清扫达到治愈患者的目的。然而,对于进展期肿瘤,手术可能残余的(通常为隐匿性)肿瘤可继续生长、转移,并最终导致死亡。较之

外科手术的"全或无"现象,放射治疗对于某些肿瘤也可达到如同手术切除的根治效果,但对于更多的局部肿瘤的控制效果不如手术切除。相对的,对于放疗敏感的肿瘤而言,术前放疗可在一定程度上降低肿瘤分期,增加肿瘤的可切除率;术后放疗可能实现对于局部残余的隐匿性病灶的清除,提高肿瘤手术治疗的根治率。随着新药的不断问世,肿瘤的化学治疗也在不断地发展革新。即便如此,通过化疗药物达到根治实体恶性肿瘤的目的仍然难于实现。化疗在实体恶性肿瘤的治疗过程中多充当辅助治疗或姑息治疗。化学药物作用于全身,以期消灭循环中的肿瘤细胞,与此同时也产生了化疗的全身性副作用。

现代医学的发展对于疾病的治疗强调专科化,这要求专科医生在自己的研究领域能够更加深入钻研,对自己的专业认知更加透彻。面对越分越细的专科,部分临床医生可能陷入专业误区,缺乏与其他专业的协作交流。事实上,医学专科呈现高度细化的趋势,是希望医生能够在自己的研究领域精益求精,然而患者作为一个完整的生命体,其所患疾病可能涉及多种因素,由此涉及多个科室,需要各科室专科医生共同参与、协同合作完成患者的诊疗,制定个体化治疗措施。尤其对于肿瘤患者,现代医学的治疗手段多种多样,包括手术治疗、放射治疗、化学治疗、分子靶向治疗、免疫治疗等,每一种治疗手段各有利弊,而单一的治疗方法并不能达到期望的疗效。对于肿瘤患者的治疗,只有综合各个学科的治疗理念和方法,发挥治疗优势、弥补治疗不足,才能对肿瘤的治疗达到最好的疗效。从而,肿瘤的多学科综合治疗应运而生。

二、肿瘤多学科治疗的形成与发展

传统的肿瘤治疗模式受传统临床科室专业划分所限,各专业的组织形式割裂,造成了学科之间内在的联系不足,临床治疗单一,患者综合治疗难以实施,综合治疗效果难以保证。20世纪90年代,英国制定了肿瘤MDT的国家标准,规定所有确诊肿瘤的患者在接受治疗前必须经过MDT讨论。经过数十年的发展,MDT成为了国际公认的肿瘤诊疗模式,在欧美发达国家已成为肿瘤诊疗标准,不少发展中国家也开始了MDT的探索。肿瘤的MDT模式是由两个以上相关学科组成相对固定的专家组,针对某一器官或系统疾病,通过集体会诊,提出适合患者病情的、最适当的个体化诊疗方案,并由相关学科单独执行或多学科联合执行经讨论的诊疗方案的一种新型的医疗模式。MDT不是多种治疗方法的简单堆砌或随意组合,而是在临床治疗过程中,根据患者的机体状况、肿瘤的生物学行为、发展阶段和治疗预期,有计划、合理地应用现有各种治疗手段,以最经济的方式取得最好的治疗效果,同时最大限度地改善患者的生活质量。肿瘤MDT涉及的专科包括外科、肿瘤内科、放疗科、介入科、病理科、影像科、护理科、基础研究科等。患者最终治疗决策的制定还应当包括患者及其家属。了解患者及其家属对于治疗效果的期望,有助于临床肿瘤医生做出更合理的治疗决策方案。这种模式的优点在于MDT的成员在工作中是完全平等的。MDT中不同专科的医生均为长期从事某一肿瘤亚专业研究的专家,对某一种肿瘤或某一方向的研究能够跟踪国际上最新的研究进展,其诊治水平处于同行中的最高层次。经过多学科会诊和讨论,根据大家共同接受的治疗原则和临床指南,MDT可以做出适合具体患者的最佳个体化治疗方案。患者可在最短的时间内得到最高水平的医疗救治。因此,MDT模式是学科发展的必然,有助于降低肿瘤复发率,延长生存期,改善预后。以MDT为基础的诊疗过程使疾病诊治方法的选择更为客观,消除了因单个学科专业的局限性导致的治疗方法片面性。

1996年,英国发布了乳腺癌MDT全国标准,并发现MDT提高了乳腺癌治疗的效果,在结直肠癌、肺癌、妇科肿瘤等也得到了类似结果。从此,MDT不断在英国卫生体系发展推广,在乳腺癌、肺癌、消化道肿瘤等治疗中成为基本准则。数十年的发展,MDT已成为全球范围内的热点问题。肿瘤的MDT的概念也被其他国家纷纷接受,如美国、澳大利亚和欧洲部分国家纷纷根据自身特点建立了肿瘤MDT治疗模式。在英国,直肠癌的MDT治疗模式已经列入了国家健康保险计划。如今,MDT已成为大型医院及肿瘤防治中心的工作模式。

三、肿瘤多学科综合治疗的困境及发展方向

(一)肿瘤多学科综合治疗的困境及策略

肿瘤MDT最大的障碍在于缺乏动力,表现在医务人员的不配合、缺乏管理者的支持、时间上的安排、经济上的分歧等。国内高质量的MDT临床治疗和研究较为少见。所谓肿瘤MDT,可能往往随主诊医生自身对多学科的了解及个人主观意愿进行,而并非充分综合了其他学科专家的意见。针对肿瘤MDT治疗发展障碍,我们应积极寻找对症策略。加强对多学科协作的监管,定期统计各MDT团队讨论病例的数量与频率,并组织院内专家评估讨论质量,进行点评;组织各MDT团队定期交流经验及困难,分析问题,并制定改进措施,促进多学科协作组质量的持续改进。鉴于MDT占用医生的人力资源成本高,而对于复杂和疑难肿瘤患者,MDT是最有效的医疗路径。因此,严格筛选患者,建立MDT资源库以实现医疗资源高效利用。另外,开发更科学的评估手段和工具,评估肿瘤MDT在肿瘤治疗过程中的影响,将促进MDT制度的完善和发挥更大的作用。

(二)肿瘤多学科综合治疗的发展方向

肿瘤MDT常以"圆桌会议"的形式进行讨论,体现出系统评估、整体设计、全程随访和适时调整的理念。对于我国已经开展MDT模式的医院而言,应在院内多学科协作的基础上,继续组织国内外学术交流和多学科讨论,充分发挥医院MDT优势,在国内推广多学科协作模式。MDT多学科协作平台可建立一个多病种、规范化、专业化和开放共享的高质量生物样本库。制定规范化的组织采集流程与标准,使得标本库收集的组织标本与数据符合规范,对于临床开展高水平的科研工作,发表高质量的学术论文,提升学科的学术地位和影响力有重要意义。综上,肿瘤的治疗任重道远,影响MDT临床决策的影响因素很多,提高MDT治疗决策的质量更需要政策层面的支持,从长远上提高我国肿瘤综合治疗的水平。

第二节 我国的肿瘤多学科综合治疗

肿瘤多学科综合治疗概念在10余年前引进中国,并在多种肿瘤中实践,并取得了满意的成效。比较有代表性的,包括北京、上海、广州等地的大型综合医院和肿瘤专科医院,吸收国际先进的经验,结合中国的国情,在具体实施中,通过多学科讨论各种诊疗措施和评估患者的情况,形成科学合理的个体化治疗计划,从而提高治愈率和改善患者生活质量。

中国的肿瘤MDT模式还在不断探索阶段,尽管肿瘤MDT模式已经得到广大临床工作者的认可,但还没有国家层面的组织为发展MDT治疗模式制定策略,且在临床实施和推广过程中面临诸多困难与挑战。例如,我国传统的以治疗手段为标准的分科体系明显制约了

肿瘤综合治疗的发展。因此，打破以治疗手段进行的分科体制，建立以病种分科的新体制，是实现肿瘤多学科规范化综合治疗的体制保障。其次，我国尚且缺乏多学科领军人才。多学科领军人才不仅要做到制定临床治疗方案，还必须要有综合治疗的观念、基础研究的经验和转化研究的实践。如何培养多学科领军人才也是我国肿瘤 MDT 发展的当务之急。同时，我国还需积极推进肿瘤专科医生培养制度。目前，上海等地已率先建立专科基地培养合格的肿瘤专科医生。在中国，如何推进肿瘤专科医生培养，使得他们具备多学科综合治疗理念并运用于临床实践将很大程度地影响肿瘤 MDT 模式在国内的发展。

综上，近十余年来，肿瘤多学科综合治疗模式已在国内逐步推广实施，但在发展道路上仍存在诸多亟待解决的问题，我们需要加快改革的步伐，制定相关的应对措施，从而完善我国肿瘤多学科综合治疗模式，推动临床肿瘤学的发展。

第三节　结直肠癌的多学科综合治疗模式

1996 年，美国出版了第 1 版的包括结直肠癌在内的《常见恶性肿瘤多学科 NCCN 诊治指南》，同年英国也建立了 MDT 诊疗肿瘤的国家标准。近 20 年来，结直肠癌 MDT 的观念在世界范围内得到广泛的传播，并成为了结直肠癌的标准治疗模式。结直肠癌是 MDT 诊疗模式应用与发展得最为系统完备的恶性肿瘤之一，因此，本节将以结直肠癌为例介绍 MDT 诊疗模式在恶性肿瘤中具体应用。

一、结直肠癌 MDT 发展现状

（一）结直肠癌的分期

结直肠癌分期的明确是整个结直肠癌诊疗中的核心问题，这直接影响结直肠癌的治疗策略。只有准确的分期才能保证 MDT 诊疗团队提供最佳的诊疗方案与计划。全面的分期检查至少应包括体格检查、血常规、肝肾功能测定、肿瘤抗原、胸部 CT/腹盆部增强 CT 或 MRI 扫描，甚至 PET/CT 检查。我国现行的结直肠癌分期主要依据《2010 年第 7 版 AJCC/UTCC 结直肠癌 TNM 分期系统》进行分期（第 8 版也已出版，变化不大），具体如下。

1. 原发肿瘤（T）
（1）Tx：原发肿瘤无法评价。
（2）T0：无原发肿瘤证据。
（3）Tis：原位癌，局限于上皮内或侵犯黏膜固有层。
（4）T1：肿瘤侵犯黏膜下层。
（5）T2：肿瘤侵犯固有肌层。
（6）T3：肿瘤穿透固有肌层到达结直肠旁组织。
（7）T4a：肿瘤穿透腹膜脏层。
（8）T4b：肿瘤直接侵犯或粘连于其他器官或结构。

2. 区域淋巴结（N）
（1）Nx：区域淋巴结无法评价。
（2）N0：无区域淋巴结转移。

(3) N1:有1～3枚区域淋巴结转移。

(4) N1a:有1枚区域淋巴结转移。

(5) N1b:有2～3枚区域淋巴结转移。

(6) N1c:浆膜下、肠系膜、无腹膜覆盖结肠/直肠周围组织内有肿瘤种植(tumor deposit,TD),无区域淋巴结转移。

(7) N2:有4枚以上区域淋巴结转移。

(8) N2a:4～6枚区域淋巴结转移。

(9) N2b:7枚及更多区域淋巴结转移。

3. 远处转移(M)

(1) Mx:远处转移无法评价。

(2) M0:无远处转移。

(3) M1:有远处转移。

(4) M1a:远处转移局限于单个器官或部位(如肝、肺、卵巢、非区域淋巴结)。

(5) M1b:远处转移分布于一个以上的器官/部位或腹膜转移。

解剖分期/预后组别如表5-1所示。

表5-1 解剖分期/预后组别

期别	T	N	M	Dukes
0	Tis	N0	M0	—
Ⅰ	T1	N0	M0	A
	T2	N0	M0	A
ⅡA	T3	N0	M0	B
ⅡB	T4a	N0	M0	B
ⅡC	T4b	N0	M0	B
ⅢA	T1～2	N1/N1c	M0	C
	T1	N2a	M0	C
ⅢB	T3～4a	N1	M0	C
	T2～3	N2a	M0	C
	T1～2	N2b	M0	C
ⅢC	T4a	N2a	M0	C
	T3～4a	N2b	M0	C
	T4b	N1～2	M0	C
ⅣA	任何T	任何N	M1a	—
ⅣB	任何T	任何N	M1b	—

注:cTNM是临床分期,pTNM是病理分期;前缀y(yield)用于接受新辅助治疗后的肿瘤分期(如ycTNM,ypTNM);前缀r(recurrence)用于经治疗获得一段无瘤间期后复发的患者(rTNM)。

(二)非转移性结直肠癌的MDT

1. 根治性手术联合辅助化疗 根治性手术联合辅助化疗的治疗模式是Ⅲ期可切除性结肠癌的标准治疗模式。结肠切除加区域淋巴结整块清扫是可切除的非转移性结肠癌首选的手术方式。2009年Hohenberger等提出了与全系膜切除术(total mesorectal excision, TME)手术术式相类似的结肠癌全系膜切除术(complete mesocolic excision, CME)。CME手术更强调系膜的完整切除术,实施完整结肠系膜切除后,结肠癌的手术治疗效果明显改善,结肠癌5年局部复发率从6.5%降至3.6%,而5年生存率则从82.1%提高到89.1%。CME是一种观念的更新,从胚胎发育解剖学层面进行手术切除,具有科学性,符合精细外科的临床发展方向,为结肠癌手术质量控制奠定了基础。目前的循证医学证据谨慎乐观地支持了该项术式对于改善结肠癌患者预后的积极作用,可降低局部复发率,不增加术后并发症发生率,且可以提高癌症相关存活率。相关研究表明,与传统手术相比,CME手术方式可以显著增加淋巴结检出数,进行更广泛的淋巴结清扫。但是,目前尚不清楚CME手术与D3淋巴结清扫的优劣性。

Ⅲ期结肠癌患者在原发灶切除术后应进行为期6个月的辅助化疗。可选用的标准的化疗方案有:FOLFOX、CapeOX、FLOX、卡培他滨单药、5-FU/LV。对于耐受性良好的人群推荐包含奥沙利铂的联合化疗方案。一项来自欧洲的MOSAIC结肠癌临床试验比较了FOLFOX方案与5-FU/LV方案在结肠癌辅助治疗中的应用疗效。试验共纳入了2 246例手术根治的Ⅱ期和Ⅲ期结肠癌患者。结果显示Ⅲ期患者的5年无病生存率(DFS),FOLFOX组为66.4%,而5-FU/LV组仅为58.9%($P=0.005$)。并且Ⅲ期患者6年总生存率,FOLFOX组明显高于5-FU/LV组(72.9% $vs.$ 68.7%, $P=0.023$)。对于耐受性较差的高龄人群,单药辅助化疗也是合理的选择。而在开始进行化疗的时机上,一项纳入了10项研究,超过15 000患者的荟萃分析发现,辅助化疗每延迟4周,总生存就降低14%,提示术后辅助化疗应该术后根据患者的状态尽早开始。

在结肠癌中,并不是所有的患者接受了根治性手术的患者均需接受辅助治疗。首先,Ⅰ期肠癌不需要接受辅助治疗,无论其是否伴有影响复发转移的高危因素。然而,辅助化疗在Ⅱ期结肠癌中的实施仍然具有争议。在一项纳入了5个随机临床试验的荟萃分析中,Ⅱ期和Ⅲ期的结肠癌患者随机分为单纯手术组或加术后5-FU/LV辅助化疗组,结果显示辅助化疗的获益主要发生在Ⅲ期患者。而另一项综合了7项随机试验的荟萃分析发现Ⅱ期患者并不能从化疗中获益。因此,研究者们开始将目光投入到Ⅱ期患者中的复发转移高危人群。在QUASAR试验中,Ⅱ期患者在接受了5-FU/LV辅助化疗后相较于单纯手术有一定的生存获益(HR: 0.71; 95%CI: 0.54~0.92; $P=0.01$)。之后的分析发现,在这项研究中将近64%的患者淋巴结活检总数少于12个。目前国内外的共识推荐具有高危因素的Ⅱ期结肠癌患者接受辅助化疗,包括组织学低分化,淋巴管/血管侵犯,肠梗阻,送检淋巴结<12个,神经侵犯,局限肠穿孔,或切缘接近、不确定或阳性。然而我们也经常看到许多高危患者并无复发,而一些低危患者却发生复发转移。单纯利用临床病理特征去决定Ⅱ期患者是否接受辅助化疗似乎显得不足。到目前为止,微卫星不稳定(microsatellite instability, MSI)是目前唯一被临床应用于Ⅱ期肠癌辅助化疗决策的生物标志物,相关的研究已经证明MSI-H的Ⅱ期患者可能预后较好,并且可能不会从5-FU的辅助化疗中获益。然而,整个肠癌中MSI-H的患者仅占5%~10%的比例,仍然有相当一部分患者需要更多有效的生物学指标来帮助决策辅助治疗方案。总之,在如今的MDT模式下,国内外的学者建议,医生和患者应当进行个体化讨论,包括对肿瘤生物学行为和恶性程度的评估及详细解释治疗的措施、疗效的相关证据和可能的引起的不良反应,权衡利弊后作出决定。

2. 新辅助治疗＋根治性手术　新辅助放化疗后行根治性手术已经是局部晚期直肠癌的标准的治疗方案。由于直肠与盆腔结构和脏器间的间隙很小、直肠无浆膜包裹等解剖因素的影响，手术切除难以获得较宽的手术切缘，而使直肠癌局部复发危险较高。20世纪80年代提出的TME显著减少了直肠癌的局部复发率，并已经成为目前中低位直肠癌的标准的手术方式。而新辅助治疗的应用再一次降低了直肠癌局部复发率，是MDT中不可缺少的组成部分。虽然新辅助治疗联合手术的MDT模式明显降低了直肠癌的局部复发率，但其增加的副作用是我们不能忽视的问题。新辅助治疗的初衷是降低局部复发率，那么我们现在所确定的接受新辅助治疗的标准是否完全合适？我们能否从Ⅱ、Ⅲ期直肠癌中找到一部分局部复发风险较低的患者，从而避免局部放疗所带来的并发症呢？越来越多的证据证明T3期直肠癌是一组异质性很大的肿瘤，其预后与肿瘤的位置，肠周脂肪浸润深度，以及壁外脉管侵犯等明显相关。而《ESMO指南》综合了这些危险因素对T3期直肠癌进行了分层评估，不推荐中高位的cT3a/bN0（肠周脂肪浸润深度＜5 mm）、脉管侵犯阴性的患者接受术前放化疗。对于预后良好的部分T3N0M0患者，是否应当接受新辅助放化疗值得我们进一步的研究。

新辅助治疗在局部进展期结肠癌中应用的价值也一直在被探索。在最新的《美国国立综合癌症网络（National Comprehensive Cancer Network，NCCN）结直肠癌治疗指南》中，新辅助化疗被推荐可以用于可切除的临床诊断为T4b结肠癌中。这主要来源于一项在试验阶段的FoxTROT临床试验的数据支持。这项研究结果显示，新辅助化疗可以取得明显的病理学降期。我们也非常期待这项正在进行的临床试验的远期生存结果。

3. 直肠癌的非手术治疗　一部分直肠癌会在接受新辅助放化疗后获得良好的退缩，甚至是达到临床完全缓解（cCR），或者是病理完全缓解（pathological complete response，pCR）。在所有接受新辅助治疗的直肠癌中将会有15%～30%的患者的术后病理为pCR。研究表明，pCR的患者的预后很好，总生存（overall survival，OS）高达85%～95%。正因如此，只有那些pCR的患者才可以成为"wait ＆ see"治疗策略的适应人群。因此，如何准确地判断pCR患者便成了影响治疗决策的首要难题。现阶段，没有任何术前检查可以准确地判断pCR。我们只能通过cCR推断pCR的发生并作为"wait ＆ see"治疗策略的主要标准。然而cCR和pCR的相关性依然值得探讨。Hiotis等纳入了来自MSKCC数据库中488例接受新辅助治疗的直肠癌患者，并分析了术前cCR推断pCR的准确性。结果显示，在术前被评估为cCR的患者中只有25%的患者在术后被证实为pCR。因此，该研究指出术前辅助检查并不能推断pCR，并认为直肠癌患者无论病理反应如何均应接受手术治疗。近年来随着医学影像的发展，高分辨率的MRI、直肠腔内超声、PET/CT等被用来评判新辅助放疗后的效果，提高了cCR与pCR的诊断吻合率。总之，现有的证据都在积极证明新辅助治疗后出现pCR将有利于患者预后的改善，并很有可能让患者避免遭受手术的创伤，因而研究者们都在不断地探索提高患者对新辅助治疗反应的策略。主要体现在以下3个方面。

（1）延长手术间隔：肿瘤对于放射治疗的反应需要经历一段反应时间，因而新辅助治疗的疗效具有时间依赖性。Tulchinsky等首次系统地探讨了新辅助放化疗后手术的时间对pCR及远期肿瘤性结局的影响，并采取7周作为分界值。结果显示，间隔时间＞7周的患者，pCR率显著增加（17% *vs.* 35%，$P=0.03$），同时无病生存期（disease-free survival，DFS）也有所延长。随后，Kalady等通过连续记录了每1周患者的pCR率。ROC曲线分析显示,手术间隔时间在第 8 周是最佳的判断 pCR 的时间,并且患者在 12 周以后 pCR 患者数将不再增加。然而,在临床实践中我们在等待肿瘤 pCR 的同时还应注意非 pCR 患者肿瘤可能进展的问题。

(2) 放化疗前诱导化疗:新辅助放化疗前进行诱导化疗可能是增加 pCR 率的另一种方式。已有不少的 Ⅱ 期临床研究来探索诱导化疗对 pCR 率的影响。来自西班牙的 GCR‐3 Ⅱ 期临床研究是首个随机对照临床试验对比 CapeOx 作为诱导化疗或辅助化疗 2 组患者的 pCR 率,结果显示 2 组患者的 pCR 率相似(13% $vs.$ 14%),但是辅助化疗的毒副作用明显大于诱导化疗组。另一项随机对照 Ⅱ 期临床研究采用 2 周 FOLFOX 为诱导化疗方案,结果显示 pCR 率略有提升(28% $vs.$ 25%),但并未达到统计学意义。

(3) 间隔期化疗:新辅助放疗结束后到手术有一个较长的时间间隔,因此,学者提出新辅助放化疗后间隔期内进行系统化疗。这样可以增加肿瘤对放射治疗的反应率,同时可以有效地预防肿瘤进展。因此,Garcia-Aguilar 等分析了 292 例接受新辅助放化疗的患者,并根据间隔期治疗方案的不同将患者分成 4 组。组 1:放疗结束后休息 6 周后手术治疗;组 2:放疗结束后休息 4 周后接受 mFOLFOX6 方案 2 周期,再休息 4 周后手术;组 3:放疗结束后休息 4 周后接受 mFOLFOX6 方案 4 周期,休息 4 周后手术;组 4:放疗结束后休息 4 周后接受 mFOLFOX6 方案 6 周期,休息 4 周后手术。结果显示组 4 的 pCR 率明显升高(组 1 $vs.$ 组 2 $vs.$ 组 3 $vs.$ 组 4:18% $vs.$ 25% $vs.$ 30% $vs.$ 38%;$P=0.0036$)。虽然这样的数据令人惊喜,但是仍需要更多的多中心随机对照试验的高级别证据支持这一治疗措施。

(三) MDT 在复发转移性结直肠癌中的应用

复发或转移性结直肠癌患者的最佳治疗策略应该在多学科专家团队讨论中进行。一般根据疾病情况、器官功能和伴随的罹患疾病程度来确定患者的治疗策略。

在对转移瘤进行手术切除前,PET/CT 检查可发现潜在的隐匿性复发转移病灶,提供更完善的肿瘤评估。

对于潜在可切除的复发或转移性结直肠癌可通过强烈有效的联合化疗使肿瘤降期转化为可切除的患者。手术实施时可联合射频消融、冷冻、立体定向放疗(SBRT)等局部毁损治疗措施获得根治性治疗。

对于不可切除的复发或转移性大肠癌应确立延长生存时间、改善生活质量的治疗目标。包括综合使用化疗、靶向治疗及局部毁损治疗等措施。这需要一个包括外科、内科、放疗科、影像科、病理科、介入科等多学科专家组成的多学科团队的协同努力。

随着 MDT 治疗理念的进步,转移瘤的外科治疗越来越受到重视。研究表明如果严格筛选出可切除或可转化切除的肝转移患者并进行根治性的手术治疗,仍然有获得治愈的可能。因此,对结直肠癌肝转移的部分患者而言,治疗的目标应该是根治。对于单发肝转移的患者,根治切除后可明显改善生存,5 年总生存率可达 71%。甚至对于肝切除术后限于肝脏的复发瘤,二次手术仍然具有价值。既然外科治疗对于可切除性肝转移的治疗意义如此巨大,那么如何界定可切除的标准就显得尤为重要。与过去将肝脏转移瘤的大小、数目、位置作为评估标准截然不同,多学科模式下的判定可切除的标准在于保留足够正常肝储备功能的基础上是否能获得阴性的手术切缘。肝转移瘤手术可切除的传统标准与拓展标准的对比如下(表 5‐2)。

表 5-2　肝转移瘤手术可切除的传统标准与拓展标准比较

传统标准	拓展标准
≤3 个转移灶	>3 个肝转移灶提示预后不良,但仍可从 R0 切除中获益
单侧转移	双侧肝转移
肿瘤<5 cm	>5 cm 肝转移仍可从 R0 切除中获益
异时性肝转移	同时性和异时性肝转移
切缘>1 cm	1 mm 切缘也可以接受;或者镜下 R0 切除即可
无肝外转移灶	合并可切除的肝外转移灶
<65 岁	>70 岁,能耐受手术

对于同时性肝转移,如果肝转移病灶较小、转移灶位于肝脏边缘、手术切除较容易、患者耐受性良好时可考虑同期手术切除。没有循证医学证据表明分期切除和同期切除对长期生存的优劣性。

多数肝转移患者初始不可切除,但通过转化治疗可能转变为可切除。MDT 的一个关键的作用就是评估具有转化治疗可能性的患者并制定相应的转化治疗的策略。转化治疗后手术切除的成功率与化疗的有效率密切相关。现行的一线化疗方案主要有 XELOX、FOLFOX、FOLFIRI、FOLFOXIRI、联合靶向治疗药物贝伐单抗或西妥昔单抗。对于不可切除的转移性结直肠癌,西妥昔单抗(仅限于 RAS 野生型人群)或贝伐珠单抗联合细胞毒化疗已被证实可以在传统化疗基础上进一步延长患者生存。然而目前并没有直接的数据证明,对于可切除性肝转移的患者在围手术期加用靶向药物可以带来更多的获益。

二、结直肠癌 MDT 的发展方向

随着临床研究的深入开展,我们必须承认,单纯地利用临床病理特征去指导治疗策略是不完全足够的。因此,大量基因组学的研究相继开展,并不断地揭示着结直肠癌是一种具有明显异质性的疾病,由多种表观遗传修饰所决定。在此基础上,以个体化治疗为母体,综合基因组测序技术及生物信息与大数据科学的精准医疗(precision medicine)应运而生。2015 年 1 月 20 日,美国总统奥巴马在国情咨文中提出"精准医学计划"。随着肿瘤生物学的发展及人类肿瘤基因检测成本的降低,我们将更快地走向精准医疗的时代。因此,MDT 的未来将是以基因为导向,能够准确进行预后预测,疗效预测,毒性反应预测的精准治疗体系。

第四节　肿瘤多学科综合治疗的未来

基因组学、蛋白组学、代谢组学、互联网和移动医疗等现代医疗技术平台,将不断推进并要求医学各专科、亚专科紧密互动协作,同时也为肿瘤 MDT 的发展指明了前进方向。

一、治疗模式的规范化

MDT 的发展在全国范围内仍然是不平衡的状态。未来的 MDT 团队中,在肿瘤的影像

学诊断、病理诊断和分期、治疗方案、康复建议、随访要求等方面必须符合《肿瘤综合治疗指南》的原则和要求，在国内形成规范的治疗体系。

二、治疗策略的精准化

互联网、大数据、二代测序技术的发展都在改变着传统医学模式，在全世界掀起一股精准医学的浪潮。随着我国精准医学计划的推进，精准医疗将作为一种全新的医学概念和模式，依据更为精确的个体生物学信息指导个体化治疗，并且在恶性肿瘤临床治疗中，日益显出极其重要的地位。

三、治疗形式的数字化

电子信息化将使 MDT 没有医院界限，没有国家界限。正在加速医学专家资源的整合。将 MDT 模块加入医院管理系统，将临床决策支持系统用于 MDT 的数字化趋势将进一步提高 MDT 的工作效率，为 MDT 的制度建设提供更高层面的支持。

（蔡三军　蔡国响）

主要参考文献

[1] Lamb BW, Taylor C, Lamb JN, et al. Facilitators and barriers to teamworking and patient centeredness in multidisciplinary cancer teams: findings of a national study. Ann Surg Oncol, 2013, 20 (5): 1408-1416.

[2] Lamb BW, Jalil RT, Sevdalis N, et al. Strategies to improve the efficiency and utility of multidisciplinary team meetings in urology cancer care: a survey study. BMC Health Serv Res, 2014, 14: 377.

[3] Cawich SO, Johnson PB, Shah S, et al. Overcoming obstacles to establish a multidisciplinary team approach to hepatobiliary diseases: a working model in a Caribbean setting. J Multidiscip Healthc, 2014, 7: 227-230.

[4] Ruhstaller T, Roe H, Thurlimann B, et al. The multidisciplinary meeting: An indispensable aid to communication between different specialities. Eur J Cancer, 2006, 42(15): 2459-62.

[5] Song P, Wu Q, Huang Y. Multidisciplinary team and team oncology medicine research and development in China. Biosci Trends, 2010, 4(4): 151-60.

[6] Hohenberger W, Weber K, Matzel K, et al. Standardized surgery for colonic cancer: complete mesocolic excision and central ligation-technical notes and outcome. Colorectal Dis, 2009, 11(4): 354-364; discussion 364-365.

[7] West NP, Hohenberger W, Weber K, et al. Complete mesocolic excision with central vascular ligation produces an oncologically superior specimen compared with standard surgery for carcinoma of the colon. J Clin Oncol, 2010, 28(2): 272-278.

[8] Pahlman L, Bohe M, Cedermark B, et al. The Swedish rectal cancer registry. Br J Surg, 2007, 94 (10): 1285-1292.

[9] West NP, Kobayashi H, Takahashi K, et al. Understanding optimal colonic cancer surgery:

comparison of Japanese D3 resection and European complete mesocolic excision with central vascular ligation. J Clin Oncol, 2012,30(15):1763-1769.

[10] Andre T, Boni C, Navarro M, et al. Improved overall survival with oxaliplatin, fluorouracil, and leucovorin as adjuvant treatment in stage II or III colon cancer in the MOSAIC trial. J Clin Oncol, 2009,27(19):3109-3116.

[11] Twelves C, Wong A, Nowacki MP, et al. Capecitabine as adjuvant treatment for stage III colon cancer. N Engl J Med, 2005,352(26):2696-2704.

[12] Haller DG, Catalano PJ, Macdonald JS, et al. Phase III study of fluorouracil, leucovorin, and levamisole in high-risk stage II and III colon cancer: final report of Intergroup 0089. J Clin Oncol, 2005,23(34):8671-8678.

[13] Biagi JJ, Raphael MJ, Mackillop WJ, et al. Association between time to initiation of adjuvant chemotherapy and survival in colorectal cancer: a systematic review and meta-analysis. Jama, 2011, 305(22):2335-2342.

[14] Gray R, Barnwell J, McConkey C, et al. Adjuvant chemotherapy versus observation in patients with colorectal cancer: a randomised study. Lancet, 2007,370(9604):2020-2029.

[15] Van Cutsem E, Cervantes A, Nordlinger B, et al. Metastatic colorectal cancer: ESMO Clinical Practice Guidelines for diagnosis, treatment and follow-up. Ann Oncol, 2014,25 (Suppl 3):iii1-9.

[16] Benson AB, Schrag D, Somerfield MR, et al. American Society of Clinical Oncology recommendations on adjuvant chemotherapy for stage II colon cancer. J Clin Oncol, 2004,22(16):3408-3419.

[17] Benson AB, Hamilton SR. Path toward prognostication and prediction: an evolving matrix. J Clin Oncol, 2011,29(35):4599-4601.

[18] Sargent DJ, Marsoni S, Monges G, et al. Defective mismatch repair as a predictive marker for lack of efficacy of fluorouracil-based adjuvant therapy in colon cancer. J Clin Oncol, 2010, 28 (20): 3219-3226.

[19] Lange MM, van de Velde CJ. Faecal and urinary incontinence after multimodality treatment of rectal cancer. PLoS Med, 2008,5(10):e202.

[20] Lange MM, Marijnen CA, Maas CP, et al. Risk factors for sexual dysfunction after rectal cancer treatment. Eur J Cancer, 2009,45(9):1578-1588.

[21] Glimelius B, Tiret E, Cervantes A, et al. Rectal cancer: ESMO Clinical Practice Guidelines for diagnosis, treatment and follow-up. Ann Oncol, 2013,24 (Suppl 6):vi81-88.

[22] Foxtrot Collaborative G. Feasibility of preoperative chemotherapy for locally advanced, operable colon cancer: the pilot phase of a randomised controlled trial. Lancet Oncol, 2012,13(11):1152-1160.

[23] Martin ST, Heneghan HM, Winter DC. Systematic review and meta-analysis of outcomes following pathological complete response to neoadjuvant chemoradiotherapy for rectal cancer. Br J Surg, 2012, 99(7):918-928.

[24] Stipa F, Chessin DB, Shia J, et al. A pathologic complete response of rectal cancer to preoperative combined-modality therapy results in improved oncological outcome compared with those who achieve no downstaging on the basis of preoperative endorectal ultrasonography. Ann Surg Oncol, 2006,13 (8):1047-1053.

[25] Zhang C, Tong J, Sun X, et al. 18F-FDG-PET evaluation of treatment response to neo-adjuvant therapy in patients with locally advanced rectal cancer: a meta-analysis. Int J Cancer, 2012,131(11): 2604-11.

[26] Maffione AM, Marzola MC, Capirci C, et al. Value of (18)F-FDG PET for Predicting Response to Neoadjuvant Therapy in Rectal Cancer: Systematic Review and Meta-Analysis. AJR Am J Roentgenol, 2015,204(6):1261-1268.

[27] Tulchinsky H, Shmueli E, Figer A, et al. An interval >7 weeks between neoadjuvant therapy and

surgery improves pathologic complete response and disease-free survival in patients with locally advanced rectal cancer. Ann Surg Oncol, 2008,15(10):2661 - 2667.

[28] Kalady MF, de Campos-Lobato LF, Stocchi L, et al. Predictive factors of pathologic complete response after neoadjuvant chemoradiation for rectal cancer. Ann Surg, 2009,250(4):582 - 589.

[29] Fernandez-Martos C, Pericay C, Aparicio J, et al. Phase II, randomized study of concomitant chemoradiotherapy followed by surgery and adjuvant capecitabine plus oxaliplatin (CAPOX) compared with induction CAPOX followed by concomitant chemoradiotherapy and surgery in magnetic resonance imaging-defined, locally advanced rectal cancer: Grupo cancer de recto 3 study. J Clin Oncol, 2010,28(5):859 - 865.

[30] Garcia-Aguilar J, Chow OS, Smith DD, et al. Effect of adding mFOLFOX6 after neoadjuvant chemoradiation in locally advanced rectal cancer: a multicentre, phase 2 trial. Lancet Oncol, 2015,16(8):957 - 966.

[31] Garcia-Aguilar J, Mellgren A, Sirivongs P, et al. Local excision of rectal cancer without adjuvant therapy: a word of caution. Ann Surg, 2000,231(3):345 - 351.

[32] Comparison of fluorouracil with additional levamisole, higher-dose folinic acid, or both, as adjuvant chemotherapy for colorectal cancer: a randomised trial. QUASAR Collaborative Group. Lancet, 2000,355(9215):1588 - 1596.

[33] Dawood O, Mahadevan A, Goodman KA. Stereotactic body radiation therapy for liver metastases. Eur J Cancer, 2009,45(17):2947 - 2959.

[34] Muratore A, Zorzi D, Bouzari H, et al. Asymptomatic colorectal cancer with un-resectable liver metastases: immediate colorectal resection or up-front systemic chemotherapy? Ann Surg Oncol, 2007,14(2):766 - 770.

[35] Aloia TA, Vauthey JN, Loyer EM, et al. Solitary colorectal liver metastasis: resection determines outcome. Arch Surg, 2006,141(5):460 - 466; discussion 466 - 467.

[36] Chua TC, Pelz JO, Kerscher A, et al. Critical analysis of 33 patients with peritoneal carcinomatosis secondary to colorectal and appendiceal signet ring cell carcinoma. Ann Surg Oncol, 2009,16(10):2765 - 2770.

[37] Elias D, Gilly F, Boutitie F, et al. Peritoneal colorectal carcinomatosis treated with surgery and perioperative intraperitoneal chemotherapy: retrospective analysis of 523 patients from a multicentric French study. J Clin Oncol, 2010,28(1):63 - 68.

[38] Esquivel J, Sticca R, Sugarbaker P, et al. Cytoreductive surgery and hyperthermic intraperitoneal chemotherapy in the management of peritoneal surface malignancies of colonic origin: a consensus statement. Society of Surgical Oncology. Ann Surg Oncol, 2007,14(1):128 - 133.

[39] Ayez N, Burger JW, van der Pool AE, et al. Long-term results of the "liver first" approach in patients with locally advanced rectal cancer and synchronous liver metastases. Dis Colon Rectum, 2013,56(3):281 - 287.

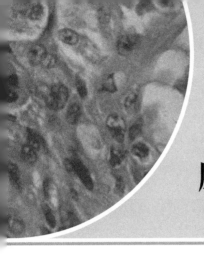

第六章 肿瘤患者的麻醉

现代麻醉学虽然只有100多年历史,但是随着现代医学的发展,也得到了迅猛发展,目前已发展成一门研究临床麻醉、危重病医学、生命急救、疼痛机制与治疗的学科。其概念不仅包括临床麻醉、疼痛诊治、生命复苏,而且也涉及整个围手术期的管理与治疗。麻醉科和外科的关系可谓共存共荣、紧密协作。麻醉学科的发展和壮大,在一定程度上也推动了外科学的发展,使得病情较重或者高龄患者施行复杂、重大手术成为可能,麻醉也已成为肿瘤患者多学科综合治疗的重要组成部分。对肿瘤患者进行麻醉管理时,麻醉医师不仅需要监测手术麻醉时患者重要生理功能的变化,为手术提供良好条件,为其安全度过手术提供保障,更要调控并维持患者机体内环境的稳态,保护免疫功能,从而减少围手术期死亡率,改善患者长期预后。

第一节 肿瘤患者的术前评估与准备

患者的术前病理生理状态、手术创伤、麻醉药物和麻醉方法都可影响患者围手术期生理状态的稳定,使机体生理潜能承受巨大负担。为减轻这种负担、提高手术麻醉安全性,麻醉医师需要在手术麻醉前对患者全身情况和重要器官生理功能做出充分估计,并尽可能加以维护和纠正。肿瘤患者的术前评估非常复杂。虽然在一定程度上,肿瘤患者与非肿瘤患者的评估比较相似,但肿瘤对患者直接和间接的作用及术前肿瘤治疗的副作用都可以影响肿瘤患者的术前评估和管理。肿瘤患者的术前评估除了常规评估的内容以外,还应包括患者术前营养状态、功能状态和症状控制情况,肿瘤患者手术的时机和手术目的也会影响术前评估。尽管肿瘤手术很少是急诊手术,但绝大多数肿瘤手术都是限期手术,因此术前准备时间都有一定限度,应在这一限期内尽可能做到充分准备。

一、ASA 分级

1941年,Meyer Saklad等首先提出根据患者全身健康情况与疾病严重程度,对患者术前情况进行7级评估分级。1963年,Robert Dripps对上述评估分级加以修订为5级,并被美国麻醉医师协会(ASA)引用,故定名为"ASA体格情况分级"(American Society of Anaesthesiologists Physical Status Classification)。1980年,ASA评分再度更新,将脑死亡患者的器官捐赠者列为ASA第6级。ASA分级是目前最常用的术前风险评估方法(表

6-1)。ASA Ⅰ、Ⅱ级患者麻醉和手术耐受力良好,麻醉经过平稳;Ⅲ级患者麻醉有一定危险,麻醉前准备要充分,对麻醉期间可能发生的并发症要采取有效措施,积极预防;Ⅳ级患者麻醉危险性极大,即使术前准备充分,同手术期死亡率仍很高;Ⅴ级为濒死患者,麻醉和手术都异常危险,不宜行择期手术。

表6-1　ASA分级(更新于2014年10月)

分级	定义	举例(包含但不限于以下内容)	围手术期死亡率
ASA Ⅰ	正常健康患者	健康、不吸烟、不饮酒或少量饮酒	0.06%~0.08%
ASA Ⅱ	合并轻微系统疾病	轻微的系统性疾病,没有实质性器官功能限制。例如,现吸烟者、社交饮酒者、孕妇、肥胖(30<BMI<40)、糖尿病/高血压控制良好、轻度肺部疾病患者	0.27%~0.40%
ASA Ⅲ	合并严重系统性疾病	实质性器官功能受限;合并一种或多种中至重度疾病。例如,糖尿病/高血压控制较差、COPD、病态肥胖(BMI≥40)、活动性肝炎、酒精依赖或酗酒、心脏起搏器植入后、心脏射血分数中度下降、终末期肾病进行定期规律透析、早产儿孕龄<60周、心肌梗死、脑血管意外、短暂性脑缺血发作病史或冠状动脉疾病/冠脉支架植入(发病至今超过3个月)	1.82%~4.30%
ASA Ⅳ	合并严重系统性疾病,危及生命安全	例如,近3个月内发生过心肌梗死、脑血管意外、短暂性脑缺血发作或冠状动脉疾病/冠脉支架植入,合并心肌缺血或严重心脏瓣膜功能异常、心脏射血分数重度下降、脓毒症、DIC、ARD或终末期肾病未接受规律透析	7.80%~23.0%
ASA Ⅴ	濒死患者,如不进行手术则无生存可能	例如,胸/腹主动脉瘤破裂、严重创伤、颅内出血合并占位效应、缺血性肠病面临严重心脏病理改变或多器官/系统功能障碍	9.40%~50.7%
ASA Ⅵ	已宣布脑死亡的患者,准备作为工体对其气管进行取出移植		

注:分级中加上"E"代表急诊手术

ASA分级是在手术前对患者全身状态的评估,对临床工作有一定的指导作用,但ASA分级并未包含对困难气道、药物过敏等潜在影响患者围手术期安全问题的评估,也无法完全预测患者手术风险大小。我们在临床实践过程中,还要从患者的基础疾病、手术方式、麻醉管理等多方面来评估风险并制定应对措施。

二、心功能评估

麻醉医生在术前需要通过整合患者病史、体格检查和术前检查等资料来初步评估围手术期心脏风险。2014年,美国心脏病学会(ACC)联合美国心脏协会(AHA)发布的《非心脏手术患者围手术期心血管评估和管理指南》强调,术前评估时,需要综合评估患者心脏并发症的情况、患者的运动能力及手术本身的风险。针对肿瘤患者术前评估,还需要关注以下几点。

(一) 心包疾病

肿瘤患者存在原发性和继发性心包疾病的风险。当大量心包积液迅速集聚,即使积液仅为 100～200 ml,引起心包内压力超过 20～30 mmHg 时,即可出现急性心包压塞症,表现为心动过速、心输出量下降、发绀、呼吸困难,甚至休克。慢性起病即使心包积液量大于 1 000 ml 仍可能没有明确的心包积液征象,表现为静脉压显著升高,颈静脉怒张并伴有肝大、腹水和下肢水肿,肿瘤患者多为此种类型。

蒽环类、环磷酰胺、阿糖胞苷及博来霉素等药物可引起急性心包炎,但临床上少见。纵隔部位的放射治疗也可引起缩窄性心包炎或心包积液和(或)心包填塞;放疗后迟发性心包疾病常在放疗后 0.5～15 年内出现,多数自愈;约 20% 接受大剂量放疗患者可发生缩窄性心包炎。

如果体检发现心包填塞可能的证据(如低血压、颈静脉怒张、脉压差缩小、心音遥远或过度的呼吸性血压波动)、心电图或影像学检查提示显著的心包积液,则应进行超声心动图检查。在术前可能的情况下,需对心包填塞和缩窄性心包炎进行治疗,对于无症状的恶性心包积液患者,在围手术期内需要仔细监测心包填塞的进程。

(二) 冠心病

肿瘤患者术前放疗区域在心脏周围时,可导致患者出现早期冠心病症状;心脏部位的放疗也与心脏传导系统异常有关。因此,对于通常不会怀疑存在冠心病风险的年轻患者,如果其具有胸部肿瘤放疗史,则术前评估时,需对其进行冠心病相关评估并行术前心电图检查。

放射治疗可引发心脏瓣膜疾病,包括主动脉根部、主动脉瓣膜、二尖瓣环及二尖瓣叶的基底部和中部的纤维化和钙化,因此心脏部位听诊是术前体格检查的重要组成部分。对此类患者不需要预防使用抗生素,超声心动图检查可以作为诊断及随访监测此类患者的手段。

(三) 抗肿瘤药物的心脏毒性

2016 年,在欧洲心脏病学会年会上发布了《2016 ESC 立场声明:癌症治疗与心血管毒性》。该声明从抗肿瘤药物引起心脏毒性的病理生理、预防、治疗做了详细总结,并给出了科学建议。

常见的可引起心脏毒性的抗肿瘤药物有细胞毒化疗药物(蒽环类、紫杉类及氟尿嘧啶类等)、分子靶向药物(如曲妥珠单抗和贝伐珠单抗)等。联合化疗或化疗加靶向治疗可以增强抗肿瘤疗效,但是往往也会加重心脏毒性。蒽环类药物包括多柔比星、表柔比星、柔红霉素和阿克拉霉素等。目前,在临床上广泛应用于急性白血病、淋巴瘤、乳腺癌、胃癌、软组织肉瘤和卵巢癌等多种恶性肿瘤,以蒽环类药物为基础的联合治疗通常是一线治疗的标准方案。化疗药物尤其是蒽环类化疗药物具有明显的心脏毒性,其导致的心脏毒性往往呈进展性和不可逆性。多数患者在蒽环类药物给药后可较快地发生心肌损伤,且随着时间的延长愈加明显。在给予蒽环类药物的数年后,超过 50% 的患者可发生左心室组织和功能亚临床心脏超声变化,如后负荷的增加或收缩能力的下降。蒽环类药物的慢性和迟发性心脏毒性与其累积剂量呈正相关。

心电图异常如窦性心动过速、房性早搏或室性早搏、非特异性 ST 段和 T 波改变等可能是心脏毒性的早期迹象。心电图和心肌酶谱检测为目前临床常规检测项目,但缺乏特异性。

左室射血分数(LVEF)和短轴缩短分数(FS)是常用的监测方法,可以区分危险人群,对预防心衰有重要意义。此类患者的围手术期处理与其他需要手术的心衰患者相似。

三、肿瘤对心脏、大血管和气道的压迫作用

毗邻中心气道的肿瘤有阻塞气道的风险,如患者术前出现喘鸣或其他上呼吸道梗阻的症状,术前评估时需要行喉镜检查。前纵隔和中纵隔的肿块可以压迫下气道、心脏和大血管,在全身麻醉的各个阶段,这都可能会导致危及生命的气道阻塞和心脏骤停。因此,前、中纵隔肿瘤患者术前评估时应进行呼吸道症状的评估,包括喘鸣、呼吸困难和端坐呼吸,并检查是否存在颜面部水肿及头颈部和胸部静脉怒张。胸部CT、MRI和超声心动图检查有助于明确是否存在心脏、大血管和气道的压迫。

对此类患者,需要在术前制定特殊的麻醉计划和预防措施:对于肿瘤从外侧压迫气道的患者,可考虑行清醒纤支镜引导插管;对于怀疑存在纤支镜插管困难的患者(如气道内血供丰富的巨大肿瘤),可考虑术前行气管切开术;麻醉诱导后,如出现心血管压迫症状,可以及时调整患者至侧卧位或坐位等特殊体位,风险较大的患者,术前需准备体外循环设备;如为了对引起压迫的纵隔肿瘤进行病理诊断,需要行淋巴结活检、胸膜或痰液细胞学检查,则应考虑在局麻下进行;而上腔静脉综合征患者如需行支气管镜和胸腔镜检查等侵入性操作,则可以在全身麻醉下进行。

四、肺功能评估

与术前心功能评估不同,目前还缺乏较权威的肿瘤患者术前肺功能评估指南。术前评估时,需综合考虑患者身体状况及既往病史。

(一)术前危险因素

术前危险因素主要包括以下9个方面:①年龄>65岁;②吸烟指数大于400年支患者;③气管定植菌发生率显著增高的患者,多见于高龄(≥70岁)、吸烟史(≥800年支)或重度慢性阻塞性肺疾病(COPD)患者;④哮喘或气道高反应性(airway high response,AHR);⑤肺功能检查,第1秒用力呼气容积(FEV_1)<1.0 L和1秒率(FEV_1%)为50%~60%,或年龄>75岁和一氧化碳弥散量(DLCO)为50%~60%;⑥体重指数(BMI)≥28 kg/m^2;⑦合并呼吸系统疾病,如哮喘、COPD、结核、肺间质纤维化等;⑧接受过放疗和(或)化疗,或长期应用激素及既往有胸部手术史及外伤史等;⑨存在各种原因引起的营养不良、贫血等,代谢性疾病如糖尿病,心、肝、肾等其他器官功能不全。

对有术前危险因素的患者,除常规行胸部X线检查外,还应行动脉血气检查,以便了解酸碱平衡及氧合状况等。动脉血氧分压(PaO_2)<60 mmHg和二氧化碳分压($PaCO_2$)>45 mmHg的患者,围手术期肺部并发症的发生率会增高。术前鼓励患者做呼吸训练,可以减少肺部并发症的发生。急性呼吸系统感染者,择期手术应推迟至治愈后1~2周;如为急诊手术,需使用抗生素治疗。

(二)抗肿瘤治疗相关性肺损伤

抗肿瘤药物相关肺毒性是由抗肿瘤药物引起的气管、支气管、肺泡等肺部损伤的一组疾病,主要累及肺间质,表现为肺部炎症表现、过敏性反应、血管渗透性反应及肺血管疾病(肺栓塞、肺动脉高压),病情变化快,可短期进展至呼吸衰竭或急性呼吸窘迫综合征,也可缓慢

进展合并肺纤维化而影响肺功能。化疗和放疗都可以引起肺损伤,两者联合使用时可进一步加重肺损伤。胸部肿瘤在接受放疗的同时,周边正常的肺组织在受到超过其引发生物效应的阈值的放射剂量时会产生不同程度的损伤,表现为急性放射性肺炎和放射性肺纤维化。急性放射性肺炎大多发生在放疗后 1~3 个月,放射性肺纤维化多发生在放疗后 3~6 个月。

治疗相关性肺损伤的临床表现和影像学表现均无特异性。对于术前接受胸部放疗或化疗的患者,应该仔细询问病史、进行体检并行胸部影像学检查。对某些体征和检查结果异常的患者,可进一步行肺功能和动脉血气检查。对此类患者加强围手术期管理可以减少术后肺部并发症的发生。

五、内分泌功能评估

(一)肾上腺功能减退

肾上腺功能减退常见于长期使用糖皮质激素治疗的肿瘤患者。因为外源性糖皮质激素会抑制肾上腺,从而使应激或手术引起的正常高分泌现象被削弱,因此有风险的患者需要"皮质激素覆盖"。一般可以根据患者接受糖皮质激素治疗的药量和治疗时间来估计术前应当给予的"应激剂量"。对经常使用皮质激素治疗的患者,应询问其用药剂量和最后一次用药时间。如患者术前服用泼尼松超过 20 mg/d,时间超过 3 周,或者具有库欣综合征的表现,则应当认为存在下丘脑-垂体-肾上腺(HPA)轴抑制及肾上腺功能减退。术前需要做心电图,检查电解质和血糖水平。对于围手术期出现低血压且对液体治疗反应不佳的患者,需要考虑存在肾上腺功能减退的可能。

(二)嗜铬细胞瘤

嗜铬细胞瘤按所在部位可以分为两大类,即肾上腺髓质嗜铬细胞瘤及肾上腺外嗜铬细胞瘤(或副神经节瘤)。其手术风险主要取决于围手术期的处理是否得当,未诊断及没有充分术前准备的嗜铬细胞瘤手术死亡率可高达 30%~50%。多数患者存在阵发性头痛、大汗和高血压(三联征),麻醉前根据病史、临床症状、辅助检查(如心电图,尿中儿茶酚胺及其代谢产物测定,超声、CT 等检查),可以对病情做出比较正确的估计。

术前准备常用治疗药物包括 α 肾上腺素能受体阻滞剂,如酚苄明(用量为 60~200 mg/d)。对有持续性心律失常或心动过速的患者可以加用 β 受体阻滞剂,如普萘洛尔,但应与 α 肾上腺素能受体阻滞剂并用,而不主张单独使用,以免导致血管收缩与高血压危象。推荐术前药物准备至少 10~14 d。以下几点提示术前药物准备充分:①血压稳定在 120/80 mmHg;②无阵发性高血压、心悸、多汗等症状;③体重呈增加趋势,血细胞比容<45%;④轻度鼻塞、四肢有温暖感等,表明微循环灌注良好。

六、血液系统功能评估

(一)高凝状态

肿瘤患者,尤其是胃癌、胰腺癌、原发性脑肿瘤患者和中晚期肿瘤患者,多伴有血液高凝状态,从而导致其发生静脉血栓栓塞(venous thromboembolism,VTE)风险增高。Khorana 风险评分模型综合了最重要的临床危险因素和生物标志物,把肿瘤患者的 VTE 风险分为高、中、低 3 个等级(表 6-2)。Khorana 评分高的患者 VTE 的发生率为 7.1%~41%。对于这些患者应该进行常规预防治疗。目前临床常用的抗凝药物有普通肝素(UFH)、低分子肝素(LMWHs)和华法林。

表 6-2 肿瘤相关 VTE 的 Khorana 预测模型

患者特点		评分
肿瘤部位	极高风险(胃、胰腺)	2
	高风险(肺、淋巴瘤、妇科肿瘤、膀胱、睾丸)	1
化疗前血小板计数≥350×10^9/L		1
血红蛋白<100 g/L,或使用促红细胞生成素		1
化疗前白细胞>11×10^9/L		1
体重指数≥35 kg/m²		1

注:高风险评分≥3;中风险评分=1~2;低风险评分=0

(二)凝血功能障碍

常规凝血功能检查的阳性率低,因此仔细询问病史和查体非常重要。应注意患者及其家族成员有无出血和血栓栓塞史,患者是否曾输血,有无出血倾向表现,是否易出现皮下瘀斑、鼻出血或牙龈出血等,是否服用阿司匹林、非类固醇消炎药或降血脂药(可能导致维生素 K 缺乏),是否因其他疾病(如血栓性疾病、心脏机械瓣膜换瓣术后等)服用华法林等抗凝治疗。服用阿司匹林者应于术前 7 d 停用,术前 2~3 d 停用非类固醇消炎药,术前 10 d 停用抗血小板药(如噻氯匹定和氯吡格雷)。如果临床确定有凝血功能障碍,择期手术前应作相应处理。当血小板计数<50×10^9/L,建议输注血小板,应保持血小板达 75×10^9/L;因脾大和免疫功能障碍引起的血小板破坏,输注血小板效果不佳,不建议常规预防性输注血小板。对于需要抗凝治疗的患者,需权衡术中出血和术后血栓形成的利与弊。如果有条件,术中采用血栓弹力血流图(TEG)进行血小板功能监测指导出凝血管理,术后应尽早恢复抗血小板治疗。

七、营养状态评估

肿瘤患者术前常伴随营养不良的症状,恶性肿瘤患者的营养不良发生率高达 40%~80%,其程度与肿瘤类型、部位、大小、分期等有关,有 31%~87%的恶性肿瘤患者在确诊之前已经出现体重下降。肿瘤患者营养不良的原因包括肿瘤的局部作用、肿瘤导致代谢改变、术前抗肿瘤治疗的不良反应及患者负性情绪增加等。营养不良不仅损害机体组织、器官的生理功能,降低机体的免疫功能,减弱机体对应激反应的抵抗能力,还会增加手术后的并发症和死亡率。欧洲营养与代谢协会建议采用以下指标判断患者是否存在重度营养风险:①6 个月内体重下降 10%~15%或更多;②患者进食量低于推荐摄入量的 60%,持续>10 d;③BMI<18.5 kg/m²;④清蛋白<30 g/L(无肝、肾功能不全)。

对于中、重度营养不良(不足)的大手术患者,术前 10~14 d 的营养治疗能降低手术并发症的发生率,如营养状况极差或伴有多脏器功能障碍,营养支持时间需要更长。与肠外营养相比,肠内营养更符合生理、有利于维持肠道黏膜细胞结构与功能完整性、并发症少且价格低廉。因此,只要患者存在部分胃肠道消化吸收功能,应尽可能首先考虑肠内营养。

八、疼痛评估

疼痛是肿瘤患者常见的伴随症状。初诊患者疼痛发生率约为25%,晚期患者的疼痛发生率为60%~80%,其中1/3的患者为重度疼痛。术前疼痛评估包括:询问患者的疼痛病史、体格检查和疼痛治疗情况。一些患者术前可能已经接受了包括药物治疗和神经阻滞在内的疼痛治疗。术前接受阿片类镇痛药的患者,对镇痛药具有一定程度的耐受性,术后镇痛时需要增加镇痛药物的剂量,术前接受长效型阿片类药物的患者可能需要在围手术期转换为短效镇痛药物。

九、术前禁食时间

患者在接受全身麻醉或深度镇静时,保护性的呛咳及吞咽反射会减弱或消失。对于择期手术患者,术前恰当的禁食和禁水时间,可以充分保障患者围麻醉期的安全性。但是,不适当的禁食禁水时间,又可能增加患者口渴、饥饿等不适感,甚至是低血糖或脱水。2017年,美国麻醉医师学会(ASA)发布了《健康患者择期手术前禁食及降低误吸风险的药物使用实践指南》,规定了不同类型的液体、固体食物,手术麻醉前建议的最短禁食时间(表6-3)。对于影响胃内容物排空的患者,本指南可能不适用或需调整,如孕妇、肥胖、糖尿病、食管裂孔疝、胃食管反流病、肠梗阻、急诊手术或胃肠外营养患者,也不适用于用于困难气道患者。2016年,《中国加速康复外科围手术期管理专家共识》中也建议,无胃肠道动力障碍患者术前6h禁食固体饮食,术前2h禁食清流质。若患者无糖尿病史,推荐手术2h前饮用400 ml含12.5%碳水化合物的饮料,可减缓饥饿、口渴、焦虑情绪,降低术后胰岛素抵抗和高血糖的发生率。

表6-3 手术麻醉前建议禁食时间

食物种类	最短禁食时间(h)	食物种类	最短禁食时间(h)
清饮料	2	牛奶等液体乳制品	6
母乳	4	淀粉类固体食物	6
婴儿配方奶粉	6	油炸、脂肪及肉类食物	可能需更长时间,一般应≥8

第二节 围手术期因素与肿瘤免疫

围手术期是包含手术前、手术中及手术后的一段时间,其时间跨度从外科医生与患者决定手术治疗的当天开始,到患者术后出院第30 d。围手术期是肿瘤转移复发的易感窗口,肿瘤患者在围手术期的抗肿瘤免疫功能水平与术后感染及肿瘤的转移复发密切相关,可以影响肿瘤患者的短期和长期预后。肿瘤患者由于营养不良、精神压力、放疗、化疗和疾病本身原因,术前就可能处于免疫抑制状态,围手术期多种因素包括手术应激、麻醉因素、输血、低氧低灌注和低体温等都会参与免疫系统的调节。

一、肿瘤免疫

机体免疫系统可以影响肿瘤发生、发展的猜测由来已久。Burnet 在 1970 年提出了"免疫监视"(immunological surveillance)学说,认为机体免疫系统能识别并清除突变细胞,使突变细胞在未形成肿瘤之前即被清除,从而防止肿瘤的发生。Dunn 等人在 2002 年提出了"肿瘤免疫编辑"(cancer immunoediting)学说,修正了免疫监视学说,其认为在肿瘤发生、发展的过程中,免疫系统具有双重作用,它既可以对清除肿瘤细胞,抑制肿瘤生长,又可以通过对肿瘤细胞的塑形作用,选择适应宿主免疫活性的肿瘤细胞。肿瘤细胞在体内的发生、发展取决于其与免疫系统间的相互作用。

机体的免疫机制十分复杂,涉及多种免疫成分,包括体液免疫和细胞免疫,抗肿瘤免疫以细胞免疫为主。NK 细胞不须预先致敏就可以杀死病毒感染的细胞或者肿瘤细胞,NK 细胞还可以产生多种细胞因子调节免疫应答。树突状细胞(DC)是专职的抗原提呈细胞,负责对抗原进行加工处理后提呈给 T 细胞,诱导 T 细胞的活化和增殖,激发有效的免疫应答。T 细胞是目前认为唯一能够特异性杀伤肿瘤细胞的细胞,肿瘤抗原特异性 T 细胞一直是肿瘤治疗的重要目标,在细胞免疫中居中心地位。细胞免疫中,NK 细胞、1 型 $CD4^+$ 辅助性 T 细胞(Th1 细胞)、$CD8^+$ 细胞毒性 T 细胞(CTL)是抗肿瘤免疫的主力军;而 2 型 $CD4^+$ 辅助性 T 细胞(Th2 细胞)、肿瘤相关巨噬细胞(TAM)、髓源抑制细胞(MDSC),$CD4^+$ 调节性 T 细胞(Treg 细胞)则通过对细胞免疫的抑制作用,促进肿瘤的发生和发展。此外,促炎性细胞因子如 IL-6、TNF-α 等,能激活肿瘤细胞内的信号转导和转录因子 3(STAT3)减少肿瘤细胞凋亡,促进肿瘤细胞增殖。环氧合酶(COX)通路的产物前列腺素 E_2(PGE$_2$)能加速肿瘤生长,使肿瘤细胞分泌血管内皮生长因子(VEGF)增加;同时抑制巨噬细胞、中性粒细胞、Th1 细胞和 NK 细胞功能,加强 Treg 细胞功能,而不利于抗肿瘤免疫。

二、手术对肿瘤免疫的影响

对实体肿瘤而言,手术是早、中期患者治疗的主要手段。但许多患者术后出现转移与复发,成为目前临床治疗的难题和导致肿瘤患者死亡的主要原因。这除了与肿瘤类型和临床分期相关外,手术本身也会促进肿瘤的生长和转移。手术促进肿瘤转移有多种途径。首先,在手术切除实体肿瘤后,在阴性切缘及基质中仍然存在的微小转移称为微小残留病变(minimal residual disease,MRD)。虽然目前无瘤手术方法已成为临床实践中常规,但仍无法完全避免手术操作本身因处理瘤体所造成对肿瘤的破坏,促使 MRD 进入淋巴系统、循环系统等,进而导致远处播散。第二,手术可以损伤脉管系统和腹膜,这会导致一些黏附分子表达上调,播散的肿瘤细胞可以更容易地黏附在腹腔和肝血窦中。第三,围手术期循环中血管生成素和生长因子的增加,也可以刺激肿瘤细胞的生长并抑制肿瘤细胞的凋亡。第四,手术患者本身免疫功能受到抑制,手术创伤可刺激交感神经系统和 HPA 轴,进一步引起全身性的内分泌、代谢和免疫应答紊乱,促进前列腺素、儿茶酚胺和皮质醇等激素的释放,抑制肿瘤患者的免疫功能,使得播散的肿瘤细胞不能被有效地清除,从而促使术后复发、转移的发生。手术应激被认为是围手术期免疫抑制的主要因素,这一免疫功能的抑制开始于手术后几小时,持续数天,并且与手术创伤的程度成正比(图 6-1)。

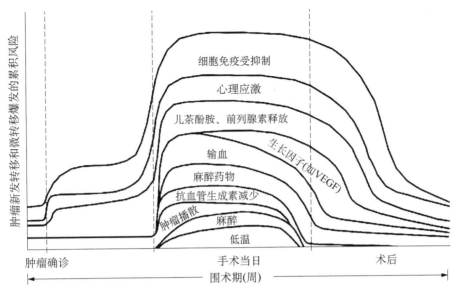

图 6-1 围手术期应激与肿瘤新发转移风险

三、麻醉对肿瘤免疫的影响

除手术应激之外，麻醉、镇痛方式和麻醉药物也可以通过影响抗肿瘤免疫功能，进而对肿瘤患者术后转移复发产生影响。

（一）麻醉、镇痛方式对肿瘤免疫及预后的影响

包括脊麻、硬膜外麻醉和神经阻滞在内的区域阻滞麻醉是否可以改善肿瘤手术患者的预后，一直以来就存在争议。一些回溯性研究和荟萃分析发现，与单纯全麻相比，全麻联合区域阻滞可以减少术后肿瘤的转移复发，但也有一些研究结论与之相反。这说明麻醉方式对术后转移复发的影响及机制远比人们想象的复杂。目前，正在进行一些前瞻性、多中心临床研究（NCT00684229，NCT00418457，NCT01179308），有望明确麻醉与镇痛方式对肿瘤预后的影响。

在围手术期，手术应激通过刺激交感神经系统和 HPA 轴，引起儿茶酚胺、前列腺素和皮质醇等的释放增加，使得 NK 细胞、Th1 细胞和 CTL 细胞的数量减少并抑制其活性，并抑制 IL-12、IFN-γ 等 Th1 型细胞因子的分泌。而目前认为单纯全麻不能完全抑制手术应激反应，这可能是由于单纯全麻只能抑制大脑皮质、边缘系统和下丘脑等向大脑皮质的投射系统，而不能有效阻断手术区域伤害性刺激向中枢传导。而全麻复合区域麻醉时，由于区域麻醉不仅可以阻滞交感肾上腺髓质的传出冲动，使肾上腺素和去甲肾上腺素的分泌减少，还可以抑制伤害性刺激导致的 HPA 兴奋，进而保护抗肿瘤免疫功能。此外，区域麻醉复合全麻在保证麻醉深度的前提下，可以减少全麻药物尤其是阿片类药物的用量，这可以减少由于全麻药物引起的免疫抑制作用，肿瘤手术患者可能会因此受益。

（二）麻醉药物对肿瘤免疫的影响

1. 镇痛药物

（1）阿片类药物：阿片类药物具有强而有效的镇痛作用，是围手术期使用的主要镇痛药物，也是治疗疼痛的基础药物。阿片受体既存在于中枢神经系统，又存在于免疫细胞上，阿

片类药物可以通过与免疫细胞上的μ阿片受体结合,来发挥免疫调节作用。吗啡能抑制CTL细胞和NK细胞活性,促进T细胞凋亡,减少T细胞分泌IL-2和IFN-γ,增加IL-4,促进Th2型细胞分化,抑制机体免疫,其作用呈剂量依赖性。此外,阿片类药物还能激动中枢的μ阿片受体,激活HPA轴,引起儿茶酚胺释放增加,间接抑制免疫功能。

(2) 曲马多:曲马多既是一种μ阿片受体激动剂,也是5-羟色胺和去甲肾上腺素再摄取抑制剂。与吗啡相反,动物实验结果显示,曲马多能增强NK细胞活性,促进淋巴细胞增殖,随着应用剂量的增加,曲马多也不会造成外周多形核细胞和单核细胞的吞噬作用变化。

(3) 非类固醇消炎药(NSAIDs):NSAIDs包括阿司匹林、吲哚美辛、布洛芬、乐松、美洛昔康,以及对胃肠道刺激较小的选择性环氧合酶亚型(COX-2)抑制剂塞来昔布、依托考昔等。这些药物可以抑制PGE_2的合成达到重新唤醒免疫系统的效果,抑制COX有利于抗瘤免疫。相当多的证据也已证实,阿司匹林及其他NSAIDs的应用可以降低结直肠癌、胰腺癌和乳腺癌的进展和术后复发风险,然而这一联系背后的机制还未完全阐明。

2. 麻醉诱导、维持药物

(1) 吸入麻醉药:目前普遍认为吸入麻醉药可以抑制NK细胞和T细胞免疫功能,其效应呈剂量和时间依赖性。体外实验表明,吸入麻醉药不仅可以破坏人外周血淋巴细胞的DNA,还可以上调低氧诱导因子(HIFs)的表达。HIFs的表达上调会刺激Treg细胞的分化和增殖,通过增加IL-10表达,抑制NK细胞和CTL细胞的作用,与肿瘤的恶性进程有关。

(2) 丙泊酚:临床剂量的丙泊酚对NK细胞和淋巴细胞的影响较小。已有的研究表明,全凭静脉麻醉不会造成患者白细胞DNA的损伤。丙泊酚还可通过对COX-2活性的抑制可减少PGE_2的分泌,进一步减轻免疫抑制。此外,丙泊酚可以抑制肿瘤细胞增殖,促进其凋亡,并能抑制基质金属蛋白酶(matrix metalloproteinases, MMPs)减少肿瘤转移。因此,就现有证据而言,丙泊酚是肿瘤患者手术的理想麻醉诱导和维持药物。

(3) 苯二氮䓬类药物:苯二氮䓬类药物能激动中枢γ-GABA受体,产生抗焦虑和镇静作用,其对肿瘤患者的影响存在争议。一方面,咪达唑仑可通过抑制STAT3的活化抑制IL-6的释放,影响中性粒细胞的黏附及迁移,抑制免疫系统功能;另一方面,可以通过抑制活性氧生成,激活细胞凋亡的线粒体途径,抑制肿瘤细胞生长。

(4) 氯胺酮:氯胺酮是目前已知的具有明显镇痛效应的诱导药物,有关其对免疫系统的作用,研究证据的指向性并不一致。目前认为,氯胺酮可以抑制炎性细胞因子产生和炎症细胞内iNOS活性,增加细胞内cAMP水平,抑制中性粒细胞(PMN)表面黏附分子表达及PMN效应作用。

3. 围手术期其他药物

(1) α受体激动剂:右旋美托咪定是一种新型高选择性α2受体激动剂,主要作用于中枢和周围神经系统,其可以抑制交感神经活性,降低血中肾上腺素、去甲肾上腺素浓度,减少炎症介质的产生。可减轻术中机体应激反应及炎症反应,保持Th1/Th2比值平衡,从而发挥免疫调节作用,改善患者免疫功能。

(2) β受体阻滞剂:β受体阻滞剂可减轻交感神经系统的激活程度,对抗应激反应时交感神经过度兴奋,拮抗肾上腺素的作用;还可以一定程度上下调炎症介质表达,并减少人体肿瘤细胞VEGF的分泌,改善肿瘤术后生存率。

(三)围手术期其他因素对肿瘤免疫的影响

1. **输血** 目前已有超过 200 项研究表明接受围手术期同种异体输血(allogeneic blood transfusion, ABT)的患者术后感染及肿瘤转移复发比例较高。ABT 具有独特的免疫调节作用,称为输血相关性免疫调节(transfusion-related immunomodulation, TRIM)。引起 TRIM 的主要成分存在于白细胞及白细胞的分解产物和血浆中。围手术期异体输血引起的输血相关免疫调节(TRIM)可能是术后肿瘤复发的重要原因。异体输血可以降低树突状细胞成熟和抗原提呈能力、抑制 NK 细胞和 CTL 细胞活性、诱导 Treg 细胞形成、抑制 IL-2 的产生、促进前列腺素释放,多项研究表明,围手术期红细胞输注可使术后感染率升高,并增加肿瘤术后转移和复发的发生率,这一作用在大量输血时会更加显著。

相对同种异体输血来说,自体血回输是否对肿瘤的复发有影响,目前尚不清楚。肿瘤手术血液回收技术是否会造成肿瘤细胞的再输入一直是人们担心的理由。虽然一项研究提示肿瘤患者的自体血经过过滤后并未检测到肿瘤细胞的标志物。但目前尚缺乏围手术期自体血回输能改善肿瘤患者术后复发的明确结论。

2. **低体温** 在接受外科手术的患者中 47%~73% 会出现低体温,即中心体温低于 36℃。手术患者在麻醉状态下,由于血管扩张和正常自主体温调节反应钝化,导致身体热量由外周部位至核心部位的再分布,此外手术室内温度较低、患者身体在术前准备和手术操作期间大面积暴露、输注冷的液体或手术野冲洗液体等因素也会增加术后低体温的发生。术中低体温可导致一系列不良后果,如术后伤口感染率增加,机体凝血功能下降,术中失血量增加,术中、术后心血管并发症发生率增加,术后寒战增加机体氧耗、术后镇痛效果降低等,延缓患者的术后恢复。同时围手术期低体温对免疫系统的影响较大,可以影响淋巴细胞迁移、中性粒细胞的吞噬作用、抑制 NK 细胞的活性及减少细胞因子和抗体的生成,并导致机体强烈的应激反应。

第三节 肿瘤患者的术中管理

麻醉方案的制订应最好地适应患者的基础生理及心理状态,近年来,麻醉对肿瘤患者预后的影响日益受重视。围手术期麻醉管理的不同,对肿瘤微转移的影响也不同,它可通过干扰机体免疫系统和肿瘤微转移发展过程而影响(促进或/和抑制)肿瘤的微转移。在临床麻醉中,充分考虑围手术期因素对肿瘤微转移和肿瘤免疫的作用,制订个体化的精准麻醉方案和癌痛镇痛方案,将有助于保护患者抗肿瘤免疫功能,减少术后转移复发,提高恶性肿瘤患者的生存率。

一、肿瘤患者的术中监测

常规监测应该包括心电图(ECG)、心率/心律、无创血压/连续无创动脉血压/有创动脉血压、脉搏血氧饱和度(SpO_2)、体温、呼吸频率/节律、尿量等。如果实施全身麻醉,应进一步监测吸入氧浓度(FiO_2)、呼气末二氧化碳分压($PETCO_2$)、气道压力、潮气量等。对于重大手术、颅脑手术及术前合并症较多的患者,建议进行术中麻醉镇静深度和肌松状态监测,维持理想的麻醉深度,指导麻醉用药。

二、肿瘤患者的术中管理

越来越多的研究证据支持麻醉方法和麻醉药物对肿瘤的发生、发展、转移和长期预后有着重要的影响。对于肿瘤患者,围手术期麻醉管理的核心是如何最大限度地减轻炎症反应,保护免疫功能,维持围手术期内稳态平衡。

(一)麻醉方式和麻醉药物的选择

全身麻醉是肿瘤患者最常用的麻醉方式,全身麻醉的诱导原则上推荐以静脉麻醉诱导为主,单次静脉注射、TCI 靶控输注等方式均可采用,但应从小剂量逐渐滴定给予,直至达到合适的麻醉镇静深度,麻醉镇静深度监测有助于更好地判定麻醉药物的准确用量。在诱导过程中,需要密切观察患者的循环、呼吸、氧合及通气等状况,对于早期异常状况应尽早做出诊断并及时处置,避免严重并发症的发生。

全身麻醉维持药物主要分为静脉和吸入两种,随着静脉药物和吸入药物不断地推陈出新及给药方式的不断进步,两类麻醉方式的特点、甚至优缺点也在随时间而变化。2016 年,一项大规模回顾性临床研究比较了静脉麻醉与吸入麻醉对肿瘤手术患者的远期影响,结果显示 ASA Ⅰ~Ⅲ 级患者,无论肿瘤是否转移,吸入麻醉组患者的预后都较差。然而该研究为回顾性研究,这一研究结果仅表明吸入麻醉与肿瘤手术患者生存率低存在关联,但并不表明存在因果关系。对于肿瘤手术全身麻醉药物选择的临床实践中,目前尚缺乏足够证据支持来改变麻醉选择原则。但应启动前瞻性研究来探索静脉麻醉与吸入麻醉对癌症手术患者长期存活率的影响。

麻醉医师应采取多种策略以最有效地减少肿瘤患者围手术期疼痛和降低患者的应激反应。包括脊麻和硬膜外阻滞在内的区域阻滞麻醉既可以单独使用,也可以与全麻复合使用。目前的证据表明,与单纯全麻相比,区域阻滞复合全麻具有减轻手术应激、保护肿瘤患者免疫功能、提供较满意的术后镇痛、有利于保护患者肺功能、减轻心血管负荷、减少术后血栓形成风险、减少术后阿片类药物需求量及阿片相关的不良反应、减少术后恶心呕吐发生、促进腹部手术后肠道功能恢复等优点。目前,全麻复合硬膜外麻醉,尤其是胸段硬膜外麻醉已经成为我院胸、腹部手术的首选麻醉方式;针对接受乳腺肿瘤手术的老年患者,我院也已广泛开展全麻复合肋间神经阻滞的麻醉方式。

(二)目标导向液体管理策略

液体治疗是手术患者围手术期治疗的重要组成部分,对患者术后康复有重要影响。围手术期液体管理的主要目标是改善隐匿性循环容量不足与组织低灌注的状态,同时减少由于过度输液造成心功能不全及组织水肿等。不恰当的液体管理,容易造成患者,尤其是胃肠道手术患者术后并发症增加,原因在于手术引起的有效循环血量减少,心输出量降低,进而造成了组织的低灌注及缺氧,减弱黏膜的免疫功能,从而造成了胃肠功能紊乱。此外,肠屏障失衡可造成细菌易位紊乱,进而使细胞因子外溢进入血液循环导致感染,加剧远端组织损害,扰乱机体免疫微环境。

目标导向液体管理策略是通过实时监测机体的容量状态,以功能性血流动力学监测指标为指导进行补液,提高心输出量,增加组织器官灌注及氧供的个体化液体治疗方法。实施目标导向液体管理策略对于降低肿瘤患者术后肺水肿、肺部感染、肾功能障碍、术后肠排气延迟等诸多并发症,改善患者术后转归方面具有重要作用。

围手术期进行液体管理时,通过动脉血压连续心输出量监测技术可以对患者进行每博变异度(stroke volume variability,SVV)的监测。监测该指标的前提条件是在机械通气下,潮气量≥8 ml/kg,无严重瓣膜疾患及严重心律失常。手术中,SVV 超过 13%则预示患者血管内有效循环血量不足,需要补液或者输血以使其低于 13%;SVV 低于 13%时,以 1～2 ml/(kg·h)的速度补充维持液体输注量,直至在意外失血或血容量降低使 SVV 超过 13%,再加快输液速度直至其低于 13%。不同体位、腹内压或者胸内压增加等因素会影响诊断心脏前负荷不足的阈值。在机械通气以及具备创动脉血压监测的条件下,某些监护设备能够监测脉压变异率(pulse pres-sure variability,PPV),它也是可以准确反映血管内有效循环血量的指标之一。PPV 超过 15%预示血管内的容量不足,低于 15%则预示血管内有效循环血量充足。围手术期以 PPV 低于 15%为导向的目标导向液体治疗可以达到改善患者术后转归,降低液体过量输注导致的术后严重并发症的目的。

(三)术中输血与凝血管理

对于肿瘤患者,异体红细胞,以及血浆、血小板的输注,所导致的近期及远期风险远超过临床预期,因此原则上应该尽量限制异体血的输注。术中出现大量出血状况时,输血的原则为在维持基本全身氧供需平衡的前提下,尽量降低过多异体血的输注。输血前,应进行血红蛋白浓度监测,以提供输血的客观证据。在术中大出血状况下,容易因过度依赖输注压缩红细胞和晶体、胶体溶液而致稀释性凝血病的发生,新的《凝血管理指南》推荐输注红细胞与输注新鲜冷冻血浆(FFP)的比例为 2:1,在条件允许时进行实时凝血功能监测,如血栓弹力血流图(TEG)监测,将对于降低异体血输注的风险提供指导。

在血容量急剧改变的状况下,患者的血温会出现急剧下降,因此如果有条件应该对输血以及输液进行加温处置,即使缺乏加温输注设备,也应该进行体温监测,并进行积极的复温,目标是将患者体温维持在 36℃以上。低体温会导致患者凝血酶原的活力降低及纤维蛋白原的合成功能抑制,由此增加患者的出血量及异体红细胞的输注量。

(四)术中体温监测与维护

术中低体温可以导致患者术后伤口感染发生率增加,伤口愈合延迟,围手术期出血量显著增加,心血管事件增加,术后患者苏醒延迟,远期肿瘤复发率升高等风险,即使轻度低体温(34～36℃)也会导致围手术期出血量以及异体血输注量的显著升高。因此术中实施实时体温监测,并通过保温毯、热风机、液体加温仪等设备维持术中的最低体温不低于 36℃。重大手术患者、老年患者及术前营养状况较差的患者,术中极易发生低体温,因此术中体温监测应该成为常规监测。

三、加速康复外科

1997 年,丹麦学者 Kehlet 首次提出通过改进一系列手术措施,以减轻机体生理病理的反应,取得结直肠手术后加速康复的效果,称之为快速通道外科(fast track surgery,FTS),现多称之为加速康复外科(enhanced recovery after surgery,ERAS)。ERAS 的核心理念是采用有循证医学证据的围手术期处理的一系列优化措施,以减少手术患者的生理及心理创伤应激,达到快速康复的目的。目前,ERAS 在临床应用最为成功的是结直肠肿瘤手术领域,已制定相应的专家共识与指南。随着 ERAS 理念的推广应用,普通外科、骨科、泌尿外科、胸外科等领域相继制定了《ERAS 指南》。ERAS 措施由术前、术中和术后 3 部分组成,其主要内容包括：缩短术前禁食、禁水的时间；减少或尽量不使用鼻胃管减压；鼓励使用微创手术；避免术中过度补液或补液不足；运用多模式镇痛给予充分的术后镇痛；术后早期下床活动、早期经口进食等（表6-4）。多学科协作是 ERAS 方案的重要组成部分，外科医师、麻醉医师、外科护士的合作，是成功进行 ERAS 的前提。

表6-4 ERAS 基本要素

时期	基本要素	时期	基本要素
术前	入院宣教 液体与碳水化合物负荷 不要长时间禁食 无/选择性肠道准备 预防性使用抗生素 预防血栓形成 术前无须用药	术后	避免电解质与液体负荷过量 维持正常体温（身体保温与液体加温） 中段胸部硬膜外麻醉与镇痛 非阿片类药物/非类固醇消炎药物（NSAIDs）镇痛 预防恶心与呕吐 避免电解质与液体负荷过量 早期去除各种引流管道 早期经口进食 早期下床活动
术中	使用短效麻醉药 中段胸部硬膜外麻醉与镇痛 无引流		

ERAS 开展至今尚不足20年，临床的实践也体现出缩短住院时间、降低并发症等优点，但尚有诸多问题需要进一步研究，如以患者为中心评价体系，ERAS 方案尚不能适合所有患者；ERAS 方案囊括过多烦琐措施，其中各个要素是否均适用于肿瘤患者尚存在争议。今后需要在特定的疾病中进行深层次的科学研究。

第四节　肿瘤患者的术后管理

术后应对患者的呼吸功能、肝肾功能、胃肠功能、认知功能、凝血功能、血糖水平和镇痛水平进行评估和优化。

一、肿瘤患者术后恢复室管理

原则上所有接受麻醉（包括全身麻醉、区域麻醉和局部麻醉）的患者在出手术室前，均应在麻醉后恢复室（post-anesthesia care unit，PACU）进行观察，在麻醉后恢复期为患者提供进一步评估、监测和治疗。

在 PACU 内对患者进行评估和监测的内容包括：呼吸功能（气道通畅情况、呼吸频率、脉搏氧饱和度）、心血管功能（脉搏、血压、心电图）、神经肌肉功能（体检和神经肌肉阻滞监护）、精神状态、体温、疼痛、恶心呕吐、水合状态、尿量和排泄、引流和出血。针对苏醒延迟、恶心呕吐、低体温、肌松药残留及术后疼痛进行处理。患者苏醒后，可参照改良 Aldrete 评分（表6-5）对患者的意识、呼吸、循环、氧合、活动等方面的情况进行评估，总评估分≥9分才能转回病房。

表 6-5　麻醉后恢复评分(改良 Aldrete 评分)

意识	评分	自主或指令下活动两肢	1
完全清醒,定向力好(姓名、地点、日期)	2	不能活动肢体	0
呼叫可唤醒	1	氧饱和度	
无反应	0	呼吸空气 $SpO_2>92\%$	2
循环		吸氧时 $SpO_2>90\%$	1
血压为麻醉前水平的±20%	2	吸氧时 $SpO_2<90\%$	0
血压为麻醉前水平的±20~49%	1	呼吸	
血压超过麻醉前水平的±50%	0	可自由深呼吸和咳嗽	2
活动		呼吸困难,呼吸受限或呼吸急促	1
自主或指令下活动四肢	2	呼吸暂停或机械通气	0

二、术后疼痛管理

疼痛是患者术后主要的应激因素之一,可降低肿瘤患者术后活动度、延长住院时间、增加医疗费用、占用更多医疗资源、甚至进一步发展为慢性疼痛,影响患者预后、心理健康和生活质量,并且降低患者满意度。术后镇痛的目标包括:减轻患者疼痛、促进早期下床活动、促进胃肠道功能恢复和降低并发症发生率等。优化的术后镇痛可以促进患者心理和生理的恢复,并改善患者的长期预后。目前,提倡根据肿瘤患者的个体情况及手术创伤,实现预防性镇痛及多模式镇痛。

（一）预防性镇痛

预防性镇痛是围手术期多模式镇痛中的重要环节,可抑制外周和中枢敏化,降低术后疼痛强度,减少镇痛药物需求。围手术期伤害性刺激的传入和术后的炎症反应均可导致外周和中枢敏化,是预防性镇痛的靶点。预防或抑制中枢敏化尤为重要。因此,推荐使用快速透过血脑屏障抑制中枢敏化的药物,包括选择性 COX-2 抑制剂。

术后镇痛方式包括 4 种。①硬膜外镇痛:胸段硬膜外镇痛是胸腹部手术首选的术后基础镇痛方案。术后 1~3 d,硬膜外应用低浓度局麻药物(或联用小剂量阿片类药物)可以显著改善上述患者的术后康复进程。应用胸段硬膜外镇痛技术,需要在术前或术后患者清醒后及时判断是否有明确的阻滞范围和镇痛效果,并根据具体情况制定后续的治疗计划。②神经阻滞:胸部手术推荐椎旁阻滞与置管,腹部盆腔手术推荐腹横肌平面阻滞、腹直肌后鞘阻滞,上肢手术推荐臂丛神经阻滞和置管,下肢手术推荐腰丛、股神经和坐骨神经阻滞与置管。③静脉镇痛:门诊手术和小手术术后可采用单次或间断静脉注射给药镇痛。一般术后镇痛采用持续静脉注射给药,推荐使用患者自控镇痛方法,达到持续镇痛和迅速抑制暴发痛的目的。④切口局部浸润:采用长效局部麻醉药物罗哌卡因可达到术后 12 h 的切口镇痛效果,可用于腔镜手术切口,常和其他方式联合使用。

（二）多模式镇痛

多模式镇痛是联合作用机制不同的镇痛方法或镇痛药物,镇痛作用协同或相加,同时每种药物剂量减少,不良反应相应减低,从而达到最大的镇痛效应/不良反应比。ERAS 中尽量减少阿片类药物用量已达成共识,任何可能情况下,推荐麻醉科医生采用多模式镇痛管理术后疼痛。排除禁忌证情况,推荐采用选择性 COX-2 抑制剂、非选择性 NSAIDs 或对乙酰氨基酚作为多模式镇痛的基础用药。

镇痛药物的复合方式包括:①阿片类药物(包括激动药或激动-拮抗药)或者曲马多复合对乙酰氨基酚,对乙酰氨基酚每日量 1.5~2.0 g,可节约阿片类药物 20%~40%;②阿片类药物与局麻药联合用于 PCEA;③对乙酰氨基酚复合选择性 COX-2 抑制剂或非选择性 NSAIDs,两者各按常规剂量 1/2 使用,可发挥协同作用;④阿片类药物或曲马多复合选择性 COX-2 抑制剂或非选择性 NSAIDs,常规剂量选择性 COX-2 抑制剂或非选择性 NSAIDs 可节约阿片类药物 20%~50%,尤其可使患者在清醒状态下产生良好镇痛效果;⑤氯胺酮、可乐定等也可与阿片类药物复合应用,在特殊情况下可采用 3 种作用机制不同的药物实施多靶点镇痛。

镇痛方法的联合应用:主要指区域阻滞(神经阻滞或切口浸润麻醉)与全身性镇痛药(非选择性 NSAIDs、选择性 COX-2 抑制剂、曲马多或阿片类药物)的联合应用。患者镇痛药需要量明显降低,药物不良反应发生率降低。

第五节 总 结

现代麻醉医师已成为围手术期安全、舒适化医疗的主导者和领军者;成为对手术患者全方位诊断、准确评估病情和调控脏器功能的临床医师;成为医院急救复苏培训及实施者;成为围手术期危急重症患者的救治专家。麻醉学正在向围手术期医学发展,而围手术期医学的主要特征是关注患者的术后转归及重大并发症防治。目前推崇的新型医疗模式如"加速康复外科(ERAS)"和"围手期患者之家(perioperative surgical home,PSH)"都是将麻醉科与外科进行有机组合,在整个围手术期对患者进行有针对性的强化治疗。作为肿瘤患者的麻醉医生,其关注点不仅应集中于肿瘤患者的术前评估与术中管理,更应当向术后长期转归的方向延伸。通过对肿瘤患者的麻醉方法、麻醉药物使用和围手术期管理惊醒科学优化,不仅对肿瘤患者的预后、转归起到十分重要的作用,还可以进一步凸显麻醉医师在肿瘤患者围手术期管理中的作用、价值和地位,同时也是从事肿瘤患者麻醉工作者努力的方向。

(陈万坤 缪长虹)

主要参考文献

[1] ASA 分级(ASA PHYSICAL STATUS CLASSIFICATION SYSTEM). https://www.asahq.org/resources/clinical-information/asa-physical-status-classification-system.

[2] Sekandarzad MW, van Zundert AA, Lirk PB, et al Perioperative Anesthesia Care and Tumor Progression. Anesth Analg,2017,124(5):1697-1708.

[3] Tohme S, Simmons RL, Tsung A. Surgery for Cancer: A Trigger for Metastases. Cancer Res, 2017, 77(7):1548-1552.
[4] Ljungqvist O, Scott M, Fearon KC. Enhanced Recovery After Surgery: A Review. JAMA Surg, 2017,152(3):292-298.
[5] Stollings LM, Jia LJ, Tang P, et al. Immune Modulation by Volatile Anesthetics. Anesthesiology, 2016,125(2):399-411.
[6] 中国加速康复外科专家组. 中国加速康复外科围手术期管理专家共识(2016). 中华外科杂志,2016,54(6):413-418.
[7] Buggy DJ, Borgeat A, Cata J, et al. Consensus statement from the BJA Workshop on Cancer and Anaesthesia. Br J Anaesth, 2015,114(1):2-3.

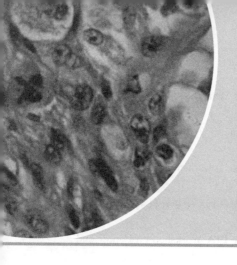

第七章
肿瘤急症

第一节 肿瘤并发症

一、恶性胸腔积液

恶性胸腔积液(malignant pleural effusion,MPE)是指原发于胸膜的恶性肿瘤或其他部位的恶性肿瘤转移至胸膜引起的胸腔积液。肺癌是最常见的病因,约占 MPE 的 1/3;乳腺癌次之;淋巴瘤也是导致出现 MPE 的重要原因,卵巢癌和胃肠道癌出现 MPE 者也不少见;5%～10%的 MPE 找不到原发肿瘤病灶。

(一)病因及发病机制

恶性胸腔积液一般认为是肿瘤及非肿瘤因素综合作用的结果。其主要机制有:①如肺癌、乳腺癌、胸膜间皮瘤等肿瘤直接浸润和伴随的炎症使毛细血管的通透性增加;②肿瘤及其形成的瘤栓阻塞了血管和淋巴管,或合并纵隔淋巴结转移,使胸水的回流受阻,毛细血管静水压增高;③肿瘤(如肺癌)累及心包、继发性低蛋白血症、继发于高凝状态的肺栓塞或某些放射治疗的并发症均可加速胸腔积液的形成;④恶性淋巴瘤可使胸导管阻塞、破裂,继而导致乳糜胸。

(二)临床表现

1. **症状** 患者症状的程度主要与积液产生的速度有关,而与积液量关系不大。约 25%的恶性胸腔积液患者无症状。呼吸困难是最常见的症状,反映了胸壁顺应性下降、同侧膈肌活动受限、纵隔移位和肺容积减少。胸痛不常见,是否出现胸痛通常与恶性肿瘤累及壁胸膜、肋骨及其他肋间组织结构有关。除呼吸系统症状外,常伴有体重减轻、乏力、食欲缺乏等全身症状,晚期可出现恶病质。

2. **体征** 患者的体征与其胸腔积液的量密切相关。①少量积液时,仅见患侧呼吸运动减弱;②大量积液使患者表现为呼吸浅快,呼吸运动受限,肋间隙饱满;③患侧叩诊呈现浊音或实音,语颤减弱或消失;④听诊时呼吸音降低甚至消失,积液区上方可闻及管状呼吸音。

(三)诊断

MPE 诊断的"金标准"是在胸腔积液细胞沉淀中找到恶性细胞,或在胸膜活检组织中观察到恶性肿瘤的病理变化。

1. 影像学检查　大多数 MPE 患者胸部 X 线检查均能观察到中到大量的胸腔积液，其中约 10% 的患者表现为大量胸腔积液，约 15% 的患者胸水＜500 ml。CT 检查有助于发现恶性肿瘤患者少量 MPE，有助于判断 MPE 是否伴有纵隔淋巴结转移，并能对潜在的肺实质病变进行评估。超声检查有助于少量 MPE 胸腔穿刺术的定位。MRI 有助于评估肿瘤侵袭纵隔或胸壁范围。

2. 诊断性胸腔穿刺术　考虑 MPE 时应进行胸腔积液检查，常规检测项目包括：核细胞计数和分类、总蛋白、葡萄糖、乳酸脱氢酶及肿瘤细胞学等。绝大多数 MPE 为渗出液，细胞分类以淋巴细胞为主，但也有极少数是漏出液。胸腔积液细胞学是诊断 MPE 最简单的方法，其诊断率与原发性肿瘤的类型及其分化程度有关，为 62%～90%。多次细胞学检查可提高阳性率。某些肿瘤标志物，如癌胚抗原、细胞角蛋白片段 21-1、糖类抗原，有助于 MPE 的诊断，但敏感性普遍不高，多为 40%～60%，但特异性相对较高，可达 80%～90%，因此具有一定的参考价值。联合检测多种肿瘤标志物可提高其诊断率。

3. 闭式胸膜活检术　闭式胸膜活检术对 MPE 诊断的敏感性低于细胞学检查，其诊断率为 40%～75%。如果 CT 发现胸膜异常（如间皮瘤），建议在超声或 CT 引导下行经皮闭式胸膜活检。

4. 内科胸腔镜检查术　内科胸腔镜检查术主要用于不明原因渗出性胸腔积液的鉴别诊断；也可通过内科胸腔镜喷洒滑石粉行胸膜固定术治疗 MPE。胸腔镜可确定肺癌患者的胸腔积液是 MPE 还是肿瘤旁胸腔积液，从而避免由于肿瘤分期不确定而进行开胸探查术，或在明确肿瘤旁积液后有助于采取更积极的治疗手段。经内科胸腔镜检查后，90% 以上的胸腔积液将得到明确的病因诊断。极少数患者胸腔镜检查后仍难以确诊，可考虑行外科活检术，包括外科胸腔镜术或开胸活检术。

5. 外科活检术　外科活检术可采用胸腔镜或开胸两种方式。外科胸腔镜活检术通常要求全身麻醉和双腔气管插管。由于术中单侧肺通气，因此外科胸腔镜的可视范围比内科胸腔镜广阔，可同时进行诊断与治疗操作。

6. 支气管镜检查术　当怀疑存在肺内占位、出血、肺膨胀不全、支气管黏膜病变或大量胸腔积液无纵隔移位时，应行支气管镜检查术。支气管镜检查术也可用于排除胸膜固定术后肺膨胀不全的支气管管腔阻塞。

（四）治疗

MPE 的诊断一旦明确，应尽早考虑姑息治疗。MPE 治疗方案的选择取决于多种因素，包括患者的症状和体能状况、原发肿瘤类型及对全身治疗的反应、胸腔积液引流后肺复张程度等。治疗方法包括临床观察、治疗性胸腔穿刺、肋间置管引流及胸膜固定术、门诊长期留置胸腔引流管、胸腔镜及其他治疗等。

1. 临床观察　临床观察是指针对 MPE 本身不做任何治疗干预，推荐用于原发肿瘤已明确但无症状的 MPE 患者。

2. 治疗性胸腔穿刺术　绝大多数 MPE 患者至某一阶段均会出现症状而需进一步治疗。尚无证据表明，早期胸腔穿刺术会影响导管引流后胸膜固定术的疗效，但反复胸腔穿刺易导致壁层和脏层胸膜粘连包裹，而影响内科胸腔镜检查术的操作视野。胸腔穿刺排液后 1 个月内 MPE 复发率较高，因此不推荐用于预期寿命超过 1 个月的患者。

3. 肋间置管引流及胸膜固定术　对预期寿命极短的患者一般不推荐反复行胸腔穿刺

术,可于肋间置入小口径引流管引流胸腔积液,以缓解呼吸困难症状。如果肺脏无明显萎陷,肋间置管引流后应行胸膜固定术以防止 MPE 复发。胸膜固定的原理是向胸膜腔内注入硬化剂引起胸膜弥漫性炎症反应,及局部凝血系统激活伴纤维蛋白沉积等,从而引起壁层和脏层胸膜粘连,最终导致胸膜腔消失而达到治疗 MPE 的目的。肿瘤广泛胸膜转移可使胸膜纤维蛋白溶解活性增加,造成胸膜固定术失败。单纯肋间置管引流术而不实施胸膜固定术的患者 MPE 复发率高,故应避免单纯行肋间置管引流术。

4. 门诊长期留置胸腔引流管　留置胸腔引流管是控制复发性 MPE 的一种有效方法,尤其是对肺萎陷或希望缩短住院时间的患者。每隔一段时间将导管与真空引流瓶连接进行引流,可促进肺复张和胸腔闭锁。大多数引流管短期留置后可拔除。

5. 胸腔内注射纤维蛋白溶解剂　胸腔内注射纤维蛋白溶解剂是通过降解胸膜腔中的纤维蛋白,降低胸腔积液的黏稠度,清除胸膜粘连及分隔,避免或减少多房性包裹性胸腔积液形成。对多房性 MPE、单纯引流效果不佳的患者,推荐胸腔内注射纤维蛋白溶解剂(如尿激酶、链激酶等)以减轻胸膜粘连、改善 MPE 引流,缓解呼吸困难症状。

6. 经胸腔镜治疗　胸腔镜术是一种安全、并发症发生率低的操作,在镇静或全麻状态下行胸腔镜术已广泛用于 MPE 的治疗。对体能状况良好的患者,推荐用于可疑 MPE 的诊断,也推荐用于已确诊 MPE 的患者行胸腔积液引流及胸膜固定术。胸腔镜的明显优势在于一次操作中可同时进行诊断、胸腔积液引流和胸膜固定术。

7. 其他治疗

(1) 全身治疗:某些肿瘤如小细胞肺癌胸膜转移所致的 MPE 可能对化疗有较好的反应,如无禁忌证可考虑全身治疗,同时联合胸腔穿刺或胸膜固定术。化疗对乳腺癌和淋巴瘤合并的 MPE 也有较好的疗效,对前列腺癌、卵巢癌、甲状腺癌、胚细胞瘤有关的 MPE 可能有效。此外,可选择适合的患者试用靶向治疗。

(2) 外科治疗:胸膜切除术是 MPE 的一种治疗手段。由于目前循证医学证据不充分,暂不推荐应用胸膜切除术替代胸膜固定术或留置胸腔导管治疗复发性胸水或肺萎陷。

(3) 胸腔内治疗:当恶性肿瘤局限于胸腔内时,胸腔内注射抗肿瘤药物除了可减少胸腔积液渗出外,还可治疗肿瘤本身。为了达到最大的抗瘤活性且全身不良反应最小,需要胸腔内注射局部分布浓度高而全身分布浓度低的化疗药物。然而,目前尚无足够的循证医学证据支持此种疗法。

二、恶性心包积液和心包填塞

心包积液比腹腔积液、胸腔积液少见,常发生于肿瘤晚期。一旦发生恶性心包积液,特别是存在心包填塞时,患者只能进行单纯的姑息治疗。原发性心脏肿瘤非常罕见,最常见的原因为心包转移或心包活检,仅有少数患者存在症状。

(一) 病因和发病机制

正常心包间隙存在少量液体,可以减少摩擦。恶性心包积液多由转移瘤所致。其原发肿瘤以肺癌、乳腺癌、淋巴瘤和白血病最为常见,其他包括胃肠道肿瘤、肉瘤、黑色素瘤、甲状腺癌、胸腺肿瘤、肾癌和宫颈癌等。可能的发病机制如下。

1. 直接浸润或原发肿瘤远处转移　恶性心包积液的产生可能由于肿瘤直接侵犯心包壁;或通过淋巴结和血液远处转移(白血病、淋巴瘤、卡波西肉瘤和黑色素瘤);或肿大的纵隔淋巴结压迫,导致淋巴回流障碍。

2. 肿瘤全身治疗 肿瘤放化疗可能会导致心脏副作用,最常见为心包积液。例如,烷基化合物(白消安、环磷酰胺)常用来治疗实体肿瘤和淋巴瘤,它可损害内皮细胞和心肌细胞,导致心衰、心肌炎和心包炎;反式维酸甲可以导致心包积液和胸腔积液。用于治疗难治性或复发性早幼粒白血病的三氧化二砷和治疗慢性粒细胞白血病的甲磺酸伊马替尼也可导致心包积液的产生。

3. 免疫治疗相关的机会性感染 处于免疫麻痹的肿瘤患者,可能会发生病毒性(巨细胞病毒)、细菌性(甚至结核病)、真菌性(曲霉菌或念珠菌)等机会性感染,导致心包积液产生。

(二)临床表现和诊断评估

1. 症状及体征 症状的出现与心包积液产生的量及速度有关。最常见的临床表现为呼吸困难、咳嗽、胸痛、端坐呼吸、心悸、呼吸急促、心动过速和水肿。体检主要表现为心输出量减少(肢端湿冷)、颈静脉怒张、心音遥远、脉压差变小、心包摩擦音和奇脉。

2. 心电图表现 典型的心电图表现为窦性心动过速和低电压(肢体导联 $QRS_{max} < 0.5\ mV$),也可出现新发房颤,P波、T波、QRS波心电交替,尤其存在全心电交替被认为心包填塞的特征。

3. 胸片检查 胸片检查非特异性急性心包填塞时并不一定出现心界扩大,"烧瓶心"常见于慢性大量心包积液,偶见胸腔积液和肺部渗出影。

4. 超声心动图检查 超声心动图检查在疾病评估、随访、治疗中起重要作用,常为首选。有多种方法可以测量液体量,快速的方法为胸骨旁长轴和剑突下测量舒张期最大无回声区间隙。正常心包腔存在 20~30 ml 的液体。当脏层心包膜和壁层心包膜完全分离时,提示存在心包积液。根据无回声区测量的距离可以分为少量(<10 ml)、中量(10~20 ml)、大量(>20 ml)。肿瘤患者在治疗前、治疗时和治疗后都应进行心超评估,部分患者在放疗数年后仍存心脏损害,因此随访心超非常必要。

5. CT 和 MRI 检查 多排 CT 和心脏 MRI 在评估心包疾病时具有很大价值,尤其是在怀疑包裹性、出血性心包积液、心包变厚或渗出性缩窄性心包炎时。

6. 右心导管 右心导管在心包填塞病因诊断中为"金标准"。因为它能提供两条重要的信息:右房压和多个腔室平均压(右心房、右心室、肺毛细血管楔压)。当临床怀疑缩窄性心包炎时,可以获得收缩指数(2 个呼吸周期内右室收缩面积/左室收缩面积),阳性预测值精确率为 100%。

7. 心包积液和组织学分析 区分良性心包积液和恶性心包积液对评估肿瘤患者的治疗和预后具有重要意义。当标准临床方法无法明确心包积液病因时,可通过分析心包积液中的细胞因子、炎症介质、血清和免疫标志物,以及心外膜、心包活检推断可能的病因。常检查的项目为 CEA、AFP、CA125、CA72-4、CA15-3、CA19-9、细胞角蛋白19片段和腺苷脱氨酶。当腺苷脱氨酶降低、CEA 和 CA72 明显升高时提示为恶性心包积液。

(三)恶性心包积液的治疗

无症状的患者不需治疗。有症状的患者可行心包穿刺术引流,但约 3/4 的患者会复发,需再治疗。

1. 全身化疗 少部分患者通过全身化疗可能会获益,如对化疗敏感的白血病、淋巴瘤、生殖细胞瘤和乳腺癌患者。

2. 心包穿刺放液或置管引流术　对全身化疗无效,或急性心包填塞患者,可行心包穿刺放液或置管引流术缓解症状。最好在超声引导下进行,以减少并发症。对于复发性的恶性心包积液或填塞,目前没有最有效的措施。最常用的方法为重复性的心包穿刺或外科引流(心包切开术、心包造口术或心包开窗术),不常用的方法为经皮球囊心包切开术、腔内注入硬化剂或化疗药物。

3. 心包开窗术　心包开窗术为剑突下2 cm处的上腹部做长4～5 cm的横行皮肤切口,逐层切开暴露心包,切除2 cm×2 cm的心包组织,然后放置28F引流管,方便引流或注入硬化剂。与心包穿刺术相比,心包开窗术具有更低复发率,并发症率。

4. 经皮球囊心包切开术　经皮球囊心包切开术是一种安全而有效的非手术方法,可以缓解复发的慢性心包积液患者的症状。可以在心导管室透视下或心脏超声引导下,经皮剑突下将未充盈的球囊导管置入心包腔。其成功率达88%～100%,气胸、发热也是常见的并发症。这项技术适用于恶性肿瘤和短期姑息治疗,避免了外科引流造成的不适。

5. 腔内注入硬化剂　心包腔内注入硬化剂后会产生炎症反应,使浆膜腔固定粘连减少腔隙,减少积液复发。常用的硬化剂为四环素、博来霉素。主要存在的风险为发展成渗出性缩窄性心包炎。腔内化疗可使药物与癌细胞充分接触,从而更有效地杀伤癌细胞。

三、恶性腹腔积液

恶性腹水是由各种恶性肿瘤引起的腹水,预后差,平均生存期约为20周。但原发病灶不同,预后有差异,以胃肠道来源的恶性腹水最差,生存期仅为12～20周。既往的治疗主要为利尿和反复大量的腹腔穿刺放液。淋巴管阻塞被认为是恶性腹水形成的主要病理生理机制。

(一)病因及发病机制

肿瘤相关的腹水发生机制可因原发癌不同而各有所区别,常见的原因为:①膈下淋巴管被肿瘤细胞阻塞,增加淋巴液流体静压,使淋巴回流受阻,从而导水和蛋白吸收减少,潴留于腹腔;②肿瘤侵袭腹膜和肠壁,使血管内皮细胞受损,增加血管通透性,致血液中大分子物质渗出;③低蛋白血症的血浆胶体渗透压降低可以加重腹水产生,大量腹水引起循环血流减少,刺激肾素-血管紧张素-醛固酮系统,导致水钠潴留;④癌栓阻塞或肿块压迫,使门静脉或肝静脉血循环障碍,当血管内压力过高时,可引起静脉血管床充血、静水压增高,导致血管内外液体交换失衡,组织液回吸收减少而漏入腹腔。

(二)临床表现

腹水可迅速发生或缓慢出现,但进展较快。起初可无自觉症状,当腹水增加到一定程度时,由于腹膜被牵拉而出现腹胀及轻微的腹痛,并可能发现腹围增加。原发灶隐匿者,可以腹水为首发症状。甚至长时间或始终找不到原发灶,称为原发不明的癌性腹水。大量腹水时患者可出现呼吸困难,此系膈肌上抬所致。腹水压迫胃肠道可引起恶心、呕吐、食欲缺乏、饱胀感。大量腹水压迫静脉及淋巴系统时,患者常有下肢水肿。晚期患者可出现尿少、血压降低,这常是濒死的信号。恶性腹水的预后取决于原发肿瘤的类型和病期,中位生存期<6个月。

(三)诊断

无症状的腹水可被B超检查查出,中等量以上的腹水已有明确的体征,如腹围增加、腹部膨胀、移动性浊音,诊断性穿刺抽得腹水。

(四)治疗

1. 常规治疗　常规治疗主要为利尿、限盐、腹腔穿刺术和腔静脉吻合术(PVS)。

(1) 利尿剂治疗:利尿剂对恶性腹水一般疗效差,文献报道的有效率约为44%。

(2) 腹腔穿刺放液:腹腔穿刺放液操作简便、症状缓解快,仍为临床基本治疗手段,但多需反复进行。反复大量腹穿放液有效循环血量降低、低钠血症、肾功能障碍和低蛋白血症等并发症的危险。

(3) 腹腔静脉分流术:对反复腹穿放液仍不能控制症状的患者,可考虑行腹腔静脉分流术,但不适合伴有凝血机制障碍、肝衰竭、近期或正合并感染、包裹性腹水、腹膜假性黏液瘤及血性腹水、腹水蛋白浓度>45 g/L 的患者,对腹水细胞学阳性或伴有心衰的患者为相对禁忌。对腹水胃肠道来源的患者,因预后极差,也多不主张应用。

(4) 腹腔置管引流术:该法极少引起电解质紊乱,无癌细胞转移和凝血机制的危险,且引流管不易阻塞,较为安全、简便、有效,但可并发腹腔感染和症状性低血压。

(5) 腹腔内化疗:由于注入腹腔的药物通过门静脉吸收入肝代谢,故进入体循环的量少,引起全身的副作用也小。腹腔内化疗可抑制或杀灭播散的癌细胞;对已形成的实体瘤,由于受表明纤维组织的影响,药物渗透力弱,治疗效果差。可用于腹腔内化疗的药物众多,但就哪种药物对哪种肿瘤引起的恶性腹水最为有效及最适给药剂量、给药间隔,均缺乏大样本、随机对照研究。

(6) 腹腔内放射性同位素治疗:文献报道,用放射性同位素腹腔内注射治疗恶性腹水的有效率为41%~54%,对卵巢癌引起的恶性腹水可达85%;治疗后有些患者腹水消退,最长可保持6个月,且副作用较小。

2. 恶性腹水的治疗新方法

(1) 免疫疗法:腹腔内 IFNa-2b 治疗,有效率可达59.6%,对卵巢癌腹水患者治疗有效率达到75%。Stuart 等报道29例难治性恶性腹水患者腹腔内注射 TNF,总有效率为76%,其中16例腹水完全消退,6例部分消退,可见不良反应为发热、寒战、恶心、呕吐和疲乏,但均可忍受。近期 Muc-Wierzgon 等报道14例进展期肿瘤患者腹腔内注射 hrTNF-α 治疗对患者生存期无影响,然而缺可明显提高患者生活质量。

(2) 抗 VEGF 治疗:研究表明,口服 VEGF 受体抑制剂 PTK787(50 mg/kg)可抑制 VEGF 活性,降低血管通透性,进而抑制恶性腹水的形成。

(3) MMPS 抑制剂:Beattie 等的研究结果表明,MMPS 抑制剂可抑制恶性腹水的形成。Macaulay 等的临床试验表明,18例胸腔积液细胞学检查阳性的患者行胸腔内 MMPS 抑制剂 BB-94 治疗后,所有患者呼吸困难明显改善,16例胸腔积液明显减少,其中7例胸腔积液完全消失。

(4) 热疗:癌性腹水患者多处于肿瘤晚期,病变范围广,体脂较差,对强力化疗耐受力差,而有效的局部治疗可起到较好的姑息治疗作用。单纯抽液注药对癌性腹水的控制率只有30%~50%,且易反复,配合热疗可提高腹水控制率。热疗可直接杀死癌细胞,也可通过破坏小血管结构与功能,影响癌细胞 DNA 的合成与修复,抑制细胞蛋白的合成与功能,改变细胞膜的结构与通透性,改变细胞内 pH,诱导细胞凋亡等机制促进细胞死亡。

四、上腔静脉综合征

上腔静脉综合征(superior vena cava syndrome, SVCS)是指由于肿瘤或肿大淋巴结压迫上腔静脉引起其完全性或不完全性阻塞,导致上腔静脉及其属支血液回流受阻所造成的一组临床综合征。表现为面颈、上肢水肿,发绀,呼吸困难,颈部、胸壁静脉曲张等。它是肿瘤诊治中较常见的急性或亚急性病征,如得不到及时有效的治疗,有可能危及患者生命,一般应急诊处理。

(一)病因

SVCS通常继发于上纵隔的肿瘤或炎症,80%以上由恶性肿瘤引起,最常见的如支气管肺炎(占52%~81%)及淋巴瘤(占2%~20%),乳腺癌、生殖细胞肿瘤、消化道肿瘤(如食管癌)、恶性胸腺瘤等也可引起SVCS。此外,良性疾病,如梅毒、结核、特发性纤维性纵隔炎、血栓性静脉炎、充血性心衰、主动脉弓动脉瘤等也可引起SVCS。

(二)临床表现

SVCS的临床表现取决于上腔静脉的阻塞部位、程度、范围、发展速度及侧支循环状况,其症状、体征主要有如下几种。

1. 头颈部肿胀 头颈部肿胀表现为进行性头面部、颈部肿胀,并可波及上肢及胸背部。
2. 发绀 由于静脉回流受阻使得乏氧血液淤滞于血管,使得皮肤紫红色。
3. 胸壁静脉怒张 侧支循环开放引起胸壁静脉充盈曲张。
4. 呼吸困难 喉部、气管与支气管水肿及静脉回流受阻使回心血量减少均可引起呼吸困难。
5. 脑水肿 脑水肿颅内压高可引起头痛、恶心、呕吐、眩晕、惊厥及视觉与意识障碍。

(三)诊断

SVCS一般发展缓慢,影像学检查、痰细胞学检查、淋巴结活检、支气管镜检查等有助于诊断。

1. 影像学检查 肺癌合并SVCS胸部X线平片可见有肺部肿块,一般在右上纵隔多见,部分患者可伴有胸腔积液(以右侧多见)。但由于纵隔内各种组织结构复杂,普通胸片上常难以显示其内在的病变。而CT和MRI检查均可避免上述缺陷,了解肿瘤、淋巴结部位及大小,而且MRI检查还能将血管与周围软组织肿块明确地区别开来,对病变的定性和定量提供可靠的信息。
2. 上腔静脉造影 上腔静脉造影是一种安全有效的检查方法,不但可以了解上腔静脉阻塞部位及其分支受累的程度和侧支循环情况,为诊断、分型及治疗手段选择提供重要依据。
3. 其他 纵隔镜、剖胸探查及骨髓穿刺活检等也有助于明确病因。

(四)治疗

SVCS属肿瘤急症,凡遇到呼吸道水肿、脑水肿、心输出量减少时应及时抢救。首先解除症状,再对原发病进行治疗。

1. 一般处理

(1)体位:半坐卧位或高枕卧位。

(2)给氧:减少心输出量和静脉压力。

(3)饮食:限制液体和钠盐摄入量,减少钠水潴留,减轻水肿症状。

(4) 利尿：呋塞米 20～40 mg 静注，但作用时间短暂，需避免过度利尿而引起的脱水及血液黏滞度增高。

(5) 皮质类固醇：一般大剂量激素治疗(地塞米松 10～20 mg，3～7 d)，能暂时减轻轻度呼吸困难，缓解肿瘤坏死和放疗有关的水肿及炎症反应。

(6) 抗凝：缺氧所致的高碳酸血症，常使血黏度增加，流动减慢，易形成血栓，可加用肝素等抗凝。

2. 放射治疗　放疗是目前肺癌合并 SVCS 的主要治疗手段，其效果通常与组织类型及计量分割有关，一般 3～4 天正在由不同程度的改善。SVCS 患者的照射剂量和分割方案应根据具体的病情来确定，须考虑肿瘤病理学、肿瘤分期、预后、患者一般情况、起病缓急等因素并明确治疗目的。

3. 化学治疗　化疗不仅可作为为放射治疗的辅助手段，也可作为肺癌合并 SVCS 的主要治疗手段，尤其是未分化的 SVCS。肺癌合并 SVCS 的首次化疗剂量要打，应具有冲击性，同时使用大剂量的肾上腺皮质激素。

4. 手术治疗　一般不轻易手术治疗，虽然手术治疗能迅速有效地解除上腔静脉梗阻，但手术难度大，对机体状况影响大，术后并发症多，其生存率并不比放化疗综合治疗好。

5. 介入治疗　血管内支架置入治疗是近年来治疗 SVCS 日益成俗的一种血管内介入技术。与放疗、化疗等病因治疗相比能迅速地缓解上腔静脉阻塞症状，与外科手术相比具有创伤小、易耐受、恢复快及并发症少的特点。目前临床常用的支架主要有：Gianturco Z、Wallstent 和 Palmaz 3 种。其主要并发症为支架移位、穿孔、假性动脉瘤、血栓脱落、致肺动脉栓塞和肺水肿、感染、抗凝或溶栓所致的出血等。血管内支架置入后是否继发支架内血栓形成，能否保持支架内壁光滑、官腔通畅是维持长久疗效的关键。目前，支架置入后抗凝治疗已成共识。

(五) 预防

对于肺癌尤其是右侧肺癌的患者应注意症状的出现。对于已确诊 SVCS 的患者应通过下肢静脉输液，以避免加重症状及导致静脉炎。

第二节　肿瘤治疗相关并发症

肿瘤的治疗现在跨入多元化时代，已不局限于常规化疗、放疗和手术治疗。近年来出现靶向药物治疗、介入治疗及新辅助化疗等手段。随着治疗手段的多样化，并发症的出现也呈现复杂难治的特点。

一、呼吸系统

(一) 化疗药物肺毒性

博来霉素、丝裂霉素、甲氨蝶呤、环磷酰胺、白消安、阿糖胞苷等药物，通过氧化抗氧化反应、免疫反应、基质修复失衡、蛋白酶-抗蛋白酶系统失衡等机制导致肺损害。肺毒性表现之一弥漫性间质损害（化疗性间质性肺炎）包括肺嗜酸性粒细胞浸润综合征、间质性肺炎和肺纤维化。前者激素治疗效果好，后者发展后可见弥漫性网状结节阴影。预后较差，最后进展为呼吸衰竭并肺部感染。肺毒性还可表现为非心源性肺水肿,是由于肺血管内皮损害,血管通透性升高引起。由于药物直接损害及机体过敏反应所致。多见于阿糖胞苷、甲氨蝶呤、环磷酰胺、替尼泊苷(鬼臼噻芬苷)。X线表现为弥漫性肺炎和网状浸润。预后不一。

(二)放射性肺损害

胸部肿瘤及霍奇金病的放疗,肺组织会受到一定剂量的照射,造成不同程度的放射性肺损伤。其损害程度受多种因素影响:放疗技术、放射线种类、肺部受照射的面积与总剂量、联合化疗、放疗中和放疗后呼吸道遭受细菌感染、吸烟、慢性阻塞性肺疾病、心血管疾患、年龄、个体差异等。放射性肺损伤的一个重要特征是症状与X线改变不符。急性放射性肺炎可在放疗开始后3~4周至放疗结束后1个月内,可有低热、非特异性呼吸道症状(如咳嗽、胸闷),也可出现呼吸困难、胸痛、持续性干咳。X线显示高密度模糊片影。CT扫描显示肺间质密度增高表现。胸膜反应与渗出性胸膜炎多发生在放疗后2周至半年内,表现为胸痛,听诊有胸膜摩擦音。还可有广泛肺部炎症,与放射累及淋巴系统或机体过度反应所致。急性期过后进入纤维化期。

(三)肺炎

抗肿瘤治疗及肺内肿瘤本身使黏膜屏障破坏,加之肿瘤本身进展及抗肿瘤治疗措施(细胞毒类药物、类固醇药物及放射治疗)均会导致患者免疫功能受到抑制,手术后因疼痛等原因咳痰不畅致肺部分泌物坠积,都易并发肺部感染。首先根据肺炎发生情况判断为社区获得性肺炎或医院内获得性肺炎。其次,根据体格检查,完善实验室检查,胸部影像学检查,判断患者病情严重程度(血气分析、X线病灶范围、重要器官功能、是否有肺外感染)。随后尽早根据当地细菌流行病学分布经验性选择广谱高效抗生素。迅速送检细菌学检查,并及时根据细菌学药敏结果调整抗生素。治疗过程中观察疗效、根据患者的肝肾功能及不良反应及时调整药物剂量。住院肿瘤患者并发肺部感染,革兰阴性菌是最常见的、最主要的致病菌,大肠埃希菌、肺炎克雷伯菌、铜绿假单胞菌、嗜麦芽窄食单胞菌、不动杆菌等检出率较高。还应注意肿瘤患者易并发卡氏肺孢子虫及巨细胞病毒感染。

(四)胸腔出血

胸腔出血是肺癌手术的常见并发症。并发原因很多,全身性因素如凝血机制障碍,更多的是由于手术本身造成。出血来源于肋间血管、胸壁创面粘连、肺部大血管、支气管动脉及分支、食管床动脉分支和肺实质。评估出血量,必要时手术止血。

(五)支气管胸膜瘘

支气管胸膜瘘是指发生在各级支气管与胸膜腔之间互相交通所形成的一系列病理表现。一旦发生支气管胸膜瘘,胸腔积液既可通过瘘口进入呼吸道,甚至可引起健侧吸入性肺炎。患者表现为突发的剧烈咳嗽,咯出淡红色胸腔积液样痰,症状以健侧卧位时为著;同时由于支气管漏气,出现患侧气胸,而加重患者的呼吸困难。由于支气管内分泌物及病原菌进入胸膜腔,而引起脓胸。简易而常用的检查方法是向患侧胸腔注入少量亚甲蓝,若患者咳出物中出现亚甲蓝即可确诊。胸部X线平片及CT,也是诊断支气管胸膜瘘的重要检查方法。大多数的支气管胸膜瘘都需进行再次手术治疗。再次手术风险较大,需根据支气管胸膜瘘口的情况以及患者的一般情况综合考虑。

（六）气胸

除胸部手术造成的气胸外，腹部手术累及膈肌，或既往有慢性阻塞性肺疾病、肺大疱者，突发呼吸困难，一侧肺呼吸音消失，叩诊鼓音，临床应考虑气胸可能。X线平片可帮助确诊。及时胸腔置管排气，闭式引流。

（七）急性呼吸窘迫综合征

1. 定义　急性呼吸窘迫综合征（ARDS）是肺切除术后十分严重的并发症，目前常用的是2012提出的柏林定义（表7-1）。

表7-1　急性呼吸窘迫综合征的定义

项目	定义情况
发病时间	1周以内起病，或新发，或恶化的呼吸症状
胸部影像学	双肺模糊影——不能完全由渗出、肺塌陷或结节来解释
肺水肿起因	不能完全由心力衰竭或容量过负荷解释的呼吸衰竭 未发现危险因素时可行超声心动图等检查排除血流源性肺水肿
氧合指数（PEEP≥5 cmH_2O）	
轻度	200 mmHg＜PaO_2/FiO_2≤300 mmHg
中度	100 mmHg＜PaO_2/FiO_2≤200 mmHg
重度	PaO_2/FiO_2≤100 mmHg

2. 危险因素

（1）术前高危因素：包括高龄（年龄＞60岁）、长期饮酒、未戒烟、慢性化脓性疾病、心脏疾病和放化疗病史等。

（2）术中危险因素：包括术中机械通气压力过高、失血过多、大量输血、液体摄入量过多、肺组织切除过多、手术时间过长及二次手术等。

（3）术后危险因素：包括围术期液体摄入量过多及肺切除术后胸腔引流不平衡等。

3. 治疗

1）改善氧合：常采用呼气末正压通气（PEEP），强调肺保护性通气策略，包括给予小潮气量（6~8 ml/kg）、最佳PEEP和控制平台压＜30 cmH_2O，以减少气道压力过高对肺造成的二次损伤。对于重度ARDS，可考虑早期给予肌松和俯卧位通气。对治疗效果差的患者可考虑体外膜肺氧合和高频机械通气。

2）保持气道通畅，积极控制感染，防止再次胃液的误吸。

3）治疗过程中注意控制液体入量，以维持循环容量为目的，减少早期胶体液的应用。

4）目前不推荐常规应用糖皮质激素预防和治疗ARDS。

5）在上述治疗基础上，加强营养支持和维持电解质平衡也是值得关注的问题。

（八）呼吸衰竭

各种原因导致的严重的呼吸功能障碍，导致动脉血氧分压＜60 mmHg，伴或不伴动脉血二氧化碳分压＞50 mmHg，而出现一系列病理生理紊乱的临床综合征。呼吸系统和中枢神经系统肿瘤在特定的病因和诱因作用下，常易并发急性或慢性呼吸衰竭。呼吸衰竭也是肺癌术后最常见的围手术期严重并发症。肺部感染、肺栓塞、放化疗肺损害均可导致呼吸衰竭。

(九) 肺扭转

肺叶切除或两叶肺切除术后,余肺扭转是一个罕见的并发症,其发生率约为 0.2%。临床上比较常见的是右中叶扭转,偶可发生左上叶尖后段切除术后左上叶舌段扭转。肺叶扭转发生后,患者可很快出现临床上的中毒症状,表现为持续高热、胸闷、呼吸困难、咳嗽咳血及支气管溢出大量黏液。连续胸部 X 线检查可发现受累的肺叶体积增大,密度增高。纤维支气管镜可见管腔受压,呈鸟嘴样,但仍可通过,拔出气管镜后受累支气管立即重新闭合,并且还可以看见明显的黏膜充血水肿。如果早期诊断,扭转的肺可能仍然有活力,只要把它与余肺固定于一起即可,如果严重的缺血已造成损伤,则应毫不犹豫地将坏死的肺叶切除。

(十) 肺血栓栓塞症(PTE)

肿瘤患者并发 PTE 风险是其他患者的 6 倍。发病机制与肿瘤的高凝状态有关,抗肿瘤治疗(放疗、化疗和手术)增加了 PTE 的风险。化疗的辅助用药如促红细胞生成素、血管内皮生长因子、干扰素均可使 PTE 风险增加。术后和晚期卧床患者使静脉血液淤滞促进血栓形成。提高对 PTE 的重视,早期预防和排查 PTE 和 DVT 可提高肿瘤患者的远期生存率。对突发性晕厥或心脏骤停要考虑 PTE,床旁心动超声可协助诊断。一旦明确诊断科急诊尿激酶或 rt-PA 溶栓。

(十一) 气道阻塞

可发生于从舌根部下段支气管的任何部位。复发的气道外部或内在肿瘤生长或淋巴结压迫,喉癌或颈部肿瘤放疗后急性的气管和喉头水肿,甲状腺肿瘤长期压迫气管导致的气管软骨软化后在患者术后拔管时,均可出现气道阻塞。患者表现为吸气性呼吸困难、三凹征。充分评估气道阻塞情况,避免出现紧急气道,及时吸痰、血,尽早气管切开,可适当应用皮质激素。病情平稳后可酌情进行下一步治疗,如支气管内激光治疗、后装治疗、光动力治疗、气管内支架等。

(十二) 胸腔积液

腹部手术累及膈肌,手术部位渗出液增多进入胸腔,以及低蛋白漏出液至胸腔等。

二、循环系统

(一) 心律失常

化疗药物(蒽环类)的心脏毒性,手术后电解质紊乱尤其低钾、低镁,原有器质性心脏病及胸部和上腹部手术刺激均可导致心律失常。最常见的为室上性心动过速、房颤。化疗药物导致的心律失常持续时间短,无实际临床意义,但是若引起血流动力学障碍时就应该积极防治。处理方法为:首先停用相关药物,纠正电解质紊乱;积极应用相应的抗心律失常药物;因肿瘤患者有高凝状态,可短期抗凝;积极查找心律失常病因,对因治疗。

(二) 心包填塞

可由胸部手术累及心包导致。部分化疗药物(白消安、阿糖胞苷、维 A 酸类)可引发心内膜纤维化和心包填塞,较罕见。患者胸闷、低血压,有奇脉,心音遥远。心动超声检查可明确诊断,并可引导穿刺引流。

(三) 心力衰竭

原有心脏病、心功能不全病史,液体控制欠佳,心脏容量超负荷导致。术后突发肺栓塞、心肌梗死、严重心律失常也可引起心力衰竭。多为左心衰;伴心梗时可能有全心衰,引起心源性休克。蒽环类化疗药物、烷化剂等可使心肌细胞死亡,进展为心肌病。蒽环类药物治疗后再进行放疗可能诱发患者心力衰竭。

(四) 心肌梗死

既往有缺血性心脏病病史、心力衰竭病史、脑血管疾病病史、糖尿病病史、高血压病病史者,术后因疼痛、应激等因素,更易发生心肌梗死。积极进行评估,适当镇痛镇静,保证心脏充分的供血、供氧以防发生心肌缺血。一旦发生心肌梗死,积极再灌注治疗(硝酸酯类、β受体阻滞剂、钙拮抗剂可应用),必要时评估出血风险,可积极溶栓或介入治疗。

(五) 放射性心脏损害

1. 放射性心包炎、心包积液 最为常见,多发生在放疗1年内。予非类固醇消炎药、适当的利尿药物治疗。
2. 全心炎、纤维化 最明显的为心肌间质纤维化,多发生于右心室。
3. 冠状动脉病变 纵隔的放疗导致冠脉病变发生类似动脉粥样硬化。近端心外膜的血管和冠脉口最常受累。患者可发生缺血性心脏病。
4. 心脏瓣膜损害 放疗导致尖瓣和瓣膜的纤维化,主要发生在左侧瓣膜。
5. 心脏传导系统异常 放疗很少累及传导系统。最常见的是完全性房室传导阻滞。

三、消化系统

(一) 吻合口瘘

术后3d发生多与手术操作有关,1周后发生为吻合口愈合不良导致。吻合口位置不同,瘘的临床表现各异。一般有发热等感染中毒症状,严重可因中毒性休克死亡。引流管混浊为较早表现,可口服造影剂或亚甲蓝(美兰)证实是否吻合口瘘。CT等影像学检查可发现瘘口部位和大小。处理方法为:充分引流,充分抗炎,必要时再次手术探查清创,处理吻合口。

(二) 肠梗阻

多由手术粘连导致。某些药物抑制肠蠕动。电解质紊乱特别是低钾、高钙导致。低位梗阻考虑是否为粪便堵塞,积极进行肛门指检。可应用大黄等中药及新斯的明足三里注射保守治疗。必要时手术解除梗阻。

(三) 消化道穿孔

既往有消化道溃疡,尤其在治疗期间服用非类固醇消炎药及类固醇激素后,放射性肠炎及感染性肠炎也可导致穿孔。化疗后原肠道肿瘤薄弱部位也易出现穿孔。患者多有急腹症表现。

(四) 消化道出血

吻合口血管出血,既往消化道溃疡特别是使用非类固醇消炎药和皮质类固醇后,肝癌肝硬化性胃食管静脉曲张出血。放化疗的肠道损害也可导致出血。

(五) 放射性消化道损害

放射性消化道损害包括放射性食管炎、食管放射损伤性溃疡。胃是对放射敏感的组织,可发生胃炎、溃疡,甚至穿孔。肠道经受放疗后可发生纤维化和血流受阻。患者可有吞咽困难、恶心、呕吐、腹泻、肠梗阻、肠麻痹、肠穿孔,严重者可导致死亡。

四、肝胆胰系统

(一)黄疸

肝脏即使在手术后也会发生肝癌肝硬化导致的肝细胞性黄疸。全身的严重感染、败血症可导致的肝细胞性黄疸,炎症水肿导致肝外胆汁淤积性黄疸。积极消炎利胆有望改善。

(二)急性肝衰竭

肝毒性药物可造成肝损伤,原有肝功能差或大剂量化疗更易导致肝衰竭。肝切除术后10%~20%患者易发肝衰竭。术后肝衰竭与多种因素有关:残留肝体积、术中失血量、肿瘤体积、手术方式等。治疗无特殊方法,对于急性肝衰竭,肝移植是最有效的治疗方法。

(三)肝肾综合征

肝肾综合征为急、慢性肝衰竭的严重并发症。治疗肝衰竭,可应用特利加压素改善肾血流。

(四)肝性脑病

肝性脑病为急、慢性肝衰竭的严重并发症。应治疗肝衰竭,积极降氨。

(五)肝脓肿

逆行性胆管炎、脓毒血症导致。可积极行抗生素治疗,必要时超声或CT引导下穿刺引流。

(六)急性胰腺炎

胰腺肿瘤术后、ERCP检查后,其他胆道及胰腺穿刺后可导致急性胰腺炎。患者有腹痛,血及腹水中淀粉酶升高可确诊。根据病情严重程度决定是内科治疗,还是手术治疗。

(七)化疗药物肝损害

化疗后,需排除其他活动性肝炎及肿瘤肝转移导致的肝功能异常后,才能诊断。处理应是立即停用药物,加强保肝和支持治疗。

(八)放射性肝损害

肝脏属于放射敏感器官,与肝脏受照射的剂量与体积、同时接受化疗、手术、年龄、合并肝硬化等因素有关。病理损害分为急性放射性肝炎期、肝纤维化前期、肝纤维化期和肝硬化期。肝脏照射剂量>3 000 cGy,照射数周出现腹水、胸腔积液、右上腹不适或疼痛,合并化疗药物的患者可有明显黄疸。碱性磷酸酶(AKP)明显升高,转氨酶一定程度升高。放射性核素扫描 MRI 可协助诊断。须与肝肿瘤晚期鉴别。控制好放射剂量,保肝对症治疗。

五、泌尿系统

(一)泌尿系统感染

人工植入设备(输尿管支架、导尿管等)破坏正常的泌尿系统防御屏障,肿瘤患者自身免疫力降低,及放疗、化疗、手术等相关治疗导致免疫功能下降(粒细胞缺乏者高危),其他高危因素如糖尿病、女性、导尿管引流不畅,长期留置等。严重感染可累及全身,导致脓毒血症,各器官均受累。及时完善尿培养、血培养,明确病原菌选用抗生素。

(二)肾功能损害

肿瘤治疗过程中体液及电解质紊乱等因素可损害肾脏,各种缺血缺氧因素也可累及肾脏导致肾功能损害。大量腹水及尿路梗阻因素可导致肾后性的肾功能损害。患者发生肾功损害时应避免肾毒性药物,积极解除病因及诱因。

(三)化疗药物的泌尿毒性

顺铂的肾毒性呈剂量依赖性,主要损伤肾小管,必须进行水化、碱化尿液、利尿等肾保护措施。大剂量的丝裂霉素可导致肾小球系膜损害和血栓性微血管病变。顺铂和丝裂霉素的肾毒性可以用硫代硫酸钠(1~2 g/d)解救。环磷酰胺和异环磷酰胺的代谢产物丙烯醛可刺激膀胱导致出血性膀胱炎。甲氨蝶呤及代谢产物可出现结晶阻塞肾小管损伤肾功能。使用肾毒性化疗药物前要慎重评估肾功能,合理用药。

(四)放射性肾炎和放射性膀胱炎

肾脏及其周围器官的肿瘤放疗均会影响肾脏。放疗剂量>2 000 cGy,同时化疗,既往有肾脏疾病史都是高危因素。会导致肾小管坏死、肾小球破坏、广泛肾实质纤维化。若发生,只能按肾功损害处理。膀胱比直肠的放射敏感性低,照射剂量>60 Gy 就会发生典型的放射性膀胱炎,甚至膀胱溃疡,患者出现尿频、尿急、血尿。高压氧治疗短期效果好。严重时外科手术进行膀胱置换或尿道改道术。

六、神经系统

(一)颅内压增高

肿瘤脑转移放疗后脑水肿、脑转移瘤内出血等情况下都会导致颅内压升高。头疼、呕吐、视乳头水肿是特征性表现。应积极甘露醇脱水降颅压,对因治疗。

(二)脑血管病

既往有脑血管病、糖尿病、高血压病病史者,在肿瘤治疗过程中,失血失液、血压剧烈波动,常常是脑梗死、脑出血的高危因素。早期头颅 CT 检查只能发现脑出血,头颅 MRI 检查可明确梗死性病变。

(三)放疗性脑损伤

放疗性脑损伤与放射总剂量、疗程、个体组织耐受性、年龄、照射面积部位密切相关。它分为急性放射损伤、早期迟发放射损伤和晚期放射损伤。急性损伤导致血管性脑水肿,在放疗头几天即可出现,脱水激素治疗后可好转。早期迟发损伤在放疗后 1~4 个月发病,皮质激素也有效。晚期损伤可导致局灶性脑坏死和弥漫性脑损伤。还可有放疗诱发脑瘤的发生。

(四)化疗药物的神经毒性

甲氨蝶呤鞘内注射可引起毒性反应:急性者如化学性蛛网膜炎、虚性脑膜炎,亚急性者与椎管内给药有关,如不同程度的脑和脊髓功能障碍。慢行者可出现脑白质病。氟尿嘧啶大剂量静脉注射可有小脑损害。长春新碱和长春碱易引起周围神经病变。阿糖胞苷鞘内注射可导致脊髓病变。顺铂可导致听神经损害。紫杉醇类常引起指(趾)麻木。

七、内分泌及代谢紊乱

(一)肾上腺危象

在感染、手术及抗肿瘤治疗时应用大量类固醇激素突然停服后极易诱发肾上腺皮质功能急剧减退,出现肾上腺危象。患者出现高热、胃肠功能紊乱、循环衰竭、神志淡漠或躁动、谵妄和昏迷。测定血浆皮质醇水平结合病史和临床表现可以确诊。应立即给予氢化可的松替代治疗。稳定机体内环境，平衡体内电解质。

（二）甲状腺功能亢进危象

甲状腺癌根治术后极易诱发。其他应激因素如感染、发热、紧张、输液及过敏均可诱发。大量甲状腺素释放入血，患者出现高热、脱水、谵妄甚至昏迷、心动过速、房颤、心衰、甚至休克。甲状腺检查，测试甲状腺激素（TH）水平有助确诊。有典型危象表现而怀疑时，就应积极处理进行急救。

（三）代谢紊乱

1. **高钙血症** 与体内肿瘤骨转移导致的局部溶骨或肿瘤异位甲状旁腺激素（PTH）分泌增高有关。重度高钙（>3.5 mmol/L）可发生严重脱水、少尿肾衰等高钙危象表现。处理上应减少钙吸收，水化利尿，使用激素、降钙素、双磷酸盐。

2. **急性肿瘤溶解综合征** 肿瘤治疗过程中肿瘤细胞大量破坏后、细胞内离子及代谢产物进入血液而导致的一组严重代谢紊乱性疾病。特征是高尿酸血症、高血钾、高磷血症、低钙血症，易并发急性肾衰竭。患者常伴有代谢性酸中毒。血液系统肿瘤发生较多，特别是联合2~3种化疗药物化疗后。有些实体肿瘤如乳腺癌、小细胞肺癌也可发生。肿瘤有广泛浸润或转移者易发生，此类患者对化疗高度敏感。治疗以维持内环境稳定为主要原则，降尿酸、降钾、水化，必要时可进行血液透析治疗。

3. **低钠血症** 化疗药物的肾损害、呕吐、腹泻及炎症性的体膜腔渗出增加导致的第三间隙液体流失。一些化疗药物（长春新碱、顺铂、环磷酰胺等）引起的抗利尿激素（ADH）分泌异常综合征等病因可导致低钠血症（<135 mmol/L）。由于低钠导致的细胞内液容量增加，出现脑细胞水肿。患者可出现神经症状，如嗜睡、谵妄、癫痫发作、昏迷。根据补钠公式：（142-患者血钠）mmol/L×体重×0.6，按照计算量的1/2~1/3进行补钠。快速补钠易导致中枢性脑桥脱髓鞘和其他神经方面的后遗症。

4. **低钾血症** 血钾<3.5 mmol/L，较常见的电解质紊乱，多由于摄入不足、丢失过多导致。积极解除病因，见尿补钾。

5. **其他** 如高血糖、低血糖和乳酸酸中毒。

八、血液系统

（一）贫血

消化道肿瘤可有营养不良性贫血、巨幼细胞性贫血或失血导致的贫血，肿瘤术后并发感染可导致感染性贫血。化疗药物导致的骨髓抑制相关贫血。应积极对因治疗，补充造血"原料"，骨髓抑制者可用促红细胞生成素。

（二）粒细胞减少与粒细胞缺乏

化疗的肿瘤患者最常出现的骨髓抑制表现。粒细胞缺乏导致的感染严重而迅猛。在积极升高白细胞的同时，应采取预防感染的措施，密切观察。一旦发生感染，必须迅速抢占治疗时机，联合应用广谱抗生素。集落刺激因子是常用的升粒细胞的药物。

（三）血小板减少症

放化疗导致的骨髓抑制、出血导致的血小板消耗增加、重度感染及特发性血小板减少性紫癜、弥散性血管内凝血均可致血小板减少。积极消除病因，监测出血倾向，可用药物促血小板生成。常用药物有重组人白细胞介素-11和重组人血小板生成素。评估临床危险,必要时可输注血小板治疗。

(四)弥散性血管内凝血(DIC)

重度感染、肿瘤放化疗、手术及缺氧酸中毒等因素可激活内外性凝血途径。其诊断标准同其他疾病并发DIC的诊断相同。治疗上应积极去除诱因,解决病因,判断DIC分期应用对应药物。

第三节 肿瘤与感染

肿瘤患者容易发生感染,其原因包括:①恶性肿瘤患者本身即有免疫缺陷;②肿瘤切除手术导致人体正常解剖结构发生变化,致使生理性局部防御屏障被破坏;③长期保留中心静脉导管、接受静脉营养支持;④反复、多次接受化疗、放疗,破坏固有免疫防御机制和屏障,多数患者存在黏膜炎;⑤营养衰竭,加重免疫功能障碍;⑥微生态环境被破坏,多为机会致病菌感染;⑦不同于血液系统疾病,病程漫长。发生感染的易感因素有:粒细胞减少,体液或细胞免疫缺陷,黏膜或体表皮肤破损,使用中心静脉置管、导尿管、气管插管等,脾功能低下或无脾,长期应用大量抗生素等。肿瘤患者的感染具有以下特点:①感染的诊断较一般患者难度增加;②仅按照体温、白细胞计数及分类往往不能诊断和排除是否存在感染;③肿瘤患者,尤其是伴粒细胞缺乏者,其发生感染往往较为隐匿,且缺乏典型临床表现。

一、定义

中性粒细胞缺乏伴发热患者是一组特殊的疾患者群,常见于肿瘤患者接受化疗后。由于免疫功能低下,炎症的症状和体征常不明显,病原菌及感染灶也不明确,发热可能是感染的唯一征象。如没有给予及时恰当的抗菌药物治疗,感染相关死亡率高。中华医学会血液学分会和中国医师协会血液科医师分会结合国内流行病学资料、细菌耐药检测数据及抗菌药物临床应用经验总结,参考美国感染病学会(Infectious Diseases Society of America, IDSA)《发热和中性粒细胞缺乏患者治疗指南》(简称"IDSA 指南")和第 4 届欧洲白血病感染会议(ECIL)《欧洲细菌耐药时代中性粒细胞减少症患者发热经验治疗指南》(简称"ECIL-4 经验治疗指南"),2016 年发布了《中国中性粒细胞缺乏伴发热患者抗菌药物临床应用指南》。中性粒细胞缺乏定义为:患者外周血中性粒细胞绝对计数(ANC)$<0.5\times10^9$/L 或预计 48 h 后 ANC$<0.5\times10^9$/L;严重中性粒细胞缺乏为 ANC$<0.1\times10^9$/L。发热定义为:口腔温度单次测定≥38.3℃(腋温≥38.0℃)或≥38.0℃(腋温≥37.7℃)持续超过 1 h。中性粒细胞缺乏期间应避免测定直肠温度和直肠检查,以防止定植于肠道的微生物进入周围黏膜和软组织。

二、流行病学

80%以上的造血系统恶性肿瘤患者和10%~50%的实体肿瘤患者在≥1个疗程化疗后会发生与中性粒细胞缺乏有关的发热。菌血症发生率为10%~25%,多数发生在长期和严重的中性粒细胞缺乏(ANC$<0.1\times10^9$/L)。13%~60%接受造血干细胞移植的患者发生血流感染,死亡率达12%~42%。在目前国内医疗条件下,当中性粒细胞缺乏持续>21 d时感染的发生率明显增高。中性粒细胞缺乏伴发热患者的临床表现不典型,感染部位不明显或难以发现,病原菌培养阳性率低。皮肤和软组织感染可能无硬结、红疹或脓疱等症状;肺部感染影像学可能没有可识别的浸润影;脑脊液细胞增多不明显或缺乏脑膜炎的表现;尿路感染少有脓尿等。近期完成的中国血液病粒细胞缺乏伴发热患者的流行病学调查显示:①中心静脉置管(CVC)、消化道黏膜炎、既往90 d内暴露于广谱抗菌药物和中性粒细胞缺乏>7 d是中性粒细胞缺乏伴发热的危险因素。②在我国中性粒细胞缺乏伴发热患者中,能够明确感染部位者占54.7%,最常见的感染部位是肺,其后依次为上呼吸道、肛周、血流等。③能够明确感染微生物的比例为13.0%,致病菌以革兰阴性菌为主,占全部细菌总数的54.0%。④目前我国中性粒细胞缺乏患者感染的常见革兰阴性菌包括大肠埃希菌、肺炎克雷白菌、铜绿假单胞菌、嗜麦芽窄食单胞菌、鲍曼不动杆菌;常见革兰阳性菌包括表皮葡萄球菌、肠球菌[包括耐万古霉素肠球菌(VRE)]、链球菌属、金黄色葡萄球菌[包括耐甲氧西林金黄色葡萄球菌(MRSA)]、凝固酶阴性葡萄球菌。⑤不同感染部位的致病菌谱有明显差异,如血流感染以大肠埃希菌、肺炎克雷伯菌、表皮葡萄球菌、铜绿假单胞菌和白色念珠菌为主,肺感染则以铜绿假单胞菌、嗜麦芽窄食单胞菌、黄曲霉和鲍曼不动杆菌为主。

三、风险评估和耐药评估

高危和低危的定义参照《IDSA指南》标准(表7-2),高危患者应首选住院接受经验性静脉抗菌药物治疗,中性粒细胞缺乏伴发热患者在经验性治疗前还应参考《ECIL-4经验治疗指南》进行耐药评估(表7-3)。一项调查2 000多名中性粒细胞缺乏伴发热的患者的观察性研究显示菌血症占23%,革兰阳性菌、革兰阴性菌和多种细菌感染的比例分别为57%、34%和9%。菌血症患者革兰阴性菌检出率虽然低于革兰阳性菌,但死亡率更高(5% vs. 18%)。高危患者应静脉应用抗铜绿假单胞的β内酰胺制剂,推荐头孢吡肟、碳氢酶烯类(美罗培南或亚胺培南-西司他丁等)或哌拉西林-他唑巴坦。如果初始治疗后仍存在低血压或肺炎等并发症或者怀疑抗生素抵抗可加用氨基糖苷类、喹诺酮类和(或)万古霉素。中性粒细胞缺乏伴发热的患者初始治疗不推荐万古霉素(或其他抗革兰阳性菌的抗生素),只在出现特殊的临床指征,如可疑的导管相关性感染,皮肤和软组织感染,肺炎或血流动力学不稳定等才考虑使用。免疫抑制的患者如果在发热前90 d内曾接受抗生素治疗被认为是发展为多重耐药菌感染的高危因素,早期应使用广谱抗生素治疗,如β内酰胺类或碳氢酶烯类结合氨基糖苷类或抗假单胞菌的喹诺酮类抗生素。

表7-2 中性粒细胞缺乏伴发热患者的危险度分层

危险度	定义
高危	符合以下任意一项 ● 严重中性粒细胞缺乏($<0.1\times10^9$/L)或预计中性粒细胞缺乏持续>7 d ● 有以下任何一种临床合并症(包括但不限于):①血流动力学不稳定;②口腔或胃肠道黏膜炎(吞咽困难);③胃肠道症状(腹痛、恶心、呕吐、腹泻);④新发的神经系统病变或精神症状;⑤血管内导管感染(尤其是导管腔道感染);⑥新发的肺部浸润或低氧血症或有潜在的慢性肺部疾病 ● 肝功能不全(转氨酶水平>5倍正常上限值)或肾功能不全(肌酐清除率<30 ml/min)
低危	预计中性粒细胞缺乏在7 d内消失,无活动性合并症,同时肝肾功能正常或损害较轻且稳定

表7-3 中性粒细胞缺乏伴发热患者升阶梯和降阶梯治疗策略的适应证和经验性抗菌药物选择的建议

治疗策略	适应证	抗菌药物选择
升阶梯策略	• 无复杂表现 • 不确定有无耐药菌定值 • 此前无耐药菌感染 • 耐药菌感染不是本中心中性粒细胞缺乏伴感染的常见原因	• 抗假单胞菌头孢菌素(头孢吡肟、头孢他啶) • β-内酰胺酶抑制剂复合制剂(哌拉西林/他唑巴坦、头孢哌酮/舒巴坦) • 替卡西林/克拉维酸 • 哌拉西林+庆大霉素
降阶梯策略	• 临床表现复杂 • 存在耐药菌定植 • 有耐药菌感染病史	• 抗假单胞菌β-内酰胺类联合氨基糖苷类或喹诺酮类;重症患者选择β-内酰胺类中的碳青霉烯类(亚胺培南-西司他丁、美罗培南、帕尼培南/倍他米隆) • 耐药菌感染是本中心中性粒细胞缺乏伴发热的常见原因 • β-内酰胺类±利福平 • 糖肽类、利奈唑胺等覆盖革兰阳性耐药菌的药物(如果存在革兰阳性菌风险)

当培养出耐药细菌,特别是患者病情不稳定时应对初始经验性抗菌治疗采取修改。这些细菌包括耐甲氧西林的金黄色葡萄球菌(MRSA)、耐万古霉素肠球菌(VRE)、产 ESBL 的革兰阴性菌、产碳氢酶烯酶的细菌(包括产 KPC 酶的肺炎克雷伯菌和大肠埃希菌)等。ESBL 基因,主要产生于克雷白菌和大肠埃希菌,会产生广泛的 β 内酰胺酶类抗生素的抵抗。这些产 ESBL 的病原菌,通常只对碳氢酶烯类敏感,如亚胺培南或美罗培南。产碳氢酶烯酶的致病菌,包括克雷白菌和铜绿假单胞菌,还会产生对亚胺培南或美罗培南的耐药;产 KPC 酶的微生物几乎对所有 β 内酰胺酶抗生素耐药。耐药菌的治疗措施为:①MRSA:早期使用万古霉素、利奈唑胺或达托霉素;②VRE:早期使用利奈唑胺或达托霉素;③ESBLs:早期使用碳氢酶烯类;④KPCs:早期使用多粘菌素或替加环素。中国粒细胞缺乏伴发热血液病患者的流行病学调查显示非发酵菌在革兰阴性菌中的检出比例为 37.2%。近 10 年来,鲍曼不动杆菌对碳青霉烯类耐药发生率从 2005 年的 30% 左右上升至 2014 年的 62.4%。2015 年我国对亚胺培南耐药的鲍曼不动杆菌的检出率高达 58.0%。

对于伴低氧血症或大量浸润影的严重肺炎,如果怀疑 MRSA 感染,应该加用万古霉素或利奈唑胺,必要时可行支气管肺泡灌洗或活检来评估严重肺炎。中性粒细胞缺乏患者如发生肠炎应采用广谱抗生素治疗,厌氧菌和革兰阴性菌是导致肠炎的主要病原体,应单用哌拉西林-他唑巴坦、碳氢酶烯类或联合应用抗假单胞菌的头孢菌素加甲硝唑治疗,很少证据支持加用万古霉素或抗真菌治疗。高危患者口腔溃疡或食道症状提示可能单纯疱疹病毒感染或念珠菌食管炎,应使用阿昔洛韦和(或)抗真菌药物经验性治疗。

在感染危险度和耐药评估后应当立即经验性使用抗菌药物,其原则是覆盖可引起严重并发症或威胁生命的最常见和毒力较强的病原菌,直至获得准确的病原学培养结果。因此,有效的经验性抗菌药物治疗需要综合评估患者(危险度分层、感染部位、脏器功能、耐药危险因素)、细菌(当地以及本单位/科室的流行病学和耐药监测数据)及抗菌药物本身(广谱、药物代谢动力学/药物效应动力学、不良反应等)等多方面因素,选择具有杀菌活性、抗假单胞菌活性且安全性良好的广谱抗菌药物,并需注意与治疗原发病药物(如造血系统肿瘤的化疗药物、免疫抑制剂等)之间是否存在不良反应的叠加。对于低危患者,其初始治疗可以在门诊或住院接受口服或静脉注射经验性抗菌药物治疗,推荐联合口服环丙沙星、阿莫西林-克拉维酸、左氧氟沙星或莫西沙星。高危患者应根据危险度分层、耐药危险因素、当地病原菌和耐药流行病学数据及疾病的复杂性(表7-4)对患者进行个体化评估。高危患者静脉应用的抗菌药物必须是能覆盖铜绿假单胞菌和其他严重革兰阴性菌的广谱抗菌药物。在权衡风险获益后,也可以经验性选择替加环素、磷霉素等。既往有产超广谱β-内酰胺酶(ESBL)菌定植或感染史者,可选择碳青霉烯类;既往有产碳青霉烯酶(CRE)或耐药非发酵菌定植或感染史者,建议选择β-内酰胺酶抑制剂复合制剂联合磷霉素、替加环素等。

表7-4 多药耐药菌感染的药物选择

耐 药 菌	治 疗 药 物
耐碳青霉烯类抗生素肠杆菌	替加环素[a],氨基糖苷类抗生素[a],磷霉素[a]
耐β-内酰胺类抗生素铜绿假单胞菌	磷霉素[a]
耐β-内酰胺类抗生素不动杆菌	替加环素[a]
嗜麦芽窄食单胞菌	复方新诺明,氟喹诺酮类抗生素,替卡西林/克拉维酸;重症或中性粒细胞减少者考虑联合用药
糖肽类抗生素不敏感革兰阳性菌(耐万古霉素粪肠球菌、屎肠球菌、金黄色葡萄球菌)	利奈唑胺,达托霉素,替加环素

注:[a] 首选联合用药,可加用利福平

四、微生物学检查

至少同时行两套血培养检查。如果存在CVC,一套血标本从CVC的管腔采集,另一套从外周静脉采集。无CVC者,应采集不同部位静脉的2套血标本进行培养,采血量为每瓶10 ml。如果经验性抗菌药物治疗后患者仍持续发热,可以每隔2~3 d进行1次重复培养。咳嗽患者应留取痰标本并常规细菌培养,如胸部影像学检查可见不明确病因的浸润影,建议行下呼吸道的纤维支气管镜检查。发生在冬季的肺部感染建议留取肺泡灌洗液进行病毒检测,如腺病毒、流感A和B病毒、呼吸道合胞病毒和副流感病毒等。

五、初始经验性抗菌药物治疗

(一)抗革兰阳性菌治疗

随机研究显示初始经验性抗菌治疗使用万古霉素并不能明显缩短发热的时间和降低死亡率。凝固酶阴性的葡萄球菌虽然是粒缺患者菌血症最常见致病菌,但因致病毒力较弱很少导致临床病情的恶化,因此发热早期没有应用万古霉素的必要。在以下特定情形,初始经验性用药应选择联合用药方案,即覆盖铜绿假单胞菌和其他严重革兰阴性菌的广谱抗菌药物,同时联合抗革兰阳性菌药物:①血流动力学不稳定或有其他严重血流感染证据;②X线影像学检查确诊的肺炎;③在最终鉴定结果及药敏试验结果报告前,血培养为革兰阳性菌;④临床疑有导管相关严重感染(例如经导管输液时出现寒战及导管穿刺部位蜂窝织炎、导管血培养阳性结果出现时间早于同时外周血标本);⑤任何部位的皮肤或软组织感染;⑥耐甲氧西林金黄色葡萄球菌、耐万古霉素肠球菌或耐青霉素肺炎链球菌定植;⑦预防性应用氟喹诺酮类药物或经验性应用头孢他啶时出现严重黏膜炎。选择抗菌药物时还应注意不同药物的抗菌特性,根据感染部位及抗菌需求恰当选择。例如,替加环素抗菌谱广,但在铜绿假单胞菌感染时,需与β-内酰胺酶抑制剂复合制剂联合使用;利奈唑胺在肺、皮肤软组织等的组织穿透性高且肾脏安全性好;达托霉素不适用于肺部感染,但对革兰阳性菌血流感染和导管相关感染作用较强。培养出MRSA的患者推荐早期使用万古霉素,尤其是血流动力学不稳定或血培养检测到革兰阳性球菌者。溶血性链球菌导致的菌血症,可能对β内酰胺类和喹诺酮类耐药,从而导致休克和呼吸窘迫综合征。胃肠黏膜炎、头孢他啶的使用、预防性应用环丙沙星和左氧氟沙星是中性粒细胞缺乏发展为严重溶血性链球菌感染的重要危险因素。10%~25%溶血性链球菌感染对哌拉西林抵抗,并对喹诺酮类的敏感性降低,早期万古霉素的使用能降低死亡率。对于中性粒细胞缺乏伴发热患者,VRE导致的血流感染难以治疗,特别是白血病和造血干细胞移植的患者,是死亡的独立危险因素。如果万古霉素或其他抗阳性菌的药物用于抗炎初期,但培养结果未显示革兰阳性菌感染,则应在使用2~3 d后停药;利奈唑胺的使用可能导致骨髓抑制,影响中性粒细胞和血小板的恢复,特别是应用时间>14 d的患者;达托霉素的使用可能导致肌酸激酶水平的增加。

(二)抗真菌治疗

预计中性粒细胞缺乏持续时间>7 d的患者,如果持续发热或抗炎4~7 d后再次发热,应该经验性抗真菌治疗并进行侵入性真菌感染的检查。同种异体造血干细胞移植患者使用免疫抑制剂或行大剂量化疗的白血病患者伴严重口腔或胃肠道黏膜炎应考虑存在侵袭性真菌感染的可能。发热持续或再次发热的患者较初始发热者更易发生酵母菌和霉菌感染。念珠菌在黏膜表面普遍定植,因此黏膜屏障破坏时易发生血流感染。唑类抗真菌药物的预防性使用,能显著降低高危患者侵袭性念珠菌感染的发生率,但氟康唑缺乏对侵袭性霉菌感染的抗菌活性。侵袭性霉菌感染,几乎都发生于持续时间>10~15 d的严重粒细胞缺乏的患者。侵袭性霉菌感染在急性白血病的发生率为淋巴瘤、多发性骨髓瘤的20倍。早期的临床表现无特异性,发热可能只是唯一症状,因此侵袭性真菌感染诊断困难。胸部CT检查显示伴或不伴晕轮征的大结节是侵袭性曲霉菌感染的典型表现。两种血清真菌诊断实验:β-(1-3)-D葡聚糖检测(G实验)和半乳甘露聚糖检测(GM实验)有助于普通侵袭性真菌感染的检测。单独一次血清测试的敏感性较低,因此不能因一次检测阴性结果排除侵袭性真菌感染的可能。预计中性粒细胞缺乏持续时间<7 d的患者不推荐预防性抗真菌治疗。

(三)抗菌药物调整及疗程

对于明确病原菌的患者,可根据药敏结果采用窄谱抗生素治疗;检出细菌如为耐药菌,可参照表7-4选择药物。对于未能明确病原菌的患者,可参照图7-1调整后续流程。血液系统恶性肿瘤(包括造血干细胞移植)患者使用经验性抗菌治疗,平均退热天数为5 d;低危的实体肿瘤,退热的平均天数为2 d。在使用广谱抗生素4~7 d后仍持续发热且未发现明显发热源的高危患者,应经验性覆盖真菌治疗。经验性抗生素治疗后仍持续发热>3 d或再次发热的患者应全面查找感染源，包括新发的血流感染和以临床症状为导向的诊断性实验。如艰难梭菌导致的腹泻，应该采用酶连免疫反应或 2 步抗原发检测艰难梭菌及其毒素。临床高度怀疑艰难梭菌感染或出现腹痛、腹泻的患者应经验性口服万古霉素和甲硝唑治疗。中性粒细胞缺乏伴再次发热且伴腹痛和（或）腹泻患者应行腹部 CT 检查排除肠炎的可能性。再次发热的高危患者建议胸部 CT 检查以进一步诊断有无隐匿性的侵袭性真菌感染。对再次或持续发热的患者还应考虑其他非感染的因素，如药物热、肿瘤热、血栓性静脉炎或大血肿后的血液吸收热。血流动力学不稳定的持续发热的患者如果未找到明确的感染源应扩大抗菌谱，以覆盖耐药的革兰阳性菌和革兰阴性菌，如抗生素由初始的头孢菌素类改为抗假单胞菌的碳氢酶烯类，并联合应用氨基糖苷类、环丙沙星或氨曲南及万古霉素。

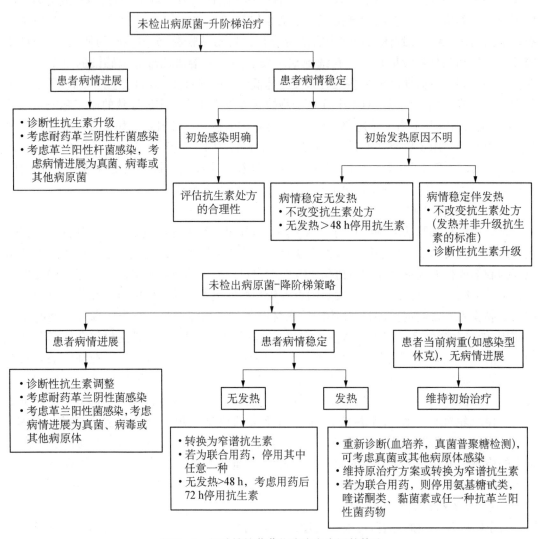

图 7-1　经验性抗菌药物治疗方案调整策略

适当的抗菌药物治疗应持续用于整个中性粒细胞缺乏期，直至 ANC$\geqslant 0.5\times 10^9$/L，不同的感染部位疗程或停药标准参见表 7-5。适当的疗程已结束、感染的所有症状和体征消失但仍然存在中性粒细胞缺乏的患者,可以采用预防性用药方案(如口服喹诺酮类)治疗直至血细胞恢复。无明确感染源的低危患者,应持续抗感染治疗至发热和中性粒细胞缺乏得以解决。如果初始采用静脉抗炎,治疗3d后退热,临床稳定且无阳性培养结果,则改为口服环丙沙星加阿莫西林-克拉维酸口服抗感染治疗。

表 7-5 中性粒细胞缺乏患者不同类型感染的抗菌疗程或停药标准

感 染 类 型	疗 程
肺感染	10～21 d
腹部复杂感染	感染证据完全消失,ANC<0.5×10^9/L
深部组织感染、心内膜炎、化脓性血栓性静脉炎或接受适当抗菌药物治疗并拔除导管后仍有持续性血流感染>72 h	>4周或病灶愈合、症状消失
金黄色葡萄球菌、铜绿假单胞菌或分枝杆菌所致导管相关性血流感染	首次血培养阴性后至少14 d
耐甲氧西林金黄色葡萄球菌血流感染(糖肽类药物、达托霉素等)	至少14 d,合并迁徙性病灶者适当延长
耐甲氧西林凝固酶阴性的葡萄球菌或肠球菌引起的血流感染	体温正常后持续治疗5～7 d
无法解释的发热	治疗持续至血细胞有明显恢复迹象,一般在ANC≥0.5×10^9/L时停药

严重中性粒细胞缺乏(ANC<0.1×10^9/L)或预计中性粒细胞缺乏持续>7 d但无发热的患者,推荐预防性使用喹诺酮类抗生素,不推荐加用抗革兰阳性菌的药物预防性治疗。接收造血干细胞移植的患者抗真菌治疗应覆盖整个中性粒细胞缺乏期甚至更长或直至免疫抑制剂治疗结束,研究显示抗真菌持续至移植后至少75 d,能显著提高造血干细胞移植患者的生存率。预计中性粒细胞缺乏<7 d的低危患者不推荐预防性使用抗生素。

(四)中性粒细胞减少伴念珠菌血症

2016年,美国感染病学会(IDSA)更新了《念珠菌病管理临床实践指南》,其中对中性粒细胞减少患者念珠菌血症的治疗建议为:①任意一种棘白菌素类药物被推荐用于初始治疗(卡泊芬净:首剂70 mg,维持剂量50 mg/d;米卡芬净:100 mg/d;阿尼芬净:首剂负荷200 mg,维持量100 mg/d)。②两性霉素B脂质体[3～5 mg/(kg·d)]是一个有效的方案,但由于其潜在毒性并不被青睐。③氟康唑,负荷剂量800 mg(12 mg/kg),维持剂量400 mg/d(6 mg/kg),可用作非危重症患者和未使用唑类药物治疗患者的替代治疗方案。④氟康唑400 mg/d(6 mg/kg),能够作为持续中性粒细胞减少且病情稳定患者降阶梯治疗的选择,这些患者均为敏感菌株感染且血流的病原菌已被清除。⑤伏立康唑第1个24 h给予400 mg(6 mg/kg)2次,然后200 mg(3 mg/kg)q12 h维持可用于需要覆盖曲霉的情况。中性粒细胞减少的念珠菌血症患者,病情稳定、念珠菌已经在血液中被清除,并且分离的念珠菌对伏立康唑敏感,伏立康唑被推荐作为降阶梯治疗方案。⑥对于克柔念珠菌感染的念珠菌血症患者,棘白霉素类药物,两性霉素B脂质体,或伏立康唑均被推荐。⑦推荐无明显的转移性并发症的念珠菌血症治疗最短时间为2周,应从记录念珠菌从血液中被清除、念珠菌所致中性粒细胞减少的症状经治疗缓解后开始计算。⑧当中性粒细胞减少恢复,眼科检查能发现的脉络膜和玻璃体感染是微小的;因此,在中性粒细胞减少恢复以后的1周内应散瞳行眼底镜检查。⑨中性粒细胞减少患者,念珠菌血症患者的感染源并非主要来自中心静脉导管(如:胃肠道来源)。中心静脉导管是否拔除需依据患者个体差异而定。⑩对于持续性念珠菌血症患者,当估计会发生长期中性粒细胞减少可考虑输注粒细胞集落刺激因子(G-CSF)。对腹腔内念珠菌感染的治疗建议为:①对有腹腔内感染临床证据及有念珠菌感染高危因素的患者,包括最近的腹部手术,吻合口漏或坏死性胰腺炎的患者,应考虑经验性抗真菌治疗。②腹腔内念珠菌感染的治疗应包括源头控制、适当的引流和(或)清创。③抗真菌治疗的选择同于念珠菌血症或ICU非中性粒细胞减少患者的经验性治疗。④治疗时间应以源头控制的充分性和临床治疗应答情况来决定。

第四节 肿瘤与营养

近年来,恶性肿瘤的发病率与病亡率在我国呈逐年上升趋势。自2010年以来,恶性肿瘤的死亡率已成为威胁我国居民生命的首要疾病。虽然近年来肿瘤治疗的方法有了很大的发展和进步,但肿瘤治疗的效果仍未能达到令人满意的程度。肿瘤的发生是环境因素和遗传因素相互作用,临床上,肿瘤患者是营养不良的高危人群,部分患者常有恶病质正常,这种状态严重影响原发病的治疗,降低患者的生活质量,甚至缩短患者的生存期。近年来,人们发现基因与环境相互作用是导致肿瘤发病的重要因素,而机体的营养状况在肿瘤的发生、预防和治疗中具有重要作用,尽管该作用机制尚不十分清楚。营养支持在改善肿瘤患者的预后及生活质量方面均具有积极作用。因此,合理、有效的营养支持对大部分营养不良肿瘤患者是有积极作用的。

一、肿瘤患者的营养评估

肿瘤患者营养不良的发病率相当高。国际权威机构的调查资料显示,恶性肿瘤患者营养不良的发病率为15%~80%。文献报道,对营养不良的患者进行合理优化的营养支持治疗可以明显改善其营养状况,缩短住院时间,减少并发症发生率,降低医疗费用。合理评估肿瘤患者营养状况不仅有助于及时采取有效的营养支持,还能客观检测治疗效果。美国肠外肠内营养学会(ASPEN)对营养评估定义为"使用以下组合诊断营养问题的全面方法:病史、营养史、用药史、体检、人体测量学方法、实验室数据"。营养评估的目的就是发现营养不良的患者,确定营养治疗的对象,从而保证营养治疗的合理应用,防止应用不足与应用过度。而且在营养治疗过程中,要不断进行再评估,了解营养治疗效果,以便及时调整治疗方案。

目前,临床上常用的营养筛查与评估工具包括:营养风险筛查2002(Nutritional Risk Screening 2002,NRS 2002)、营养不良通用筛查工具(Malnutrition Universal Screening Tools,MUST)、微型营养评估(Mini Nutritional Assessment,MNA)、主观整体评估(Subjective Globe Assessment,SGA)、患者主观整体评估(Patient-Generated Subjective Global Assessment,PG-SGA)等。

NRS2002是2003年欧洲肠外肠内营养学会颁布的,用于住院患者营养风险的筛查工具。其评分组成包括年龄评分、疾病状态评分、营养状况评分 3 部分。NRS2002 评分总分为 0~7 分。疾病状态:0 分是营养摄入正常;1 分是轻度创伤导致代谢率增加,如糖尿病、髋部骨折、肿瘤、慢性疾病急性并发症等,患者蛋白质的需求量增高但正常饮食基本能满足机体所需;2 分是中度创伤致患者蛋白质的需求大量增加,如严重肺炎、腹部大手术、恶性血液病等;3 分是重度创伤应激状态,如骨髓移植术后、头部外伤、ICU 患者等。营养状况:0 分是营养状况正常;1 分是近 3 个月体重下降超过 5%或近几周饮食摄入量低于正常需要量的 50%~75%;2 分是近 2 个月的体重下降超过 5%或体重指数为 18.5~20.5 且营养状况不佳或近几周饮食摄入量为正常需要量的 25%~50%;3 分是近 1 个月体重下降超过 5%,或体重指数低于 18.5 并且营养状况不佳或近几周饮食摄入量小于正常需要量的 25%。两项评分相加,如年龄≥70 岁则加 1 分以矫正年龄因素。总评分为 0 分者无营养风险,≥3 分则存在营养风险。

MUST 可用于不同医疗机构营养风险筛查,多用于蛋白质-热量营养不良和其风险的筛查。其优点在于使用简单和快速,一般数分钟内可完成,并适用于所有住院患者。MUST 包括:BMI 测定:BMI≥20.0 为 0 分,18.5≤BMI≤20.0 为 1 分,BMI≤18.5 为 2 分。体重减轻情况:0 分,最近 3~6 个月内体重丢失在 5%或以内;1 分,最近 3~6 个月内体重丢失 5%~10%;2 分,最近 3~6 个月内体重丢失≥10%;疾病导致进食量减少:因急性疾病影响导致禁食或摄入不足>5 天为 2 分,否则为 0 分。3 项总分相加,总分为 0 则患者为低营养风险状态,需定期进行重复筛查;总分为 1 分者为中等营养风险状态,需记录 3 d 膳食摄入情况并重复筛查;总分为 2 分或以上者为高营养风险状态,需接受营养干预。

MNA 是针对老年人营养状况的评估方法,是一个完整且简便的营养评估方法,并且评估花费时间短只需数分钟。有报道表示 MNA 的特异度为 98%,且灵敏度为 96%,预测价值是 97%。MNA 由 4 部分共 18 项组成,18 项总分 30 分,其中 24 分及以上为正常,小于 17 分为营养不良,在两者之间则存在营养不良风险(表 7-6)。

表 7-6 MNA

指标	分值	标准	分值	标准	分值	标准	分值	标准
近 3 个月体重丢失	0	>3 kg	1	不知道	2	1~3 kg	3	无
BMI(kg/m^2)	0	<19	1	19~20.5	2	21~22.5	3	≥23
近 3 个月有应激或急性疾病	0	否	2	是				
活动能力	0	卧床或轮椅	1	能下床但不能外出	2	能外出活动		
神经精神疾病	0	严重痴呆或抑郁	1	轻度痴呆	2	没有		
近 3 个月有无饮食量减少	0	严重减少	1	减少	2	没减少		
是否能独立生活	0	不能	1	能				

续表

指标	分值	标准	分值	标准	分值	标准	分值	标准
每天服用3种以上药物吗	0	是	1	否				
身体上是否有压痛或皮肤溃疡	0	是	1	否				
每日用几餐	0	1餐	1	2餐	2	3餐		
每天摄入奶类或每周2次豆制品禽蛋或每天吃鱼、肉、禽类食品	0	0~1项	0.5	2项	1	3项		
是否每餐都吃蔬菜水果?	0	否	1	是				
每天饮水量、进食情况	0	<3杯	0.5	3~5杯	1	>5杯		
	0	依赖别人帮助	1	能自行进食但稍有困难	2	可自行进食		
自我营养评价	0	营养不良	1	不能确定	2	无营养不良		
与同龄人相比认为自己的营养状况	0	没别人好	0.5	不知道	1	一样	2	更好
上臂围	0	<21	0.5	21~22	1	≥22		
小腿围	0	<31	1	≥31				

SGA 在国际上通常被视为筛查营养不良的一个"金标准"。体重变化考虑过去6个月或近2周的,若过去5个月变化显著但近1个月无丢失或增加,或近2周经治疗后体重稳定,则体重丢失一项不予考虑;胃肠道症状至少持续2周,偶尔一两次不予考虑;应激参照大面积烧伤、高烧或大量出血属高应激,长期发热、慢性腹泻属中应激,长期低烧或恶性肿瘤属低应激;评价结果中,有5项以上属于C级或B级,可定为重度或中度营养不良(表7-7)。

表7-7 SGA

指标	A级营养良好	B级轻中度营养不良	C级严重营养不良
近期体重改变	无/升高	减少了5%以下	减少了5%以上
饮食改变	无	减少	不进食/低能量流食
胃肠道症状	无/食欲缺乏	轻微恶心、呕吐	严重恶心、呕吐

续　表

指标	A级营养良好	B级轻中度营养不良	C级严重营养不良
活动能力改变	无/减退	能下床走动	卧床
应激反应	无/低度	中度	高度
肌肉消耗	无	轻度	重度
三头肌皮褶厚度(mm)	正常(>8)	轻度减少(6.5~8)	重度减少(<6.5)
踝部水肿	无	轻度	重度

PG-SGA是在SGA基础上发展而成的,是专门为肿瘤患者设计的营养状况评估方法,由患者自我评估部分及医务人员评估部分两部分组成,具体内容包括体重、摄食情况、症状、活动和身体功能、疾病与营养需求的关系、代谢方面的需要、体格检查等7个方面。前4个方面由患者自己评估,后3个方面由医务人员评估,总体评估结果分为定量评估和定性评估两种。定性评估将肿瘤患者的营养状况分为A(营养良好)、B(可疑或中度营养不良)、C(重度营养不良)3个等级。定量评估为将7个方面的计分相加,得出一个最后积分,根据积分将患者分为0~1分(无营养不良)、2~3分(可疑营养不良)、4~8分(中度营养不良)、≥9分(重度营养不良)。临床研究提示,PG-SGA是一种有效的肿瘤患者特异性营养状况评估工具,因而得到美国营养师协会(American Dietetic Association,ADA)等单位的大力推荐,是ADA推荐用于肿瘤患者营养评估的首选方法,中国抗癌协会肿瘤营养与支持治疗专业委员会推荐使用。

中国抗癌协会肿瘤营养与支持专业委员会推荐所有肿瘤患者入院后应常规进行营养筛查/评估,以了解患者的营养状况,从而确立营养诊断。一个完整的肿瘤患者的入院诊断应常规包括肿瘤诊断及营养诊断两个方面。根据PG-SGA积分多少将患者分为无营养不良、可疑营养不良、中度营养不良及重度营养不良4类。无营养不良者不需要营养干预,直接进行抗肿瘤治疗;可疑营养不良者,在营养教育的同时,实施抗肿瘤治疗;中度营养不良者,在人工营养(EN、PN)的同时,实施抗肿瘤治疗;重度营养不良者,应该先进行人工营养(EN、PN)1~2周,然后在继续营养治疗的同时进行抗肿瘤治疗。无论有无营养不良,所有患者在完成一个疗程的抗肿瘤治疗后都应重新进行营养评估。

二、围术期肿瘤患者营养支持

接受手术治疗的恶性肿瘤患者,由于本身疾病影响,加上手术创伤和术后导致的消化功能不全或障碍,营养不良或营养风险较为常见。欧洲最新的调查发现,肿瘤患者营养不良发生率可达32%。应用SGA方法调查发现,上海地区接受手术治疗的肿瘤患者高达64.3%。研究显示合理的肠外肠内营养可以改善有营养风险患者的临床结局,因此营养支持已成为围术期常用的治疗手段之一。ASPEN在其最新的营养支持指南中,认为营养诊疗过程有3个关键步骤:筛查、评估和干预。肿瘤患者围术期营养支持与其他外科患者无特殊区别。

围术期营养支持可分为3类：①手术前营养支持:术前需要营养支持;②手术前、后营养支持:术前就需要营养支持并延续至手术后;③手术后营养支持:术前营养状况良好,术后发生并发症或者是手术创伤大、术后不能经口进食的时间较长,或者术后摄入不足而需要营养支持。对于无营养不良或营养风险的患者，围术期接受肠外营养可能会导致感染和代谢并发症的增加，并增加不必要的医疗费用。所有肿瘤手术患者入院时均应该常规接受营养风险筛查与营养评估，常用工具包括：NRS 2002、PG-SGA、SGA 等。NRS2002 包括被广泛认同的所有疾病相关营养不良的评分指标，或者更确切地说，因营养不良未经治疗而导致发生并发症的风险；将所述指标纳入数值评分系统；其效度已获得大样本研究的证实。PG-SGA 是专门为肿瘤患者研制的营养评估工具，其敏感性和特异性均得到证，是 ADA 推荐的肿瘤患者营养评估首选工具，已得到中国抗癌协会肿瘤营养与支持治疗专业委员会的推荐与应用。

EN 是胃肠道有功能围术期患者首选的营养支持手段，只有肠道不能耐受或无法进行 EN 时，才考虑选用 PN。研究证实 EN 比 PN，可改善临床结局（减少感染并发症和缩短住院时间等）和节省医疗费。肿瘤围术期患者 EN 持的适用证、禁忌证与其他外科患者一致。择期手术患者术前禁水只需 2 h。手术前夜与术前 2 h 给予一定量碳水化合物饮料，可减轻术后胰岛素抵抗，有助于减少骨髓肌分解。外科手术后 6~8 h，多数患者小肠即恢复肠蠕动和吸收功能。因此，即使接受胃肠道切除术后 12 h 多可耐受 EN。管饲是术后早期 EN 的重要手段，对于接受腹部外科手术术后需要进行 EN 的患者，建议在术中放置空肠造瘘管或鼻肠管。对于接受近端胃肠道吻合的患者，空肠造瘘管留置在吻合口远端，能减少对胃肠吻合口的影响，有利于进行早期 EN。早期管饲是安全的，不会增加胃肠耐受不良和肺炎的风险，但营养液泵入的起始速度应（10~20 ml/h），5~7 d 内可逐渐升至目标速度。标准的整蛋白配方适合大部分患者的需要，氨基酸和短肽类的 EN 制剂适合胃肠功能不全（如胰腺癌手术等）。研究显示膳食纤维可改善长期接受管饲 EN 患者的结肠功能，减少腹泻。

对于围术期肿瘤患者，实施 PN 的主要适应证包括：胃肠道功能严重障碍或无法使用；中等或严重的营养不良患者，入院后或术后 72 h 内无法进行口服或肠内摄入，或摄取不能充分满足营养需要；原先营养良好的患者，经过 7 d 的 EN 后仍无法满足营养需要（<60%）。13 项针对术前中、重度营养不足患者肠外营养的试验结果显示，术前给予 7~10 d 肠外营养可降低术后并发症。对于术后合并肠功能障碍的危重症患者，能够实现早期 EN 者不足 50%，可耐受 TEN 的不足 20%。一项针对 2 946 例机械通气患者营养支持调查显示，入 ICU48h 内开始 EN 为 36%；达到目标喂养量者为 45.3%。研究发现，每日能量供给的 30% 以上由 EN 提供者，即可满足对维护肠黏膜屏障功能的需求。因此对于各种原因导致的 EN 不能满足其营养需求，联合 PN 是更宜接受的营养支持方式。崔红元等总结接受膜十二指肠切除术的患者，显示联合营养支持组在减轻术后内毒素水平、改善肝功能、减少感染并发症发生率等方面显著优势。

"全合一"是肠外营养推荐的输注模式，根据医生处方在医院配制中心配制的肠外营养混合液，符合个体化的治疗原则，适合危重症患者。工业化的多腔袋产品适合病情稳定的围术期者，且具有更少的血流感染、节省医疗费用、减少护理工作量及减少错误的优势。研究证实，围术期患者的 PN 中添加药理剂量的谷氨酰胺，可减少死亡率、感染并发症、住院时间和医疗费用；鉴于 ω-3 PUFA 独特的抗感染和免疫调节作用，富含 ω-3 PUFA 的 PN 对围术期患者的临床预后有益。PN 输注主要经中心静脉进行，当营养支持时间<10~14 d 时，也可以选择周围静脉，但营养液的渗透压不宜超过 850 mmol/L。目前，随着导管材料和置管技术的不断改进，选择周围静脉方式输注肠外营养的比例逐年递增。相关研究证实，周围

静脉或 PICC 置管能有效控制导管相关性感染的发生。

三、营养治疗相关并发症

（一）肠内营养耐受不良

启动肠内营养前,需要充分注意到肠内营养的喂养途径与方法,否则可能引起患者的耐受不良,进一步产生不良的并发症。患者不能耐受肠内营养管饲引起的并发症主要包括机械性作用、胃肠作用和代谢。在大多数的临床营养指南中对肠内营养耐受不良都有相应的阐述和讨论,常见的导致肠道耐受不良的情况包括喂养管的位置和喂养速率、喂养的类型、药物的作用、感染、乳糖耐受不良以及脂肪不吸收。

喂养管可以产生机械性损伤,常常导致鼻咽部刺激、溃疡、出血、堵塞等情况发生,进而患者不能耐受肠内营养管饲。《CSPEN 指南》中推荐的应对措施主要包括:短时期内的肠内营养(2～3 周)采用鼻胃管饲,患者头部抬高 30～45 角,减少反流发生;而采用细的喂养管、连续或间断喂养,以及导管远端位置不同(幽门远端或空肠)。目前认为是没有证据可以明确证明其能够减少肺炎的发生。对于接受了腹部外科手术(如胃癌病灶切除)的患者,推荐术中放置空肠造瘘管或鼻胃管。ESPEN 的《PEG 指南》中,认为 PEG 喂养更加简单,患者的耐受程度更好,并且可以持续进行 EN 喂养,减少反流和误吸的发生,对于需要长期 EN 支持的化疗和放疗的肿瘤患者,应该考虑优先使用 PEG,以减少鼻胃管饲所带来的风险。

腹泻、呕吐和恶心是患者常见的症状。不仅仅是因为肠内营养的耐受不良,可能缘于恶性肿瘤的化疗、放疗及疾病本身的作用,也会导致腹泻、呕吐和恶心症状的产生。腹泻、呕吐和恶心症状的出现,首先应该明确是否因为是肠内营养所致。蒋朱明教授和吴蔚然教授主编的《肠内营养》专著中,对肠内营养耐受不良的相关并发症进行总结,具体如表 7-8 所示。

表 7-8 管饲喂养并发症的原因及防治

并发症	原因	防治
吸入呼吸道	喂养管导致胃潴留	检查管端位置,重插 检查胃残余的体积
鼻、咽、食管损伤	管径过粗或质硬 肠内营养黏稠,药品未研碎,输毕未冲洗	改换细软喂养管 采用黏稠低的肠内营养,输毕以水冲
腹泻	吸收不良 高渗溶液 开始速率太高 乳糖不耐受 抗生素治疗 溶液污染 血清白蛋白太低	采用低脂肪要素型肠内营养 改用等渗的或稀释 降低速率,改用连续输注 采用无乳糖配方 服用乳酸杆菌制剂 无菌配置及转移,悬挂时间≤8 h 输注人血白蛋白
呕吐、恶心	速度太快	减慢,胃内速率为 50 ml/h 及小肠为 25 ml/h,每日增加 25 ml
倾倒综合征	高渗液入小肠	降低速率和浓度

续 表

并发症	原因	防治
便秘	水分摄入不足 膳食纤维不足 卧床	多饮水 补加膳食纤维 鼓励活动
低血糖症	治疗高血糖时突然停止喂养	逐渐降减喂养速度

随着临床肠内营养的广泛应用和研究的发展,越来越重视肠内营养耐受不良的各种原因,其中对膳食纤维的使用还尚存在一定的争论。EN 配方中若缺乏膳食纤维,可能会导致患者腹胀,而过量的膳食纤维又可能导致患者腹泻的发生。一项前瞻性双盲随机对照试验指出,可溶性膳食纤维能够减少肠内营养患者出现腹泻的状况。刘俊等人在讨论胃癌术后早期 EN 添加膳食纤维的研究中,发现是否添加膳食纤维并不影响早期 EN 患者术后腹胀、腹泻的发生率。国内的《临床营养指南》中,推荐恶性肿瘤患者使用标准营养配方,并未强调膳食纤维的使用。

肠内营养耐受不良的情况有可能是因为在输注过程中存在操作问题,从而导致了如腹泻、呕吐等相关并发症的产生。输注过快可能导致腹泻、腹胀和恶心、呕吐等状况出现。若液体高渗,可能导致腹泻、恶心、呕吐甚至腹部绞痛等情况产生。此外,输注的营养制剂温度对肠内营养耐受程度的影响也是有大量护理学相关报道。《ASEPN 和 ESPEN 指南》中推荐,对长期(>7 d)接受肠内营养的患者使用营养输注泵,以减少输注过程存在输注过快问题。Shang 等人在前瞻性随机交叉实验中发现,与重力滴注喂养方式相比,输注泵结合 PEG 可以显著改善 EN 的安全性,降低腹泻、呕吐、反流和误吸等情况的发生。虽然目前国际上已有的营养指南中对 EN 制剂的温度并没有特别提出推荐意见,但国内的研究发现,中国患者对 EN 制剂温度要求较为敏感,通常需要将 EN 液体温度保持在 35~37℃,才能获得较好的 EN 耐受性。

(二)再喂养综合征

再喂养综合征是机体在长期营养不良的情况下,重新摄入营养物质后,出现以血液电解质紊乱(低磷,低钾和低镁血症)、维生素缺乏和水钠潴留为特征的一系列症状。Burger 等首次报道了二战战俘和集中营幸存者在摄入了高糖饮食后,迅速出现水肿、呼吸困难和致死性心力衰竭等状况。20 世纪 70 年代,在一部分接受 TPN 的患者中也发现了类似状况,并且也在发生在了一些伴有营养不良的不同疾病的患者之中。1996 年,Gonzalez Avila G 等在对 106 例接受营养支持的肿瘤患者的研究中,发现再喂养综合征的发生率高达 24.5%。

文献报道,恶性肿瘤患者的再喂养综合征发生率为 24.5%,接受 TPN 治疗患者为 42%。由于再喂养综合征的发生的基础缘于患者处于饥饿、长时间摄入不足或严重营养不良,故营养不良是再喂养综合征发生高危因素之一。巴斯皇家医院发布的《再喂养综合征防治指南》中,将患者分为中度、重度和极重度 3 级。主要的参考指标包括:BMI、近期体重变化、营养素摄入量、血液电解质指标。除了这一些营养相关指标,各种可能引起营养不良的疾病也是应该考虑的高危因素,包括:神经性厌食症、炎性肠病、腹恶性肿瘤、艾滋病、肺结核及其他可导致体重丢失的疾病。Flesher 等人的研究主要依据严重营养不良的情况将接受

EN的患者划分为高危和非高危人群,研究发现在9个月以上的EN治疗期间,出现低磷、低钾或低镁血症的情况在高危人群为93%,而非高危人群为74%。

再喂养综合征的诊断主要依靠对高危因素人群的鉴别并结合营养不良持续的时间。在《巴斯皇家医院的指南》中,认为极少量摄入超过5 d就存在中度营养不良风险,Stanga Z等认为超过7 d就应属于高危因素。进一步结合电解质指标,当血磷低于0.5 mmol/L即可作出相应的诊断并开展补磷的对症治疗。此外,还需要结合其他临床指标与低磷、低钾、低镁和维生素缺乏等相关疾病的鉴别诊断。由于恶性肿瘤本身就可能导致患者的代谢状况紊乱,本身就可能发生低磷、低钾和低镁,可能会导致忽略再喂养综合征。故在恶性肿瘤患者合并高危因素的情况下,应该重视预防再喂养综合征的发生。

Stanga Z等建议,在进行临床营养治疗期间,可以采用以下方式,减少再喂养综合征的发生率:①筛查和评估存在再喂养综合征发生危险因素的患者;②启动营养治疗前检查电解质水平,纠正电解质紊乱,必要时可延迟营养治疗12~24 h;③可以经验性补充磷、钾、镁、维生素B_1、复合维生素B;检查心电图。在《ESPEN指南》中认为,患者的启动能量应该从10 kcal/(kg·d)开始,缓慢地添加到15 kcal/(kg·d),其中50%~60%的碳水化合物,30%~40%的脂肪以及15%~20%的蛋白质。谨慎地补充钾(2~4 mmol/(kg·d)、磷(0.3~0.6 mmol/(kg·d))、钙和镁[静脉0.2 mmol/(kg·d),或者口服0.4 mmol/(kg·d)];治疗开始的2周后再进行根据电解质情况进行的适时调整。再喂养综合征常常伴有维生素和微量元素的缺乏,故需要进行适当的补充,特别是维生素B_1。由于患者机体重新得到葡萄糖供能时,随之机体对维生素B_1的需求相应增加,必须适当的予以补充。

(王朋妹　申丽华　林琼华　张忠伟　朱　彪)

主要参考文献

[1] 恶性胸腔积液诊断与治疗专家共识组. 恶性胸腔积液诊断与治疗专家共识. 中华内科杂志,2014,53(3):252-256.

[2] 戈伟,徐细明. 肿瘤并发症鉴别诊断与治疗. 北京:科学技术文献出版社,2009.

[3] 李永生,李际君,戴殿禄. 肿瘤急症学. 北京:科学技术文献出版社,2009.

[4] Burazor I, Imazio M, Markel G, et al. Malignant Pericardial Effusion. Cardiology. 2013,124(4):224-232.

[5] 戈伟,徐细明. 肿瘤并发症鉴别诊断与治疗. 北京:科学技术文献出版社:2009.

[6] Ranieri VM, Rubenfeld GD, Thompson BT, et al. Acute respiratory distress syndrome (ARDS): the Berlin Definition. JAMA,2012,307(23):2526-2533.

[7] 王东,王阁,梁后杰. 肿瘤急症治疗学. 北京:人民军医出版社,2006.

[8] Freifeld AG, Bow EJ, Sepkowitz KA, et al. Clinical practice guideline for the use of antimicrobial agents in neutropenic patients with cancer: 2010 Update by the Infectious Diseases. Society of America. Clin Infect Dis, 2011,52(4):427-431.

[9] Averbuch D, Orasch C, Cordonnier C, et al. European guidelines for empirical antibacterial therapy for febrile neutropenic patients in the era of growing resistance: summary of the 2011 4th European

Conference on Infections in Leukemia. Haematologica,2013,98(12):1826-1835.

[10] 中华医学会血液学分会.中国中性粒细胞缺乏伴发热患者抗菌药物临床应用指南(2016年版).中华血液学杂志,2016,37(5):353-359.

[11] 闫晨华,徐婷,郑晓云,等.中国血液病患者中性粒细胞缺乏伴发热的多中心、前瞻性流行病学研究.中华血液学杂志,2016,37(3):177-182.

[12] Klastersky J, Ameye L, Maertens J, et al. Bacteraemia in febrile neutropenic cancer patients. Int J Antimicrob Agents, 2007,30(Suppl 1):S51-59.

[13] 李耘,吕媛,薛峰,等.卫生部全国细菌耐药监测网(Mohnarin)2011—2012年革兰阴性菌耐药监测报告.中国临床药理学杂志,2014,30(3):260-277.

[14] Kern WV, Marchetti O, Drgona L, et al. Oral antibiotics for fever in low-risk neutropenic patients with cancer: a double-blind, randomized, multicenter trial comparing single daily moxifloxacin with twice daily ciprofloxacin plus amoxicillin/clavulanic acid combination therapy — EORTC infectious diseases group trial XV. J Clin Oncol, 2013,31(9):1149-1156.

[15] Pagano L, Caira M, Candoni A, et al. The epidemiology of fungal infections in patients with hematologic malignancies: the SEIFEM-2004 study. Haematologica,2006,91:1068-75.

[16] 石汉平.肿瘤营养疗法.中国肿瘤临床,2014,41(18):1141-1145.

[17] 石汉平,凌文华,李薇.肿瘤营养学.北京:人民卫生出版社,2012.

[18] White JV, Guenter P, Jensen G, el al. Consensus statement for the Academy of Nutrition and Dietetics/American Society for Parenteral and Enteral Nutrition: characteristics recommended for the identification and documentation of adult malnutrition(undernutrition). J Acad Nutr Diet,2012,112(5):730-738.

[19] Fearon K, Strasser F, Anker SD, et al. Definition and classification of cancer cachexia·an international consensus. Lancet Oncol,2011,12(5):489-495.

[20] Cruz-Jentoft AJ, Baeyens JP, Bauer JM, et al. European Working Group on Sarcopenia in Older People. Sarcopenia: European consensus on definition and diagnosis: Report of the European Working Group on Sarcopenia in Older People. Age Ageing,2010,39(4):412-423.

[21] 石汉平,李薇,齐玉梅,等.营养筛查与评估.北京:人民卫生出版社,2014.

[22] 石汉平,李薇,王昆华.PG-SGA-肿瘤患者营养状况评估操作手册.北京:人民卫生出版社,2013.

[23] Bozzetti F, Mariani L, Lo Vullo S, et al. The nutritional risk in oncology: a study of 1,453 cancer outpatients. Support Care Cancer,2012,20(8):1919-1928.

[24] 蒋朱明.临床诊疗指南:肠外肠内营养学分册(2008版).北京:人民卫生出版社,2009:16-49.

[25] 蒋朱明,陈伟,朱赛楠,等.我国东、中、西部大城市三甲医院营养不良(不足)、营养风险发生率及营养支持应用状况调查.中国临床营养杂志,2008,16(6):335-337.

[26] Sobotka L, Schneider SM, Berner YN, et al. ESPEN Guidelines on Parenteral Nutrition: geriatrics. Clin Nutr,2009,28(4):461-466.

[27] Jie B, Jiang ZM, Nolan MT, et al. Impact of nutritional support on clinical outcome in patients at nutritional risk: A multicenter prospective cohort study in Baltimore and Beijing teaching hospitals. Nutrition, 2010,26(11-12):1088-1093.

[28] Wu GH, Liu ZH, Wu ZH, et al. Perioperative artificial nutrition in malnourished gastrointestinal cancer patients. World J Gastroenterol,2006,12(15):2441-2444.

[29] 唐云,武现生,卫勃,等.快速康复与营养支持在老年胃癌围手术期联合应用的临床效果.中华临床营养杂志,2010,18(3):137-140.

[30] Volkert D, Berner YN, Berry E, et al. ESPEN Guidelines on Enteral Nutrition: Geriatrics. Clin Nutr,2006,25(2):330-360.

[31] 周华,杜斌,柴丈昭,等.我国危重症患者营养支持现状调查分析.肠外与肠内营养,2009,16(5):259-263.

[32] Fulbrook P, Bongers A, Albarran JW. A European survey of enteral nutrition practices and procedures in adult intensive care units. J Clin Nurs,2007,16(11):2132-2141.

[33] 崔红元,朱明炜,韦军民,等. 老年患者膜十二指肠切除术后不同营养支持方法对肝功能和临床结局的影响. 中华临床营养杂志,2010,18(3):153-157.

[34] Turpin RS, Canada T, Liu FX, et al. Nutrition therapy cost analysis in the US: pre-mixed multi-chamber bag vs. compounded parenteral nutrition. Appl Health Econ Health Policy,2011,9(5):281-292.

[35] Turpin RS, Canada T, Rosenthal V, et al. Bloodstream Infections Associated With Parenteral Nutrition Preparat-Ion Methods in the United States: A Retrospective, Large Database Analysis. JPEN J Parenter Enteral Nutr,2012,36(2):169-176.

[36] 张燕舞,蒋朱明. ω-3脂肪酸干预对手术后及重症监护患者临床结局影响的Meta分析评介. 中华临床营养杂志,2012,20(6):333-335.

[37] 蒋朱明. 临床诊疗指南:肠外肠内营养学分册(2008版). 北京:人民卫生出版社,2009.

[38] 石汉平,孙冠青. 重视再喂养综合征的诊断与治疗. 新医学,2009,40(10):631-633.

[39] 费旭峰,曹伟新. 再喂养综合征. 外科理论与实践,2006,11(2):179-180.

[40] Stanga Z, Brunner A, Leuenberger M, et al. Nutrition in clinical practice-the refeeding syndrome: illustrative cases and guidelines for prevention and treatment. Eur J Clin Nutr,2008,62(6):687-694.

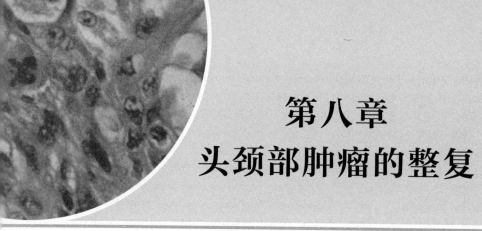

第八章
头颈部肿瘤的整复

头颈部的解剖结构较为复杂而紧凑，同时功能涉及吞咽、呼吸、发音等基本生命功能，各个器官的功能又紧密相关，单个的肿瘤可以同时波及多个器官，常常造成复合型功能失调。重建外科在头颈部肿瘤的综合治疗中起着至关重要的作用，它承担了头颈部重要器官的再造工作，从而避免了严重的并发症，恢复了头颈部的功能，同时提高了患者术后的生活质量和自身形象。以前肿瘤切除术后的修复技术较为局限，包括直接缝合、植皮术、局部随意皮瓣和轴型肌瓣或皮瓣，但随着显微外科的迅速发展，传统的重建技术得到了改进，大量的游离皮瓣应用于头颈部肿瘤术后的修复。

重建外科在头颈部肿瘤的多学科综合治疗中有特殊的地位。重建外科的价值主要体现在它解除了肿瘤切除范围的局限性，同时改善了术后的功能和外观。累及范围较广的肿瘤因为受到以前重建技术的限制而被认为是无法切除的，现有的重建技术为这样的肿瘤切除提供了保障。应用显微外科技术可以在头颈部任何部位进行大面积的皮肤缺损重建。此外，游离皮瓣技术减少了局部皮瓣转移技术带来的外观上的畸形。而下颌骨和食管等器官的重建，也保留了患者的语言和吞咽功能，同时会改变患者的外观，提高患者生存期的同时，提高了患者的生活质量。

重建外科医生必须具备更为全面的知识体系，包括头颈部的解剖、生理和美学知识；同时对于系统性的内科疾病和外科基本知识也要全面掌握，因为大多数重建手术都较一般的头颈部肿瘤手术为大。而全面掌握各种重建的相关知识和技术，特别是血管的解剖和各种皮瓣的应用，能够选择合理的重建方法并成功地施行修复重建是重建外科医生的基本功。关于是否重建外科医生必须要和头颈肿瘤的肿瘤外科医生独立开来，分成若干专业群体，目前仍然没有一个统一的看法。其受制因素很多，主要是是否有足够多的重建外科医生来从事肿瘤整形外科。目前，美国顶尖的肿瘤中心，如 UT MD Anderson 肿瘤中心等都有独立的整形外科专门从事重建；而许多美国的医学中心和几乎全部国内的医学中心，肿瘤外科和重建外科是不分开的，也就是都是由一个科室的医生来同时完成肿瘤切除和修复重建。这两种模式各有优缺点。分开的设置，可以让医生更为专科化，更有助于医生的技术成长；而由一个科室的医生来完成两部分工作，则更有助于患者的管理和手术方案的实施。

头颈部肿瘤术后的修复重建是一个很大的课题，所涉及的内容包括头颈肿瘤学、整形外科学的多个领域，由于篇幅有限，本节将从几个方面来进行初步的讨论。

第一节　整形外科原则和方法分类

整形外科是一门在一定原则指导下应用多项技术,侧重于形态和功能重建的复杂的外科医学专业。总的基本原则是:当面对某种缺损时,首先要对这种缺损的组织性质和程度进行详细的分析,然后根据"修复阶梯"由简到繁地一步步地选择修复方法。例如,对于一个创面的闭合,可以从二期愈合、直接缝合、植皮、局部皮瓣、远位皮瓣和游离皮瓣等不同方法按照阶梯来选择修复,运用以最为经济的方法满足整形重建的需要的同时,还留有足够的组织备份,保证在一旦发生并发症时,有第二选择。然而由于头颈部肿瘤术后的修复目前已经不单纯是为了创面的关闭,更多的是为了器官功能的康复,甚至是外貌的美观,因此许多修复工作已经不再是把经济学放在第1位了,而是为了更好的功能需求。应理解整形外科的原则、掌握整形外科的方法,在不提高并发症和创伤的前提下,达到功能的最大恢复。

一、皮片移植

植皮和皮瓣修复是头颈部肿瘤术后常用的修复方法。皮肤由表皮和真皮组成,皮片移植是封闭健康创面的有效方法,皮片的厚度随着用途而变化。皮片按照厚度可以分为单层皮片、中厚皮片和全厚皮片3种。皮片越厚,后期的外形越好,收缩越小,但成活难度增大。皮片的成活,靠的是皮片和受区的融合。植皮成活分为3个阶段:血浆渗出期、接合期和血管建立期。一般术后5～6 d,皮片的血管化即可建立。皮片成活后,会出现后期的收缩,皮片越薄,后期收缩越严重。当创面收缩停止、趋于稳定时,全厚皮片会随着植皮区生长,而中厚皮片则不能,表现为牢固的挛缩状态(图8-1,见插页)。

影响皮片成活的因素很多,特别是:①皮片区的无创操作;②受区血运良好,无瘢痕;③受区彻底止血,包扎前清除积血;④术后受区制动;⑤受区近端避免绷带缩窄包扎。皮片植入受区,需要适当加压包扎。一般至少5～6 d以上,才可去除辅料和外固定,2～3 周才能完全愈合。供皮区可以直接缝合,或者应用辅料覆盖待自行愈合。

二、外科皮瓣

皮瓣是皮肤和皮下组织的组合体,当从供区转移到受区时,皮瓣自带血供。供应皮瓣的血运来自筋膜皮动脉、肌皮穿支动脉或直接皮动脉。皮瓣有许多分类方法,主要是依据组成成分(筋膜、肌肉、皮肤、骨骼)、血供方式、转移方法的不同而分类。

(一) 按照血供方式分类

1. 随意皮瓣　其血供来源于皮下血管网,血液灌注是多源性的、随机的、分散的。大多数局部旋转皮瓣都属于随意皮瓣,由于其没有一支主要的血管供应,因此随意皮瓣不适合游离移植,同时旋转长度受限,并且需要保持一定的长宽比例维持血运。

2. 轴型皮瓣　含有轴心动脉和静脉,能够按照轴心血管的方向切取,血供丰富且稳定,可以制成以血管蒂为连接的岛状皮瓣,也可以游离移植。包含筋膜、皮下组织和皮肤的筋膜皮瓣也是一种轴型皮瓣。

3. 肌皮瓣　包含肌肉、皮下脂肪和皮肤,肌肉通过深部主干血管供血,而其上的皮肤则来源于肌肉穿支动脉,肌皮瓣可以游离移植。

(二) 按照转移方法分类

1. 推进皮瓣　牵拉皮瓣直接滑行延伸到缺损区,不需要旋转和侧方移位,临床代表是V-Y推进皮瓣。

2. 旋转皮瓣　呈现半圆式设计,并以一支点为中心旋转至缺损部位进行修复,供区直接缝合关闭,或者植皮。

3. 易位皮瓣　通常是一种方形皮瓣,根据旋转点转位到相邻的区域进行修复,"Z"字成形术和菱形皮瓣都是易位皮瓣,原理上和旋转皮瓣相同。

4. 插入皮瓣　也是依据支点旋转至缺损部位,但是皮瓣区与缺损区不连,需要经过中间组织,各种岛状皮瓣和带蒂皮瓣修复都是这类皮瓣,如胸大肌。

5. 游离皮瓣　可以将皮瓣及其血管蒂完全从供区切下,然后与受区血管吻合重建血运,以达到修复远位缺损的目的。

第二节　头颈部肿瘤患者的术前评估、术后的处理和功能康复

头颈部肿瘤对患者的生理、心理影响较大,而手术后对患者的生理、心理影响更大,因此术前对疾病状况的评估、患者身体状况的评估、手术方式和结果的交流、术后的护理和功能康复对头颈部肿瘤非常重要。可以说,头颈部肿瘤的修复重建是个时间上的系统工程,每一个环节都需要仔细的准备。

一、术前评估

(一) 疾病切除范围的评估和对功能的影响

头颈部肿瘤手术切除后对功能的影响是全方位的,涉及吞咽、呼吸、外观等多个方面。术前的影像学检查对于评估切除范围和缺损程度尤其重要。只有准确的术前评估,才能为修复重建提供合适方法选择,如果没有手术范围的正确评估,术中临时改变手术方案,将大大影响功能恢复。

以缺损的程度为基础,并按照术后的功能康复、肿瘤自身的生物学病程、术后的放疗等因素来设计修复方法。缺损较大、较深,不能用皮片或带蒂皮瓣修复者,可以考虑游离皮瓣;缺损大且深,但皮肤完整的,可考虑游离肌肉移植;颌骨的切除伴周围软组织切除的,可以应用髂骨、腓骨、肩胛骨等骨肌皮瓣修复。肿瘤手术后的修复目的,不是修好如初,而是最大限度提高功能,并且为后续治疗提供保障,同时不影响后续的放疗和生存期。

(二) 内科学评估

大的头颈部肿瘤手术,尤其是风险较高的手术,如游离皮瓣手术。术前肺功能和心脏功能评估是基础,对于有短暂性脑缺血和卒中病史的患者,需要强调术中可能发生脑血管意外的风险。许多头颈部肿瘤患者都有吸烟和酗酒史,应该鼓励患者戒除吸烟和饮酒的习惯。对于有糖尿病病史的患者,需要有内分泌科医生定期会诊,协助术前、术中和术后的血糖控制。一般来讲,长期的高血压病史、血管硬化病史、严重未经控制的糖尿病患者,不适宜做游离皮瓣手术。

(三)心理状态评估

患者的心理健康非常重要。烟酒戒断引起的戒断症状、头颈部原有放射治疗病史引起的潜在颅神经受损等都可能加强对患者心理状况的影响。术后暂时的发音功能的丧失、长时间的制动和监护室的隔离都会引起患者心理状况的恶化。

要及时注意患者可能的心理状况的变化,做好预防和沟通工作,尤其是在手术开始前就对后续的每一步治疗都进行充分的沟通和解释,在患者充分知晓和准备的前提下,进行手术是手术后顺利康复的关键。

(四)供区评估和准备

根据以上 3 个方面的仔细评估,确定备选的修复方案,就需要对供区进行评估和准备。主要是评估供区的可切取范围、大小、组织学类型、蒂部的长短,以及供、受区的血管管径等多种因素。如果供区有炎症应积极治疗,待其痊愈后才可应用。有条件者,可以应用多普勒超声检测缺损区血管分布、血流动力学的情况,以了解不同患者之间存在的个体差异,明确血管蒂部的位置及组织瓣可供切取的极限。组织瓣设计应该比预计缺损区大 2 cm,以避免术后组织瓣的挛缩。供区遗留的缺损,如果不能直接拉拢缝合,需要考虑采用局部邻近皮瓣转移关闭,或另用游离皮片植皮消灭创面。一旦确定供区选择后,应该告知患者和相关医护工作人员,进行供区标记,不在供区进行例如注射、穿刺等有创操作,防止破坏供区的微循环。

二、术后处理

(一)术后皮瓣的监测

手术后移植体的观察时间一般为 1~2 周。此期间均可出现异常情况。3 周后则趋于稳定。色泽是皮瓣观察的重点,而连续性的动态观察,对于皮瓣的变化尤为重要。静脉回流障碍时,初为紫红色,后转为紫色,最后呈现紫黑色。此为静脉受压,或者血栓形成,应该立即行手术探查,去除静脉回流障碍因素。如果有血栓形成,应该去除吻合口血栓,按摩皮瓣至回流颜色、速度正常后重新吻合血管。如果静脉内血栓无法去除,应该切除栓塞静脉,另取正常静脉行静脉移植。

如果皮瓣颜色呈现苍白,或皮瓣边缘经肝素液擦拭后无明显渗血,表示动脉受阻,多为血栓形成或者血管痉挛,可考虑提高室温,应用抗凝药物及解痉药物。如仍然无效,也可行手术探查,并及时打开血管吻合区,剪开吻合口。如果确认动脉栓塞,应该即可重新吻合。

(二)术后看护和气道护理

复杂的头颈部肿瘤的手术,尤其是联合显微重建外科的手术,经常需要 10 h 以上,术后需要到外科监护室进一步监护康复。监护室的优点是:护士的配置比较充分,可以密切地观察皮瓣成活情况;另外,患者比较容易制动,有利于围手术期吻合血管的稳定。患者一般术后 2 d 由监护室返回普通病房进行护理。

一般较大的头颈部肿瘤术后,都需要行气管切开术。气管切开的目的有两个:一是为了防止由于手术区局部的肿胀和解剖结构改变,造成通气障碍;二是为更好地咳痰。手术结束时,为了更好地衔接呼吸机,我们一般采用带气囊的气管桶。该气管桶的优点是可以接呼吸机,并且气囊可以防止误吸的发生,但缺点是不利于患者的自主咳痰。因此一般应当在术后 4~5 d,患者恢复较好时,更换为金属气管桶。一般患者完全康复后,可以试行堵管,待观察

1周安全后,再拔除气管桶。如果是口腔、口咽、喉、气管等严重影响呼吸功能的重建,一般需要完成术后放疗。待患者康复一段时间,再考虑试行堵管,通气无障碍后再拔除气管桶,部分患者可能需要终身带管。气管切开是头颈部复杂肿瘤手术后的一个重要收尾工作,必须由有经验的医生完成,术后患者咳痰较重,痰液和分泌物会渗出到伤口,影响颈部伤口的愈合,因此必须在手术时注意对气管周围软组织的保护,并应用软组织包裹、封闭气管桶周围空隙,减少痰液的外渗。气管桶的外固定,一定要考虑到对颈部的压迫,防止固定带子对静脉回流的影响,造成皮瓣回流障碍,笔者一般采用将气管桶缝于颈部皮肤的方法,而不是常用的应用环绕颈部的固定带固定方法。

（三）伤口引流、抗生素、活动和饮食

一般讲,能够应用闭合复发引流的,尽量不要选择橡皮片引流,有研究表明,开发引流有可能增加感染的机会。如果对于不能放置负压引流球的位置,放置橡皮片应该在手术后 48 h 内拔除,以降低感染的机会。负压引流管的放置位置,是有可能影响皮瓣血管吻合口的一个因素,应该尽量避免对血管的直接压迫,同时禁止接强负压吸引,引流管随着患者的康复和引流量的减少而拔除,避免长时间的引流。

头颈部肿瘤术前应预防应用抗生素,对于较大的重建手术,由于手术时间较长,应该术后当天在应用一次抗生素。抗生素的选择,可以考虑选择厌氧菌和广谱抗生素的联合应用。抗生素的使用时间应该依据患者的康复程度而决定,有些患者度过了局部伤口感染的危险期,但是可能因为误吸等原因,会出现反复的肺炎等症状,血象会反复升高,该类患者可能不一定需要持续的抗生素治疗,鼓励患者多咳痰可能就可以使血象恢复正常。

下床活动是防止静脉血栓和肺部炎症的最好的方法之一,对于下肢没有伤口的患者,一般可于术后 3 d,鼓励患者逐渐下床活动。如果是不涉及口腔和咽食管的患者,可以在术后 1~2 d 恢复经口饮食,但是部分患者有误吸症状,仍然需要胃管进食。对于进行了口腔和咽食管重建的患者,可以于术后第 1 天开始鼻饲饮食,待外科伤口痊愈后,在考虑经口进食,一般至少需要 10 d 以上。如果患者术前接受过放疗,进食时间一般需要安排在术后 4~6 周,为皮瓣的愈合提供足够多的时间。

三、功能康复

任何层面的功能重建,最终目的都是为了功能的恢复。为了解决功能康复的问题,美国大多数的癌症中心,都有语言病理学科,由专业的语言病理学家处理患者手术前和手术后的语言和吞咽功能问题。而重建过程中皮瓣和修复方法的选择,会直接影响患者术后语言和吞咽功能,所以重建外科医生,必须熟悉,甚至掌握常见的术后康复方法,以便最大限度选择合理的重建方法,为术后患者的功能康复服务。

第三节　头颈部受区血管的准备

缺损周围是否存在管径合适、血流量充分的受区血管对显微外科重建手术的成败影响巨大。头颈部的血管解剖非常复杂,潜在的受区血管也很多,但由于这些血管多为手术清扫区域,由于头颈部肿瘤的淋巴结转移,颈淋巴结清扫术后可用的血管则变得相对较少。尤其需要注意的是一些静脉，如颈前静脉和颈外静脉，虽然术中发现是暂时可用的，但可能由于手术操作的原因，已经造成了回流障碍，或者血管内膜的损伤，术后出现血栓的概率将会增加。这种情况在头颈肿瘤切除医师不具备修复重建知识和技能储备的情况下，比较常见。相反，如果头颈肿瘤切除医生，同时也具备修复重建的知识和技能，则比较容易保护颈部受区的血管，为血管吻合提供更多的选择。国内的医学中心和国外许多医学中心，头颈部肿瘤切除医师和重建医师都是由一个科的医生完成的，当然最好的状况是医生分为两组，一组完成肿瘤切除，另外一组完成皮瓣制备，这样既可以节省手术时间，又可以节省医生自身的体力。

颈外动脉的分支从近端至远端分别为：甲状腺上动脉、咽升动脉、舌动脉、面动脉、枕动脉、耳后动脉、颞浅动脉和上颌动脉。原则上，颈外动脉的所有分支都可以作为游离皮瓣的受区血管。其中甲状腺上动脉、面动脉和颞浅动脉是头颈部重建最常见的受区动脉选择。一般情况下，即便是有较大的淋巴结转移，这3个动脉中，多数会有一个得以保留。能否保留合适的受区动脉，关键是看颈清扫时的操作是否精细，以及是否有保护血管的意识。随着超声刀等能量外科在颈部手术中的应用，对动脉的保护又面临着新的挑战，一些操作和热能的释放可能会误伤动脉内膜，或者引起小血管的痉挛。传统的分离剪刀仍然是对血管保护最好的一种解剖方法，因此对于可能作为受区动脉的部位，仔细的解剖是必需的。

颈部的静脉变异较大，颈外静脉、颈前静脉、颈内静脉之间会有各种交通支，因此，笔者建议术前应当常规行颈部的增强CT检查，这样既可以对肿瘤转移的淋巴结所侵犯的血管情况进行一个评估，决定是否需要切除颈内静脉；也可以对颈内静脉通向口底和甲状腺的分支进行一个术前评估，来判断那些分支可以直接用于血管吻合；同时也可以对颈外静脉和颈前静脉向上腔静脉的汇入路径进行评估，它们可以先汇入颈内静脉，也可以先汇入锁骨下静脉。仔细的术前评估对于手术方式的指导有很大意义，如果颈内静脉侵犯严重，尤其是下颈部淋巴结侵犯严重，需要在较低位置切除颈内静脉，那么将需要在颈清扫时认真保护颈外静脉和颈前静脉，以备受区静脉的选择。

头颈部受区血管选择的另外一个主要不良影响因素是放疗和多次手术，学界有"冰冻颈"（frozen neck）的说法。一般认为，冰冻颈是指由于既往手术和（或）放疗的影响，颈部组织严重纤维化、解剖层次消失的一种情况。"冰冻颈"是头颈部肿瘤术后缺损修复的最严重的挑战之一。对于冰冻颈的受区血管的准备，一般要求具有更为广泛的颈部血管认识和更为精细操作。对于动脉选择，如果颈外动脉的分支血管都不可用，可以考虑仔细解剖颈横动脉，由于颈横动脉位于下颈部，是照射剂量较低的区域，因此多数情况是可用的；另外面动脉也可仔细保留分离，由于目前IMRT技术的应用，多数口咽和喉咽的肿瘤的放疗，对于腮腺和面部皮肤是保护的，因此仔细解剖面动脉，是一个比较好的选择。一般讲，对于动脉的解剖，可以从终末端和近心端同时解剖，再汇合的方法。对于"冰冻颈"的静脉选择，术前增强颈部CT，熟悉血管分布情况，是必需的，如果是放疗后的患者，可以考虑颈外静脉和颈前静脉，仔细的分离和解剖是安全可靠地。对于没有可用的颈外和颈前静脉的患者，尤其是再次手术的患者，颈内静脉的残端，以及颈外静脉、颈横静脉、颈前静脉的残端都是可能的候选，这是一般需要根据增强CT的定位，选择合适的解剖入路，并且选择由近心端向远心端逐步解剖的方法，解剖足够长的血管蒂，为静脉吻合提供足够的空间。另外，放疗引起的"冰冻颈"，还需要注意对皮肤和正常黏膜的保护，设计合适的切开，防治正常组织的术后不愈合。

图 8-2、8-3 为一位鼻咽癌放疗后 12 年,再发右侧舌癌的男性患者,术前检查上颈部淋巴结转移,侵犯颈内静脉,张口仅为 1 指。患者放疗后,颈部皮肤纤维化严重、张口困难,为手术增加了许多苦难,在设计切口时,主要考虑 3 个因素:①保障充分暴露口腔;②防止因为放疗后皮肤、下颌骨微循环障碍,造成的术后皮肤和下颌骨坏死;③尽可能地保护受区血管和方便可能受区血管的暴露。出于以上 3 个因素,我们选择了颌面颈双切口的方式(图 8-2,见插页),这样既有利于对面动脉、颈横动脉的寻找,又有利于颈部皮肤和下颌骨血供的保护,并且能够相对较好地暴露口腔。由于患者为鼻咽癌全颈放疗后患者,颈横动脉较为细小,而颌下腺是鼻咽癌放疗的保护器官,因此面动脉得以很好保留并血流良好(图 8-3,见插页)。上颈部转移的淋巴结侵犯颈内静脉和甲状腺上动脉,在颈动脉三角清扫时,两者都被整块切除,只能选择颈外静脉和颈前静脉作为受区血管。术后需要仔细观察皮瓣状况(图 8-4,见插页),同时也需要观察颈部皮肤和口腔黏膜的愈合状况,后两者是放疗后微循环障碍造成的局部营养状况差,如果切口设计不合理,可能会造成皮瓣与受区的不愈合,或者受区自身的不愈合。

第四节 常见皮瓣在头颈部肿瘤术后缺损修复中的应用

一、局部皮瓣在颌面部缺损中的应用

中小型的面部皮肤癌扩大切除后的皮肤缺损是局部皮瓣最常见的应用。它的优点是:缺损与周边皮肤的颜色和质地相似;供区可以直接拉拢缝合;成活率高,不会出现苍白和色素沉着;通常瘢痕较小,无瘢痕挛缩。缺点是:要求有周密的计划和丰富的经验,否则功能障碍、明显的瘢痕和器官移位随之而来;局部皮瓣对于皮肤弹性好的儿童来说,效果明显没有皮肤弹性差的老年人效果好;过大的缺损,不适合这种皮瓣。

局部皮瓣的设计,需要外科医生有丰富的解剖知识,掌握各种局部组织移动和转移技术,一定要懂得"最小松弛张力线"的概念,即皮肤张力在与皮纹垂直的方向上是最小的,因此在这个方向上有可利用的修复的松弛皮肤。在设计修复前,应该仔细检查缺损,确定可用的组织,设计切口时,切开线最好设计在最小皮肤张力线上,皮肤的张力最小,同时瘢痕是在皮纹上,术后的瘢痕不明显。

局部皮瓣是在邻近缺损部位设计的一种带蒂的皮瓣,包括随意皮瓣和轴型皮瓣。前者没有知名的血管供应,为了保障瓣的成活,设计时候要考虑长宽比例,在躯干和四肢,瓣的长宽比例最好不要超过 2∶1,而在面部可达 4∶1。轴型皮瓣则由知名的一对血管供应和回流,只要血管的长轴包括在瓣内,一般不受长宽比例的限制。常见局部皮瓣的种类如下。

(一) 旋转皮瓣

通常将病变三角形切除,在缺损的外侧缘顶部设计一个弧形的瓣,弧形切口的长度一般为缺损宽度的 4 倍,瓣的基底是大圆周的半径。瓣掀起后,牵拉瓣的前缘顶端沿弧线旋转关闭缺损,创面逐层缝合。

病变的缺损形状对于旋转皮瓣的设计影响很大,该皮瓣最适合于三角形缺损。通常应

用一块纱条来模拟瓣的旋转弧度,最终目的是达到皮瓣能在无张力下旋转到缺损处,并且供区可以无张力缝合,缝合的无张力对于伤口愈合和减少术后瘢痕的形成,有至关重要的作用。

(二)移位皮瓣

移位皮瓣和旋转皮瓣的基本方法相同,但不同的是缺损部位的形状,以及是否有正常皮肤相隔。一般来讲,设计移位皮瓣时,多数是因为缺损处无法通过正常的旋转皮瓣的方法来修复。在缺损外侧设计方形、三角形皮瓣,测量瓣的移动轴点到瓣的远点(对角线)的距离,使其略大于移动的轴点到缺损的远点的距离。按照设计线,掀起皮瓣并移位到缺损部位,供区遗留直接缝合。

(三)滑行皮瓣或推进皮瓣

滑行皮瓣主要靠滑动组织向缺损部位移动来修复缺损。移动能力主要取决于瓣的两臂的长度,臂越长则移动能力越大,皮肤弹性越好,移动能力越大。但滑行瓣仅仅适用于较小的皮肤缺损,不能为了修复较大的缺损,而任意的延长臂的切口,以免导致瓣尖端的坏死。

(四)岛状瓣

岛状瓣也是一种滑行或者推进皮瓣,但可以推进的距离增加。按照是否有固定血供来源,分为两类:一种是瓣的蒂是皮下组织,没有知名的血管,因此蒂必须短,皮肤移动受限;另外一种是有明确的血管蒂,瓣蒂长,移动范围大,血管包括颞浅动脉、面动脉和眶上动脉等。

对于无明确血管的岛状瓣,需要从皮下分离瓣,并从筋膜下掀瓣,滑行至缺损部位,但应切记不要对皮下蒂解剖太长,即皮下蒂宽度应保持与瓣的宽度一致,或者略大于瓣的宽度,以免皮瓣缺血坏死。对于有明确血管蒂的岛状瓣,设计的瓣的长轴与血管长轴一致,掀瓣时要保证血管长轴在瓣内,或者至少1个以上的穿支在瓣内,为了有较大的活动度,可以将血管蒂解剖出来。

(五)其他特殊类型皮瓣

上面提到的是常用的几种局部皮瓣,主要是对皮肤和皮瓣移动的基本原理和方法的熟悉。在临床工作中,根据不同的解剖部位、缺损大小和形状,选择适宜的方法,对以上几种方法进行改良,以达到最佳的修复效果。常见的瓣有菱形瓣、新月形推进瓣、W成形术、"Z"字成形术等。

二、舌骨下肌皮瓣在头颈部缺损中的应用

舌骨下肌皮瓣是由复旦大学附属肿瘤医院王弘士教授等发明的。1986年,王弘士教授等的《应用舌骨下肌皮瓣进行头颈部癌切除后缺损的重建》发表在 *Cancer* 杂志,并引起了国际学术界的关注,并被广泛应用。

舌骨下肌皮瓣具有很多优点,如:①皮瓣位于颈部,大多数头颈外科医师对其解剖非常熟悉;②皮瓣的距离口腔较近,血管蒂长度可达2.8 cm以上,皮瓣长度可达7.9 cm,几乎可以修复咽、口底、舌的全部缺损;③皮瓣的颜色与面部皮肤颜色接近,可用于修复面部,尤其是晚期腮腺癌术后的缺损,修复后皮瓣与面部皮肤的质地、色泽相近;④皮瓣可携带颈袢和颈横皮神经,保留运动和感觉功能,非常有利于术后的功能康复。

舌骨下肌皮瓣的主要动脉供应为甲状腺上动脉,静脉为甲状腺上静脉。甲状腺上动脉起自颈外动脉,起始后沿甲状软骨外侧向下行,沿途发出5分支:①舌骨支,沿舌骨下缘,甲

状舌骨肌的深面与对侧同名血管交通；②喉上动脉，伴喉上神经内侧支经甲状舌骨肌深面，通过甲状舌骨膜至喉内，分布于喉内黏膜、腺体和肌肉；③胸锁乳突肌支，向下外斜行，经颈总动脉分布于该肌；④环甲支，经环甲膜的上份与对侧同名支相交；⑤甲状腺支，分为前后两支，前支与对侧前支相交，后支与甲状腺下动脉吻合。这些分支经过舌骨下肌群、颈阔肌，营养皮肤。静脉回流变异较大，由于肌皮瓣由浅层的颈前静脉和深面的甲状腺上静脉引流，而这些静脉均无完整的瓣膜，可顺行或者逆行引流。静脉可以直接汇入颈内静脉，也可和面静脉汇合后再汇入颈内静脉。舌骨下肌皮瓣失败的病例，多数是静脉问题。

舌骨下肌皮瓣的制备，往往与颈淋巴结清扫术同时进行。先在舌骨体进行标记，并根据需要修复的面积大小，在颈前甲状腺前设计需要的皮瓣区域。依据颈清扫和皮瓣区域综合设计切口，如果有可能应用到颏下皮瓣，则需要综合考虑第二皮瓣区的可能，防止损伤颏下皮瓣的设计。一般讲，皮瓣的上缘不应超过舌骨，下届不应超过颈静脉切迹，并且根据需要移动的距离综合考虑皮瓣的设计区域，越往下则皮瓣移动距离越远。

以设计切口切开皮肤、颈阔肌，并按照逐层切开的原则，由中心向外科分离颈清扫皮瓣，注意保护颈动脉三角区域和颈横皮神经、颈袢神经。分离好颈清扫皮瓣后，可以准备舌骨下肌皮瓣的切取。在胸锁乳突肌胸骨头和锁骨头之间切开肌肉，向上分离胸锁乳突肌，保护其深面筋膜及其与带状肌之间的组织，保护好甲状腺上动脉的胸锁乳突肌支，在舌骨水平以下，断胸锁乳突肌的胸骨头部分，注意保护颈横皮神经。由下向上、由外向内切取皮瓣，依次切断肩甲舌骨肌、胸骨甲状肌和胸骨舌骨肌的远端。沿甲状腺包膜浅面分离，紧贴甲状腺表面断甲状腺上动脉，沿皮瓣边缘、切断胸骨甲状肌、胸骨舌骨肌和肩甲舌骨肌，完成皮瓣的游离。

皮瓣的血管神经蒂的进一步解剖，主要目的是为了有足够的游离距离可以达到供区。一般讲，影响皮瓣成活的主要因素是静脉，因此此时是决定皮瓣成活与否的关键阶段。为了获得最大的皮瓣移动距离，可以将舌骨以下的汇入颈内静脉的所有属支都切断，但需要仔细保护颈内静脉、面静脉、甲状腺上静脉和颈前静脉之间广泛的吻合支。皮瓣供区多数可以直接拉拢缝合。

三、胸大肌皮瓣在头颈部缺损中的应用

胸大肌皮瓣是头颈部修复中最常用的皮瓣之一。随着显微外科的普及，胸大肌皮瓣的使用频率再下降，但它仍有头颈部"救命瓣"的美誉，对于由于各种原因造成的无游离皮瓣所需的受区血管时，或者游离皮瓣失败后的补救选择，仍有重要地位。

胸大肌皮瓣的优点：皮瓣血管固定、血供丰富、成活率高；皮瓣具有一定的组织体量，带有大量的肌肉，可以用于填补无效腔；可以颈部、胸部一起手术，不用变更体位；皮瓣可以移动较大距离，上至颅底缺损的修复。缺点：皮瓣过于肥厚，对于唇、颊黏膜等的缺损，不适合修复；胸部遗留瘢痕明显，胸大肌切除影响功能，女性对于乳房的影响；对于颧弓以上的缺损，修复可能达不到期待。

胸大皮瓣成功的关键，就是对皮瓣皮岛的设计。胸肩峰动脉是胸大肌皮瓣的供血动脉，其体表投影的定位方法为：自肩峰至剑突画一连线，为 Y 轴，自锁骨中点作垂直于 Y 轴的 X 线，胸肩峰动脉先位于 X 线上，然后再转到 Y 轴上。皮岛一般设计为柳叶状，然后根据头颈部缺损的实际需要进行修剪。一般多数取乳晕内侧作为皮岛位置，尽量包括乳晕内侧 1～

2 cm范围内的皮肤,因为这个区域是第4肋间隙穿支血管的区域。另外需要注意,胸大肌皮瓣在乳头内侧区域,皮岛面积一般不要小于 5 cm×7 cm。

皮瓣的切取,一般先切开皮瓣外侧缘至胸大肌表面,可以直视胸大肌的肌纤维分布走向,再切开皮瓣的内侧缘,直至胸大肌与肋软骨和肋骨肌之间的附着,然后沿胸大肌深面分离间隙,直视并触及胸肩峰动脉后,再切开皮瓣的外侧缘,目前可用超声刀切除胸大肌,减少出血和手术时间。分离皮瓣至胸大肌锁骨端和胸肋段的上部,可以仔细解剖胸肩峰动脉,制备血管蒂。皮瓣可以采取锁骨下通路,或者锁骨上通路通向颈部,前者可以延长血管蒂 4 cm 左右。胸大肌供区可直接拉拢缝合。

四、前臂桡侧皮瓣在头颈部缺损中的应用

1979 年,沈阳军区总医院杨果凡教授等首创前臂皮瓣,因此又被国际学术界称为"中国皮瓣"。前臂桡侧皮瓣是最经典的游离皮瓣之一,其主要优点:桡动脉解剖固定,体表搏动明显,皮瓣制备简单;蒂长、血管口径粗,易于吻合,静脉可以选择桡静脉,也可以选择头静脉;对于头颈部区域的修复,皮瓣薄,易于成形,而且可以双组同时手术。多数头颈修复重建的显微外科医生,都是从前臂桡侧皮瓣开始训练的。而其主要缺点是:供区无法直接拉拢缝合,需要植皮,供区对手的感觉和功能有一定影响,前臂有明显瘢痕。

先以桡动脉搏动做标记,再以头静脉体表投影做标记,以桡动脉和头静脉的中线为轴设计皮瓣,根据术区的缺损设计皮瓣大小,远端不超过第一腕横纹,近心端设计 10 cm S形切口显露血管蒂,肘窝中点在其延长线上。笔者一般以电动止血带止血,止血前先驱血带驱血。先切开皮瓣近端,仔细暴露头静脉,可根据头静脉的位置修改皮瓣位置,然后切开S型切口,解剖头静脉。在沿重新设计的皮瓣周边,切开至肌腱表面,于皮瓣远端暴露桡动脉及其伴行静脉,游离并保护桡侧皮神经,该神经可以保留,也可以切取用于神经移植。然后在肌间沟解剖桡动脉向深面的穿支,仔细结扎,根据受区需要,解剖合适长度的血管蒂。供区的瘢痕和功能的影响是桡侧前臂皮瓣应用的主要因素,我们采用全厚的腹部皮片进行创面覆盖,前臂皮瓣术后的皮片移植并不是一个小问题,这个是前臂皮瓣术后对功能影响的重要步骤,术后的皮片坏死容易造成瘢痕、粘连,从而影响前臂功能,仔细止血、冲洗和加压包扎是非常细致和重要的步骤。

以 2 个病例来一起讨论前臂皮瓣在头颈部肿瘤修复中的应用。病例 1 为男性,左侧舌鳞状细胞癌患者。关于舌癌手术是否需要做下唇裂开和下颌骨裂开,主要还是出于对肿瘤的暴露因素考虑,一般讲只要切除肿瘤时,不需要做裂开,修复重建时都不需要裂开。如图 8-5(见插页),应用张口器完全可以暴露舌体,并切除标本(图 8-6,见插页),不裂开下唇,对于术后面容的恢复尤其重要。标本切除后,口内的缺损(图 8-7,见插页)给重建提供了空间。颈清扫需要考虑到重建的需要,在对颈部血管进行骨骼化的同时,注意对颈外动脉和颈内静脉分支的保护(图 8-8,见插页)。依据缺损大小设计前臂皮瓣(图 8-9,见插页),皮瓣制备是需要保护桡侧皮神经(图 8-10,见插页),并且在头静脉周围暴露适当的脂肪组织,这样既可以填充侧口底的缺损,又可以对血管蒂进行保护。重建后的舌体(图 8-11,见插页)需要适当的容积量,防止术后长期随访的萎缩。适当的舌体容积是发音和吞咽功能的保障。

病例 2 为男性甲状腺乳头状癌 3 次手术后患者,复发肿瘤侵犯气管腔内。手术切除复发病灶及累计的气管环,缺损达到 3 cm(图 8-12,见插页);患者 3 次手术后,局部瘢痕粘连

严重，气管活动度差，无法行拉拢端端吻合术；缺损长度较长，颈淋巴结清扫术后，胸锁乳突肌肌骨膜瓣血供不稳定，基于以上3方面因素，我们选择游离前臂皮瓣+肋软骨外支撑修复气管缺损。首先根据气管缺损设计皮瓣（图8-13,见插页），由于气管缺损较小，设计皮瓣不能严格按照气管大小来设计，因为修复的目的是为了建立良好的通气，而不是为了正好吻合气管的腔道大小。取前臂皮瓣时需要尽量保护桡侧皮神经，这样有助于术后的供区的感觉恢复（图8-14,见插页）。同时由于气管修复是埋藏皮瓣，需要留观察皮瓣在皮肤外侧，因此需要设计观察窗（图8-15,见插页）。取肋软骨（图8-16,见插页），并进行分片处理，由于某些老年患者，肋软骨骨化严重，弹性不足，取弹性好的部分，并进行拼接（图8-17,见插页），主要目的仍然是为了术后的官腔能够增大。将皮瓣缝合于气管缺损处（图8-18,见插页），静脉可以与颈外静脉吻合，也可以与颈内静脉及其分支（如甲状腺中静脉）吻合，动脉可选甲状腺上动脉，或者颈横动脉。皮瓣下端吻合于气管缺损处，需要仔细，主要是该处要作为气管切开处，因此需要周围缝合较好，防止痰液等外渗。将肋软骨环形固定于皮瓣外侧（图8-19,见插页），形成外支撑，尖端固定于气管周围，形成C形环。最好缝合皮肤，在皮肤上打孔，放置观察皮瓣，气管切开。术后一般至少需要2~3月的恢复期，复查CT和气管镜，在考虑试行气管桶堵管，如果通气和进食良好，再行拔除气管桶。术后能否拔除气管桶，主要影响因素是患者的喉返神经的状态和局部修复后的气道是否能够萎缩到比较大的状态。如果双侧喉返神经受损，一般不能拔除气管桶，如果双侧完好，鼓励患者尝试堵管说话，会加速气管的塑性，有助于拔除气管桶。多数情况下，严重的气管侵犯都伴有单侧的喉返神经受损，此时就需要根据随访中患者的恢复状态适时地堵管，训练发音和呼吸，争取早日拔管。

五、股前外侧皮瓣在头颈部缺损中的应用

股前外侧皮瓣（anterolateral thigh flap，ALT皮瓣）的解剖学研究，最早也是由中国人完成的，在最近几年中，ALT皮瓣因为可以进行多种应用而迅速成为最流行的软组织皮瓣之一，特别适用于头颈缺损的重建。ALT皮瓣的主要动脉为自股深动脉直接发出的旋股外侧动脉的降支，静脉为其伴行静脉。

ALT皮瓣的优点：供区并发症少；血管蒂长且口径粗；可以仰卧位制备皮瓣，避免体位变动，可以分为肿瘤切除组和皮瓣制备组2组同时手术；皮瓣可以携带肌肉、神经和皮肤，制成不同的复合组织瓣。ALT皮瓣的缺点：多数穿支都是肌皮穿支，穿支的制备比较困难，部分患者没有穿支，肥胖患者的皮瓣过于肥厚。

ALT的制备主要是穿支的定位和解剖。余培荣教授制定的"ABC方法"是定位穿支的常用方法。腿位于中性位置，标记出髌骨外上缘和髂前上棘的连线AP线，以此线中点为标记，做直径3 cm的圆，最常见的穿支B位于圆的外下1/4区域，以穿支B为中线，上下5 cm定位穿支A和C。先做前切口，位于APC线内侧1.5~2 cm，切开筋膜，沿筋膜下由内向外分离，确定穿支后，根据穿支设计皮瓣。由于ALT可以有1~3个穿支，因此可以设计成一蒂多瓣，这样可以用于复杂缺损的修复。根据设计好的皮瓣形状和穿支位置，由穿支逆行寻找旋股外侧动脉降支，也可以打开股直肌和股外侧肌的肌间隔，先确定旋股外侧动脉降支，或者两种方法同时应用，但应注意打开肌间隔时保护可能存在的肌间隔穿支。最后再切开皮瓣的外侧，在保护好穿支的情况下，将ALT皮瓣切取。多数情况下，ALT的供区可以直接拉拢缝合。

我们以2例口腔鳞癌的患者情况,来显示ALT在头颈部术后修复中的应用。病例1为女性,左侧舌鳞状细胞癌,侵犯颚舌弓和牙龈、口底(图8-20,见插页)。手术切除左侧舌体、腭舌弓、左侧下颌骨(图8-21,见插页),缺损较大(图8-22,见插页),需要一个相对大的皮瓣,覆盖下颌骨、口底、口咽黏膜,并且修复舌体。ALT皮瓣具备这个特点,可以切取较长的范围,供区可以直接拉拢缝合,并且可以包含部分股外侧肌,用于口底的填塞。我们按照上述的ABC方法确定穿支的位置,然后再行术前的超声定位,这样双重定位后,ALT的主要穿支,大都可以在术前明确位置(图8-23,见插页)。然后按照上述方法切取皮瓣(图8-24~8-27,见插页),ALT皮瓣的难点在于穿支的解剖,多数穿支为肌间隙穿支,解剖肌间隙穿支,我们的经验是沿穿支表面先分离肌肉,在直视穿支的情况下,应用超声刀切开附着肌肉,这样既可以减少出血和止血,同时有报道称,超声刀的凝固距离比双极电凝还要短,减少对穿支血管的影响。本例我们切取了14 cm×8 cm的梭形皮瓣用于修复,供区可以直接拉拢缝合。关于累计口底、齿龈和口咽的复合缺损的修复,由于患者病变范围较大,术后需要放疗,我们一般不行骨组织的重建,让患者快速康复,并接受术后放疗。ALT是复合大面积缺损修复的最佳选择之一。而且由于多个穿支的作用,皮瓣可以折叠(图8-28,见插页)。

病例2为男性,舌鳞状细胞癌患者。舌的作用对于发音和吞咽非常重要,需要一定的体积来完成这项功能。对于舌癌患者,在肿瘤安全切除的前提下,暴露部分舌侧缘,对于术后患者的功能保护非常重要,由于味蕾等主要感觉是修复体无法再生的,因此保留的部分舌侧缘对于提高患者的生活质量有重要作用。如图8-29(见插页)所示,该患者切除的大部分的舌体和舌根,以及口底的肌肉,可以看到会厌和舌骨,但保留的左侧部分舌侧缘。双侧颈淋巴结清扫(图8-30,见插页),在清扫的同时,保留了面动脉和颈内静脉口底支(图8-29)用于作为受区血管。制作皮瓣,首先由内侧切口探查穿支(图8-31,见插页),可以看到,该主要穿支位于C点,而不是常见的B点(图8-32,见插页),因此需要根据穿支位置,重新设计皮瓣,在切取皮瓣时,发现在远端有另外一个穿支,并标记穿支位置(图8-33,见插页)。因此应用ABC法,联合超声定位,基本可以在探查前定位主要穿支的大概位置,但术中由内向外的探查最为重要,是发现多个穿支的基础。修复次全舌后,发现皮瓣愈合良好,并有一定的体积(图8-34,见插页),患者发音和吞咽恢复较好。由于保留了左侧部分舌侧缘,患者仍有味觉,生活质量较高。

(王玉龙　嵇庆海)

主要参考文献

[1] 俞培荣,孙长伏. 头颈部缺损修复与重建. 北京:人民卫生出版社,2013.
[2] 孙坚. 口腔颌面—头颈部功能性重建. 南京:江苏科学技术出版社,2012.
[3] 王弘士,沈君文. 舌再造术创用新法初步报道. 上海第一医学院学报,1980,7(4):256-259.
[4] Wang H, Shen J, Ma D, et al. The infrahyoid myocutaneous flap for reconstruction after resection of head and neck cancer. Cancer, 1986,7(3):663-668.

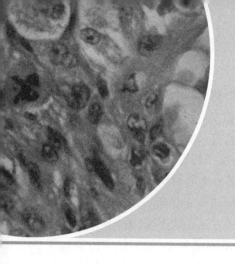

第九章 脑肿瘤

第一节 概述

中枢神经系统肿瘤是发生在颅内和椎管内神经组织及其支持组织的肿瘤,可按照部位分类为脑肿瘤和椎管内肿瘤,按肿瘤的起源可以分为源于颅脑和椎管的原发性肿瘤和转移的继发性肿瘤两大类,按生物学行为可分为良性肿瘤和恶性肿瘤。但是由于中枢神经系统在生理学中的重要作用和解剖特点,所以神经系统中不论是良性肿瘤还是恶性肿瘤导致的病残率和致死率都是最高的。本章节主要讨论颅脑肿瘤。

一、流行病学

中枢神经系统肿瘤的发病率各方面统计差异较大,一般认为颅内肿瘤发病率为(4~10)/10万,但是不同地区和时期变化较大,每5年由世界卫生组织(WHO)的国际癌症研究机构(international agency of research on cancer,IARC)出版《五大洲癌症发病率》(*cancer incidence in five continents*)发布全球的肿瘤流行病学调查。调查显示脑肿瘤的发病率男性高于女性,儿童发病率最低,但是在儿童期肿瘤发生率中是最常见的实体肿瘤。成人发病率从40岁后开始升高,75~79岁达到高峰。儿童颅内肿瘤以星形细胞瘤、髓母细胞瘤、颅咽管瘤多见;年轻人中室管膜瘤、垂体腺瘤、颅咽管瘤多见;中年人中星形细胞瘤、脑膜瘤、神经鞘瘤多见;老年人以胶质母细胞瘤和转移瘤多见。最常见的是神经上皮肿瘤,之后依次为脑膜瘤、垂体瘤、神经鞘瘤、淋巴瘤、转移瘤。在胶质瘤中胶质母细胞瘤约占一半,胶质母细胞瘤和星形细胞瘤约占3/4。成人以幕上肿瘤多见,约占70%;儿童幕下和中线部位多见。儿童幕下肿瘤最常见的是髓母细胞瘤。发达地区发病率较高,可能和诊断治疗水平较高有关。

原发性脑恶性肿瘤很少发生颅外转移,可以在中枢神经系统内转移、播散。

二、病因

总的来说,神经系统肿瘤病因并不明确。但是和遗传、环境刺激等有关。

(一)遗传因素

如神经纤维瘤病为常染色体显性遗传肿瘤,Ⅰ型为多发神经纤维瘤病,是17号染色体长臂基因缺失;Ⅱ型为双侧听神经瘤或其他神经纤维瘤病,是22号染色体长臂出现 *NF-2* 基因改变。约40%视网膜母细胞瘤有家族遗传性,在13号染色体上出现 *Rb* 基因丢失;有家族遗传性的脑膜瘤患者中发现有 22 号染色体长臂上有丢失;胶质瘤中有些是某种遗传疾病的一部分,各型胶质瘤基本有相似的 13、17、22 染色体改变,恶性度高的胶质瘤中有 9p 的丢失,多形性胶质母细胞瘤有 10 号染色体的丢失;垂体瘤在多发性内分泌肿瘤病Ⅰ型中发生率高达 65% 以上。von Hippel-Lindau 病(VHI)患者伴有全身的血管性肿瘤如肾脏胰腺等。

(二) 环境因素

其中又分为离子射线、非离子射线、杀虫剂、亚硝胺化合物、致肿瘤病毒、其他感染因素等。

有报告显示接受放疗的白血病儿童发生神经系统肿瘤的危险因素是正常人的 22 倍,成人特别是女性头部接受射线后发生脑膜瘤或其他神经上皮肿瘤的危险性也有增高,如低剂量放疗治疗的头癣患者发生脑膜瘤的危险性是估计的 10 倍。当今社会电子设备大量使用,特别是手机发射的射频波能否引发脑肿瘤目前还没有明确证据,但是有调查报告使用移动电话 10 年以上的人群发生听神经瘤的概率提高 4 倍。

多种化学致癌物质如烷化剂、苯、有机溶剂、多环芳烃、苯酚等并无确切流行病学证据,但是动物实验证明向脑或脑室注射可以诱发脑肿瘤。

病毒和免疫抑制剂可以诱发脑肿瘤。如人乳头状瘤病毒与星形细胞瘤、EB 病毒和脑淋巴瘤,人巨细胞病毒和胶质瘤的发生都有较多的相关研究证据,但是这些证据缺乏一致性的研究结果。

内分泌如女性激素与脑膜瘤发生发展有关,乳腺癌患者脑膜瘤发病率高,脑膜瘤标本中有孕激素和雄激素受体。妊娠期垂体瘤体积会增大。

三、病理类型

神经系统肿瘤的病理从 19 世纪开始起步,经过多年的发展取得了丰硕的成果。WHO 将中枢神经系统肿瘤分为:神经上皮肿瘤、颅神经和脊旁神经肿瘤、脑膜肿瘤、淋巴和造血系统肿瘤、生殖细胞肿瘤、蝶鞍区肿瘤和转移瘤七大类。具体分类如表 9-1 所示。

表 9-1　WHO 中枢神经系统肿瘤分类(2016 版)

肿瘤分类	ICD-O
弥漫星形胶质细胞和少突胶质细胞肿瘤	
弥漫性星形胶质细胞瘤,IDH 突变型	9400/3
肥胖型星形胶质细胞瘤,IDH 突变型	9411/3
弥漫性星形胶质细胞瘤,IDH 野生型	9400/3
弥漫性星形胶质细胞瘤,NOS	9400/3
间变性星形细胞瘤,IDH 突变型	9401/3
间变性星形细胞瘤,IDH 野生型	9401/3
间变性星形细胞瘤,NOS	9401/3
胶质母细胞瘤,IDH 野生型	9440/3
巨细胞型胶质母细胞瘤	9441/3

续表

肿瘤分类	ICD-O
胶质肉瘤	9442/3
上皮样胶质母细胞瘤	9440/3
胶质母细胞瘤,IDH 突变型	9445/3
胶质母细胞瘤,NOS	9440/3
弥漫中线胶质瘤,H3 K27M 突变型	9385/3
少突胶质细胞瘤,IDH 突变型和 1p/19q 共缺失	9450/3
少突胶质细胞瘤,NOS	9450/3
间变少突胶质细胞瘤,IDH 突变型和 1p/19q 共缺失	9451/3
间变少突胶质细胞瘤,NOS	9451/3
少突星形胶质细胞流,NOS	9382/3
间变少突星形胶质细胞流,NOS	9382/3
其他星形胶质细胞肿瘤	
毛细胞型星形胶质细胞瘤	9421/1
毛黏液样型星形胶质细胞瘤	9425/3
室管膜下巨细胞星形胶质细胞瘤	9384/1
多形性黄色星形胶质细胞瘤	9424/3
间变多形性黄色星形胶质细胞瘤	9424/3
室管膜肿瘤	
室管膜下瘤	9383/1
黏液乳头型室管膜瘤	9343/1
室管膜瘤	9391/3
乳头状室管膜瘤	9393/3
透明细胞型室管膜瘤	9391/3
伸长细胞型室管膜瘤	9391/3
室管膜瘤,RELA 融合阳性	9396/3
间变室管膜瘤	9392/3
其他胶质瘤	
第三脑室脊索样胶质瘤	9444/1
血管中心性胶质瘤	9431/1
星形母细胞瘤	9430/3
脉络丛肿瘤	
脉络丛乳头状瘤	9390/0
不典型脉络丛乳头状瘤	9390/1
脉络丛癌	9390/3

续 表

肿 瘤 分 类	ICD-O
神经元和混合性神经元-胶质肿瘤	
胚胎发育不良性神经上皮瘤	9413/0
节细胞瘤	9492/0
节细胞胶质瘤	9505/1
间变节细胞胶质瘤	9505/3
小脑发育不良性节细胞瘤（Lhermitte-Duclos 病）	9493/0
婴儿促纤维增生型星形胶质细胞瘤/节细胞胶质瘤	9412/1
乳头状胶质神经元肿瘤	
中枢神经细胞瘤	9506/1
脑室外中枢神经细胞瘤	9506/1
小脑脂肪神经细胞瘤	9506/1
副神经节瘤	8693/1
松果体区肿瘤	
松果体细胞瘤	9361/1
中分化松果体实质肿瘤	9362/3
松果体母细胞瘤	9362/3
松果体乳头状肿瘤	9395/3
胚胎性肿瘤	
髓母细胞瘤，遗传学分类	
髓母细胞瘤，WNT 激活	9475/3
髓母细胞瘤，SHH 激活伴 TP53 突变型	9476/3
髓母细胞瘤，SHH 激活伴 TP53 野生型	9471/3
髓母细胞瘤，非 WNT/非 SHH	9477/3
髓母细胞瘤，3 组	
髓母细胞瘤，4 组	
髓母细胞瘤，组织学分类	
髓母细胞瘤，经典型	9470/3
髓母细胞瘤，促纤维增生/结节型	9471/3
伴有广泛结节的髓母细胞瘤	9471/3
髓母细胞瘤，大细胞型/间变型	9474/3
髓母细胞瘤，NOS	9470/3
胚胎性肿瘤伴多层菊形团，C19MC 变异	9478/3
胚胎性肿瘤伴多层菊形团，NOS	9478/3
髓上皮瘤	9501/3
中枢神经系统母细胞瘤	9500/3
中枢神经系统节细胞神经母细胞瘤	9490/3
中枢神经系统胚胎性肿瘤	9473/3
非典型畸胎样/横纹肌样肿瘤	9508/3
中枢神经系统胚胎性肿瘤伴横纹肌样特征	9508/3

续表

肿瘤分类	ICD-O
脑神经和椎旁神经肿瘤	
神经鞘瘤	9560/0
细胞性神经鞘瘤	9560/0
丛状神经鞘瘤	9560/0
黑色素性神经鞘瘤	9560/1
神经纤维瘤	9540/0
非典型神经纤维瘤	9540/0
丛状神经纤维瘤	9550/0
神经束膜瘤	9571/0
混合型神经鞘瘤	
恶性周围神经鞘瘤（MPNST）	9540/3
上皮样 MPNST	9540/3
MPNST 伴神经束膜分化	9540/3
脑膜肿瘤	
脑膜瘤	9530/0
脑膜内皮细胞型脑膜瘤	9531/0
纤维型脑膜瘤	9532/0
过渡型脑膜瘤	9537/0
砂粒体型脑膜瘤	9533/0
血管瘤型脑膜瘤	9534/0
微囊型脑膜瘤	9530/0
分泌型脑膜瘤	9530/0
富淋巴浆细胞型脑膜瘤	9530/0
化生型脑膜瘤	9530/0
脊索型脑膜瘤	9538/1
透明细胞型脑膜瘤	9538/1
不典型脑膜瘤	9539/1
乳头状脑膜瘤	9538/3
横纹肌样脑膜瘤	9538/3
间变（恶性）脑膜瘤	9530/3
间质，非脑膜内皮肿瘤	
鼓励性纤维性肿瘤/血管外皮细胞瘤	
Ⅰ级	8815/0
Ⅱ级	8815/1
Ⅲ级	8815/3
血管母细胞瘤	9161/1
血管瘤	9120/0
上皮样血管内皮细胞瘤	9133/3
血管肉瘤	9120/3
卡波西肉瘤	9140/3
尤文氏肉瘤/原始神经外胚层肿瘤	9364/3

续表

肿瘤分类	ICD-O
脂肪瘤	8850/0
血管脂肪瘤	8861/0
冬眠瘤	8880/0
脂肪肉瘤	8850/3
韧带样型纤维瘤病	8821/1
肌纤维母细胞瘤	8825/0
炎症性肌纤维母细胞肿瘤	8825/1
良性纤维组织细胞瘤	8830/0
纤维肉瘤	8810/3
未分化多形性肉瘤/恶性纤维组织细胞瘤	8802/3
平滑肌瘤	8890/0
平滑肌肉瘤	8890/3
横纹肌瘤	8900/0
横纹肌肉瘤	8900/3
软骨瘤	9220/0
软骨肉瘤	9220/3
骨瘤	9180/0
骨软骨瘤	9210/0
骨肉瘤	9180/3
黑色素细胞肿瘤	
脑膜黑色素细胞增多症	8728/0
脑膜黑色素细胞瘤	8728/1
脑膜黑色素瘤	8720/3
脑膜黑色素瘤病	8728/3
淋巴瘤	
中枢神经系统弥漫大B细胞淋巴瘤	9680/3
免疫缺陷相关性中枢神经系统淋巴瘤	
AIDS相关性弥漫大B细胞淋巴瘤	
EB病毒阳性弥漫大B细胞淋巴瘤，NOS	
淋巴瘤样肉芽肿	9766/1
血管内大B细胞淋巴瘤	9712/3
中枢神经系统低级别B细胞淋巴瘤	
中枢神经系统T细胞和NK/T细胞淋巴瘤	
间变大细胞淋巴瘤，AIK阳性	9714/3
间变大细胞淋巴瘤，AIK阴性	9702/3
硬膜黏膜相关淋巴组织淋巴瘤	9699/3
组织细胞肿瘤	
朗格汉斯组织细胞增生症	9751/3
Erdheim-Chester病（脂质肉芽肿病）	9750/1
Rosai-Dorfman病	

续 表

肿 瘤 分 类	ICD-O
幼年性黄色肉芽肿	
组织细胞肉瘤	9755/3
生殖细胞肿瘤	
生殖细胞瘤	9064/3
胚胎性癌	9070/3
卵黄囊瘤	9071/3
绒毛膜癌	9100/3
畸胎瘤	9080/1
成熟畸胎瘤	9080/0
未成熟畸胎瘤	9080/3
畸胎瘤恶变	9084/3
混合性生殖细胞肿瘤	9085/3
鞍区肿瘤	
颅咽管瘤	9350/1
造釉细胞型颅咽管瘤	9351/1
乳头状颅咽管瘤	9352/1
颗粒细胞肿瘤	9582/0
垂体细胞瘤	9432/1
梭形嗜酸细胞瘤	8290/0
转移瘤	

注：中枢神经系统肿瘤分类按照国际疾病肿瘤学分类法(ICD-O)进行，可同时反应解剖部位，形态学和生物学行为。肿瘤生物学行为在"/"后一个编码：0代表良性；1代表生物学行为未定、未知或交界性；2代表原位癌或Ⅲ级上皮内瘤变；3代表恶性肿瘤

四、颅内肿瘤的临床表现

(一) 病史

神经系统肿瘤的诊断在现代医学技术的帮助下已经取得了极大的进步，但是病史和查体仍然极为重要。特别是症状和体征的首发症状具有定位意义和鉴别意义。颅脑肿瘤的表现主要由几个方面的因素引起：肿瘤科本身特点、肿瘤发生部位的生理功能、肿瘤发生部位的解剖特点等。

1. 头痛　头痛是颅脑肿瘤的常见症状，一般无定位意义，晨起或睡眠时较重，用力或增加腹压时加重，坐起、站立或呕吐后可短时缓解或消失。肿瘤对脑组织的侵袭并非引起头痛的原因，当硬脑膜、颅内血管及颅神经受刺激时才会出现头痛。

2. 呕吐　在小脑或脑干肿瘤中出现较早，并可出现喷射状呕吐。引起呕吐的原因除颅内高压外，还有四脑室呕吐中枢受刺激、迷路水肿等。

3. 视力障碍　主要有视神经乳头水肿、视野缺损和视力减退。视乳头水肿是颅内压升高引起，早期无视力下降。长时间视乳头水肿可以继发视乳头萎缩，视野向心性缩小严重者

失明。幕下和中线位置肿瘤出现视乳头水肿早。幕上肿瘤出现晚。头痛、呕吐、视乳头水肿合称颅内高压三主征。

4. 头晕、头昏 主要为内耳或前庭功能异常。后颅凹肿瘤多见。

5. 癫痫 癫痫是颅脑肿瘤常见表现之一,多见于皮质或皮质下的星形细胞瘤少突胶质细胞瘤等,局限性发作有定位意义。深部肿瘤癫痫较少见。癫痫大发作多为合并颅内高压者。

6. 复视 展神经由于走行较长,因此展神经受累引起的复视多见。其他眼球运动神经受累也可引起复视。

7. 精神障碍和意识障碍 精神障碍可表现为淡漠、反应迟钝、缄默、活动减少、记忆力下降、定向力障碍,严重者表现强迫症、精神分裂症或精神运动发作等,是肿瘤本身或肿瘤引起的脑水肿和颅内高压影响到功能区所致。意识障碍一般出现晚,轻者仅表现为嗜睡,严重者可表现为昏迷。

8. 头颅增大 儿童脑肿瘤可出现头颅增大,体检时可有破罐音(Macewen 征)。

9. Cushing 反应 颅内高压特别是颅内压急剧升高时患者出现血压升高,脉搏变慢,呼吸变慢,继而出现潮式呼吸、血压下降、脉搏细弱、体温升高等生命体征变化。

(二) 局部症状

肿瘤本身或其引起的继发病变引起所在区域脑组织功能障碍表现,这些表现的形式和出现顺序有重要的定位诊断意义。

1. 额叶肿瘤 额叶肿瘤引起的症状主要表现为精神、言语和运动 3 方面。精神症状主要表现为思维、情感、意识、人格、记忆力、定向力、淡漠、认知力、行为习惯改变、欣快感、痴呆等,易被误诊为精神病、脑供血不足或老年痴呆;Broca 区肿瘤出现运动性失语,额中回后部除可有失写症外,还可出现双眼对侧同向注视障碍(刺激性病灶为双眼同向对侧凝视,破坏性病灶为双眼凝视病灶侧),对侧强握和摸索反射;中央前回肿瘤表现为对侧肢体偏瘫、中枢性面瘫及锥体征。运动前区肿瘤可引起精神运动障碍、运动性失用、少动症、运动性持续症、阵挛性强直、吸吮反射等;额叶桥脑小脑束受累可有额叶性共济失调,表现为直立和行走障碍;额叶底面受累可致嗅觉障碍,甚至压迫视神经导致同侧视神经萎缩,对侧视乳头水肿(Foster-Kennedy 综合征);旁中央小叶受累可引起双下肢痉挛性瘫痪、大小便障碍。

2. 顶叶肿瘤 顶叶肿瘤主要引起感觉障碍。对侧深、浅感觉和皮质感觉障碍,局限性感觉性癫痫;优势半球角回合缘上回受累可表现失读、失用、左右不分(Gerstmann 综合征);累及视放射可出现对侧视野象限盲。

3. 颞叶肿瘤 颞叶后部可累及视放射出现视野缺损(对侧同向偏盲、中心视野受累、幻视等);颞叶内侧受累时可有癫痫发作;累及海马沟回近额叶常表现为精神运动性发作,常有嗅觉味觉先兆,陌生感、熟悉感、急躁、攻击性等。

4. 岛叶肿瘤 主要表现为自主神经功能异常,可有胸部、上腹部、内脏神经等症状。有时是癫痫的先兆。

5. 枕叶肿瘤 主要表现视觉障碍,幻视,视物变形、空间变形和闪光、白点等。破坏性病灶可有对侧同向偏盲,但中心视野保存(黄斑回避)。

6. 半卵圆中心、基底节、丘脑、胼胝体肿瘤 肿瘤位于大脑深部,半卵圆中心前部可致对侧肢体痉挛性瘫痪;基底节区可致对侧偏袒;锥体外系受累为对侧肢体肌肉强直、运动徐缓、震颤等；胼胝体肿瘤表现为淡漠、嗜睡、记忆力下降及失用；丘脑受累为对侧感觉障碍和少见的丘脑性疼痛，意识淡漠嗜睡、记忆力下降、幻觉，部分患者可以出现内分泌障碍、肥胖、多尿等。

7. 侧脑室肿瘤　颅内高压表现为主，可伴有视力减退、复视、同向偏盲和精神症状。

8. 第三脑室肿瘤　早期可产生颅内高压症状，第三脑室前部肿瘤还可压迫视神经引起视力、视野及眼底改变，甚至还可引起尿崩、肥胖、嗜睡、性功能减退等下丘脑症状；第三脑室后部压迫四叠体可表现双眼上视障碍、对方反射迟钝或消失（Parinaud 综合征），双侧听力下降等。

9. 第四脑室肿瘤　早期即可出现颅内高压表现。部分患者在变换体位时肿瘤堵塞四脑室出口，引起剧烈头痛、眩晕、恶心、呕吐的 Bruns 征表现。

10. 蝶鞍肿瘤

（1）内分泌障碍：内分泌垂体腺瘤表现为相应激素增多的临床表现闭经、泌乳、不孕、不育、巨人症或肢端肥大、甲亢、Cushing 征等；非分泌性垂体瘤和其他鞍区肿瘤则为压迫垂体引起的垂体功能低下。

（2）视力视野损害：肿瘤压迫视交叉和视神经引起视力减退和视野缺损，双颞侧偏盲多见。

11. 鞍旁和斜坡肿瘤　早期为单侧 V，第 VI 对颅神经受累，复视，面部感觉减退，晚期颅内高压和锥体束征。

12. 小脑肿瘤　强迫头位、眼震、患侧肢体共济失调及肌张力降低。直线行走检查向患侧倾倒。小脑蚓部肿瘤的共济失调以躯干为主，双下肢尤为显著。晚期患者可有阵发性头后仰，四肢僵直、角弓反张等强制性发作（小脑性抽搐）。堵塞第四脑室者可引起颅内高压和脑积水表现。

13. 桥小脑角肿瘤　主要依次累及 V、IX～XII 颅神经引起相应症状。早期表现耳鸣、眩晕、听力下降，严重者面部感觉障碍，面瘫、共济失调等体征。后组颅神经受累则表现为声音嘶哑、吞咽困难，严重者出现锥体束征和对侧肢体感觉障碍。

14. 脑干肿瘤　患侧核性颅神经麻痹和对侧肢体瘫痪是脑干肿瘤的特有表现，称为交叉性麻痹。如肿瘤侵犯双侧脑干则出现双侧颅神经周围性瘫痪和病变水平以下的中枢性瘫痪。

1）中脑肿瘤可产生 Weber 征，对侧痉挛性偏瘫，感觉障碍，患侧瞳孔扩大，光反射消失，上睑下垂，眼上直肌、下直肌、内直肌和下斜肌瘫痪；肿瘤累及四叠体可引起 Parinaud 综合征。

2）桥脑肿瘤可出现单侧或双侧展神经麻痹，周围性面瘫、对侧肢体偏瘫（Millard-Gubler 综合征）；三叉神经中枢束受累可有患侧面部感觉减退，角膜反射迟钝、消失，咀嚼无力等；偏向外侧的肿瘤还可引起自发眼震；累及小脑脚的患者可有共济失调等症状。

3）延髓肿瘤可有声音嘶哑、呛咳、咽反射消失、对侧肢体中枢性瘫痪、偏身感觉障碍和同侧舌肌萎缩。

15. 颈静脉孔区肿瘤　患侧腭和咽喉感觉减退、消失，声带、软腭肌、斜方肌、胸锁乳突肌瘫痪，舌后 1/3 味觉丧失，颈部肿块、舌下偏斜，称为 Verent 综合征。

五、脑肿瘤的诊断

脑肿瘤的诊断依靠详细的病史资料和仔细的体格检查，进而选择适当的辅助检查手段做出诊断。随着健康意识的提高和医学检查手段的增多，越来越多脑肿瘤通过体检被发现，得以早期诊断和治疗。

（一）CT 检查

目前该项检查手段已经得到广泛应用，相当多数脑肿瘤患者是通过该项检查得到初步诊断，并进一步检查。CT 检查对于含钙、有骨质、脂肪和液体的病变显示较好。特别是现今螺旋 CT 在图像重建、三维成像、分割成像、血管显影、脑灌注等技术方面的进步使之成为神经外科医生不可或缺的有力助手。

（二）MRI 检查

MRI 检查对于软组织的分辨率优于 CT，对骨质和钙化不敏感，检查时间长，急症患者不易配合。强化病灶的大小不能真实准确反映肿瘤实际情况。但是近年来随着 MRI 技术的发展和进步出现了磁共振血管成像、磁共振灌注成像、任务态和静息态 fMRI 成像、磁共振波谱、磁共振弥散加权成像、磁共振弥散张量成像等技术使得 MRI 在脑肿瘤诊断中的使用范围不断扩大，已经成为脑肿瘤诊断和治疗中必备的手段。

（三）脑血管造影

脑血管造影不是常规的脑肿瘤诊断手段，但是在评估肿瘤和血管的关系、术前肿瘤栓塞、某些肿瘤的鉴别、手术后介入化疗等方面仍然有不可替代的作用。

（四）核医学检查（PET 和 SPET）

PET 检查可以在 CT 和 MRI 等影像学检查出现变化前发现组织细胞内生理生化变化。在肿瘤的早期诊断、良恶性判断、术后残余、复发等方面有独特优势。SPECT 可以对肿瘤的生长活跃程度，恶性程度，鉴别复发和放射性坏死做出判断。PET-CT/PET-MRI 可以将肿瘤的精确位置、和周围结构的关系等融合在一起可以判断复发、转移、鉴别良恶性等，综合了解剖影像资料和同位素检查的优点。

（五）脑磁图检查

是测定神经元突触后电位在颅外产生的磁场，对于肿瘤引起的癫痫灶定位等有重要诊断意义。

（六）腰椎穿刺和脑脊液检查

可以测量颅内压力，获得脑脊液标本，在鉴别感染、脱髓鞘病变等方面有重要作用。脱落细胞学病理检查在肿瘤特别是脑膜转移瘤定性诊断方面也有重要作用。

六、治疗原则

脑肿瘤的治疗是遵循规范化和个体化的原则根据患者的具体情况和肿瘤的特点以手术为主，联合放射治疗和化学药物治疗等方法的综合治疗。

（一）手术治疗

遵循尽可能切除肿瘤的同时保存周围脑组织的结构和功能的原则，对肿瘤手术切除是脑肿瘤最基本、最有效的治疗方法。手术的意义：①获得病理学诊断；②减少瘤负荷，为辅助放化疗创造条件或改善放化疗结果;③缓解症状、提高生活质量;④延长生存期;⑤提供辅助治疗的途径;⑥降低发生耐药突变的概率。

手术切除肿瘤,特别是对于良性肿瘤是最有效的治疗方法,如能全切可无须其他辅助治疗也能得到痊愈。恶性肿瘤也应尽可能最大范围地切除。近年来,手术技术和设备取得了长足的进步如多模态影像三维融合技术、神经内窥镜、术中导航、术中超声、术中MRI、术中唤醒、皮质脑电图、术中荧光造影等技术,脑肿瘤的手术治疗效果得到极大的提高。

活检手术暴扣开放活检术、立体定向活检术、神经导航活检术可以明确肿瘤性质,获得病理诊断为放化疗创造条件,还可以在术中进行放射性粒子植入进行内照射治疗。

姑息性手术包括内减压术、外减压术、分流术等,可以有效缓解症状,降低颅内压。

(二)放射治疗

放射治疗适用于颅内肿瘤切除后防止复发或播散,未能全切的肿瘤;脑组织深部或重要结构的肿瘤,手术不能切除;有手术禁忌或拒绝手术者。

常用的放疗方法有:常规放疗、三维适形放疗、强调照射治疗、螺旋断层放射治疗、立体定向放射治疗、质子重离子治疗等。特别是质子重离子治疗从目前有限的病例资料看治疗效果大大优于传统放射治疗。

生殖细胞瘤、髓母细胞瘤、淋巴瘤、神经母细胞瘤等对放疗敏感,单独放疗也可取得较好疗效。

(三)化学治疗

总的来说,化学药物治疗在脑肿瘤的治疗中效果不理想,但是化学药物治疗有助于提高患者的生存时间。理想的化疗药物应具有高脂溶性、分子量小、非离子化、作用时间短、能透过血脑屏障、对正常脑组织毒性小的特点。给药方式可以全身给药也可以采用局部给药提高局部药物浓度。替莫唑胺作为第二代烷化剂具有可以口服、易透过血脑屏障、耐受性好、与其他药物无叠加毒性、与放疗具有协同效果。适用于胶质母细胞瘤、间变性星形细胞瘤等恶性脑肿瘤。间变性少突胶质细胞瘤应联合替莫唑胺、丙卡巴肼、洛莫司汀和长春新碱(PCV)方案;髓母细胞瘤可选用烷化剂和金属盐类顺铂、卡铂等药物;淋巴瘤应以甲氨蝶呤为基础联合化疗;转移瘤应选用对原发肿瘤效果好的药物。

(四)其他治疗方法

除手术和放化疗之外还有分子靶向治疗、免疫治疗、加热治疗、基因治疗光动力疗法、中医中药等治疗方法可选为辅助治疗手段。

第二节 神经上皮肿瘤

一、星形细胞瘤

星形细胞瘤是最常见的神经上皮肿瘤,男性多于女性,多见于青壮年,可发生在中枢神经系统任何部位,成人多位于幕上,其中额顶叶多见,儿童多见幕下小脑半球和第四脑室。

(一)毛细胞型星形细胞瘤

毛细胞型星形细胞瘤主要见于儿童,主要见于视路和小脑,其中黏液样毛细胞星形细胞瘤有侵袭性,对放疗敏感。

1. **视神经通路胶质瘤** 该瘤是源于神经通路的星形细胞瘤。病理类型有毛细胞星形细胞瘤和弥漫纤维型星形细胞瘤。按照生长部位可分为以下 4 种。

(1) 视神经星形细胞瘤:眼球后到视交叉前的肿瘤,多见 10 岁以内儿童,生长缓慢,主要表现为突眼、视觉减退、视乳头水肿,少数有萎缩、斜视、眼震、视野缺损。

(2) 视交叉星形细胞瘤:主要表现为视力下降,视神经萎缩较视乳头水肿多见,漂浮状眼震,可有运动性功能障碍。较大的肿瘤可压迫下丘脑和垂体引起相应症状。

(3) 视交叉-下丘脑星形细胞瘤:源于视交叉侵犯下丘脑,可向第三脑室生长引起脑积水。主要表现为眼震、颅内高压、下丘脑功能异常表现。

(4) 视束星形细胞瘤和全视路星形细胞瘤:向单侧视束和视放射生长的为视束星形细胞瘤,从眶内到视放射全程均为肿瘤的是全视路星形细胞瘤。表现为眼震、眼球活动异常,治疗原则为手术切除大部分肿瘤或肿瘤活检后联合化疗和放疗。

2. **小脑星形细胞瘤** 该瘤是最良性的儿童神经外胚层肿瘤。源于小脑半球和小脑蚓部,边界较清,全切后可获得痊愈,预后良好。形态学上分实性和囊性,囊性有囊在瘤内和瘤在囊内两种。肿瘤生长缓慢,临床表现具有隐匿性,发现时往往肿瘤体积已经很大。最常见的症状为脑积水引起的间歇性头部隐痛伴恶心、呕吐、晨起较重。如出现枕部疼痛伴颈部强直和角弓反张则为小脑扁桃体下疝。多数患儿伴视乳头水肿和共济失调。CT 检查可见后颅凹实性或囊性占位,低、等或稍高密度病灶,增强不明显,少数钙化。MRI 见 T1 等、低信号,可有不同程度增强,边界清楚。瘤在囊内型瘤结节多位于囊壁一侧,囊在瘤内型囊壁有强化,壁厚不均匀。小脑星形细胞瘤应全切或近全切,瘤在囊内者囊壁无瘤,只需切除瘤结节。如肿瘤切除后脑积水未缓解者可行脑室-腹腔分流手术,一般不主张术前行分流手术。术后实性和囊在瘤内者应常规放疗,但 3 岁以下患儿禁忌全脑放疗。

(二) **多形性黄色星形细胞瘤**

好发于儿童和青年人,10～19 岁高发,巨大多数位于半球表面,尤多见于颞叶。肿瘤为囊性或实质性,半数以上有囊变,囊性肿瘤瘤壁有瘤结节,囊内含琥珀色蛋白样液体(图 9-1)。

肿瘤生长缓慢,病程较长,典型表现为长期顽固性癫痫,少有其他特异表现。影像学也无特异性征象。CT 上肿瘤实质部分为低或等密度;MRI 表现 T1 等或低信号,T2 等或稍高信号,增强后强化,边界清晰,常见轻到中等水肿。绝大多数肿瘤位置较浅易于切除,预后良好,即使复发手术仍为首选。

(三) **室管膜下巨细胞星形细胞瘤**

它是罕见的中枢神经系统肿瘤,是结节性硬化症的颅内表现。该病是常染色体显性遗传疾病,生长缓慢,无侵袭性,很少恶变,无周围水肿。高发年龄为 10 岁左右,主要表现为累及的多脏器病变表现。常见的

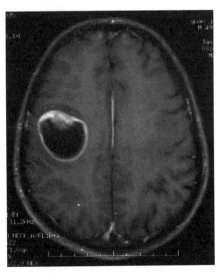

图 9-1 星形细胞瘤(囊性)

3个临床症状为面部皮脂腺瘤、癫痫和智力低下,合称 Vogt 三联症。典型患者面颊部粉红色病变毛细血管,绝大多数有色素减退斑,背部、躯干两侧见高出皮面形态不规则黄红色或红色成簇结缔组织错构瘤如橙皮样称为鲨鱼皮样斑。肿瘤多位于室间孔周围侧脑室壁,CT 表现为等或等低密度,圆形、类圆形、分叶状占位,边缘可见结节状钙化。MRI 为 T1 等或低信号,T2 等或高信号,多为混杂信号,有明显强化,可有囊变。治疗原则以手术切除为主,术后脑积水不缓解者可行脑室-腹腔分流手术。雷帕霉素和依维莫司对该病有较好疗效,特别是依维莫司在治疗该病引起的癫痫、肾脏、肺脏、皮肤病变和提高生活质量方面均有作用。

(四)胶质母细胞瘤

1. 概述 胶质母细胞瘤又名多形性胶质母细胞瘤简称胶母,是恶性度最高的星形细胞瘤,分为原发性和继发性两种。原发性胶质母细胞瘤原发于脑组织,病程短,无脑肿瘤病史,高峰年龄 50~70 岁,男性稍多;继发性胶质母细胞瘤多由间变性星形细胞瘤,少数由混合性胶质瘤、少枝胶质瘤或室管膜瘤恶变而来。

肿瘤多见于大脑半球白质,特别是颞叶和额叶多见。边界不清,少数有假包膜,质地不均匀,常有坏死及出血,可有囊变,钙化少见。微血管增生和坏死是胶质母细胞瘤的标志性特征。巨细胞胶质母细胞瘤、胶质肉瘤、小细胞型胶质母细胞瘤、颗粒细胞型胶质母细胞瘤等是变异类型。免疫组化 GFAP、S100、$Ki-67$、$P53$ 等可为阳性,原发性和继发性胶质母细胞瘤有所不同。

胶质母细胞瘤出现症状到就诊多在 3 月内,个别肿瘤出血者可有卒中样表现,绝大多数患者有颅内高压表现,约 1/3 患者有癫痫发作,约 1/5 有精神症状。不同程度伴有局灶症状。

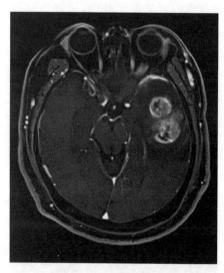

图 9-2 胶质母细胞瘤

2. 主要辅助检查 为 CT 和 MRI 检查。

(1) CT 表现:边界不清的混杂密度影,钙化少见,可有出血表现,增强可有环形强化。

(2) MRI 典型表现:T1 混杂信号,中心坏死为低信号,周边瘤壁为稍低信号,T2 信号不均匀,坏死水肿为高信号,实质部分稍高信号,增强时坏死部分不强化,肿瘤实质部分表现环状不规则或结节状强化。肿瘤可沿白质纤维通过胼胝体、前联合或后联合向对侧扩散,呈蝴蝶状。Flair 和 T2 像的改变常较增强敏感。MRS 鉴别肿瘤和非肿瘤病变有较大帮助,胆碱代表细胞膜的合成和降解,肌酸和磷酸肌酸代表能量储备,N-乙酰天冬氨酸代表神经元正常,乳酸代表无氧代谢。胆碱与 NAA 或胆碱与肌醇比值升高提示肿瘤;乳酸峰和脂质峰存在时胆碱峰不升可否定胶质瘤(图 9-2)。

3. 治疗

(1) 手术:胶质母细胞瘤需要手术结合放化疗的综合治疗。手术目的为获得标本、明确肿瘤性质,较少瘤负荷、减低颅内压、缓解症状。手术切除的范围直接影响生存,目前通过术中导航、术中超声、术中核磁共振、术中电生理、术中荧光造影等技术可以更加安全地扩大肿瘤切除范围而不增加手术并发症。

不适合手术的重要功能区和脑深部肿瘤可以用立体定向的方法活检取得标本明确诊断。

(2) 放射治疗:除3岁以下儿童胶质母细胞瘤患者术后应尽早常规放疗。对于新发和复发病例可以应用立体定向放射外科治疗对目标区域大剂量照射。腔内近距离放疗也是一种可以选择的治疗方法。目前研究显示放疗联合替莫唑胺同步放化疗显著提高患者生存期。

(3) 化疗:胶质母细胞瘤常用的化疗药物包括替莫唑胺为代表的烷化剂类,亚硝基脲类(尼莫司汀、卡莫司汀),金属盐类(卡铂、顺铂),分子靶向药物(贝伐珠单抗、伊立替康等)。替莫唑胺同步放化疗方案已成为胶质母细胞瘤标准治疗方案。

(4) 其他治疗:免疫治疗、基因治疗目前仅作为综合治疗手段的一部分不能替代放化疗。

(五) 少枝胶质细胞瘤

少枝胶质细胞瘤主要见于成人,发病高峰年龄在40~60岁,男性稍多于女性。起源于大脑白质,病理检查时有特征性的"煎蛋样"表现。间变性少枝胶质细胞瘤恶性度较高。最常见的基因改变是1p/19q的联合缺失。

1. 临床表现　少枝胶质细胞瘤临床表现缺少特异性,主要表现有癫痫、认知障碍、颅内高压和局灶神经功能障碍表现。其中少枝胶质细胞瘤癫痫症状多见,间变少枝胶质细胞瘤和间变少枝星形细胞瘤以认知障碍、颅内高压和局灶神经功能障碍表现为主(图9-3、9-4)。

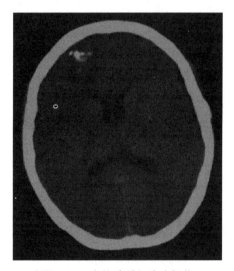

图9-3　少枝胶质细胞瘤钙化

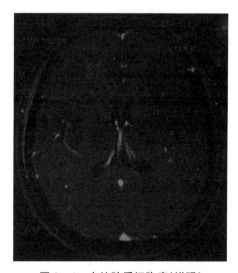

图9-4　少枝胶质细胞瘤(增强)

2. 诊断　少枝胶质细胞瘤在CT可见低密度占位,无增强,可见钙化;MRI长T2信号,无增强。间变少枝胶质细胞瘤则在CT和MRI增强时有强化。有1p/19q缺失者边界不清楚,T1、T2表现为混杂信号和钙化,无1p/19q缺失者边界清楚,T1、T2信号均匀。

3. 治疗

(1) 手术治疗:手术治疗的原则是最大程度安全切除肿瘤。目的是:明确病理性质;缓解占位效应;改善预后。

(2) 放射治疗:低级别肿瘤对放疗敏感,虽无法增加总生存期,但是可延长无进展存活期。间变少枝胶质细胞瘤可提高生存期。

(3) 化学治疗：少枝胶质细胞瘤对化疗敏感，PCV方案虽然对低级别和高级别少枝胶质细胞瘤包括复发病例均有较好的效果，但是血液毒性和胃肠道副作用影响了该方案的应用。替莫唑胺与PCV方案疗效相似，且有良好的耐受性，特别是对1p/19q缺失者效果较好。

（六）室管膜瘤

室管膜瘤多见于儿童和青年，男性较多，约3/4肿瘤位于幕下，幕上室管膜瘤男性多见，第四脑室室管膜瘤患儿发病年龄小于其他部位患儿。恶性室管膜瘤幕上多见（81%）。肿瘤多位于脑室内，幕下主要见于第四脑室顶、底、侧壁凹陷处，多源于脑室底延髓部分。故易引起梗阻性脑积水。少数可经中间孔向枕大池生长，甚至包绕延髓、侵犯到椎管内。偶见桥小脑角区者。幕上肿瘤主要位于侧脑室，第三脑室少见。少数也可发生于大脑半球脑室外任何位置。肿瘤多数呈暗红色，颜色深者质地软，浅的质地硬，边界清楚，少数有钙化和囊变。

1. 临床表现　依据肿瘤部位不同症状相差很大。头痛、恶心、呕吐等颅内高压表现都较常见，缺少特异性，视乳头水肿是最常见的体征。后颅凹肿瘤常伴有共济失调、步态不稳等表现，侵犯颈神经根可有颈部疼痛、僵硬，还可有眼震、测距不良等。位于幕上者常有运动功能障碍如偏瘫、腱反射亢进，视力受损和癫痫。

（1）第四脑室室管膜瘤：常较早出现颅内高压表现，压迫第四脑室底部可出现颅神经损害表现，侧方压迫小脑脚侧出现小脑症状。

1）颅内高压表现：与头位变化有关的间歇性颅内高压表现为其特征，这是体位改变肿瘤堵塞正中孔或导水管使脑脊液循环受阻所致，严重者可引起脑疝。晚期出现前屈或前侧屈的强迫头位。当体位改变肿瘤刺激第四脑室底部神经核团如迷走神经和前庭神经核时可表现剧烈头痛、眩晕、呕吐、呼吸、脉搏变化，突发意识丧失，展神经核受累可表现复视和眼震（Brun氏征）。

2）脑干和颅神经症状：肿瘤压迫第四脑室底部或引起颅内压增高时可有神经核受累或颅神经受压表现相应症状。肿瘤位于第四脑室底上部可引起第Ⅴ、Ⅵ、Ⅶ、Ⅷ对脑神经神经核受累，压迫内侧纵束出现向患侧凝视，肿瘤位于第四脑室底下部则压迫第Ⅸ、Ⅹ、Ⅺ、Ⅻ对脑神经神经核出现呕吐、呃逆、吞咽困难、声音嘶哑、严重者出现呼吸困难。肿瘤位于第四脑室侧隐窝累及第Ⅴ、Ⅶ、Ⅷ对颅神经，面部感觉障碍，听力下降，前庭神经障碍。压迫脑干可表现肢体无力，腱反射减弱消失，双侧病理征阳性。

3）小脑症状：一般较少见或较轻，表现步态不稳，眼震，共济失调和肌力下降。

（2）侧脑室室管膜瘤：肿瘤起自侧脑室侧脑室壁，多见余额角和体部，少数可经室间空长入第三脑室。

1）颅内高压症状：早期症状不明显，当体位改变肿瘤位置变化引起发作性头痛，可伴呕吐，发作时有强迫头位。时重时轻。当肿瘤增大堵塞室间孔导致脑脊液循环受阻表现典型的颅内高压表现。

2）局灶症状：一般无明显局灶症状，肿瘤较大后压迫丘脑、内囊等可引起对侧偏瘫，对侧偏身感觉障碍，中枢性面瘫。

（3）第三脑室室管膜瘤：第三脑室室管膜瘤少见，由于易引起梗阻性脑积水早期即可出现颅内高压症状。部分患者可表现垂体、下丘脑症状。

（4）脑实质内室管膜瘤：源于胚胎异位的室管膜细胞长在脑实质内的肿瘤，多见于额叶、顶叶脑深部临近脑室的肿瘤。症状与生长部位相关。

2. 诊断

(1) 腰椎穿刺:绝大多数患者有颅内压增高,脑脊液化验半数患者蛋白增高,约 1/5 患者细胞数增高。

(2) CT 检查:肿瘤密度常高于脑组织,表现不均匀等或高密度影,常见囊变,约近半数有钙化,增强可见强化。位于侧脑室者可见脑室扩大、畸形。第四脑室肿瘤常合并梗阻性脑积水表现。

(3) MRI 检查:肿瘤实质部分 T1 像呈等、低信号,T2 像呈明显高信号,囊变区域 T1 像更低信号,T2 像更高信号。合并钙化者呈混杂信号。成人囊变钙化较少见。增强可有强化,间变室管膜瘤强化更明显,瘤周水肿明显(图 9-5)。

3. 治疗

(1) 手术切除:为主要治疗手段,肿瘤位于后颅凹者与脑干关系密切故单纯手术治愈者罕见,术后并发症多,但是手术应解除脑脊液循环障碍,特别是第四脑室顶部的肿瘤应争取全切。

(2) 放射治疗:室管膜瘤复发率高,同时易发生蛛网膜下腔种植播散转移,故原则上无论肿瘤是否全切均应行放射治疗。低恶性肿瘤可选择局部宽野照射,室管膜母细胞瘤则建议选择全脑脊髓放疗。

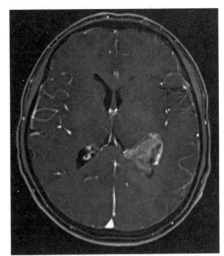

图 9-5 室管膜瘤

(3) 化学治疗:化学治疗是室管膜瘤的重要辅助手段。顺铂和卡铂是最对室管膜瘤最具有活性的化疗药物,环磷酰胺、长春新碱对肿瘤也有一定敏感性。但是化疗效果仅对少数患者有效。

4. 预后 肿瘤切除程度、肿瘤部位、病理学类型、复发速度、发病年龄等均为影响室管膜瘤预后的因素,但前三者起决定作用。

(七) 脉络丛乳头状瘤

1. 概述 脉络丛乳头状瘤是常见于 10 岁以下儿童,源于脉络丛上皮细胞的位于脑室内生长缓慢的良性肿瘤。多合并脑积水。病程平均 1.5 年左右。儿童多位于侧脑室三角区,成人多位于第四脑室,少数位于桥小脑角。肿瘤多体积较小,结节样,粉红色,边界清楚呈桑葚状。质地脆,少见囊变、出血和坏死。约 10% 发生恶变。侧脑室肿瘤供血多为脉络膜前动脉,第三脑室肿瘤为脉络膜后内侧或后外侧动脉,第四脑室肿瘤为小脑后下动脉。

2. 临床表现 主要表现颅内压增高和局灶症状。

(1) 脑积水和颅内高压:脉络丛乳头状瘤可引起梗阻性脑积水(肿瘤梗阻脑脊液循环通路)和交通性脑积水(肿瘤影响脑脊液生成与吸收)。引起颅内压增高除脑积水外肿瘤占位也是重要原因。

(2) 局灶症状:因肿瘤所在部位而不同,侧脑室肿瘤有对策锥体束征,第三脑室肿瘤有双眼上视障碍,后颅凹肿瘤有眼震和共济失调,肿瘤位置移动时可引起突发头痛、强迫体位等。

3. 诊断

(1) 腰椎穿刺:如有梗阻性脑积水者均有颅内压升高,脑脊液化验蛋白明显升高,甚至呈黄色。

(2) CT:肿瘤为高密度占位,可见钙化,边界清楚但不规则,增强见均匀强化。有梗阻性脑积水者有脑室扩大(图9-6)。

(3) MRI检查:T1低信号,介于脑实质和脑脊液之间;T2高信号,边界不规则但分界清楚,增强明显强化(图9-7)。

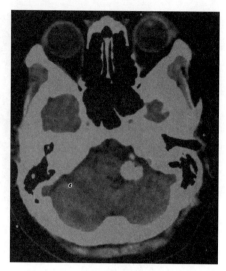

图9-6 脉络丛乳头状瘤CT显像

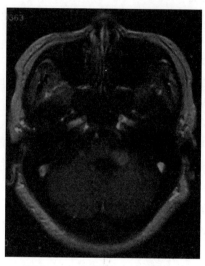

图9-7 脉络丛乳头状瘤MRI

4. 治疗 以手术切除为主,肿瘤在脑室内有蒂起自脉络丛,血供丰富,先阻断切断供血动脉可减少术中出血。脉络丛乳头状瘤为良性肿瘤手术应争取全切,但肿瘤巨大者为防止损伤深部结构,特别是优势半球不追求全切。肿瘤未能全切者应行放射治疗,不能缓解脑积水者应行脑室腹腔分流手术。

(八) 髓母细胞瘤

1. 概述 髓母细胞瘤是儿童最常见的,多源于小脑下蚓部向第四脑室生长的,中枢神经系统恶性度最高的神经上皮肿瘤之一。男童多于女童。肿瘤无包膜,呈暗红色或暗灰色,质地均匀脆、软,少数肿瘤中心有质地韧、硬、灰黄色多纤维组织。肿瘤内部可有小的囊变和坏死。肿瘤表面细胞容易脱落造成蛛网膜下腔播散。

2. 临床表现 患儿早期症状不明显,肿瘤增大后堵塞脑脊液循环通路引起梗阻性脑积水后出现以头痛、呕吐等为主的颅内高压典型症状,也是主要的首发症状(>80%)。常见体征为:视乳头水肿引起的视物模糊、视力下降;侵犯小脑后引起共济失调,指鼻实验阳性,水平眼震;累及上蚓部患儿向前倾倒;累及下蚓部向后倾倒;压迫展神经出现复视;累及第四脑室底部出现面瘫;少数患者还可有强迫头位。

3. 诊断

(1) 腰椎穿刺:颅内压力升高,部分患者可检出脱落的肿瘤细胞

(2) CT检查:后颅凹中线边界清楚的圆形等或稍高密度占位,周围可见脑水肿。部分可见坏死和小囊变,增强见较均匀强化。

(3) MRI检查:T1低信号,T2高信号少数等信号,边界清楚,瘤周水肿明显。增强可见

均匀强化(图9-8)。

4. 治疗 小于3岁,未能全切,侵犯脑干或有转移者预后差。

(1) 手术切除:髓母细胞瘤的首选治疗方法是手术切除。术前不建议行分流手术,可在术前行脑室外引流。切除肿瘤,解除梗阻后拔出脑室外引流管。术后1~2周脑室无缩小再行脑室腹腔分流。

(2) 放射疗法:髓母细胞瘤对放射治疗轻度到中度敏感,但是放射治疗仍是必需的治疗措施。且应采用全脑全脊髓治疗。

(3) 化学疗法:化学药物对肿瘤具有敏感性,主要可选用长春新碱、环己亚硝脲、BCNU、CCNU、顺铂等。

(九) 松果体细胞瘤

见松果体区肿瘤。

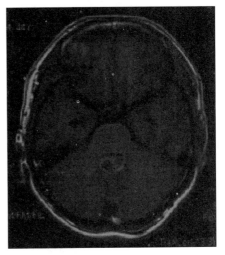

图9-8 髓母细胞瘤

第三节 颅神经肿瘤

一、前庭神经瘤(听神经瘤)

(一) 概述

前庭神经瘤俗称听神经瘤,是主要源于第Ⅷ对颅神经前庭支的神经膜细胞(雪旺细胞)的良性肿瘤。NF-2型神经纤维瘤病患者可有双侧听神经瘤发生,多见于青年人。面神经瘤罕见,也难以鉴别。肿瘤生长缓慢,多为圆形或类圆形,表面光滑,灰红色,可见小结节,表面可有增生的蛛网膜包裹易与肿瘤壁混淆。肿瘤周围的神经、血管被压迫推挤。岩骨骨质常有破坏,典型的改变是内听道口喇叭口样变化。病程长,好发年龄30~50岁,男性稍多于女性。

(二) 临床表现

1. 首发症状 主要是前庭神经和耳蜗症状。

(1) 听力下降和耳鸣:70%~85%的患者首发症状为听力下降和耳鸣。先出现纯音性听力障碍,起病时多先表现高音域听力障碍为其特点。听力障碍程度取决于肿瘤与内听道关系及肿瘤发生位置,与肿瘤大小不平行。耳鸣为持续性高调耳鸣。

(2) 平衡障碍:多见于较大的肿瘤压迫小脑及脑干;眩晕多见于较小的肿瘤,肿瘤长大后对侧代偿故症状不严重,还可有注视健侧时出现高频小振幅眼震;桥脑受累可有向患侧凝视时出现低频大振幅眼震。

2. 三叉神经功能障碍 一般不累及运动根,常发生面部麻木,感觉减退,角膜反射减弱消失等。

3. 面神经功能障碍 由于面神经和听神经伴行在内听道,因此面神经受累表现常见。如面肌无力、抽搐、乳突区疼痛、面瘫、瞬目反射减弱等。

4. 小脑症状 共济失调,眼震,肿瘤较大后还可有饮水呛咳、吞咽障碍、声音嘶哑等后组颅神经受累表现。堵塞脑脊液循环通路后可有颅内高压表现。

5. 头痛 肿瘤较大后可有颞枕部或患侧枕骨大孔区不适。有梗阻性脑积水者可有头部胀痛。

（三）诊断

1. 腰穿 通常会有脑脊液蛋白升高，继发脑积水者有颅内压增高。

2. 听力检查

（1）纯听阈测定 PTA：听神经瘤患者高频听力丧失为主

（2）语言分辨率 SDS：通常低于30%

（3）听觉脑干诱发电位：潜伏期延长、V 波消失无反应等

3. CT 肿瘤呈均匀等或稍低密度类圆形占位，边界不清，增强可见均匀、不均匀或环形边界清楚的强化病灶。特征性改变为内听道喇叭口样扩大（图9-9）。

4. MRI 检查 T1低信号，T2高信号，可见囊变，增强后明显强化。可见伸入内听道的肿瘤蒂部（图9-10）。

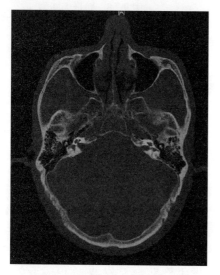

图9-9 听神经瘤内听道扩大

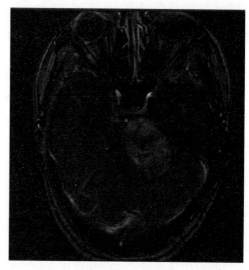

图9-10 听神经瘤

5. 肿瘤分级 T1 肿瘤位于内听道内，T2 肿瘤位于内听道内外，T3a 肿瘤充满桥小脑角池，T3b 肿瘤接触到脑干，T4a 肿瘤压迫脑干，T4b 脑干严重移位并压迫第四脑室。

（四）治疗

1. 手术治疗 手术切除是治疗的首选方法。手术中应首先保证无明显并发症的同时切除包括内听道内肿瘤；其次保留面神经功能；第三保留听力。

2. 立体定向放射治疗 适用于直径<3 cm 的肿瘤，近年来随着立体定向放射技术的进步，面神经功能的保留率和听力保留率不断提高。

二、三叉神经鞘瘤

（一）概述

源于三叉神经雪旺细胞的良性肿瘤，发生率次于听神经瘤。发病高峰40～50岁，女性稍多见。按照生长位置分为 A 型：主体位于中颅凹者，B 型：主体位于后颅凹者，C 型：同时累及中后颅凹者，D 型：肿瘤侵犯颅外达颞下窝、翼腭窝等。

（二）临床表现

首发症状多为一侧面部阵发性疼痛或麻木。病情进展后出现咀嚼肌无力萎缩。后颅凹肿瘤可有复视、面瘫、耳聋等第Ⅵ、Ⅶ、Ⅷ对颅神经症状，压迫小脑可有共济失调，晚期可有颅内压增高和后组颅神经受累表现。中颅凹肿瘤可有视力下降、动眼神经麻痹、患侧突眼等，甚至可有癫痫表现。跨越中后颅凹者除有两者表现外，还可因压迫大脑脚和颈内动脉出现对侧偏瘫、颅内高压等。

（三）诊断

1. CT检查　肿瘤呈等或稍低密度类圆形占位，增强可见均匀、不均匀或环形边界清楚的强化病灶。岩骨尖部骨质破坏为典型表现。

2. MRI检查　T1低信号，T2高信号，可见囊变，增强后明显强化，部分为环状或不规则强化（图9-11）。

（四）治疗

1. 手术切除　手术切除是治疗的首选方法。根据肿瘤位置和范围选用不同的手术入路争取全切肿瘤，减少并发症。

2. 立体定向放射治疗　适用于直径＜3cm的肿瘤。

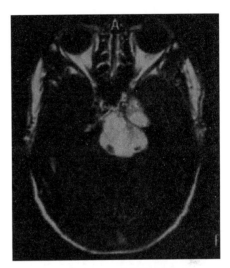

图 9-11　三叉神经鞘瘤

第四节　脑　膜　瘤

一、概述

脑膜瘤是起源于脑膜的颅内最常见的良性肿瘤。大部分源自蛛网膜细胞，也可由硬脑膜成纤维细胞和软脑膜细胞发展而来。女性多于男性，发病高峰年龄45岁。好发部位为蛛网膜纤毛分布较多处，约半数生长在矢状窦旁。

二、病理

肿瘤与脑组织边界清楚，膨胀性生长，外观呈暗红色或灰黄色，周围骨质可因肿瘤压迫变薄或因肿瘤刺激骨质增厚。常见的病理类型有下列几种。

（一）内皮型

由蛛网膜上皮细胞构成，细胞形态多变，呈向心性排列或条索状，是最常见的类型。

（二）成纤维型

纵行排列的肿瘤细胞间可见大量胶原纤维，肿瘤细胞为纤维母细胞，常见沙砾小体。

（三）血管型

肿瘤内部血管、雪窦丰富，条索状状排列的蛛网膜上皮细胞分布在血管外壁和间质中。

(四)砂粒型

肿瘤中含有大量沙砾体,呈旋涡状,可有钙化。

(五)混合型

肿瘤含有前4种成分,无法确定主要成分的。

(六)恶性脑膜瘤

具有恶性肿瘤特点,可以转移,甚至颅外转移,多见肺转移。血管型脑膜瘤最易恶变。

(七)脑膜肉瘤

原发性恶性肿瘤,多见于10岁以下儿童,临床少见,有纤维型、梭状细胞型、多形细胞型3种,纤维型恶性度最高。病情发展快,复发快。肿瘤边界不清,质地脆,瘤内常见坏死、出血、囊变。

三、临床表现

(一)局灶症状

肿瘤生长缓慢,常以头痛和癫痫为首发症状,特别是老年人癫痫多见。此外还可表现肿瘤生长部位脑功能障碍如视力受损,嗅觉减退,听力下降,肢体感觉、运动障碍等。

(二)颅内高压症状

多无明显症状,甚至视乳头水肿严重,甚至有视神经萎缩,但头痛呕吐不明显。巨大脑膜瘤超过代偿能力后可有明显症状,且进展迅速,可短期内发展为脑疝。

四、常见脑膜瘤种类

脑膜瘤按照肿瘤附着点确定肿瘤部位。如肿瘤基底位于前、中、后颅窝底的肿瘤统称颅底脑膜瘤。

(一)大脑凸面脑膜瘤

肿瘤基底与硬脑膜窦及颅底硬膜无关的脑膜瘤。一般分为4种类型:①前区(额叶);②中央区(中央前后回);③后区(顶后叶、枕叶);④颞区。前两者发生率最高。主要表现为头痛、精神症状、运动障碍。颞叶肿瘤可有视野缺损,优势半球还可有语言功能障碍。皮质运动区可有Jackson癫痫发作(图9-12)。

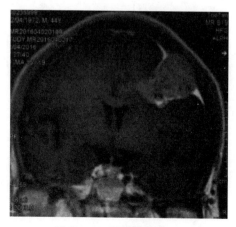

图9-12 凸面脑膜瘤

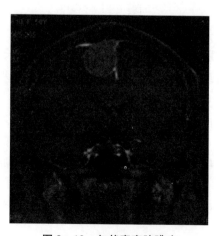

图9-13 矢状窦旁脑膜瘤

(二)矢状窦旁脑膜瘤

肿瘤基底附着于上矢状窦可有肿瘤充满矢状窦角。常见的首发症状为癫痫,尤其是中央区肿瘤。部分肿瘤可伴有较大的囊性变。矢状窦前1/3肿瘤常见精神症状。中央区肿瘤首发症状多为偏侧肢体肌力减弱和感觉障碍,矢状窦前1/3和后1/3常有颅内高压。枕叶肿瘤常有视野缺损(图9-13)。

(三)镰旁脑膜瘤

肿瘤基底位于大脑镰,肿瘤位于纵裂中,可向大脑镰两侧生长,位置深,常深入脑实质内。局灶症状较轻,运动障碍先从足部开始向上发展最后影响头面部。向两侧生长者可有脑性截瘫(又称三瘫双侧肌力减弱伴排尿困难)(图9-14)。

(四)脑室内脑膜瘤

临床较少见,是源于脑室内脉络丛的脑膜瘤,常见于侧脑室。多见于女性,变换体位时如肿瘤移动可有发作性头痛,压迫内囊可致对侧肢体偏瘫(图9-15)。

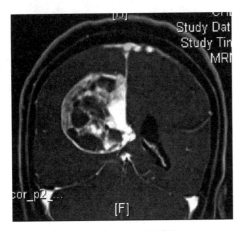

图9-14 镰旁脑膜瘤

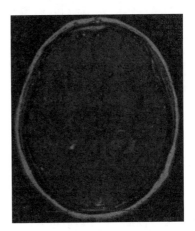

图9-15 脑室内脑膜瘤

(五)多发脑膜瘤

颅内有两个以上不相连的脑膜瘤。女性多见,约半数病患是老年人。症状取决于体积大的肿瘤所在位置。

(六)蝶骨脊脑膜瘤

属颅底脑膜瘤,基底位于蝶骨大小翼,内达前床突,外到翼点,分为内侧型和外侧型。内侧型早期即可有明显症状,如视力下降、眼球突出、瞳孔散大、光反射消失、眼球运动障碍、嗅觉障碍、精神症状等第Ⅰ~Ⅵ第一支颅神经症状。血供来自眼动脉分支或和筛前动脉。外侧型症状出现晚,且缺少定位体征,可有颞叶癫痫表现。血供主要来自颈外动脉的脑膜中动脉等分支(图9-16)。

(七)鞍结节脑膜瘤

包括起自鞍结节、前床突、鞍隔、蝶骨平台的肿瘤。多数首发症状为视力障碍,头痛也是常见症状,此外还可

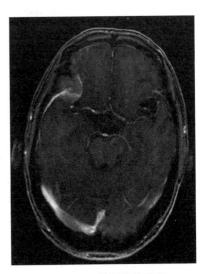

图9-16 蝶骨脊脑膜瘤

有精神症状,垂体内分泌障碍表现。局部骨质可有增生。血供主要来自眼动脉分支(图9-17)。

(八)嗅沟脑膜瘤

起自前颅窝底筛板及后方硬脑膜处的肿瘤。早期症状为嗅觉逐渐减退,易被患者忽视或误认为鼻炎延误诊断。肿瘤较大后可有视觉障碍和颅内高压表现(图9-18)。

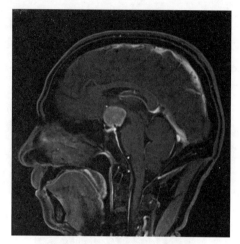

图9-17 鞍结节脑膜瘤

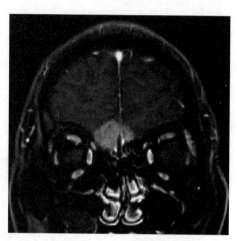

图9-18 嗅沟脑膜瘤

(九)中颅凹底脑膜瘤

起自中颅凹底蝶骨大翼内侧硬脑膜的肿瘤。早期即可有三叉神经第二、第三支受累引起的三叉神经痛和患侧面部麻木痛觉减退,患侧动眼神经麻痹。肿瘤较大累及海绵窦或眶上裂后可有眼球活动障碍、眼睑下垂、复视、患侧视力下降,累及面神经和位听神经可有听力下降和中枢性面瘫,累及视束可有同向性偏盲,部分患者有颞叶癫痫。

(十)桥小脑角肿瘤

源于后颅凹岩骨后面硬脑膜,可侵犯天幕。主要表现为三叉神经、面神经、位听神经损害和小脑功能障碍,影响脑脊液循环可有颅内高压。无内听道过大、岩骨骨质破坏和钙化可与听神经瘤鉴别。

(十一)天幕脑膜瘤

肿瘤基底源自天幕的脑膜瘤,包括天幕切迹和窦汇区,可以向天幕上或和下生长,分为幕上型、幕下型、哑铃型。因此,可有颞枕或和小脑的症状(图9-19)。

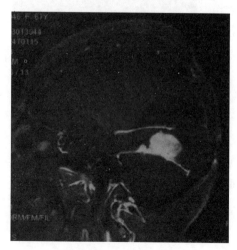

图9-19 天幕脑膜瘤

(十二)岩骨-斜坡脑膜瘤

位于蝶骨、颞骨、枕骨围成的区域内的脑膜瘤。位置深,神经、血管丰富,手术难度大。其分3种类型:①斜坡型:肿瘤源于岩骨斜坡裂处并向对侧生长,瘤体位于中上斜坡,压迫中脑、桥脑。可引起双侧外展神经、滑车神经麻痹和双侧锥体束征;②岩斜型:肿瘤源于岩骨斜坡裂处向一侧生长,瘤体位于中斜坡及桥小脑角,主要表现一侧第Ⅴ～Ⅹ对颅神经受累和一侧小脑症状及颅内高压;③蝶岩斜坡型:肿瘤源于岩骨斜坡裂处向外侧生长达蝶鞍旁、中颅凹、岩骨尖。并可经天幕裂孔向鞍背发展,表现为第Ⅲ～Ⅵ对颅神经损害,对侧锥体束征,颅内高压等。

(十三)枕骨大孔脑膜瘤

枕骨大孔脑膜瘤临床少见,是基底源于枕骨大孔的脑膜瘤。发病缓慢,早期表现颈部疼痛、上肢麻木,病情进展后可有第Ⅹ、第Ⅺ对颅神经症状,压迫延髓后可表现从上肢开始向下发展的肢体肌力减弱。向上生长者可出现步态不稳、平衡障碍等。

五、脑膜肉瘤

脑膜肉瘤临床少见,临床表现与良性脑膜瘤基本相同,仅病程发展快,故需特殊检查方能鉴别。CT 上肿瘤深入脑组织内呈"蘑菇样"肿瘤影,水肿较重,骨质破坏和放射状针样骨质增生,瘤内可见坏死。MRI T1、T2 均为高信号。

六、诊 断

(一)脑电图检查

肿瘤周围脑组织水肿时可见慢波,肿瘤表现为局限性异常 δ 波,与肿瘤血供多少成正比。

(二)X 线片检查

局部骨质改变,内板增生,变厚,外板骨质增生呈针样放射状。增生部位为肿瘤中心位置。血管压迹增多,扭曲,最常见的是脑膜中动脉。

(三)脑血管造影

1)可以显示肿瘤血供,一般肿瘤为双重血供。①前颅凹肿瘤常见眼动脉、大脑前动脉、筛动脉供血;②中颅凹肿瘤多见咽升动脉和脑膜中动脉供血;③后颅凹肿瘤多为枕动脉、椎动脉脑膜前支、脑膜后动脉。

2)肿瘤周围血管被肿瘤推挤呈"抱球状"。

3)肿瘤迟发染色:肿瘤的血流速度较正常脑组织慢,造影剂有滞留,在静脉期仍可见肿瘤染色。

4)术前肿瘤栓塞:术前利用超选血管造影技术可以对肿瘤进行栓塞,减少术中出血有特殊意义。

(四)头颅 CT 检查

可见均匀等、高密度圆形、类圆形、边界清楚占位。增强可见明显强化。瘤周可有明显低密度水肿带。骨窗位可见颅骨骨质改变。三维 CT 重建、CTA 等技术可以更好地反应肿瘤的血供、肿瘤和周围重要结构的关系。

(五)核磁共振检查

肿瘤在 T1 表现等、低信号,T2 为等、高信号,增强有明显均匀强化。肿瘤基底处可见脑膜尾征。

七、治疗

脑膜瘤的治疗首选手术切除,也是最有效的治疗手段。脑膜肉瘤向脑组织内浸润生长故手术时需尽可能切除受累颅骨和硬脑膜,周围脑组织也需给予电凝。对于无法全切或恶性脑膜瘤术后可给予放射治疗,其中恶性脑膜瘤和血管外皮型脑膜瘤对放射线敏感。重要功能区和颅底部位以及复发脑膜瘤直径<3 cm者可采用立体定向放射治疗。脑膜肉瘤术后应常规放疗。多数脑膜瘤预后较好,未能全切,肿瘤恶变,位于重要功能区,肿瘤较大者预后相对较差。脑膜肉瘤预后不佳。

第五节 血管网状细胞瘤

血管网状细胞瘤(angioreticuloma)又称血管母细胞瘤,为良性血管源性肿瘤,多发生在幕下。本病是一种常染色体显性遗传性疾病,具有家族性、多发性、多器官特征。研究发现当脑或脊髓的血管网状细胞瘤伴有胰、肾脏囊肿或肾脏的良性肿瘤时,被称为Lindau病,而当视网膜血管瘤伴发有中枢神经系统的血管网状细胞瘤或一个Lindau病的病理改变时,称为von Hippel Lindaus Disease(VHL病)。

一、病因与病理

血管网状细胞瘤起源于中胚叶细胞的胚胎残余组织,分囊性肿瘤和实体性肿瘤。囊性血管网状细胞瘤其内含草黄色或淡黄色透明液体,可见一个或多个瘤结节,瘤结节大小与囊腔无关。实体血管网状细胞瘤大体上呈明亮的红色或肉红色,边界清楚,有完整包膜,质软,血供丰富,可见怒张的引流静脉。组织学上,有两种成分组成:一是丰富的成熟毛细血管网;二是在毛细血管网之间呈片状排列的大量含脂质空泡的间质细胞。

依据病理改变可将血管网状细胞瘤分为4型:①毛细血管型,以毛细血管为主,常伴囊肿;②网织细胞型,常为实体;③海绵型,由大小不同的血管及血窦构成,血运丰富;④混合型,为以上几种类型的混合表现。

二、临床表现

中枢神经系统血管网状细胞瘤临床症状取决于肿瘤所在的部位、大小以及是否伴有囊肿、水肿等。病程长短不一,一般囊性患者病程短,实体肿瘤病程长。

(一)小脑血管网状细胞瘤

占血管网状细胞瘤总数的2/3,好发于小脑和近中线部位,有头痛、行走不稳、恶心呕吐和脑积水等表现。

(二)脑干血管网状细胞瘤

多见于延髓,其次为脑桥,表现为感觉迟钝、共济失调、吞咽困难、反射亢进、头痛、食欲缺乏等。

(三)脊髓血管网状细胞瘤

多位于后根区,表现为肢体感觉减退或疼痛、乏力、共济失调、反射亢进等。

(四) VHL 病

可累及多个器官,例如眼底视网膜、肾上腺和肾脏等,具有家族性、多发性、多器官特征。

(五) 红细胞增多症

主要表现为红细胞计数及血红蛋白增高。肿瘤存在与否与红细胞计数呈正相关。

(六) 妊娠

可促使血管网状细胞瘤生长,使无症状血管网状细胞瘤变成有症状。

三、影像学检查

囊性血管网状细胞瘤典型表现大囊小结节,CT 平扫呈略高于脑脊液密度,附壁结节呈等高密度,增强后明显强化。MRI 平扫囊性部分 T1WI 呈低信号、T2WI 和 FLAIR 像呈高信号,结节增强后明显强化,瘤周无或轻度水肿。实性血管网状细胞瘤典型表现 CT 平扫呈等密度,瘤内可有小的囊变区而成等低混杂密度,增强后试制部分明显强化。实质血管网状细胞瘤 MRI T1WI 呈略低信号、T2WI 高信号,部分可见血管流空影,增强后实质部分明显强化(图 9-20)。

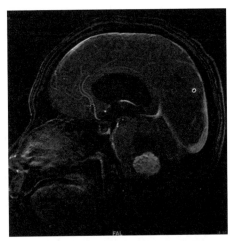

图 9-20 四脑室血管网状细胞瘤

四、诊断

根据好发年龄和部位,结合典型的影像学特征,一般可作出初步临床诊断。尤其有下述表现的可诊断该病:家族中已证实有血管网状细胞瘤患者;有真性红细胞增高症和高血红蛋白症;眼部发现视网膜血管母细胞瘤;腹部内脏发现肝血管瘤、多囊肾、胰腺囊肿等;经脑血管造影、CT 及 MRI 等检查确诊定位。

五、鉴别诊断

(一) 囊性血管网状细胞瘤的鉴别诊断

1. 毛细胞型星形细胞瘤 好发于小脑、视觉通路和下丘脑。可伴钙化,壁结节大小不一,结节内及周围无血管流空影,增强后壁结节和瘤壁均可强化。

2. 囊性转移瘤 中老年人多年,多有肿瘤病史,位置表浅,增强呈结节或环状强化,瘤周水肿明显。

3. 脑脓肿 有感染史,且脓肿壁可环状强化,薄厚不一,内部光滑,无瘤结节,水肿较明显。

4. 蛛网膜囊肿 为脑外占位,低密度,增强后不强化,弥散加权成像检查有助于鉴别。

5. 表皮样囊肿 多位于桥小脑区,T1WI 为低信号,T2WI 和 DWI 为高信号。

(二) 实性血管网状细胞瘤的鉴别诊断

1. 转移瘤 多为原发肿瘤病史,病灶多位于皮髓交界处,病灶呈类圆形,瘤周水肿明明显。

2. 脑膜瘤 为脑外肿瘤,极少发生囊变,多数可见"脑膜尾征"。

3. **室管膜瘤** 一般瘤周无蚓状流空的供血动脉,增强时强化程度不及血管网状细胞瘤明显。

4. **髓母细胞瘤** 多见于儿童,实体性,边界常清楚,血供丰富、占位效应明显,增强时强化程度不及血管网状细胞瘤明显,瘤周水肿明显。

六、治疗

(一)手术治疗

血管网状细胞瘤适合于手术治疗,肿瘤全切可治愈此病。囊性血管网状细胞瘤和实性血管网状细胞瘤手术策略不一样,实性血管网状细胞瘤要切出整个瘤体。对囊性肿瘤可切开囊壁吸出囊液,沿囊壁仔细寻找结节并予切除,多发或者较小的结节一旦遗漏将引起复发。对于血供丰富的实体肿瘤,可先行术前供血动脉栓塞术,减少血供,有利于肿瘤切除。术中应严格遵循脑AVM的手术原则,先电凝切断肿瘤供血动脉,再沿肿瘤包膜游离肿瘤,最后处理回流静脉,并将肿瘤整块切除。分块切除或活检可引发出血或致死。若肿瘤在脑干附近或有粘连,不可勉强全切,以免发生危险。

(二)放射治疗

血管网状细胞瘤放射治疗目前存在争议。近年来发现放射治疗尽管表现出较好的短期控制率,但长期控制率并不理想,短期效果的出现可能是由于肿瘤处于静息期而不是实际的治疗效果。放射治疗可能导致暂时性增加瘤周水肿和加剧肿瘤相关症状的产生,因此建议放射治疗不应作为预防性治疗无症状血管网状细胞瘤,仅仅作为一种难以外科切除患者肿瘤的辅助治疗。

(三)药物治疗

尚无治疗该病的特效药物。一些抗肿瘤血管生成药物如:SU5416、贝伐珠单抗、雷珠单抗、厄洛替尼等曾尝试于血管网状细胞瘤临床治疗,但多为个案和回顾性报道。

七、预后和随访

大多数血管网状细胞瘤可完全切除获得根治。肿瘤如能全切,复发率为10%～20%,复发后可再次手术。随着术前供血动脉栓塞术的广泛应用,手术难度下降,实体肿瘤手术全切率和术后死亡率进一步改善。手术后放化疗的综合治疗是最佳方案。

第六节 原发性中枢神经系统淋巴瘤

原发性中枢神经系统淋巴瘤(primary central nervous system lymphoma,PCNSL)是发生在中枢神经系统,即脑和脊髓的淋巴瘤,在全身其他部位不发生此病。

一、流行病学

原发性中枢神经系统淋巴瘤较为罕见,仅占所有淋巴瘤的1%,结外淋巴瘤的4%～6%,中枢神经系统肿瘤的1%～4%。近年来发病率持续上升,罹患免疫缺陷疾病或接受免疫抑制治疗的人群患病风险较高(如AIDS、器官移植者等),但近年来免疫正常人群中淋巴瘤的发病率在显著增高,免疫正常人群中其发患者群多为老年患者。

二、病理

PCNSL 是一种侵袭性非常高的疾病,主要累及大脑、脊髓、眼睛、脑膜和颅神经,很少全身累及。肿瘤切面成灰红色或灰白色,质软无包膜,血供一般;显微镜下见肿瘤细胞弥漫密集呈片状分布,瘤细胞大小一致,胞质少核大,围绕血管呈袖套样浸润生长。大多数(>90%)原发 CNS 淋巴瘤组织学与弥漫大 B 细胞淋巴瘤相同,表达 CD20、CD19、CD22、CD79a 等肿瘤标志,肿瘤增殖指数常>50%,恶性程度高。

三、临床表现

原发性中枢神经系统淋巴瘤病程较短,多在半年以内。由于肿瘤可位于神经系统任何部位,因此可出现对应的症状和体征。例如,肢体无力、癫痫、视力障碍等。病灶周围往往伴随弥漫性水肿区,表现为颅内高压症状,如头痛、呕吐、嗜睡、精神性格异常等。PCNSL 一般不出现身体其他系统淋巴瘤所常见的发热、体重减轻、夜汗等症状。

四、影像学表现

(一) CT 平扫

CT 平扫检查 PCNSL 病灶呈等密度或稍高密度,病灶边界不清,形态不规则。病灶周围见大片低密度水肿区,注射增强剂后病灶中等至明显均匀强化。

(二) MRI 平扫

MRI 平扫检查 T1W 件片状低信号水肿区,T2W 显示高信号,病灶 ADC 值降低,在 DWI 上显示高信号,增强扫描件 PCNSL 病灶单发或多发,明显强化,质地较均匀,边缘不规则,也不十分光滑,呈"云雾状"表现;肿瘤常位于大脑半球、丘脑基底节区、胼胝体、脑室旁和小脑等部位(图 9-21)。

五、诊断

(一) 临床症状

患者常表现为头痛、呕吐、意识混乱、嗜睡等颅内高压症状或者偏瘫、抽搐、小脑等局部症状,病程往往在数月之内。

(二) 影像学检查

CT 或 MRI 检查多可发现均匀强化、形态不规则的病灶,但注意与恶性胶质瘤、转移瘤、脑脓肿、结核和寄生虫等相鉴别。

(三) 组织学诊断

PCNSL 确诊依赖组织病理学诊断,可通过立体定向或导航引导下行活检手术获得标

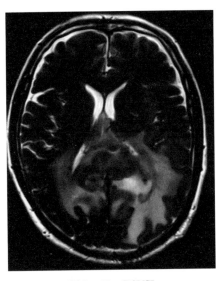

图 9-21 PCNSL

本。临床上,一般不建议在活检前使用类固醇。虽然类固醇可迅速缩小肿块和改善症状,但类固醇可掩盖病理学特征,影响诊断。

(四) 脑脊液检查
腰椎穿刺脑脊液检查可发现淋巴细胞增多和蛋白含量增加。

(五) 眼部检查
眼底镜裂隙灯检查是否累及眼部。

(六) 系统性分期
主要考虑一下因素:体格检查、骨髓活检、睾丸超声波扫描、胸腹部和盆腔 CT 扫描;此外,全身氟脱氧葡萄糖-PET 可能优于全身 CT 扫描和睾丸超声波扫描。

(七) 其他
此外,应包括 HIV、HBV、HCV 等病毒学的相关检查及免疫功能的评价。

六、治疗

(一) 手术治疗
为了迅速降低颅内压,对于少数颅内大肿块和出现脑疝急性症状的患者可手术治疗。穿刺活检术可获得病理学诊断,为后续放、化疗治疗提供依据。

(二) 化疗
选用能通过血脑屏障的药物。

1. 甲氨蝶呤(MTX) 传统的 CHOP 方案和其他类似 CHOP 方案不推荐用于原发 CNS 淋巴瘤的治疗;化疗方案中应包括大剂量甲氨蝶呤($>3\ g/m^2$),并达到脑脊液细胞毒素水平,因为甲氨蝶呤可以透过血脑屏障。甲氨蝶呤应静脉输注 2~3 h,至少化疗 4~6 次,且间隔时间不应超过 2~3 周;与单药大剂量甲氨蝶呤治疗相比,大剂量甲氨蝶呤联合其他能穿过血脑屏障的化疗药物(大剂量阿糖胞苷)可提高缓解率。

2. 激素 静脉注射激素可使中枢神经系统淋巴瘤明显缩小,但这并不能作为诊断淋巴瘤的依据,也不能把激素作为淋巴瘤唯一的治疗方案,一旦停用激素,淋巴瘤会迅速复发。

3. 利妥昔单抗 利妥昔单抗是直接作用于 B 细胞表面的 CD20 抗原的单克隆抗体,已用于系统性淋巴瘤的治疗。虽然原发性中枢神经系统淋巴瘤也表达 CD20,但因利妥昔单抗分子量较大,通过血脑屏障有限,其疗效需要进一步临床试验的验证。

(三) 放疗
放疗对原发性中暑神经系统淋巴瘤的治疗作用广受争议。36~45 Gy 的放疗剂量对 PCNSL 患者可见显效,但全脑放疗结合大剂量 MTX 长导致迟发性神经毒性反应,特别是在大剂量甲氨蝶呤治疗后。越来越多的临床试验证据表明,以大剂量 MTX 为基础的化疗下,延迟的放疗不增加总体生存时间,反而增加病残机会;另有许多中心仍在实行巩固放疗,说明大剂量甲氨蝶呤化疗后进行巩固 WBRT 仍有争议。

(四) 大剂量化疗联合自体造血干细胞移植(HDC-ASCT)
HDC-ASCT 治疗复发难治 CNS 淋巴瘤有效;HDC-ASCT 仅用于治疗年龄<60~65 岁的患者,移植前的处理方案,以大剂量噻替派为基础的化疗方案优于 BEAM,HDC-ASCT 作为一线巩固疗法治疗原发 CNS 淋巴瘤目前仅限于临床试验,且仅在临床经验丰富

的研究中心进行。

七、预后和效果评估

年龄和身体状况是治疗独立预后因素。治疗前,应根据现有的预后评分来评估个体风险。仅用类固醇激素或支持治疗,PCNSL 的中位生存期仅有 3 个月;手术并不能延长生存;全脑放疗后生存期可达 12~18 个月;积极化疗或放化疗可使中位生存期达到 60 个月以上。

第七节 垂体腺瘤

一、概述

人们认识及探讨垂体腺瘤有 100 多年的历史。Marie 于 1886 年首先描述肢端肥大症。1909 年,Cushing 进一步阐述和解释了功能性腺瘤和无功能腺瘤与相应症状之间的关系。在以后的几十年间,Cushing 及其同事致力研究垂体瘤的病理、临床特征及内分泌异常,是垂体瘤的总体理论进一步扩大和丰富。在治疗方面,1889 年 Horsley 首次进行开颅垂体瘤切除术,1910 年,Cushing 首次应用经蝶(经口腔)入路切除垂体大腺瘤,该手术成为垂体路的经典术式沿用至今。随着医学影像的进步,MRI 的应用是 1 mm 以下的垂体腺瘤都有可能及时得到诊断,还能显示肿瘤与邻近结构的关系,为手术治疗提供了详细的影像学资料。

二、流行病学

垂体腺瘤是起源于垂体前叶的良性颅内内分泌肿瘤,发病率仅次于胶质瘤和脑膜瘤,约占颅内肿瘤的 15% 以上。在各种类型垂体肿瘤中,以泌乳素(prolactin, PRL),生长激素(growth, GH),促肾上腺素皮质激素(adrenocorticotropin, ACTH)及无功能型垂体腺瘤最常见。功能性垂体腺瘤多见于年轻人,而无功能腺瘤多见于中老年人。女性发病率明显高于男性。

三、垂体的解剖

在胚胎发育过程中,垂体起源于两个独立的部分:颅颊囊(Rathke 囊泡)和漏斗小泡。颅颊囊的前壁发育最终形成垂体的前叶,成为腺垂体;其后壁没有明显细胞发育,最终形成垂体中间叶。漏斗突起最终发育为垂体后叶,成为神经垂体。垂体前叶向上方的小突起部和漏斗柄融合,形成垂体柄。原始垂体周围的间充质细胞则发育为垂体门脉系统。垂体呈卵圆形位于蝶鞍内,其大小约 10 mm×12 mm,重约 600 mg。下丘脑和垂体分为两个系统,及下丘脑-腺垂体系统和下丘脑-神经垂体系统。下丘脑-腺垂体系统被认为是下丘脑促激素的发源地,其轴突终止于垂体门静脉血管的毛细血管丛;下丘脑-神经垂体系统包括位于下丘脑成对的视上、室旁神经核,产生血管加压素和催产素储存于垂体后叶。垂体窝的侧方和上方由反折的硬膜组成外,其余则是由蝶鞍组成,前壁成为鞍结节,后壁成为鞍背。鞍结节前上方为视交叉沟;鞍背上外侧缘是后床突;蝶鞍的前外侧系蝶骨大翼向内侧延伸所形成的突起,成为前床突。前床突和后床突是硬膜反折的附着点。蝶窦的气化可分为 3 型:鞍型、鞍前型和甲介型。鞍型气化好,鞍底突入蝶窦内,发生于 86% 的成年人;鞍前型气化不超过蝶骨鞍结节的垂直面,蝶鞍前壁不突入蝶窦,约占 11%;甲介型蝶窦气化很少,更见于儿童,比较少见。蝶鞍上方硬膜反折形成鞍隔,鞍隔的中央形成一个空洞,垂体柄及相应血管走形其中。垂体窝侧壁的硬膜反折部分还有海绵窦。海绵窦外侧壁内含有动眼神经、滑车神经和三叉神经的眼支及上颌支,外展神经也穿行在海绵窦内侧。颈内动脉海绵窦段向前内侧走行,在蝶骨体部的上外侧面形成一个浅沟,称为颈动脉沟。视交叉跟鞍隔、垂体柄关系不固定,通常分为 4 型:①极度前置型,视交叉位于鞍隔前上方;②前置型,视交叉恰好位于前部鞍隔的上方;③视交叉直接位于鞍隔及垂体腺中央上方;④后置型,视交叉位于鞍隔后上方。垂体上动脉起源于颈内动脉床突上段或后交通动脉,主要供应垂体前叶;垂体下动脉起源于脑膜垂体干,后者是颈内动脉海绵窦段的一个分支,只要供应垂体后叶。

四、垂体的生理功能

(一) 垂体前叶生理功能

1. 生长激素(growth hormone,GH)　GH 是腺垂体所分泌的激素中产量最大的。生长激素可刺激肝脏产生胰岛素样生长因子 I(IGF-1)和 II,两者介导了生长激素的主要生物作用。生长激素作用非常广泛,可促进长骨生长及软骨生成;促进蛋白合成,导致正氮平衡,使身体肌肉生长和脂肪减少;还可以增加肝脏的糖输出,并对肌肉组织产生抗胰岛素效应,增加机体的整体代谢。增加生长激素分泌的因素包括低血糖、运动锻炼、睡眠和各种应激;抑制生长激素分泌的因素则包括血糖和糖皮质激素。IGH-I 负反馈作用于腺垂体,抑制生长激素分泌,并促进下丘脑产生生长素介质。

2. 泌乳素(prolactin,PRL)　在雌激素和孕激素的联合作用下,催乳素可促进女性乳腺分泌乳汁,并且抑制性腺刺激素对卵巢的生物学作用,后者导致哺乳期女性或者患有分泌 PRL 肿瘤的女性患者闭经。泌乳素异常升高可导致女性月经紊乱或者闭经-泌乳综合征,骨质疏松,还可引发男性阳痿。

3. 促肾上腺皮质激素(adrenocorticotropin,ACTH)　ACTH 是肾上腺在基础和应激条件下分泌糖皮质激素和醛固酮的必需条件。ACTH 可激活黑色素刺激素 1 受体(melanotropin-1 receptor),以促进黑色素形成。垂体功能低下导致 ACTH 分泌减少,皮肤变白;原发性肾上腺功能不全或者垂体功能增强导致 ACTH 过度分泌时,可以起黑色素沉着。

4. 促性腺激素[卵泡刺激素(FSH)和黄体生成素(LH)]　LH 可刺激两性的性腺发育,刺激雄激素和刺激素的产生,并且促进受精细胞的形成,而且两者也是女性月经周期的必需激素。

5. 促甲状腺激素(TSH)　TSH 与甲状腺细胞表面受体结合,促进甲状腺细胞合成 T_4 和 T_3,并促进甲状腺分泌囊泡中储存的甲状腺球蛋白。下丘脑室旁核内侧不分泌产生促甲状腺激素分泌激素(TRH)可促进 TSH 分泌,而室周核则产生生长素介质,抑制 TSH 分泌。

(二) 垂体后叶功能

垂体后叶又称神经垂体,产生缩宫素(oxytocin)和血管加压素(vasopressin),两者生物学作用不同。

1. **缩宫素** 主要作用于乳腺和子宫,促进乳腺分泌和子宫收缩。
2. **血管加压素** 血管加压素也叫抗利尿激素(antidiuretic hormone,ADH),可增加集合管的通透性,促进水分吸收,结果使得年两脚手机号,尿浓度升高,总体血浆渗透压下降。血管加压素也是强力的血管平滑肌收缩因子,可导致收缩压升高,但同时可降低心脏输出量。

五、垂体功能调节

垂体在维持身体各部的均匀生长,调节体内各内分泌腺的平衡发展以及在人体内外环境稳态反应中起着重要的作用。下丘脑的神经细胞核群有神经西吧你和内分泌细胞的特性,下丘脑合成与分泌的促垂体激素释放或抑制激素,经垂体门脉输送至垂体前叶,对垂体前叶促激素释放或抑制起调节作用(表9-2)。同时周围靶腺分泌的激素也通过"负"或正反馈作用与下丘脑及垂体进行调节,在高级中枢神经-下丘脑-垂体-靶腺体内物质代谢之间形成了一个相互依存、相互制约的整体。而垂体后叶储存的 ADH 除受应激性刺激及中枢神经递质影响外,还受血浆渗透压、血容量、血压(如渗透压升高或低容量、低血压时,ADH 分泌增加)及某些激素(如甲状腺激素、糖皮质激素及胰岛素等)的影响及调节。

表9-2 下丘脑促垂体激素对垂体促激素的调节

下丘脑促垂体激素	垂体促激素
促甲状腺激素释放激素(TRH)	TSH↑PRL↓
生长激素释放激素(GRH)	GH↑
生长抑素(GIH)	GH↓TSH↓ACTH↓PRL↓
促皮质激素释放激素(CRH)	ACTH↑
促性腺激素释放激素(GnRH)	LH↑FSH↑
催乳素释放因子(PRF)	PRL↑
催乳素释放抑制因子(PIF)	PRL↓
黑色素细胞刺激释放因子(MRF)	MSH↑
黑色素细胞刺激释放抑制因子(MIF)	MSH↓

注:↑释放;↓抑制

六、分 类

1) 根据激素分泌类型分为:功能性垂体腺瘤(包括催乳素腺瘤、生长激素腺瘤、促甲状腺激素腺瘤、促肾上腺皮质激素腺瘤、促性腺激素腺瘤及混合性垂体腺瘤)和无功能性垂体腺瘤。

2) 根据肿瘤大小分为:微腺瘤(直径<1 cm)、大腺瘤(直径1~3 cm)和巨大腺瘤(直径>3 cm)。

3) 结合影像学分类、术中所见和病理学分为侵袭性垂体腺瘤和非侵袭性垂体腺瘤。不典型垂体腺瘤:Ki-67>3%、$P53$染色广泛阳性、细胞核异型性(临床上以上3点有2点符合可诊断为不典型垂体腺瘤)。侵袭性垂体腺瘤:垂体腺瘤细胞有侵犯鞍底、鼻腔黏膜下组织,侵犯颅底软组织或骨组织,侵犯海绵窦压迫神经和血管。

4) 垂体瘤侵袭性分级—Knosp法:颈内动脉海绵窦段(C4)和床突上段(C2)(图9-22)。

0级:肿瘤未超过C2~C4血管管径的内切连线。

1级:肿瘤超过C2~C4血管管径的内切连线,但没有超过C2~C4血管管径的中心连线。

2级:肿瘤超过C2~C4血管管径的中心连线,但没有超过C2~C4血管管径的外切连线。

3级:肿瘤超过C2~C4血管管径的外切连线。

4级:海绵窦段颈内动脉被完全包裹。

5) 根据是否发生转移分为良性垂体瘤和垂体癌(如脑、脊髓或全身其他部位发生转移)。

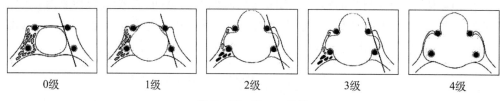

图9-22　Knosp分级

七、临床表现

垂体腺瘤的临床症状主要有颅内神经功能障碍及内分泌功能障碍两方面。

(一) 神经功能障碍

垂体腺瘤引起的神经症状与肿瘤的大小及其生长方向有关。

1. 头痛　大部分患者会有头痛,早期头痛是由于肿瘤向上生长牵拉三叉神经第1支支配的鞍隔所引起,晚期头痛可有肿瘤增大影响颅底硬膜、大血管动脉环、大静脉窦等痛觉敏感组织所致。肿瘤向第三脑室生长阻塞室间孔引起颅内压增高致弥漫性头痛。有时垂体腺瘤卒中或肿瘤的囊破裂可引起急性剧烈头痛。

2. 视力视野改变　肿瘤向上生长压迫视交叉,可出现双侧颞侧象限视野缺损,视野减小,即"筒状视野";视力改变较晚,主要是由于视神经原发性萎缩的结果。

3. 临近压迫症状　压迫或侵入海绵窦,可产生第Ⅲ、Ⅳ、Ⅴ对颅神经及三叉神经第1支的障碍,如眼球活动受限,三叉神经痛等;压迫额叶而产生精神症状,如甚至淡漠、健忘、大小便不能自理等;影响第三脑室可产生下丘脑症状,如多饮多尿、嗜睡、幻觉、定向力障碍、昏迷等;破坏鞍底可导致脑脊液漏;向后压迫中脑导水管而引起阻塞性脑积水。

(二) 内分泌紊乱

垂体腺瘤分泌激过多激素,肿瘤压迫正常垂体细胞导致激素分泌减少等都可以导致内分泌紊乱而出现相应临床症状。

1. PRL腺瘤　引起PRL升高,临床典型表现为闭经-泌乳-不孕三联征,部分患者出现月经紊乱,有月经但不排卵,流产等症状发生;男性临床表现包括阳痿、性功能减退、不育等,少数可有毛发稀少、肥胖、乳房发育及溢乳等。高泌乳素血症原因很多(表9-3),可会导致 PRL 升高,注意鉴别与排除。

表9-3 引起高泌乳素血症的原因

生理性	妊娠、哺乳、乳头部受刺激、性交、运动、睡眠、低血糖、新生儿、精神创伤等
药理性	服用避孕药、刺激素、抗抑郁药、吩噻嗪类、丁酰苯类、甲基多巴、利舍平、甲氧氯普胺、西咪替丁、鸦片、脑啡肽、5-羟色胺素、TRH
病理性	PRL 分泌腺瘤、下丘脑疾病、鞍区病变、垂体柄受损、空蝶鞍、正常压力脑积水、良性颅内高压、脑外伤、多囊卵巢综合征、原发性甲减、慢性肾衰竭、严重肝病、胸壁病变
特发性	原因不明性高泌乳素血症

2. GH 腺瘤　GH 促进生长作用主要是通过肝脏产生的生长介素作用于含有 GH 受体的各种细胞来实现的。

(1)巨人症:患者早期身高异常,甚至可达 2 m 以上,且生长极为迅速,体重远超过同龄者。外生殖器似成人,但无性欲,毛发多,力气大。成年后部分患者可出现肢端肥大改变。患者多早年夭折,平均寿命 20 余岁。

(2)肢端肥大症:患者出现手足掌肥厚,手指增粗,远端呈球形,前额隆起,下颌明显突出,牙缝增宽,口唇变厚,鼻梁宽而扁平,帽子、袜子、手套及鞋子经常更换大号。皮肤粗糙,色素沉着,毛发增多,头皮松垂,多油脂,多汗,女性外貌似男性。GH 腺瘤如不治疗,常因代谢并发症、糖尿病、继发感染,以及心脑血管和呼吸道疾患儿死亡。GH 腺瘤所引起的肢端肥大症与异位生长激素释放因子综合征鉴别,后者可异位分泌 GRH,使 GH 细胞增生,分泌过多 GH。

3. ACTH 腺瘤(Cushing 病)　多见于青壮年,女性为主。瘤细胞分泌过量的 ACTH 及有关多台,导致肾上腺皮质增生,产生高皮质醇血症,造成体内多种物质代谢紊乱,呈现典型的 Cushing 综合征表现。典型临床表现包括满月脸、水牛背等"向心性肥胖"表现。皮肤紫纹,多饮多尿等类固醇性糖尿病,电解质紊乱,性功能障碍,高血压,精神症状,免疫力减退等。Nelson 征:双侧肾上腺切除后,由于缺少皮质醇对下丘脑中 CRH 的负反馈作用,导致 CRH 得以长期刺激垂体而引起腺瘤,或使原有的 ACTH 微腺瘤迅速长大,分泌大量的 ACTH 及 MSH 而产生全身皮肤、黏膜处明显色素沉着,临床成为 Nelson 症。引起高皮质醇血症的原因很多,ACTH 腺瘤,肾上腺肿瘤(包括肾上腺皮质腺瘤及癌肿),异位 ACTH 腺瘤(多见于肺癌,其他有胸腺、胃、肾、胰腺、甲状腺、卵巢等处的癌肿)。

4. 促性腺激素腺瘤(GnH 腺瘤或 FSH、LH 腺瘤)　起病缓慢,因缺少特异性症状,故早期诊断困难。主要表现为性功能降低,多见于中年以上男性。

5. TSH 腺瘤　单纯 TSH 腺瘤罕见,多呈侵袭性。临床表现有甲状腺肿大,突眼,性情急躁、易激惹、双手颤抖、多汗、心动过速、胃纳亢进及消瘦等甲亢症状。TSH 腺瘤可继发于原发性甲状腺功能减退。

6. 混合型垂体瘤　随各种肿瘤所分泌不同的多种过多激素而产生的乡音不同的内分泌亢进症状。

7. 无功能腺瘤 确诊时肿瘤体积往往较大,压迫及侵犯垂体已较为严重,造成垂体促激素的减少,产生垂体功能减退。一般多为促性腺激素最先受影响,其次为促甲状腺激素,最后影响促肾上腺皮质激素。表现为男性性欲减退、阳痿、外生殖器缩小、精子量不够、第二性征不著;女性多为闭经、性欲减退、乳房、子宫及附件猥琐等。畏寒、少汗、精神萎靡、食欲缺乏。低血糖、身体虚弱无力,恶心、抗病力差、易感染。骨骼发育障碍、体格小等侏儒症表现。

八、诊断

(一) 内分泌检查

对怀疑有肢端肥大症、Cushing 综合征、高 PRL 血症等的患者,有必要做内分泌检测。

1. PRL 腺瘤 对怀疑对象至少测定 2 次早晨禁食时 PRL 水平。PRL>200 μg/L 并排除其他特殊原因引起的高催乳素血症,高度提示 PRL 型腺瘤。血清 PRL <150 μg/L,谨慎诊断。

2. GH 腺瘤 随机 GH(>0.4 μg/l)水平升高、口服葡萄糖耐量试验(OGTT)测血清 GH 激素谷值(>1.0 μg/L)升高及血清胰岛素样生长因子(IGF)-1(高于与年龄和性别相匹配的正常值范围)升高可用来诊断肢端肥大症。

3. ACTH 腺瘤 表现为夜间唾液或者血浆皮质醇或者 24-尿游离皮质醇(urinary free cortisol, UFC)升高,皮质醇日常节律性变化消失,皮质醇水平可以被大剂量地塞米松试验抑制而不能被小剂量地塞米松试验抑制。在库欣病诊断之前要排除异位 ACTH 综合征。比如,支气管来源或者胰腺癌和肺癌类癌综合征等。鉴别诊断困难时,可行双侧岩下窦静脉插管分级取血(BIPSS),如果中枢血 ACTH 水平与外周比值>2∶1 或 CRH 兴奋后比值>3∶1 则诊断为库欣病。如果无 ACTH 梯度差别则可能为异位 ACTH 综合征。同时结合胸腹部 CT 或者 MRI 平扫检查进一步明确诊断。肥胖、酗酒及抑郁都可以导致血皮质醇升高,所以库欣病的诊断应综合考虑,慎重诊断。

4. FSH/LH 腺瘤 激素 FSH 或 LH 水平升高。

5. TSH 腺瘤 原发性垂体 TSH 瘤,又称"中枢性甲亢",比较少见。患者血中 TSH、T_3、T_4 浓度均升高,且 TSH 分泌呈自主性,不受游离甲状腺素的控制,也不受 TRH 的调控。

(二) 影像学表现

目前,诊断垂体腺瘤主要靠 MRI 及 CT 扫描。

1. MRI 扫描 是目前诊断垂体腺瘤首要方式,垂体微腺瘤的准确率可达 90%,但肿瘤直径<5 mm 者发现率为 50%~60%。大限流者可现实肿瘤与视神经、视交叉、颈内动脉、海绵窦、脑实质等的关系(图 9-23),对手术入路有指导价值。

2. CT 扫描 为诊断垂体瘤的重要技术,对较大的垂体腺瘤较易识别,对微腺瘤的发现率比较低。冠状位骨窗 CT 检查可以观察垂体对蝶鞍骨质的破坏,蝶窦内的结构,特别是骨性结构,对指导经鼻垂体瘤手术入路很有意义(图 9-24)。

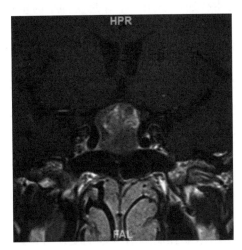

图 9-23 垂体瘤(MRI)

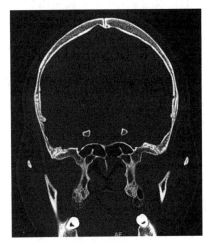

图 9-24 垂体瘤(冠状位 CT)

九、鉴别诊断

该区域的疾病,应注意与以下几种疾病相鉴别:Rathke 囊肿、颅咽管瘤、脑膜瘤、胶质瘤、垂体炎、结节病、生殖细胞瘤、垂体增生、都弄过没留、垂体肉芽肿、空蝶鞍、转移性病灶等。

十、治疗

垂体瘤的治疗方法包括药物治疗、手术治疗、放射治疗及随访观察。由于垂体瘤的大小、类型不同,患者年龄、性别、症状、一般情况、治疗需求也不同,故目前提倡针对不同患者实行个体化治疗。一般来说,目前对 PRL 和 GH 腺瘤首选药物治疗,药物治疗可抑制激素过度分泌、缩小或局限肿瘤,减少肿瘤血供的作用。因此,及时患者必须接受手术治疗,术前也应当给予相应药物;对于术后肿瘤残余,药物治疗也可以控制肿瘤生长、延缓复发的作用。手术适应于各种类型较大或侵袭性生长、已有视神经压迫症状、已出现下丘脑反应和脑积水的垂体瘤;垂体微腺瘤中 ACTH 腺瘤、无法承受药物治疗的 GH 瘤级不耐受或治疗不敏感的 PRL 和 GH 瘤可采取手术治疗;无功能腺瘤如果有压迫症状一般均需手术治疗。放射治疗适应于术后肿瘤残余的患者、不愿意接受手术且药物治疗无效的患者、高龄且一般情况较差不能耐受手术者。对于无治疗需求的患者可采取保守观察及随访,如男性 PRL 微腺瘤无明显性功能障碍者、女性 PRL 微腺瘤无生育要求者,以及影像学上无明显压迫的无功能腺瘤患者。

(一)药物治疗

药物治疗的目的在于减少分泌性肿瘤过高的激素水平,改善临床症状;缩小肿瘤体积及限制肿瘤生长;对无分泌功能的垂体腺瘤,针对垂体功能低下选用肾上腺皮质激素、甲状腺激素及性腺激素来代替治疗。

1. PRL 腺瘤　大多数 PRL 型垂体腺瘤对于多巴胺受体激动剂(溴隐亭、卡麦角林)较为敏感,国内目前治疗仍以溴隐亭为主。与溴隐亭相比,卡麦角林应用剂量小,半衰期长

(65 h),不良反应轻,可作为长期治疗策略。卡麦角林还可以用于治疗想要怀孕的垂体瘤妇女,且治疗过程中没有发现增加流产、畸形及难产等风险。由于麦角胺派生物可能会引起多发纤维变性(心脏瓣膜纤维变性等),长期服用溴隐亭和大剂量卡麦角林(>2毫克/周)时需要定期行心超检查。

2. GH腺瘤 肢端肥大症患者常伴有全身多器官功能下降,特别是心脑血管、呼吸系统和代谢方面,早期积极治疗显得尤为重要。GH腺瘤的药物治疗主要包括生长抑素类似物(奥曲肽、帕瑞肽)、生长激素受体拮抗剂(培维索孟等)及多巴胺受体激动剂。生长抑素类似物可以控制部分临床症状,改善手术效果,减轻心肺合并症及麻醉相关风险,以及作为部分垂体瘤术后辅助治疗。

3. ACTH腺瘤 ACTH腺瘤确诊后首选手术治疗。术后一周内可测定血皮质醇水平以评价手术效果,皮质醇低于 2 μg/dl(50 nmol/L)提示肿瘤基本全切,而术后持续>5 μg/dl(140 nmol/L)则提示肿瘤残余或复发的可能。术后未能控制病情或远期复发者,可二次垂体手术、放疗或双侧肾上腺切除术。以上治疗方式无效考虑药物治疗。多巴胺受体激动剂(溴隐亭或者卡麦角林)可用于库欣病的治疗;生长激素类似物帕瑞肽结合肾上腺阻断药物(酮康唑、美替拉酮、密妥坦和依托咪酯等)及糖皮质激素受体拮抗药物(米非司酮,为抗孕激素,可与黄体酮受体及糖皮质激素受体结合)有可能成为治疗CD的一种策略。由于酮康唑的肝脏毒性等不良反应,国内已很少使用。另有报道发现视黄酸可以减少ACTH的分泌和细胞增殖,在库欣病老鼠模型中发现过氧物酶体增生相关的伽马(PPAR‐g)受体配体罗格列酮可以作为ACTH的抑制物,但都缺乏大量有力的临床证据。药物治疗的弊端是抑制正常激素水平,且停药易复发。

(二)手术治疗

手术治疗的目的是解除肿瘤对视神经和其他组织的压迫,恢复激素水平,改善临床症状,保护正常垂体功能,为后续辅助放化疗提供有利条件。手术主要包括经蝶入路手术和显微镜下经颅手术入路。

1. 经蝶入路手术 包括经鼻-蝶窦、经口-蝶窦、经筛-蝶窦入路等,显微镜下经鼻蝶入路和内镜下经鼻蝶入路是目前最常用的手术方式。

(1)经蝶入路手术指征:①垂体微腺瘤,单纯位于蝶鞍内生长的中小腺瘤;②垂体腺瘤向鞍上生长,但没有明显偏向一侧生长;③垂体瘤向蝶窦内生长者;④肿瘤卒中不伴有颅内血肿或蛛网膜下腔出血者;⑤视交叉前置型垂体瘤;⑥老年体弱不能耐受开颅手术者。

(2)禁忌证包括:巨大型垂体瘤明显偏向一侧生长者,肿瘤质地较韧者,向鞍上背侧或向额叶底部生长者,鼻腔及鼻旁窦有炎症者。

(3)术前准备:①完善常规神经外科手术的各项术前准备;②鞍区增强MRI确定肿瘤大小、位置及生长方向,冠状位CT明确蝶窦至鞍底入路情况;③完善内分泌检查,给以术前激素替代治疗。为预防术中及术后垂体功能低下,建议给予泼尼松 5 mg,每天 3 次,或醋酸可的松 25 mg,每天 3 次,口服;④术前剪鼻毛,用抗生素滴鼻液滴鼻。

2. 术后处理 ①术后 2~3 d,拔出鼻腔填塞物前,注意后鼻孔有无出血及窒息情况;②术后有脑脊液漏者,可予以平卧、轻度脱水,严重者可行腰大池持续引流,必要时内镜下修补;③术后常规给予糖皮质激素支持,如泼尼松 5 mg,每天 3 次或醋酸可的松 25 mg,每天 3 次口服,常规内分泌检查,如有垂体功能低下需行激素替代治疗。出院后激素逐渐减量,如有疲乏、畏寒、心率缓慢等,可酌情增加激素；④如果尿量持续超过 3 000 ml/d,应考虑多尿及尿崩可能,行尿比重及电解质测定,必要时给予去氨加压素(弥凝)治疗,适当限制饮水,纠正电解质紊乱,一般术后 2 周左右可恢复正常。

3. 术后并发症　术后常见并发症包括：颈内动脉损伤引起的假性动脉瘤、颈内动脉海绵窦瘘、外展神经损伤、尿崩、脑脊液漏、鼻腔出血、鼻中隔穿孔、视力减退、垂体功能低下等。

4. 显微镜下经颅入路手术　经颅入路曾是垂体腺瘤切除得经典入路。主要适应证包括：肿瘤向鞍上生长呈哑铃状,肿瘤长入第三脑室,伴有脑积水及颅内压增高者,肿瘤向鞍外生长至颅前、中或后颅窝者,有鼻或鼻旁窦炎症及蝶窦气化不良,且无微型电钻设备,不适合经蝶窦手术者,经蝶入路术后颅内出血者。经颅收入入路死亡率在 2%～5%,术后并发症可有下丘脑损伤、垂体危象、癫痫、尿崩及电解质紊乱、高渗性非酮症糖尿病昏迷、精神症状、脑脊液漏等。

（三）放射治疗

在垂体腺瘤的治疗中,放射治疗或可作为手术治疗或药物治疗的辅助疗法,也可作为一种确定的治疗方法。放疗的适应证：手术未全切者；术后中路复发且肿瘤不大者；诊断肯定而临床症状不显著者；年老体弱,或有重要器官疾病等不能耐受手术者。放疗并发症：放射性坏死、新生物形成、垂体功能低下、瘤内出血、空蝶鞍综合征、视神经损害等。

第八节　颅内转移瘤

一、概述

颅内转移瘤是指身体其他部位的恶性肿瘤转移到颅内。虽然在发病率上,肿瘤的颅内转移不如肝脏和肺脏转移多见,但是颅内转移瘤的临床表现明显、严重,不治者多迅速死亡。据统计,死于全身肿瘤者中,1/4 有颅内转移,这一数字比死于原发性中枢神经系统恶性肿瘤者高 9 倍以上。近年来,由于诊断技术的提高,对恶性肿瘤采用综合治疗,使颅腔外其他脏器原发性肿瘤的治愈率和缓解率显著提高,可是颅内转移瘤发生率和致死率仍较高。因此,提高对本病的认识,及时而有效地诊治患者,对延长生命和提高生活质量具有重要意义。

颅内转移瘤的发生率,因不同时期、不同人群、不同年龄、不同检查方法等而差别较大。临床报道的发生率在 20 世纪 50 年代以前为 3.5%～4.2%,随着诊断方法改进和人类寿命的延长,癌症患者的生存率提高,颅内转移瘤的发生率也相应增加。现在一般估计颅内转移瘤的发生率为 30%。尸检发生率要比临床发生率准确且较高,前者为 12%～37%,后者为 10%～20%在神经外科单位,脑转移瘤占脑瘤手术总数的比例也在增加,从 5%～11%（20 世纪 40 年代)增至 12%～21%(20 世纪 60 年代以来),在各种肿瘤中,肺癌、胃肠道癌、乳腺癌致死数和发生颅内、脑内转移数最多,但是以每种肿瘤发生颅内和脑内转移的频率看,则依次为黑色素瘤、乳腺癌和肺癌。

与全身肿瘤一样,颅内转移瘤好发于 40～60 岁,约占 2/3。儿童的颅内转移瘤异于成人,其实体性肿瘤的颅内转移率仅为成人的 1/4～1/2,好发颅内转移的原发肿瘤依次为白血病、淋巴瘤、骨源性肿瘤、横纹肌或平滑肌肉瘤、类癌瘤、肾肉瘤、卵巢瘤等。男性多见于女性,性别比为2.1∶1。

肿瘤转移是一个复杂的过程,迄今未完全了解。一般讲包括以下重要步骤:癌细胞从原发肿瘤上脱落并侵犯瘤周组织,经血或淋巴等途径播散,在靶器官内生存、增殖和增大。这3个步骤相互衔接和交错,并受许多因素影响。

二、转移途径

血行播散和直接浸润是两条主要的颅内转移途径,淋巴转移和脑脊液转移较少见。

(一)直接浸润

头颅外围和邻近器官、组织,如眼、耳、鼻咽、鼻窦、头面、颈部软组织等均为原发和继发肿瘤的好发部位.常见有鼻咽癌、视网膜母细胞瘤、颈静脉球瘤,它们可直接浸润破坏颅骨、硬脑膜,或经颅底的孔隙达脑外表面的实质。颅底孔隙中的神经和血管周围,结构疏松,易于肿瘤细胞侵入,有的孔隙不仅其骨膜与硬脑膜相续,而且与蛛网膜下腔相通,如眼和眼眶。肿瘤细胞侵入颅内后,或在蛛网膜下腔随脑脊液广泛播散,或深入脑内的大血管周围间隙侵入脑实质。头面部皮肤恶性肿瘤也可以直接通过三叉神经的分支及其周围间腔向颅内转移,侵犯海绵窦、半月神经节、软脑膜和马尾神经。

(二)血液转移

大多数肿瘤细胞向脑内转移是通过血液途径,其中最多是通过动脉系统,少数肿瘤可通过椎静脉系统向颅内转移。原发肿瘤生长到一定体积后,新生血管长入,肿瘤细胞浸润小血管,多为静脉,随血液回流至心脏,再经颈动脉和椎动脉系统向颅内播散。常见经血液转移的原发肿瘤为肺癌(12.66%)、乳腺癌(16.96%)、绒毛膜上皮癌(8%)、黑色素瘤(7.98%)、消化道癌(7.68%)、肾癌(7.66%)、其他(12%)和不明者(12.06%)。由于我国乳腺癌和前列腺癌的发生率较西方国家低,而绒毛膜上皮癌发生率较西方国家高,因此我国颅内转移瘤中,绒毛膜上皮癌仅次于肺癌,居第2位。肉瘤脑转移少见,只占7%.在淋巴造血系统肿瘤中,以白血病较多见,其颅内转移率与肺癌相近。

(三)脑脊液转移和淋巴转移

一些脑和脊髓肿瘤尤其是室管膜瘤和分化较差的,可沿蛛网膜下腔播散而种植,常发生在肿瘤切或活检术后。头颅外围和邻近部位的恶性肿瘤腔周围的淋巴间隙进入脑脊液或椎静脉丛,进一步发生颅内转移。

三、分布与部位

转移灶在脑内的分布与脑血管的解剖特征有关。由于脑血管在脑灰白质交界处突然变细,阻止癌细胞栓子进一步向前移动,因此转移灶多位于灰白质交界处,并且常位于脑内大血管分布的交界区,即所谓的分水岭区.另外,转移灶的分布部位与中枢神经系统各分区的体积和血液供应有关,许多研究发现有80%~85%的转移灶分布于大脑半球,10%~15%分布于小脑半球,约5%位于脑干。除以上最常见的脑内转移外,转移灶还可以分布在颅神经、脑内大血管、硬脑膜、静脉窦及颅骨内板等处。

通常按转移瘤部位可分为下列4类:①颅骨和硬脑膜;②软脑膜和蛛网膜;③脑实质;④颅内肿瘤。

按转移瘤的数目和分布,可分单发性、多发性和弥漫性3种,大部分脑转移瘤是多发的,单个转移灶较少见,弥漫性更少见。过去研究发现约50%脑转移瘤是多发的;近期研究发现,由于使用了高分辨率CT、MRI等先进检查手段,有70%~80%脑转移瘤病例被发现为多发。形成转移灶数目不一的原因可能与原发肿瘤性质有关,但详细机制不清。单个转移灶常见于结肠癌、乳腺癌、肾癌,多发转移灶最常见于肺癌和恶性黑色素瘤。近年来,有人从治疗的角度将单个脑转移瘤又分为以下两种情况:单纯性脑转移瘤(single brain metastasis)和孤立性脑转移瘤(solitary brain metastasis)。前者指已经发现明显的单个脑部转移灶,脑部以外其他部位未发现转移;后者是一种少见的。

四、临床表现

(一)颅内压升高症状

头痛为最常见的症状,也是多数患者的早期症状,常出现于晨间,开始为局限性头痛,多位于病变侧(与脑转移瘤累及硬脑膜有关),以后发展为弥漫性头痛(与脑水肿和肿瘤毒性反应有关),此时头痛剧烈并呈持续性,伴恶心、呕吐。在病变晚期,患者呈恶病质时,头痛反而减轻。由于脑转移瘤引起的颅内压增高发展迅速,因此头痛和伴随的智力改变、脑膜刺激征明显,而视神经乳头水肿、颅骨的颅内高压变化不明显。

(二)常见体征

根据脑转移瘤所在的部位和病灶的多少,可出现不同的体征。常见偏瘫、偏身感觉障碍、失语、颅神经麻痹、小脑体征、脑膜刺激征、视神经乳头水肿等。体征与症状的出现并不同步,往往前者晚于后者,定位体征多数在头痛等颅内高压症状出现后的数天至数周始出现。对侧肢体无力的发生率仅次于头痛,居第2位。

(三)神经、精神症状

见于1/5~2/3患者,特别是在额叶和脑膜弥漫转移者中可为首发症状。表现为可萨可夫综合征、痴呆、攻击行为等。65%患者会出现智能和认知障碍。

(四)脑膜刺激征

多见于弥漫性脑转移瘤的患者,尤其是脑膜转移和室管膜转移者。有时因转移灶出血或合并炎症反应也可出现脑膜刺激征。

(五)癫痫

各种发作形式均可出现,见于约40%的患者,以全面性强直阵挛发作和局灶性癫痫多见,早期出现的局灶性癫痫具有定位意义,如局灶性运动性癫痫往往提示病灶位于运动区,局灶性感觉发作提示病变累及感觉区。局灶性癫痫可连续发作,随病情发展,部分患者表现全面性强直阵挛发作,肢体无力。多发性脑转移易发生癫痫发作,但能否根据发作的多形式推测病灶的多发性,尚有不同意见。

(六)其他

全身虚弱,癌性发热为疾病的晚期表现,见于1/4患者,并很快伴随意识障碍。

单发脑转移瘤的表现同一般原发性脑瘤,以颅内高压征和局灶征为主要表现。多发脑转移瘤则一般发展迅速,颅内高压征显著,患者一般情况差,早期出现恶病质。

(七)不同转移灶所在部位的临床表现

按转移灶所在部位可分下列3种类型。

1. **全部转移灶在幕上** 局灶症状可表现：①某一转移灶的局灶症状很明显地发展（如偏瘫、失语），其他转移灶的症状始终被掩盖；②不同转移灶的局灶症状先后相继出现；③所有转移灶都位于同一侧大脑半球且相距很近，犹如一个单发病灶，引起相同症状。

2. **转移灶分布在幕上和幕下** 有大脑和小脑的症状和体征，伴阻塞性脑积水。

3. **脑膜弥漫转移** 精神症状明显，且有脑膜刺激征、脑积水征、四肢反射迟钝，有时有剧烈神经根痛和颅神经麻痹症状。

五、诊断和鉴别诊断

随着新的检查手段不断出现，脑转移瘤的正确诊断率不断提高，尽管目前 CT 和 MRI 已成为诊断脑转移瘤的主要手段，但是详细询问病史和必要的鉴别诊断对作出正确诊断仍不乏重要意义。脑转移瘤的临床表现很像脑原发肿瘤，但如有以下情况应怀疑脑转移瘤：①年龄>40 岁，有吸烟史；②病程中有缓解期；③有系统肿瘤史；④症状性癫痫伴消瘦或出现发展迅速的肢体无力。

单发还是多发性脑转移瘤，这对治疗方法的选择很重要。出现以下情况多提示多发脑转移瘤：①起病快，病程短；②全身情况差，有恶病质；③临床表现广泛而复杂，不能用单一病灶解释；④头痛与颅内高压的其他表现不一致；⑤精神症状明显，且出现早。一般地讲，多发性脑转移瘤的诊断并不困难，若系统肿瘤患者发现脑多发病灶，则脑转移瘤诊断多能成立，而对单发性脑转移瘤的诊断必须仔细辅助检查。

（一）MRI 检查

由于 MRI 的三维成像优点可显示 CT 难以发现的小转移瘤、脑膜转移瘤、小脑及脑干转移瘤，MRI 已作为首选检查。脑转移瘤的 MRI 信号无特异性，多为 T1 加权成像为低信号，T2 加权成像为高信号。由于转移瘤周围脑水肿明显，因此小转移灶在 T1 加权成像难以显示，但在 T2 加权成像则显示清晰。静脉注射顺磁性造影剂（Gd-DTPA）后可提高本病发现率。若基底池、侧裂池、皮质沟回和小脑幕上有强化结节，常提示脑膜转移瘤。一般增强用 Gd-DTPA 剂量为 0.1 mmol/kg，2 倍或 3 倍增强结合延迟扫描能发现直径 1～2 mm 的微瘤，从而使脑转移瘤的早期诊断成为可能。对脑脊液找到癌细胞的脑膜转移瘤，MRI 检查 38% 可见脊髓或脊神经根播散。特殊的 MRI 检查主要用于脑转移瘤的鉴别诊断（如灌注 MRI，pMRI；磁波谱图，MRS）以及指导外科手术（如功能 MRI，fMRI；弥散张量成像，DTI）弥散加权成像（DWI）可鉴别术后急性脑梗死引起的细胞毒性脑水肿与肿瘤引起的血管性脑水肿（图 9-25）。

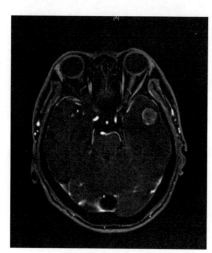

图 9-25 脑转移瘤

（二）CT 检查

目前常在无 MRI 设备或患者禁忌行 MRI 检查（体内有心脏起搏器或其他带磁植入物）时，才考虑做 CT 检查。脑转移瘤的典型表现为边界清楚、圆形、低密度肿块，增强后可有不均匀强化。如肿瘤囊变或出血，可出现"环征"，似脓肿，但这种强化环的壁较厚且不规则，有时可见瘤结节。脑转移瘤出血时,则呈非钙化性均匀高密度影或高密度影中央伴低密度区(囊变),有时可见液平,增强后呈弥漫性密度增高或环状或结节状增强。转移灶周围脑水肿明显。

脑膜转移时 CT 平扫表现为脑池、脑沟密度增高和脑积水,也可表现正常,表明该区域受肿瘤浸润而血管通透性增高,增强后则表现为脑池、脑沟弥漫强化和皮质结节性强化。全身 CT 可发现原发肿瘤和颅外其他转移灶。

(三) X 线检查

头颅 X 线检查可有颅内压增高表现,对颅骨转移瘤有一定诊断价值。由于肺癌是最常见的原发肿瘤,对怀疑脑转移瘤的患者应常规做胸部 X 线检查,一般胸透的阳性率仅为 25%,胸片阳性率为 75%,因此胸部 X 线检查阴性者仍不能排除本病。同样,对有些患者应进行胃肠道、泌尿道和骨骼系统的 X 线检查。

(四) 脑脊液检查

是脑膜转移瘤诊断的一种主要方法,对有颅内压升高的患者应在静脉给脱水剂后小心操作。其应用价值为:①寻找肿瘤细胞,需反复多次检查,以提高阳性率(一般阳性率为 80%),曾有 6 次腰穿始发现癌细胞的报道;②脑脊液常规和生化异常,见于多数患者,如白细胞增多、糖降低、蛋白质增高、细菌和真菌培养阴性;③迄今虽没有诊断本病的特异性生化指标。

(五) CTA、MRA 和 DSA

虽然 CT 和 MRI 检查在诊断脑转移瘤上已取代脑血管造影,但在某些转移瘤如甲状腺癌或肾腺癌转移,为了解肿瘤血供,或者在某些出血性转移灶与其他出血病变鉴别时,CTA、MRA 和 DSA 有时还是重要检查方法。

(六) 立体定向穿刺活检

对经以上各种检查仍不能明确诊断者,可行立体定向活检术。对怀疑脑膜转移者,可经枕下小切口暴露枕大孔,取枕大池蛛网膜检查。

(七) 放射性核素检查

放射性核素成像在转移瘤部位可见放射核素浓集区,对鉴别诊断有一定帮助。核素骨扫描可发现有无颅骨转移,正电子断层扫描 CT 有助于鉴别高度与低度恶性肿瘤,也可区分肿瘤复发与放射性坏死或术后反应,以及发现脑外转移灶或原发灶。

六、鉴别诊断与寻找原发灶

应与原发性脑肿瘤、脑脓肿、脑梗死或脑出血、脑囊虫病等疾病鉴别,由于大多数转移灶是经血液转移至脑的,因此肺是一个产生脑转移灶的重要器官,肺内病灶可原发于肺部或从肺外转移至肺部,其中男性患者以肺癌为主,女性患者以乳腺癌为主。研究发现约 60% 脑转移瘤患者行胸部影像学检查可发现病灶,因此仔细行胸部体检和必要的影像学检查对发现原发肿瘤十分重要,对女性患者尚需注意检查乳腺。对怀疑是脑转移瘤的患者可行胸片或胸部 CT 检查。

七、治疗原则

1) 采用综合治疗:重视一般治疗,综合治疗优于单一种治疗,有助于提高疗效,延长生命。重视一般治疗,为手术和放疗等为主的综合治疗提供条件。

2) 根据病程和病情确定:先治疗脑转移瘤还是原发肿瘤。

3) 根据患者的具体情况选择治疗方案:即个体化治疗,充分利用现有医疗资源在治疗疾病和治疗患者过程中最大优化。

4) 定期随访原发肿瘤的器官及其他器官,观察原发肿瘤和转移灶的治疗情况,并监测新转移灶。若出现新脑转移灶,应根据具体情况进一步选择合适的治疗方案。

对颅内转移瘤治疗困难,多以综合治疗为主,辅以放射治疗(包括伽马刀、X刀、射波刀等)、化学治疗等,可缓解患者症状,延长生命。手术治疗包括肿瘤切除术及姑息性或减压手术。脑单发转移瘤,一般状况较好,原发瘤已切除,未发现其他部位转移者,可作肿瘤切除术。如原发肿瘤虽未切除但能切除,而脑部症状特别是颅内压增高症状显著者,可先作脑瘤切除术。待颅内压增高缓解后,再作原发瘤切除术。切除肿瘤时,一般与脑组织易于分离,切除范围应较广泛,争取做到全部切除。肿瘤部位深在或多发性肿瘤,以及脑膜转移,可作减压术,以减轻症状。

至于原发肿瘤不能切除、有身体多处转移,一般情况很差者,则不宜手术。可给予激素、脱水药物及对症治疗,可短时期缓解症状。手术后一般情况较好,血象正常者。可给予放射治疗,不能切除的肿瘤无多处转移者,也可行放射治疗。鼻咽瘤等不宜手术的侵入瘤,宜给予放射治疗。一般情况可,血象及肝肾功能正常者,亦可予化学治疗。

第九节 中枢神经系统肿瘤的化疗

一、概述

中枢神经系统肿瘤的化疗方法在颅内胶质瘤、原发性淋巴瘤、髓母细胞瘤、生殖细胞肿瘤等肿瘤的治疗中起着十分重要的作用。而化疗和放疗作为神经肿瘤(特别是恶性肿瘤)术后的两种常见治疗手段,往往有序配合以到达优势互补的效果。放疗的特点是慢性并且具有进展性,化疗的特点是急性的、非进展性的。由于神经肿瘤尤其是恶性肿瘤难以大范围根除,在肿瘤周边较易发生转移和扩散,这时化疗就起到了很大的作用,其能够杀灭残留肿瘤细胞、减少复发、延长生存。本章所涉及的神经肿瘤主要包括颅内胶质瘤、原发性淋巴瘤、髓母细胞瘤、生殖细胞肿瘤等神经系统肿瘤。

二、化疗药物的药理学及药代动力学

常人脑内毛细血管不能通过半径>0.5~0.7 nm的非离子化水溶性分子,只有相对小分子质量、高脂溶性、非离子化的化疗药物比较容易通过血脑屏障。pH为生理状态时,药物分子多处于离子化状态,不易通过血脑屏障,这时进入脑肿瘤的药物含量取决于该药的非离子化比例。在恶性胶质瘤瘤体内,瘤内毛细血管超微结构存在异常改变,这有利于大分子进入瘤内。这种缺陷与胶质瘤的恶性程度有关。许多抗癌药物能够进入恶性胶质瘤体内,但由于瘤内的这种药物漏出概率并不均等,使大分子抗癌药物在瘤内分部并不均匀。

理想的抗肿瘤药物应具备3个条件:①易通过脑毛细血管、脑组织和脑-肿瘤交界处;

②能迅速到达和均匀分布在肿瘤内,并保持以上3处基本相同的浓度;③在药物从组织回流进入毛细血管(药物的双向运动)的过程中,药物并不从瘤内渗漏进入脑脊液,而是依靠弥散到正常周围脑组织分布达到脑-肿瘤交界区,药物浓度不发生损失。

除了血脑屏障的阻碍之外,多数脑肿瘤对化疗药物有抵抗性,可能是因为高级别肿瘤的异质性。因此即使肿瘤组织中有足够的药物浓度,多数常规药物也是无效的。纵使放疗或者化疗能成功杀死肿瘤细胞,但由于脑组织中缺乏淋巴系统,妨碍了治疗引起的细胞碎片清除。不能迅速清除坏死组织,将成为脑水肿的发源地,加重了神经功能损伤。

三、胶质瘤化疗基本原则

1) 在化疗前,保留脑功能前提下,尽量切除肿瘤,以减轻肿瘤负荷。
2) 术后尽早开始化疗,并可与放疗同步进行,以取得较好的肿瘤控制结果。
3) 联合性因为胶质瘤的瘤内异质性,使得一个实体病灶中含有药物敏感性不同的亚克隆;通常选择作用机制不同及毒性不重叠的药物进行联合化疗。
4) 充分性采用最大耐受化疗剂量,并以尽可能短的间歇期以获得最佳治疗效果(剂量密度原则)。
5) 合理的化疗疗程,注意保持患者免疫力。
6) 根据病例诊断和分子标记检查结果,选择化疗药物。
7) 注意某些化疗药物会引起抗癫痫药物的血清浓度降低,诱发癫痫发作。
8) 注意某些抗癫痫药物又到肝酶活性增强,降低了某些经P450肝酶途径代谢的抗肿瘤药物的血清浓度,在这种情况下,需要酌情调整化疗药物剂量。

四、高级别和低级别胶质瘤的化疗

根据2012年版的《中国胶质瘤指南》,对于新诊断的胶质瘤(GBM)(WHO Ⅳ级):①强烈推荐替莫唑胺(TMZ)同步放疗联合辅助化疗方案:放疗的整个疗程应同步化疗,口服TMZ 75 mg/m^2,疗程42 d;放疗结束后4周,辅助TMZ治疗150 mg/m^2,连续用药5 d,28 d为一个疗程,若耐受良好,则在以后化疗中增量至200 mg/m^2,TMZ化疗6个疗程。②根据中国实际国情,也可放疗后使用ACNU(或其他烷化类药物BCNU、CCNU)联合VM26方案。

对于新诊断的GBM(WHO Ⅲ级):①推荐放疗联合TMZ(同GBM)或亚硝脲;②PCV方案(洛莫司汀+丙卡巴肼+长春新碱);③亚硝脲类方案,如ACNU方案。推荐有条件的单位对高级别胶质瘤患者检测MGMT启动子区甲基化状态、IDH1/IDH2突变,以及1p/19q缺失。具体用于恶性肿瘤的化疗药物主要有TMZ、亚硝脲类、丙卡巴肼、铂类抗肿瘤药物和VEGF分子靶向类药物。

低级别胶质瘤(LGG)占胶质瘤的15%~25%,是一组异质性肿瘤,生物学特性及临床预后相差很大。LGG包括:①WHO分类为Ⅱ级的少突胶质细胞肿瘤;②WHO分类为Ⅱ级的星形细胞瘤弥漫浸润型(包括纤维型、肥胖细胞型和原浆型)、婴儿发育不良性大脑星形细胞瘤、多形性黄色星形细胞瘤和毛细胞黏液型肿瘤;③WHO分类为Ⅱ级的中枢神经肿瘤。根据目前循证医学的证据,手术及放疗在LGG中的作用已基本肯定:应在最大限度保全神经功能的前提下尽可能切除肿瘤;放疗在LGG治疗中的作用逐渐被肯定,但由于此类患者能够长期存活,而放疗又可导致的长期不良反应(如认知功能障碍等),目前有不少学者提出在术后肿瘤进展或复发时实施,且放疗剂量在 45～65 Gy 疗效相当。而化疗在 LGG 中的作用目前逐渐被 NCCN2013 版指南所推荐。

五、各类型中枢神经系统肿瘤简介

(一) 髓母细胞瘤/中枢神经系统原始神经外胚叶肿瘤的化疗

髓母细胞瘤时一种胚胎源性肿瘤,多起源于小脑的下蚓部,发生于幕上者又称为原始神经外胚叶肿瘤(PNET)。好发于儿童,85%的病例在 15 岁发病,发病高峰年龄为 7 岁。该肿瘤易复发、播散,对放疗化疗敏感。25%～35%的髓母细胞瘤发生在小于 3 岁的儿童,由于不成熟的脑组织对放疗诱导的认知缺陷敏感,从而限制了放疗在婴幼儿中的使用,单纯术后高强度化疗可使 3 岁以下儿童的 5 年生存率达到 66%。3 岁的髓母细胞瘤患者需要在放疗后进行足够周期的化疗。髓母细胞瘤分歧包括手术后 3 d 内行脑 MRI,以评价手术切除程度,以及手术 2 周后脊髓 MRI 检查和腰穿脑脊液细胞学分析。脊髓 MRI 检查和腰穿脑脊液细胞学分析缺一不可,只进行其中一种检查可能漏电 15%有脑脊液扩散的病例。

(二) 原发性中枢神经系统生殖细胞肿瘤的化疗

原发性中枢神经系统生殖细胞肿瘤占所有颅内肿瘤的 2%～3%。亚洲国家发生率比西方国家要高。好发于年轻人群,70%发生在 10～24 岁。病例主要氛围两大类型:①生殖细胞瘤,相当于颅外睾丸精原细胞瘤或卵巢的无性细胞瘤;②非生殖细胞性生殖细胞瘤(NGGCT),相当于颅外的非精原细胞瘤,包括畸胎瘤、胚胎性瘤、内胚窦瘤、绒毛上皮癌和混合型。

生殖细胞瘤对放疗很敏感,单纯放疗的治愈率在 90%以上,对儿童患者可通过联合化疗减少放疗剂量和范围。原发颅内的生殖细胞瘤复发率较高,5 年复发率达 48%。目前,颅内纯生殖细胞瘤的化疗方面主要是探索联合化疗减少纯生殖细胞瘤的放疗剂量和范围,在不影响疗效的基础上,减少放疗所致的远期不良反应。例如,对于局限型生殖细胞瘤患者,先化疗 2 个疗程(VP-16、卡铂、异环磷酰胺),随后仅行局部瘤床放疗,不做全中枢放疗,4 年总生存率达 100%,无病存活率为 93.3%。

(三) 原发性中枢神经系统淋巴瘤的化疗

原发性中枢神经系统淋巴瘤(PCNSL)是一种侵袭性非霍奇金淋巴瘤,具有弥漫浸润性生长的特点,可发生于脑、脊髓、眼及软脑膜。在所有脑肿瘤中 PCNSL 占 0.5%～2%。近 20 年,无论是免疫抑制性还是非免疫抑制性中枢神经系统淋巴瘤的发病率都明显升高。在非免疫抑制性患者中,平均诊断年龄时 55 岁;免疫抑制性患者年龄则较轻,在艾滋病患者中平均诊断年龄为 31 岁。

研究证实,手术仅仅起到诊断作用,无明显治疗价值,立体定向活检术可以提供足够组织明确病理诊断,损伤较小,优于常规开颅手术。目前,该病较佳的治疗模式为:立体定向活检明确病理,首先选含大剂量甲氨蝶呤的联合化疗方案同时鞘内化疗,对 60 岁以下患者化疗后可考虑进行全脑放疗。

(四) 脑转移瘤的化疗

脑转移瘤时颅外肿瘤转移到颅内的恶性肿瘤,约占颅内肿瘤的 10%。大部分患者的发病年龄在 50～70 岁。随着生活条件改善、人类寿命延长和先进诊断设备及诊疗手段的应用,颅内转移瘤的发病率有增高趋势,有报道占颅内肿瘤的 40%。恶性肿瘤患者中 20%～

40%将发生脑转移,其中70%~75%的患者为多发脑转移瘤。美国的资料显示,它至少是原发脑肿瘤的4倍。国内外均认为脑转移瘤中以肺癌最为常见,约占50%。胃肠道癌和乳腺癌次之,泌尿生殖系和皮肤癌较少见。儿童则以肉瘤和生殖细胞瘤多见。

已经有研究证明,吉非替尼是一种能够竞争性结合ATP、抑制EGFR细胞内的络氨酸激酶区域自磷酸化抑制肿瘤细胞增殖药物。它能够抑制肿瘤—包新生血管生成、转移和侵袭。吉非替尼联合全脑放疗能更好延长缓震生存期,对脑转移瘤的治疗效果更佳。

(五)脑肿瘤细胞的化疗展望

近年来,抑制或逆转胶质瘤干细胞的化疗耐受性研究是胶质瘤干细胞研究的热点。例如,针对胶质瘤干细胞高表达MGMT而逆转胶质瘤干细胞化疗耐受性的研究。目前,采用小剂量、长疗程给药方式消耗MGMT或应用MGMT假底物以阻断MGMT已广泛应用于临床。化疗药物联合应用可增强$MGMT^+$细胞对药物的敏感性,联合应用顺铂和TMZ治疗$MGMT^+$复发性胶质瘤疗效良好。针对治疗干细胞高表抗凋亡蛋白和凋亡蛋白抑制因子家族成员而逆转胶质瘤干细胞化疗耐受性的研究很多。

此外,针对神经肿瘤的专业化、个体化治疗,将不断提高神经肿瘤患者的生存质量和远期生存率。目前,以化疗耐药及敏感分子检测为个体化化疗,以及分子靶向治疗等是神经肿瘤化疗未来的努力方向。

第十节 中枢神经系统肿瘤的放疗

一、临床放疗学概述

临床放疗学的研究对象是肿瘤患者。根据患者的病例、病期、全身状况,以及肿瘤本身的生物学特性制定出相应的放疗促使,从而达到治愈或缓解病情、延长生命、提高生存质量的目的。

(一)根治性放疗

从第1例报道被治愈的喉癌病例至今已经有百年,期间越来越多的肿瘤通过放疗可达到根治目的。根治性放疗是指给予肿瘤组织一个范围的放疗过程,其中包括足够的放射剂量,包括原发灶、亚临床灶和区域性预防照射范围在内的治疗区,以及对肿瘤残留部位加量照射的缩野技术。目前,将放疗作为首选根治治疗手段的肿瘤有鼻咽癌、声带癌、舌癌、扁桃体癌、咽弓部癌、下咽癌和阴道癌。经根治放疗后,其局部控制率和生存率相似或接近手术治疗的结果,并且因器官功能的保存而使生存质量明显提高。但如果病期较晚,仍需结合手术和化疗共同完成治疗。

(二)姑息性放疗

姑息性放疗使较少肿瘤患者的负瘤体积,以及由此而产生的负瘤效应。从而达到改善生存质量的目的。对肿瘤骨转移病灶尤其是溶骨性转移,放疗不仅有较好的止痛效果,同时还可减少病例骨折发生的可能。对颅内转移灶,放疗不仅能改善症状,还能明显延长患者的生存期。对肿瘤引起的压迫阻塞,如食管阻塞、上腔静脉压迫、脊髓压迫等,放疗对改善症状也有较好的疗效。

(三)放疗在综合治疗中的应用

1. **放疗与手术的联合应用** 放疗与手术的联合应用包括术前放疗、术中放疗及术后放疗。

(1) 术前放疗:主要对象是肿瘤局部外侵较明显,单纯手术估计难以彻底切除,期望通过术前放疗杀灭肿瘤周围的亚临床病灶,减少肿瘤外侵,缩小肿瘤而提高手术切除率,降低分期,减少手术中的出血量及术中的播散机会。但缺点是影响组织学判断,手术时间被推迟和伤口愈合延迟,术前放疗临床上已较少使用。

(2) 术中放疗(IORT):其优点是在术中直视下给予瘤床一定剂量的外照射,照射的区域较准确;在照射中可将重要器官从照射视野中移开或给予保护,减少了这些组织并发症的发生率;但只有肿瘤床区域受到单词大剂量照射,有悖于肿瘤分次照射的原则。术中放疗目前仅用于部分腹腔肿瘤的治疗,如胃癌、胰腺癌、后腹膜软组织肿瘤等。

(3) 术后放疗:依据手术情况及放疗目的,可分为术后预防放疗和术后补充放疗。术后预防放疗主要是根据肿瘤的生物学特性而定,如睾丸精原细胞瘤、小脑髓母细胞瘤等,因其易出现转移和播散,需行相关区域的预防性照射,必要时还须加全身化疗。术后补充放疗则是因为术后有肿瘤组织残留、残端或切缘阳性,以及周围有转移性淋巴结等。对于神经系统肿瘤来说,部位和生长方式的特殊性,术后残留的概率较高,多数需术后补充方放疗。

2. **放疗与化疗的联合应用** 近年来,随着化疗新药开发速度加快和化疗疗效的确切提高,一部分肿瘤患者可通过化疗获得相关治愈,并使一些原本对化疗不敏感的肿瘤疗效有了明显提高。化疗在恶性肿瘤治疗中有了进一步的提高。放化疗同期联合应用在治疗实体肿瘤中也获得了可喜的疗效。有些化疗药物具有较强的放射协同和增敏作用。目前,对大部分的肿瘤常采用放疗加化疗的联合治疗措施。由于胶质瘤的异质性,化疗前最好做分子病例监测,尽量选择疗效高、毒性低的药物。

二、中枢神经系统肿瘤的放疗

中枢神经系统由脑和脊髓组成,中枢神经系统肿瘤指发生在颅内和椎管内的肿瘤,分为原发和继发两大类。颅内原发肿瘤的发病率国内报道平均每年在10/10万左右。中枢神经系统肿瘤仍采用以手术、放疗、化疗为主的综合治疗。近年来随着基础研究的快速发展和计算机技术的广泛应用,中枢神经系统的治疗也取得了较大的进步。放疗随着设备的不断更新和治疗模式的改进,在中枢神经系统肿瘤的治疗中也有了新的发展。

(一)中枢神经系统肿瘤的放疗原则

中枢神经系统肿瘤的放疗原则是:安全、有效,即在最大程度保护正常组织的情况下,尽可能给予肿瘤致命的打击。中枢神经系统是人体最重要的器官,在治疗肿瘤的同时还需要对重要功能区进行保护,脑肿瘤的治疗仍然是以手术为首选。放疗在中枢神经系统肿瘤治疗上的适应范围为:①手术无法完全切除的颅内肿瘤;②深部和重要功能区的颅内肿瘤;③对放射线极敏感的随母细胞瘤、松果体生殖细胞瘤等。

(二)中枢神经系统肿瘤放疗技术

1. **放射源** 放疗的射线来源分为天然放射源(^{60}Co)产生的伽马线和人工产生的X线。由于直线加速器的快速发展,可以带来更多的变化和射野的灵活性,更适合临床治疗的需要,因此是目前临床最常用的设备。

2. **体位固定** 目前常用的是无创的热塑膜固定。固定稳定性重复性好、摆位误差小。

3. 定位技术　目前放疗计划系统的剂量计算都是以组织电子密度为基础,计算出肿瘤和射线路径过程中正常组织的吸收剂量和剂量分布曲线。CT作为基础定位图像,MRI和PET/CT作为靶区勾画的辅助影像。中枢神经系统肿瘤的解剖结构影像以MRI最清晰,功能影像以^{11}C-Met/Cho为肿瘤代谢示踪剂的PET辅助影像最有价值。不同来源的图像进行容积融合和弹性融合,使辅助影像与CT基础影像的匹配率越高越好,即靶区勾画的准确率更高。另外,还有一些功能影像可以提供对重要功能区的识别,治疗中应给予保护。

4. 照射技术　现代放疗常规多采用多叶光栅的直线加速器,以三维适形放疗(3D-CRT)、调强适形放疗(IMRT)和立体定向放疗(SRS)为主要治疗模式。应用3D-CRT和IMRT技术比过去的对穿照射减少30%~50%的正常脑组织所收到高剂量照射,因此可以安全提高靶区剂量,同时减少放射性脑坏死的发生。

5. 治疗剂量　中枢神经系统肿瘤的放射生物学特点属于早期反应组织,对放射线最敏感的是肿瘤血管内皮细胞和神经胶质细胞,而正脑细胞处于静止或低速增殖状态,其放射生物学特点基本属于后期反应组织。传统放疗资料显示,作为循证医学证据,证明中枢神经系统肿瘤的放疗仍采用1.8~2.0 Gy/d分次照射剂量。

(三) 神经系统肿瘤放疗的模式及选择

神经系统肿瘤放疗的模式大致可以分为:局部照射、全脑照射、全脑全脊髓照射。不同的肿瘤和不同治疗阶段选择不同治疗模式。

1. 局部照射　中枢神经系统肿瘤与其余肿瘤较大的不同,极少有淋巴和血行转移,因此在可能需要考虑的亚临床灶照射范围上有所不同。多项临床研究发现,过大的照射范围会带来更大的放射性神经功能损伤,而疗效并没有提高。随三维立体定位和治疗技术的进步,对照射靶区的精确定位和实施已不成问题。目前,多数中枢神经系统肿瘤最常用的放疗模式是以局部照射为主。

2. 全脑照射　主要用于颅内弥漫、多发病灶的疾病,如多发脑转移瘤、脑胶质瘤病、原发或继发中枢恶性肿瘤、软脑膜播散肿瘤、多灶恶性胶质瘤等。

3. 全脑全脊髓照射　也称全中枢照射,常用于通过脑脊液播散和种植的恶性肿瘤如小脑髓母细胞瘤(术后)。另外,中枢生殖细胞瘤、幕下/多发室管膜瘤、源于脉络膜丛的恶性肿瘤、幕上/下散播的中枢恶性淋巴瘤等可以根据具体情况,选择性应用全中枢的照射。

(四) 中枢神经系统肿瘤放疗的毒副反应

中枢神经系统肿瘤放疗的毒副反应根据发生的时间段分为:急性毒副反应、亚急性毒副反应和晚期毒副反应。

1. 急性毒副反应　发生在治疗开始和治疗过程中的放射性副反应为急性毒副反应。脑肿瘤放疗的早期反应主要是脑水肿,这一征象与肿瘤周围的水中毒有关,通常经过一段时间的放疗,应用脱水剂和皮质激素可获得缓解,持续性或反复性发作的症状常提示肿瘤为早期,此时影像学复查十分重要。当照射后颅窝或脑干时,可引起恶心、呕吐;放射性皮炎(皮肤红肿、色素沉着、脱皮);内外耳道被照射后引起放射中耳炎或外耳道炎;放射性骨髓抑制反应出现疲劳、乏力、嗜睡等。

2. 亚急性毒副反应　一般发生在放疗结束后4~12周,在治疗技术后的一段时间里患者出现乏力、嗜睡、头痛、恶心、呕吐或有神经系统局部症状加重,应引起重视,并及时复诊做影像学检查。当MRI检查显示有病灶增大,应进一步判断是脑胶质放疗后出现的,在影像学上有"进展"显示,而无明显症状和体征加重,特别是有替莫唑胺参与的脑胶质瘤同步放化疗后出现假性进展的概率增加到30%～40%;对假性进展给予激素和脱水治疗或继续密切随访一段时间后会自动退缩。而病变进展早期随着时间的延长症状逐渐加重,密切随访一段时间后影像学显示肿瘤增大。对真、假进展的判断目前尚缺乏明确的方法,MRS和^{11}C-Met/Cho为示踪剂的PET/CT可以辅助判断,但不是绝对的,最后还是随着时间的推延密切随访得到准确的判断,中枢神经系统肿瘤放疗后亚急性毒副反应非常特别,因此在放疗后的半年内需要密切随访。

3. **晚期毒副反应** 后期的放射损伤主要是放射性脑坏死和神经功能减退,可发生于放疗后6个月至数年内(2～3年时为高峰值);局部的损伤以脑坏死为主要表现,可能影响神经功能,如感觉、行动障碍、视神经炎、垂体功能低下等。严重时呈现器质性神经精神病症,表现为认知能力额度障碍或减退,症状的轻重于损伤程度、照射提及、分割方式、剂量、年龄等有关。放射性脑坏死与颅内肿瘤局部复发较难鉴别,功能性MRI、MRS和^{11}C-Met/Cho为示踪剂的PET/CT可以辅助判断,以提高诊断的准确率。脑白质病也是脑肿瘤放疗后的晚期不良反应,常发生于全脑放疗后的老年患者,以神经脱髓鞘病变为主要表现。

现代中枢神经系统肿瘤的放疗外照射是目前常用的术后放疗方式,通常在术后2～4周伤口愈合后再进行。常规的照射剂量为5～60 Gy/(25～30)次/5周。目前超分割和加速分割照射方式正在研究中,尚未发现有明显的益处。适形递量照射方式可使部分患者获得益处,但其中1/3患者因局灶性放射性脑坏死需行再次手术。

第十一节 中枢神经系统肿瘤的放射外科治疗

一、概述

放射外科应用放射影像学三维图像定位方法,把多数高能力的放射线准确汇聚于体内特定的靶区上、毁损靶区内组织,从而达到治疗目的。它不同于普通放疗、后者是利用组织对放射线敏感性不同而达到治疗目的,而立体定向放射外科则像一把"无形"的手术刀,摧毁靶区内所有的生物组织,由于靶区外射线剂量的迅速衰减,因此对靶区周围正常组织影响甚微。

由来自神经外科、神经影像科、肿瘤放射科、物理学科、护理和技术等辅助部门的人员组成的一支多学科队伍,使放射外科逐渐发展成一门新兴的科学。50余年的临床实践证明,放射外科手术无法比拟的优点:无手术创伤、无手术死亡、无感染风险、低费用和低并发症。由于其三位图像定位准确、等剂量曲线的设计及其引起的独特放射生物学变化,使其与常规放疗有根本区别。在常见的4种放射外科设备中,γ刀具有高度准确性、操作简便、特别使用小病灶和功能神经外科标准治疗手段。目前,这项治疗工作主要是在神经外科医生主持下进行;X刀对照射野无严格限制,对直径大于3 cm的病灶容易获得均匀剂量分布,而且可以分次照射,价格,较便宜。但由于机械原因,照射准确性略差。近20年来逐步发展起来并应用于临床的射波刀与X刀一样都属于直线加速器放射外科,但在照射准确性和分次治疗方面具有独特的优势,被越来越多地应用于神经外科领域;粒子束刀(包括质子刀和重粒子束刀)具有剂量学和放射生物学方面的优点,适用于较大病灶,但价格昂贵,限制了其临床应用。

放射外科与显微外科手术治疗目的不同。显微外科以切除肿瘤多少和术后临床表现来判断疗效,而放射外科则主要是对比治疗前后影像学变化,通过对治疗前后病灶体积的测量,以及术后某一阶段的临床表现来判断疗效。控制肿瘤生长则是放射外科的治疗目的。病灶大小不变或提及缩小为有效,增大为无效。γ刀的治疗作用不是在治疗后立刻显示出来,需要一定的潜伏期才能渐渐表现出来。对不同性质的病灶其作用期也不同,恶性肿瘤如颅内转移瘤、甚至细胞瘤以及淋巴瘤等,治疗后数月肿瘤体积明显缩小或消失,良性肿瘤则需要半年至数年。

放射外科应用于肿瘤治疗逐渐增多,它不但增加了神经外科治疗中枢神经系统的手段,而且拓宽了神经外科的治疗范围,已经成为神经外科治疗中枢神经系统肿瘤必不可少的重要组成部分。

二、放射外科治疗手段

(一) γ 刀

γ刀是一种多钴源的放射装置,由钴源、内准直器、外准直器、治疗床和控制台组成。Leksell γ 刀中,201 个直径约 1 nm、长约 20 mm 的钴源呈半球状排列和安置在巨大头盔防护罩内,γ线通过内准直器和外准直器的对接,将201束γ线汇聚在半圆形的头盔中心点,产生高能量的放射能摧毁靶区内的生物组织。

γ刀的治疗过程如下。

1. 定位头架安装　术前患者无须剃头,只清洗和消毒头部。除儿童和不合作的患者外,一般在局部麻醉下将 Leksell 定位头架用 4 个螺钉固定在患者的颅骨上。如果患者由颅骨缺损或做过开颅手术,且螺钉的位置刚好落在骨窗上,也可以用 3 根螺钉固定。

2. 定位扫描　根据不同的病灶,分别在头架上安放 CT、MRI 或 DSA 定位盒进行扫描,通过计划系统软件识别定位盒上标记点之间的相关位置关系,建立起立体定向坐标系,这样就能将病灶所在位置与放射外科治疗设备的等剂量中心重合来进行治疗。

3. 剂量计划设计　分别把患者的姓名、性别、出生年月、诊断和头型测量数据等参数输入计算机,通过 Leksell gamma plan(LGP)剂量计划系统软件设计出与靶灶形态相适应的三位剂量曲线图。剂量计划制定修改完毕后,由 LGP 工作站将剂量计划通过网络传输到γ刀主机的控制台。

4. 治疗　核对完患者的姓名、性别、出生年月等基本信息后,将患者头架固定在治疗床上即可开始治疗。γ刀控制台会显示出治疗状态及相关参数,以便操作人员监视治疗情况,同时还配有视频监视器和双向对讲系统,确保患者与操作人员能随时沟通,一旦发生问题可以马上处理或暂停治疗。

5. 治疗后的处理　完成全部治疗后即可拆除头架。螺钉固定点处的头皮可有少量渗血,经压迫后多能自行止血,极少数情况下才需缝扎止血。头皮钉孔处可用消毒纱布覆盖,并用绷带缠绕包扎,24 h 以后可自行拆除。

在立体定向放射外科治疗中,γ刀运用最为广泛,开展时间最长。据世界γ刀协会公布的资料:1968~2011 年全世界已治疗了 676 502 例患者,其中肿瘤性病变占 79.9%,病例数达到 540 307 例。长期临床随访资料显示，严格按照 γ 刀适应证治疗，γ 刀治疗颅内肿瘤具有低创伤、低费用、低并发症及安全有效的优势。

（二）X 刀

X 刀是利用直线加速器释放 X 线，在立体定向技术下将高辐射量 X 线聚合在特定的靶点上面达到治疗目的，属于直线加速器放射外科的一种。该技术最早被法国 Betti 和意大利 Colombo 同时运用于临床，直到 20 世纪 90 年代初 X 刀踩在临床推广应用。目前它已成为放射外科治疗的重要手段。

X 刀由立体定向仪、直线加速器、内外准直器、治疗计划系统、可调式治疗及治疗辅助系统等组成。组装的直线加速器可产盛 4～20 mV 的 X 线或 6～20 mV 电子线。它由指甲和旋转臂构成，X 线发射筒位于可绕水平轴旋转，做等圆运动。治疗时，通过旋臂角度和治疗床位置的改变，直线加速器发出的 X 线与受照射靶灶相对和绝对运动，使靶点周围的组织接受放射剂量锐减，靶点内收多束射线交汇重合，形成一次高能量的灶区，从而达到治疗目的。

X 刀治疗过程：在患者头部固定立体定向仪，根据不同病变可选择头颅 CT，MRI 或 DSA 定位，计算出病灶的 X，Y，Z 轴坐标，确定病灶的位置。剂量计划系统可根据病灶大小和形态设计出三维立体剂量曲线图，给予照射总剂量。治疗开始前还将用直线模拟点或激光定位方法检测治疗的准确性、可靠性及安全性。

X 刀应用于临床已超过 20 年，病显示出满意的疗效。文献报道 X 刀治疗颅内转移瘤的局部控制率为 83％，脑膜瘤的肿瘤控制率接近 90％，听神经瘤的局部控制率达 95％左右，但各家报道的颅神经受损率较 γ 刀高。此外，X 刀还可作为胶质瘤的一种辅助治疗手段。

（三）射波刀

射波刀使一种新的大型立体定向放射治疗设备，于 1992 年研制成功，目前已在临床上使用了 20 余年。全世界已安装了近 300 台射波刀。截至 2013 年 7 月，有关射波刀治疗脑部和脊柱肿瘤的论文超过了 185 篇。它无须使用金属头架或体架，而采用计算机立体是定位导航和自动跟踪靶区技术，治疗中实时最总靶区没然后从 100 多个节点对肿瘤实施聚焦照射。射波刀由直线加速器、机器人机械臂、治疗床、靶区定位追踪系统、呼吸追踪系统、治疗计划系统、计算机网络集成与控制系统组成。

射波刀可用于治理直径<3 cm，体积>10 cm^3 的中枢神经系统良性肿瘤，也可作为脑转移瘤、脊柱转移瘤、复发胶质瘤、髓母细胞瘤颅内转移、鼻咽癌颅底转移及斜坡骨软骨肉瘤等中枢神经系统恶性肿瘤的姑息性治疗。通过严格按照适应证治疗，射波刀通常能取得良好效果。与其他放射外科设备相比，射波刀具有以下优点：治疗范围广，可达脑部、颅底、颅颈沟通、颈部及脊柱；分次治疗不良反应轻；射波刀分次照射可提高颅神经对射线的耐受剂量；对某些重要部位的肿瘤，采取分节点治疗，对控制肿瘤、减轻不良反应有重要意义。

（四）粒子束刀

高速带电重粒子射线有许多独特的物理特征，包括能够调节射线的射程，使射线终止于目标的远端，这样大脑深部正常组织将不会受到射线的照射；能够调节射线剂量分布，随射程的延伸呈指数式上升，这样射线进入正常组织的剂量就能维持与一个最高水平，而达到目标的剂量就能维持于一个最高水平，能够调节射线的灶社区，使其与目标的轮廓一支，从而使目标周围的正常组织只受到一个可忽略剂量的照射。

带点粒子射线一般通过射线成型孔来校正射线。治疗大的或不规则性质的病灶用特质的合金制成的孔径来校正射线,使射线的照射区与病灶适形一致;治疗小的病灶一般用圆形或椭圆形的黄铜支撑的孔径来校正射线。

由于例子束刀设备庞大,造假昂贵和维护费用高,限制了其推广使用。目前全世界范围内仅有20架单位开着质子加速器的放疗,共治疗各类肿瘤40 000多例。国际上大多应用70—250 MeV的质子射线治疗不同部位的肿瘤,如胶质瘤、颅底脊索瘤、前列腺癌、鼻咽癌和胰腺癌等。

第十二节 中枢神经系统肿瘤的免疫治疗

一、免疫与肿瘤免疫概述

免疫是指机体为维持自身稳定,免除来自外部或内部的各种危险因素可能造成的系统功能。按照发生规律和时间顺序,人体免疫可分为固有免疫(innate immunity)和适应性免疫(adaptive immunity)两种。

(一)固有免疫

固有免疫是人体长期进化过程中发展而来的,先天具有、非特异性抗原识别,在疾病早期发挥作用。它包括免疫屏障(如血脑屏障、胎盘屏障)、固有免疫细胞和免疫分子3部分。固有免疫细胞包括巨噬细胞、自然杀伤细胞(NK细胞)、NKT细胞、γδT细胞、B1细胞、树突状细胞(DC)等。

(二)适应性免疫

适应性免疫是杀伤肿瘤的主要和决定性力量。它由抗体介导的体液免疫和T细胞介导的细胞免疫组成。CTL对肿瘤细胞具有特异性杀伤功能,但这一功能的发挥必须依赖$CD4^+$Th的激活和Th细胞因子,特别是γ-干扰素(IFN-γ)的大量分泌。同时在肿瘤抗原特异性抗体的诱导、抗体依赖细胞介导的细胞毒性作用下,调节巨噬细胞和NK细胞到达肿瘤所在部位,并杀伤肿瘤细胞。

(三)免疫细胞

免疫系统的功能主要通过白细胞和一组辅助细胞来执行。白细胞中的淋巴细胞能识别来自机体外部和内部的异体分子,产生两种免疫应答:细胞介导(T细胞、-NK细胞)和体液介导(B细胞、抗体和补体)的反应。

(四)免疫抑制状态

免疫抑制状态包括免疫耐受和免疫逃逸两种。免疫耐受是指诱导T细胞对肿瘤抗原产生耐受,不产生免疫应答反应。发生免疫耐受的原因有:①不成熟DC使T细胞无能;②髓来源抑制细胞(MDSC)介导的免疫耐受;③色氨酸和精氨酸分解代谢途径介导的T细胞耐受,包括吲哚胺双氧生成酶(IDO)介导、诱导型一氧化氮合酶(iNOS)介导及精氨酸酶介导3种。

免疫逃逸是指肿瘤通过一系列手段逃逸免疫系统的识别、应答和攻击。有下列几种逃逸机制:①下调肿瘤抗原表达;②下调抗原呈递途径和相关分子;③程序死亡受体-I(PD-I)、程序死亡配体-I(PD-LI)途径介导T细胞耗竭;④分泌若干抑制性细胞因子;⑤表达抑制免疫分子;⑥肿瘤干细胞或干细胞样细胞不仅对放、化疗具有抵抗作用,同时对免疫系统能够产生耐受和逃逸。

(五) 肿瘤免疫微环境

肿瘤微环境包括肿瘤细胞、基质细胞、细胞外基质等。基质细胞在胶质瘤中主要有小胶质细胞、成纤维细胞、血管内皮细胞、免疫/炎性细胞等。肿瘤环境是肿瘤细胞生长的"土壤",虽然该"土壤"低氧、偏酸、高压,但往往还有大量生长因子、趋化因子、蛋白水解酶、负性免疫调节因子等。因此,肿瘤微环境在促进肿瘤生长、浸润,协助胶质瘤细胞免疫逃逸等方面起到了关键作用。

二、中枢神经系统肿瘤抗原

肿瘤抗原泛指在肿瘤发生、发展过程中新出现或过度表达的抗原物质,包括肿瘤特异性抗原和肿瘤相关抗原。肿瘤特异性抗原(tumor specific antigen, TSA)指只存在于肿瘤细胞表面而不存在于正常细胞的新抗原,此类抗原可通过肿瘤在同种系间移植而被证实,故也称为肿瘤特异性移植抗原。化学、物理、病毒等因素诱发的肿瘤抗原等多属此类。肿瘤相关抗原(tumor-associated antigen, TAA)是指一些在正常细胞上也有微量表达,但在肿瘤细胞表达明显增高的蛋白,胚胎性抗原是其中的典型代表。恶性脑肿瘤,如胶质母细胞瘤、髓母细胞瘤、原始神经外胚层肿瘤(PNET)等均起源于神经外胚层,它们与神经嵴来源的神经母细胞瘤、黑色素瘤等在肿瘤抗原上具有一定的相似性,因此在很多方面可以互相借鉴。肿瘤细胞或多或少都会表达区别于正常细胞的肿瘤抗原,但迄今为止发现的脑胶质瘤抗原均为 TAA。

常见的脑胶质瘤抗原有如下几种。

1) 组织特异性抗原,也称为分化抗原,具有组织特异性,如黑色素瘤细胞 E(MAGE)高表达于黑色素细胞和脑胶质瘤细胞,糖蛋白非转移黑色素瘤蛋白 B(GPNMB)在70%胶质母细胞中表达。

2) 胚胎性肿瘤抗原:这些蛋白表达于正常胚胎组织,出生后逐渐消失,或仅存微量,癌变时此类抗原表达明显增多,如胶质瘤中的 SOX 家族蛋白等。

3) 突变或融合基因的产物:EGFR 扩增/EGFRvⅢ突变见于30%~50%胶质母细胞瘤;$p53$ 突变融合基因产物如 *bcr-abl*。

4) 其他:MHC 非限制性抗原,如 MUC-1 抗原可直接激活效应细胞。

但是,由于上述的抗原均为 TAA,加之胶质瘤异质性特点,TAA 在肿瘤表达充其量不过50%~70%,以及免疫治疗的复杂性,所以迄今脑胶质瘤免疫治疗不尽如人意。

三、脑胶质瘤免疫治疗

脑胶质瘤的治疗是以外科手术、放疗和化疗组成的综合治疗,免疫治疗则是综合治疗的主要补充,对术后清除微小转移灶和隐匿灶,预防肿瘤的转移和复发有较好的效果。

(一) 单克隆抗体靶向治疗

单克隆抗体(简称单抗)可以针对肿瘤 TAA,也可非 TAA,其抗肿瘤作用一般分为直接作用和间接作用。直接作用包括抗体依赖细胞介导的细胞毒作用(ADCC)、补体介导的细胞杀伤(CDC),McAb 主动免疫等,针对 TAA 者多以直接作用为主,间接作用则通过结合同位素、化疗药物、毒素等,抵达肿瘤局部发挥抗肿瘤作用。小分子靶向药物抗体多通过阻断信号通路等来达到抑制肿瘤的目的。单纯靠抗体诱发抗肿瘤免疫反应困难重重,因此学者们发明了结合性单抗,即将具有细胞毒性作用的杀伤因子与 McAb 偶联制成"生物导弹"。并利用单抗能特异性结合肿瘤抗原的特点使杀伤因子"靶向"集中到肿瘤病灶,杀伤肿瘤细胞。

(二)免疫疫苗

目前最常用的肿瘤疫苗,根据制备方法不同可分为多肽/蛋白疫苗、DNA 疫苗、肿瘤细胞疫苗、DC 疫苗、基因工程重组疫苗、混合性疫苗等。由于抗肿瘤免疫应答强度很大程度取决于肿瘤抗原,单一抗原作用小,多种抗原可增强免疫应答,如 MHC 抗原-多肽复合疫苗、热休克蛋白(HSP)-肽复合疫苗,多肽疫苗与佐剂联合等。此外,还有学者将多种 TAA 抗原肽混合,既保留抗原特异性强的优点,又弥补单个抗原表达弱的不足。DNA 疫苗是基因治疗研究衍生出来的一个新领域,被认为是即传统疫苗及基因工程亚单位疫苗之后的第 3 代疫苗。但由于该技术目前尚未成熟,是否会整合至宿主基因组导致癌基因激活或抑癌基因失活等安全问题还有待进一步观察。

肿瘤 DC 疫苗已由实验室走进了临床,众多体外实验、动物实验均证实了 DC 疫苗安全有效,但针对人恶性胶质瘤的 DC 疫苗临床试验现多停留在 Ⅰ、Ⅱ期。目前已证实 DC 疫苗治疗胶质瘤的安全性和可行性,可延长生存期。

(三)适应性免疫治疗

适应性免疫治疗因具有以下优点而越来越受重视:①淋巴细胞在体外活化、大量扩增简便可行;②体外活化过程中可根据需要使淋巴细胞产生广谱,特异/非特异性抗肿瘤作用,相关耐受的免疫细胞也可被逆转;③免疫细胞在体外扩增可避免一些制剂在体内大量应用带来严重的不良反应;④在体外扩增免疫细胞数量大于肿瘤疫苗在体内激活的效应细胞数,所以适应性免疫治疗是目前应用最广、最有希望的抗肿瘤免疫疗法,其效应细胞包括 T 细胞、NK 细胞、巨噬细胞,或广谱淋巴因子激活的 LAK 细胞和 TIL 等。

(四)细胞因子治疗

许多细胞因子具有免疫调节功能,恰当应用可增强一种或多种免疫细胞的功能。发挥更强的抗肿瘤免疫。随着重组细胞因子表达和纯化技术的进步,目前已能够较容易地获得相关细胞因子,使得细胞因子治疗得以实现。美国 FDA 已批准了 IL-2、IFN-α、TNF-α、GM-CSF 等细胞因子进入临床应用。目前抗肿瘤细胞因子多见于 IL、IFN、TNF 家族等,多具有免疫活性。

(五)其他

免疫佐剂可以非特异性地增强免疫应答,以前多采用卡介苗和弗氏佐剂等非特异性免疫增强剂,目前多采用细胞因子如 IL-12,Toll 样受体(Toll-like receptor,TLR)激动剂如 CpG 寡脱氧核苷酸(TLR-9 激动剂)、咪喹莫特(TLR-7 激动剂)以及 poy-I;C(TLR-3 激动剂)等。众多动物实验及Ⅰ期临床试验均证实了上述佐剂安全有效。但具体机制目前仍不清楚。

肿瘤的发生、发展、复发和转移是一个涉及多种免疫细胞,且固有免疫和适应性免疫同时参与的复杂的生物学过程。因此,深入揭示终究的特异性抗原、相关抗原,阐明肿瘤抗原经 APC 呈递,特异性激活肿瘤特异性 $CD4^+T$ 和 $CD8^+T$ 细胞以及 B 细胞的机制,可从根本上激活患者的免疫系统功能,去除肿瘤引起的免疫抑制状态,充分激活患者自主抗肿瘤的特异性免疫。努力发展多种基于 APC、T 细胞、单抗、趋化因子和共刺激分子、佐剂等的多种肿瘤抗原特异性免疫生物治疗方法,同时结合外科手术、放疗和化疗的综合性治疗,应是今后脑胶质瘤治疗发展的方向。

(曹依群　郝　斌　高　阳)

主要参考文献

[1] 周良辅. 现代神经外科学(第2版). 上海:复旦大学出版社,2015.535-949.
[2] 赵继宗. 神经外科学. 北京:人民卫生出版社,2007.361-487.
[3] Batich KA, Swartz AM, Sampson JH. Enhancing dendritic cellbased vaccination for highly aggressive glioblastoma. Expert Opin Biol Ther,2015,15(1):79-94.
[4] Swartz AM, Batich KA, Fecci PE, et al. Peptide vaccines for the treatment of glioblastoma. J Neurooncol,2015,123(3):433-440.
[5] Mohme M, Neidert MC, Regli L, et al. Immunological challenges for peptide-based immunotherapy in glioblastoma. Cancer Treat Rev,2014,40(2):248-258.
[6] Xu LW, Chow KK, Lim M, et al. Current vaccine trials in glioblastoma:a review. J Immunol Res,2014:796856.
[7] Hodges TR, Ferguson SD, Caruso HG, et al. Prioritization schema for immunotherapy clinical trials in glioblastoma. Oncoimmunology,2016,5(6):e1145332.
[8] Schuster J, Lai RK, Recht LD, et al. A phase II, multicenter trial of rindopepimut (CDX-110) in newly diagnosed glioblastoma:the ACT III study. Neuro Oncol,2015,17(6):854-861.
[9] Del Vecchio CA, Giacomini CP, Vogel H, et al. EGFRvIII gene rearrangement is an early event in glioblastoma tumorigenesis and expression defines a hierarchy modulated by epigenetic mechanisms. Oncogene,2013,32(21):2670-2681.
[10] Malkki H. Trial Watch:Glioblastoma vaccine therapy disappointment in Phase III trial. Nat Rev Neurol,2016,12(4):190.
[11] Rampling R, Peoples S, Mulholland PJ, et al. A Cancer Research UK first time in human phase i trial of IMA950 (novel multipeptide therapeutic vaccine) in patients with newly diagnosed glioblastoma. Clin Cancer Res,2016,22(19):4776-4785.
[12] Liu BY, Tian YJ, Liu W, et al. Intraoperative facial motor evoked potentials monitoring with transcranial electrical stimulation for preservation of facial nerve function in patients with large acoustic neuroma. Chinese Medical Journal,2007,120(4):323-325.
[13] Savardekar A, Nagata T, Kiatsoontorn K, et al. Preservation of Labyrinthine Structures While Drilling the Posterior Wall of the Internal Auditory Canal in Surgery of Vestibular Schwannomas via the Retrosigmoid Suboccipital Approach. World Neurosurgery,2014,82(3-4):474-479
[14] Tanti MJ, Marson AG, Jenkinson MD. Epilepsy and adverse quality of life in surgically resected meningioma. Acta Neurol Scand,2017,136(3):246-253.
[15] Hadi RY, Farid AA, et al. Pathologic significance of the "dural tail sign". European Journal of Radiology,2008,70(1):10-16.
[16] Zhang Y, Huang Y, Qin M, et al. Tumour-Infiltrating FoxP3+ and IL-17-Producing T Cells Affect the Progression and Prognosis of Gallbladder Carcinoma after Surgery. Scand J Immunol,2013,78(6):516-522.
[17] Avninder S, Vermani S, Shruti S, et al. Papillary meningioma:a rare but distinct variant of malignant meningioma. Diagn Pathol,2007(2):3.

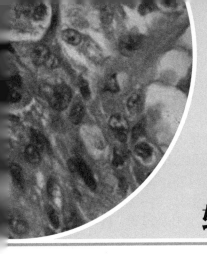

第十章
原发不明颈部转移性癌的诊治

一、概述

原发不明的转移性癌(cancer of unknown primary site,CUP)是一类异质性临床综合征:以转移性癌为首发表现或被临床首先发现,经过一系列检查而原发灶尚不明确的恶性肿瘤。CUP 占所有恶性肿瘤的 3%~5%,其中,原发不明的颈部转移性癌(metastatic cervical carcinoma with an unknown primary,MCCUP)占所有头颈部恶性肿瘤的 3%~9%。近年来,随着影像学诊断技术的发展和免疫组化等分子诊断水平的进步,对于此类疾病的诊断水平逐渐提高,同时也为治疗带来了新的机遇和挑战。

1944 年,Martin 和 Morfit 首先报道了一组颈部转移性鳞癌患者。该组患者经过 1~2 周详细检查后,仍未发现原发病灶,故被称为原发不明的颈部转移性癌。1952 年,Martin 提出经仔细检查 2 周以上,原发灶仍不明,即可诊断为原发灶不明的颈部转移性癌。1966 年,M.D Anderson 癌症中心的 Jesse 对于 127 例患者做了详细的描述,并在 1973 年提出了颈部淋巴结清扫术+潜在原发灶黏膜预防性照射的治疗方案。2015 年,本中心首先提出来两步治疗决策指导下对 MCCUP 进行多学科的综合治疗。

MCCUP 的发病率目前未有明确的数据。根据一项丹麦 20 年的回顾性数据分析,其发病率稳定在 0.34/10 万人。而同一时期,丹麦的头颈部肿瘤发病率从每年 700 例增加到 1 000例。所以 MCCUP 相对于头颈部肿瘤总数的比例在 20 年中从 2.5%降至 1.7%,这可能和诊断水平的提高相关。其 5 年生存率为 36%。根据病理类型,MCCUP 可分为转移性鳞癌、转移性腺癌、未分化癌和其他病理类型。其中,原发不明的颈部转移性鳞癌(squamous cell carcinoma of unknown primary of the head and neck,SCCUP)最为常见,占 53%~77%,且预后相对较好。绝大多数患者以单侧无痛性的颈部肿块为首发症状,Ⅱ区淋巴结最易累及,其次是Ⅲ区,累及双颈部的比例<10%。近期的研究发现,SCCUP 的病例增加可能和人类乳头状瘤病毒(human papillomavirus,HPV)感染增多有关,其发病率的增长速度和口腔癌类似。

MCCUP 的发病机制目前还有争议。有学者认为 MCCUP 的原发灶微小隐蔽,或生长缓慢,长期处于静止状态下不易查出。而颈部血供及淋巴回流丰富,位置表浅且易受刺激,转移癌生长较快,可以早于原发灶发现。也有学者认为,由于免疫机制和药物治疗的关系,使微小的原发灶消退,而转移灶继续生长。更有学者推测,一些 MCCUP 恶性程度高,发展快,原发灶尚未表现时,患者已死亡。

二、临床表现

患者最常见的主诉为单侧无痛性肿块,在短时间内(数月)逐渐增大;抗生素治疗无明显效果,或肿块在稍缩小后又再次增大。近40%的患者来就诊时Ⅱ区淋巴结肿大,其次为Ⅲ区淋巴结。单发的锁骨上淋巴结肿大需要排除肺及胃肠道恶性肿瘤。10%~15%的患者可能会同时出现双侧淋巴结转移,这类患者需要首先怀疑淋巴瘤及鼻咽癌。

同时,病史采集也非常重要。通过详细的病史询问可以找到原发灶的线索。既往认为SCCUP多发生在吸烟和饮酒的老年患者中,然而随着HPV感染的逐渐增多,最后证实原发口咽的SCCUP也逐渐增多,其预后和传统的头颈部鳞癌不同。患者的症状也可提示原发灶的位置。如伴有鼻塞和耳闷的患者,需对鼻咽部多次活检。如发音异常或吞咽困难,多提示下咽或口咽的肿瘤。其余的病史询问包括是否使用免疫抑制、吸烟和酒精史、性生活史、种族、外国旅游、阳光暴露和辐射暴露等。

三、诊断

(一)体格检查

头颈部完整及完善的检查非常必要。仔细观察口腔,采用触诊的方式检查口腔、舌根和扁桃体。注意观察口腔黏膜的细微异常,较小的口咽病灶是疑似MCCUP容易漏诊原因。检查鼻腔、眼眶、外耳道和头颈部皮肤。注意疑似皮肤恶性肿瘤(特别是头皮癌)的患者,因为病灶容易被头发隐藏,因此建议患者剔发后再行头皮的检查。检查腮腺、颌下腺和甲状腺。检查Ⅰ~Ⅵ区淋巴结,包括:质地、大小、部位、活动度、边界等。常规全身体格检查(包括胸部、腹部、乳房),特别是浅表淋巴结的触诊。

(二)实验室检查

除了常规的血液检查,EB病毒(Epstein-Barr virus,EBV)、HPV等检测也是必要的。近期的文献表明,大部分MCCUP最后被证实原发灶位于口咽部,特别是舌根和扁桃体,这和HPV感染增加有关,因此完善HPV检查可给临床医生重要的参考。而EBV-IgA阳性需要排除鼻咽癌的可能。其余的还包括一些常见的肿瘤标志物,如CEA、CA125等可预测消化道肿瘤的情况,降钙素提示甲状腺髓样癌的可能等。

(三)影像学检查

传统的影像学检查包括头颈部的CT/MRI、胸片/胸部CT、钡餐等。PET/CT在探寻原发肿瘤病变方面有较高的诊断价值。在PET/CT应用之前,MCCUP占头颈部肿瘤的3%~9%,而近年来其比例逐渐下降。而且PET/CT显像能同时发现是否有其他部位转移及范围,对患者的肿瘤再分期及治疗有重要影响。Zhu和Wang在2013年发表了关于PET/CT在发现MCCUP原发灶效率的荟萃分析。研究指出PET/CT的灵敏度与特异性分别为97%和68%(灵敏度范围为35%~100%,特异性范围为0~86%)。PET/CT检查在探寻MCCUP患者远处转移灶方面也具有独特优势。Elboga等在其研究中指出,PET/CT能发现28.5%的患者存在的新发转移灶,并改变了29.4%患者的治疗方案。整体而言,PET/CT用于探寻MCCUP原发灶时灵敏度较高,但特异性一般。既往文献报道PET/CT在寻找原发灶的假阳性率为16%~39%,其中扁桃体和舌根的假阳性率最高。引起假阳性的原因是:①FDG为肿瘤非特异性显像剂,炎性病变、某些良性肿瘤等都可以摄取FDG;

②头颈部结构复杂，Waldeyer 环、扁桃体、淋巴结的反应性增生可引起 FDG 摄取增高；③唾液腺及咀嚼肌的运动等也可引起 FDG 的摄取；④活检术后局部组织反应性摄取 FDG。由于 PET/CT 费用较高，并且存在一定的假阳性率，其在找寻原发灶方面的价值还存在着争议。

（四）内镜

常规全消化道和上呼吸道的内镜检查，包括喉镜、鼻咽镜和胃肠镜。Cerezo 等推荐对于常规及影像学检查仍然不能发现原发灶的患者行内镜检查，在内镜检查中对可疑病灶进行活检，可发现大约 40% 的原发灶。当内镜检查未见可疑病灶时，有学者建议可行多点随机活检。随机活检是指检查过程中对鼻咽、舌根、扁桃体、梨状窝等常见可疑部位进行多点检查。然而对于随机活检的部位，我们需要谨慎看待。亚洲部分地区鼻咽癌高发，鼻咽癌患者容易发生颈部淋巴结转移。我国部分学者推荐，如果高度怀疑鼻咽癌，如双颈或咽后淋巴结转移，鼻咽黏膜粗糙，血清 IgA/VCA 和（或）IgA/EA 滴度明显升高时，应作鼻咽部多点随机活检，以期得到病理证实。有的学者主张在随机活检仍为阴性的情况下行同侧扁桃体切除活检。其原因有以下几点：①扁桃体由丰富的淋巴组织构成，根据肿瘤转移的机制，扁桃体如有恶变可最早发生淋巴结转移；②原发灶可能在多种免疫活性细胞介导的免疫作用下处于相对静止或缓慢生长状态，而转移灶却在适宜的内环境中克隆而生长迅速；③扁桃体含有很多的皱褶隐窝而使病灶不易被发现。2000 年一项美国的研究对于 829 例头颈部癌患者进行研究，无法鉴定来源的 34 例中 6 例通过扁桃体切除确诊。Mendelson 的一项研究显示，扁桃体切除术发现了 10% 的体检和原发灶阴性的患者的原发肿瘤位置。因此，排除其余原发灶后，若考虑扁桃体原发可能性大，可行单侧或者双侧扁桃体摘除术。

普通内镜检查难以分辨黏膜的细微变化，激光介导的荧光内镜利用氦-镉谐振激光检测黏膜，将捕获的信息进行数字化处理，可提前发现癌前病变。在头颈部其敏感度和特异性分别是 92.9% 和 78.6%，明显高于一般内镜。Kulapaditharom 等运用该技术对 13 例 MCCUP 患者进行分析，检出 5 例鳞癌，4 例非典型增生，而普通内镜仅检出 2 例鳞癌。但是临床目前对此技术应用较少。

（五）开放活检与分子诊断技术

如果患者的细针穿刺不确定，而影像学和内镜检查仍高度怀疑为恶性的，可考虑开放活检。然而开放活检需要慎重，防止可能的肿瘤播散。同时设立合理的活检切口，需要考虑到后续手术的切口设计。分子诊断技术的发展进一步提高了我们对 MCCUP 的诊断水平。在头颈部肿瘤中，EB 病毒基因组只存在于鼻咽癌中。因此，若能在转移病灶中测得 EB 病毒基因组，则提示鼻咽存在隐匿原发灶的可能。可以将细针穿刺获得的组织用原位杂交技术检测 EB 病毒编码的 RNA 或用多聚酶链式反应技术检测 EB 病毒基因组的 DNA。鼻咽癌患者血浆或者血清 EB 病毒 DNA 的检测为诊断提供了另一种新方法。Lin 等通过比较来自血浆和原发灶中的基因组，发现了配对样本在基因型上有一致性，从而表明循环细胞中的 EB 病毒 DNA 可能源于鼻咽的原发灶。鉴于我国是鼻咽癌的高发地区，以上分子检测方法为我们找到原发为鼻咽的 MCCUP 提供了更多的方法。高危型 HPV 和口咽癌的发病密切相关。对转移性颈部淋巴结组织进行 HPV 的 DNA 或者 RNA 检测可能是发现原发灶位于口咽部的一种检查方法。一项研究通过应用原位杂交技术对 77 例可疑 MCCUP 患者的颈部淋巴结穿刺标本进行检测，其中原发口咽的患者的颈部转移灶中 53% 都检测到 HPV16

的表达,而非口咽癌患者无 HPV16 的表达。其他的分子学技术如 miRNA 分子表达谱分析,微卫星分析,将在 MCCUP 的诊断方面有一定的应用前景。目前,唯一一项基于芯片结果决定诊疗方案的单中心、前瞻性临床试验发表在 2013 年的《临床肿瘤学》杂志上。研究者通过 92 基因来判断 CUP 原发灶位置,并根据可疑原发灶进行个体化治疗,接受 92 基因导向个体化治疗的患者的中位生存期为 12.5 个月,与经验性治疗患者相比有明显的生存改善。

四、分期

由于原发灶不明(Tx),颈部淋巴结可根据 NCCN 2015 年第 1 版分期如下(表 10-1)。

表 10-1 MCCUP 淋巴结 N 分期

分期	淋巴结大小	分期	淋巴结大小
N1	同侧单个转移淋巴结最大径≤3 cm	N2c	双侧或对侧颈部淋巴结最大径≤6 cm
N2a	同侧单个转移淋巴结最大径>3 cm,但≤6 cm	N3	颈部转移淋巴结>6 cm
N2b	同侧多个转移淋巴结最大径≤6 cm		

五、治疗原则

MCCUP 由于其发病率相对较低而缺少前瞻性临床试验的数据,因此治疗方面存在着较大的争议,不同中心治疗方案各不相同。目前的主要治疗包括手术、放疗和化学治疗。

(一)外科治疗

颈部淋巴结清扫术是外科的首选治疗方法。根据淋巴结的分期、位置、是否外侵等决定颈清扫的范围。2015 年的《美国国立综合癌症网络(National Comprehensive Cancer Network,NCCN)指南》强调了手术对于 MCCUP 治疗的重要性,特别是对于小于 N2 期的患者。美国头颈协会(American head and neck society,AHNS)推荐分化好的鳞癌患者首选根治性颈清扫(Ⅰ~Ⅴ群)或功能性颈清扫。仅局限区域转移且无包膜外侵者,无需术后放疗。然后单纯的手术治疗是否有效,目前没有非常多的数据来支持。

目前单纯手术最大病例数的报道来自 Jesse。他报道了 104 例在 1948~1968 年单纯进行手术治疗的病患。同时,52 例患者首选放疗,而 28 例患者手术后再行放疗。总体来说,单纯手术治疗的患者,其肿瘤负担往往较轻。几乎所有的患者都需要全麻行颈部淋巴结清扫术。在单纯手术治疗的患者中,黏膜进展率为 18%,N1 期患者同侧颈部复发率为 13%,N2~3 期患者复发率为 32%。来自其他研究的数据证实,即使没有放射治疗,对于选择性的单纯手术治疗组的患者,其黏膜进展和对侧颈部复发也并不常见。本中心报道的单纯颈淋巴结清扫组,3 年颈部控制率为 65.8%。进一步的分析结果表明,对于 N1 期无包膜外侵的患者,手术治疗的最终颈部控制率可高于 90%,因此对于此类患者,单纯手术是首选治疗方法。然而在临床实践中,没有包膜外侵的 N1 期 MCCUP 是比较少的。鉴于无吸烟史的 HPV 相关 N2 期疾病的预后较好,单纯手术也可能适用于选择性的 N2a 期的 MCCUP 患者。具有良好预后的肿瘤治疗将成为未来探究的焦点。根据《NCCN 指南》,N2~3 期不伴有包膜侵犯的患者,手术后再行放疗。而对于淋巴结有包膜侵犯的患者,单纯手术或者放疗都是不够的。建议在手术和放疗基础上，辅助全身化疗治疗。从手术方式而言，目前最常见的是行根治性颈部淋巴结清扫术。然而对于N1～2期，淋巴结局限在某些区域，且不伴有包膜侵犯的患者，可考虑功能性或区域性淋巴结清扫术。

（二）放疗

传统来说，MCCUP的放疗范围包括全黏膜和双侧颈部引流区。历史上采用三野照射技术，其中喉部以挡铅保护，这种治疗模式下喉和下咽的复发并未增高。如今，保护腮腺的逆向调强放射治疗技术（Intensity-modulated radiation therapy，IMRT）已经成为治疗MCCUP的主流技术，唾液腺的保护更好。

1. **放疗和手术** 大部分MCCUP患者都会接受放射治疗，同时也会接受颈部淋巴结清扫手术。既往的文献很少研究手术和放疗的时序，是先接受放疗后手术，还是先手术后补充放疗。手术的时机是否会影响无病生存率，目前没有确切的数据。AHNS推荐分化差的鳞癌患者首选放疗（包括鼻咽和Waldeyer's环），颈部有残留者再行颈清扫。

2. **单侧还是双侧颈部放疗** 在既往研究MCCUP放疗的研究中，很少有患者接受单侧颈部引流区放疗，主要是由于病变局限在一侧颈部的病例数较少。对于接受双侧颈部引流区野照射的患者，其黏膜复发不足10%，颈部控制率也比较满意，这些患者主要失败在远处转移上。欧洲癌症治疗与研究组织（EORTC）曾于2002年发起一项Ⅲ期临床试验（EORTC 22205）对比单侧颈部淋巴结引流区（Ⅰ～Ⅴ区）放疗与全黏膜腔（喉、下咽、口咽、鼻咽）＋双侧颈部淋巴结引流区（Ⅰ～Ⅴ区）放疗的疗效与毒性，但因困难入组而终止。所以，现有的治疗方案的证据皆来自单中心，回顾性研究。近期的研究报道扩大野照射较单侧颈部照射未见明显优势；接受单侧颈部放疗的患者，黏膜/对侧颈部复发还是比较少见的。所以越来越多的研究倾向于缩小照射范围，降低不必要的毒性反应和远期后遗症。

3. **黏膜控制和剂量** 欧美国家中，口咽癌占头颈部鳞癌的比例较高，MCCUP中80%的原发灶在口咽部被检出，尤其是扁桃体和舌根。MCCUP治疗后口咽仍为主要的复发部位，所以针对口咽的预防性照射对此类患者具有一定的价值。近期Mourad WF报道了其诊疗中心针对口咽、咽后淋巴结及双侧颈部照射的结果，经过中位时间3.5年的随访，56例患者中仅1例出现原发灶，2例出现颈部的复发。他们认为在白种人患者中，避免鼻咽、喉部和下咽的照射是合理的选择，靶区的缩小并未增加靶区外的肿瘤复发。然而，亚洲为鼻咽癌高发区域，以颈部淋巴结肿大就诊的很大一部分原发灶的检出在于鼻咽。特别是局限性的Ⅱ区淋巴结肿大。如何将可能为鼻咽癌的患者首先从MCCUP中区分出来，是诊断与治疗的重点，对于靶区的设计也至关重要。

MCCUP的放射剂量参照已知原发灶的疾病。可见病灶66～70 Gy，对高危区域的辅助放疗60～66 Gy，对低危区域45～54 Gy。黏膜区的放疗剂量更为个体化。大部分放疗医生会参照EORTC 22205的剂量，50 Gy/25次或者54 Gy/30次。因为这些区域没有临床可见病灶，对于亚临床的病灶无需太高的剂量。也有诊疗中心建议同侧口咽部剂量增加至60～64 Gy，因为同侧口咽部是最常见的原发灶部位。在这两者之间的剂量也有报道。

（三）化疗

大部分N2期及以上的MCCUP患者会被推荐全身化疗。对于不伴有远处转移的MCCUP患者，化疗的作用目前并不明确。参考其他头颈部鳞癌的患者，化疗并不减少远处转移，其主要作用为局部控制。这类患者选择同步放化疗主要是避免手术造成重要器官的功能损伤,然后 MCCUP 的患者手术局限于颈部,很少造成器官损伤,因此化疗的作用有限。本中心的研究也提示相似的结论。根据 NCCN 的推荐,伴有淋巴结包膜侵犯的患者常规建议同步放化疗。常用药物包括铂类和氟尿嘧啶等。

（四）多学科治疗

MCCUP 是一系列复杂的、异质性的疾病。不同地区疾病谱的分布不同,治疗决策和方案也各不相同。复旦大学附属肿瘤医院基于多学科治疗团队的诊疗模式,提出了 MCCUP 两步决策指导下的多学科治疗。第一,是否存在鼻咽原发可能,决定是选择放疗为主的非手术治疗,还是颈清扫为主的手术治疗;第二,术后是否行辅助放/化疗,放疗范围是否包括可疑的原发灶。具体如图 10-1 所示:首先结合患者淋巴结的位置、咽后淋巴结情况、EBV 等分析是否鼻咽来源可能大(如颈部淋巴结位于Ⅱ区或Ⅴ区,尤其Ⅱb 区和Ⅴa 区,咽后淋巴结阳性,EBVCA-IgA 阳性)。如鼻咽可能大,建议按照鼻咽癌进行治疗。如不含上述临床症状,考虑非鼻咽原发可能大,首选淋巴结清扫术,根据术后病理决定辅助治疗。如无可疑原发灶提示,根据淋巴结是否外侵、术前分期(Ⅱa 期以上)、淋巴结阳性比例等高危因素,行术后放(化)疗;如有可疑原发灶提示,可行可疑原发灶+同侧/双侧颈部放疗(根据淋巴结位置、单双侧、病理分级等可行口咽或者喉和下咽放疗);如无高危因素或可疑原发灶,则不予辅助放疗,密切随访。根据两步法诊疗模式,复旦大学附属肿瘤医院分析了 2007 年 1 月~2013 年 12 月收治的 MCCUP 患者 77 例,分成 4 组:A 组(24 例)为按照鼻咽癌放化疗组;B 组(7 例)为颈清扫+术后放化疗组,放疗包括假定非鼻咽原发灶和颈部引流区;C 组(30 例)为单纯颈清扫组;D 组(16 例)为颈清扫+颈部放(化)组。放疗技术全部采用 IMRT,颈清扫包括根治性清扫和改良/区域性清扫。化疗方案为基于铂类的化疗组合。经过中位时间 34 个月的随访,患者总体 3 年的总生存率为 84.5%,黏膜控制率、颈部控制率、无远处转移生存率、无病生存率分别是 80.9%、76.2%、92% 和 59.4%。有 14 例患者发现原发灶,发现原

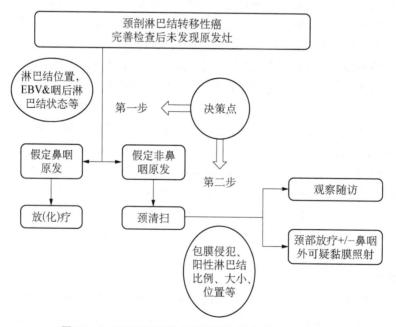

图 10-1 MCCUP 两步决策指导下的多学科治疗模式

发灶的患者均为未接受假定部位的照射(C组和D组)。接受颈部放疗的患者(A+B+D组),相对于未接受颈部照射的C组,具有较高的颈部控制率(87.5% vs. 62.2%)。单因素分析显示N2b及以上淋巴结分期与较差的颈部控制相关,淋巴结包膜外侵和年龄(>57岁)是影响患者生存的独立预后因素。

六、预后

根据报道,MCCUP的5年生存率为36%～60%。本中心报道3年的总生存率为84.5%。影响预后最重要的是淋巴结的分期,具有包膜外侵的患者生存率较差。如患者在首诊时已发现远处转移,预后最差。

七、总结

MCCUP是一类异质性的临床病例综合征,目前对于治疗模式存在争议。然而对于MCCUP最重要的首先是明确诊断,因为MCCUP本身即是排除性诊断。分子学技术如miRNA分子表达谱分析、微卫星分析,将在MCCUP的诊断方面有一定的应用前景。经过仔细全面的诊断未发现原发灶,诊断为MCCUP,可参考复旦大学附属肿瘤医院两步治疗决策指导下的多学科治疗模式对MCCUP进行诊疗。个体化的治疗的目的是为了更好地平衡治疗效果和患者的生活质量。

(王卓颖 孙国华 陈嘉莹)

主要参考文献

[1] Pavlidis N, Pentheroudakis G. Cancer of unknown primary site. Lancet, 2012, 379(9824): 1428-1435.

[2] Rusthoven KE, Koshy M, Paulino AC. The role of fluorodeoxyglucose positron emission tomography in cervical lymph node metastases from an unknown primary tumor. Cancer, 2004, 101(11): 2641-2649.

[3] Hayashi T, Muto M, Hayashi R, et al. Usefulness of narrow-band imaging for detecting the primary tumor site in patients with primary unknown cervical lymph node metastasis. Jpn J Clin Oncol, 2010, 40(6): 537-541.

[4] Cizmarevic B, Lanisnik B, Dinevski D. Cervical lymph node metastasis of squamous cell carcinoma from unknown primary tumor. Coll Antropol, 2012, 36(Suppl 2): 27-32.

[5] Dou S, Qian W, Ji Q, et al. Tailored multimodality therapy guided by a two-step decision making process for head-and-neck cancer of unknown primary. Oncotarget, 2016, 7(26): 40095-40105.

[6] Pavlidis N, Pentheroudakis G, Plataniotis G. Cervical lymph node metastases of squamous cell carcinoma from an unknown primary site: a favourable prognosis subset of patients with CUP. Clin Transl Oncol, 2009, 11(6): 340-348.

[7] Strojan P, Ferlito A, Medina JE, et al. Contemporary management of lymph node metastases from an unknown primary to the neck: I. A review of diagnostic approaches. Head & neck, 2013, 35(1): 123-132.

[8] Keller LM, Galloway TJ, Holdbrook T, et al. p16 status, pathologic and clinical characteristics, biomolecular signature, and long-term outcomes in head and neck squamous cell carcinomas of unknown primary. Head & neck, 2014, 36(12): 1677-1684.

[9] Erkal HS, Mendenhall WM, Amdur RJ, et al. Squamous cell carcinomas metastatic to cervical lymph nodes from an unknown head-and-neck mucosal site treated with radiation therapy alone or in combination with neck dissection. Int J Radiat Oncol Biol Phys, 2001, 50(1): 55-63.

[10] Patel SA, Magnuson JS, Holsinger FC, et al. Robotic surgery for primary head and neck squamous cell carcinoma of unknown site. JAMA Otolaryngol Head Neck Surg, 2013, 139(11): 1203-1211.

[11] Nagel TH, Hinni ML, Hayden RE, et al. Transoral laser microsurgery for the unknown primary: role for lingual tonsillectomy. Head & neck, 2014, 36(7): 942-946.

[12] Graboyes EM, Sinha P, Thorstad WL, et al. Management of human papillomavirus-related unknown primaries of the head and neck with a transoral surgical approach. Head & neck, 2015, 37(11): 1603-1611.

[13] Chernock RD, Lewis JS. Approach to metastatic carcinoma of unknown primary in the head and neck: squamous cell carcinoma and beyond. Head Neck Pathol, 2015, 9(1): 6-15.

[14] Johansen J, Petersen H, Godballe C, Loft A, Grau C. FDG-PET/CT for detection of the unknown primary head and neck tumor. Q J Nucl Med Mol Imaging, 2011, 55(5): 500-508.

[15] Zhu L, Wang N. 18F-fluorodeoxyglucose positron emission tomography-computed tomography as a diagnostic tool in patients with cervical nodal metastases of unknown primary site: a meta-analysis. Surg Oncol, 2013, 22(3): 190-194.

[16] Elboga U, Kervancioglu S, Sahin E, et al. Utility of F-18 fluorodeoxyglucose positron emission tomography/computed in carcinoma of unknown primary. Int J Clin Exp Pathol, 2014, 7(12): 8941-8946.

[17] Cerezo L, Raboso E, Ballesteros AI. Unknown primary cancer of the head and neck: a multidisciplinary approach. Clini Transl Oncol, 2011, 13(2): 88-97.

[18] 王卓颖, 田敖龙, 吴毅. 原发灶不明的颈部转移性鳞癌的临床特点. 耳鼻咽喉头颈外科, 2002, 9(2): 90-94.

[19] Kulapaditharom B, Boonkitticharoen V. Performance characteristics of fluorescence endoscope in detection of head and neck cancers. Ann Otol Rhinol Laryngol, 2001, 110(1): 45-52.

[20] Lee WY, Hsiao JR, Jin YT, et al. Epstein-Barr virus detection in neck metastases by in-situ hybridization in fine-needle aspiration cytologic studies: an aid for differentiating the primary site. Head & neck, 2000, 22(4): 336-340.

[21] Lin JC, Wang WY, Chen KY, et al. Quantification of plasma Epstein-Barr virus DNA in patients with advanced nasopharyngeal carcinoma. N Engl J Med, 2004, 350(24): 2461-2470.

[22] El-Mofty SK, Zhang MQ, Davila RM. Histologic identification of human papillomavirus (HPV)-related squamous cell carcinoma in cervical lymph nodes: a reliable predictor of the site of an occult head and neck primary carcinoma. Head Neck Pathol, 2008, 2(3): 163-168.

[23] Begum S, Gillison ML, Nicol TL, et al. Detection of human papillomavirus-16 in fine-needle aspirates to determine tumor origin in patients with metastatic squamous cell carcinoma of the head and neck. Clin Cancer Res, 2007, 13(4): 1186-1191.

[24] Hainsworth JD, Rubin MS, Spigel DR, et al. Molecular gene expression profiling to predict the tissue of origin and direct site-specific therapy in patients with carcinoma of unknown primary site: a prospective trial of the Sarah Cannon research institute. J Clin Oncol, 2013, 31(2): 217-223.

[25] Iganej S, Kagan R, Anderson P, et al. Metastatic squamous cell carcinoma of the neck from an unknown primary: management options and patterns of relapse. Head & neck, 2002, 24(3): 236-246.

[26] Frank SJ, Rosenthal DI, Petsuksiri J, et al. Intensity-modulated radiotherapy for cervical node squamous cell carcinoma metastases from unknown head-and-neck primary site: M. D. Anderson Cancer Center outcomes and patterns of failure. Int J Rediat Oncol Biol Phys, 2010, 78(4): 1005-1010.

[27] O'Sullivan B, Huang SH, Siu LL, et al. Deintensification candidate subgroups in human papillomavirus-related oropharyngeal cancer according to minimal risk of distant metastasis. J Clin Oncol, 2013, 31(5): 543-550.

[28] Ebrahimi A, Gil Z, Amit M, et al. Comparison of the American Joint Committee on Cancer N1 versus N2a nodal categories for predicting survival and recurrence in patients with oral cancer: Time to acknowledge an arbitrary distinction and modify the system. Head & neck, 2016, 38(1): 135-139.

[29] Barker CA, Morris CG, Mendenhall WM. Larynx-sparing radiotherapy for squamous cell carcinoma from an unknown head and neck primary site. Am J Clin Oncol, 2005, 28(5): 445-448.

[30] Perkins SM, Spencer CR, Chernock RD, et al. Radiotherapeutic management of cervical lymph node metastases from an unknown primary site. Arch Otolaryngo Head Surg, 2012, 138(7): 656-661.

[31] Mourad WF, Hu KS, Shasha D, et al. Initial experience with oropharynx-targeted radiation therapy for metastatic squamous cell carcinoma of unknown primary of the head and neck. Anticancer Res, 2014, 34(1): 243-248.

[32] Cooper JS, Pajak TF, Forastiere AA, et al. Postoperative concurrent radiotherapy and chemotherapy for high-risk squamous-cell carcinoma of the head and neck. N Engl J Med, 2004, 350(19): 1937-1944.

[33] Trotti A, Pajak TF, Gwede CK, et al. TAME: development of a new method for summarising adverse events of cancer treatment by the Radiation Therapy Oncology Group. The Lancet Oncol, 2007, 8(7): 613-624.

[34] Nieder C, Gregoire V, Ang KK. Cervical lymph node metastases from occult squamous cell carcinoma: cut down a tree to get an apple? Int J Radiat Oncol, Biol, Phys, 2001, 50(3): 727-733.

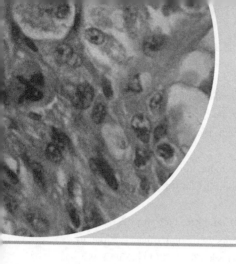

第十一章 口腔癌

第一节 概述

口腔的解剖概念有广义与狭义之分。狭义的口腔是从唇后至经咽门与口咽相连,两侧为颊,上、下壁分别由腭和舌体组成。本章主要介绍发生于固有口腔的癌症。口腔癌是指发生在口腔黏膜上皮及小唾腺的癌症,以及间叶组织来源的恶性肿瘤。其中80%以上为口腔黏膜上皮来源的鳞状细胞癌,根据部位可分为舌癌、颊黏膜癌、牙龈癌、硬腭癌和口底癌。

一、流行病学

（一）发病率

迄今为止,我国关于口腔癌的发病率尚无确切的数字,一些地区的报告只能提供一个侧貌。我国口腔癌发病率并不高,其排序在全身各部位恶性肿瘤中居第20位。

根据WHO的资料。在世界上以印度及斯里兰卡的口腔癌发病率最高,东南亚其他国家口腔癌发病也较高,原因与艾滋病蔓延及无烟烟草广泛应用有关。男性多于女性,但近年女性发病率有明显上升的趋势。在国外这种女性的增加趋势被认为与吸烟、饮酒习惯增加有关。口腔癌的患病年龄在我国以40~60岁为高峰,比西方国家要低10岁左右。

（二）好发部位

口腔癌的好发部位在我国与西方国家略有不同,在西方国家除唇癌外,口腔癌中以舌癌最多,口底癌居次位。我国资料显示,在20世纪60年代以牙龈癌最多,而近年来舌癌则跃居第一,牙龈癌退居第二(有的地区颊黏膜癌居第二),口底癌则在较后的位置。所以好发部位的不同与人种、地区及各种环境因素有一定关系。

（三）病因与发病条件

和全身其他肿瘤一样,口腔癌的病因及发病条件至今仍不清楚,与口腔癌发病有关的主要有以下几种因素。

1. 烟酒嗜好　吸烟致癌特别是导致口腔癌,口咽癌和肺癌几乎已被公认,嗜烟的方式与烟草的种类与口腔癌发生的关系甚为密切:吸烟斗或雪茄者,易致唇癌。咀嚼烟叶,包括同时加入一些其他的刺激性调味剂,如槟榔等时更容易发生口腔癌。有研究表明所谓无烟烟草,特别是鼻烟,其口腔癌的发生机会要比无吸烟习惯者高出2~4倍。饮酒可以增加发生口腔癌的相对危险性,且随饮酒量的增加而上升,酒精致癌的机制被认为是酒精本身的细胞毒性和溶剂性质,损害肝脏及细胞免疫的抑制。兼有嗜烟的饮酒者,其发生口腔癌的机会更高,所以认为饮酒与吸烟具有协同致癌作用。

2. **慢性刺激与损伤** 人们早就发现在锐利的牙嵴,残根及不良修复体的相应部位被长期慢性刺激后可以发生癌变,尤其常见于舌癌及颊黏膜癌,由于口腔卫生等关系常伴有慢性炎症存在再加上机械性损伤可能成为促癌因素。

3. **生物性因素** 目前已发现的600多种动物病毒中的1/4具有致肿瘤特性。目前已证实HPV(人乳头状病毒)与口咽癌的发生有密切关系,在2017年发布的《AJCC第八版肿瘤分期》中,已将HPV感染有无,作为口咽癌患者分期的一个重要因素,但口腔癌与HPV之间关联,尚无证实。曾有报道认为口腔癌的发生可能与Ⅰ型单纯性疱疹病毒(HSV-1)有关,也有关于HSV-1抗体指示口腔癌预后的报道。然而迄今为止,尚无象证明EB病毒与鼻咽癌发病关系那样证实病毒在口腔癌发生中的作用的令人信服的资料。

4. **营养因素** 饮食、维生素及微量元素的摄入与口腔癌的发生发展均有一定的关系。实验证实缺乏维生素A及维生素B_2的动物易被化学致癌物诱发肿瘤包括口腔癌,皮肤癌以及涎腺肿瘤,而补充维生素A或维A酸可减少或阻断肿瘤的发生。患"缺铁性吞咽困难综合征(Plummer Vinson' Syndrome)者中,10%~15%可发生上消化道肿瘤,包括口腔癌。口腔癌患者的红细胞硒与血浆硒水平明显低于癌前病变者和健康人,手术后未复发的患者血硒水平较高,而复发患者的血硒水平仍低下。除硒以外还发现口腔癌患者癌组织中钾与钙的含量有增高。锌/铜的比值增大。

5. **机体免疫状态** 目前大都认为机体抗癌的免疫反应是通过免疫监视作用来实现的。如果机体出现了免疫缺陷,则肿瘤细胞可逃逸免疫监视而使肿瘤发生和发展。临床上恶性肿瘤多见于中老年人,研究认为40岁以上的人血液中的胸腺素浓度就开始下降,70岁以上的老年人血液中T细胞绝对计数明显减少,原发性或先天性免疫缺陷者的恶性肿瘤发生率明显提高,继发性或获得性免疫缺陷病患者包括艾滋病及医源性免疫抑制者也容易伴发恶性肿瘤,其中发生口腔癌的为数不少。

二、诊断

口腔位于浅表部位,张口直视即可见,按理诊断并不困难,但临床上确诊的早期病例并不多,通常口腔癌患者确诊时约70%已属中晚期,因此口腔癌的预后较差。影响早期诊断的因素有:①口腔癌早期很少有疼痛,不引起患者重视;②好发于老年人,不少患者有义齿或牙托,病灶容易被假体覆盖;③患者对手术有顾虑,害怕术后并发功能或面貌方面的后遗症;④医师诊断及治疗上的失误。所以为了提高口腔癌的疗效,一定要加强卫生宣教,使患者和医生对口腔癌的早期症状有足够的重视。

(一)临床表现

1. **口腔斑块或肿块** 鳞癌发生于口腔黏膜,病灶浅表,早期呈颗粒状斑块,白色或红色,难与口腔白斑或增生性红斑鉴别,随着斑块的增厚进而形成硬结或肿块。黑斑多见于牙龈及腭部,一旦出现黑斑应先考虑恶性黑色素瘤。来源于黏膜下的小唾腺癌,早期肿瘤表面黏膜光滑,好发于硬腭,其次是颊部,舌根,口底。

2. **溃疡** 口腔鳞癌常发于溃疡,典型的表现为质硬,边缘隆起,不规则,基底粗糙不平,呈粉红色,有时有灰白色脓性或坏死物覆盖,应与口腔其他溃疡性病变相鉴别,如复发性溃疡,创伤性溃疡,结核性溃疡等。

3. 疼痛　早期口腔癌一般无明显疼痛,当肿瘤伴有炎症或累及神经时才出现明显疼痛。若疼痛的部位与口腔病灶部位不一致,则应考虑肿瘤有向其他部位扩散的可能,如颊黏膜癌,硬腭癌,口底癌或舌癌伴发牙龈或舌部疼痛时提示牙龈或舌神经受侵可能;舌体癌侵犯舌根时引起耳痛,咽痛。口唇麻木疼痛,则提示有三叉神经分支受浸可能,这种情况在硬腭的腺样囊性癌中较多见。

4. 舌活动受限　肿瘤累及广泛舌肌及口底软组织时引起舌活动受限,影响语言及进食,流涎不止;舌下神经受侵时,伸舌向患侧偏斜并伴有舌肌萎缩。

5. 张口困难　提示肿瘤侵犯舌外肌,如翼内肌,翼颌间隙,咀嚼肌等。

6. 颈部淋巴结肿大　口腔癌区域淋巴结转移在解剖上是从高向低发展的,一般好发于颌下,颏下及颈深上淋巴结,肿瘤位置偏下的可首先转移至肩胛舌骨上淋巴结,位置近中线的可向两侧颈部转移,而首先出现锁骨上淋巴结转移的较少见。

（二）诊断

为了制定合理的治疗方案,诊断要求得出定位,定性与范围的判断。

1）原发灶的解剖分区及组织起源。

2）肿瘤病理类型。

3）病变的范围:确定病灶是否超出原解剖分区累及周围组织,有否区域淋巴结转移及远处转移。对口腔内的增生性白斑,红斑,硬结,糜烂或溃疡等病变疑为癌瘤可能时,需做活检以明确诊断。按表面黏膜是否完整分别做细针穿刺,切取或钳取活检,活检时应避开炎性坏死组织,在肿瘤边缘与正常组织交界处取组织,标本最好包括肿瘤及周围少量正常组织。对黏膜完整的黏膜下肿块可采用细针吸取细胞学检查,切取活检或切除活检,而且为避免因活检引起的肿瘤局部扩散,这些检查尽量在术前或术中进行;尽量缩短与手术的时间,减少医源性播散。X线平片或分层摄片在口腔癌侵及上,下颌骨及鼻腔,鼻窦时能提供一定的信息,但对口腔肿瘤的定位及周围软组织受浸情况不能提供帮助。CT及MRI检查则可以弥补上述要求,在临床上越来越得到重视,成为术前重要的辅助检查手段。

4）患者全身状况评估:随着医学分子影像学的发展,在患者制订治疗方案前,可采用全身检查如PET-CT,骨扫描等手段,评估口腔肿瘤患者全身状态。评估患者是否存在其他脏器、部位的累及。

（三）临床分类及分期

临床TNM分期有助于协助制定治疗计划及估计预后,同时使得研究工作有一个统一的标准。2017年,国际抗癌联盟对AJCC口腔癌分期进行了更新,发布了第8版TNM分期。其中肿瘤的浸润深度,与肿瘤分期有着密切关联。

1. 口腔解剖区域

1）颊黏膜包括:①上下唇内侧黏膜;②颊黏膜;③磨牙后区;④上下龈颊沟。

2）上牙槽牙龈。

3）下牙根牙龈。

4）硬腭。

5）舌包括:①舌背部和轮廓乳头前的舌侧缘;②舌腹部。

6）口底。

2. TNM 分期

（1）T-原发肿瘤

1）TX 原发肿瘤不能评估。

3）T0 无原发肿瘤证据。

3）Tis 原位癌。

4）T1 肿瘤最大直径≤2 cm；并且肿瘤浸润深度≤5 mm（注意此为肿瘤浸润深度，不是肿瘤厚度）。

5）T2 肿瘤最大直径＜2 cm，并且肿瘤浸润深度＞5 mm 且＜10 mm；或者肿瘤最大直径＞2 cm，≤4 cm，并且肿瘤浸润深度≤10 mm。

6）T3 肿瘤最大直径＞4 cm，或者肿瘤浸润深度＞10 mm。

7）T4 局部肿瘤中或重度外侵。

8）T4a 肿瘤侵犯骨皮质，侵及非固有舌肌深层（颏舌肌、舌骨舌肌、腭舌肌、茎突舌肌），上颌窦或面部皮肤。

9）T4b 肿瘤侵及咀嚼肌间隙、翼板或颅底和（或）颈内动脉

（2）N-区域淋巴结（颈部）

1）NX 不能评估有无区域淋巴结转移。

2）N0 无区域淋巴结转移。

3）N1 同侧单个淋巴结转移，直径≤3 cm，且淋巴结没有外侵。

4）N2 同侧单个淋巴结转移，直径≤3 cm，且淋巴结外侵；同侧单个淋巴结转移，直径＞3cm，但≤6 cm，且淋巴结没有外侵；或同侧多个淋巴结转移，但最大直径＜6 cm，且淋巴结没有外侵；或双侧淋巴结转移，最大直径≤6 cm，并且淋巴结没有外侵。

5）N2a 同侧单个淋巴结转移，直径≤3 cm，且淋巴结外侵；同侧单个淋巴结转移，直径＞3 cm，但≤6 cm，且淋巴结没有外侵。

6）N2b 或同侧多个淋巴结转移，但最大直径＜6 cm，且淋巴结没有外侵。

7）N2c 或双侧淋巴结转移，最大直径≤6 cm，并且淋巴结没有外侵。

8）N3 转移淋巴结最大直径＞6 cm，并且淋巴结没有外侵；或者同侧淋巴结转移，最大直径＞3 cm 伴有淋巴结外侵；或者同侧淋巴结多个转移，对侧淋巴结转移，双侧淋巴结转移伴有外侵。

9）N3a 转移淋巴结最大直径＞6 cm，并且淋巴结没有外侵。

10）N3b 或者同侧淋巴结转移，最大直径＞3 cm 伴有淋巴结外侵；或者同侧淋巴结多个转移，对侧淋巴结转移，双侧淋巴结转移伴有外侵。

注：中线淋巴结肿大作为同侧转移考虑。

（3）M-全身转转移

1）Mx 不能评估有无远处转移。

2）M0 无远处转移。

3）M1 有远处转移（应同时注明转移部位）。

（4）临床分期：如表 11-1 所示。

表 11-1　口腔癌的临床分期

分期	描述	分期	描述
0 期	TisN0M0	ⅣA 期	T1，T2，T3N1M0 T4aN0，N1，N2M0
Ⅰ期	T1N0M0		
Ⅱ期	T2N0M0	ⅣB 期任何	TN3M0 T4b 任何 NM0
Ⅲ期	T3N0M0 T1，T2，T3N1M0	ⅣC 期	任何 T 任何 NM1

三、治疗

口腔癌的治疗包括外科手术、放疗、化疗，以及冷冻、激光等。迄今为止手术及放疗仍是治疗口腔癌的主要手段，随着现代肿瘤学发展，综合治疗的观念趋于主导地位，一方面存在头颈癌瘤解剖生理特点以及手术复杂性和术后功能形态恢复的特殊问题，同时要求患者在治疗后能继续参与工作和社会生活，因此就需要手术整复，颌面赝复，肿瘤内科，肿瘤病理，放射学语言治疗等方面专家协同指定治疗计划，有时还需要社会心理学家的参与。同时头颈部癌瘤的手术是属于频率敏感手术范畴。所以发达国家头颈部癌瘤治疗中心正在逐步形成和增加，国内大型肿瘤中心也在积极跟上成立头颈部肿瘤治疗中心，总的来说，对于口腔癌的治疗是以手术为主的综合治疗，国际上认可的方法是诱导化疗-手术-放疗-中医中药或生物治疗的序贯治疗。同时兼顾患者的生存质量。

第二节　舌　癌

舌为口腔内的重要器官，对语言，咀嚼，味觉和吞咽等功能起重要作用。舌以人字形界沟为分界，分为舌体与舌根。

一、流行病学

舌癌在口腔癌中最常见，根据上海市 1984～1986 年肿瘤发病率的统计调查：男性为(0.5～0.6)/10 万，女性为(0.4～0.5)/10 万；1997 年发病率为男性 0.7/10 万，女性 0.6/10 万，约占口腔癌的 32.5%～50.6%。美国 M.D. Anderson 医院的资料：舌癌的发病率超过或接近其他口腔恶性肿瘤的总和。近年来的资料表明无论是国外或国内，女性患舌癌者有明显上升的趋势，而且患病年龄亦趋向年轻化。舌癌约 85% 以上发生在舌体，舌体癌中以舌中 1/3 侧缘部为最好发部位，约占 70% 以上；其他可发生于舌腹(约 20%)和舌背(7%)；发生于舌前 1/3 近舌尖部者最少。舌癌的病因与局部创伤，(残根残冠及锐利牙嵴)慢性炎症，烟酒嗜好等有关，有些舌癌来自癌前病变的恶变。

二、病理解剖

舌体癌 98% 以上为鳞状细胞癌，高分化Ⅰ级者约占 60%。舌的血供淋巴丰富，舌肌的挤压也促使舌癌早期颈淋巴结转移,所以,舌癌的淋巴结转移率较高,根据近年国内报道舌癌的颈部淋巴结转移率为29%~38%。我科总结212例舌癌中72例有颈部淋巴结转移占34%,原发肿瘤较大的晚期舌癌的淋巴结转移率达43%~46%;本科资料T1 26%(26/98),T2 40%(42/105),T3 44%(4/9)。颈部淋巴结转移的部位亦随原发肿瘤的部位不同而有所不同:舌缘中、后1/3的舌癌多数首先转移至二腹肌下淋巴结,舌前1/3腹面的舌癌常见首先转移至颏下,颌下或颈内静脉中群淋巴结,肿瘤接近或超过中线时则可向对侧颈部淋巴结转移。这些均提示原发肿瘤位置靠前者,颈部转移位置偏前,偏下;原发肿瘤靠后者,颈部转移位置偏后,偏上。舌癌的淋巴结转移灶容易侵犯包膜及淋巴结周围组织,手术彻底性差,据我科资料有颈部淋巴结转移者的5年生存率约为无淋巴结转移者的50%。

三、临床表现

舌癌早期可表现为溃疡,外生与浸润3种类型。早期症状不明显,溃疡合并感染时引起疼痛,出血,恶臭。后期,舌体癌侵犯舌根时引起放射性耳痛;若大部舌肌或全舌受侵则引起舌固定,流涎,进食困难及语言不清;舌神经受累则引起舌疼,舌感觉减退,甚至麻木;舌下神经时伸舌向患侧偏斜伴同侧舌肌萎缩。舌癌较多发生淋巴结转移,有些患者以颈部淋巴结肿大为第一症状,所以当有颏下,颌下或颈深上,中群淋巴结肿大时,应仔细检查口腔寻找舌部原发灶。

四、诊断

舌癌的诊断一般比较容易。对疑有恶变可能的舌部病变如白斑、硬结、糜烂或溃疡时,尤其位于舌缘的病变,经2~3周保守治疗后无明显好转或反加重者,应按病变的深浅分别选择做细针穿刺,切取或钳取活检以明确诊断。舌部病变临床上应与创伤性溃疡,结核,复发性溃疡,小唾腺潴留囊肿,以及增生性白斑,红斑等癌前期病变相鉴别。

五、治疗

(一)原发肿瘤的处理

早期高分化鳞癌可考虑单纯手术,放疗或冷冻治疗;晚期舌癌应采用化疗+手术+放疗的综合治疗,术前诱导化疗常用药物有长春新碱,平阳霉素,顺铂等,舌癌对化疗比较敏感,位于舌前、中1/3的T1期舌癌可经口腔做部分舌切除,切除范围应包括肿瘤边缘以外1cm以上的正常舌组织,切除后一期缝合。病灶位于舌体后部的或T2,T3期舌癌因其手术显露欠佳宜行下唇正中切开,切开龈唇沟,龈颊沟,将颊瓣翻开行舌切除术,同时根据病灶的大小,深度切除半舌,大半舌甚至全舌,并行一期修复。修复方法很多,常用的有吻合血管的游离皮瓣,(前臂皮瓣)或带蒂的肌皮瓣,如胸大肌肌皮瓣,舌骨下肌皮瓣等。我科王弘士教授于1979年创用了舌骨下肌群皮瓣修复舌缺损的方法。这种皮瓣的优点在于位置接近口腔取材方便,创伤小,手术时间增加不多,术后功能恢复满意,全舌再造后仍能恢复一定的吞咽及语言能力,因而扩大了舌癌的手术适应证,提高了疗效,Ⅳ期的舌癌患者生存率从11.1%提高到42%。但目前流行采用前臂、股外侧等游离皮瓣修复口腔缺损,其不但可以维持口腔外形,更在一定程度上,恢复功能。

舌背,舌中1/3舌缘或舌腹面的病灶也采用外放射加间质放射治疗:外放射包括^{60}CO,

X线或加速器;间质放疗过去多采用镭针组织间插植治疗;随着人工放射性同位素^{192}Ir、^{125}I,^{198}Au等的出现及后装技术的发展,镭针治疗已被^{192}Ir后装组织间治疗所替代,后装技术解决了医务人员的防护问题,同时使用计算机计算放射源周围的等量线能清楚显示靶区剂量使放疗计划结果得到保证。术后放疗可巩固疗效,减少局部多发。对于年迈体弱,无手术或放疗条件的患者,根据病情也可采用冷冻治疗。

(二) 颈部淋巴结的治疗

颈部的转移淋巴结通常对放射治疗不敏感而采用手术治疗。由于舌癌的淋巴结转移率较高,而且从我科的资料分析发现有无临床颈部淋巴结转移明显影响预后,所以除个别原发病灶较浅表的T1N0的病例可以经口行舌部分切除术外,其他期舌癌无论临床有无发现颈部淋巴结转移均行颈部淋巴结清扫术。

第三节 颊黏膜癌

颊黏膜包括上下唇内侧黏膜,颊黏膜,磨牙后区以及上下龈颊沟处的黏膜。颊黏膜的后界是翼突下颌缝,同时也是口腔与口咽的侧面分界线,上下界分别是上下龈颊沟。黏膜下腺体丰富但分布不均,若以第一白齿前缘为界将颊黏膜分成前后两部分,则前半颊黏膜下的腺体分布稀疏,而后半颊黏膜下特别是磨牙后三角区有丰富密集的腺体,因此颊黏膜癌中的腺上皮来源的肿瘤占颊黏膜癌比例的10%,较舌体癌高。

一、流行病学

颊黏膜癌是一种常见的口腔癌,发病情况在不同国家和地区有显著的差异,在北美及欧洲地区颊黏膜癌占口腔癌的2%～10%;在东南亚,中亚,尤其是南印度地区口腔癌占全身癌的15%～23%,而颊黏膜癌在口腔癌的构成比中可高达50%;我国西南部的华西医科大学统计资料提示颊黏膜癌占口腔癌的30.22%,略低于舌癌(30.72%),居口腔癌中的第2位;上海第二医科大学口腔颌面外科1 751例口腔癌的统计分析中舌癌占31.46%,颊黏膜癌占20.85%居第2位;而广东省肿瘤医院报告颊黏膜癌仅占口腔癌的9.9%。人种对颊黏膜癌的发生无明显影响,但性别差异显著,20世纪20年代的资料显示,男女性患者之比为9:1,目前则为2:1～3:1,这一点类似于舌癌及口底癌的发病情况女性患者有明显上升趋势。临床观察和实验研究发现,颊黏膜癌与局部遭受物理,化学因素的刺激,癌前期病变的存在有关,如咀嚼槟榔,烟叶及石灰混合物是东南亚等高发地区引起颊黏膜癌的主要病因。此外,吸烟、饮酒,特别是不良的口腔修复体,牙齿的残冠残根等的慢性刺激及口腔卫生与营养不良均可成为发病的诱因。另外,颊黏膜是口腔白斑的好发部位,临床研究表明人类颊黏膜癌有白斑转化而来者占9%～20%。

二、病理类型

颊黏膜由复层鳞状上皮覆盖,黏膜下富含黏液腺和混合腺。因此颊黏膜癌以鳞状细胞癌为主(占90%以上),其次为腺癌(占5%～10%),其中以腺样囊性癌居多,黏液表皮样癌及恶性混合瘤较少。

三、临床表现

颊黏膜鳞癌初期病灶常表现为局部黏膜粗糙,糜烂,因无疼痛常被患者忽略。当肿瘤向外浸润至肌层或溃破感染时病情已非早期。位于磨牙后区的颊黏膜癌向内侵润时可累及咽前柱,扁桃体,舌根,引起咽痛及舌活动受限;向深部浸润可累及翼内肌或翼颌间隙引起张口困难;进一步浸润颞间隙可形成颞部肿块。颊黏膜鳞癌通常有溃疡形成伴深部侵润,仅少数表现为疣状或乳突状的外生型,由白斑发展而来的颊黏膜癌常可在患区发现白斑,癌灶呈侵润生长,极易侵入颊肌层和颊脂体进而累及颊部全层,穿破皮肤,并向上下牙龈,唇部,牙槽骨,颌骨等部蔓延。颊黏膜的腺癌常发生于第一磨牙前缘以后及磨牙后三角区的黏膜下,由于发生于黏膜下的腺体,故早期病灶常发现为局部浸润性肿块表面黏膜光滑,须用手指触诊才能明确肿块的部位及大小。当原发肿瘤最大直径≤2 cm,进入深度≤2 mm 时通常无淋巴结转移,随着肿瘤的增大及浸润加深,淋巴结的转移率也增加,其中以颌下淋巴结转移最多见,其次为颈深上淋巴结。

四、诊断与鉴别诊断

颊黏膜癌的诊断不难,要注意判定癌前病变是否已发生恶变,活组织检查有助于早期诊断,双会诊明确颊黏膜癌浸润的厚度对判定手术方案有帮助,术前 CT、MRI 检查已在推荐之列。

五、治疗

由于颊黏膜癌呈浸润性生长,除病灶范围小,浸润浅表的颊黏膜癌(T1)可考虑单纯手术切除外,对中晚期患者目前多主张采用以手术为主的综合治疗:包括术前化疗配合手术治疗,术后补充放疗。颊黏膜癌病灶的切除要有足够的广度和深度,应切除肿瘤及其边缘外 1.5~2 cm 的正常黏膜,切除深度应包括颊肌在内;若腮腺导管受累则也应一并切除残端结扎;若肿瘤累及颊肌,皮下组织甚至皮肤,则应果断地做颊部全层切除;不要盲目为保皮肤而缩小手术范围,此为术后局部复发的主要原因之一;肿瘤浸犯牙槽,齿龈或颌骨时应做相应的牙槽突或颌骨切除;磨牙后区的颊黏膜易侵犯齿龈、咽前柱、扁桃体、软腭和舌根。翼内肌甚至颞下窝,应切除相应的受侵组织;若伴有张口困难,则根据肿瘤浸润深度与范围,附加切除下颌骨升支,颧弓水平以下的颞肌及翼板以下的翼内肌,或齐翼板根部切除包括翼板,下颌骨升支和咀嚼肌群在内的颞下组织,同时一期修复手术缺损。对颊黏膜癌患者颈部淋巴结的处理采用与舌癌相同的原则,除常规清扫颈部各组淋巴结外,还需包括面颊部的面动脉及其周围淋巴结。

六、预后

文献报道有差异,上海 5 年生存率为 62.2%。

第四节 牙 龈 癌

牙龈为覆盖于上下颌牙槽突的软组织,由与骨膜相连的纤维组织及复层鳞状上皮组成,无黏膜下层,也无腺体,故牙龈癌绝大多数为鳞状上皮癌。

一、流行病学

牙龈癌在口腔癌肿仅次于舌癌而居第 2 位或第 3 位(次于颊黏膜癌)好发年龄为 40～60 岁,男性多于女性。牙龈癌在口腔癌中的比例呈逐年下降,从最高 32.06% 降至目前的 20% 以内。牙龈癌的发生可能于口腔卫生不良,不良的牙体或义牙有一定的关系。

二、病理学

牙龈癌绝大多数为分化较好的鳞状细胞癌,常发生于两侧的尖牙区或磨牙区的唇颊侧,少数见于前牙区。下牙龈癌较上牙龈癌多见。牙龈癌早期未侵润骨质时,可无颈部淋巴结转移,随着病情的发展,淋巴结转移率从早期的 13%～31%增至晚期的 41%～58%,下牙龈癌淋巴结转移率较上牙龈癌高,一般首先转移至颌下淋巴结,其次为颈深上淋巴结。牙龈癌的淋巴结转移率低于舌癌及颊黏膜癌,这可能与牙龈癌的患者较早出现牙痛,牙龈出血等症状而及时就诊有关系。

三、临床表现

牙龈癌在临床上可表现为溃疡型或外生型,其中以溃疡型较为多见。早期牙龈癌无明显症状,少数患者时在口腔检查时偶然发现,多数患者时因溃疡,牙痛,牙齿松动等牙病就诊时发现。若对牙龈溃疡及乳头状增生误诊为一般的牙龈炎予以拔牙则可使溃疡经久不愈,并促使肿瘤经牙槽窝向颌骨深部侵润。颌骨牙槽突的骨膜是组织肿瘤扩散的天然屏障,牙槽牙龈癌开始时是向唇颊侧,硬腭或口底侧扩展,下牙龈内侧肿瘤向口底侵犯或侵入翼内肌引起张口困难。上牙龈癌向深部侵犯可累及上颌窦,产生与上颌窦癌相类似的症状和体征。下牙龈癌侵犯下颌骨累及下牙槽神经时则可引起同侧下唇麻木。牙龈癌发生颌下或颈深上淋巴结的转移。

四、诊断及鉴别诊断

50 岁以上由不明原因的牙龈溃疡、结节、牙痛、牙龈出血、牙齿松动等症状时应排除牙龈癌可能,必要时需做活检,口腔科医生对这些患者不能轻易地按一般牙病治疗而误诊,更不要随便拔牙而促使肿瘤扩散。牙龈癌应与以下疾病相鉴别。

(一)龈瘤

源自牙周膜活牙槽骨膜,好发于 20～40 岁的年轻人,生长缓慢,一般呈黄豆粒大,表面光滑,很少恶变。

(二)恶性黑色素瘤

常见于上牙龈前中 1/3 及硬腭,色黑,增大迅速。

(三)颌骨肿瘤

如造釉细胞瘤,牙源性囊肿,骨肉瘤等。

(四)上颌窦癌

上牙龈癌晚期侵犯上颌窦时很难与上颌窦癌相鉴别,需详细询问病史,了解发病初期的主要症状,上颌窦癌多表现为上龈颊沟肿胀,口腔黏膜光滑,牙齿松动先于牙龈溃疡,鼻塞、鼻涕带血先于牙龈肿胀或溃疡。

五、治疗

牙龈癌由于早期侵犯骨质,故其治疗主要依靠外科手术。当原发肿瘤较大侵犯周围区域如颊,口底,上颌窦时,则辅助放射治疗。即使时早期的牙龈癌原则上均应行牙槽突切除,而不能仅行牙龈切除术。较晚期的牙龈癌应做下颌骨矩形或上颌骨次全切除术。如肿瘤已累及下颌神经管出现下唇麻木,应做孔间骨段切除(如下颌孔至同侧或对侧颏孔)直至半侧或超过中线的下颌骨切除术。上牙龈癌已穿入上颌窦者应行全上颌骨切除术。若肿瘤侵犯口底,颊黏膜及磨牙后区,手术切除后形成的组织缺损可采用舌骨下肌皮瓣修复。一侧下颌骨切除后应置斜面导板以固定对侧下颌骨,一般不主张做一期植骨术。上颌骨或硬腭切除后入与鼻腔或上颌窦贯通时,则采用上颚托板封闭缺损。下牙龈癌的颈部淋巴结转移率较高约30%,故可按舌癌的颈部淋巴结处理原则。上牙龈癌淋巴结转移率较低约为14%,并且颈部与原发肿瘤之间有宽阔的正常中间区,故对 N0 的病例一般不做预防性颈清扫。

六、预后

牙龈癌的预后较舌癌及口底癌好,下牙龈癌较上牙龈癌预后好。

第五节 硬 腭 癌

硬腭癌形成口腔的顶部,使口腔前部与鼻腔及上颌窦分开,前自上龈嵴后与软腭相连。腭中线及腭黏膜外缘区无黏膜下层,黏膜与硬腭骨膜紧密相连称为黏骨膜;而腭中线两侧有黏膜下层,以两侧第 1 磨牙连线为界,腭前部含脂肪,后部含丰富的腺体,故硬腭癌中除鳞状上皮癌外还有较高比例的唾腺来源肿瘤。

一、流行病学

硬腭癌不多见,在口腔癌中约占 10%,居第 4 位。硬腭癌在口腔癌中的比例也呈逐年下降趋势,已从 20 世纪 60 年代的 17.77% 降至 20 世纪 80 年代的 9.24%。硬腭癌多见于男性,男女比例约为 3∶2。50 岁以上好发。硬腭癌的发生与烟酒嗜好有较密切的关系。此外,也可见于咀嚼烟叶及其他刺激品的患者。

二、病理学

腭部最好发腺性上皮癌,约为鳞癌的 2.5 倍,鳞癌在腭部恶性肿瘤中仅约 1/4。硬腭的淋巴引流主要是颌下淋巴结和颈深上淋巴结,有时也可转移至咽后淋巴结。

三、临床表现

硬腭鳞癌初期无症状,仅感黏膜增粗,继而出现肿块,溃疡及出血等症状。肿瘤多呈外生型,边缘外翻,晚期可累及软腭、腭侧牙龈、牙槽突,侵犯腭骨后可穿通鼻腔或进入上颌窦,引起鼻腔癌及上颌窦癌症状。恶性唾腺肿瘤多发生于硬腭后区,初期症状是黏膜下肿块,表面黏膜完整;腺样囊性癌虽然生长缓慢,但侵袭性强,易侵犯神经,位于腭大孔附近的腺样囊性癌可沿翼腭骨进入翼腭窝,再沿三叉神经第 2 支经圆孔进入颅底引起上颌神经受侵的症状,进入颅底者可侵犯半月神经节引起下颌及眼神经的症状。因硬腭的淋巴引流主要沿齿弓内侧向后绕臼后再向下回流,故转移至颈深上淋巴结多于颌下淋巴结。又因硬腭位于中线,故其原发肿瘤接近或超过中线时易引起双侧的颈部淋巴结转移,对侧的转移部位多见于颈深上淋巴结。

四、治疗

硬腭癌特别是腺癌的治疗以手术为主。晚期硬腭鳞癌侵入鼻腔,上颌窦或翼颌间隙是,宜先行放射治疗后再行手术切除。腺样囊性癌宜补充术后放疗。硬腭癌未侵润骨膜者,可沿肿瘤边缘 1~1.5 cm 做切口直达骨膜下,在骨膜与骨之间分离切除肿瘤;若肿瘤外缘超过齿弓则应将该处的牙槽骨凿除;疑有骨膜或骨质受侵则应截除骨板,但应注意尽量避免损伤上颌窦及鼻底的黏膜,黏膜创面可用游离皮片加压打包;若肿瘤已穿破骨质,则可采用鼻旁上唇正中切口,打开上颌窦暴露鼻底,看清肿瘤上缘后按上颌窦癌或鼻腔癌的处理原则行切除术,也可采用下唇正中加舌骨上颈部切口入路进行手术,特别是当同时伴有颈部淋巴结转移时更适合。切除上颌窦及鼻底造成的缺损可用预制的上腭托板予以覆盖。若患者全口无牙或全硬腭切除后,可采用舌骨下肌皮瓣重建腭缺损。硬腭癌的颈部淋巴结转移率随肿瘤的病理类型及病期而不同,如腺样囊性癌淋巴结转移较少。硬腭癌的淋巴结转移率一般为 40% 左右,除常规行治疗性颈部清扫外,对晚期患者可考虑行单侧或双侧选择性颈清扫。

第六节 口 底 癌

口底呈半月形,前为下牙弓,内为舌下面,后界舌腭弓,舌系带将口底分为左右两侧。口底黏膜下有舌下腺,颌下腺前部及其导管。舌系带止点两侧,下颌切牙后方的前口底黏膜下有丰富的小唾腺成为切牙腺。因此口底除鳞状细胞癌外还有不少唾腺来源的腺癌。

一、临床流行病学

在西方国家,口底癌仅次于舌癌,十分常见。而在我国,口底癌却并不多见,常列在口腔癌的末位。口底癌的好发年龄为 40~60 岁,病因及诱发因素与其他的口腔癌相似。

二、病理学

病理类型多为中度或高度分化的鳞状细胞癌,少数为唾腺来源的腺癌。早期可无淋巴结转移,中晚期患者初诊时颈部淋巴结转移率与舌癌接近。转移部位多见于颌下区及颈深部上淋巴结。由于口底位于中线,没有明确的分界,因此口底癌较易发生双侧的颈部淋巴结转移。

三、临床表现

口底癌以发生在舌系带两侧的前口底较常见,局部可表现为溃疡或肿块。由于口底区域不大,极易侵犯舌系带而累及对侧,并很快向前侵犯牙龈、下颌骨,向后侵犯舌腹面。晚期可向深部侵犯颏舌肌导致舌的运动障碍,引起疼痛,流涎明显。口底癌较多发生颈部淋巴结转移,最易转移的是颏下、颌下淋巴结,其次为颈深上淋巴结。

四、治疗

口底癌的治疗原则与其他口腔癌相同,包括对原发肿瘤及转移淋巴结的处理。除 T1 期口底癌可考虑单纯放疗或局部切除外,中晚期病例采用术前化疗,手术,术后放疗为主的综合治疗。鉴于口底癌易早期侵犯下颌舌侧牙龈及骨质,故在切除口底原发癌肿时常需同时行下颌骨牙槽突或下颌骨方块状切除术。较晚期的病例还应将口底肌群、舌下腺、舌腹面舌体部分切除。下颌骨受侵者应行下颌骨体部分切除。口底组织缺损常用舌骨下肌皮瓣修复;下颌骨缺损可用钛合金板或不锈钢针固定。口底癌的颈部淋巴结转移率较高,一般约在40%左右,可考虑选择性行颈清扫术,早期的前口底癌可行双侧肩胛舌骨上淋巴结清扫术,晚期口底癌已有淋巴结转移者行患侧全颈淋巴结清扫术及对侧肩胛舌骨上清扫。

五、预后

口底癌 5 年生存率较舌癌差,晚期预后更差,文献报道有差异,平均 5 年生存率为 50%。

(沈 强 张 凌)

主要参考文献

[1] Fakhry C, Gillison ML, D'Souza G Tobacco use and oral HPV-16 infection. JAMA,2014,312(14):1465-1467.
[2] Rivera C. Essentials of oral cancer. Int J Clin Exp Pathol,2015,8(9):11884-11894.
[3] Mitka M. Evidence lacking for benefit from oral cancer screening. JAMA,2013,309(18):1884.
[4] Weber F, Xu Y, Zhang L, et al. Microenvironmental genomic alterations and clinicopathological behavior in head and neck squamous cell carcinoma. JAMA,2007,297(2):187-195.
[5] Edelstein ZR, Schwartz SM, Koutsky LA. Incidence of oral human papillomavirus infection. Lancet,2013,382(9904):1554.
[6] D'Souza G, Kreimer AR, Viscidi R, et al. Case-control study of human papillomavirus and oropharyngeal cancer. N Engl J Med,2007,356(19):1944-1956.
[7] Hellman S, Rosenberg SA. Cancer: principles and practice of oncology. 7th ed. Phalidelphia: Lippincott Williams & Wilkins,2005,662-732.
[8] Futran ND, Alsarraf R. Microvascular free-flap reconstruction in the head and neck. JAMA,2000,284(14):1761-1763.
[9] Chaubal TV, Bapat RA. Squamous-Cell Carcinoma of the Mouth. N Engl J Med,2017,377(12):1188.
[10] Albuquerque RP, Richards A. IMAGES IN CLINICAL MEDICINE. Squamous-Cell Carcinoma of the Tongue. N Engl J Med,2016,374(25):e32.

[11] Beitler JJ, Cassidy RJ, Jagadeesh NK. Elective versus Therapeutic Neck Dissection in Oral Cancer. N Engl J Med, 2015,373(25):2476-2477.
[12] Zumsteg ZS, Riaz N, Lee NY. Elective versus Therapeutic Neck Dissection in Oral Cancer. N Engl J Med, 2015,373(25):2475-2476.
[13] Kim JJ, Goldie SJ. Health and economic implications of HPV vaccination in the United States. N Engl J Med, 2008,359(8):821-832.
[14] Alkire BC, Bergmark RW, Chambers K, et al. Head and neck cancer in South Asia: macroeconomic consequences and the role of surgery. Lancet, 2015,385 Suppl 2:556.
[15] Grant EC, Price EH. Oral contraceptives, nuns, and cancer. Lancet, 2012,379(9834):2339-2340.
[16] Trifiletti DM, Smith A, Mitra N, et al. Beyond Positive Margins and Extracapsular Extension: Evaluating the Utilization and Clinical Impact of Postoperative Chemoradiotherapy in Resected Locally Advanced Head and Neck Cancer. J Clin Oncol, 2017,35(14):1550-1560.
[17] Nekhlyudov L, Lacchetti C, Davis NB, et al. Head and Neck Cancer Survivorship Care Guideline: American Society of Clinical Oncology Clinical Practice Guideline Endorsement of the American Cancer Society Guideline. J Clin Oncol, 2017,35(14):1606-1621.

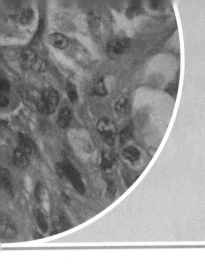

第十二章
涎腺肿瘤

　　涎腺又称唾液腺,属于外分泌腺,包括腮腺、颌下腺和舌下腺3对大的涎腺,以及位于鼻腔、鼻窦、口腔、咽部及上颌窦黏膜下成百上千个小涎腺,通过腺泡分泌唾液,经导管排入口腔,从而保持口腔湿润。涎腺肿瘤又称为唾液腺肿瘤(salivary gland tumor),是唾液腺组织最常见的疾病,其中绝大多数系上皮性肿瘤,间叶组织来源的肿瘤比较少见。唾液腺上皮性肿瘤的病理类型十分复杂,不同类型的肿瘤在临床表现、影像学表现、治疗策略和预后等方面均不相同。近年来,随着对涎腺肿瘤认识的提高,手术的指征及规范化逐渐趋向统一,其疗效进一步改善。

第一节 概　　述

一、流行病学

　　涎腺肿瘤的现有流行病学资料不够丰富,许多研究的数据有限,或仅局限于腮腺肿瘤或大涎腺肿瘤。此外,多数涎腺肿瘤为良性,一些肿瘤登记机构的数据却只包括恶性肿瘤。文献报告涎腺肿瘤年发病率为(0.15～1.6)/10万,不同国家发病率有显著差异,发病率最高的地区为北美,尤其是因纽特人,其男性发病率为3.9/10万,而女性发病率高达7.7/10万,具体原因不明。国内至今尚无确切的涎腺肿瘤发病率的资料。根据1972～1999年上海市恶性肿瘤的统计资料,恶性涎腺肿瘤1972～1974年平均每10万人中男性发病人数为0.5人,女性为0.6人,而1996～1999年平均每10万人中男性发病人数为0.7人,女性为0.7人,发病率有上升趋势。

　　国外报道涎腺肿瘤在全身肿瘤构成中所占比例低于3%。国内林国础报道涎腺恶性肿瘤在全身恶性肿瘤构成比排序的第10位以后,约占头颈部恶性肿瘤的5%。据北京、上海、成都、西安和武汉5所口腔医学院病理科统计,涎腺肿瘤占颌面部肿瘤的22.7%。由于我国人口众多,涎腺肿瘤每年年平均发病的病例绝对数仍然非常可观。

　　各涎腺腺体的肿瘤发病率不同。国内林国础报道:腮腺区肿瘤发生率最高,约占80%;下颌下腺肿瘤约占10%;舌下腺肿瘤约占1%;而小涎腺占9%。国外报道腮腺区肿瘤约占65%;颌下腺占8%;其余27%发生于小涎腺,同国内的构成略有不同。小涎腺肿瘤中,最常见部位为腭腺(50%),而后依次为唇腺(15%)、颊腺(12%)、舌腺(5%)、口底小涎腺(5%)及其他。

涎腺良性与恶性肿瘤的构成比在不同腺体中存在差异。国外报道75%的腮腺肿瘤为良性，颌下腺中良性肿瘤约为50%，但80%的小涎腺肿瘤都是恶性。这一比例与国内的数据大致相仿。复旦大学附属肿瘤医院1956～1990年共收治大涎腺肿瘤1 644例，其中良性856例，恶性788例。恶性中女性329例(41.7%)，男性459例(58.3%)；良性混合瘤712例(83%)。

不同的肿瘤组织类型在各涎腺中发生比例不尽相同。腮腺恶性肿瘤中黏液表皮样癌占比最高，其次是腺癌及腺样囊性癌；而在颌下腺及小涎腺中腺样囊性癌发病率最高，其次是腺癌及黏液表皮样癌；鳞癌的发生比例在腮腺中最高，颌下腺及小涎腺发生比例较低。在良性肿瘤中，Warthin瘤、嗜酸性腺瘤几乎仅发生于腮腺。

涎腺肿瘤可以发生于任何年龄人群。国内黄绍辉报道小涎腺良性肿瘤患者平均发病年龄47.58岁，而小涎腺恶性肿瘤平均发病年龄51.51岁。小涎腺癌患者中女性多于男性，男女比例为1∶1.4。有些涎腺肿瘤的性别差异较大，如Warthin瘤多见于男性，男女比例约为6∶1。儿童涎腺肿瘤较少见，文献报道年龄<16岁患者不到3%，最常见的大多为良性混合瘤、血管瘤和淋巴管瘤。根据复旦大学附属肿瘤医院1 644例涎腺肿瘤的资料，年龄<16岁患者有25例(1.5%)，其中恶性肿瘤18例，混合瘤7例，年龄最小仅4岁。

涎腺肿瘤的病因不明，与其他头颈部肿瘤不同，吸烟、饮酒与恶性涎腺肿瘤发病的关系并不明确，但Warthin瘤除外，国内俞光岩等研究发现，超过95.2%的Warthin瘤患者有吸烟史，涎腺的慢性炎症似乎也不是一个肯定的影响因素；营养状况可能是低危因素，低维生素A和维生素C与高发病相关。年轻时患过良性肿瘤的患者(如多形性腺瘤)有患恶性腮腺肿瘤的高危险性，可能这类肿瘤有恶性转换的可能(3%～10%)。辐射可能是另外一个原因，日本核爆炸幸存者及儿童时期接受放疗的患者，其发病率增高，并且有病种的特异性。根据日本广岛和长崎原子弹爆炸后幸存者的数据显示，黏液表皮样癌的和Warthin瘤随着接受放射剂量的增加而发病率增高；多种病毒可以引起涎腺肿瘤，包括多形性腺瘤病毒、腺病毒及EB病毒等。另外，工业暴露与涎腺肿瘤相关，镍、铬、石棉工业接触者其涎腺肿瘤发病率增加，最后遗传因素在涎腺癌的发生中亦可能发挥重要作用。

二、临床特征和诊断

涎腺肿瘤最常见的临床特征是相应涎腺部位出现肿块。腮腺肿瘤大多数(>80%)发生于浅叶，少数(15%)发生于深叶，极少数可发生于副腮腺。良性肿瘤大多生长缓慢，表现为腮腺区质韧、结节样的肿块，因为其几乎没有任何自觉症状，大多是患者无意中发现。良性混合瘤均不会出现面神经麻痹症状，即使肿瘤体积巨大，也不会出现面瘫症状。腮腺深叶肿瘤一般表现为下颌后区的腺体出现弥漫性肿胀、饱满。恶性肿瘤的生长通常比较迅速，可伴有疼痛，侵犯面神经时则可出现面瘫症状，有时甚至以面神经瘫痪为首发症状。恶性肿块通常质地较硬，边界不清，同周围组织粘连且活动性较差。

颌下腺肿瘤约占涎腺肿瘤的10%，其临床表现通常为颌下区内无痛性肿块。良性肿瘤通常生长缓慢，多为多形型腺瘤，病程较长；恶性肿瘤生长较快，患者常有局部疼痛感。如患者主诉一侧舌痛或舌体麻木应高度警惕舌下腺或颌下腺肿瘤的存在，此类症状表明肿瘤可能累及舌神经。肿瘤侵犯舌下神经时则会出现舌运动障碍，伸舌时偏向患侧，严重时可导致舌萎缩,并出现舌震颤症状。各病理类型中最常出现神经侵犯的是腺样囊性癌,其次是黏液表皮样癌。

小涎腺肿瘤的临床症状多为黏膜下的无痛性肿块,有时呈溃疡型。多数小涎腺肿瘤为恶性。腺样囊性癌在出现肿块的同时,1/3 的患者会伴有疼痛和灼痛感。若小涎腺恶性肿瘤侵犯翼肌,常常导致张口受限;肿块向口内生长时,可充满口腔,严重时出现进食障碍。

涎腺肿瘤因可产生肿瘤细胞种植,故而不进行切取活检。细针穿刺可以很好地弥补这一缺点,其诊断准确率可以达到 95% 以上。迄今为止鲜有采用细针穿刺导致种植转移的报道。

三、诊断与检查

涎腺肿瘤是临床上较为常见的病变,B 超、PET/CT、^{99m}Tc 显像、CT 和 MRI 等是术前重要的影像学检查方法。

B 超检查能确定涎腺内有无占位性病变,无创伤,费用低,可重复检查,B 超对肿瘤的生长方式、大小及性质的判断也起到一定作用,囊性肿瘤内部常表现为无回声区,实性肿瘤内部多为低而均匀的回声,恶性肿瘤则多表现为边界不清楚,形态不规则的肿块,内部回声不均,后壁及后方回声减弱。

CT 和 MRI 检查在肿瘤的定位和定量方面显示出极大优点,能够清楚地显示涎腺内的肿瘤,特别是对腮腺深叶和小涎腺肿瘤的检出及诊断具有重要价值,但在确定肿块良恶性上却略显不足。CT 检查能够精确定位肿瘤所在位置,了解肿瘤与周围组织的关系,当肿瘤同颈部大血管界限不清时,可通过 CT 行动态增强扫描加以区分;对于小涎腺肿瘤,CT 扫描同样具有参考价值。比较而言,CT 检查对是否有骨质侵犯的判断更加准确,由于 MRI 对软组织的分辨率明显高于 CT,因而可以分辨肿瘤与神经的关系,同时也使得肿瘤与血管的关系能够得到更好的显示。密度差异可以区分良恶性肿瘤,良性涎腺肿瘤密度或信号较均匀;恶性肿瘤在 CT 上密度多不均匀,常有坏死和出血,在 MRI 上多表现为长 T1 短 T2,信号多不均匀,故推测肿瘤内部结构的不均匀性一定程度上提示恶性可能。

细针吸取检查是细胞学检查,不同于以往的吸取活检。其操作简单安全,能用来初步鉴别良性和恶性肿瘤,所以该方法目前应用甚广。但临床上认为是混合瘤时,诊断和手术可以一次完成,最好避免细针穿刺,从理论上讲,刺破混合瘤包膜,瘤细胞可能带至包膜外导致种植,增加术后复发的机会。对于晚期涎腺癌或非手术治疗的病灶,用细针吸取以明确病理性质是十分必要的。细针吸取也有不足之处,有时未吸到代表性组织误诊为良性肿瘤,所以诊断要结合临床,必要时可重复进行。涎腺肿瘤细针穿刺细胞学的灵敏度、特异度分别为 92% 和 100%。

FDG-PET 检查广泛应用于鉴别良性和恶性肿瘤。在一项研究中发现:Warthin 肿瘤、恶性腮腺肿瘤、良性腮腺肿瘤的标准化摄取值(SUV)值分别为:7.06±3.99、5.82±3.95、2.07±1.33。Warthin 肿瘤作为一种良性肿瘤,其高 SUV 值是造成 PET 用于鉴别良恶性腮腺肿瘤的混淆因素。因此,PET 检查用于鉴别腮腺肿瘤一定要与其他检查相结合,首先将可能的 Warthin 肿瘤排除,这样才能增加根据 SUV 值来鉴别肿瘤良性和恶性的价值。另外,多形性腺瘤也具有高 SUV 值可能,这可能归因于其高的生长活性。

^{99m}Tc 不仅可用于甲状腺和骨的扫描,还可应用于涎腺肿瘤的诊断。几乎所有涎腺肿

瘤,不论良性、恶性,用^{99m}Tc扫描均有冷结节,只有Warthin瘤或嗜酸细胞腺瘤呈热结节。特别是应用维生素C刺激促使唾液排空后,Warthin瘤内仍有较多的^{99m}Tc存留,所以^{99m}Tc扫描对Warthin瘤有特殊的诊断价值。

四、病理类型及分期

涎腺肿瘤的病理类型分类十分复杂。以黏液表皮样癌、腺样囊性癌为最常见肿瘤。恶性多形性腺瘤、腺癌、腺泡细胞癌、乳头状囊性癌较常见,鳞状细胞癌、伴有淋巴间质样未分化癌、涎腺导管癌、基底细胞腺癌、肌上皮癌、黏液腺癌等较少见。WHO于1973年首次制定了涎腺肿瘤的组织分类,并分别与1991年及2005年进行了修订,2005年修订的第3版涎腺肿瘤组织学分类如表12-1所示。

表12-1 世界卫生组织(WHO)涎腺肿瘤组织学分类

腺瘤(adenoma)
多形性腺瘤(pleomorphic adenoma)
肌上皮瘤(myoepithelioma)
基底细胞腺瘤(basal cell adenoma)
沃辛瘤(腺淋巴瘤)(Warthin tumor, adenolymphoma)
管状腺瘤(canalicular adenoma)
皮脂腺瘤(sebaceous adenoma)
淋巴腺瘤(lymphadenoma)
——皮脂腺性淋巴腺瘤(sebaceous lymphadenoma)
——非皮脂腺性淋巴腺瘤(non-sebaceous lymphadenoma)
导管乳头状瘤(ductal papilloma)
——内翻性导管乳头状瘤(inverted ductal papilloma)
——导管内乳头状瘤(intraductal papilloma)
乳头状涎腺瘤(sialadenoma papilliferum)
囊腺瘤(cystadenoma)
癌(carcinoma)
腺泡细胞癌(acinic cell carcinoma)
黏液表皮样癌(mucoepidermoid carcinoma)
——低度恶性/高分化(low-grade/well-differentiated)
——高度恶性/低分化(high-grade/poorly-differentiated)
腺样囊性癌(adenoid cystic carcinoma)
——腺样/管状型(glandular/tubular)
——实性型(solid)
多形性低度恶性腺癌(polymorphous low grade adenocarcinoma,(终末导管腺癌)terminal duct carcinoma)

续 表

上皮-肌上皮癌(epithelial-myoepithelial carcinoma)
涎腺导管癌(salivary duct carcinoma)
基底细胞腺癌(basal cell adenocarcinoma)
恶性皮脂腺肿瘤(malignant sebaceous tumors)
——皮脂腺癌(sebaceous carcinoma)
——皮脂腺淋巴腺癌(sebaceous lymphadeno carcinoma)
嗜酸细胞腺癌(oncocytic carcinoma)
囊腺癌(cystadenocarcinoma)
低度恶性筛孔状囊腺癌(low-grade-cribriform cystadenocarcinoma)
黏液腺癌(mucinous adenocarcinoma)
非特异性透明细胞癌(clear cell carcinoma, not otherwise specified)
非特异性腺癌(adenocarcinoma, not otherwise specified)
鳞状细胞癌(squamous cell carcinoma)
癌在多形性腺瘤中(carcinoma ex pleomorphic adenoma)
癌肉瘤(carcinosarcoma)
转移性多形性腺瘤(metastasizing pleomorphic adenoma)
肌上皮癌[myoepithelial carcinoma,(恶性肌上皮瘤)malignant myoepithelioma]
小细胞未分化癌(small cell undifferentiated carcinoma)
大细胞未分化癌(large cell undifferentiated carcinoma)
淋巴上皮癌(lymphoepithelial carcinoma)
涎腺母细胞癌(sialoblastoma)
其他癌瘤(other carcinomas)

目前所用的是 UICC 2010 年版的国际 TNM 分类、分期,大涎腺癌独立分期,而小涎腺癌的参照口腔癌的分类、分期标准(表 12-2、12-3)。

表 12-2 TNM 分类

原发肿瘤(T)	
TX	原发肿瘤不可测
T0	无原发肿瘤证据
T1	肿瘤最大直径≤2 cm 且无实质组织外侵犯*
T2	肿瘤最大直径>2 cm 但是≤4 cm 且肿瘤无实质组织外侵犯
T3	肿瘤最大直径>4 cm 和(或)肿瘤有实质组织外侵犯
T4a	中度晚期疾病,肿瘤侵犯皮肤、下颌骨、耳道和(或)面神经

续 表

T4b	重度晚期疾病,肿瘤侵犯颅骨和(或)翼突内侧板和(或)包绕颈动脉	

局部淋巴结(N)

NX	局部淋巴结不能评估
N0	局部无淋巴结转移
N1	转移局限于一侧单个淋巴结,转移淋巴结最大直径≤3 cm
N2	转移局限于一侧单个淋巴结,转移淋巴结最大直径>3 cm 但是≤6 cm;或者转移淋巴结一侧有多个,转移淋巴结最大直径≤6 cm;或者转移淋巴结位于身体两侧或者有对侧淋巴结转移,转移淋巴结最大直径≤6 cm
N2a	转移局限于一侧单个淋巴结,转移淋巴结最大直径>3 cm 但是≤6 cm
N2b	转移淋巴结一侧有多个,转移淋巴结最大直径≤6 cm
N2c	转移淋巴结位于身体两侧或者有对侧淋巴结转移,转移淋巴结最大直径≤6 cm
N3	单个转移淋巴结直径>6 cm

远处转移(M)

M0	无远处转移
M1	远处转移

注: * 无实质组织外侵犯是指临床上和肉眼证据无软组织侵犯。单独的镜下侵犯证据不是实质组织外侵犯的分类目的

表 12 - 3　TNM 分期(解剖分期/预后分期)

Ⅰ期	T1	N0	M0	ⅣA期	T1	N2	M0
Ⅱ期	T2	N0	M0		T2	N2	M0
Ⅲ期	T3	N0	M0		T3	N2	M0
	T1	N1	M0		T4a	N2	M0
	T2	N1	M0	ⅣB期	T4b	任意N	M0
	T3	N1	M0		任意T	N3	M0
ⅣA期	T4a	N0	M0	ⅣC期	任意T	任意N	M1
	T4a	N1	M0				

五、治疗原则

国内于 2010 年由中华医学会口腔颌面外科专业委员会及涎腺疾病学组和中国抗癌协会头颈肿瘤专业委员会涎腺肿瘤协助组牵头,组织国内专家制定了《涎腺肿瘤的诊断和治疗指南》。复旦大学附属肿瘤医院头颈外科也于 2012 年提出《涎腺肿瘤诊疗指南》。涎腺肿瘤的治疗原则是以外科手术治疗为主,一般不做术前放疗及单纯放疗。

(一) 手术治疗

1. **腮腺浅叶切除术**　对于良性肿瘤,或位于腮腺浅叶的、较小的且无外侵的高分化黏液表皮样癌及腺泡细胞癌,可行保留面神经的腮腺浅叶切除术。

2. 全腮腺切除　对位于腮腺深叶的癌和位于腮腺浅叶的低分化黏液表皮样癌、分化差的腺癌、恶性混合瘤、鳞癌、未分化癌及腺样囊性癌,均应行保留面神经的全腮腺切除。如果肿瘤出现腺外侵犯,应切除临近的肌肉、下颌骨骨膜及骨组织。腺样囊性癌肺转移后可长期存活,原发灶复发可能是致死的原因,肺转移后仍可切除原发灶。

3. 面神经的处理　若面神经未被肿瘤包裹,或者虽然面神经与肿瘤粘连,均应保留面神经,术后给予放疗;若仅某分支受侵,应保留未受侵的分支。腺样囊性癌容易沿神经侵犯,局部复发率高,须切除至神经切缘阴性。

4. 颈淋巴结的处理　腮腺癌合并颈部淋巴结转移时,应行治疗性颈淋巴结清扫术。对临床N0病例,鳞癌、未分化癌、低分化黏液表皮样癌及分化差的腺癌可考虑行选择性颈淋巴清扫,对伴有面神经麻痹的病例应行选择性颈淋巴结清扫。

5. 颌下腺肿瘤　手术切除是主要的治疗方法。良性肿瘤及病变范围局限的高分化恶性肿瘤行肿瘤并颌下腺切除术即可,伴有侵犯周围组织的肿瘤需行扩大切除术,颈淋巴结清扫同腮腺癌。

6. 舌下腺恶性肿瘤　治疗以彻底切除原发灶切除为主,切除范围应根据肿瘤大小决定,其淋巴清扫原则同同腮腺癌。

7. 小涎腺肿瘤　切除时要确保肿瘤周围有足够的安全边界。

(二) 涎腺肿瘤放射治疗

1. 腮腺术后放疗的适应证　腮腺术后放疗的适应证为:①病理切缘阳性或肉眼观察有少量残留的病例;②伴有面神经总干、颞面干或颈面干麻痹的病例;③肿瘤贴近或累及颅底骨质;④分化差的腺癌、恶性混合瘤、低分化黏液表皮样癌、腺样囊性癌、鳞癌和未分化癌;⑤肿瘤同面神经贴近或粘连,行保留面神经的根治性手术的病例;⑥复发性腮腺癌;⑦伴有颈淋巴结转移的腮腺癌(放射野也应包括颈部)。

2. 颌下腺癌术后放疗的适应证　除T1、T2高分化黏液表皮样癌、无包膜外侵的高分化腺癌及恶性混合瘤外,均应行术后放疗。

3. 小涎腺癌术后放疗的适应证　除较小的高分化黏液表皮样癌和高分化腺癌外,均应行术前或术后放疗。放疗剂量要求为:①T4b肿瘤或术后肉眼残留灶需根治性放疗;②光子、光子/电子线或中子治疗;③原发灶以及受侵淋巴结:≥70 Gy(每次1.8~2.0 Gy);④未受侵淋巴结区域:44~64 Gy(每次1.6~2.0 Gy)。

2017年NCCN发布新版头颈部肿瘤指南,提出了涎腺恶性肿瘤处理的一般流程,摘录如图12-1所示。

SALI-1

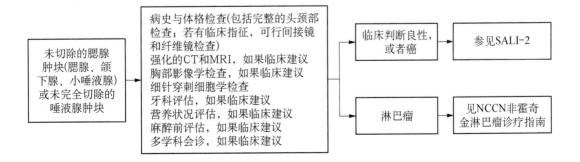

SALI-2.1

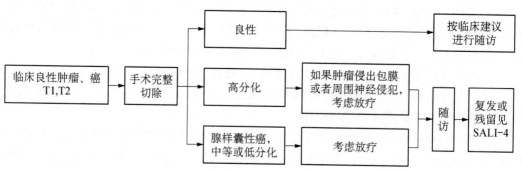

SALI-2.2

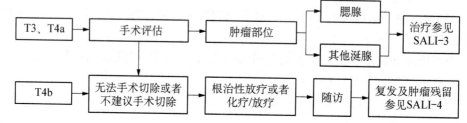

SALI-3

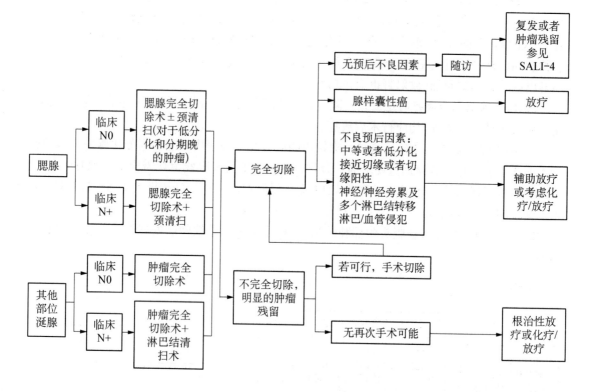

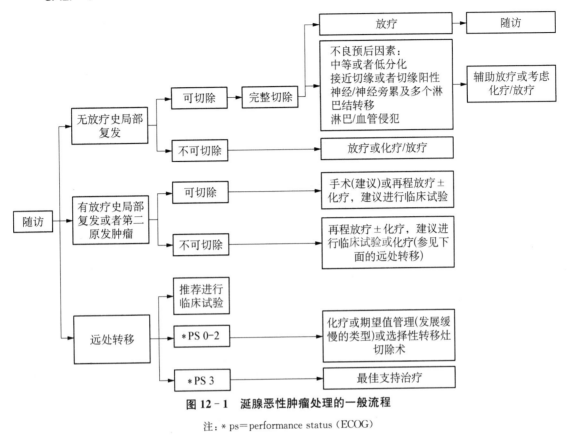

图 12-1 涎腺恶性肿瘤处理的一般流程

注：*ps=performance status（ECOG）

第二节 腮腺肿瘤

一、临床表现

腮腺肿瘤以多形性腺瘤和沃辛瘤多见，大多生长缓慢，无明显自觉症状，多为无意中发现。Warthin 瘤多见于老年男性，男女之比（5～7）:1，同吸烟密切相关，吸烟患者的发病率远高于非吸烟者。肿瘤大小差异较大，病程可长达数年乃至 20 年。患者偶有局部肿胀感，肿瘤可发生继发性炎症和纤维化改变，此时可出现面神经麻痹症状。多形性腺瘤是发病率最高的交界性肿瘤，通常生长缓慢，但时会在短期内突然加速生长并出现疼痛，提示可能出现恶变。多形性腺瘤的恶变率随时间延长而增加，文献报道，多形性腺瘤病史不足 5 年者，恶变率为 1.6%；病史超过 15 年以上，恶变率提高至 9.4%。大多情况下，面神经不受影响，即使肿瘤再大也不会出现面瘫症状，如果出现面瘫症状，要考虑恶性变可能。

腮腺深叶肿瘤因为位置深在，临床上一般不易发现突出的肿物。偶有患者因发现双侧腮腺区不对称而就诊，面瘫可以是深叶恶性肿瘤的最初症状，可在临床未探及肿块前即出现。根据肿块所在位置，临床上可将腮腺深叶肿瘤分为 3 型，瘤体位于下颌升支后缘与乳突间,或在耳垂稍下的颌后凹内的颌后型肿块最常见,此型通常无明显咽侧肿物突出;哑铃型瘤体双合诊时能够感到瘤体运动,其一端突向咽侧、软腭,另一端突向耳下区;咽侧突出型肿物由于肿瘤向咽侧及软腭突出,可使口咽腔缩小,伴有异物感,严重时可出现呼吸或吞咽困难。

二、诊断及鉴别诊断

临床病史和体格检查仍是诊断的重要手段。腮腺浅叶部位表浅,发现肿块多无困难,Warthin 瘤根据吸烟史、性别、年龄、发病部位、病史及肿块触诊检查的性质等特点,一般都可以诊断。一些低度恶性肿瘤,如高分化黏液表皮样癌及腺泡细胞癌,其临床表现类似于多形性腺瘤,细针活检有助于明确诊断。临床上需要与腮腺浅叶肿瘤鉴别的病变有:腮腺转移性癌、嗜酸性淋巴肉芽肿及面神经鞘瘤等。

腮腺深叶肿瘤,由于位置深在,常不易做出早期诊断,特别是咽侧突出型,一般都是肿瘤体积较大,出现症状时患者才就诊。CT 或 MRI 等影像学检查对于腮腺深叶肿瘤的临床诊断帮助很大。腮腺深叶肿瘤需与来自小涎腺或神经源性肿物及头颈部其他恶性转移瘤相鉴别。B 超检查可确定有无占位性病变,可作为首选的影像学检查方法,进一步明确诊断可采用 CT 检查。

三、治疗

腮腺肿瘤的治疗以手术为主。早年曾行肿瘤单纯摘除术,但该术式术后复发率高达 20%~45%,特别是对多形性腺瘤,由于其包膜不完整,包膜内甚至包膜外可有瘤细胞侵入,单纯行肿瘤摘除,不能彻底清除肿瘤,目前已基本废弃不用。传统的腮腺深叶肿瘤切除术是先切除腮腺浅叶,显露面神经并加以保护,然后切除深叶肿瘤及腮腺组织。另有保存腮腺浅叶的腮腺深叶肿瘤切除术。北京大学临床肿瘤学院张乃嵩等报道,使用保留腮腺前叶的腮腺深叶肿瘤切除术,可使面神经损伤发生率降低,远低于国外 Gaillard 等报道的面神经损伤发生率。另外,由于腮腺浅叶得以保存,术后 Frey 综合征发生概率明显降低,腮腺肿瘤的手术一般包括以下方式:

1) 腮腺浅叶切除术适用于腮腺浅叶的混合瘤和其他良性肿瘤,同样也是术前不能判断良性和恶性的肿瘤的首次诊断手术。沿着面神经和面后静脉表面进行解剖,神经不易损伤,且失血量少,可将腮腺浅叶和肿瘤一并切除,是一种"干净"的符合生理解剖的手术。手术切口从耳屏前开始垂直向下,绕过耳垂折向耳后再转向前经下颌骨角和下颌骨下缘平行,距下颌骨下缘 2~3 cm。切开皮肤和皮下脂肪及颈阔肌,沿腮腺筋膜向前游离,直至腮腺前缘。在极薄、透明的咬肌筋膜下可以隐约看到面神经的部分分支,接下去关键在于解剖面神经。寻觅面神经的方法很多,一种是静脉法,面神经下颌缘支和颈支在面后静脉前或后交叉而过,在该静脉的表面或深面即可找到下颌缘支,再向后追溯即可找到面神经总干。另一种是下颌角法,以下颌角为标志,在腮腺前缘轻轻切开咬肌筋膜就可看到下颌缘支。这两种方法都是先找到分支再追溯总干,部位表浅,位置恒定,操作比较简便。有学者主张直接寻觅面神经总干,利用乳突和二腹肌后腹作标志,将腮腺后下缘向前牵拉,在外耳道软骨和二腹肌形成的三角顶部钝性分离即可找到面神经总干。以上几种解剖面神经的方法最常用,主要根据肿瘤的部位和医师的习惯正确选用,但应熟悉多种方法,因为面神经的解剖标志并不总是恒定的。

2) 全腮腺切除术适用于腮腺恶性肿瘤或位于腮腺深叶的混合瘤。先做腮腺浅叶切除，将面神经诸分支完全游离，于二腹肌后腹靠近下颌角处断扎颈外动脉，于下颌骨升支后缘结扎颌内动、静脉，于耳屏前方结扎颞浅动脉，最后将腮腺全部切下。有时咽突部腮腺组织较少，可从颈外动脉表面剥下，不必切除动脉。腮腺癌的切除范围还必须考虑其病理类型和病变的浸润程度，高度恶性的癌或复发性癌局部有广泛浸润者，除全腮腺切除外还需扩大切除范围，包括耳颞神经、咬肌、下颌骨、皮肤和其他有关组织。总之，凡肉眼可见的病灶应尽可能地切除，必要时根据术时发现将可疑的切缘送冷冻病理检查，以确定切除是否足够。对于靠近肿瘤的面神经分支，必须一并切除，特别对富于神经侵袭性的腺样囊腺癌，一般多不主张保留面神经。对于小病灶，在不影响手术彻底性的情况下，尽量保留下颌缘支和眼支。如果肿瘤是低度恶性，病灶又较小，肉眼未见面神经或周围组织浸润，做保留神经的全腮腺切除术还是可行的。

3) 咽旁间隙腮腺深叶肿瘤切除术适用于少数来自腮腺深叶咽突部位的肿瘤，限于颅底和后壁的解剖，只能向咽旁间隙发展，造成患侧软腭和扁桃体移位。常规的手术入路无法暴露肿瘤。操作的方法改从下颌区入路，切断茎突下颌韧带进入咽旁间隙，此法适用于较小的肿瘤。另一种手术入路是切断下颌骨升支，充分暴露肿瘤前壁，肿瘤切除后下颌骨可以复旧。

4) 部分腮腺切除术适用于体积较小（直径≤2 cm）的多形性腺瘤及位于腮腺后下极的沃辛瘤。该术式是指腮腺肿瘤及瘤周部分正常腺体的切除术，该术式在正常腮腺组织内完整切除肿瘤，有别于剜除术，能够避免肿瘤包膜破裂及肿瘤的残存，可以达到根治效果。

5) 整块切除牺牲面神经的手术方式适用于用于恶性程度高、肿瘤明显侵犯面神经或其他周围组织的腮腺肿瘤，如伴有皮肤侵犯，则需要进行组织瓣修复。临床上无面瘫的腮腺肿瘤是否能够保存面神经主要取决于术中表现，并非完全取决于病理类型，但腺样囊性癌除外。手术中如面神经和肿瘤紧贴而不是穿通，只要手术当中可以分离，应尽可能予以保留。

四、预后

腮腺良性肿瘤术后少有复发，恶性肿瘤的预后则相对较差，根据复旦大学附属肿瘤医院300例腮腺恶性肿瘤手术后的随访资料，黏液表皮样癌15年生存率为84%，而淋巴上皮癌则为52%；Ⅰ期腺样囊性癌5年生存率为100%，而Ⅲ期降至66%，其他影响预后的因素因研究不同而不同。Carrillo等在对127例大涎腺恶性肿瘤患者的资料随访研究中发现肿瘤T分类、外科切缘、年龄、肿瘤分级是与复发和生存率相关的危险因素，年龄小的患者预后相对较好。Johns Hopkins医院的资料多因素分析表明，面神经麻痹、未分化病理类型及皮肤侵犯是重要的不良预后因素。MD. Anderson Cancer Center资料多因素分析表明，是否有颈淋巴结转移、肿瘤位于深叶还是浅叶以及肿瘤的大小是局部控制重要的影响因素，而组织学分级、病灶大小、颈淋巴结转移和神经是否受侵则对生存率产生影响。PMH的资料显示，肿瘤大小、区域淋巴结转移是影响疾病相关生存率的两个最主要因素。

第三节 颌下腺肿瘤

颌下腺是位于颌下间隙内的唾液腺，为混合腺，但80%以上为浆液性腺泡。颌下腺肿瘤约占涎腺肿瘤的10%。

一、临床表现

颌下腺肿瘤均表现为颌下腺肿块。良性肿瘤生长缓慢，即使肿瘤体积增大明显，临床上也常无自觉症状。触诊检查肿瘤表面多光滑，边界清楚，活动度可，无神经累及症状。

颌下腺恶性肿瘤一般生长较快。少数腺样囊性癌及癌在多形性腺瘤中患者病期较长。局部常有麻痛感，若累及神经则出现相应的颅神经受损体征，如舌神经受累出现半侧舌痛或舌麻木，累及舌下神经时出现伸舌向患侧偏斜，甚或舌肌萎缩出现震颤。

二、诊断及鉴别诊断

根据病史及临床检查，基本能判断肿瘤的良恶性。常规的口内、外双合诊检查可确定有无颌下腺肿物。对于肿瘤固定活动度差者，应考虑骨质破坏可能，应行X线片及CT明确。对于腺样囊性癌，常出现骨髓腔内弥漫浸润，骨质破坏不明显，故对于此类肿瘤不能以X线片判断肿瘤有无骨髓腔内浸润。颌下区肿物一般可根据病史和临床检查多可区别非肿瘤与肿瘤性病变，但是还须与舌下腺囊肿口外型、鳃裂囊肿、颈动脉体瘤、神经鞘瘤、慢性硬化性颌下腺炎、慢性颌下淋巴结炎及颌下淋巴结结核相鉴别。

三、治疗及预后

对于颌下腺肿瘤，手术切除是主要的治疗方法。良性肿瘤及病变范围局限的高分化恶性肿瘤行肿瘤并颌下腺切除术即可。触诊肿瘤活动性差，影像学检查及探查发现肿瘤侵及下颌骨者，需切除部分下颌骨。如肿瘤活动度差但术中病理活检显示尚未累及下颌骨骨膜，则可保留下颌骨，若病理活检显示肿瘤已经侵及骨膜，则应行相应范围的下颌骨切除术。除常规的半侧下颌骨切除外，如X线片仅显示骨质斑点状破坏，则可选择下颌骨下缘的矩形切除术，可保留牙槽骨的完整性，保留完整的咀嚼功能，对患者术后的面部改变小。若为恶性肿瘤，可行区域性淋巴结清扫术。若存在颈部淋巴结转移，可行相应范围的颈部淋巴结清扫术。若不存在颈部淋巴结转移，则不建议性预防性的颈部淋巴结清扫术。

由于腺样囊性癌侵袭性强，常常侵入肿瘤周围正常组织，如肌肉、骨膜和骨等，肉眼观察仍近似正常的组织，往往在病理检查已见癌细胞浸润，因此难以确定肿瘤的侵犯范围及手术的边界。所以，如确定颌下腺肿瘤为腺样囊性癌，为了尽量切除肿瘤减少复发，则不应选择下颌骨矩形切除术，需行半侧下颌切除术，同时需切除二腹肌前、后腹、下颌舌骨肌、舌下腺及翼内肌，因肿瘤易循神经侵犯，所以建议同时切除舌神经及下牙槽神经。

颌下腺切除术的手术入路有多种，包括传统的颈横径路、口腔径路、颏下径路及耳后发际径路等，近年来随着技术的临床应用，腔镜辅助下颌下腺切除手术及机器人手术也应用到临床，对于美容要求高的患者，可以选择使用。因此，在选择切除颌下腺的手术径路时，需根据患者的病情及要求、术者的技能与经验，选择最合适的方法进行，但对于颌下腺恶性肿瘤手术，仍建议选择传统的颈横径路入口手术。

颌下腺肿瘤总体预后较其他涎腺肿瘤差。其预后同肿瘤的性质、手术的彻底性、复发的次数及淋巴结转移情况相关。中国医科院报道颌下腺肿瘤3年和5年的生存率分别为60%和42.9%，北京大学医学院报道的3年和5年生存率分别为57.7%和41.2%。究其原因可能与颌下腺腺样囊性癌发病比例高,该种肿瘤恶性程度高有关。

第四节 舌下腺肿瘤

舌下腺肿瘤临床少见,绝大多数为恶性肿瘤,其中又以腺样囊性癌最为常见。四川大学华西医院1955~2000年共收治30例舌下腺肿瘤,其中17例为腺样囊性癌,占比56.7%。

一、临床表现

舌下腺肿瘤患者可能无任何自觉症状,一般以无症状的口底包块就诊,部分患者伴有舌部麻木和运动障碍,舌下腺肿瘤体积较大时,可压迫颌下腺导管引起阻塞症状。触诊检查可扪及舌下腺硬性肿块,有时与下颌骨舌侧黏膜相粘连而不活动,口底黏膜常完整,舌下神经受累者伸舌时歪向患侧,舌肌萎缩或震颤。

二、诊断及鉴别诊断

舌下腺肿瘤的确诊有赖于精确度高的穿刺组织检查,舌下腺恶性辨瘤早期易被误诊为炎性包块,抗感染治疗无效可以鉴别。舌下腺恶性肿瘤还易与该区原发于小涎腺的恶性肿瘤混淆,小涎腺癌早期溃疡位置表浅,临床上容易鉴别;而晚期由于向周围组织浸润难以确定原发位置,易与舌下腺恶性肿瘤混淆,此时只有影像学检查和组织学检查才能提供有价值的参考信息。

三、治疗及预后

舌下腺恶性肿瘤的治疗以彻底切除原发灶为主,切除范围应根据肿瘤大小决定。舌下腺肿瘤早期诊断与手术治疗对于预后极为关键,特别是有神经侵犯的肿瘤,需要扩大切除。对于舌下腺恶性肿瘤术后口底缺损的修复,前臂皮瓣或者是胸大肌皮瓣可作为首先。当肿瘤直径<2cm时,应采取原发灶的广泛切除,并彻底摘除舌下腺及周围淋巴组织;当肿瘤直径>2cm时,特别是侵犯了舌神经、舌下神经和下颌骨骨膜时,还应当切除舌神经、舌下神经和部分下颌骨。高度恶性肿瘤,特别是腺样囊性癌,往往需要行扩大切除术才能达到根治要求,舌下腺恶性肿瘤淋巴结经常可以转移至Ⅰ~Ⅲ区,故临床上即使未发现肿大淋巴结,术中也应考虑施行择区性的颈淋巴清扫术。

舌下腺良性肿瘤的预后良好,很少会出现复发。舌下腺恶性肿瘤受限于口腔内解剖条件的限制,手术切除范围常达不到根治要求,术后复发率较高,预后较差,四川大学华西口腔医院的病例中,手术治疗后局部复发9例(30.0%),远处转移最早发生在治疗后8个月,最晚发生于治疗后4.8年,平均转移时间为2.4年。

第五节 小涎腺肿瘤

小涎腺所分泌的唾液约占人体刺激性与非刺激性唾液分泌总量的8%。小涎腺肿瘤占头颈部肿瘤的 3%～10%，而 9%～23% 的涎腺肿瘤发生在小涎腺。小涎腺肿瘤相对少见，主要分布于唇、颊、舌、腭、咽、口底和上下颌骨的黏膜下层组织内。腺体均无包膜。小涎腺肿瘤组织结构复杂，其病理组织学类型多样，临床表现和诊断治疗都不尽相同。

一、临床表现

小涎腺肿瘤的临床表现同小涎腺的发生部位相关，但小涎腺肿瘤无论良恶性均以腭部好发。腭腺肿瘤为小涎腺肿瘤最常见的发病部位。根据中国医科院在东北地区统计，小涎腺肿瘤的发生部位以腭部最多（占全部肿瘤的 64.74%），良性肿瘤多于恶性肿瘤，良性肿瘤占所有小涎腺肿瘤的 83.96%。腭腺肿瘤多见于一侧硬腭后部及软硬腭交界区。良性肿瘤患者多因偶然发现肿物就诊，肿物界限清楚，活动度较好，质软无压痛，恶性肿瘤多表现为界限不清肿物，质地大多较硬，触之较易出血，表面容易出现溃疡，患者可伴有疼痛或灼烧感，累及鼻腔和上颌窦可出现鼻出血，如果患者出现张口受限症状，可能为肿瘤侵及翼肌。外生型肿瘤类型，肿物可充满口腔，造成进食困难。良恶性肿瘤对骨质都有破坏，但其影响方式不同，良性肿瘤可致压迫性骨吸收，恶性肿瘤可以造成骨质侵蚀性破坏。唇腺肿瘤临床少见，良恶性肿瘤均可发生于唇腺，上唇肿瘤发生比率明显多于下唇。磨牙后腺肿瘤，以黏液表皮样癌最为常见。常见症状是磨牙后垫肿胀，第三磨牙松动，临床表现类似阻生齿智齿冠周炎。舌腺肿瘤好发于舌根部，恶性肿瘤居多。首次就诊症状多为局部疼痛、异物感及吞咽障碍，触诊可触及肿块，但表面黏膜完整。由于后方为咽部，早期常无自觉症状，临床不易发现，出现症状就诊时肿瘤常较大。

二、诊断及鉴别诊断

小涎腺肿瘤大多部位表浅，除舌根部肿瘤外，多数肿瘤较易发现，可通过细针穿刺明确诊断。和腮腺及颌下腺肿瘤不同的是，小涎腺肿瘤需要时可通过切取活检在术前确定诊断。

恶性小涎腺肿瘤 CT 表现多为形态不规则，边界不清，常伴有出血和坏死，周围可见骨质破坏，淋巴转移多见，MRI 上 T1 呈混杂或低信号，T2 多混杂或稍低信号。

小涎腺肿瘤的鉴别诊断主要依赖影像学的鉴别，其中 CT 及 MRI 可以发挥不同的作用，对于骨质改变和病灶内钙化的显示 CT 较优，而对神经侵犯的显示及确定肿瘤的边界 MRI 则为较好的选择，不同的肿瘤其 MRI 及 CT 表现不同，可据此进行鉴别诊断。

三、治疗及预后

小涎腺肿瘤的治疗主要是手术治疗，良性肿瘤一般在肿瘤外 0.5 cm 正常组织内切除可达到根治，术后复发主要与第一次手术彻底程度有关，对于恶性肿瘤，仍应以手术为主要治疗方式，一般需在肿瘤外 1.0～1.5 cm 的广泛切除术，局部彻底切除是治愈的关键。如颈部有肿大淋巴结，应做颈淋巴清扫术。黏液表皮样癌低度恶性多为囊性，含有黏液，术中应避免肿瘤破裂，造成肿瘤种植。腺样囊性癌由于侵袭性强，临床上难以确定安全边界，术中切缘冰冻检查有无残余瘤细胞是非常必要的。另外腺样囊性癌常浸润神经，若术中发现神经侵犯，则需要将神经一并切除，手术中特别注意不应因为顾及功能而使手术方式趋于保守。

一般认为小涎腺恶性肿瘤的预后与肿瘤的组织类型、分化程度、肿瘤的大小、部位和是否有远处转移有关。高度恶性的肿瘤如腺样囊性癌、腺癌、恶性多形性腺瘤、鳞状细胞癌、高度恶性的黏液表皮样癌及未分化癌等预后较差,而低度恶性的肿瘤,如腺泡细胞癌、低度恶性的黏液表皮样癌等预后较好。

第六节 涎腺其他肿瘤

涎腺其他肿瘤包括舌下腺囊肿、腮腺囊肿、涎腺黏液囊肿及副腮腺肿瘤,临床上最常见的包括舌下腺囊肿及小涎腺黏液囊肿,统称为黏液囊肿,其发病原因主要是局部创伤后导管破裂,黏液外渗入组织间隙,因此称为外渗性黏液囊肿,少部分囊肿可由于导管阻塞,唾液滞留,导致导管扩张所致。副腮腺肿瘤临床少见。

一、舌下腺囊肿

(一)临床表现

舌下腺囊肿可发生于任何年龄段,但最常见于青少年。根据囊肿突出的部位,临床上可分为口内型、口外型及哑铃型3种。口内型多半表现为口底区的半透明囊性肿物,囊肿位于下颌舌骨肌以上的舌下区,由于囊壁菲薄并紧贴口底黏膜,囊肿呈现紫蓝色。这种类型临床最为常见;口外形,又称潜突性,潜突型属于一类临床表现比较特殊的舌下腺囊肿,主要表现为颌下/颈上区肿物,而口底囊肿表现不明显;哑铃型为上述两种囊肿的混合,即在口内舌下区及口外颌下区均可见囊性肿物。

(二)诊断及鉴别诊断

单纯型舌下腺囊肿囊壁菲薄并紧贴口底黏膜囊肿呈浅紫蓝色扪之柔软有波动感,容易确诊,需要与其鉴别诊断的疾病包括鳃裂囊肿、淋巴管畸形、口底及颌下区血管瘤、甲状舌骨囊肿相鉴别。穿刺液的性状不同可以鉴别不同的疾病,鳃裂囊肿穿刺液抽出的液体为黄色或棕色清亮液体,而甲状舌骨囊肿穿刺物为蛋清样黏液,B超及CT等影像学检查可进一步明确诊断。

(三)治疗

舌下腺囊肿的治疗方法包括手术治疗和非手术治疗两种,以手术治疗为主,因为舌下腺囊肿无完整的上皮内衬结构,为纤维结缔组织和肉芽组织,因此手术完整摘除舌下腺是治愈的关键,囊壁尽可能切除但不作绝对要求。对于口外型和混合型舌下腺囊肿只需从口内切口,全部切除舌下腺后,将囊腔内的囊液吸净,在下颌下区加压包扎,不必在下颌下区做切口摘除囊肿,手术切除舌下腺时,应注意避免损伤颌下腺导管,舌神经及血管,防止术后出现进食时颌下区肿大及术后舌尖麻木,因舌下腺前外侧有较多无名的细小血管,在手术操作中应止血彻底,舌下腺动静脉到舌下腺的分支血管,应予以结扎,否则容易导致出血并发症。对于不能耐受舌下腺切除的患者及婴幼儿,可做简单的成形型囊肿切开术,切除覆盖囊肿的部分黏液和囊壁,放尽液体,填入碘仿纱条,待全身情况好转或婴儿长至4~5岁后再行舌下腺切除。

二、黏液囊肿

(一)临床表现

黏液囊肿可发生于任何年龄,无明显性别差异,其好发部位为下唇、口底、舌及颊黏膜。

这是因为舌体运动时受到下前牙摩擦以及不自觉地咬下唇动作致使黏膜下腺体受伤而致。黏液囊肿为无痛性肿块,多呈圆形或卵圆形,质地韧而有弹性,大小可从数毫米至 1 cm,位置表浅者表面透明,位置深在者表面黏膜与正常黏膜色泽一致,触诊时可感知肿物。囊肿可自行破裂,流出蛋清样透明黏稠液体,囊肿消失,破裂愈合后,又被黏液充满,再次形成囊肿。

(二)治疗

黏液囊肿治疗方法包括手术治疗和非手术治疗两种,以手术治疗为主,局部注射麻醉后,纵向切开黏膜,在黏膜下,囊壁外分离囊肿壁,应将囊肿及其相连的腺体一并切除,减少复发机会。非手术治疗主要应用于手术不能配合患者,可以选择在囊腔内注射药物,如碘酊等,破坏上皮细胞,使其失去分泌功能,从而不再形成囊肿。

三、副腮腺肿瘤

副腮腺肿瘤中良性肿瘤占 50%~74%,恶性肿瘤占 26%~50%。

(一)临床表现

副腮腺肿瘤临床少见,约占腮腺肿瘤总数的 1.0%~7.7%,南京大学医学院口腔医院从 2000~2011 年共收治 1 294 例腮腺肿瘤患者,其中 14 例为副腮腺肿瘤,所占比率约为 1%。副腮腺肿瘤临床上容易误诊,其主要临床表现为颧颊部无痛性肿块,多位于颧弓或颧突下方,多为无意中发现,一般体积不大,多无面瘫及淋巴结肿大表现。

(二)诊断及鉴别诊断

副腮腺肿瘤的临床特征,如面颊部中份质地中等或偏硬的肿块、肿块位置不随体位变化而改变等,应与发生于该区域的其他疾病如颊部淋巴结炎、脂肪瘤、纤维瘤及血管瘤病变作鉴别。细针穿刺、影像学检查等有助于进一步地区分。

(三)治疗及预后

副腮腺肿瘤的常用治疗方法是手术彻底切除肿瘤。副腮腺肿瘤的切除不一定需要切除腮腺浅叶,如果副腮腺肿瘤为一孤立的、与腮腺浅叶组织分离的肿物,则可不进行腮腺浅叶切除术。术中需注意保护面神经和腮腺主导管,手术路径主要有标准腮腺切口、口内切口及面颊部肿块表面直接切口等,一般推荐使用标准腮腺切除的类"S"形切口。文献报道选择经发际内小切口行内镜下副腮腺肿瘤切除,更符合美学要求,但受技术、设备等因素限制,目前尚未得到广泛应用。

副腮腺肿瘤患者的预后主要取决于肿瘤的性质,副腮腺良性肿瘤手术治疗后预后较好,恶性肿瘤多为局部复发,复发后可再次手术切除。

第七节 涎腺肿瘤术后常见并发症及其处理

涎腺肿瘤所属部位为头颈部血管神经密集分布的地方,因此术后的并发症常常伴有神经损伤及术后出血,一些特殊的部位的手术涉及术后重建,其并发症更加复杂。

一、神经损伤

1. 面神经损伤　腮腺切除术后有 30%~60% 的患者发生暂时性的面神经功能减退,

4%～6%发生永久性的,下颌缘支是最常见的面神经损害支,在腮腺及颌下腺手术过程中经常会损伤到面神经,面神经损伤以机械性损伤为主,故术中对面神经的确切显露是防止损伤的关键,面神经在手术过程中可有程度不等的损伤,但只要神经未切断,一般可望在3～6个月内恢复,但若手术过程中对面神经牵拉过度,可以发生全部或某一支分支的神经瘫痪,一般给予积极治疗也能恢复,少数患者可有轻度的后遗症。腮腺手术后出现面神经下颌缘支损伤的概率要远高于其他分支的损伤,这可能是因为面神经下颌缘支细长、位置表浅走形较长,分支较多造成的。颌下腺手术过程中,也最容易损伤面神经下颌缘支,下颌缘支的损伤可造成明显的患侧下唇瘫痪。术中面神经不得不或意外被切断或切除者,除非恶性肿瘤未能切净,一般应立即进行面神经修复,行端端吻合,这种情况下面神经恢复时间比较长,一般需要8～12个月。术后面神经麻痹者,可进行表情肌功能训练以促进神经功能恢复。预防面神经损伤的方法最重要的是需要全程显露面神经的分支,避免钳夹及持续牵拉;若术后出现面神经损伤症状,可行局部注射维生素或通过面肌功能训练促进恢复。

2. 舌神经损伤　在行颌下腺切除过程中容易损伤舌神经,舌神经损伤常见症状是舌麻木,以舌尖麻木最为明显。如舌神经未完全切断,则麻木症状可逐渐恢复。如果舌神经完全切断,可以使用神经缝合术、移植术、套管术等进行修复,但目前的研究表明,舌神经修复效果有限。

3. 舌下神经损伤　舌下神经损伤常见症状是伸舌向患侧偏移,舌体活动不灵活,患侧舌体可出现体积增大,肌张力降低或震颤症状。易出现于结扎面动脉近心端时不慎损伤。舌下神经位于二腹肌中间腱上方,分离时应注意贴近腺鞘分离。

4. 耳大神经损伤　耳大神经主要感知耳廓及其周围的皮肤感觉,关于耳大神经在腮腺手术中的保留问题一直存在争议,笔者认为在不影响肿瘤切除的情况下,应常规保留,术中耳大神经切断可致术后耳垂麻木,若不可避免地切除了神经,手术后随着时间的推移可有感觉神经末梢再生,耳垂麻木感将逐渐减轻。

二、术后出血

头颈部血管网密集,功能复杂,术后的吞咽、呕吐等动作极易造成血凝块的脱落,术中止血不全面或者结扎不牢靠,常常导致术中及术后出血,严重者可造成灾难性的后果。如舌下腺术后出血,如果不能及时发现,常导致口底血肿而影响呼吸,严重时可致窒息死亡,出血主要原因包括舌深动静脉损伤,紧急处理方法是结扎颈外动脉,清除血凝块,必要时需行气管切开术。预防术后出血最关键的是术中止血必须彻底,对于重要血管应双重结扎,必要时缝扎。

三、术后复发

涎腺肿瘤术后都有可能出现复发,腮腺肿瘤术后的复发临床比较常见,复发多为混合瘤及腺淋巴瘤,一般认为肿瘤的复发率与手术切除不彻底或肿瘤细胞种植有关,术中不可随意切破包膜,对于可能为多中心的肿瘤主张采用扩大切除术,是预防复发的有效手段。

四、涎瘘

涎瘘发生的原因是腮腺是一个多突起不规则腺体,完全切除不可能,由于残留的腺体仍有分泌功能造成,一般涎瘘发生在术后 5～7 d,涎瘘是腮腺手术常见的并发症,其临床表现为术后耳下或耳后区轻度肿胀,伴或不伴有波动感,穿刺可抽出容量不等的清亮液体,并随进食咀嚼运动而增加,其原因可能为术后残存的腺体较多,或术中遗漏结扎叶间导管所致,所以腮腺术后需注意保持负压引流通畅,保证皮瓣与创面贴合良好,可一定程度预防或减少局部积液的发生。预防涎瘘的关键在于腮腺分支导管的仔细分离与结扎及彻底切除腺体。

五、Frey 综合征

Frey 综合征又称耳颞神经综合征、味觉性出汗综合征,其典型的三联征是:味觉性出汗、颜面潮红、耳前区和颞区的湿热感。其发生率在不同的研究中变化较大,很可能是由评价标准不同造成的,应用碘淀粉实验证实 90% 的患者发生该并发症。Frey 综合征通常术后 3～6 个月出现,也有报道术后 1 周出现,Frey 综合征在腮腺切除术后的患者中很常见,因对生活质量影响不大而未引起临床医生的重视,国内的患者也比较少对这一疾病提出治疗需求,此症发生的原因主要是因为术中切断了的副交感神经分泌神经支与皮肤汗腺和浅表血管的交感神经支错位再生连接,导致刺激涎液分泌后,出现皮肤出汗与潮红。预防味觉出汗综合征的方法是手术中利用颞肌筋膜瓣及胸锁乳突肌瓣等覆盖创面,可明显降低 Frey 综合征的发生率。保守治疗上采用抗胆碱能制剂如 20% 氯化铝的酒精液及 3% 的毛果芸香碱等局部涂抹等有暂时效果。

(王玉龙　史荣亮)

主要参考文献

[1] 郭伟. 头颈肿瘤诊断治疗学. 北京:人民军医出版社,2013.
[2] 马大权. 涎腺疾病. 北京:人民卫生出版社,2002.
[3] 余光岩,高岩,孙勇刚. 口腔颌面部肿瘤. 北京:人民卫生出版社,2002.
[4] 高明. 头颈肿瘤学. 第 3 版. 科学技术文献出版社. 北京:科学技术文献出版社,2014.
[5] 邱蔚六,张志愿. 口腔颌面肿瘤学. 济南:山东科学技术出版社,2004.
[6] 屠规益. 现代头颈肿瘤外科学. 北京:科学技术出版社,2004.
[7] 余光岩,马大权. 北京大学口腔医院唾液腺肿瘤研究 50 年回顾. 北京大学学报(医学版),2015,47(1):1-5.
[8] 于涛,高庆红,王晓毅,等. 30 例舌下腺恶性肿瘤临床病理分析. 华西口腔医学杂志,2007,25(1):64-66.
[9] 张建中,蒋群,黄海琼,等. 功能性手术在腮腺浅叶良性肿瘤治疗中应用的体会. 中国肿瘤外科杂志,2013,5(2):131-132.
[10] 张乃嵩,魏炜,孙俊永. 腮腺肿瘤切除. 中华耳鼻咽喉头颈外科杂志,2007,42(10):757-79.
[11] 金斌,董频,谢晋,等. 腮腺肿瘤的治疗经验及远期疗效观察. 中国耳鼻咽喉头颈外科,2008,8:440-442.
[12] 王占. 舌下腺囊肿的治疗. 山东医药,2005,45(12):31.
[13] 林国础. 涎腺恶性肿瘤治疗的临床经验. 全国涎腺疾病学术会议.

[14] Lethaus B, Ketel sen D, van Stiphout RS, et al. 涎腺肿瘤 MRI 诊断. 放射教学实践, 2011, 26(11): 120-1242.

[15] 银小辉, 陈玲军, 邬小平, 等. 涎腺肿瘤的 CT 及 MRI 诊断. 实用放射学杂志, 2012, 28(7): 1012-1044.

[16] 马大权, 余光岩, 郭传瑸. 涎腺肿瘤的诊断和治疗. 中国耳鼻咽喉头颈外科, 2011, 18(3): 113-114.

[17] 周梁, 陈小玲, 黄维庭. 小涎腺的外科治疗. 临床耳鼻咽喉头颈外科杂志, 2007, 21(21): 963-965.

[18] 中华口腔医学会口腔颌面外科专业委员会涎腺疾病学组, 中国抗癌协会头颈肿瘤外科专业委员会涎腺肿瘤协作组. 涎腺肿瘤的诊断和治疗指南. 中华口腔医学杂志, 2010, 45(3): 131-134.

[19] NCCN. NCCN 临床实践指南: 头颈部肿瘤(2017. V1). http://guide.medive.cn.

[20] 沙炎, 罗德红. 头颈部影像学: 耳鼻咽喉头颈外科卷. 北京: 人民卫生出版社, 2014.

[21] 俞光岩. 涎腺疾病. 北京: 北京医科大学, 中国协和医科大学联合出版社, 1994.

[22] 李火昆, 陈广盛. 腮腺良性肿瘤手术治疗及并发症的防治. 广东牙病防治, 1998, 6(2): 42-43.

[23] 马大权. 涎腺外科. 第1版. 北京: 人民卫生出版社, 1985, 162-176.

[24] 陈卫民. 腮腺混合瘤手术治疗及并发症的处理. 临床口腔医学杂志, 1996; 12(2): 97.

[25] Chang EZ, Lee WC. Surgical treatment of ptemorphic adenoma of the parotid gland: report 110 cases. J Oral Maxillofac Surg, 1985, 43: 680.

[26] Gleave EN, Whittakev JS, Nicholson A. Salivary Tumours-Experience over Thirty year. Chincotolaryngol. 1979, 4: 247.

[27] Stevens K, Hobsley M. The Treatment of Plemorphic Adenoma by Formal Parotiderectomy. Br J Sure, 1982, 69: 1.

[28] Stewart CJ, MacKcnzie K, McGarry G'V, el al. Fine-needle aspiration cytology of salivary gland: a review of 341 cases. Diagn Cytopalhol, 2000, 22: 139-146.

[29] Uchida Y, Minoshima S, Kawata T, el al. Diagnostic value of FDG PET and salivary gland scintigraphy for parolid tumors. Clin Nucl Med, 2005, 30: 170-176.

[30] Covindaraj S, Cohen M, Genden EM, et al. The use of acellular dermis in the prevention of Frey's syndrome. Laryngoscope, 2001, 111: 1993-1998.

[31] KerawaJa CJ, McAloncy N, Stassen LF. Prospective randomised trial of the benefits of a stemoeleidomastoid flap after superficial parolidectomy. Br J Oral Maxillnfac Surg, 2002, 40: 468-472.

[32] Hui Y, Wong DS, Wong LY, el al. A prospective controlled double-blind trial of great auricular nerve preservalion at parolidectomy. Am J Surg, 2003, 185: 574-579.

[33] Spiro JD, Spiro RH. Cancer of the parolid gland: role of 7th nerve prescrva-uon. World J Surg, 2003, 27: 863-867.

[34] Rinaldo A, Shaha AR, Pellitteri PK, el al. Management of malignant sublin-gual salivary gland tumors. Oral Oncol, 2004, 40: 2-5.

[35] 汤钊猷. 现代肿瘤学. 第3版. 上海: 复旦大学出版社, 2011.

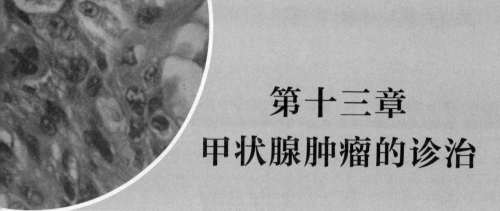

第十三章 甲状腺肿瘤的诊治

第一节 甲状腺乳头状癌

甲状腺癌是最常见的内分泌系统恶性肿瘤,约占所有癌症的1%。甲状腺癌的病理分型包括:甲状腺乳头状癌(papillary thyroid cancer PTC)、甲状腺滤泡状癌(follicular thyroid cancer FTC)、甲状腺髓样癌(medullary thyroid cancer MTC)及甲状腺未分化癌(anaplastic thyroid cancer ATC)。其中PTC和FTC起源于甲状腺滤泡上皮细胞,属于分化型的甲状腺癌(differentiated thyroid cancer DTC),占总甲状腺癌的90%。

根据美国流行病检测计划(Surveillance, Epidemiology, and End Results Program, SEER)1975～2009年PTC发病率从3.4/10万增长至12.5/10万,增长了近3倍,韩国1996～2010年数据表明PTC占所有甲状腺癌的比例也有所上升,男性由74.2%上升为97.9%,女性由75.4%上升到98.3%。

PTC是甲状腺癌中恶性程度较低的一种,10年生存率可达93%。患者以女性为多,男女比例为1:2.7,31～40岁组发病比例最高,约占所有PTC的30%。PTC病程较长,可达数年,原发肿瘤体积较小时无明显体征,侵犯气管或其他周围器官时肿块固定,侵犯喉返神经时出现声音嘶哑,压迫气管移位或肿瘤侵入气管内可出现呼吸困难。淋巴结转移较多见,多至颈深中组及颈深下组,晚期可转移至上纵隔,血行转移较少,为2%～6%,多见于肺或骨。

一、病理特点及亚型

PTC的组织学特点主要是肿瘤性乳头,指具有复杂的、分支状、排列方向无序的乳头,乳头有纤维血管轴心,被覆单层或复层,有密集卵圆细胞核的细胞。PTC典型核的特征包括毛玻璃样细胞核,核内假包涵体及核沟。沙砾体是PTC病理上的一个特征表现,存在于40%～50%的病例中,可位于乳头中,纤维性间质中或实性瘤细胞巢之间。

除了最多见的经典型PTC(classical papillary thyroid carcinoma,CPTC)外,PTC尚有15个亚型(2004年世界卫生组织"甲状腺和甲状旁腺病理及遗传学分类"),其中微小乳头状癌根据肿瘤大小定义,其余亚型均为单独病理亚型,按其侵袭性大致分为高危,低危两大组。各亚型分类及临床病理特点如表13-1所示。

表 13-1　甲状腺乳头状癌的特殊亚型及临床病理特点[a]

高危组	实体亚型（solid variant of PTC, SVPTC）	占全部 PTC 的 12%~16%，有放射线接触史的儿童中可达 37%，成人中男女比例为 1:9。这个亚型主要是由实体，片状排列的肿瘤细胞组成，伴有 PTC 典型的核特征。较 CPTC 更具有侵袭性
	高细胞亚型（tall cell variant, TCV）	占全部 PTC 的 3%~12%，细胞高度是宽度的 2~3 倍，高细胞成分至少达 30% 才可以诊断为 TCV，有丰富的嗜酸性细胞质常伴有大量坏死，核分裂。与 CPTC 相比，发病时年龄更大，分期更晚，侵袭性更强
	弥漫硬化型（diffuse sclerosing variant, DSV）	占 PTC 的 2%~6%，双侧甲状腺叶或单侧叶弥漫性受累，扩张的淋巴血管区域内可见乳头结构，广泛的鳞状上皮化生，淋巴侵犯，大量沙砾体，较 CPTC 侵袭性高，RET/PTC 重排比例高，可达 43%
	柱状细胞型（columnar cell variant, CCV）	约占全部 PTC 的 0.15%~0.2%，由假复层柱状上皮组成，伴有核分层，分为包膜型和非包膜型，包膜型多见于年轻女性，肿瘤较小，无远处转移，预后好，而非包膜型多见于老年男性，其侵袭性高，预后差
	乳头状癌伴鳞状细胞癌或黏液表皮癌（PTC with squamous cell carcinoma or mucoepidermoid carcinoma, SCC-PTC）	可占全部 PTC 的 0.7%~3%，以中老年女性多见，表现为增长较快的颈部肿块，可发生淋巴转移，局部气管和食管侵犯，单独的手术治疗不能控制，碘 131 治疗通常无效，术前术后给予放化疗可能对病情有益
	乳头状癌伴局灶岛状成分（PTC with focal component）	占全部 PTC 的 1.6%，显示岛状成分，梁状和实体型结构也可见。岛状成分小于 50% 为灶性岛样癌，岛状成分大于 50% 称为岛状成分占优势癌，后者较前者更易发生腺外侵犯和远处转移
	混合乳头状癌伴髓样癌（combined papillary carcinoma medullary carcinoma）	是一种混合性癌，PTC 在肿瘤中占小部分<25%，MTC 占优势，甲状腺球蛋白核降钙素同时存在，预后与 MTC 类似
	乳头状癌伴梭形细胞和巨细胞（papillary carcinoma with spindle and giant cell carcinoma）	梭形细胞和巨细胞是 ATC 的成分，该种肿瘤可被认为是 PTC 向 ATC 转变的一种过程，是一种混合肿瘤，侵袭程度也由 ATC 所占比例决定
	乳头状癌伴钉状突起（PTC with prominent feature）	占全部 PTC 的 0.24%，诊断标准为：非实体性 PTC；超过 30% 的细胞有失去极性或黏附性的钉状突起；高细胞，柱状细胞，弥漫硬化成分所占的比例小于 10%。肿瘤直径较大，易多发及双侧，侵袭性强，多见于老年女性患者，Braf 突变可达 57%
	乳头状癌伴有微乳头结构（PTC with "micropapillary pattern", MPC）	占全部 PTC 的 1.4%，镜下表现为丰富透明的嗜酸性细胞质，核略呈多形性，浓染。淋巴血管侵犯和远处转移较 CPTC 更常见，8.5 年生存率 53%，死亡率 57%，预后较差
低危组	滤泡亚型（follicular variant of PTC, FVPTC）	占全部 PTC 的 20%~30%，病变内由超过 50% 的滤泡结构，无良好分化的乳头结构，具有 PTC 典型的细胞核特征。分为包膜型和非包膜型，包膜型[b] 淋巴结转移率低，无 Braf

续表

	基因突变,Ras 基因突变率可以达到 36%,非包膜型淋巴结转移率高,Braf 突变率 26%,可进一步分为弥漫型和浸润型,弥漫型更具侵袭性。FVPTC 和 CPTC 预后相似
嗜酸细胞亚型(oncocytic variant)	肉眼观切面为棕褐色;癌细胞核核仁明显,胞质丰富,含大量嗜酸性颗粒
筛状癌(cribriform carcinoma)	灶性乳头状结构,筛状特征,有实体型和梭形细胞区域,桑葚样磷化,见于 FAP 和 Gardner 综合征,常为多灶性,女性多见
大滤泡亚型(macrofollicular variant)	50% 以上的肿瘤成分由大滤泡构成;绝大多数有纤维性包膜;淋巴结转移率低
透明细胞亚型(clear cell variant)	肿瘤内大多数细胞胞质丰富,染色淡;部分伴有嗜酸性细胞;阿辛蓝染色偶见阳性
乳头状癌伴筋膜炎间质(PTC with facsiitis-like stroma)	罕见的 PTC 伴奇特的纤维间质反应(筋膜炎样,纤维瘤病样),这些反应无不良的预后

注:a. 表格制作参照杨进宝等人的综述;b. 包膜型 FVPTC 如无包膜和血管侵犯,现更名为具有乳头状核特征的非侵袭性滤泡性甲状腺肿瘤(noninvasive follicular thyroid neoplasm with papillary-like nuclear features,NIFTP)

二、临床诊断

PTC 通常是由于体检发现甲状腺结节,或患者触及颈部肿块而就诊,又或是由于其他疾病而进行的影像学检查偶然发现。患者就诊时首先应对其进行详细的病史和家族史询问,尤其是放射性接触史和 FNMTC 相关家族史;其次进行规范的体格检查,包括甲状腺和颈部淋巴结的触诊;最后检测甲状腺功能和降钙素,CEA,超声,并根据结果决定下一步诊断策略。

(一)血清促甲状腺激素

甲状腺结节初次就诊时应检测血清促甲状腺激素(TSH)水平,如果 TSH 低于正常下限则应行同位素 I^{123} 扫描,因为高功能结节极少为恶性,可以不必进行进一步的穿刺,如甲状腺功能亢进由其他原因引起,应进一步行检查明确病因。

(二)超声检查

超声检查(ultrasonography)是甲状腺的首选检查,具有经济无创的优点,诊断准确性高但受到检查者主观判断和经验的影响。PTC 的超声表现特点主要有以下几点。

1. 质地 PTC 通常为低回声实质结节,可伴区域囊性变,也可为囊性结节内伴乳头状实质突起。除表现为实质结节外,弥漫硬化型 PTC 超声下也可呈弥漫性病变,累及部分或全甲状腺,伴或不伴弥漫性钙化。

2. 钙化 超声上所见的细小钙化对应为 PTC 组织中的沙砾体,是 PTC 的典型超声表现,阳性预测值高但灵敏度较低,仅占 26%~59%。良性结节的胶原晶体在超声上表现的高回声常被误诊为细小钙化,区别的要点在于后者有"彗星尾"征。粗大钙化通常是由组织纤维化和退化形成,与病程较长的良性疾病相关,但如存在于实质结节中,其恶性风险增加,应结合其他超声特点共同诊断。

3. 形状　纵横比大于1是PTC的特征性表现,"纵"指前后径,"横"指左右径,其产生的原因可能是恶性肿瘤生长垂直于正常组织平面,乳腺肿瘤中也存在这一现象。

4. 边缘　边缘毛刺或不清晰是甲状腺恶性结节的特点之一,但由于47%的PTC边缘清晰并且多数可有包膜,故其灵敏度和特异度均较低,除非有侵犯包膜的表现,不可作为单独的判断因素。

5. 血流　多普勒超声下,无论是周围血流或结节内血流不能作为独立的判断指标,但无血流结节为PTC的可能性较低。

6. 淋巴结　PTC转移淋巴结通常表现为长短径比例缩小,内部回声增强增粗,淋巴门结构消失,淋巴结内可有细小钙化和囊性变等转移PTC特有的表现,在原发病灶隐匿时有助于诊断。

（三）细针穿刺

细针穿刺(fine needle aspiration biopsy, FNAB)是相对安全可耐受的有创检查,对于甲状腺结节的诊断和治疗方式选择具有明确的指导意义。FNAB对于PTC的诊断准确率达到90%~94%,诊断主要依赖于其特征性的核改变,包括毛玻璃样核,核内包涵体,核沟,偏心性核仁。另外,细胞乳头状结构和沙砾体也可作为诊断指标。由于核沟,核内包涵体等也可存在于桥本甲状腺炎和结节性甲状腺肿中,当吸取组织量不足时,假阳性和假阴性诊断均有可能。由于70%的PTC具有BRAF, RET/PTC, RAS突变,多项研究表明基因诊断可以提高FNAB的准确性,标志性microRNA的细胞学检测也在研究中。

（四）CT检测

CT(computed tomography)检测虽然不是PTC定性检查的主要手段,但是可以提供肿瘤范围的直观影像,尤其是局部肿块较大并有外侵的情况下,观察肿瘤是否侵犯气管,食管,颈内动静脉,淋巴结转移的范围和具体位置对于术前评估手术风险,制定手术计划,做好术前准备具有重大意义。另外,增强CT中出现淋巴结强化,囊性变等表现有助于转移淋巴结的诊断。右侧锁骨下动脉变异在增强CT中的表现,还可使手术医师在术前发现右侧喉返神经喉不返的情况,有效保护神经。由于CT采用含碘造影剂,影响碘代谢,CT检查后6周内不能行同位素碘扫描。

三、PTC的手术治疗

PTC初始治疗的主要目的是提高患者的总生存和无病生存,降低疾病持续/复发风险和死亡率,并对患者进行准确的分期和风险分层,决定进一步的治疗方案,将治疗副反应降到最低。PTC一经诊断,首先考虑的是手术治疗,手术的目的是完整切除肿瘤,包括甲状腺外受侵犯的组织及转移的淋巴结。在过去的几十年里甲状腺切除和淋巴结清扫的范围一直是争论的重点。

（一）甲状腺切除范围

PTC的甲状腺切除术式主要包括甲状腺全切术和甲状腺腺叶＋峡部切除术。甲状腺全切术的优点是原发器官完整切除,保证足够的切除范围,消除隐匿病灶,术后可进行放射性同位素碘(^{131}I)治疗及甲状腺球蛋白(thyroglobulin, Tg)监测,缺点是甲状腺功能完全依靠药物替代,无病灶侧喉返神经和甲状旁腺暴露损伤风险增加,腺叶＋峡部切除术则反之。相关研究主要着重于两者之间治疗效果和并发症发生率的比较。

Jonklaas发表的一项关于3 000例DTC的研究,其中78%的患者为PTC。研究表明无论对于AJCC/UICC Ⅱ期低危患者还是Ⅲ/Ⅳ期患者甲状腺全切术都可以提高总生存。对于Ⅰ期患者,总生存并不受手术范围的影响。因此,临床医师应该根据肿瘤死亡/复发的危险度进行手术方式的选择,避免不必要的手术并发症。除临床分期外,放射线接触史,家族史,性别,年龄,病理亚型也都应纳入考量。中华医学会建议全/近全甲状腺切除术适应证包括:童年期有头颈部放射线照射史或放射性尘埃接触史;原发灶最大径>4 cm;多灶癌,尤其是双侧癌灶;不良的病理亚型,如PTC的高细胞型、柱状细胞型、弥漫硬化型、实体亚型;已有远处转移,需术后同位素治疗;伴有双侧颈部淋巴结转移;伴有腺外侵犯(如气管、食管、颈动脉或纵隔侵犯等)。腺叶+峡部切除术的绝对适应证包括病灶局限于一侧腺体,原发灶直径<1 cm,无放射线暴露史,无颈部淋巴结转移和远处转移,对侧腺叶内无结节的患者;相对适应证为局限于一侧腺叶内的单发PTC,并且肿瘤短发早≤4 cm,复发危险度低,对侧腺叶内无结节。

（二）中央区淋巴结清扫

淋巴结转移特别是颈部Ⅵ区淋巴结转移是PTC的特征,通常和病情持续与复发有关。研究表明38%～90%的患者在初次诊断时已有淋巴结转移,多发生于中央区(Ⅵ区)。术前高分辨超声对淋巴结转移的诊断灵敏度为36.7%～83.5%,特异度为89.3%～99.7%。然而,超声对中央区淋巴结的转移诊断尚有欠缺,主要是因为甲状腺腺体的阻挡,中央区淋巴结转移多为镜下转移,超声及术中探查都较难诊断,所以PTC大多数情况下需要预防性中央区淋巴结清扫(entral lymph node dissection CLND)。

2007年,White等人进行了针对预防性CLND的回顾性分析。他们发现甲状腺全切术结合预防性CLND可以降低PTC复发率,延长无病生存,降低术后Tg,甚至达到Tg无法检测水平。虽然仍有争议,但是对于PTC初次手术的患者,仍建议行预防性CLND,手术的范围上界至甲状软骨,下界达胸腺,外侧界为颈动脉鞘内侧缘,包括气管前、气管旁、喉前(Delphian)淋巴结等。手术可能会增加如喉返神经损伤和甲状旁腺功能低下等并发症,但对于有经验的外科医生来说,发生的概率都会降到最低。

（三）颈侧区淋巴结清扫

PTC患者的颈部淋巴结转移也可累及颈侧区淋巴结(Ⅱ～Ⅴ)区,罕见情况下可出现于Ⅰ区。手术切除这些转移的淋巴结可降低肿瘤的复发率和死亡率。术前影像学检查或细针穿刺诊断颈侧区淋巴结转移时应行同侧颈淋巴结清扫术,手术范围上至二腹肌,下至锁骨上,内侧界为颈动脉鞘内侧缘,外界至斜方肌前缘。Ito等人指出预防性的改良颈侧区淋巴结清扫对于术前无淋巴结转移证据的患者不能降低其无复发生存,因此不予推荐。

以肿瘤原发灶(T),区域淋巴结转移(N)及远隔转移(M)为基本依据的美国肿瘤联合委员会(American Joint Committee on Cancer,AJCC)发行的DTC分期系统是目前世界范围内提供PTC预后信息,评估PTC预后分期重要的参考标准之一。第8版较第7版有所变更,因目前大多数研究仍参照第7版分期,故本书将提供两版分期对比。

1. AJCC第7版DTC TNM分期

（1）原发肿瘤(T)

1) TX:肿瘤大小不详且无腺外侵犯。

2) T0:无原发肿瘤证据。

3) T1:肿瘤局限于甲状腺内且最大径≤2 cm。

4) T2:肿瘤局限于甲状腺内且最大径>2 cm,但≤4 cm。

5) T3:肿瘤局限于甲状腺内且最大径>4 cm,或伴有甲状腺外微小突破(肿瘤大小不限)。

6) T4a:肿瘤突破甲状腺包膜侵及皮下软组织、喉、气管、食管或喉返神经(肿瘤大小不限)。

7) T4b:肿瘤侵犯椎前筋膜、包绕颈动脉或纵隔血管。

(2) 区域淋巴结(N):区域淋巴结包括颈正中部、颈侧和上纵隔淋巴结。

1) N0:无淋巴结转移。

2) N1a:Ⅵ区淋巴结转移(气管前、气管旁和喉前/Delphian淋巴结)。

3) N1b:转移至单侧、双侧或对侧颈部或上纵隔淋巴结 NX术中未评估淋巴结。

(3) 远处转移(M)

1) M0:无远处转移。

2) M1:有远处转移。

3) MX:远处转移未评估。

2. AJCC第8版TNM分期　　第8版将微小腺外侵袭从T3中去除。T3进一步分为T3a(肿瘤最大直径>4 cm且局限于甲状腺内)和T3b(无论肿瘤大小,肿瘤明显侵犯甲状腺周围的带状肌)。N分期中的主要变化是将Ⅵ区淋巴结由原来的N1b划分为N1a,并加入pN0的定义,即一个或多个淋巴结通过细胞或病理学检查确认为良性。分期系统的变更主要见表13-2。

表13-2　AJCC第7版与第8版分化型甲状腺癌分期系统比较

分期	第7版			分期	第8版		
	T	N	M		T	N	M
	<45岁				<55岁		
Ⅰ	任何T	任何N	M0	Ⅰ	任何T	任何N	M0
Ⅱ	任何T	任何N	M1	Ⅱ	任何T	任何N	M1
	≥45岁				≥55岁		
Ⅰ	T1	N0	M0	Ⅰ	T1	N0/Nx	M0
Ⅱ	T2	N0	M0		T2	N0/Nx	M0
Ⅲ	T3	N0	M0	Ⅱ	T1	N1	M0
	T1	N1a	M0		T2	N1	M0
	T2	N1a	M0		T3a/T3b	任何N	M0
	T3	N1a	M0	Ⅲ	T4a	任何N	M0
ⅣA	T4a	N0	M0	ⅣA	T4b	任何N	M0
	T4a	N1a	M0	ⅣB	任何T	任何N	M1
	T1	N1b	M0				

续表

分期	第7版			分期	第8版		
	T	N	M		T	N	M
	T2	N1b	M0				
	T3	N1b	M0				
	T4a	N1b	M0				
ⅣB	T4b	任何N	M0				
ⅣC	任何T	任何N	M1				

AJCC TNM 分期系统预测的仅是死亡危险度而非复发危险度。由于 PTC 生存期长，除降低死亡率外治疗的主要目的是提高无复发生存，因此《中国甲状腺结节和分化型甲状腺癌诊治指南》提出了复发危险度3级分层见表13-3。

表13-3 分化型甲状腺癌(DTC)的复发危险度分层

复发危险度组别	符 合 条 件
低危组	符合以下全部条件者 -无局部或远处转移 -所有肉眼可见的肿瘤均被彻底清除 -肿瘤没有侵犯周围组织 -肿瘤不是侵袭型的组织学亚型，并且没有血管侵犯 -如果该患者清甲后行全身碘显像，甲状腺床以外没有发现碘摄取
中危组	符合以下任一条件者 -初次手术后病理检查可在镜下发现肿瘤有甲状腺周围组织软组织侵犯 -有颈淋巴结转移或清甲后全身[131]I显像发现有异常放射性摄取 -肿瘤为侵袭型的组织学类型，或有血管侵犯
高危组	符合以下任一条件者 -肉眼下可见肿瘤侵犯周围组织或气管 -肿瘤未能完整切除，术后有残留 -伴有远处转移 -全甲状腺切除后，血清Tg水平仍较高 -有甲状腺癌家族史

PTC 术后应根据 TNM 分期和危险分层系统对患者进行评估，以便决定后续治疗策略和随访强度。

四、同位素治疗

[131]I 是 PTC 术后治疗的重要手段之一。包含两个层面：一是采用[131]I 清除 PTC 术后残留的甲状腺组织(^{131}I ablation for thyroid remnant)，简称[131]I 清甲；二是采用[131]I 清除手术不能切除的 PTC 转移灶，简称[131]I 清灶。

（一）清甲治疗

清甲治疗可以提高 Tg 的诊断价值，提高同位素全身扫描(diagnostic whole body scan,

Dx-WBS)诊断复发的特异度,为清灶治疗做准备。过去除极低危的无转移外侵的微小癌,大部分患者都被建议行清甲治疗,因为不仅有利于随访也可以降低复发,改善生存。但是最近的研究指出对于中低危患者,清甲治疗并不能改善无病生存和死亡率。因此,是否行清甲治疗因根据患者的具体情况。例如,复发和死亡的风险。《2015 年的美国甲状腺协会(American thyroid association,ATA)指南》建议对以下患者行清甲治疗,Ⅲ、Ⅳ 期患者,45 岁以下的 Ⅱ 期患者,部分有需要的 Ⅰ 期患者,尤其是伴有病灶多灶性,淋巴结转移,包膜外侵犯,血管侵犯,侵袭性较高的病理亚型。^{131}I 清甲治疗前准备工作如下。

1) 评估残留甲状腺组织,如过多须行再次手术,否则影响清甲效果。
2) 评估一般状态,如存在严重基础疾病,应先纠正一般状态再考虑治疗。
3) 育龄期妇女须进行妊娠测试。
4) 为保证 ^{131}I 最佳摄取,治疗前 10~14 d 应低碘饮食,<50 μg/d,并且避免其他形式的碘摄入。例如,CT 碘造影剂和胺碘酮等,有条件可检测尿碘含量。
5) 停用甲状腺激素(Levo-thyroxine,L-T4)4 周或者使用重组人 TSH(rhTSH),使血清 TSH>30 mU/L。

正常甲状腺滤泡上皮细胞和 PTC 细胞的细胞膜上表达 NIS,在 TSH 刺激下可充分摄取 ^{131}I,血清 TSH>30 mU/L 可显著增加 PTC 组织对 ^{131}I 的摄取。停用 L-T4 4 周或者使用 rhTSH 51~82 mU/L 之间的剂量可以最大程度刺激甲状腺上皮细胞。停用 L-T4 可造成甲状腺功能减退,提前 2 周服用 L-T3 可予预防。对于无法耐受甲状腺功能减退或激素撤退后不能获得理想 TSH 水平的患者,可以服用 rhTSH。Pacini 比较了激素撤退和 rhTSH 治疗的 2 组患者,30 mCi 清甲治疗的效果相当,但当患者不处于甲减状态,肾清除能力正常,可以减少放射线暴露。

清甲治疗的剂量相对固定,低危患者通常为 1.11~3.7 GBq(30~100 mCi),中高危患者为 3.7~7.4 GBq(100~200 mCi),清甲治疗后短期(1~15 d)内常见的副作用包括:乏力、颈部肿胀、咽部不适、口干,甚至唾液腺肿痛、味觉改变、鼻泪管阻塞、上腹部不适甚至恶心、泌尿道损伤等。上述症状多出现于清甲治疗 1~5 d 内,常自行缓解,无须特殊处置。清甲治疗后 24~72 h 内开始(或继续)L-T4 治疗。清甲治疗 4~6 个月后可进行清甲评估,如 TSH 刺激后的 Dx-WBS 图像中无甲状腺组织显影,甲状腺吸^{131}I 率<1%,提示清甲完全,否则可行再次清甲。清甲后 2~10 d 进行 Dx-WBS 对转移病灶较为敏感,高剂量优于低剂量,扫描结果可以决定进一步治疗的方案。

(二) 清灶治疗

^{131}I 清灶治疗适用于无法手术切除,但具备摄碘功能的 PTC 转移灶(包括局部淋巴结转移和远处转移)。首次 ^{131}I 清灶治疗应在 ^{131}I 清甲至少 3 个月后进行。对单次清灶治疗的 ^{131}I 剂量尚有争议,经验剂量为 3.7~7.4 GBq(100~200 mCi)。清灶治疗 6 个月后可进行疗效评估。如治疗有效(血清 Tg 持续下降,影像学检查显示转移灶缩小、减少),可重复清灶治疗,2 次清灶治疗间宜相隔 4~8 个月,若清灶治疗后血清 Tg 仍持续升高,或影像学检查显示转移灶增大、增多,或 ^{18}F-FDG PET 发现新增的高代谢病灶,则提示治疗无明显效果,应考虑终止 ^{131}I 治疗。目前 ATA 关于 ^{131}I 难治性 PTC 的定义是指患者在适当的 TSH 刺激和碘准备的情况下出现以下 4 种情况:转移病灶不摄碘;原先摄碘的病灶失去摄碘能力;仅部分病灶摄碘;摄碘转移病灶进展。如果临床和影像学上均无肿瘤残留证据,并且无 TgAb 干

扰的情况下 TSH 刺激后 Tg 低于检测水平以下,则可被认定为"临床肿瘤治愈"。

目前尚无^{131}I 治疗剂量(包括单次剂量和累积剂量)的明确上限,但随治疗次数和累积剂量上升,辐射副作用的风险增高,除上述清甲治疗的副作用外,还可有骨髓抑制,肾功能异常,继发肿瘤和生殖系统损伤。建议女性患者在^{131}I 治疗后 6~12 个月内避免妊娠。

五、内分泌治疗

TSH 可以刺激正常甲状腺细胞或 PTC 细胞增殖,提高^{131}I 摄取和 Tg 的产生,所以理论上,L-T4 可以通过抑制 TSH 达到抑制 PTC 细胞生长的目的。甲状腺激素替代治疗,并使 TSH 稳定在 0.4 mU/L,可以有效抑制 Tg,然而对于 TSH 水平是否要抑制在正常范围以下,初始治疗还是长期治疗尚有争议。

美国一项包含 2 936 名患者的研究指出,对于 Ⅱ~Ⅳ 期患者,TSH 控制在较低水平可以改善总生存,低危患者并无获益。荷兰的一项 366 例患者的研究指出,TSH>2.0 mU/L 和疾病相关死亡,复发等相关,但是 TSH 在 0.1~0.4 mU/L 范围之间并无差别,TSH>4.5 mU/L 是死亡的独立预后因素。另外,长期服用超生理剂量 L-T4,会造成亚临床甲亢,加重心脏负荷和心肌缺血,导致心血管病相关事件住院和死亡风险增高。TSH 长期抑制的另一副作用是增加绝经后妇女骨质疏松症(osteoporosis,OP)的发生率,并可能导致其骨折风险增加。综上,TSH 控制水平应根据患者复发死亡的风险制定个体化的方案,防止医源性的骨质疏松,心律不齐和提高无病生存,降低死亡率一样重要(表 13-4、13-5)。

表 13-4 TSH 抑制治疗的副作用风险分层

TSH 抑制治疗的副作用风险分层	适应人群
低危	符合下述所有情况: 中青年;无症状者;无心血管疾病;无心律失常;无肾上腺素能受体激动的症状或体征;无心血管疾病危险因素;无合并疾病;绝经前妇女;骨密度正常;无 OP 的危险因素
中危	符合下述任一情况 中年;高血压;有肾上腺素能受体激动的症状或体征;吸烟;存在心血管疾病危险因素或糖尿病;围绝经期妇女;骨量减少;存在 OP 的危险因素
高危	符合下述任一情况 临床心脏病;老年;绝经后妇女;伴发其他严重疾病

表 13-5 基于双风险评估的 DTC 患者术后 TSH 抑制治疗目标(mU/L)

		DTC 的复发危险度			
		初治期(术后 1 年)		随访期	
		高中危	低危	高中危	低危
TSH 抑制治疗的副作用风险	高中危	<0.1	0.5~1.0	0.1~0.5	1.0~2.0 (5~10 年)
	低危	<0.1	0.1~0.5	<0.1	0.5~2.0 (5~10 年)

L-T4 的初始剂量因患者的年龄和伴发疾病情况而异,全甲状腺切除术后的年轻患者为 1.5~2.5 μg/(kg·d),50 岁以上无心脏病及倾向患者为 50 μg/d,调整时应减少增量,延长间期,并严密监测心脏情况。调整阶段每 4 周监测 TSH,达标后每 3~6 个月检查以确定 TSH 维持在目标范围内。早餐前空腹顿服 L-T4 有利于维持稳定 TSH 水平,每次调整后 4 周 TSH 可达稳态,此时可复测决定是否需要进一步调整。

对需要将 TSH 抑制到低于 TSH 正常参考范围下限的 PTC 患者,评估治疗前基础心脏情况并定期监测,TSH 抑制治疗期间,可选择性应用 β 受体阻滞剂预防心血管系统副作用。绝经后 PTC 患者在 TSH 抑制治疗期间应接受 OP 初级预防:确保钙摄入 1 000 mg/d,补充维生素 D 400~800 U(10~20 μg/d),对于已达到 OP 诊断标准的患者,维生素 D 应增至 800~1 200 U(20~30 μg/d),并酌情联合其他干预治疗药物。

六、分子靶向治疗

根据 PTC 的分子遗传学特点,我们已知 PTC 的主要基因突变或重排都集中在 RET/PTC-RAS-BRAF 这条信号通路上,并进一步影响下游的 MAPK 通路,因此针对这条通路的单靶点或多靶点的药物最有希望在难治或晚期 PTC 的治疗上获得突破性的进展。另外,针对甲基化、组蛋白乙酰化等表观遗传修饰的药物也具有临床研究意义。靶向治疗药物不仅仅可用于直接减灭肿瘤细胞,还可使肿瘤细胞再分化,促进碘吸收,辅助放射性同位素治疗。目前临床试验中治疗效果表现突出的主要有以下几种药物。

索拉非尼(sorafenib)是一种口服的多靶点酪氨酸激酶抑制剂(tyrosine kinase inhibitor, TKI),可作用于 VEGFR1-3、PDGFR、c-KIT、BRAF 和 RET/PTC。一项名为"DECISION"的全球多中心,双盲,安慰剂对照的Ⅲ期临床试验入组了 417 例碘治疗失败的复发或转移性 DTC 患者。索拉非尼组的中位无进展时间(progression free survival, PFS)为 10.8 个月,显著优于安慰剂组(5.8 个月,$P<0.000\,1$),两组总生存无统计学意义。常见不良反应包括手足综合征,脱发,皮疹,腹泻,疲劳,体重下降和高血压,总体耐受较好。美国 FDA 于 2013 年 11 月批准了索拉非尼其治疗[131]I 治疗失败 DTC 的适应证。

乐伐替尼(lenvatinib)是另一种针对 VEGFR1-3、FDFR1-4、PDGFR、RET 和 c-KIT 的多靶点 TKI。全球多中心、双盲、安慰剂对照的Ⅲ期临床试验"SELECT"共入组 392 例[131]I 治疗失败的复发或转移性 DTC 患者,乐伐替尼治疗组中位 PFS18.3 个月,显著高于安慰剂组的 3.6 个月($P<0.001$),治疗组 64.8% 的患者获得肿瘤缓解,安慰剂组仅为 1.5%。但是治疗组有 75% 的患者发生 3 级或更高的不良反应,常见严重不良反应包括高血压、蛋白尿、动脉和静脉血栓事件、急性肾衰竭、QT 间期延长和肝功能不全。虽然不良反应的发生概率和严重程度堪忧,基于其显著的治疗效果,FDA 还是批准其治疗[131]I 治疗失败的 DTC。

维罗非尼(vemurafenib)作为一种选择性 RAF 抑制剂,在一项Ⅱ期研究中,51 例伴有 *BRAF* 突变、[131]I 治疗失败的 PTC 患者接受了维罗非尼的治疗,肿瘤缓解率为 35%,中位 PFS 为 16.6 个月,常见的不良反应包括体重下降、味觉障碍、贫血、肌酐上升、肝功能异常、皮疹和疲劳。

司美替尼(selumetinib)是一种 MAPK 激酶的抑制剂。在一项研究中,20 例放射性碘治疗失败的 DTC 患者接受为期 4 周的司美替尼治疗,8 例患者(40%)治疗后获得了明显的[131]I

摄取,其中3例患者在随后的^{131}I治疗中获得了部分缓解,5例患者疾病稳定。司美替尼的不良反应包括疲劳、皮疹和肝酶上升等。

靶向治疗可以根据肿瘤基因突变情况选择有针对性的药物,符合个体化治疗的诉求,治疗效果提高的同时,不良反应也相对传统化疗较轻。对于^{131}I难治的晚期PTC患者,靶向治疗是目前最有希望的缓解疾病手段,改良已有药物,减轻不良反应,寻找新的PTC肿瘤特异性靶点是进一步研究的方向。

七、辅助性外放射治疗和化学治疗

PTC在以下这些情况,可考虑辅助性外放射治疗:以局部姑息治疗为目的;有肉眼可见的残留肿瘤;无法手术或同位素治疗;疼痛性骨转移;病灶位于关键部位无法手术或同位素治疗(如脊椎转移,中枢神经系统转移,某些纵隔或隆突下淋巴结转移,骨盆转移等)。

PTC对化学治疗药物不敏感,可作为姑息治疗手段,多柔吡星(doxorubicinin,阿霉素)是唯一经美国FDA批准用于转移性PTC的药物,其对肺转移的疗效优于骨转移或淋巴结转移。

八、随访监测

PTC Ⅰ期患者14年总生存可达98%,Ⅱ期可达87%。Ⅲ期,Ⅳ期患者分别为70%和20%。虽然总体预后较好,死亡率低,但也会出现复发转移,第1个10年的复发率可高达35%。复发死亡的危险因素主要是男性,年龄大于60岁,包膜外侵犯,转移,以及分化差的组织学类型,病灶较大等。PTC随访的关键是根据患者的复发转移风险制订个体化的方案,以便早期发现,及时调整治疗方案。随访的手段包括:甲状腺功能和血清Tg检测,颈部超声,或其他影像学手段,如MRI、CT、PET-CT,必要时可行Dx-WBS。

(一)血清Tg

全甲状腺切除术以及^{131}I治疗后,Tg应降低到不可检测的水平,所以可以作为一个肿瘤学标志物,提示复发或持续存在的病灶。Tg应在术后和^{131}I治疗后3个月达到最低,升高则提示病灶持续存在。Tg测定包括基础Tg(TSH抑制状态下)测定和TSH刺激后测定(TSH>30 mU/L),在L-T4停用情况下灵敏度为85%~95%,rhTSH治疗的情况下可达98%~99%,分化较差的肿瘤或者TSH抑制治疗的情况下灵敏度仅为50%。提示无病生存的Tg切点值为基础Tg<1 ng/ml,TSH刺激后Tg<2 ng/ml。

不同的实验室Tg检测结果很难统一,如果患者更换医院,应建立新的基线值。另外,25%的PTC患者存在TgAb升高,可能造成Tg假阴性。即便这种情况下检测Tg仍有一定的价值,持续存在的TgAb也可认为是疾病持续存在的间接证据。未完全切除甲状腺的患者虽然Tg可来源于残留甲状腺,但如出现持续升高趋势也应结合其他检查进一步评估。

(二)超声

随访期间超声检查可以评估甲状腺床和颈部各区淋巴结状态,对于发现PTC颈部复发具有重要意义。如超声发现可疑淋巴结可进一步穿刺,穿刺冲洗液的Tg水平可提高发现PTC转移的敏感度。随访的频率为手术或^{131}I治疗后第一年每3~6个月一次,此后,无病生存者每6~12个月一次。

（三）Dx-WBS

如果 Tg 升高但颈部超声未见病灶,应在 TSH 刺激后行 Dx-WBS,但其灵敏度仅为 50%～69%,约有 40% 的病灶可出现不摄碘的情况,主要是由于转移病灶去分化,另外还要排除 Tg 假阳性的情况。

（四）^{18}F-FDG PET

PET 可用于诊断不摄碘的复发转移病灶并进行监测评估,灵敏度为 50%～78%,特异度为 90%～100%。TSH 刺激可以提高 PET 对小病灶的灵敏度,但仅对 6% 患者的治疗产生影响。

治疗持续或转移的 PTC,首先要明确病灶的位置从而决定采用何种治疗方法,治疗决策应由多学科团队制定,并且要考虑患者的一般状况,基础疾病和个人意愿。可手术病灶首选手术治疗,摄碘病灶选择 ^{131}I 治疗,其次是外放射治疗,化疗和靶向治疗。对于 Tg 持续升高但无影像学复发证据的患者可行诊断性 ^{131}I 治疗。对所有治疗不敏感的患者则以支持治疗为主,缓解症状,改善生活质量。

九、特殊类型 PTC

（一）甲状腺乳头状微小癌

甲状腺乳头状微小癌(papillary thyroid micro carcinoma,PTMC)的发病率近年来有所上升,一项包含不同国家 20 项研究的回顾性分析中提示尸检中 PTMC 的发生率为 2%～36%,因良性结节手术而发现的偶发 PTMC 的发生率由 1.3% 到 21.6% 不等。梅奥诊所发表的一项病例数最多的关于 PTMC 的研究,时间跨度为 60 年。900 例 PTMC 患者中,23% 具有多灶性,30% 有淋巴结转移,2% 有包膜外侵犯,0.3% 有远处转移。40 年疾病相关死亡仅有 0.7%,多灶性患者中复发率较高 11% *vs.* 4%,淋巴结转移患者复发率也较高 16% *vs.* 0.8%。

之前 PTMC 的治疗和其他 PTC 并无明显不同,但 Bilimoria 等发现如果病灶直径 <1 cm,腺叶切除术和全切术患者之间复发和生存并无差别($P=0.24$,$P=0.53$)。Ito 等人发起了对 PTMC 接受手术或随访之后的自然病程的研究。70% 的患者选择立即手术,30% 的患者选择随访。经过 5 年的随访 60%～71% 的肿瘤大小无变化,6—16% 的病灶甚至缩小,15%～29% 的病灶增大,仅有 1.2% 的患者出现淋巴结转移。最终观察组有 34% 的患者因为心理因素选择手术。中国抗癌协会甲状腺癌专业委员会(Chinese association of thyroid oncology,CATO)推荐 PTMC 有以下情况也可以考虑密切观察:非病理学高危亚型;肿瘤直径 ≤5 mm;肿瘤不靠近甲状腺被膜且无周围组织侵犯;无淋巴结或远处转移证据;无甲状腺癌家族史;无青少年或童年时期颈部放射暴露史;患者心理压力不大、能积极配合。

2015 年,ATA 建议对 PTMC 行腺叶切除术,如果是术后偶发癌,也没有必要再次行补充切除。PTMC 的复发的危险因素包括多灶性,双侧,初诊时可触及的淋巴结肿大及初次手术的范围。PTMC 术后是否需要行 ^{131}I 清甲治疗尚有争议,过去 PTMC 的处理是和其他 PTC 相同的,但是梅奥诊所的研究提出,是否行清甲治疗对 PTMC 的生存复发无影响。《ATA 指南》对于无包膜外侵犯,手术彻底,无远处转移的 PTMC,无论是否多灶,都不建议行清甲治疗。

(二) 青少年 PTC

根据 SEER 的数据,2% 的 PTC 患者初次诊断时年龄小于 20 岁。从 2003 年到 2007 年,美国 14 岁以下儿童发病率为 6/10 万,15~19 岁青少年发病率为 9/10 万。虽然成人 PTC 发病率是儿童的 10 倍,但是由于儿童和青少年甲状腺结节发病率低,因此恶性结节在所有结节中的比例较成人高(22%~26% vs. 5%~10%)。另外在儿童期 PTC 男女发病率近似,青春期则男女比例接近成人(1∶5)。儿童和青少年 PTC 常见的病理亚型包括经典型,实体型,滤泡型和弥漫硬化型。放射线接触史是其最大的危险因素,5 岁以下接触尤为敏感。基因事件上重排较点突变更常见,以影响 RAS-RAF-MAPK 通路为主。

相对于成人,儿童和青少年患者起病时,病灶较为广泛,40%~80% 的患者已有淋巴结转移,20%~30% 的患者伴远处转移。但是即便起病急,范围广,预后却十分理想,20 年生存率达 90%~99%。由于这些特点,儿童和青少年 PTC 的处理须有别于成人,在保证现有理想疗效的前提下,应根据疾病的危险度分层选择手术方式和 [131]I 治疗,尽可能减少并发症的发生。既往关于青少年 PTC 的研究年龄上限范围不定,最大可达 21 岁,由于 18 岁时大多数人已完成生理发育,ATA 建议将儿童和青少年 PTC 年龄上限统一为 18 岁,以便于有效规范临床诊疗和统一学术研究。

因为儿童和青少年 PTC 常为双侧,多灶,腺叶切除后极易复发,所以通常建议行全甲状腺切除术,可有效降低疾病持续和复发风险。研究表明,在青少年中,预防性 CLND 可以提高无淋巴结转移生存率,降低二次手术风险。[131]I 治疗的选择应根据儿童和青少年 PTC 危险度分层,低危指无淋巴结转移或偶发的镜下 N1a,中危指 N1a 或镜下 N1b,高危指广泛的 N1b,局部外侵,无论是否存在远处转移。除低危患者外,大多数患者术后仍需行 [131]I 治疗。研究结果表明这可以显著降低复发,提高生存率。和成人不同,青少年患者通常在 L-T4 撤退后 2 周就可获得合适的 TSH 水平(30 mU/L)。治疗的剂量尚未统一,30 mCi 到 80 mCi 不等,如有远处转移可用 150 mCi,长期随访非常重要,因为初次诊断 40 年后仍有可能复发。

(三) 妊娠合并 PTC

妊娠期甲状腺结节为发病率为 3%~21%,其中初次妊娠 9.4%,第 2、第 3 次妊娠 20.7%,多次妊娠 33.9%,妊娠期新发结节占 11%~20%。甲状腺癌的发病率为 12%~43%,其中 90% 为 PTC。PTC 并不会在妊娠期表现的更具侵袭性。在一项包含 61 例妊娠合并 PTC 病例得研究中,无论是在生理,病理特性以及治疗结局方面,与不合并妊娠的患者相比并没有不同。即便有淋巴结转移,妊娠结束后行甲状腺手术总体结局更佳。

妊娠期甲状腺结节的诊断除不能行同位素扫描外,与一般结节处理相同,FNAB 是安全的检查,但由于多数 PTC 可在妊娠结束后手术,因此可根据病情延至产后。妊娠早期诊断的 PTC 应行超声监测,出现以下几种情况可考虑妊娠中期手术,反之行产后手术:24 周前肿块增大明显,总体积增大 50%,两条直径增长 20%;颈部淋巴结证实转移。TSH＞2.0 mIU/L 可考虑甲状腺激素抑制治疗,TSH 控制目标为 0.3~2.0 mIU/L。

Turtle 等人报道了一项针对 PTC 治疗后妊娠患者的回顾性研究,如果妊娠前 Tg 水平较低或在检测水平以下,影像学上无可见肿瘤,那么妊娠 5 年后也不会出现复发和疾病进展。但是如果妊娠前 Tg 水平较高或有影像学可见肿瘤,那么可在产后 5 年内出现 Tg 水平增高或疾病进展。有持续或复发 PTC 的患者如想受孕,应当咨询妊娠后疾病恶化的风险。PTC 治疗后妊娠的患者妊娠期应行 TSH 监测,20 周前每 4 周 1 次,26 周后每周 1 次,TSH

控制目标应根据疾病风险有所区别。疾病持续则 TSH 应<0.1 mIU/L，临床治愈患者可控制在正常下限的一半。

十、预后和展望

PTC 虽然总体来说生物学行为相对惰性，但是也存在异质性，今后的临床研究应注意鉴别，根据肿瘤的分子标记物判断肿瘤的侵袭性和预后，有针对性地选择治疗手段，同时也要考虑患者的一般状况和基础疾病，进行个体化精准治疗。

第二节　甲状腺滤泡癌

甲状腺滤泡癌(follicular thyroid cancer，FTC)和甲状腺乳头状癌同属于分化型甲状腺癌(differentiated thyroid cancer，DTC)，占所有甲状腺癌的 10%～15%，由滤泡细胞衍生，是甲状腺癌第 2 种常见的组织学类型。目前全球 FTC 的发病率为 9%～40%，取决于不同人种、摄碘情况以及甲状腺乳头状癌滤泡亚型(FVPTC)作为子诊断的应用。

一、流行病学和病因学

FTC 可发生于任何年龄，但中老年居多，发病高峰年龄为 40～60 岁，女性患者数约为男性的 3 倍。

意大利的一项针对 4 187 名 DTC 患者的队列研究发现，在 1969 年和 1990 年之间，FTC 患病率为 19.5%，而在 1990 年以后 FTC 的患病率下降至 9%。FTC 患病率的下降可能与近几年碘预防策略的实施相关。一项针对法国甲状腺癌患者的分析显示，从 1983～2000 年 FTC 的发病率也有小幅下降，男女下降的比例分别是每年 2.2% 和 0.5%。碘缺乏一直被认为是 FTC 的高发因素，在加碘饮食地区和碘缺乏地区，FTC 发病率分别为 5% 及 25%～40%。在意大利西西里岛周边，甲状腺癌的相关风险在碘缺乏人群与点充足人群之间的比值是 1.4∶1。流行病学研究表明，无论是公共卫生的统计，还是个人从碘缺乏地区搬到碘充足地区，只要增加碘的供应，就会有从甲状腺滤泡癌向甲状腺乳头状癌转变的趋势。然而，所有与碘的状态相关的 FTC 和 DTC 的流行病学数据都缺乏对照组或其他相关变量的分析。例如，硒缺乏可影响细胞分化，而硒缺乏常伴有碘的缺乏，但在碘与甲状腺癌的研究中却很少考虑到硒。因而碘供应计划的效果仍有待确认。

DTC 的临床可评估风险通常包括电离辐射(尤其在青少年时期)和甲状腺癌家族史。研究显示辐射引起的 DTC 是伴随 RET/PTC 重组的 PTC，只有少部分为 FTC。瑞典一项 DTC 患者病例，对照研究显示，父母有甲状腺乳头状癌会使患病风险增加 4 倍，但同样情况对 FTC 却没有统计学意义。其他文献提示家族性甲状腺非髓样癌(FNMTC)与 PTC 和 FTC 有关，却没有发现能预测风险的基因标记或基因簇。

近年来，分子检测发现一部分 FTC 与 *RAS* 基因突变相关，占 FTC 的 40%～50%，主要是 HRAS 和 NRAS 的 61 密码子。*RAS* 突变也可存在于腺瘤中(20%～40%)，因此对细针穿刺活检标本或手术标本应用 *RAS* 基因突变进行诊断性检测目前仍有争议。而 *RAS* 突变阴性的 FTC 亚型经常可以检测到 *PPARG* 基因重排，其中最常见的是 *PAX8 - PPARG* 融合。PPRAG(过氧化物酶体增殖物激活受体γ)是类固醇/甲状腺激素受体家族的一个成员。在约35%的FTC中可检测到,融合基因是由染色体2和3之间的平衡易位产生的,并导致编码甲状腺特异性配对盒转录因子 PAX8 和 PPARG 大部分序列之间的融合。另外一个比较少见的融合是 CREB3L2-PPARG 融合。

PAX8-PPARG 重排会导致 PPARG 过度表达(图13-1)。PAX8 在甲状腺分化过程中发挥重要作用,PPARG 调节细胞周期和细胞凋亡。该 PAX8-PPARG 嵌合蛋白会对 PAX8 或 PPARG 正常功能(显性负效应)产生干扰,诱发致癌活性,若该观点被证实,则可通过使用 PPARG 激动剂来恢复 PPARG 功能,来治疗 PAX8-PPARG 阳性的 FTC。PAX8-PPARG 重排可通过反转录 PCR 或 FISH 分析检测,但不能用来诊断 FTC,因为在一小部分甲状腺滤泡型腺瘤(2%~10%)中也可以检测到。PAX8-PPARG 阳性的滤泡型腺瘤可能代表浸润前的 FTC,因此,如果在 FTC 的细针穿刺中证实这种改变,在病理诊断实一定要检查是否存在包膜和血管侵犯。

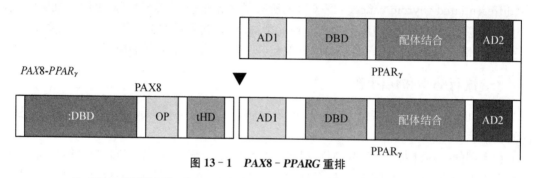

图 13-1 PAX8-PPARG 重排

注:AD1/2:激活结构域1和2;DBD:DNA结合域;OP:八肽基序;HD:同源域;箭头:断点

二、病理学

从组织学上 FTC 分为嗜酸细胞型、透明细胞型、黏液型及其他类型;按浸润范围 FTC 分为微小浸润型(包膜型)和广泛浸润型,诊断前需对肿瘤包膜进行全面而细致的评估,单纯通过细胞学分析几乎不能鉴别。大体标本检查时,一般都有完整包膜,大多数为实性、肉样、质较软。肉眼不易发现包膜浸润,可以发生退行性变,包括出血、坏死、囊性变和纤维化等,特别是在冰冻切片病理诊断时有一定困难。由于恶性细胞学的表现不明显,诊断甲状腺滤泡癌的可靠指标是血管和包膜侵犯,以及发生远处转移。免疫组化标记物如 TPO、Galectin 3 或 HMBE1 有助于诊断,但不能可靠地改善病理学上不确定的诊断的准确性。罕见的甲状腺滤泡癌透明细胞亚型被认为是糖原积累或细胞内质网颗粒膨胀的结果。当 FTC 的细胞超过 75%呈现嗜酸细胞特性,该肿瘤分类为许特细胞癌(Hürthle Cell Cacinoma,HCC)或嗜酸细胞癌或甲状腺滤泡癌嗜酸细胞亚型。

三、临床表现

大部分 FTC 患者的首发表现为甲状腺肿物,肿物生长缓慢,质地中等,边界不清,表面不光滑。早期随甲状腺的活动度较好,当肿瘤侵犯甲状腺邻近的组织后则固定,可出现不同程度的压迫症状,表现为声音嘶哑、发音困难、吞咽困难和呼吸困难等。由于 FTC 较多侵犯血管，可以发生局部侵犯和经血流向远处转移，与甲状腺乳头状癌相比，发生颈部和纵隔区域淋巴结转移较少，为8%～13%。由于FTC已发生血行转移，远处转移以肺部和骨转移为多，其他脏器如脑、肝、膀胱、和皮肤等也可累及。骨转移灶多为溶骨性改变，较少出现成骨性改变，少部分患者则以转移症状，如股骨、脊柱的病理性骨折为首发表现。超声检查是诊断FTC最常用的辅助检查方法，滤泡性腺瘤超声特征与此相似，但肿瘤大、无超声光环、超声回波少、无囊性变，倾向于FTC的诊断。

四、治疗

FTC治疗原则与乳头状癌相近，以手术治疗为主，通常肿瘤局限在一侧腺体内，也应行双侧腺叶连同峡部全部切除。但针对FTC微小癌且无淋巴结转移的患者，手术范围仍存在争议，尤其对于FTC细胞学诊断不明确的患者。一些外科医生和病理医生应用术中快速冰冻切片来指导手术范围，一项有代表性的研究表明，142例不确定病变的手术患者，只有30%的癌症经冰冻切片确诊，因而《美国甲状腺协会（ATA）指南》并没有特殊强调冰冻切片的应用。《ATA指南》认为：对于肿瘤最大径<1 cm，无腺体外侵犯且为cN0的患者选择手术治疗时应考虑甲状腺腺叶切除术，除非有明确的指征才切除对侧腺叶。腺叶切除术对小的、单发的、局限于腺体内，且无既往头颈部射线暴露史、甲状腺癌家族史或临床淋巴结转移的甲状腺癌患者是足够的。而对于拟接受^{131}I治疗的患者，甲状腺近全切除术或全切除术是必要的。淋巴结清扫方面，对临床发现中央区淋巴结转移证据的患者，应行全甲状腺切除术加中央区淋巴结清扫。对于肿瘤较小（T1～2）、非侵袭性、临床无淋巴结转移（cN0）的大部分FTC，《指南》认为，可以只行甲状腺切除而不行中央区淋巴结清扫。

FTC的转移灶常保留摄碘的功能，可在甲状腺全切术后口服核素碘，通过内照射进行放射治疗。通过回顾近年有关不同复发风险分层患者经^{131}I治疗获益的研究，在^{131}I治疗适应证中，《指南》对高危分层患者强烈推荐^{131}I治疗；对中危分层患者推荐^{131}I治疗，但因其中有镜下甲状腺外侵犯但癌灶较小或淋巴结转移个数少、受累直径小且不伴高侵袭性组织亚型或血管侵犯等危险因素的中危患者经^{131}I治疗后未能改善总体预后，不建议行^{131}I治疗；对低危分层患者，不推荐行^{131}I治疗（表13-6）。

表13-6 ATA复发风险分层

ATA复发风险	TNM分期	病灶描述
低危	T1a N0, Nx M0, Mx	肿块大小≤1 cm
	T1b, T2 N0, Nx M0, Mx	肿块大小为1～4 cm
中危	T3 N0, Nx M0, Mx	肿块大小>4 cm
	T3 N0, Nx M0, Mx	镜下可见腺外侵犯，不论肿块大小

续 表

ATA 复发风险	TNM 分期	病灶描述
	T1~3 N1a M0, Mx	中央区颈部淋巴结转移
	T1~3 N1b M0, Mx	侧颈区或纵隔淋巴结转移
高危	T4 任何 N 任何 M	肉眼可见腺外侵犯,不论肿块大小
	M1 任何 T 任何 N	远处转移

FTC 术后正确运用促甲状腺素(TSH)抑制疗法可使多数患者获得良好的疗效,并广泛运用于 DTC 术后患者,术后 30 年存活率明显提高。

五、预后

本病预后好,但较甲状腺乳头状癌稍差,研究表明,转移是甲状腺癌死亡因素之一,67% 的患者死于 FTC。甲状腺腺外扩散可使 FTC 的死亡率升高 3 倍,但 ^{131}I 治疗可改善生存。诊断后 10~15 年,本病所致的死亡率为 30%~50%。如果是无远处转移的患者,原发灶局部的严重程度影响其预后。Kangelaris 等证实了微小浸润、肿瘤大小和血管浸润与肿瘤复发转移及预后有关。

第三节 甲状腺髓样癌

一、概述

甲状腺髓样癌(medullary thyroid cancer,MTC)是一类起源于甲状腺滤泡旁细胞(C 细胞)的恶性肿瘤。C 细胞属于 APUD(Amine Precursor Uptake Decarboxylation)细胞的一种,具有合成分泌降钙素及降钙素基因相关肽的作用,因此本病亦被认为是 APUD 肿瘤或神经内分泌肿瘤之一。由于过去 30 年分化型甲状腺癌发病率的加速增长,目前甲状腺髓样癌在所有甲状腺癌发病中所占比例较前有所下降,约为 2%。本病在临床分型、诊断、治疗、随访及预后转归等多个方面,与分化型甲状腺癌均有所差异,故包括美国甲状腺协会(ATA)在内的多个机构都对针对甲状腺髓样癌制定了独立的临床指南。

导致甲状腺髓样癌发病的主要原因系 RET 基因突变。所有遗传性甲状腺髓样癌以及 50%~70% 的散发性甲状腺髓样癌患者携带 RET 基因突变。RET 基因位于 10 号染色体长臂,含 21 个外显子,编码一类属于酪氨酸激酶受体超家族的跨膜蛋白。目前发现与遗传性甲状腺髓样癌有关的 RET 基因突变、插入、缺失位点超过 100 个,这些突变可通过改变蛋白质构象,激发酪氨酸激酶自动磷酸化,从而导致肿瘤发生,并且不同突变位点对应的肿瘤生物学行为及临床预后也有所差别。另一方面,对于未发现 RET 基因突变的散发性甲状腺髓样癌患者,测序结果显示其基因事件主要集中在 HRAS、KRAS、NRAS 等基因。

二、临床分型

当前学界认可根据疾病的遗传特性,将甲状腺髓样癌分为遗传性和散发性两大类。散发性甲状腺髓样癌发病率较高,占发病总数的 75%～80%,以 40～60 岁的中老年女性最为多见。遗传性甲状腺髓样癌则多以 MEN2 多发性内分泌肿瘤综合征中的一部分发病,虽然发病率较低,但其形式却更为多变,根据最新的 ATA 甲状腺髓样癌临床指南描述,可分为多发性内分泌腺瘤 2A(MEN2A)和多发性内分泌腺瘤 2B(MEN2B)。

(一) MEN2A

MEN2A 约占所有 MEN2 患者的 95%,又可分为 4 个亚型。

1. 经典型 MEN2A 最为常见,除了甲状腺髓样癌外还可并发嗜铬细胞瘤或甲状旁腺功能亢进。根据文献报道,该类患者合并发生嗜铬细胞瘤的比例约为 10%～80%,发生甲旁亢的比例约为 2%～30%,造成这种发病率差异的主要原因在于 RET 基因突变位点的不同(密码子 609、611、618、620、634 等)。

2. MEN2A 伴皮肤苔藓淀粉样变(CLA) 典型临床表现为脊柱 T2～T6 对应的背部肩胛区皮肤病损和进行性瘙痒。并发嗜铬细胞瘤或甲状旁腺亢进的比例与经典型相仿,几乎所有该类患者均携带 RET 基因第 634 位密码子突变。

3. MEN2A 伴先天性巨结肠(HD) 一般为 RET 基因第 609、611、618、620 位密码子的点突变所致,约占 MEN2A 的 7%。

4. 家族非多发性内分泌肿瘤性 MTC(FMTC) 即携带 RET 基因胚系突变但不合并嗜铬细胞瘤或甲状旁腺功能亢进的家族性髓样癌。

(二) MEN2B

MEN2B 以甲状腺髓样癌并发黏膜多发性神经瘤和(或)肾上腺嗜铬细胞瘤为特点,同时不发生甲状旁腺功能亢进。除此之外还可表现为 Marfan 外貌、眼部异常、骨骼畸形、消化道梗阻及其他临床表现。95% 的 MEN2B 患者携带 RET 基因第 16 号外显子 M918T 突变,不足 5% 的患者携带 15 号外显子 A883F 突变。该类型恶性程度最高,早期即可发生淋巴结甚至远处转移。

三、临床表现及诊断

甲状腺髓样癌患者多以甲状腺结节就诊,其中散发性病例多为单发结节,而遗传性病例则常为双侧多发结节,大部分患者发现甲状腺结节时并无其他特殊主诉。随着肿瘤进展,患者可出现多种伴随症状,包括肿瘤转移引发的颈侧区淋巴结肿大、局部压迫引起的呼吸以及吞咽困难、肿瘤侵犯喉返神经引起的声音嘶哑、长期降钙素升高引起的血钙降低以及肿瘤分泌多种肽类激素引起的面部潮红、心悸、腹泻、消瘦等类癌综合征表现。

临床上对甲状腺髓样癌的诊断包括详细的病史询问和体格检查、临床血清学检查、影像学检查、细胞学病理及基因筛查等方面。对临床怀疑甲状腺髓样癌的患者,应同时考虑到甲状腺外器官病变的可能,因此甲状旁腺、肾上腺的相关检查应同步进行,在此略表。

（一）详细的病史询问和体格检查

对于遗传性甲状腺髓样癌尤为重要，此类患者常见以甲状腺外器官症状就诊，针对甲状腺和颈部解剖区域的病史询问和体格检查可使相当一部分患者免于漏诊，同时家族史的追问可为该疾病的初步诊断提供重要线索。

（二）临床血清学检查

甲状腺髓样癌最常用的血清学标志物为降钙素和癌胚抗原（CEA）。甲状腺滤泡旁细胞是人体内降钙素的分泌器官，因此大部分甲状腺髓样癌细胞同样具有分泌降钙素的能力，使得降钙素成为甲状腺髓样癌最重要的生物学标志，并且有研究表明，血清降钙素水平可一定程度上反映肿瘤负荷，对于肿瘤的局部进展、转移、复发预后均具有显著的临床意义。另一方面，CEA 本身并非甲状腺髓样癌的特异性指标，需要结合降钙素水平一起进行评估。CEA 与甲状腺髓样癌的分化程度存在一定的相关性，早期患者 CEA 可不升高，进展期肿瘤患者则可表现为 CEA 明显上升和降钙素的相对降低，而对于分化程度较差的肿瘤，血清降钙素和 CEA 可同时表现为正常或下降。

值得一提的是，除了甲状腺髓样癌以外，临床还有一些疾病可引起血清降钙素水平变化，并且部分特定人群降钙素水平存在生理性升高（儿童<3 岁，男性相对于女性等），当患者血清学检查结果与其他临床资料不一致时，需要考虑到以上情况。

（三）影像学检查

彩色超声多普勒检查仍是甲状腺髓样癌最重要的影像学检查，无论是作为甲状腺结节患者的定性检查还是当合并其他器官疾病时，临床需要排查甲状腺部位的筛查，B 超均具有重要作用。在 B 超影像中，大部分甲状腺髓样癌具有甲状腺恶性肿瘤普遍的特征，包括边界、形态、血流、钙化等，部分恶性结节极似良性肿瘤表现，此时需要结合其他临床检查手段。

对于已明确甲状腺髓样癌诊断的患者，增强 CT、MRI 等影像学检查可用于评估局部病灶的进展程度、颈部淋巴结的转移情况以及疾病远处转移情况等。PET/CT 虽不作为常规检查手段，但其对肿瘤良恶性判断、转移灶定性等方面具有一定价值。

（四）细胞学病理

细针穿刺细胞学病理在分化型甲状腺癌的术前诊断中的地位已经明确，在甲状腺髓样癌中，其重要性也在逐渐体现。既往文献报道显示，穿刺病理在甲状腺髓样癌中的准确率不足 50%，但是在此基础上结合免疫组化染色手段可极大提高该病的诊断准确率，因此最新《ATA 指南》建议，凡是直径超过 1 cm 的甲状腺结节均应行细针穿刺细胞学检查，如检查发现不能排除或可疑的甲状腺髓样癌时，应对细胞学样本进行免疫组织化学染色，染色对象包括降钙素、CEA、嗜铬粒蛋白及甲状腺球蛋白，若发现前 3 项染色阳性同时甲状腺球蛋白为阴性时可明确甲状腺髓样癌诊断。此外，还可对穿刺样本洗脱液进行降钙素的检测，如为阳性则同样提示本病诊断。

需要指出的是细胞学穿刺病理检查手段在国内总体上仍处于普及阶段，根据不同医院的诊断水平，穿刺病理结果的假阴性率有较大差异，进行甲状腺髓样癌诊断时应将其考虑入内。

（五）基因筛查

目前发现与遗传性甲状腺髓样癌有关的 *RET* 基因突变、插入和缺失的位点超过 100

个,而导致肿瘤发病的常为单点突变,少见双点甚至多点突变。不同类型的甲状腺髓样癌对应不同的 RET 基因突变位点,不同的突变位点所致肿瘤的恶性程度也不相同,因此对于甲状腺髓样癌的基因筛查主要有两方面目的:①在家系成员中排查特定种类的遗传性甲状腺髓样癌;②根据不同的突变位点进行危险分层,以期有针对性地制定治疗策略。

建议行 RET 基因筛查和遗传咨询的人群包括:①散发性甲状腺髓样癌患者本人。临床上约有 1%~7% 的散发性甲状腺髓样癌患者实际具有遗传性甲状腺髓样癌的基因背景,因此散发性病例行基因筛查可进一步明确疾病分型。②遗传性甲状腺髓样癌患者本人及一级亲属。③在儿童或婴儿期出现 MEN2B 表现患者的父母。④皮肤苔藓淀粉样变的患者。⑤患先天性巨结肠病,且已发现 RET 基因 10 号外显子突变的儿童或婴儿。⑥患先天性巨结肠病,具有 MEN2A 临床表现且携带 RET 基因 10 号外显子突变的成人。

在以上人群中进行 RET 基因筛查的具体目标位点包括:①MEN2A 的基因筛查:需要检查的 RET 基因突变位点主要包括 10 号外显子的第 609、611、618、620 密码子、11 号外显子的第 630、634 密码子。此外还应加入 8、13、14、15、16 号外显子。若上述检查未发现明确的突变位点,或临床表型与检查结果不一致时,应进一步采用 RET 基因编码区全测序进行筛查。②MEN2B 的基因筛查:需要检查的 RET 基因突变位点主要包括 16 号外显子的 $M918T$ 突变,若结果为阴性,则进一步筛查 15 号外显子的 $A883F$ 突变,若结果仍为阴性则需要 RET 基因编码区全测序。

四、临床治疗

甲状腺髓样癌患者的治疗手段包括局部可手术病灶的外科治疗、局部不可手术以及远处转移病灶的生物靶向治疗两部分。传统的放化疗对本病的疗效不佳。针对分化型甲状腺癌的放射性碘治疗同样不适用于本病患者。对于合并甲状腺外病变的患者,相关治疗应同步进行,具体不加详述。

(一)外科治疗

本病外科治疗的传统范畴包括针对原发灶和颈部淋巴结的治疗性手术处理,此外,随着基因筛选概念的兴起以及筛选手段的进步,针对遗传性甲状腺髓样癌患者的预防性外科治疗正在逐步被接受。本部分将对这两方面部分予以详述。

1. 甲状腺原发灶的外科治疗 目前国内外对遗传性甲状腺髓样癌的原发灶治疗的意见趋于统一。即无论是否存在远处转移病灶,对于原发灶可手术的甲状腺髓样癌患者,全甲状腺切除术均应作为初始的手术治疗方式。原因在于遗传性甲状腺髓样癌患者的每一个滤泡旁细胞均携带有 RET 基因突变,理论上具有均等的癌变风险,存在手术切除的必要性。

而对于散发性甲状腺髓样癌患者,由于其较高的多灶和双侧发病概率,主流意见仍推荐将全甲状腺切除作为初始的手术治疗方式。少部分中心认为对于术前 B 超及影像学检查仅考虑单侧且病灶较小的散发性患者,可在术中探查对侧腺体无明显结节的情况下考虑行患侧腺叶加峡部切除术,该术式的理论依据基于:①散发性甲状腺髓样癌非胚系突变的基因背景;②二期即便需要行对侧补充手术的风险较低。需要指出的是,针对此种意见,目前尚缺少足够的循证医学证据,将来需要大样本临床研究数据支持。

2. 颈部淋巴结转移灶的外科处理 对于散发性甲状腺髓样癌患者,cN1a 或 cN1b 的患者均应行相应的治疗性颈清扫。对于 cN0 患者,目前国外各大指南均推荐在全甲状腺切除的基础上行双侧预防性中央区清扫术(Prophylactic central neck dissection，PCND)，至于是否应行预防性颈侧区清扫，则存在分歧，现总结如表13-7。

表13-7 散发性MTC预防性颈侧区清扫指征

临床指南	年份	预防性颈侧区清扫指征	清扫范围
ATA	2015	不常规推荐，可考虑结合术前降钙素水平，但无具体推荐。	—
NCCN	2014	>1 cm或双侧病灶时： 1. 中央区阳性 2. 局部病灶外侵或负荷较大	单侧
BTA	2014	中央区淋巴结阳性者	患侧
GAES	2013	Calcitonin>20 pg/ml	单侧；Calcitonin>20 pg/ml时可考虑行双侧清扫

注：ATA：美国甲状腺学会；NCCN：美国国家癌症综合网络；BTA：英国甲状腺学会；GAES：德国内分泌外科医师学会

针对遗传性甲状腺髓样癌患者，目前同样认为cN1a或cN1b的患者均应行相应的治疗性颈清扫。而对于cN0患者，各大指南对预防性中央区及侧区颈清扫策略的意见略有不同，现总结如表13-8。

表13-8 有明确甲状腺病灶的遗传性MTC预防性颈清扫指征

临床指南	年份	PCND	预防性侧颈清扫
ATA	2015	常规行PCND	不常规推荐，可考虑结合术前降钙素水平，但无具体推荐。
NCCN	2014	1. MEN2B—常规行PCND 2. MEN2A/FMTC—Calcitonin升高	1. MEN2B—直径>0.5 cm 2. MEN2A/FMTC—中央区阳性
BTA	2014	Calcitonin升高	
GAES	2013	Calcitonin升高	

3. 遗传性甲状腺髓样癌患者的早期预防性甲状腺切除 如前所述，遗传性甲状腺髓样癌患者可能携带不同的 RET 基因突变位点，不同的突变位点对应不同的疾病分型和临床表征。最新的《ATA指南》将目前发现频率较高的 RET 基因突变位点归为3组。极高危组(HST)即MEN2B患者，携带16号外显子的 M918T 突变。高危组(H)对应15号外显子的 A883F 突变及11号外显子的 C634 突变。其余突变则为中危组，如表13-9所示。

表13-9 基于 RET 基因突变位点的遗传性甲状腺髓样癌危险分层

RET 突变	外显子	PHEO[a]	HPTH	CLA	HD
极高危组					
M918T	16	+++	—	×	×

续 表

RET 突变	外显子	PHEO[&]	HPTH	CLA	HD
高危组					
C634F/G/R/S/W/√	11	+++	++	√	×
A883F	15	+++	—	×	×
中危组					
G533C	8	+	—	×	×
C609F/G/R/S/√	10	+/++	+	×	√
C611F/G/S/√/W	10	+/++	+	×	√
C618F/R/S	10	+/++	+	×	√
C620F/R/S	10	+/++	+	×	√
C630R/√	10	+/++	+	×	×
D631√	11	+++	—	×	×
K666E	11	+	—	×	×
E768D	13	—	—	×	×
L790F	13	+	—	×	×
V804L	14	+	—	×	×
V804M	14	+	+	√	×
S891A	15	+	+	×	×
R912P	16	—	—	×	×

注：[&] 嗜铬细胞瘤和甲旁亢发病率：+为10%；++为20%~30%；+++为50%

针对不同的危险分层，行儿童期甲状腺预防性切除的建议不同：①极高危组（M918T）建议在出生1年内的婴儿期行预防性甲状腺切除，当未发现可疑淋巴结时，是否行PCND应取决于甲状旁腺的保留情况；②高危组患者应在5岁前行预防性甲状腺切除，降钙素水平升高者手术时间可提前，降钙素超过40 pg/ml 时考虑行PCND；③中危组患者应在5岁时行全面的体检、甲状腺及颈部B超、血清学检查，预防性甲状腺切除的时间取决于降钙素水平升高与否，未手术者应行间隔6个月的长期随访。

4. 其他

（1）并发嗜铬细胞瘤的临床处理：所有甲状腺髓样癌患者，都应及时筛查嗜铬细胞瘤，筛查手段以腹部CT和MRI为主，若考虑存在嗜铬细胞瘤，则应先于甲状腺手术行嗜铬细胞瘤切除，切除手段首选腹腔镜入路的肾上腺全切手术。保留皮质功能的肾上腺大部切除也作为可选方案。对于肾上腺全切患者，术后需行糖皮质和盐皮质激素替代治疗，并定期检测激素水平。

（2）并发甲状旁腺亢进的临床处理：甲状腺髓样癌患者并发甲旁亢的处理可于原发灶手术时一并进行。术中探查后，切除明显增大的甲状旁腺。若4枚甲状旁腺均有增大，则应原位保留其中一枚，并仔细保护其血供。为避免永久性低钙血症的发生，必要时应行甲状旁腺异位移植。术后密切监测血钙磷及甲状旁腺功能,及时对症处理。

(3) 并发异位激素分泌综合征的治疗:部分甲状腺髓样癌病灶具有较强的神经内分泌活性,除降钙素外还可分泌促肾上腺皮质激素、组胺、血管活性肽等激素。此类患者临床上甚至可出现严重的腹泻和类库欣综合征表现。对此应积极处理,腹泻患者首选肠蠕动抑制剂治疗,其他方案包括生长抑素类似物和局部动脉栓塞化疗等。合并库欣综合征的患者常伴远处转移,临床预后较差,可供选择的药物包括酮康唑、米非司酮、氨鲁米特、美替拉酮等,必要时还可行双侧肾上腺切除术。

(二) 传统放化疗在甲状腺髓样癌治疗中的地位

1. **外放射** 本病对放射线敏感性较差,因此目前不将传统外放射治疗作为常规手段,而仅作为一种姑息治疗方法,以下患者可考虑行局部外放射治疗:①局部病灶进展/复发且不可手术者;②孤立或多发脑转移者;③骨转移患者存在骨折风险者或脊椎转移;④多发性皮肤转移且不可手术一次性切除。

2. **放射性碘治疗** 甲状腺髓样癌起源于甲状腺滤泡旁细胞,不具备摄碘能力,因此目前的放射性碘治疗手段对本病无效。

3. **化疗** 传统化疗同样不作为甲状腺髓样癌的常规治疗手段,目前仅用于存在远处转移且快速进展患者的姑息治疗。常用的化疗方案为多柔比星联合5-氟尿嘧啶或达卡巴嗪,但有效率较低。

(三) 靶向治疗

与特定基因事件和分子通路激活强烈的相关性,使得生物靶向治疗在甲状腺髓样癌的治疗中越来越重要。基于两项大型Ⅲ期临床试验的结果,范得他尼和卡博替尼已分别于2011年和2012年被美国食品与药品监督管理局(FDA)和欧洲药品管理局(EMA)批准应用于局部进展期/转移性甲状腺髓样癌的治疗,标志着甲状腺髓样癌的靶向治疗进入快速发展期。目前已有一系列针对甲状腺髓样癌的相关Ⅱ期临床试验即将或正在展开,其中大部分试验药物为小分子多靶点酪氨酸激酶抑制剂(TKIs),主要作用靶向为 *RET*、*EGFR*、*VEGFR*、*FGFR* 等,除了范得他尼和卡博替尼以外,涉及的靶向药物还包括索拉非尼(sorafenib)、舒尼替尼(sunitinib)、帕唑帕尼(pazopanib)、阿西替尼(axitinib)、伊马替尼(imatinib)、莫特塞尼(motesanib)及乐伐替尼(lenvatinib)等。

范得他尼是一种口服小分子 TKIs,其主要作用靶点为 *RET*、*EGFR* 和 *VEGFR*。一项前瞻性随机对照双盲Ⅲ期临床试验(ZETA,NCT00322452),获得了范得他尼在治疗局部进展期/远处转移性甲状腺髓样癌患者中,对比安慰剂组的优势证据。该实验共入组331例患者,药物组(300 mg/d)的最终中位无进展生存期(PFS)为30.5个月,对比安慰剂组延长11.2个月(HR:0.46;$P<0.0001$),45%的患者获得部分缓解(PR)。在获得良好疗效的同时,大部分患者的不良反应(腹泻、皮疹、恶心、高血压、Q-T间期延长等)可以耐受,结果显示12%的药物组患者由于不良反应中断出组,35%的患者减药后可耐受。

卡博替尼的主要作用靶点为 *RET*、*c-Met* 和 *VEGFR*。一项多中心随机对照Ⅲ期临床试验(EXAM,NCT00704730)共入组330例患者,研究了卡博替尼在治疗局部进展及远处转移甲状腺髓样癌患者中的作用。结果显示药物组的中位PFS为11.2个月,对比安慰剂组(4个月)获得显著延长(HR:0.28;95% CI:0.19~0.40;$P<0.0001$),总缓解率为28%。在不良反应方面,该药的主要不良反应为腹泻、手足综合征、疲乏、高血压及粒细胞缺少,

16%的药物组患者因无法耐受出组,而多达79%的患者需要减量。需要指出的是,尽管表面上范得他尼的中位 PFS、总缓解率和药物不良反应均优于卡博替尼,但以上两项Ⅲ期临床研究的结果并不能横向直接比较,原因在于:①EXAM 研究的入组患者必须在 14 个月内存在疾病进展,而 ZETA 研究则可包括疾病稳定的患者;②两者入组患者的 RET 基因突变背景未知。

除了以上 2 种较为成熟的靶向药物外,目前尚有多种其他 TKIs 正处于不同的临床试验阶段,并显示了一定的疗效,但其最终地位仍需等待进一步研究结果报道,现将相关结果整理如下(表 13-10)。

表 13-10 其他 TKIs 在甲状腺髓样癌中的临床试验结果

药物名称	试验阶段	入组人数	客观缓解率	疾病稳定率	中位 PFS	主要并发症	年份
莫特塞尼	Ⅱ期	91	2%	81%	48 周	腹泻、疲乏、甲减、高血压	2009
阿西替尼	Ⅱ期	60	30%	38%	18.1 个月	疲乏、腹泻、恶心、高血压	2008
伊马替尼	Ⅱ期	15	0	26.7%	—	疲乏、恶心、皮疹、喉水肿	2007
索拉非尼	Ⅱ期	16	6.3%	87.5%	17.9 个月	腹泻、手足综合征、皮疹、高血压	2010
帕唑帕尼	Ⅱ期	35	13.3%	—	9.4 个月	高血压、疲乏、腹泻、肝损	2014
舒尼替尼	Ⅱ期	35	31%	46%		疲乏、粒缺、手足综合征	2010
乐伐替尼	Ⅱ期	59	36%	44%	9.0 个月	腹泻、高血压、食欲下降、疲乏、肝损	2016

五、随访及预后

对于根治性手术后的甲状腺髓样癌患者,初次随访时间应为术后 3 个月,随访的内容包括体检、甲状腺颈部 B 超、甲状腺功能、降钙素/CEA 检测。其中血清降钙素水平最为重要,理论上来说,若无肿瘤残留或复发,根治性手术后患者血清降钙素水平应为正常水平或低于下限,这部分患者可继续门诊观察,随访间隔逐渐延长至 6 个月或 1 年。

若患者术后降钙素水平未降至正常范围,或下降后又再度回升,则提示体内肿瘤的残留或复发、转移,此时应行详细的影像学评估,在颈部 B 超检查的基础上,还应包括颈部增强 CT、胸部 CT、腹盆腔 B 超及增强 CT/MRI、全身骨扫描或 PET/CT 等检查,若发现可手术的怀疑病灶可行二次手术切除,若病灶不可手术或为远处转移灶,则在条件允许的情况下首先考虑行靶向治疗,其次行姑息性的放疗或对症治疗。对于生化复发,即影像学评估未发现明显可疑病灶的患者,临床上目前并无合适的治疗手段,只能采取密切观察的方法,等待病灶可探及后再行相应治疗。

甲状腺髓样癌患者最重要的预后相关指标是降钙素倍增时间(Ctn doubling time),有数据显示其为唯一的预后独立影响因子,降钙素倍增时间<6 个月的患者,其 5 年和 10 年生存率分别为 25% 和 8%,而倍增时间为 6~24 个月的患者,相应生存时间可达 92% 和 37%。因此,该数据对于将来甲状腺髓样癌患者的精准化管理非常重要,尽管根据目前循证医学证

据尚无法得到降钙素倍增时间的具体靶数值,相应的应对策略也未完全建立,但是仍然建议对于术后降钙素水平可测及的患者,应每6个月检测血清降钙素水平,方便临床计算倍增时间以评估预后。

总体而言,早期可手术甲状腺髓样癌患者的10年生存率为70%~80%,不同类型的疾病生物学行为不同,其预后也不尽相似,对于遗传性甲状腺髓样癌来说,基因筛查有助于对患者及家属进行个体化管理,但国内的普及程度仍较低,大部分地区的首诊医生仍应以全面的病史询问和体格检查为本,以期尽早发现恶性表型的患者(MEN2B),从而对患者本人及家属进行干预。对于不可手术或存在远处转移的患者,目前治疗手段则比较单一。

第四节 甲状腺未分化癌

一、概述

甲状腺未分化癌(anaplastic thyroid carcinoma,ATC)发病率较低,为(0.1~0.2)/10万,占甲状腺癌的1%~2%,但其恶性程度高,侵袭性强,病情发展迅猛,多数患者首次就诊时已经出现广泛浸润或远处转移,单纯的手术、化疗或放疗通常无法控制疾病的进展,预后极差。

二、临床表现

ATC好发于高龄患者。患者常以迅速增大的颈部肿块就诊,部分患者可在分化型甲状腺癌的基础上失分化而来,表现为原先增长缓慢的甲状腺肿块迅速增大。ATC的颈部肿块可于短期内急骤增大,发展迅速,形成弥漫性甲状腺巨大肿块,质地硬,固定,广泛侵犯邻近组织,继而出现疼痛、皮肤红肿、声音嘶哑、呼吸困难、吞咽不畅等症状,其中呼吸道梗阻为ATC常见死亡原因。15%~50%ATC患者确诊时即伴有肺、骨、脑等远处转移,并可伴有相应症状。

三、辅助检查

甲状腺未分化癌的辅助检查与常见的分化型甲状腺癌相似,包括实验室检查、影像学检查和细胞学检查。

(一)实验室检查

目前,并未发现对甲状腺未分化癌存在高度敏感性和特异性的肿瘤特异性抗原或肿瘤相关性抗原。对于ATC患者,在甲状腺功能、降钙素等基础上可以增加肺部、胃肠道等部位的肿瘤指标,用以排除非甲状腺原发肿瘤的情况。

(二)影像学检查

甲状腺超声和颈部增强CT是甲状腺未分化癌的重要影像学检查,用以判断临床分期,对后续治疗有决定性作用。

(三)细胞学检查

建议对任何怀疑ATC的患者行细针穿刺检查(FNA)。细胞学检查可见少量淋巴及单核细胞背景,肿瘤细胞单个或成簇分布,细胞呈鳞状、巨细胞样或梭形。细胞质丰富,无明确边界,嗜酸性。细胞核明显异形或怪异,染色质粗块状,有单个或多个明显核仁,核分裂象多见,包括病理性核分裂象。

四、诊断与鉴别诊断

(一) 诊断

甲状腺未分化癌的确诊需要病理学诊断。对于无法手术取得病理的,临床上常以细针穿刺结果结合影像学表现来诊断 ATC。

ATC 在病理上可分为大细胞癌、小细胞癌、梭形细胞癌、鳞状细胞癌、间变性癌、肉瘤样癌等,是全部或者部分由未分化细胞构成的高度恶性肿瘤。大体呈灰白至灰褐色,鱼肉样,常见坏死及出血,可有边界,但大多数肿块与周围组织分界不清。镜下肿瘤由分化不良的上皮样细胞组成,瘤细胞呈多形性,梭形或多边形,见巨细胞,核分裂象易见。

根据《美国癌症联合会(AJCC)的第 8 版 TNM 分期系统》,所有 ATC 患者确诊时皆为 Ⅳ期,其中ⅣA 期:肿瘤局限于甲状腺包膜内,可予手术切除;ⅣB 期:侵及包膜外,不可手术切除;ⅣC 期:伴有远处转移。

(二) 鉴别诊断

ATC 需要与一些原发于甲状腺分化较差的恶性肿瘤相鉴别,如甲状腺淋巴瘤、甲状腺胸腺样分化癌、甲状腺肉瘤等。其主要鉴别依据为病理检查,包括有针对性的免疫组化检查。

对于有明显外侵的 ATC,要与非甲状腺来源恶性肿瘤相鉴别,包括食管、气管、胸腺肿瘤累及甲状腺,以及各种恶性肿瘤气管旁或锁骨上淋巴结转移累及甲状腺。临床常可见食管癌气管旁转移淋巴结直接浸润甲状腺,在 CT 图像表现中凡甲状腺被肿瘤推向前方,易被误诊为甲状腺背侧肿瘤,要注意检查食管,以免因误诊而放弃治疗。

五、治疗

本病甚难控制,目前尚无较为满意的治疗方法。对于病灶局限于甲状腺包膜内的早期 ATC,根治性手术+术后放化疗可以取得一定疗效,但大多数患者来诊时已经局部晚期,难以彻底切除。甲状腺未分化癌失去摄碘能力,其细胞生长也不受促甲状腺素的影响,因此放射性碘治疗与促甲状腺素抑制治疗均无效。ATC 可采用手术、放疗、化疗、靶向治疗等治疗方式,但单一治疗手段往往不能控制疾病的进展,需要采用多种治疗模式联合的方法才有可能改善患者的生存和预后。

(一) 手术治疗

ATC 手术治疗方法可分为根治性手术、减瘤手术、活检术和气管切开术,但患者就诊时常见肿瘤巨大且侵犯周围组织如气管、食道等,甚至有颈部淋巴结转移或远处转移病灶,给手术带来困难,能否完全切除肿瘤对提高 ATC 患者的生存时间至关重要。

对于肿瘤局限于甲状腺包膜内的(ⅣA 期)可以实行甲状腺癌的根治性手术,包括全甲状腺切除和区域淋巴结清扫,但此类患者只占 ATC 的 10%。多个小样本的研究表明,对于ⅣA 期患者,综合治疗的效果优于单一的治疗,手术联合放化疗的综合治疗模式可以从一定程度上提高疗效,延长生存。

对于肿瘤不能完全切除的患者（ⅣB、ⅣC 期），手术的目的为保持呼吸道通畅的姑息性手术，应充分评估气管切开术或者减瘤同时气管切开手术的可能性。当肿瘤侵犯管或双侧喉返神经麻痹时，患者会出现呼吸困难，约 50% 的 ATC 患者死于呼吸道梗阻和窒息。对于没有条件行气管切开术的患者可以考虑放置气管内支架，避免患者短期内窒息死亡。在减瘤手术中肿瘤创面渗血往往难以控制，而且由于 ATC 播撒能力极强，可能出现短期大范围播撒，甚至在皮肤切口愈合期内即出现切口处转移，影响术后放疗等综合治疗，因此应慎重施行减瘤手术。所以，一般姑息性切除的目的只是切除峡部甲状腺肿瘤，既方便气管切开，又取得确切病理。

（二）同期放化疗

ATC 对化疗并不敏感，单纯化疗可让部分患者获得部分缓解，但不改变预后。多柔比星（阿霉素）最为常用并被认为单药有效，文献报道反应率为 35% 左右，联合用药以多柔比星和顺铂为主的化疗方案。

鉴于甲状腺未分化癌死亡的主要原因是局部浸润而窒息，而局部放疗对局部控制率具有重要作用。放疗的靶区包括肿瘤区＋淋巴结引流区（侧颈＋上纵隔淋巴结）。理想的靶区剂量：肿瘤区 66 Gy，高危区 60 Gy（包括甲状腺区、区域淋巴结引流区及所有淋巴结阳性区），低危区 ≥54 Gy（包括无阳性病灶但可能转移的 Ⅱ～Ⅵ淋巴结引流区＋上纵隔淋巴结）。同时要考虑脊髓、喉、食管等周围器官的耐受量，以免其造成放射性损伤。

复旦大学附属肿瘤医院对各期术后或无法手术的 ATC 患者实行同期放化疗并取得较好效果，1 年、2 年生存率分别为 55.6% 和 48.6%，其中死亡病例中仅 20% 死于局部进展。目前我院对 ATC 的探索方案为：ⅣA 期在手术治疗后，行调强放疗＋化疗。ⅣB、ⅣC 期行调强放疗＋化疗。放疗剂量：肿瘤区 66 Gy，高危区 60 Gy，低危区 54 Gy。化疗：PTX 135 mg/m²(d1)，DDP 25 mg/m²(d1～3)。

（三）靶向治疗

大部分 ATC 难于彻底切除，且多对放化疗敏感性不高，随着对 ATC 分子机制研究的深入，分子靶向治疗联合手术与放化疗有望成为治疗的发展方向之一。目前 ATC 分子靶向治疗主要以抑制肿瘤新生血管和抑制肿瘤细胞增殖为主。在一项多中心二期临床试验，20 例 ATC 患者行索拉非尼口服治疗，400 mg，2 次/天，2 例 PR，5 例 SD，中位生存时间 3.9 个月，1 年生存率 20%。

（四）姑息治疗

由于 ATC 多发生于老年患者，几乎无治愈可能，生存期短，过于激进的治疗不利于生存质量，姑息治疗可以缓解痛苦，最大限度地延长无症状生存时间，提高生活质量，因此在 ATC 治疗中占有越来越重要的地位。在 ATC 确诊之初应在患者及家属共同参与下决定治疗的目标，姑息治疗应贯穿癌症治疗全过程，包括姑息性的解除肿瘤压迫所致的呼吸困难，或者是姑息性放疗、化疗、营养支持，以及社会心理支持等。

六、预后

本病预后极差，死亡率接近 100%，中位生存时间仅为 5～6 个月，一般多在确诊或治疗后数月内死亡，主要死因为局部肿瘤生长导致呼吸道梗阻，其次为远处转移，仅有少数来自分化好甲状腺癌的早期未分化癌有较好的疗效。

第五节 甲状腺低分化癌

一、流行病学

自 1983 年 Sakamoto 等第一次提出甲状腺低分化癌（poorly differentiated thyroid carcinoma，PDTC）这一概念以来已逾 30 年。长期以来，对于该类型的甲状腺癌的诊断标准存在争议，直至 2004 年世界卫生组织（World Health Organization，WHO）内分泌肿瘤分类正式将 PDTC 列为一种独立类型的肿瘤，随后在 2006 年意大利都灵召开的 PDTC 大会上由各国病理学家共同制定了具体的诊断方法及分类标准。PDTC 是指临床病理表现介于分化型癌及未分化癌之间的甲状腺滤泡源性肿瘤，好发于 45 岁以上中老年人，女性可能更多见。其预后相对优于未分化癌，但较分化型癌差。尽管 PDTC 较为罕见，仅占所有类型甲状腺肿瘤的 1%～15%，但却是非未分化型甲状腺滤泡源性肿瘤的主要死因。由于其发病率较低且既往诊断标准不统一，尚无确切的文献报道证实该类肿瘤是否具有地区分布差异。

二、病理学

甲状腺低分化癌（PDTC）这一概念由日本学者 Sakamoto 等于 1983 年首次提出，他将具有实性、梁状或硬化结构的甲状腺滤泡癌或乳头状癌定义为 PDTC。1984 年，意大利学者 Carcangiu 等又提出"岛状癌"这一名称并定义其为 PDTC，这类肿瘤呈岛状结构生长伴坏死及较多的核分裂象，常易侵犯包膜及血管。在此后的 20 年间，各方学者就 PDTC 的病理特点、分子标记、临床特征等众说纷纭，对该类肿瘤的诊断标准始终未能达成一致。2004 年，WHO 正式将 PDTC 列为一种独立类型的肿瘤，并明确了诊断标准，即需要基于相应的结构特点（大部分区域存在梁状、实性或岛状结构）和高级别细胞特点（侵袭性生长、较多的核分裂象和坏死）。然而，根据甲状腺恶性肿瘤的发展模型（即分化良好的癌进展为低分化癌最终演变为未分化癌），梁状、实性或岛状结构也可见于分化良好的癌（如乳头状癌实性亚型及伴有实性或小梁状生长方式的高分化甲状腺滤泡癌），而 PDTC 中也可含有少量高分化乳头状癌/滤泡性癌成分或灶性的未分化区域。为解决实际鉴别诊断中的困难，来自美国、日本、意大利等国的 12 位病理学家于 2006 年意大利都灵召开的关于 PDTC 的大会上进一步细化并确立了 PDTC 的病理诊断标准（简称《都灵共识》）（图 13-2）：①具有甲状腺滤泡源性恶性肿瘤的一般特点，且同时具有梁状、实性或岛状的生长方式；②缺乏典型乳头状癌核的特点；③至少符合以下 3 种特征之一：核扭曲、核分裂≥3 个/10HPF 或坏死。目前 PDTC 诊断主要基于 HE 染色所出现的形态学特征，尚无特异的免疫组化指标，现有的一些指标如甲状腺球蛋白（Tg）和 TTF-1 阳性表达多用于确定其为甲状腺滤泡源性肿瘤。

三、临床表现

PDTC 好发于 45 岁以上中老年人，以 60 岁以上的老年女性占多数。患者多因颈部无痛性肿块就诊，肿块可在短期内迅速增大，质地偏硬，边界不清，活动度差。因肿瘤进展迅速，多数患者就诊时肿瘤分期较晚，52% 的患者就诊时肿瘤最大径>4 cm，病理分期为 T3 者

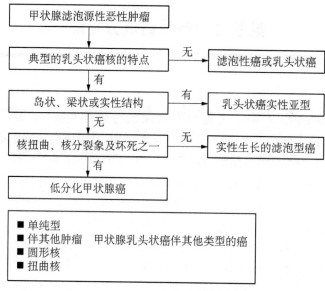

图 13-2 甲状腺低分化癌的诊断流程

达 70%（包膜及腺外侵犯），故可合并有邻近器官受累症状，如侵犯喉返神经出现声音嘶哑、压迫气管或食管导致胸闷气急或吞咽梗阻的表现。另外，PDTC 早期即可发生淋巴结转移及远处转移，据报道其颈部淋巴结转移率高达 57%～80%，远处转移率为 37%～43%。除了肺和骨是 PDTC 较多见的远处转移器官外，皮肤、肝、卵巢、腹膜后及眼内也可发生肿瘤转移。总体而言，PDTC 的恶性程度和病程进展均介于甲状腺分化型癌和未分化癌之间。

颈部超声及增强 CT 是最有价值的影像学检查手段。超声在判断甲状腺肿瘤良恶性的准确率高达 80%，另外对于颈部可疑淋巴结转移的检出率也较高。增强 CT 主要用于评估甲状腺肿瘤与周围组织、器官（颈总动脉、颈内静脉、气管、食管、上纵隔等）的关系，以及颈部可疑淋巴结的分布区域，从而帮助外科医师确定可行的手术范围及合适的治疗方案（图 13-3）。

目前，PDTC 术前病理学诊断方法主要为细针穿刺和粗针穿刺。但由于穿刺获得的组织量较少，对于鉴别低分化癌、未分化癌或胸腺样分化甲状腺癌的准确性较差。近年来，有学者提出在穿刺细胞标本中检测免疫组织化学指标及基因突变从而提高诊断准确率，但迄今为止尚未筛选出特异性/敏感性均较好的指标。

四、治疗

由于 PDTC 发病率较低以及诊断标准长期不统一，因此处理该肿瘤尚无标准化指南。与分化良好的甲状腺腺癌类似，目前认为手术仍是 PDTC 的首选治疗方法。根据美国 Sloan-Kettering 癌症中心的资料显示，PDTC 患者接受根治性手术切除联合/不联合辅助治疗（外照射治疗和化疗）后，5 年总体生存率和疾病特异性生存率分别为 62% 和 66%，而 5 年局部/远处控制率分别为 81% 和 59%；对分期为 pT4 的 PTDC 患者采取了积极的手术切除联合/不联合辅助治疗后，局部无复发生存率为 70%，5 年总体生存率为 47%。可见根治性手术最为有效，手术范围应包括全甲状腺切除＋周围受累组织器官＋选择性颈部淋巴结清

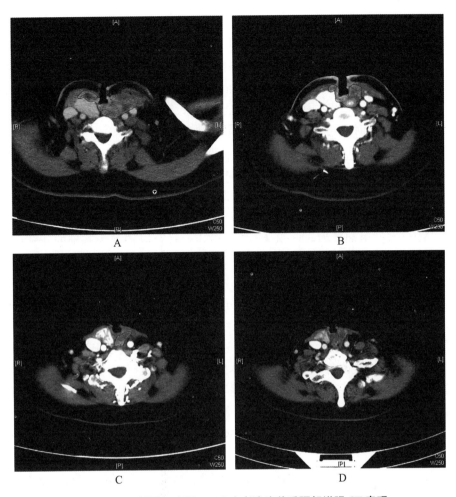

图 13-3　1 例局部晚期 PDTC 患者治疗前后颈部增强 CT 表现

注：A. 治疗前，患者因肿瘤压迫气管行气管切开术；B. 新辅助化疗及同期放化疗后，疗效评价稳定；C. 治疗结束 21 个月时，疗效评价部分缓解；D. 治疗结束 34 个月时，疗效评价完全缓解

扫。需要注意的是，PDTC 患者就诊时通常分期较晚，颈部淋巴结转移率较高，肿瘤常累及重要器官如气管、食管、神经及动静脉等，通常手术范围和难度均较大，而患者中以老年人为主，因此术前应结合患者一般情况及影像学检查，仔细评估实施根治性手术的可行性。

放射性碘治疗是分化型甲状腺最主要的辅助治疗手段，其原理是基于分化型甲状腺癌的肿瘤细胞具有正常甲状腺滤泡上皮细胞摄取和利用碘离子的能力，所以理论上同样起源于甲状腺滤泡上皮的 PDTC 肿瘤细胞也具有摄碘能力。目前，尚无研究证明放射性碘治疗能提高 PDTC 疗效及延长生存率。有资料显示 80% 以上的 PDTC 患者其原发灶及远处转移灶均能摄碘，仅 15% 的 PDTC 患者摄碘能力下降；然而也有研究发现相较于分化良好的甲状腺癌，PDTC 肿瘤细胞摄碘能力明显下降。这一差异可能与地域差异、肿瘤分期和（或）碘治疗的时机和剂量有关。值得注意的是，在碘难治型转移性甲状腺癌中发现了一组发病率较高的 PDTC 组织学类型，该类型 PDTC 患者的疾病特异性生存率与肿瘤外侵、细胞坏死密切相关。因此，放射性碘治疗 PDTC 的指征仍在探索中。另外，目前有学者尝试利用全反式维 A 酸、罗格列酮、癌细胞中植入 TSH 受体基因等方法提高肿瘤细胞对放射性碘的摄取能力从而增强疗效,但上述方法尚未广泛应用于临床,疗效有待进一步验证。

在分化型甲状腺癌中,体外放疗(external beam radiotherapy,EBRT)可显著提高局部晚期不可手术或肉眼残留病例的局部控制率并延长生存期,因此美国头颈外科协会内分泌外科委员会推荐将 EBRT 应用于该类患者的治疗。而在 PDTC 患者中,肿瘤分期较晚更为多见,尽管为患者进行了积极的手术治疗(如全喉切除、气管切除及吻合、全喉全食道切除及重建、血管重建等),仍时有切缘阳性、肉眼残留的情况发生,所以根据 EBRT 在分化型甲状腺癌中的治疗经验可尝试将 EBRT 治疗局部晚期不可手术或肉眼残留的 PDTC,然而目前尚缺乏有力证据证明 EBRT 可显著提高 PDTC 的局部控制率、延长生存率,所以其在治疗 PDTC 中的地位尚不明确。值得注意的是,根据复旦大学附属肿瘤医院的资料,对 5 例局部晚期不可手术(pT4b)的 PDTC 患者采取调强放疗(Intensity Modulated Radiation Therapy,IMRT)(照射剂量为 64~66 Gy/32~33Fx)联合以铂类为基础的新辅助/辅助化疗,共随访 8~59 个月,其中随访至 48 个月时 2 例病灶完全缓解(complete remission,CR),1 例病灶部分缓解(partial remission,PR),另有 1 例在随访至 8 个月时疾病稳定(stable disease,SD)但随后死于远处转移;其余 2 例分别在治疗结束后的 30 和 59 后分别死于局部肿瘤进展和远处转移。不难看出,尽管该研究中病例数较少,仍可证实放疗确对于局部晚期 PDTC 的局部控制效果较理想,局部控制率可达 80%(4/5);但由于 PTDC 的主要死因是远处转移,因此 EBRT 未能改善该类患者的总体生存率。

化疗对 PDTC 的疗效不甚确切,理论上在不可手术的患者中采用新辅助化疗可提高可切除率或减缓肿瘤进展从而有利于局部控制效果。既往研究显示,多柔比星(阿霉素)、顺铂、环磷酰胺、依托泊苷和卡铂均对 PDTC 疗效甚微。近年来,紫杉醇和吉西他滨等新药在甲状腺未分化癌的治疗中取得了显著的效果。因此在我院的资料中,对 pT4b 期的 PDTC 患者采取了以顺铂联合紫杉醇/吉西他滨的化疗方案,联合放疗后取得了较为理想的局部控制率。由此可见,放疗联合以铂类为基础的同步或序贯化疗可作为复发或转移性甲状腺低分化癌的备选治疗方案。分子靶向治疗在 DPTC 的治疗中也逐渐崭露头角,其中多靶点抑制剂如索拉非尼(sorafenib)、乐伐替尼(lenvatinib)、凡德他尼(vandetanib 和 sorafenib 在治疗难治性分化型甲状腺癌或 PDTC 的临床Ⅱ期、Ⅲ期研究中不同程度地延长了无进展生存期(progression-free survival,PFS),但对于总生存率无明显改善,因此需要进行更多的科学研究。

五、预后

PDTC 的预后介于分化型甲状腺癌与未分化癌之间。由于长期以来 PDTC 诊断标准的不统一,因此不同研究所报道的生存率存在一定差异。多数研究报道 PTDC 的 5 年生存率为 47%~55%,10 年生存率为 42%~50%;而 Volante 等则报道了 5 年和 10 年生存率分别为 85% 和 67%,这可能是因为入选的部分病例中岛状成分少于 50%。远处转移是最常见的死亡原因。我院治疗的 5 例 pT4b 患者经多学科治疗后,平均生存期为 41.6 个月,2 例达部分缓解并存活(随访时间分别为 54 和 57 个月),2 例因肺转移死亡,1 例因局部进展死亡。另外,年龄≥45 岁、TNM 分期较晚、腺外侵犯、切缘阳性及远处转移可能是 PDTC 预后不良的危险因素。

第六节　胸腺样分化甲状腺癌

一、流行病学

胸腺样分化甲状腺癌（carcinoma showing thymus-like differentiation，CASTLE）/甲状腺内上皮样胸腺瘤（intrathyroidal epithelial thymoma，ITET）是一种罕见的甲状腺恶性肿瘤，占甲状腺恶性肿瘤0.08%～0.15%。1985年Miyauchi等首次道了该病，并称之为"甲状腺内上皮样胸腺瘤"，提出这种肿瘤是与甲状腺原发性鳞状细胞癌相似但本质不同的肿瘤；随后Chan和Rosai于1991年首次将其命名为胸腺样分化甲状腺癌（CASTLE）。2004年，WHO将CASTLE划分为一种独立的甲状腺肿瘤类型。自发现以来，全球报道不足百例。CASTLE通常起病于中年，发病年龄48.8±12.8岁（14～79岁）女性发病率可能稍高于男性，但由于样本量较少，性别差异并不明显。2007年9月～2015年9月，复旦大学附属肿瘤医院头颈外科共收治CASTLE患者16例，年龄为33～63岁，中位年龄为45岁，男性8例，女性8例。

二、病理学

目前认为，CASTLE可能来源于异位胸腺和鳃囊残余组织。在胚胎发育过程中，双侧第3对鳃囊经过颈部逐渐下降到达前纵隔至腹侧中线融合，最终发育成胸腺。因此在沿线的任何部位均可以遗留有以为胸腺组织，而残留在甲状腺内的胸腺组织则可导致CASTLE的发生，故临床上观察到的大多数CASTLE位于甲状腺下极，少数可以发生于左喉旁间隙、颈动脉和颈后间隙及头颈部皮下组织。

大体标本上看CASTLE为结节状或分叶状的实性肿瘤，切面灰白，无完整包膜，常侵犯周围组织器官，气管、带状肌及食管分别为最易受侵的部位。镜下观察，肿瘤细胞排列成大小不等的巢状或梁带状结构，其内部被致密纤维组织分隔成分叶状结构，间质内见淋巴细胞浸润，排列特征与胸腺瘤或胸腺癌类似；肿瘤细胞呈多边形、纺锤形，有鳞状细胞分化的现象，呈轻中度异型，核仁明显，胞质呈嗜酸性。

值得注意的是，免疫组化标记物在CASTLE的病理学诊断中十分重要，尤其在术前细胞学检查中的应用显著提高了诊断准确性。文献发现与胸腺肿瘤相关的免疫组化标记物CD5、CD117在CASTLE中反应呈强阳性，阳性率接近100%。其中CD5被认为是目前诊断该病最常用的免疫标记物，这是由于除胸腺癌外，在上皮性细胞中CD5一般为阴性，同时胸腺瘤、侵袭性胸腺瘤以及正常甲状腺滤泡上皮、甲状腺乳头状癌、髓样癌、鳞癌、低分化癌及未分化癌等上皮成分均为阴性。复旦大学附属肿瘤医院头颈外科的资料显示，在收治的16例CASTLE患者中，瘤组织中CD5、CD117均表达阳性（图13-4、13-5，见插页），而Tg、TTF-1、calcitonin基本不表达，提示肿瘤具有胸腺分化特征而非甲状腺分化，从而将其与其他甲状腺肿瘤予以鉴别，这一结果与既往报道相近。CASLTE中CEA的阳性率也可达10%～80%。研究还发现CASTLE肿瘤细胞对某些神经内分泌标记物呈阳性反应，这一现象提示了CASTLE可能具有一定的神经内分泌分化潜能。另外，不同研究间Ki-67

指数差异较大,范围为5%~85%。Veits等在研究中发现$Ki-67$指数高的患者肿瘤无复发或转移,该指数低的患者出现淋巴结转移或肿瘤分期较晚;而复旦大学附属肿瘤医院头颈外科的研究中唯一1例临床高度怀疑肺转移患者其$Ki-67$阳性指数仅为5%,这一结果说明$Ki-67$阳性指数与CASTLE的恶性程度无明显相关性。其他指标如$AE1/AE3$、$Bcl-2$、$CK5/6$表达率也可高达100%。这些可能和CASTLE与胸腺肿瘤免疫表型有重叠相关,而$Bcl-2$过表达提示其在肿瘤发生、发展中发挥了某些重要作用,有待进一步探索。

三、临床表现与诊断

本病多见于成年人,无明显性别差异。临床常见主诉为颈部无痛性肿块,肿块发展缓慢,可无明显临床表现,或因肿瘤累及喉返神经、气管、食管等出现声嘶、吞咽困难,肿块多数位于甲状腺下极,因其生长部位较隐匿,临床体检不易发现且生长缓慢,因此病程一般较长。一项收集了全球范围内82例CASTLE病例的荟萃分析显示,该病临床表现多样,48.78%的患者因颈部肿块就诊,因声音嘶哑及呼吸困难就诊者分别为15.85%和9.76%,其他临床表现包括咳嗽(3.66%)、颈部疼痛(3.66%)和吞咽困难(1.22%)等。肿瘤多位于一侧甲状腺腺叶,且绝大多数位于甲状腺下极,仅3例位于甲状腺上级。

术前检查手段主要包括影像学检查(颈部超声、增强CT)、细胞学检查等。然而其鉴别诊断,尤其与甲状腺鳞癌、低分化癌的鉴别较为困难,主要原因有以下几点:①均表现为甲状腺区占位性病变,质地偏硬、活动度较差;②影像学表现缺乏特异性;③细胞形态与胸腺淋巴上皮癌、甲状腺鳞癌类似。CASTLE的超声图像通常表现为:边界不清、低回声、实质占位,内部回声均匀/不均匀,多数不伴有囊性或钙化成分。CT检查方面,CASTLE表现为甲状腺内/下极软组织密度影,与周围组织边界不清,肿块下极可延伸至上纵隔内,增强后轻度强化,复旦大学附属肿瘤医院头颈外科的16例资料中发现1例患者术前超声及CT检查发现有粗大钙化,且病理学检查证实未见其他肿瘤组织;另有1例术前超声诊断为甲状腺良性病变,可见超声检查对于CASTLE的诊断能力有限,而该组患者的CT表现与上述表现相仿。另外,该组资料中2例患者行PET-CT检查示甲状腺区恶性肿瘤可能,SUV最大值5.8~6.4,但与其他甲状腺恶性肿瘤的表现无明显差异,且目前尚无文献报道PET/CT在CASTLE诊治上的应用价值,因此该检查方法的意义有待进一步探索。

术前穿刺细胞学检查容易将CASTLE误诊为甲状腺低分化癌或未分化癌,而CASTLE的发病率较低,容易造成遗漏。Hirokawa等总结了CASTLE的细胞学检查特征:①细胞成分丰富;②细胞团中无乳头状或滤泡状细胞形态;③细胞呈圆形或纺锤形,边界不清,核仁消失;④少量角化灶和胞质内腔(intracytoplasmic lumina, ICL)形成;⑤涂片背景内见淋巴细胞。由于上述细胞形态也可见于某些高度恶性肿瘤,如甲状腺鳞癌、未分化癌、胸腺鳞癌或淋巴上皮瘤样癌亚型等,在复旦大学附属肿瘤医院头颈外科的资料中,13例患者术前行原发灶或颈部淋巴结转移灶细针穿刺,其中11例涂片倾向低分化或分化差的癌,2例涂片疑为甲状腺乳头状癌,仅4例提示需与胸腺来源恶性肿瘤及CASTLE鉴别,因此仅依靠镜检容易将CASTLE误诊为这些高度恶性的肿瘤,影响疾病诊治。近年来,应用流式细胞学和免疫组织化学技术极大地提高了术前甲状腺肿瘤细胞学检查的准确性,而在穿刺标本中进行CD5染色能有效对CASTLE鉴别诊断。

四、治疗

由于 CASTLE 发病率较低,目前的治疗策略尚不统一,参考其他甲状腺肿瘤的治疗方法,根治性手术仍是首选治疗策略。CASTLE 患者肿瘤外侵的发生率较高。据文献报道,50%~60%的患者可有颈部淋巴结转移及周围组织器官侵犯。因此手术范围因包括至少患侧甲状腺腺叶+周围受累组织器官+选择性颈部淋巴结清扫。

放疗的意义尚不明确。有学者认为 CASTLE 局部复发率较高且对放射治疗较为敏感,同时接受手术及术后放疗的患者局部复发率极低;然而 Ge 等系统分析了 82 例 CASTLE 病例后认为淋巴结转移与复发无关,而术后放疗并不能减少复发。鉴于 CASTLE 的手术方式尚不统一(术前诊断不明确导致手术范围不足)、肿瘤局部外侵及淋巴结转移发生率较高、具有一定的放射敏感性,故笔者认为术后放疗在提高局部控制率方面仍有其必要性。

化疗在 CASTLE 治疗中的疗效差异较大。Hanamura 等报道了 1 例肺转移患者接受一线化疗(顺铂、阿霉素、长春新碱和环磷酰胺)和二线化疗(卡铂和紫杉醇)后病灶明显退缩的病例;而在复旦大学附属肿瘤医院头颈外科的资料中 1 例临床怀疑肺转移患者行 8 周期 DCF 方案[多西他赛 120 mg(1 d)+顺铂 30 mg(1~3 d)+5-FU 0.5 g(1~3 d)]化疗后病灶无明显退缩,其他研究中也发现 CASTLE 对环磷酰胺、表柔比星、顺铂、紫杉醇化疗反应差或无反应,因此也需要更多的临床研究探索合适的化疗药物或者分子靶向药物从而有效治疗无法接受手术或有远处转移的患者。

五、预后

CASTLE 恶性程度较低、进展缓慢,5 年生存率可达 90%。50%~60%的病例可有甲状腺外组织侵犯和颈部淋巴结转移,其中外侵以喉返神经最常见,其次为气管和食管。远处转移最多见于肺部,肝、骨、纵隔也有报道。在复旦大学附属肿瘤医院头颈外科收治的 16 例患者中,淋巴结转移及外侵发生率分别为 43.8%(7/16)和 56.3%(9/16);除 1 例术后 41 个月肺转移、4 例失访外,其余 11 例均无复发或转移(随访时间 11~97 个月)。

第七节 甲状腺淋巴瘤

甲状腺淋巴瘤(primary thyroid lymphoma,PTL)是指一种罕见的原发于甲状腺淋巴组织内的淋巴瘤,约占甲状腺恶性肿瘤的 5%,结外淋巴瘤的 2%~3%。PTL 的年发病率为 1%~2%。PTL 常见于中老年,60~70 岁为发病高峰,男女比例约 1:3,男性较女性发病时间提前 5~10 年。

一、发病机制

PTL 的病因与发病机制尚不明确。目前认为自身免疫性疾病、慢性抗原刺激可能与其发病相关,其中桥本甲状腺炎(Hashimoto thyroiditis,HT)是 PTL 的主要危险因素。研究发现 HT 患者发生 PTL 的风险较普通人增高 40~80 倍以上,一般发生于初次诊断为 HT 的 20~30 年后;而在甲状腺炎区域有单克隆免疫球蛋白重链重排且与淋巴瘤区域有 96%的同源性。尽管近80%的PTL患者合并HT,但是仅0.6%的HT患者最终发展为PTL。另外,50%以上PTL患者现患有或既往诊断为慢性淋巴细胞性甲状腺炎。上述结果均提示长期慢性炎症刺激在PTL的发病机制中扮演了重要角色,其发病机制可能是慢性抗原或炎症刺激激活B细胞分泌自身抗体,致黏膜相关性淋巴组织(mucosa-associated lymphoid tissue,MALT)反应增生,继而发展为非霍奇金淋巴瘤。Takakuwa等发现异常体细胞高度突变可致基因遗传不稳定及染色体易位,引起免疫球蛋白重链可变区基因片段突变,因而在淋巴瘤的发展中也起到了一定的作用。

二、病理分型与分期

PTL的病理分型与其治疗、预后密切相关。其病理分型与淋巴瘤相同,几乎所有的PTL都是B细胞来源的非霍奇金淋巴瘤,其中弥漫性大B细胞淋巴瘤(diffuse large B cell lymphoma,DLBCL)和MALT淋巴瘤是PTL最常见的两种病理类型,分别占PTL的50%～70%和10%～30%。其他病理类型较罕见,如滤泡性淋巴瘤占3%～5%,霍奇金淋巴瘤占2%,而Burkitt淋巴瘤、T细胞淋巴瘤、套细胞淋巴瘤、淋巴母细胞淋巴瘤各占不到1%。

目前,PTL分期采用的是Ann Arbor分期系统,根据肿瘤累及范围分为4期。ⅠE:局限于甲状腺内,伴或不伴周围软组织侵犯。ⅡE:累及甲状腺及纵隔同侧一个区域以上的淋巴结。ⅢE:累及甲状腺及纵隔两侧淋巴结,伴或不伴脾脏受累。ⅣE播散至其他结外部位。约56%的PTL患者初诊时为ⅠE,32%的患者为ⅡE,ⅢE和ⅣE患者较少(分别约占2%和11%)。

三、临床表现和诊断

多数患者表现为短期内迅速增大的无痛性颈部肿块,病程可为数天至36个月不等,触诊肿块质地坚硬、表面光滑,单侧或双侧甲状腺可同时累及。25%～30%的患者因肿块压迫或浸润颈部结构而出现相应症状,如吞咽困难、喘鸣、声嘶、吞咽困难等。少数患者出现特异的淋巴瘤相关B症状(发热、盗汗、体重减轻等)。10%～30%的患者合并甲状腺功能减退。甲状腺球蛋白抗体(TgAb)和微粒核抗体可在95%的患者外周血中检测到。因较多PTL患者可同时患有HT或淋巴细胞性甲状腺炎,故逾80%的患者外周血中可检测到甲状腺过氧化物酶抗体(TPOAb)。但需注意的是,上述检查对于PTL的诊断缺乏特异性。1/3的PTL患者血清乳酸脱氢酶(LDH)升高并且与疾病轻重相关;微球蛋白升高多见于非霍奇金淋巴瘤患者并用于监测有无复发。目前尚无其他具有特异性的实验室检查手段。

超声检查是早前筛选的首选手段。根据病灶内部回声、边界及后方回声将PTL分为3种类型:结节型、弥漫型和混合型;相对典型的超声特征有以下几点:①病灶内部钙化少见,无液化成分;②病灶后方回声增强,而其他甲状腺癌为低回声结节,后方回声不增强或衰减;③结节型PTL常位于一侧腺叶,与周围非淋巴组织腺体分界清晰,肿瘤内部呈均质、低回声和假性囊肿;④弥漫型PTL多为双侧、低回声病灶,可与周围非淋巴组织腺体分界不清;⑤混合型PTL超声图像多变,病灶内部呈低回声;⑥PTL具有1个中心血流图;⑦PTL受累的淋巴结与病灶表现类似。

颈部增强CT检查较超声检查能更有效评估地评估肿瘤与周围组织的关系及颈部受累淋巴结,其他部位(头部、胸部、腹部、盆腔)CT检查则对PTL临床分期和评估预后具有重要意义。PTL 的 CT 表现具有以下特点：①病灶质地均匀,平扫密度低于或接近肌肉组织,增强后稍强化,内部钙化、坏死少见；②病灶周围可见强化明显的条索状区域（本质为受挤压的正常或炎症甲状腺组织）；③受累淋巴结表现与原发灶相似,气管食管沟淋巴结短径≥5 mm,其他区域淋巴结短径≥8 mm,即为可疑的转移淋巴结。

近年来 PET/CT 已成为 PTL 分期以及疗效评估的重要检查手段。与 MRI、CT 相比, PET/CT 诊断 PTL 具有更高的准确性,其图像表现为单侧/双侧甲状腺增大,病灶密度面型君君性减低,伴 FDG 代谢增高和高代谢的淋巴结。其他影像学检查手段包括 MRI、ECT 等缺乏特异性表现,临床上极少采用。

病理学检查是诊断 PTL 的"金标准"。一旦临床上怀疑为 PTL 则需进一步进行病理学检查,常用的方法有细针穿刺、粗针穿刺或手术切除。过去开放性手术活检被认为是鉴别 PTL、甲状腺炎和甲状腺未分化癌的必要手段,然而随着免疫组化、流式细胞学、PCR 等技术的发展,细针穿刺的准确性大幅提高至 80%～100%,因此,细针穿刺已成为确诊 PTL 的常规方法。需要注意的是,由于细针穿刺获得的组织量较少,应注意多方位穿刺以减少漏诊。细胞学标本镜下表现为：弥漫不典型的淋巴细胞,尤其是以细胞形态不典型的大淋巴细胞或者同源性的大量的小细胞为主。由于 MALT 淋巴瘤细胞成分复杂常为小淋巴细胞增生,可见反应性淋巴滤泡及成熟浆细胞,易与 HT 混淆,故可考虑采用 κ、λ 原位杂交配合 IGH、IGK 等分子基因检测,分析淋巴细胞的单克隆性,从而辅助诊断。

与细针穿刺相比,粗针穿刺能获得更大的组织量并且能反映出肿瘤的组织结构,从而更好地与 HT、甲状腺未分化癌等鉴别,其诊断准确性可高达 95%。但受技术安全性、患者耐受性、操作成本等因素的影响,该操作并不作为甲状腺结节的常规诊断方法。PTL 病灶通常较大,有足够的取样安全范围,并且在超声引导下实施粗针穿刺可显著减少周围组织创伤同时避免取到肿瘤坏死组织,因此对于细针穿刺无法明确的患者可采取上述方法。另外,对于无法手术或不宜手术但需组织学检查结果的患者亦可采取粗针穿刺。

随着细针/粗针穿刺诊断准确性的不断提高,采用诊断性手术切除的比例大幅下降。目前,手术切除活检主要用于穿刺无法确诊或需要进一步确定 PTL 病理亚型的患者。

四、治疗

（一）手术治疗

手术在 PTL 治疗中的地位逐渐减弱。随着淋巴瘤诊治水平的不断提高,PTL 对放疗、化疗及靶向治疗均较敏感,根治性手术切除的获益有限。复旦大学附属肿瘤医院头颈外科孙团起等研究发现与接受手术活检后联合放/化疗的患者相比,根治性手术切除并未显著提高患者生存期,反而可能增加手术并发症如喉返神经损伤及甲状旁腺功能减退等,这一结果与其他报道相仿。目前认为,对于局限于甲状腺内（ⅠE期）的 MALT 淋巴瘤可考虑行单纯根治性手术治疗。Derringer 等和 Graff-Bake 等均报道了小样本例数的ⅠE 其的甲状腺 MALT 淋巴瘤患者接受单纯手术治疗后获得完全缓解,5 年生存率均达 100%。对于ⅠE期患者,如肿瘤局限于一侧腺叶且未浸润甲状腺包膜者应考虑切除至少患侧腺叶；如肿瘤已浸润包膜者则应考虑行全甲状腺切除术。

如肿瘤发展迅速引起呼吸困难、声音嘶哑等明显的压迫症状时,可考虑行姑息性手术切除以解除气道阻塞,但是实施该类手术时的死亡风险往往也较大。越来越多的学者认为大剂量糖皮质激素联合化疗可迅速解除压迫症状,但尚无研究表明在紧急情况下甾体类可取代急诊手术。目前认为采用气管支架及放、化疗可同样达到快速解除气道阻塞的目的从而避免创伤较大的手术干预。

（二）放疗和化疗

PTL对放疗及化疗均较敏感。单纯放疗的疗效取决于患者的病理类型和分期。与手术治疗类似,单纯局部放疗适用于局限于甲状腺内（ⅠE期）的惰性/低度恶性淋巴瘤,文献报道ⅠE期MALT淋巴瘤患者经单纯放疗后5年生存率可达88%,完全局部控制率可达70%~100%,比较单纯放疗与根治性手术联合放疗的疗效后发现,两者的缓解率和无复发生存率无明显差异。目前对于外照射的剂量和范围意见尚不统一。总体而言,PTL的照射剂量低于头颈部鳞癌,一般采用30~50 Gy的中等剂量,根据具体分期及肿瘤大小可适当调整剂量。对于照射范围,目前主要存在两种意见:"受累野照射",包括甲状腺区、颈部淋巴结引流区;"扩大野照射"即在上述范围基础上增加纵隔和（或）腋窝淋巴结。英国马斯登皇家医院分析了上述两种照射方案后发现,受累野照射的复发率高于扩大野照射(52%和27%)。可见早期惰性淋巴瘤患者可采取单纯放疗,而对于侵袭性病理类型如DLBCL或混合型病理亚型、分期高于ⅠE期以及局部肿瘤负荷较大者推荐采取综合治疗。

对于侵袭性的PTL无论分期均采用化疗为主的综合治疗,目前的方案主要参考淋巴瘤及一些回顾性病例的治疗方案,尚无针对PTL的标准化治疗方案。CHOP方案（环磷酰胺+阿柔比星+长春新碱+泼尼松）是目前治疗侵袭性非霍奇金淋巴瘤（NHL）的主流化疗方案。Ⅰ期及局限性的Ⅱ期多采用CHOP方案化疗3~6个周期,是否需要联合放疗仍存有分歧。ⅢE、ⅣE期及复发患者多采用CHOP或ProMACE-MOPP和（或）放疗,或单克隆抗体治疗。

对于Ⅱ~Ⅳ期低度恶性/惰性NHL患者,尤其是未经治疗者,可使用磷酸氟达拉滨作为一线用药单独使用。基于磷酸氟达拉滨的联合治疗包括磷酸氟达拉滨/环磷酰胺、磷酸氟达拉滨/米托蒽醌和（或）地塞米松,已被用于惰性NHL的一线和二线治疗。

PTL的靶向治疗同样参考淋巴瘤。利妥昔单抗（rituximab,美罗华）是在B细胞表面发现的一种针对CD20的嵌合单克隆抗体,可用于惰性淋巴瘤、侵袭性淋巴瘤及其他病理类型淋巴瘤的治疗。利妥昔单抗与化疗联合具有明显的协同效应,可明显提高疗效,而无不良反应叠加效应。研究还发现在BCL2过表达的患者中运用利妥昔单抗可逆转肿瘤耐药性。另外,有研究表明,利妥昔单抗对女性患者疗效更佳,可降低PTL患者的促甲状腺激素TSH及TgAb、TPOAb水平。利妥昔单抗对于复发的NHL同样有效,但较初治效果稍差。

（三）预后

PTL总体预后良好,一项基于1 408例PTL患者长达32年的随访调查显示,其平均生存期9.3年,5年生存率66%。疾病特异性生存率79%；Ⅰ、Ⅱ、Ⅲ/Ⅳ期5年疾病特异性生存率分别为86%、81%和64%；DLBCL患者5年疾病特异性生存率为75%,MALT淋巴瘤患者则为96%,其他病理类型也均在80%以上。复旦大学附属肿瘤头颈外科孙团起等收集分析了1991~2007年40例PTL患者资料,中位随访期95个月,5年生存率达82%。无复发生存率达74%。总体上看,MALT淋巴瘤的预后优于其他病理类型,分期越早疗效越好。PTL的预后可参考淋巴瘤国际预后指数（IPI）(表13-11),IPI评分越高预后越差,孙团起等的研究认为IPI是影响PTL预后的唯一独立危险因素。

表 13-11 NHL 国际预后指数

评分	0	1
年龄	≤60 岁	>60 岁
行为状态	0 或 1	2,3,4
Ann Arbor 分期	Ⅰ,Ⅱ	Ⅲ,Ⅳ
LDH	正常	高于正常
结外病变受侵部位数	≤2 个部位	>2 个部位

注:5 项指标总和为 IPI 评分;0~1 分为低危;2 分为中低危;3 分为中高危;4~5 分为高危

(吴　毅　官　青　王　宇　杨舒雯　李端树　向　俊　孙团起　王蕴珺)

主要参考文献

[1] Davies L, Welch HG. Current thyroid cancer trends in the United States. JAMA Otolaryngol Head Neck Surg, 2014,140(4):317-322.

[2] Kweon SS, Shin MH, Chung IJ, et al. Thyroid cancer is the most common cancer in women, based on the data from population-based cancer registries, South Korea. Jpn J Clin Oncol, 2013,43(10):1039-1046.

[3] Lloyd RV, Buehler D, Khanafshar E. Papillary thyroid carcinoma variants. Head Neck Pathol, 2011, 5(1):51-56.

[4] 声燕红,王圣应. 甲状腺乳头状癌罕见的侵袭性变异型. 中华内分泌外科杂志,2014,8(1):71-73.

[5] Manrique FK, Cedeno DOM, Aragon VC, et al. Papillary thyroid carcinoma associated to squamous cell carcinoma. Endocrinol Nutr, 2014,61(4):226-228.

[6] Ito Y, Hirokawa M, Higashiyama T, et al. Biological behavior of papillary carcinoma of the thyroid including squamous cell carcinoma components and prognosis of patients who underwent locally curative surgery. J Thyroid Res, 2012,2012:230283.

[7] Nikiforov YE, Biddinger PW, Thompson LD. Diagnostic pathology and molecular genetics of thyroid. 2nd ed. Philadelphia: Lippincott Williams and wilkins, 2012:473-673.

[8] Smallridge RC, Ain KB, Asa SL, et al. American Thyroid Association guidelines for management of patients with anaplastic thyroid cancer. Thyroid, 2012,22(11):1104-1139.

[9] Lino-Silva LS, Dominguez-Malogon HR, Caro-Sanchez CH, et al. Thyroid gland papillary carcinoma with "micropapillary pattern" a recently recognized poor prognostic finding: clinicopathologic and survival analysis of 7 cases. Hum Pathol, 2012,43(10):1596-1600.

[10] Gupta B, Ajise O, Dultz L, et al. Follicular variant of papillary thyroid cancer: encapsulated, nonencapsulated, and diffuse: distinct biologic and clinical entity. Arch Otolaryngol Head Neck Surg, 2012,138(3):227-233.

[11] 王卓颖. 甲状腺手术中气管、食管损伤预防及处理. 中国实用外科杂志,2012;(05):367-369.

[12] 孙威,贺亮,张浩. 美国癌症联合委员会甲状腺癌分期系统(第 8 版)更新解读. 中国实用外科,2017,37(3):255-258.

[13] 高明,葛明华,嵇庆海.甲状腺微小乳头状癌诊断与治疗中国专家共识(2016版).中国肿瘤临床,2016,(12):526.

[14] Elisei R, Molinaro E, Agate L, et al. Are the clinical and pathological features of differentiated thyroid carcinoma really changed over the last 35 years? Study on 4187 patients from a single Italian institution to answer this question. J Clin Endocrinol Metab, 2010,95(4):1516-27.

[15] Eberhardt NL, Grebe SK, McIver B, et al. The role of the PAX8/PPARgamma fusion oncogene in the pathogenesis of follicular thyroid cancer. Mol Cell Endocrinol, 2010,321(1):50-56.

[16] Sillery JC, Reading CC, Charboneau JW, et al. Thyroid follicular carcinoma: sonographic features of 50 cases. AJR Am J Roentgenol, 2010,194(1):44-54.

[17] Haugen BR, Alexander EK2, Bible KC, et al. 2015 American Thyroid Association Management Guidelines for Adult Patients with Thyroid Nodules and Differentiated Thyroid Cancer: The American Thyroid Association Guidelines Task Force on Thyroid Nodules and Differentiated Thyroid Cancer. Thyroid, 2016,26(1):1-133.

[18] Kangelaris GT, Orloff LA. Prognostic factors for minimally invasive follicular thyroid carcinoma. Laryngoscope, 2011,121(S4):S130.

[19] Smallridge RC, Copland JA. Anaplastic thyroid carcinoma: pathogenesis and emerging therapies. Clin Oncol, 2010,22(6):486-497.

[20] 何霞云.甲状腺未分化癌调强放疗联合手术和化疗的综合治疗.外科理论与实践,2014,19(3):201-204.

[21] Savvides P, Nagaiah G, Lavertu P, et al. Phase Ⅱ trial ofsorafenib in patients with advanced anaplastic carcinomaof the thyroid. Thyroid, 2013,23(5):600-604.

[22] Smallridge RC, Ain KB, Asa SL, et al. American Thyroid Association guidelines for management of patients with anaplastic thyroid cancer. Thyroid, 2012,22(11):1104-1139.

[23] Akaishi J, Sugino K, Kitagawa W, et al. Prognostic factors and treatment of 100 cases of anaplastic thyroid carcinoma. Thyroid,2011,21(11):1183-1189.

[24] 孙健,杨堤,崔全才.低分化甲状腺癌临床病理学进展.中华病理学杂志,2011,40(12):850-853.

[25] Ibrahimpasic T, Ghossein R, Carlson DL, et al. Poorly differentiated thyroid carcinoma presenting with gross extrathyroidal extension: 1986-2009 Memorial Sloan-Kettering Cancer Center experience. Thyroid, 2013,23(8):997-1002.

[26] Cherkaoui GS, Guensi A, Talebs, et al. Poorly differentiated thyroid carcinoma: a retrospective clinicopathological study. Pan Afr Med J, 2015(21)137.

[27] 姜琳,王可敬,韩春.甲状腺低分化癌的诊治进展.中国肿瘤,2015,(06):461-465.

[28] Xue F, Li D, Hu C, et al. Application of intensity-modulated radiotherapy in unresectable poorly differentiated thyroid carcinoma. Oncotarget, 2016,8(9):15934-15942.

[29] 郭晔.晚期分化型甲状腺癌的分子靶向治疗.中国癌症杂志,2016,(01):31-34.

[30] 方铣华,郭振英,邓敏.25例甲状腺低分化癌的临床病理分析.肿瘤学杂志,2015,(11):895-899.

[31] Volante M, Landolfi S, 等. Poorly differentiated carcinomas of the thyroid with trabecular, insular, and solid patterns. Cancer,2004,100,21(5):950-957.

[32] 达小萍,申健,葛丽艳.甲状腺显示胸腺样分化癌临床病理观察.诊断病理学杂志,2015,22(05):294-296.

[33] Ge W, Yao Y, Chen G, et al. Clinical analysis of 82 cases of carcinoma showing thymus-like differentiation of the thyroid. Oncol Lett, 2016,11(2):1321.

[34] 王蕴珺,孙团起,向俊,等.胸腺样分化甲状腺癌16例临床诊治分析.中国实用外科杂志,2017,37(01):84-87,92.

[35] 王艳芬,刘标,时姗姗,等.甲状腺显示胸腺样分化的癌9例免疫组化与超微病理研究.诊断病理学杂志,2016,23(01):10-14.

[36] Hanamura T, Ito K, Uehara T, et al. Chemosensitivity in Carcinoma Showing Thymus-Like Differentiation: A Case Report and Review of the Literature. Thyroid, 2015, 25(8): 969-972.
[37] Allaoui M, Benchafai I, Horsman JM, et al. Primary Burkitt lymphoma of the thyroid gland: case report of an exceptional type of thyroid neoplasm and review of the literature. BMC Clin Pathol, 2016, 16(1): 1-6.
[38] 蔡建珊, 孙强, 殷保兵. 原发性甲状腺淋巴瘤的诊断和治疗进展. 上海医药, 2016, 37(06): 3-6.
[39] 陈红, 周正荣. 原发性甲状腺淋巴瘤的临床和 CT 表现. 中国癌症杂志, 2016, 26(09): 790-794.
[40] 吴江华, 张艳辉, 程润芬, 等. 原发性甲状腺淋巴瘤 29 例临床病理分析. 诊断病理学杂志, 2016, 23(07): 481-484.
[41] 江帆, 陈国芳, 刘超. 原发性甲状腺淋巴瘤的诊治进展[J]. 实用医学杂志, 2016, 32(22): 3634-3636.

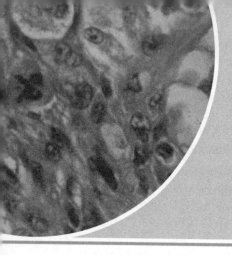

第十四章 喉及喉咽肿瘤

第一节 喉 癌

喉癌(carcinoma of larynx)是喉部常见的恶性肿瘤,在头颈部鳞癌中仅次于鼻咽癌。喉癌的发病率地区差异很大,北方地区要高于南方,东北地区发病率最高,占全身恶性肿瘤5.7%~7.6%。其男女差别很大,据国外资料统计男女之比为(8.4~30):1。上海市2007年喉癌发病率男性为4.72/10万,女性为0.31/10万。喉癌的高发年龄是50~70岁,发病率城市高于农村,空气污染重的重工业城市高于污染轻的轻工业城市。

一、病因学

迄今尚不完全明了,抽烟和饮酒是重要的发病原因,咀嚼槟榔也是重要因素之一。除此之外,与一些营养成分不足,如缺乏维生素C与铁有关,还与空气污染等相关。近年来的分子生物学研究认为,人乳头状瘤病毒(HPV)的部分亚型,如HPV16、18、45、52、56可能与喉癌的发生、发展有关。

二、病理学

喉癌的原发部位可分为声门上区、声门区和声门下区,以声门区喉癌居多,占50%~70%,声门上区次之,声门下区最少见,为5%左右。喉的癌前期病变肿瘤的发生一般认为要经过以下几个阶段:①增生角化;②角化异常增生(不典型);③原位癌;④微浸润癌;⑤深浸润癌。国外有学者统计,1/5的喉癌患者,至少在确认前一年喉黏膜已经被发现有改变,多数学者认为喉癌甚少发生于原属正常的喉黏膜,因此重视癌前期病变的处理对喉癌的预防和早期诊断具有重要意义。

(一)原位癌

原位癌首先由Broders提出,是整层上皮从表层到基底膜均为异形、未成熟、分化不良及排列紊乱的细胞,尚无浸润。间接喉镜下为白色或红色类炎性增厚斑。可为分离或弥散的半透明或较厚表面有裂隙的斑。较大的病变常伴发原位癌或微浸润癌。

(二)微浸润癌

微浸润癌又名表层癌或早期浸润性癌,是指声带上皮内肿瘤细胞已侵入基底膜深部的基质内。

（三）深浸润癌

深浸润性癌是癌细胞已超越基底膜下基质侵及声带肌。临床上除有声嘶外往往伴有声带活动受限。

喉部原发型恶性肿瘤绝大多数是鳞状上皮癌，占 95% 以上，其余为腺癌、纤维肉瘤或软骨肉瘤及唾液腺恶性肿瘤等。

其大体形态可分为 4 种类型。

1. 浸润型　肿瘤生长以深浸润为主，边缘不整，界限不清，多有深溃疡形成。
2. 菜花型　外观似菜花呈外生性生长，深层浸润较轻，边界清楚，不形成溃疡。
3. 包块型　瘤体呈球状基底较小，浸润较浅，似声带息肉，常下坠，很少有溃疡形成。
4. 混合型　兼有菜花及浸润型外貌，凹凸不平，浸润较深。这 4 种类型中以浸润型和菜花型为多见。

三、临床表现

由于喉部解剖位置的隐蔽性，临床上很少见到 T1 病变。在患者有症状并到医院就诊时，往往病变已达很大范围。甚至患者出现体重下降和颈部淋巴结肿大后才就诊。喉癌患者常伴伴有的临床症状有：声音嘶哑、咳嗽呛咳、咽部异物感、咽部疼痛、吞咽不畅等。约 1/3 的患者因颈部肿块为主诉而就诊。

根据病变部位和发生的情况而定，声门上型、声门型和声门下型，每一种类型都有其特有症状，现按不同类型的喉癌，将其分别介绍如下。

（一）声门上型

开始常无显著症状，但该区血供及淋巴分布极为丰富，肿瘤的发展较快，早期由于肿物的存在，可感到咽部不适和有异物感。肿物表面溃烂，则患者可有轻度咽喉疼痛，随病情进展可逐渐加重。当癌肿向喉咽部发展时，疼痛可放射至同侧耳部，并可影响进食，演变为进食梗阻感。癌肿溃烂后，痰中常带血，并有臭痰咳出。这种症状常见于晚期患者。声门上喉癌患者早期无声音嘶哑，当肿瘤侵及声带，或溃烂处的分泌物黏附于声带时，则有声音改变。因癌肿堵塞所致呼吸困难，多在晚期才出现。声门上区癌多发生于会厌喉面根部、室带及杓会厌襞。

声门上型喉癌的淋巴转移出现较早，常先发生于同侧颈总动脉分叉处，无痛，质硬，逐渐增大，并可向上、向下沿着颈内静脉深处的淋巴结发展。由于该型喉癌在早期无明显症状，不易引起患者和医生的注意，发展又较快，所以确诊时患者多已到晚期。

（二）声门型

为喉癌中最常见的类型。声带癌好发于声带前 1/3 与中 1/3 交界的边缘，肿瘤很小就可以影响到声带的闭合和发声，所以声音嘶哑出现最早。声带表面的血管和淋巴管分布均较少，所以，肿瘤的发展极为缓慢，开始声嘶时轻时重，因癌肿增大，影响声带闭合声嘶逐渐加重。肿瘤逐渐发展，其中 20%～25% 向前累及前联合，20% 向上累及室带下半，20% 向声门下扩展超过 5 mm，15%～20% 向后扩展累及声带突及杓状软骨，由于肿瘤和局部分泌物的刺激可引起咳嗽，但不严重。肿瘤表面出现糜烂，则痰中可带血，但甚少大量咯血。疼痛和吞咽困难较少见，仅出现于晚期。声门为喉腔最狭窄的部位，癌肿长到一定体积，就可以堵塞声门，引起呼吸困难。此外，如声带运动已受影响，若停留在中线位使声门更为狭窄、致使发生呼吸困难。声带癌局限于声带时，颈部转移极少；当癌肿向声门上、下区发展，到疾病的晚期,则可发生颈部淋巴结或喉前、气管前淋巴结的转移。

(三) 声门下癌

这种类型病变比较隐蔽,早期常无症状,喉镜检查也不易发现。40%以上的该型患者就诊时已有颈部淋巴结转移或和甲状腺受累。如癌肿表面已溃烂,则出现咳嗽症状,并有痰中带血现象。如果癌肿向上发展,侵犯声带深层组织,也可能累及喉返神经或侵犯环杓关节,影响声带运动,则有声音嘶哑。癌肿继续增大,也可堵塞气管,引起呼吸困难。位于后壁的癌肿,易侵犯食管前壁可影响吞咽,处理较为困难,预后较差。总体来说,声嘶在声门下型的癌肿中,还是比较常见的症状,应予以重视。

四、诊断

喉癌检查常用诊断方法为间接喉镜、直接喉镜、纤维喉镜检查及进行组织活检。影像学检查包括 CT 或 MRI 及食管造影,CT 可以协助确定肿瘤范围及临床难以发现的淋巴结转移;MRI 检查可以区分肿瘤与其他软组织影,并可在立体的 3 个层次看到肿瘤浸润;食管造影可以了解肿瘤是否累及食管开口及食管累及范围。其中,喉镜是临床上普遍采用的方法,可了解肿瘤侵犯喉内情况,并对可疑病灶及时取组织送病理检查。

活检及细胞学检查:在表面麻醉及间接喉镜(或纤维光导喉镜)明视下,取肿瘤组织送病理诊断。合并呼吸困难者,取活检时应慎重,必要时可选择预防性气管切开。

五、鉴别诊断

喉癌应与以下疾病相鉴别。

(一) 喉结核

喉结核主要症状为声嘶及咽喉部疼痛,声音哑而低弱,疼痛较为剧烈,常影响进食。喉镜检查见黏膜苍白,有浅溃疡,呈虫蚀状。多发生于喉的后部。通过胸部 CT 检查,痰内结核菌检查及喉部活检可确诊。

(二) 喉乳头状瘤

主要表现为声音嘶哑。对发生于中年以上的乳头状瘤应注意与喉癌鉴别。乳头状瘤可单发或多发带蒂。癌多为单发,极少多发,通常不带蒂。乳头状瘤仅发生于黏膜表层,一般无声带活动障碍。活检可确证。

(三) 喉角化症

喉角化症多发于声带游离缘,有长期声音嘶哑。病变为扁平或疣状白色斑块,边界清楚,不影响声带活动。活检病理确证。

(四) 梅毒

梅毒瘤多发生于喉的前部,常有隆起之梅毒结节和深溃疡,易溃烂,坏死后形成无痛溃疡。声嘶有力,喉痛轻,有性病史,血清学检查及喉活检确诊。

(五) 喉淀粉样变

喉淀粉样变系由于慢性炎症、血液和淋巴循环障碍,新陈代谢紊乱引起。检查见声带、喉室或声门下区有暗红色肿块,其表面光滑,可引起声带活动障碍,外观不易与癌肿相鉴别,质地较硬,活检可确诊。

六、TNM 分期及分级

(一)原发肿瘤(T)

Tx 为原发肿瘤不能评估；T0 为无原发肿瘤证据；Tis 为原位癌。

1. 声门上区

(1) T1：肿瘤局限在声门上的 1 个亚区，声带活动正常。

(2) T2：肿瘤侵犯声门上 1 个以上相邻亚区，侵犯声门区或声门上区以外(如舌根、会厌谷、梨状窝内侧壁的黏膜)，无喉固定。

(3) T3：肿瘤局限在喉内，有声带固定和(或)侵犯任何下述部位：环后区、会厌前间隙、声门旁间隙和(或)甲状软骨内板。

(4) T4a：中等晚期局部疾病 肿瘤侵犯穿过甲状软骨和(或)侵犯喉外组织(如气管、包括深部舌外肌在内的颈部软组织、带状肌、甲状腺或食管)。

(5) T4b：非常晚期局部疾病 肿瘤侵犯椎前筋膜，包绕颈动脉或侵犯纵隔结构。

2. 声门区

(1) T1：肿瘤局限于声带(可侵犯前联合或后联合)，声带活动正常。

(2) T1a：肿瘤局限在一侧声带。

(3) T1b：肿瘤侵犯双侧声带。

(4) T2：肿瘤侵犯至声门上和(或)声门下区，和(或)声带活动受限。

(5) T3：肿瘤局限在喉内，伴有声带固定和(或)侵犯声门旁间隙，和(或)甲状软骨内板。

(6) T4a：中等晚期局部疾病 肿瘤侵犯穿过甲状软骨和(或)侵犯喉外组织(如气管、包括深部舌外肌在内的颈部软组织、带状肌、甲状腺或食管)。

(7) T4b：非常晚期局部疾病 肿瘤侵犯椎前筋膜，包绕颈动脉或侵犯纵隔结构。

3. 声门下区

(1) T1：肿瘤局限在声门下区。

(2) T2：肿瘤侵犯至声带，声带活动正常或活动受限。

(3) T3：肿瘤局限在喉内，伴有声带固定。

(4) T4a：中等晚期局部疾病 肿瘤侵犯环状软骨或甲状软骨和(或)侵犯喉外组织(如气管、包括深部舌外肌在内的颈部软组织、带状肌、甲状腺或食管)。

(5) T4b：非常晚期局部疾病 肿瘤侵犯椎前间隙，包绕颈动脉或侵犯纵隔结构。

(二)区域淋巴结(N)*

Nx 表示区域淋巴结不能评估。N0 表示无区域淋巴结转移。N1 表示同侧单个淋巴结转移，最大径≤3 cm。N2 表示同侧单个淋巴结转移，3 cm＜最大径≤6 cm；或同侧多个淋巴结转移，最大径≤6 cm；或双侧或对侧淋巴结转移，最大径＞6 cm。N2a 表示同侧单个淋巴结转移，3 cm＜最大径≤6 cm。N2b 表示同侧多个淋巴结转移，最大径≤6 cm。N2c 表示双侧或对侧淋巴结转移，最大径≤6 cm。N3 表示转移淋巴结最大径＞6 cm。

*注释：Ⅶ区转移也被认为是区域淋巴结转移。

(三)远处转移(M)

M0 表示无远处转移，M1 表示有远处转移。

（四）解剖分期/预后分组

喉癌的解剖分期/预后分组如表 14-1 所示。

表 14-1 喉癌的解剖分期/预后分组

分期	预后分组
0 期	Tis N0 M0
Ⅰ 期	T1 N0 M0
Ⅱ 期	T2 N0 M0
Ⅲ 期	T3 N0 M0；T1 N1 M0；T2 N1 M0；T3 N1 M0
ⅣA 期	T4a N0 M0；T4a N1 M0；T1 N2 M0；T2 N2 M0；T3 N2 M0；T4a N2 M0
ⅣB 期	T4b 任何 N M0；任何 T N3 M0
ⅣC 期	任何 T 任何 N M1

（五）组织学分级（G）

根据 Border 按肿瘤细胞分化程度分以下几级：①Gx：级别无法评估；②G1：高分化；③G2：中分化；④G3：低分化；⑤G4：未分化。

七、治疗原则

（一）喉癌综合治疗原则

处早期部分喉癌外，均不能被单独放疗或手术治愈（包括激光）。早期病例首选放疗可以保留发音功能，并且手术可作为放疗失败后的挽救治疗手段。一些功能保留术式也可以保留部分发声功能。需综合考虑病灶解剖因素、患者一般状况和治疗团队的经验后，才能为每个患者考虑合适的治疗方法。进展期喉癌经常需要综合治疗，包括手术和放化疗。综合已经发表的、接受根治性放疗头颈部癌的文献表明，当放疗时间延长时，局部控制率下降。因此，任何时候都应尽可能避免延长标准治疗方案。由于局部晚期病变的治愈率低，在进行临床试验时，可考虑化疗、超分割放疗、放射增敏剂及粒子束放疗。尽管术前同期放、化疗没有改变治愈率，但器官保留率是增加的。

多种疗法合理组合的综合治疗是现代癌瘤的发展方向，喉癌也不例外，尤其对于一些晚期癌患者，更应多加考虑。病理结果为低分化鳞状细胞癌或颈部有淋巴结转移这，应行术后放射治疗；中高分化鳞状细胞癌患者，若为 T1～2 期声门型喉癌，根据情况可不行放射治疗，声门上型及声门下型喉癌，以及 T3～4 期声门型喉癌均应行术后放射治疗。对局部无法切除干净的或不能手术的喉癌患者，应考虑联合放疗辅助手术或化疗，或者放疗化疗同时进行。联合化疗是基于放疗期间肿瘤细胞加速增殖，而化疗又对迅速分裂的肿瘤细胞特别有效的生物学原理进行治疗。

（二）喉癌的放射治疗

绝大多数喉癌属于不同分化程度的鳞癌，这些肿瘤具有中等以上的放射敏感性，放射治疗效果较好，尚可保留患者的发音功能。放射治疗主要用于治疗喉部原发肿瘤，对于喉鳞癌的颈部淋巴结转移，除了较小、分化程度较差者的淋巴结之外，应首选颈部淋巴结清扫术。

放射治疗失败后,对于残留或者复发的喉部原发肿瘤再进行挽救性手术,仍可取得良好的效果。

近年来,由于外科手术水平的提高和不断改进,部分喉切除术的推广,在保持良好效果的前提下,仍可保留喉功能,因此除了很早期的 T1 病变宜首选单纯放疗之外,对于其他病期的病变,可首选放疗或手术。对于应用综合放射治疗和外科手术来治疗喉癌是否有效,尚无统一意见。

1. 放射治疗的目的

(1) 根治性放疗:根治性放疗指通过放射治疗可以使肿瘤得到安全控制,一般适用于早期的喉癌,照射剂量约 7 周 70 Gy。在对喉癌患者进行放射治疗时,照射野必须精确。患者应取仰卧位,头部后仰,机头水平照射,以免照到对侧的肩部。如能用固定体位的面罩则更好。

(2) 术前放疗:术前放疗的目的是缩小肿瘤体积,提高肿瘤的可切除率和切净率,并抑制主体肿瘤周围的亚临床病灶,减少手术后的复发和转移。一般的照射剂量为 5 周 50 Gy。

(3) 术后放疗:消灭手术后的残余肿瘤,一般的照射剂量为 5~7 周 50~70Gy。

(4) 姑息性放疗:缩小或者抑制晚期肿瘤的增长,减轻患者的症状。一般照射 4~5 周 40~50Gy。如果肿瘤对放射线很敏感,可以用小野适当增加照射剂量,争取根治或做挽救性手术。

2. 不同区域喉癌的放射治疗

(1) 声门癌:声门癌一般分化比较好,颈淋巴结转移率较低,而且在早期就出现声嘶,因此早期发现率较高,放射治疗的效果较好。

1) T1 病变:无论单纯放射治疗或单纯手术均可治愈,但常首选放射治疗,以保持良好的发音功能。放射治疗失败时,再行挽救性手术,仍可取得较好效果。单纯放射治疗的肿瘤控制率可达 90%~95%;对放射治疗未控制的病变,如果再行挽救性手术,在失败的患者中,仍有 80% 可以得到治愈。

2) T2 病变:首选放射治疗的肿瘤控制率可达 70%~80%;对放射治疗未控制的病变,如果再行挽救性手术,在失败的患者中,仍有 70% 可以得到治愈,因此可首选放射治疗。

3) T3 病变:一般宜选择手术。如果肿瘤的范围较广,可先行术前放射治疗;如肿瘤未完全控制,再行挽救性手术。常规放射治疗的肿瘤控制率为 35%~50%,挽救性手术的成功率为 40%~50%。

4) T4 病变:一般以手术为主,可考虑加术前放疗或术后放疗。如果患者拒绝手术或不适应手术治疗,则可行姑息性放射治疗。

(2) 声门上区癌:声门上区癌的预后较差,颈部淋巴结转移率较高。治疗方面的分歧较大。有人主张做手术(部分喉切除或全喉切除术),也有人主张单纯放疗。选择的方法取决于肿瘤的部位和范围、肿瘤的生长方式及外科医生和放疗医生的技巧。

治疗方法的选择:T1 和 T2 表浅、外生型、无颈部淋巴结转移的病变,手术和放疗的疗效相同,因此可首选放射治疗。对于较晚期的、已侵犯深层的溃疡型和(或)有广泛淋巴结转移的病变,则应考虑喉切除和颈部淋巴结清扫术,手术前后可酌情加术前放疗和(或)术后放疗。对于 T3N0 的外突型病变,也可考虑首选放疗,如放疗失败,再手术。

(3) 声门下区癌:声门下区癌一般发现时病期已经较晚,应行手术治疗,放射治疗只不过起到辅助手术的作用(如术前照射或术后照射)。一般术前照射的剂量为 5 周 50 Gy,术后照射的剂量是 5~6 周 50~60 Gy,如有残留肿瘤,可用小野适当加量。照射晚期的声门下区癌时,照射野应包括锁骨上区和上纵隔淋巴结(气管前和气管旁淋巴结)。

3. 放射治疗并发症和处理

(1) 喉水肿:在放射治疗期间,喉部会产生不同程度的水肿,严重的可引起呼吸道梗阻,以至窒息。因此在治疗期间,应予以积极的蒸汽吸入、抗感染、消肿和激素治疗;每次的照射剂量不宜过高(不超过每天每次 2 Gy)。放射治疗前如已有一定程度的呼吸困难而尚未做气管切开的病例,应密切注意呼吸道梗阻发生的可能。放射治疗之后的几个月内,如喉内仍有水肿的情况,则要警惕有无复发的可能性。

(2) 肺部感染:在放射治疗期间,应定期胸透,早期发现肺部感染,必要时给予抗感染治疗。

(3) 喉软骨坏死:一般由于高剂量照射引起,有人报道,喉部照射 85 Gy 以上者,喉软骨坏死的发生率为 7%。

(4) 放射性脊髓炎:脊髓的放射耐受量为 45 Gy,因此在用大野照射时,45 Gy 以后必须缩小照射喉部,上颈部淋巴结区改为适当能量的电子线照射。

4. 影响喉癌放疗预后的因素 包括:①原发肿瘤的大小;②原发肿瘤的部位和是否侵犯喉部的另一个区域;③有无颈部淋巴结转移和(或)远处转移;④肿瘤的病理类型(鳞癌比其他类型的癌瘤要好);⑤是否合并感染和水肿;⑥患者的身体一般情况是否有其他并发症(结核或糖尿病)。

八、喉癌外科治疗

喉癌手术分原发灶和颈部淋巴结清扫两部分,声门上喉癌颈部淋巴结转移率高,病理连续切片检查的阳性率可达 56%~62%。临床颈部淋巴结阴性者术后病理阳性一般也在 30%左右。过去针对是否做选择性颈清扫术争论很大,主要是颈部淋巴结清扫术后对患者造成的生理损伤明显。近年来,国外逐渐开展起分区性(或局限性)颈清扫术,手术保留颈部所有重要的结构,如胸锁乳突肌、颈内静脉、颈外静脉、副神经、颈丛神经。患者术后并无明显功能损害。临床证实,N0 患者接受区域性颈部淋巴结清扫术后,颈部复发率低于 10%。声门上喉癌双侧颈部淋巴结转移的潜在风险较大,颈部复发为治疗失败的主要原因。

建议对临床 N3,采用根治性颈清扫术,N1~N2 颈部选择改良根治性颈部淋巴结清扫术,可放弃 Ⅰ 区(即颏下和颌下)的清扫。部分 N1 和全部的 N0 颈部选择 Ⅱ~Ⅳ 区的颈清扫术式。除上喉区 T1N0 颈部可观察或做病变侧选择性分区颈清扫;T3N0~T4N0 声门型喉癌应做病变侧分区性颈清扫(Ⅱ~Ⅳ 区),如对侧明显受侵,应做双侧分区性颈清扫术。T1N0~T2N0 颈部可观察。

颈部淋巴清扫手术方法见相应章节,下面介绍原发灶手术。

(一) 保留喉功能的部分喉切除手术

喉为左右对称但不同胚胎来源的解剖结构组成,声门上区来自颊咽胚基,声门区和声门下区来自气管腮胚基,且在胚胎时期左右两半各自发育,出生前 3 月才发育完成,这些不同源的结合面形成喉体的解剖屏障。癌肿往往发生在一个解剖部位逐渐扩展到其他解剖部位或偏重于一侧,即使在晚期也很少见到全喉两侧各解剖部位都被侵犯,上述喉的胚胎学和解剖学特点,为喉部分切除提供了理论依据。

自1862年Sanda施行了世界上第1例喉癌喉部分切除术以来,在相当长的一段时期内喉部分切除术未被广泛接受。直到20世纪50年代,Alonso、Jackson及Ogura等开展并倡导了喉癌的喉功能保全性手术,才引起了耳鼻咽喉科和头颈外科医生的广泛重视。能保留喉的发音和吞咽两大生理功能且无须行永久性气管造瘘的手术,均视为喉功能性手术。随着不少学者对喉的胚胎发育、喉的解剖及喉癌病理生理学特征等方面深入的研究,为喉癌的喉部分切除术提供了理论依据,使喉部分切除术得到了迅速发展。近几十年来全国各地的耳鼻咽喉及头颈外科医生对各种喉部分切除术的适应证、手术切除范围及修复方法的研究取得了很大的进展。不少学者的报道表明,喉部分切除率从20世纪40年代末的14%上升到80年代的80%。喉部分切除者5年生存率为70%～75%,而全喉切除为53%～58%,从而使80%的患者能在彻底切除肿瘤后保留喉的功能。

2. 声门上型喉癌

(1) 喉声门上水平部分切除术:由于声门上型喉癌在发生发展的一定时间内,肿瘤局限于喉室以上。据文献记载,只有20%～54%的声门上型喉癌向声门进展。水平切除声门上喉癌及附近组织后,可保留声带及喉功能。

1) 适应证:会厌癌,喉面或舌面(T1);会厌室带癌(T2);会厌癌,侵及舌根或梨状窝内壁黏膜(T2);声门上喉癌,侵及会厌前间隙。手术切除的组织:半侧的舌骨及上半甲状软骨,会厌及会厌前间隙、双侧室带、杓会皱襞大部;必要时可扩大切除部分舌根或梨状窝内壁。

2) 手术保留的组织:活动正常的杓状软骨及声带。

(2) 喉声门上水平垂直部分切除术:喉声门上水平垂直部分切除术,又名Ogura手术,开始于20世纪60年代,适应于声门上喉癌已有一侧声门受累、杓状软骨固定。手术切除会厌及会厌前间隙、双侧室带、一侧杓状软骨及声带,必要时可切除部分舌根或梨状窝内侧壁。手术后遗留一侧正常活动的杓状软骨及声带。这一手术需要用局部组织进行修复,可以恢复部分喉功能。

1) 适应证:声门上型喉癌T2,肿瘤从声门上侵及声门,杓状软骨活动良好。T3声门上喉癌,杓状软骨固定,会厌前间隙受累;对侧声带及杓状软骨正常,或对侧前联合稍受侵。

2) 手术切除的组织:半侧舌骨及上半甲状软骨,会厌及会厌前间隙、两侧室带,杓会厌皱襞大部,一侧杓状软骨(部分环状软骨及环杓关节),一侧声带;必要时可扩大切除部分舌根或梨状窝内壁。

2. 声门型喉癌的手术治疗

(1) 激光治疗:主要采用CO_2激光,由于组织吸收CO_2激光能量迅速和完全,数毫秒产生蒸发,从而达到气化、切割、凝固的作用。激光对于小于0.5 mm血管的止血作用好。术后水肿较轻,避免了气管切开,应用于早期喉癌。

1) 适应证:声带癌前病变,原位癌,喉癌声门型T1a,前联合及声带突没有受侵;部分声门型T2,仅有室带轻度受累,无声带活动受限。

2) 手术切除组织:包括声带黏膜,声韧带及部分声带肌肉。激光治疗后的患者生活质量高,不必做气管切开及放置鼻胃管,无颈部手术瘢痕,发音质量好。与单纯放疗相比,节约了时间和免除了放疗的损伤和并发症。

(2) 喉裂开,声带切除术

1) 切除范围:一侧声带前 2/3,或包括前联合,修复方法有室带黏膜下移,带蒂带状肌瓣及甲状软骨外膜修复。

2) 适应证:声门型癌 T1a,向前未累及前联合及向后未累及声带突,肿瘤直径<5 mm,声带活动正常者。

(3) 喉垂直部分切除术

1) 适应证:声门型喉癌 T2,声带原发,侵及喉室或室带。或声门上型喉癌 T2,室带原发向下侵犯声门,会厌和杓会皱襞无肿瘤。T1 或 T2 声门区癌放疗失败又在原处复发者。选择性 T3 声门区癌。

2) 禁忌证:声带固定;甲状软骨受累;双侧杓状软骨受累;环杓关节受累;跨声门癌声带固定(T3,T4)。

3) 手术切除的组织:一侧甲状软骨板,一侧室带声带。

4) 手术后保留的喉组织:会厌、一侧声带室带、两侧杓状软骨、两侧(或一侧)甲状软骨。

(4) 喉垂直侧前位部分切除术:适应证为声带膜部癌向前接近(2~3 mm)及超越前联合,向声门下延展不超过 10 mm,声带活动正常或稍受限。切除患侧甲状软骨扳前 1/3 或 4/5、声带、室带、声门下组织、前联合、对侧声或室带前端或前 1/3 和对侧甲状软骨扳前 4~5 mm。

(5) 喉扩大垂直部分切除术

1) 适应证:声门型喉癌 T3,一侧声带杓状软骨固定,后联合及对侧喉无病变;或对侧前联合少许受侵。向上未超过室带,向下未达环状软骨。

2) 扩大垂直喉部分切除术和垂直喉部分切除术的不同在于:①T3 病变可能有声门旁间隙受侵,需切除同侧甲状软骨;②这类病变常常已经扩展到声带突,需切除患侧杓状软骨。有时还可能侵及环杓关节,需切除一部分环状软骨背板。

3) 手术后保留的喉组织:会厌软骨,一侧完整的室带、声带及杓状软骨,杓会皱襞及环状软骨。

4) 手术切除组织:一侧甲状软骨板,一侧室带声带及杓状软骨(部分环状软骨及环杓关节)。

5) 修复:喉扩大垂直部分切除术后因为杓状软骨被切除,下咽前壁部分缺损,吞咽时食物容易进入喉腔,最好修复喉后壁(下咽前壁)高度,术后经过短期的进食练习,可以恢复正常饮食。

(二) 其他喉手术治疗

1. 全喉切除术 自 Billroth(1873)首次采用全喉切除术治疗喉癌后,手术方法不断改进和完整。近 50 年来,随着喉部分切除术的广泛开展,全喉切除率逐渐减少,但全喉切除术仍是晚期喉癌和部分喉切除或放射治疗后复发患者的有效治疗方案。

(1) 全喉切除术的适应证

1) 声门癌侵及双侧声带,一侧或双侧声带固定,或 T3~4 期癌不能行任何喉部分切除术者。

2) 声门上型 T4 期癌,或侵及甲状软骨、环状软骨或双侧杓状软骨者。

3) 声门下型喉癌有跨声门扩展或环状软骨受累者。

4) 喉部分切除术后复发不宜再行喉部分切除者。
5) 放疗后复发,不宜行喉部分切除者。
6) 老年体弱者不宜行喉部分切除者。
7) 下咽癌或者晚期甲状腺癌喉部广泛受累者。
8) 声门闭合不良有严重误吸者,为相对适应证。

(2) 全喉切除的禁忌证

1) 已有远处转移者。
2) 年老体弱,或有重要脏器严重器质性病变不宜手术者。
3) 适于行喉部分切除术者。
4) 喉癌累及颈椎、动脉鞘或皮肤(相对禁忌证)。

喉全切除术手术需要切除喉的全部软骨及其软组织。根据肿瘤外侵的部位,尚可同时切除部分舌根、梨状窝或部分下咽或部分颈段食管;如有声门下侵犯,可切除颈段气管;如肿瘤穿出软骨,或在环甲膜处外侵,尚需切除同侧带状肌及甲状腺。声门上肿瘤常侵犯会厌前间隙,为保证这一间隙组织完整切除,需将舌骨体或全舌骨一并切除。

(三) 术后并发症

各类喉癌手术后并发症大抵相似,在此一并叙述。

1. 出血 多因术时止血不彻底或结扎线脱落引起。出血较轻可压迫止血,严重者应予手术探查止血。

2. 创口感染 多见于高量放疗后或先期气管切口喉患者。需加强抗生素应用,伤口充分引流。

3. 咽瘘 大多在术后1周左右发生。咽瘘的发生原因有很多讨论,其中大部分有术前放疗史,但主要发生在手术时缝合时。咽瘘发生后需要通畅引流,伤口稳定后,仍可经口进食。

4. 肺部感染 较少见,加强气管切开口护理,应用抗生素,鼓励患者早下床,鼓励咳痰,积极排出气管内分泌物。

5. 气管造瘘口狭窄 可能原因是甲状腺过于突出、胸骨舌骨肌收缩压力、气管口横切而不适斜切、皮肤切除过少、造瘘口感染、皮肤和气管边缘愈合不良甚至裂开从而在愈合过程中形成瘢痕等。因佩戴气管套管或扩张,重者可手术治疗。

6. 进食呛咳 喉部分切除术患者大多于术后7~10 d试行进食,有不同程度的呛咳。对于喉杓会皱襞基本保持完整的患者,不会有长期呛咳问题,只有当切除杓状软骨及会厌软骨的病例,呛咳较重。但绝大多数可以经过进食训练,恢复进口进食。

(四) 全喉切除术后发音问题

全喉切除术后,患者肺内气流自颈部造瘘口溢出,不能加以利用发声。设法将气流(不论是肺内还是食管)送回口咽,患者即能构成语言,虽然没有喉声,声音单调,但仍能达到交流的目的。

1. 食管发音 训练患者,利用咽气及吸气的方法,将一定量的气体积储在食管中,使其慢慢排出到口咽及口腔,组成语言。无喉者通过几周时间的练习,通常能顺利发音。

2. 电子喉 利用电子装置,使空气振动,使用时将其置于颌下、颏下等上颈部的适当位置,开启时配合口腔器官发出声音。

3. 人工喉　人工喉又名机械人工喉或气动人工喉，将气管食管造瘘口与口腔利用一根空心橡胶管连接起来，空心管内含振动膜片，患者深吸气后呼出，振动膜片摆动，放出气流组成语言。

4. 气管食管造瘘术　一些学者看到无喉患者不能语言是由于气流在颈部排出，他们在气管食管间手术开口，放入音扣，使患者用手指堵住颈部气管造瘘口。就可将肺内气体重新送回食管及口咽发音。

所有现用方法都有成功率，约为80%。使患者结合本人愿望和精神体格特点，应用不同方法，恢复语言。

第二节　喉　咽　癌

下咽部恶性肿瘤占全身恶性肿瘤的0.15%～0.24%，占头颈部恶性肿瘤的2%。其中绝大多数(95%)为鳞状细胞癌，占头颈部鳞癌的3%～5%。下咽癌的发病率相对较低，但恶性程度高，早期症状不典型，诊断时肿瘤往往已经发展到中晚期，并多伴有颈淋巴转移。除了一部分患者切除下咽肿瘤的同时需要考虑保留喉功能外，还有一些患者在切除肿瘤后，还需要应用各种不同的方法修复下咽的缺损。因此，下咽癌的手术治疗技术要求比较高。近年来，在喉癌和下咽癌的治疗中，综合治疗的作用愈来愈受到重视。因此下咽癌的规范化治疗显得更加重要。

一、发病特点及病因

在中国，2009年下咽癌发病率为0.29/10万，占全身恶性肿瘤的0.1%，男女比例为4.8∶1，上海地区当年发病率为0.71/10万。全球范围内下咽恶性肿瘤的发病率较低，患者多为40岁以上的男性。美国数据显示，70%的下咽癌为梨状窝癌，剩余20%～30%为咽后壁及环后区癌。

下咽恶性肿瘤以鳞状细胞癌多见，约占97%，未分化癌、腺癌少见，偶见肉瘤及淋巴瘤。主要的发病原因目前仍不清楚，与患者平时饮酒、吸烟密切相关；与患者的营养状况、维生素的缺乏也相关。如文献报道女性环后区肿瘤多与缺铁性贫血密切相关；另外，与病毒(如HPV)的感染也有一定的关系。职业因素也有相关性，比如石棉工人发生喉癌可能性大。此外，空气污染等因素也有可能造成发病。

下咽癌根据肉眼可见肿瘤生长方式分为外突型生长和溃疡浸润型生长两大类。下咽癌最大的特点是肿瘤易沿黏膜向下侵犯，Ho CM等对57例下咽癌手术标本进行连续切片，发现60%的标本有不同程度的黏膜下浸润，根据浸润方式不同又将标本分为三大类：一类为大体标本轮廓基本完整，周围黏膜呈局部隆起浸润型，此类型约占58%；第2类标本表面黏膜完好但在显微镜下表现出岛状黏膜下浸润灶，浸润范围向上、向内或向下可延续10～25 mm，约占1/3；第3类呈现为跳跃性浸润方式，浸润灶与肿瘤原发部位完全分离，此类型最为少见。另一方面，下咽癌对喉的侵犯有不同的途径。位于梨状窝内壁的下咽癌可以沿黏膜向会厌皱襞侵犯，进一步向内侧和深部侵犯到喉，可以沿黏膜向环后区侵犯，也可以通过侵犯声门旁间隙、声带肌、环杓关节、环杓肌及喉返神经引起声带固定。梨状窝外壁癌容易侵犯甲状软骨后缘和环状软骨。环后区癌容易侵犯环状软骨和环杓后肌。而下咽后壁癌比较局限于咽后壁,不常侵犯喉。

下咽癌容易出现区域淋巴结转移。文献报道,N^+患者中各区淋巴结转移率为:Ⅰ区1%~10%,Ⅱ区72%~75%,Ⅲ区55%~72%,Ⅳ区21%~45%,Ⅴ区11%~15%。Ⅱ~Ⅳ区为最常见的下咽癌淋巴结转移部位,Ⅰ区、Ⅴ区转移相对少见。在术前检查临床淋巴结阴性(cN0)患者中,隐匿性淋巴结转移率在患侧颈部为36%,对侧为27%,这一结果提示术前检查未发现明显肿大淋巴结的患者仍有隐匿性淋巴结转移风险,为cN0患者行区域性颈淋巴结清扫术提供了理论依据。另外,有12%~32%的患者在治疗过程之中或之后出现远处器官转移,最常见的远处转移部位为肺、骨、肝等。

二、诊断

下咽癌患者早期缺乏特异性症状,易被误诊为慢性咽炎或咽异感症,确诊时多属晚期。凡出现咽部异物感,尤其是伴有颈淋巴结肿大者,应仔细检查并明确诊断。

1)喉咽部异物感或咽喉疼痛。当癌肿已经溃烂或继发感染时,可出现咽喉疼痛,并放射至同侧耳部。偶可吐出带有腥臭的脓血分泌物。若癌肿已侵及喉部软骨,则可发生一侧颈部剧烈疼痛。

2)吞咽疼痛或进行性吞咽困难。下咽癌侵犯喉咽腔或侵犯食管入口时常出现进行性吞咽困难,合并颈段食管癌时更明显。

3)声嘶。肿瘤侵犯喉部,累及声带;或侵犯声门旁间隙;或侵犯喉返神经时均可出现声嘶,且常伴有不同程度的呼吸困难。

4)咳嗽或呛咳。因声带麻痹、喉咽组织水肿或肿瘤阻塞,在吞咽时唾液或食物可误入气管而引起呛咳,严重时可发生吸入性肺炎。肿瘤组织坏死或溃疡时常出现痰中带血。

5)颈部肿块。约1/3的患者因颈部肿块作为首发症状就诊。肿块通常位于中下颈部,多为单侧,少数为双侧。肿块质硬,无痛,且逐渐增大。

6)下咽癌晚期时,患者常有贫血、消瘦、衰竭等恶病质的表现。肿瘤侵犯颈部大血管时可发生严重的出恶病质的表现。肿瘤侵犯颈部大血管时可发生严重的出血。

三、治疗前评估

(一)患者评估

1. **一般状况评估** 对患者的一般状况,特别是体力和营养状况进行评估,可以很好地了解患者耐受治疗的程度。体力状况通常采用Karnofsky(KPS,百分法)或Zubrod-ECOG-WHO(ZPS,5分法)评分进行评估。若考虑实施化疗,KPS评分一般要求至少70分,ZPS评分一般要求不超过2分。如患者出现短时间内体重明显下降(>10%)或进食困难,必要的营养支持治疗可以帮助其顺利接受后续治疗。

2. **重要脏器功能状况评估** 重要脏器功能状况的评估有助于了解患者手术风险和手术并发症的可能性。主要包括心血管系统、脑血管及中枢神经系统和内分泌系统及肺功能、肝肾功能的评估等。

3. **其他情况评估** 治疗方式的选择可能会受到患者职业、生活习惯、文化程度、宗教、家庭状况、经济条件及治疗期望值等情况的影响,应认真对待、充分评估和反复沟通。特别是喉功能保留的意愿程度对治疗方案的选择影响较大,应详细说明不同治疗方案的利弊,以保证患者在接受后续治疗时的依从和理解。

（二）肿瘤评估

1. 临床总体评估　详细的病史和体征采集是诊断疾病的首要环节。间接喉镜检查可以初步了解喉咽部情况,但环后区及梨状窝尖病变往往不易窥见,需进一步内镜辅助检查。对锁骨上所有区域进行触诊,可依据喉体移位、颈淋巴结肿大等情况,初步判断肿瘤部位和颈淋巴结转移的可能。活检是判定肿瘤性质的最可靠依据,通常需要在内镜检查过程中进行。

2. 早期发现、诊断的重要性　因下咽癌发病的位置隐蔽、解剖结构复杂,早期特异性的症状较少,而肿瘤分化程度低、生长较快、转移比较早,临床发现时多为中晚期,所以早期发现、早期诊断尤为重要。不同辅助诊断检查技术可为下咽癌的早期诊断、术前分期及临床治疗提供更多有益的信息。

（1）喉镜:喉镜包括间接喉镜、直接喉镜、动态喉镜和纤维喉镜。间接喉镜是带柄的圆形小镜,利用镜面反光的原理,来观察喉咽部和喉部,现广泛使用于耳鼻喉科门诊及体检中心。直接喉镜是中空的金属或塑料管,管的末端有照明装置,直接照明和观察喉咽部和喉部。动态喉镜是以放电管的照射作为光源,用间接喉镜观察声带振动的周期、振幅和相位变化,能了解其他喉镜不能发现的两侧声带振动的差别,有助于诊断。纤维喉镜是利用透光玻璃纤维的可曲性,制成镜体细而软的喉镜,能发现会厌喉面、声门下区等细小的病变,尤其适用于颈部畸形、张口困难、年老体弱的患者。

喉镜检查目前仍是诊断下咽癌的首要的检查手段。它可以直观、清楚地显示肿瘤的部位、大小及形态,能观察病变表面黏膜面的情况及喉内有无侵犯等情况,了解室带、声带的活动度及喉腔是否狭窄等。其的最大优势在于可以直接取活检并可获得病理学结果。但是喉镜检查仍有一些不足之处:对肿瘤周围组织结构累及范围及程度的判断具有较大的局限性,它不能直接反映肿瘤侵润的深度;当肿瘤侵犯致使喉室或咽-食管连接区狭窄时,内镜无法到达,故不能观察到肿瘤的全貌;对肿瘤有无累及喉软骨及喉旁间隙的侵犯均不能做出准确的判断;不能观察周围有无淋巴结转移;有创性是喉镜最大的缺点。

（2）食管吞钡检查:食管钡餐检查是下咽癌较为传统的检查方法。下咽癌早期临床症状较少见,一般早期常表现为咽痛、咽部异物感或吞咽困难,一些病变是通过钡餐透视查体时发现的。由于下咽癌位置较深并且隐蔽,间接喉镜不易发现及确诊。食管钡餐检查可以从不同的角度和方位观察下咽部的轮廓及黏膜,观察会厌及两侧梨状窝的位置是否对称,收缩的柔软度、钡剂通过是否顺利等。下咽癌钡剂造影检查的表现:首先是两侧梨状窝收缩不对称,患侧梨状窝狭窄、钡剂通过不顺利且钡剂存留,严重者可出现吞咽梗阻。黏膜像观察可见下咽部黏膜僵硬,走行紊乱,不规则中断破坏,可见形态不规则的充盈缺损。梨状窝形态僵硬、位置固定,若肿瘤向下侵犯,可造成食管黏膜的中断破坏。肿瘤早期主要表现为黏膜的异常改变,而 CT 不能反映黏膜的改变,钡剂造影在显示下咽部黏膜,尤其是食管的黏膜特别清楚,对于较早期的梨状窝癌侵犯食管者,较具有优势。

另外,钡剂造影能显示患者吞咽时梨状窝、环后间隙及食管入口功能形态上的动态改变,这是其他的检查方法所不能做到的。钡剂造影和 CT 可相互补充,更有助于制订临床治疗方案。术前准确判断食管是否受侵非常重要,对于手术方式的确定十分关键。

(3) CT 扫描及 CT 后处理技术：传统意义上的 CT 扫描,包括平扫和增强,增强扫描一般采用动脉期、实质期及延迟期 3 期相的扫描,根据不同的情况来选择增强扫描的期相。经静脉注射含碘的对比剂,然后进行 CT 扫描,一般经过肘静脉注射,速率 3 ml/s,动脉期扫描时间为注入对比剂后 25 s,实质期扫描时间为注入对比剂后 60 s,延迟期扫描时间为注入对比剂后 90 s。下咽癌 CT 表现为下咽壁的局限性、不规则增厚,较小者可表现为下咽壁局部的局限性增厚,大者可表现为低、等或混杂密度的软组织肿块,增强扫描肿瘤多数呈均匀或不均质明显强化。其中,梨状窝癌表现为梨状窝壁的增厚:前壁、后壁或侧壁轻度或明显的增厚,规则或不规则,杓会厌襞增厚,或者局部形成形态不规则的软组织肿块,导致梨状窝变窄、变浅,甚至消失,喉咽受压、变形,并向健侧移位;环后区和咽后壁癌常表现为咽后壁、环后区壁软组织明显增厚,或局部有软组织肿块形成,致杓-椎距或环-椎距增大,肿瘤与周围结构分界不清,增强扫描病变呈轻中度强化。下咽上区癌表现为位于会厌前间隙的软组织肿块,病变较小者呈明显均质强化,病变较大者增强扫描可呈明显不均质强化,会厌前间隙明显不规则变窄,甚至闭塞。下咽癌向外可侵犯甲状软骨甚至达喉外颈部的软组织,有的可累及甲状腺,表现为甲状软骨的破坏,颈部皮下软组织肿胀,甚至形成软组织肿块;向内直接累及喉旁间隙、环杓关节及喉返神经等引起声带固定;向后可在黏膜下扩散至咽后壁并可向对侧侵犯对侧的梨状窝引起其狭窄;向上易侵犯舌根部。

CT 后处理技术 MPR(multi-planar reconstruction,MPR)是利用 CT 扫描的原始数据重建出的薄层图像(多数为 1.0～1.5 mm),在工作站通过计算机进行后处理,重新计算并重建出不同方位的二维图像,包括矢状位、冠状位、斜矢状及斜冠状位等各种方位,并且均能达到各项同性。MPR 可以从不同的切面、多方位的观察下咽部的解剖结构及标志,多方位观察肿瘤的侵犯方向及范围,利用横轴位图像结合冠状及矢状位的图像,可获得比单纯横轴位更多的信息。因咽部的解剖结构非常复杂,并且形态不规则,单纯常规横轴位图像有时候难以清晰而直观地显示其结构,冠状位及矢状位图像能非常直观地观察下咽癌的肿瘤与声带、喉腔的关系,清晰地显示声门旁间隙、会厌前间隙、咽后壁及食管入口等被肿瘤侵犯的情况。有研究显示薄层 MPR 图像可提高肿瘤对会厌、杓状会厌襞、会厌前间隙、梨状窝、对声带、室带等结构侵犯的显示。而这些部位单纯在横轴位图像上是很难做出准确评价的。下咽癌很容易出现颈部淋巴结的转移,而冠状位和矢状位在淋巴结的显示上,具有独特的优势,颈部血管肌肉一般是上下走行的,在横轴位上,其断面一般为圆形或椭圆形,与血管肌肉的断面难以区分;而在矢状位或冠状位上,血管肌肉为长轴显示,而肿大的淋巴结仍为圆形或椭圆形,两者很容易区分,所以 MPR 图像是横轴位图像最有益的补充,横断面图像联合 MPR 图像能提高下咽癌诊断的准确率,同时也能提高肿瘤术前对侵犯范围评估的准确性,为手术计划的制订提供重要的信息。

另外一项 CT 后技术仿真内镜(CT virtual endoscopy,CTVE)是利用计算机将螺旋 CT 扫描所获得的容积数据进行处理,重建出空腔脏器内面的立体影像并进行彩色表面,喉部的 CTVE 类似纤维喉镜和电子喉镜,可以无创性地从不同方向来观察空腔脏器内表面的正常黏膜及病变的情况,达到类似内镜的功能。CTVE 能够像纤维喉镜和电子喉镜一样观察喉腔内面的解剖,能直接观察腔内突出的结节及肿块,观察肿瘤造成的气道狭窄及阻塞。纤维喉镜的局限性之一就是因肿瘤较大造成气道狭窄,喉镜无法通过狭窄部位,无法观察到肿瘤以下的病变情况;而 CTVE 不存在这方面的缺陷,它可以从足侧进入进行观察;并且与纤维喉镜相比,CTVE 的无创性是其最大的优点。但是 CTVE 毕竟是仿真的,不能对肿瘤组织取活检做病理检查。

(4) MRI 检查:MRI 对软组织分辨率非常高,显示软组织的病变非常敏感,对于下咽癌肿瘤侵犯的深度及其范围能做出准确的评估,是近年来下咽癌的一种新的检查技术。MRI T1WI 可以清晰地显示出下咽部的解剖,明确地区分软骨、肌肉及疏松结缔组织。而肿瘤一般在 T2WI 呈明显的高信号,与周围正常的软组织分界清楚。MRI 对显示肿瘤对软骨的侵犯敏感度和特异度都高于 CT,未骨化的软骨在 CT 上为软组织密度,软骨受侵时密度对比不明显,易漏诊;而 MRI 在质子和 T2WI 像上未骨化的软骨为中等或低信号,而肿瘤组织为相对高信号,当肿瘤侵犯未骨化的软骨时,受累软骨的信号增高。另外,MRI 在显示颈部肿大淋巴结方面也有很大的优势,在 T1WI 上淋巴结类似于或稍高于肌肉的信号,在 T2WI 上信号强度增高,中心的坏死区呈更高信号,而在 T1WI 为低信号。因此,MRI 可以通过不同的序列及不同的方位成像明确地显示肿瘤的部位、形态、侵犯的范围等,从而对下咽癌的诊断及术前分期提供准确的信息。

下咽癌的 MRI 表现:梨状窝癌主要表现为梨状窝区的长 T1 长 T2 异常信号影,T2WI 压脂后呈明显高信号,边界相对较清楚。咽后壁癌或环后区癌在 MRI 上表现为咽后壁区或环后区的长 T1 长 T2 异常信号影,T2WI 压脂后呈明显高信号,边界相对较清楚。下咽上区癌表现为会厌前间隙的长 T1 长 T2 的软组织肿块,T2WI 压脂呈明显高信号,病变较小者呈明显均质强化,病变较大者增强扫描可呈明显不均质强化,会厌前间隙明显不规则变窄,甚至闭塞。压脂图像能清楚地看到病变的边缘,结合 T1、T2WI 图像容易确定病变范围。

(5) PET 或 PET-CT 检查:由于 PET-CT 结合了 PET 显示新陈代谢微变化和 CT 显示解剖结构的优点,可发现局部及全身可能存在的病灶,有利于尽早发现转移或复发,指导制订治疗方案。

总之,完善的术前检查对治疗方案的确定非常重要。术前明确肿瘤的部位、范围、肿瘤向周围侵犯的情况及颈部淋巴转移等情况非常重要。术前对肿瘤范围准确的判断是制订正确的治疗方案,尤其是确定手术方式的基础。对肿瘤范围比较大的下咽癌病例,术前还需要了解肿瘤是否侵及或超越中线,是否累及食管入口及侵犯颈段食管的范围等。对一些在切除肿瘤后有较大的组织缺损,需要应用不同的组织瓣进行修复的病例,术前做好充分的思想准备和技术准备,可以避免由于低估肿瘤的范围造成术中措手不及。喉镜、食管钡餐、CT 和 MRI 等各项检查配合使用,能够相互弥补各自的不足,为下咽癌的术前分期和临床治疗方案的制订提供更多的准确可靠的信息。

(6) 下咽部病变基于解剖部位的影像学鉴别诊断:

1) 常见病变及诊断线索:①梨状窝凹陷,正常变异;②急性放射性改变;③慢性放射性改变;④声带麻痹,梨状窝扩大。

2) 不常见病变及诊断线索:①胃食管反流;②成人会厌炎;③食管-咽憩室;④颈段食管癌。

3) 罕见病变及诊断:①第四腮裂异常;②下咽侧袋;③下咽非霍奇金淋巴瘤;④下咽松弛(迷走神经损伤或脊髓灰质炎)。

(三) 下咽癌 TNM 分期

为评估下咽癌患者肿瘤的综合情况,需对肿瘤的进展状况进行准确的判定和分期。根据美国癌症联合会(AJCC 2010 年第 7 版)和国际抗癌联盟(UICC 2009 版)标准,对下咽癌原发灶、颈淋巴转移和远处转移情况进行 TNM 分期(表 14-2)。

表 14-2 下咽癌 TNM 分期

分期	标　准
T 分期	
T1	肿瘤局限在下咽的某一解剖亚区且最大径≤2 cm
T2	肿瘤侵犯一个以上下咽解剖亚区或邻近解剖区,或 2 cm<测量的肿瘤最大径≤4 cm,无半喉固定
T3	肿瘤最大径>4 cm,或半喉固定,或侵犯食管
T4a	中等晚期局部疾病,肿瘤侵犯甲状/环状软骨、舌骨、甲状腺或中央区软组织**
T4b	非常晚期局部疾病,肿瘤侵犯椎钱筋膜,包绕颈动脉,或累及纵隔结构
N 分期	
Nx	区域淋巴结不能评估
N0	无区域淋巴结转移
N1	同侧单个淋巴结转移,最大径≤3 cm
N2	同侧单个淋巴结转移,3 cm<最大径≤6 cm;或同侧多个淋巴结转移,最大径≤6 cm;或双侧或对侧淋巴结转移,最大径≤6 cm
N2a	同侧单个淋巴结转移,3 cm<最大径≤6 cm
N2b	同侧多个淋巴结转移,最大径≤6 cm
N2c	双侧或对侧淋巴结转移,最大径≤6 cm
N3	转移淋巴结最大径>6 cm
M 分期	
远处转移(M)	
M0	无远处转移
M1	有远处转移

注:*Ⅶ区转移也被认为是区域淋巴结转移;**中央区软组织包括喉前带状肌和皮下脂肪

四、下咽癌的规范化外科治疗

(一)手术治疗原则

1. 下咽癌手术治疗的原则　①在保证无瘤生存率的前提下进行外科根治;②尽可能保留咽、喉等功能,提高患者术后生活质量;③依据患者的病情制订个体化的治疗方案。

2. 下咽癌手术的难点　①在一个高度皱襞化的腔隙性器官中,如何准确地判断肿瘤的黏膜边界和深部边界,精准地完成肿瘤的外科切除;②在肿瘤根治的同时如何保全颈部其他重要结构,如喉、气管、食管以及颈部大血管;③术中如何有效地利用残余黏膜和其他组织瓣完成对上消化道、呼吸道的重建,有效避免术后的咽瘘、吞咽困难及误吸等并发症。

下咽癌的生物学特性及局部侵犯特点为保留喉功能的下咽癌切除术提供了理论基础，在手术过程中应依据肿瘤原发部位、侵犯范围及生物学特性制订个体化的诊疗方案。术前准确判断肿瘤的位置、黏膜和深部切缘，选择合适的手术入路，保护正常的黏膜，遵循无瘤原则，采取先深部切缘后黏膜切缘的顺序，彻底切除肿瘤，并灵活运用各种修复方式完成功能重建。

（二）经口 CO_2 激光手术治疗原则

自 Steiner 等在 20 世纪 80 年代报道应用经口激光微创手术（transoral laser microsurgery，TLM）治疗下咽癌至今，多项研究表明与传统开放性手术相比，对部分早期下咽癌患者行 CO_2 激光治疗能起到良好的符合肿瘤切除原则的下咽病变切除、局部控制和功能保全作用，其 5 年生存率及无瘤生存率无明显差别。CO_2 激光治疗下咽癌是一项可行的治疗方案，其微创性给患者带来较大的益处，结合同期颈淋巴清扫术和术后放射治疗等综合治疗可获得满意的疗效。

经口 CO_2 激光手术主要用于治疗梨状窝、下咽后壁癌 T1~T2 病变及局限的高位环后癌，尤其是基底部较窄、未发现明显深层浸润，经术前充分评估且在支撑喉镜下可完全暴露的病变。

CO_2 激光手术治疗下咽癌要同时考虑术者和患者两方面因素的影响，对术者的技术经验有较高的要求。下咽癌激光手术是以肿瘤手术原则为基础的微创手术，强调肿瘤的完整切除和肿瘤控制率，不能因追求微创而忽略了疗效。对于基底广泛、周围组织结构受侵而难以完全暴露的病变，建议仍选择颈外入路以保证瘤体的完整切除。

肿瘤切除应该遵循肿瘤外科手术原则，在肿瘤外围进行切除。结合激光手术切除时可产生 2 mm 气化带的特点，应保留至少 5 mm 以上的安全界，并在手术中进行多点切缘病理检查，保证切缘安全。

根据肿瘤部位和范围，位于梨状窝的病变，探查找到肿瘤的基底部，充分暴露后，保留至少 5 mm 以上安全边界完整切除，向内可切除杓状会厌襞甚至半侧喉部结构，向外可切至甲状软骨板内侧面。高位环后癌可切除至杓状软骨，再将周围保留的正常黏膜缝合以免软骨裸露。位于下咽后壁的病变，激光于肿瘤周边向深面切除直至椎前筋膜，将肿瘤完整地连同咽壁整层（黏膜和下咽缩肌）切除，残缘与椎前筋膜缝合固定。

按照病变范围和颈部检查的情况，在激光手术切除局部病变的同期进行颈部淋巴组织的处理，同期行择区性颈清扫术；对于不愿意接受开放手术的患者，可行术后颈部放疗以控制颈淋巴转移。如局部病变非常局限，且颈部检查未发现淋巴结肿大，也可选择密切观察随诊。

（三）开放性手术适应证与术式选择

根据是否保留喉功能，一般将下咽癌的开放性手术分为保留喉功能的下咽癌切除术和不保留喉功能的下咽癌切除术。根据喉、下咽的切除范围，将下咽癌开放性手术分为：单纯咽部分切除术、喉部分咽部分切除术、喉全切除咽部分切除术、咽喉全切除术和咽喉全切除术-食管全切除术等。前两者即传统意义上的保留喉功能的下咽癌切除术。

1. 单纯咽部分切除术　在不损伤喉内结构的情况下完成肿瘤的切除，术后患者喉功能保留完好，其适应证包括以下几点。

（1）T1~T2 病变：为最佳适应证，病变以黏膜播散型为宜，梨状窝癌对侧喉、会厌正常，肿瘤局限累及声门旁而未累及声门下组织的情况下，即使患侧声带固定也可考虑行该手术，环后癌行该手术的前提为无黏膜下侵犯。

(2) 部分经选择的 T3 病变：局限的梨状窝尖受累，食管入口黏膜正常且充裕，若术者能熟练应用胸大肌皮瓣等也可考虑行保喉手术；单纯向甲状软骨板外侧突破侵犯的梨状窝外侧壁癌；下咽后壁癌向上或向一侧侵犯，未累及喉，利用胸大肌皮瓣或人工组织瓣等也可行该手术。

(3) 其他：患者可以耐受术后误吸等并发症。

2. 咽部分喉部分切除术　在对侧喉结构活动良好的前提下，当肿瘤侵犯一侧声门旁间隙穿过声带肌达黏膜下时，不论是否有黏膜侵犯，均应根据侵犯的范围行咽部分喉部分切除术；部分较高平面的梨状窝内侧壁癌可穿过杓会厌皱襞侵犯声门上区结构，此情况下也需行一侧的喉水平部分切除术。

3. 声门旁间隙入路梨状窝癌切除术　T1～T2 病变为最佳适应证。病变以黏膜播散型为宜，梨状窝癌对侧喉、会厌正常，声门旁间隙未受累或肿瘤局限累及声门旁而未累及声门下组织的情况下，即使患侧声带固定等也可考虑行该手术。

4. 喉全切除咽部分切除术　肿瘤累及双侧喉腔结构；广泛侵犯黏膜下结构，如声门旁间隙、会厌前间隙；累及喉软骨支架结构；患者心肺功能无法耐受术后带来的误吸等，需考虑行喉全切除咽部分切除术，包括 T4 病变和大部分 T3 病变。喉功能是否可以保留，与手术医师的经验、技巧和所掌握的修复方法有很大关系，当肿瘤切除后，存在较为完整的软骨支架和一侧活动完好的环杓关节均可考虑行喉功能保留的术式，除此之外，不应强行保留喉功能。

5. 咽喉全切除术伴或不伴食管全切除术　当肿瘤侵犯下咽环周 2/3 以上或累及食管入口以下超过 2cm 时，需考虑行该类手术，切除下咽环周或近似环截。由于食管肿瘤有跳跃播散的特点，因此在处理累及食管的下咽癌时，食管的切缘应足够，切除的范围同颈段食管。

(四) 术后缺损修复与重建

下咽癌的手术治疗经历了一个相当长的历史阶段。世界第 1 例下咽癌手术是由 Czerny 在 1877 年完成的。虽然后续有部分学者采取不同的手术入路进行下咽癌的手术治疗，但直到 20 世纪 40 年代末期，对下咽癌的治疗仍一直沿用放疗为主的治疗方案。其原因是：①手术切除后缺少理想的修补方法；②手术切除时往往都以牺牲喉功能为代价，患者难以接受。然而，单纯放疗治疗下咽癌的效果并不理想，其 5 年生存率仅为 10% 左右。随着各种修复与重建方法的相继出现，对下咽癌的主要治疗手段逐渐转向手术治疗，且治疗效果较放疗明显提高。另一方面，但由于对肿瘤的临床生物学特性缺乏认识，直到 20 世纪 80 年代初，下咽癌的手术治疗基本上是以牺牲喉功能为代价的，患者往往丧失言语功能和形成永久性气管造口。随着人们对下咽癌临床生物学特性认识的不断加深和头颈外科领域修复与重建技术的飞速进步，下咽癌手术治疗目前已经发展进入新的历史阶段，即在施行肿瘤彻底切除的同时进行组织缺损的一期重建，不仅考虑肿瘤切除的彻底性，而且注重对合适病例的喉功能保留。下咽癌所在的解剖分区和喉的受累程度决定了需要切除的范围和修复的方法及策略。

1. 下咽癌手术切除后的缺损类型和修复原则　依据肿瘤的部位、大小、侵及范围以及对喉的累及情况，下咽癌的手术方式分为保留喉功能的下咽癌切除术和不保留喉功能的下咽癌切除术。保留喉功能的下咽癌切除可进一步分为梨状窝癌切除、下咽后壁区癌切除和环后区癌切除,但环后区癌手术治疗时保留喉功能的机会较少,难度大,适应证不好把握。不保留喉功能的下咽癌切除术具体包括:部分下咽、喉切除,全喉、下咽切除术,全下咽、喉及食管切除。

部分早期梨状窝癌和下咽后壁区癌由于肿瘤范围局限,切除肿瘤后造成的下咽缺损可以不修复。例如,早期下咽癌内镜 CO_2 激光切除手术的下咽缺损,以及下咽后壁区的缺损大小在 3~4 cm 以下时可以旷置,部分早期梨状窝外侧壁癌切除后可以通过下咽黏膜局部拉拢缝合得以关闭而不影响吞咽和(或)呼吸功能。在不保留喉功能的全喉和部分下咽切除的下咽癌切除术中,如果下咽残留黏膜的宽度大于 4.5 cm,可以直接关闭咽腔而不至于形成术后狭窄。在其他情况下,进行上述各种下咽癌手术时,肿瘤切除术后造成的缺损均需要采取适当的方法做一期修复。下咽癌手术实施一期重建的目的是重建下咽及颈段食管的食物通道,恢复吞咽和呼吸功能(保留喉功能)。因此,术前对肿瘤的评估十分重要,据此决定下咽和喉的可能切除范围以及切除术后下咽缺损的类型和范围。下咽癌手术后缺损依据切除的范围可以大致分为以下几个类型:下咽部分缺损、下咽和喉部分缺损、下咽和颈部食管环周缺损和全下咽及食管缺损。由于缺损类型的多样性及复杂性,需要采取的修复材料和手段也多种多样。所以,在修复下咽癌术后的缺损时,应当根据不同缺损的类型和特点选择不同的修复方法。不管选择的方法如何,应当达到下咽部缺损的防水性关闭,防治唾液漏,同时应当采取必要的缝合技术防止咽瘘和术后狭窄的发生。

2. 下咽癌的修复材料　目前,下咽癌手术后缺损的修复材料以各类组织瓣为主,其中主要包括各种带蒂、游离组织瓣和空腔脏器上徙技术。带蒂组织瓣技术中具有代表性的是肩胸皮瓣和胸大肌肌皮瓣,其他还包括颏下皮瓣、颈阔肌皮瓣和颈前带状肌皮瓣等。由于后者修复下咽缺损的范围有限,目前不作为常规的修复方法。用于下咽癌切除修复的游离组织瓣主要包括游离空肠、游离桡侧前臂皮瓣、游离股前外侧皮瓣。空腔脏器上徙主要包括胃上提咽鄄胃吻合和带蒂结肠转移。带蒂组织瓣如胸大肌肌皮瓣可以用于头颈部多个部位缺损的修复与重建,其优点是带有供应血管的肌蒂血供丰富、可靠,同时肌蒂部还可以覆盖和保护暴露的颈部大血管(如根治性颈清扫术后)。另外,带蒂组织瓣(如胸大肌肌皮瓣和肩胸皮瓣)还可以作为游离组织瓣失败后的补救方法。但其缺点是胸大肌发育过度或皮下脂肪过厚影响皮瓣塑形和缝合,肌蒂在皮下隧道形成的隆起造成明显的外观畸形,肌蒂扭曲或牵拉过度会导致皮瓣缺血、静脉回流受阻和皮瓣坏死。肩胸皮瓣是早年用于下咽环周缺损的经典皮瓣,但由于手术需要分期进行且发生吻合口狭窄的概率高,目前几乎不用于下咽癌缺损的一期修复。游离组织瓣技术近年已经广泛应用于头颈部缺损的修复与重建中。在下咽缺损修复中,游离组织瓣可以根据缺损的大小和厚度来制备,可以旋转变形以适应缺损修复,游离组织皮瓣蒂位于中心,血液供应较充分,出现局部坏死率有限(2%)。近期文献报道,使用血管口径较粗、蒂较长的游离皮瓣(桡侧前臂皮瓣和股前外侧皮瓣),其失败率仅1%,以至于可以忽略不计,但术前应考虑到不同的手术经验、手术的失败率和手术时间不同。空腔脏器上徙中胃上提咽-胃吻合是常用的修复方法,但由于手术的创伤相对过大,加之上提的胃造成纵隔压迫影响心肺功能,早年该术式的死亡率较高。近年,由于手术技术的操作更加成熟,尤其是胸腔镜下食管游离技术的应用,手术进一步微创和精细化,使得手术的严重并发症(如术后死亡率)明显减少。

3. 不同类型缺损的修复方法　下咽癌手术缺损修复和重建的目的有：关闭下咽缺损，促进伤口及时愈合；恢复进食及发音功能；减少手术并发症，如咽瘘及狭窄等；及时进行术后的辅助治疗。

(1) 喉全切除及下咽缺损修复

1) 下咽全周缺损的修复方法：①胸大肌肌皮瓣：可采用咽后壁植皮如裂层皮片或人工皮片，或旷置，胸大肌卷成半管状修复咽侧壁和前壁。②胃上提咽-胃吻合术：不开胸施行食管内翻拔脱切除，将胃游离后从后纵隔引至颈部，实行咽胃吻合。近年来多将胃体裁剪为"管状胃"与口咽吻合，减少了胃酸分泌和胸胃潴留问题。③游离空肠移植术：与胃上提咽-胃吻合术相比，由于手术不涉及纵隔及其大血管，放疗失败后挽救手术死亡率很低，术后消化功能更接近生理状态，唯一的限制在于如果颈段食管缺损较长，下切缘到达胸骨柄以下在颈部不易吻合。④游离股前外侧皮瓣移植术：优点是术后放疗可以达到根治量，同时术后食管发音较腹腔脏器（胃和空肠等）替代质量好，但是吻合口瘘发生率较高（13%）。⑤锁骨上岛状皮瓣：锁骨上岛状皮瓣可以卷成管状修复全周缺损，在一定程度上可以替代游离空肠。修复后的皮瓣较空肠耐受放疗剂量高，其次由于放疗后复发的患者肩部供区一般不在照射野内，同样可以采用该皮瓣进行放疗失败后的挽救手术修复。

2) 下咽部分缺损：如果下咽最窄处<2cm，建议采用皮瓣加宽至6~8cm后卷成正常食管管径，可以避免狭窄和咽瘘等并发症。修复方法以邻近带蒂皮瓣为主，包括胸大肌肌皮瓣、锁骨上岛状皮瓣、颏下皮瓣、游离皮瓣（游离前臂皮瓣或游离股前外侧皮瓣）等。

(2) 保留喉功能的下咽缺损修复

1) 下咽后壁缺损：根据术前检查判断肿瘤侵袭的范围、肿瘤切除后的相邻器官与组织的条件，以决定采用相应修复手段。适应证包括：下咽后壁T2、T3或T4a病变；病变上界侵犯口咽，下界可达食管入口；喉结构完整，双侧声带活动。下咽后壁旷置或植皮：局限于下咽后壁缺损的T1和T2病变，创缘黏膜不能直接拉拢缝合时，由于下咽后壁癌很少侵犯椎前筋膜，可将创缘黏膜缝合固定于椎前筋膜上，待其自行上皮化。也可以采用游离皮片或人工皮片覆盖咽后壁创面，皮片和椎前筋膜缝合固定，并在皮片中剪数量不等的小孔以防止悬浮。皮瓣修复：缺损如果累及食管或者双侧梨状窝外侧壁，或患者曾经放疗过，建议采用皮瓣修复，包括游离皮瓣和（或）锁骨上岛状皮瓣。

2) 梨状窝缺损：早期梨状窝癌（T1~T2）可以通过梨状窝切除，或者部分喉切除，带状肌复位缝合，一般不需要行皮瓣修复。但是部分T2和T3~T4病变，若保留喉功能，则多数需行皮瓣修复。梨状窝伴口咽侧壁缺损：可以采用局部瓣修复，如带血管蒂颌下腺和颏下瓣，一般修复梨状窝外侧壁和口咽侧壁即可，咽后壁如果伴有缺损可以旷置，待后期上皮化。半喉半下咽缺损：应用游离前臂皮瓣修复一侧喉及梨状窝缺损。适应证为原发灶为梨状窝癌T3或部分T4病变，可伴有同侧声带固定，或咽后壁/口咽部分受侵，或食管入口受侵，或一侧甲状软骨受侵，或一侧环状软骨/环甲关节受侵。禁忌证为环后受侵超过中线，或对侧喉受侵，或双侧声带麻痹。

(3) 下咽颈段食管缺损

下咽颈段食管鳞状细胞癌是一类局部晚期且预后很差的肿瘤，由于手术同时涉及发音、呼吸和吞咽"三大要害"部位的重要功能，以及修复技术复杂等因素，长期以来被认为是头颈外科医生最具有挑战的手术之一，可以采用游离空肠部分剖开的方法来同时修复下咽和颈段食管缺损,达到保留喉功能目的。手术适应证:肿瘤同时累及颈段食管和下咽两个解剖区;至少一侧声带活动,气管膜部无明显侵犯。禁忌证:双侧声带固定,环状软骨受侵,环后区肿瘤上界距杓会厌皱襞小于 2 cm;肿瘤下界低于胸骨切迹。

目前可供下咽缺损修复的组织瓣种类较多,术者可采用适合当地医院和医师的修复方法。

4. 各种方法的操作过程

(1) 胸大肌肌皮瓣法:根据胸大肌的血管解剖,以胸肩峰动脉胸肌支为血管蒂在胸部设计并切取大小约 12 cm×14 cm 的肌皮瓣,通过皮下隧道转移到颈部后,分别在上下两端与下咽和食管断端吻合并逐渐形成皮管。在男性胸大肌过度发达或皮下脂肪组织过厚(包括女性)造成皮管成形困难和影响吻合时,可以采用椎前筋膜游离植皮加胸大肌肌皮瓣覆盖的方法完成缺损修复。

(2) 喉管代下咽颈段食管法:在完成下咽颈段食管区肿瘤切除时,先做低位(第 4/5 气管环之间)气管切开,横断气管,颈部气管永久性造口,分离甲状腺,由上向下分离并抬起气管,于环后区气管和食管结合部将喉与气管完全分离,保留两侧的喉上动静脉,将喉气管一起向上抬起,然后直视下完成下咽颈段食管区肿瘤切除。去除喉骨架部分的甲状软骨和双侧杓状软骨,关闭缝合喉体背侧下咽与食管结合部的开口处,形成完整喉管,然后将气管断端与食管断端吻合,完成喉管代下咽颈段食管全过程。

(3) 游离空肠移植:取空肠第二或第三肠襻,选择具有明确血管蒂(肠系膜动静脉)的一段肠襻,截取长 12~15 cm 的肠管,仔细分离并保护血管蒂,在血管蒂发出的根部结扎切断。腹腔空肠断端吻合,并关闭腹腔。把空肠转移到颈部后,先行空肠下端与食管行断端吻合,然后行显微镜下微血管吻合,再行空肠上端与下咽断端吻合。为了方便观察伤口关闭后移植物的血供情况,通常截取一小段(约 1~2 cm)与血管蒂相连的肠管外置,数周后予以切除。

(4) 游离桡侧前臂皮瓣移植:在 Allan 试验后,于前臂的腕横纹上约 1 cm 开始设计和切取皮肤筋膜瓣,大小约 10 cm×12 cm,以桡动脉及其伴行静脉和头静脉为血管蒂自下而上沿深筋膜表面分离并且取皮瓣。断蒂后转移到颈部形成皮管,先完成皮管与食管和下咽断端吻合,再与准备好的受区血管行显微镜下微血管吻合。

(5) 胃上提咽-胃吻合术:通过腹腔游离胃体,为了保留丰富的胃部血供,术中切断胃左血管包括胃左动脉、胃网膜左动脉、胃短动脉和胃底动脉,保留胃右动脉和胃网膜右动脉。彻底游离喉体下咽后,通过颈部和膈肌食管裂孔充分游离食管上下两端,自下而上逆行拔脱食管,把游离的胃体通过后纵隔上提到颈部,行胃底与口底吻合

(五) 颈部淋巴结清扫原则

由于下咽部的淋巴系统丰富,下咽癌具有淋巴结转移率高、转移早的临床特点。原发于不同亚区的下咽癌淋巴结转移率约为:梨状窝癌 70%、下咽后壁癌 50% 及环后癌 40%。梨状窝的淋巴管伴行喉上神经经甲状舌骨膜至颈深上、中组淋巴结,咽后壁的淋巴管引流至咽后淋巴结及颈深上、中组淋巴结,而下咽下部及颈段食管的淋巴可引流至气管食管旁淋巴结,进而引流至颈内静脉链及锁骨上淋巴结,向下可至上纵隔淋巴结,故下咽癌的淋巴结转移主要位于Ⅱ~Ⅳ区,而Ⅰ与Ⅴ区转移率低。

需要注意的是,对接近中线的或已累及对侧的下咽癌应同时行对侧颈部的择区颈清扫,在下咽后壁癌和环后区后壁型癌中应注意对咽后淋巴结的清扫,当下咽癌向下发展至食管

人口附近时,应注意对气管食管旁淋巴结及上纵隔淋巴结的探查与清扫。术后常规予以放疗或同步放化疗。

（六）术后并发症的预防与处理

咽瘘是术后最常见和棘手的并发症。术中关闭下咽时,注意将黏膜固定缝合于黏膜下组织或甲状软骨板后缘,使黏膜有依托,黏膜外没有无效腔,并能防止咽腔运动时黏膜撕脱,形成咽瘘。下咽关闭后,吻合口外侧的组织缺损可用甲状腺等组织填补,以尽量减小无效腔,同时放置有效的负压引流。颈清扫术后,颈动脉容易内移,可用胸锁乳突肌将颈动脉包裹缝合,使之与下咽吻合口隔离。

吞咽困难也是经常出现的并发症,咽食管吻合口狭窄是造成吞咽困难较常见的原因。为此,咽食管黏膜吻合时应尽量扩大吻合面呈斜形,以减少因瘢痕增生导致的狭窄。术中应尽量扩大吻合口,以期使食物顺利通过咽腔。若出现吻合口狭窄,轻者可通过食管镜扩张得到改善,重者需再行手术整复。

吞咽呛咳发生于患者术后试行经口进食时,吞咽呛咳发生的原因有:①喉入口附近没有足够宽敞的咽腔使食物快速通过;②声门闭合不佳,喉口遮盖不严,吞咽肌群的不协调造成的误吸。严重的呛咳可导致吸入性肺炎等,影响患者进一步治疗。避免吞咽呛咳的关键在于术中咽腔重建的技巧:在喉入口水平,横行缝合黏膜纵切缘以扩大咽腔,使食物能快速通过,避免堆积在喉入口处导致误吸;残余会厌下拉,遮盖声门区,使喉入口向侧方开口,避免声门正对口咽部;修补劈裂处黏膜缺损,使术后声门能有效闭合;积极鼓励患者吞咽训练。

（七）术后指导

1. 复查时间　一般术后2~3月复诊1次,如无特殊情况,以后每半年至1年复诊1次。出现以下几种情况应及时就诊:局部疼痛、肿胀、声音嘶哑加重、咯血、拔除气管套管后憋气、颈部出现包块及进食异常。

2. 心理干预　许多患者出院时气管套管尚不能拔除,气管造瘘口对患者的心理会造成较大影响,会使他们远离家庭和朋友,应鼓励患者多参加一些有益的活动,如癌症患者协会或俱乐部等组织,使患者之间能够相互交流、相互鼓励、克服社交回避心理。术后的工作状态对患者的心理也有显著影响,术后仍从事工作及承担一定的社会家庭角色有助于患者树立自信心、增强自尊、缓解其对肿瘤的紧张心理。因此,术后应鼓励患者从事一定的社会工作。通过心理干预可提高患者的心理健康水平并提高免疫力。

3. 气管套管的护理　教会患者内管的拿取与放入,套管的清洁消毒方法,套管内滴药法,敷料更换及套管固定的重要性。

4. 饮食方面　喉切除术后的吞咽保护功能受到一定程度的影响,有些患者进食时会出现呛咳,对于进食呛咳的患者应鼓励其进行饮食锻炼、进食质软黏稠的食物,如香蕉、鸡蛋糕、面条等。掌握合适的体位,进食时屏住呼吸,术后应禁食辛辣,刺激性食物。

5. 观察放疗反应　术后行放疗的患者应注意观察放疗反应,如咽干、咽痛、颈部紧缩感等,鼓励患者多饮水。

6. 功能锻炼　语言是人际交流的重要途径,对于全喉切除术后的患者,应鼓励患者进行颊音食管音的锻炼以增强患者与外界的沟通和交流,增强患者战胜疾病的信心。

五、放疗、化疗与同步放化疗

(一) 放射治疗

1. 根治性放疗　单纯放疗一般用于下咽癌早期的病变,即 T1、T2 病变,或病理为低分化、未分化癌患者,或因内科疾病不适合手术以及拒绝手术治疗的患者。对于临床Ⅰ、Ⅱ期下咽癌,单纯放疗的 5 年生存率 81%,5 年局部控制率 83%,喉功能保留率 92%。推荐采用同期整合补量调强适形放疗(SIB-IMRT)技术,在满足靶区照射剂量同时能最大限度地保护周围正常组织。靶区定义:肿瘤靶区(GTV)包括影像检查所见的原发肿瘤和颈部肿大淋巴结;CTV1(高危临床靶区)包括病变邻近亚临床区,一般在 GTV 外 1.5~2.0 cm 范围(根据解剖结构适当调整)、并包括全部喉咽、咽旁间隙结构及颈部阳性淋巴结区;CTV2(低危临床靶区)包括颈部阴性淋巴结区;计划靶区(PTV)在各靶区外放约 3.0 mm(根据各单位设备条件决定)。

2. 辅助放疗　对于中晚期病变,即 T3、T4 病变,或 N^+,任何单一治疗手段效果均不好,需采用综合治疗方式。放疗作为综合治疗方式的一部分,可术前或术后进行,术后病理如存在高危因素(T3 以上病变、切缘阳性、淋巴结转移或包膜外侵犯)建议术后同期放化疗。术前放疗靶区确定同根治量放疗,但将 CTV1 和 CTV2 合并,如果已行诱导化疗,靶区勾画应根据化疗前病变范围确定。术后放疗靶区确定 CTV,CTV1 包括瘤床区及阳性淋巴结区,CTV2 包括颈部阴性淋巴结区。

(二) 诱导化疗

诱导化疗一般不作为下咽癌的独立的治疗手段,常用于晚期肿瘤、手术或放射治疗前的病例筛选。诱导化疗可以减少晚期患者远处转移的概率。有研究表明梨状窝癌诱导化疗加放疗和同期放化疗相比,10 年生存率相近(13.8% vs. 13.1%),但诱导化疗组保喉率高。诱导化疗可以作为筛选放疗敏感病例的方法,诱导化疗后达到部分缓解的患者给予放疗,3 年保喉率明显高于未达到部分缓解的患者(70.3% vs. 57.5%)。诱导化疗的方案可以是传统的 PF(顺铂+5-FU)方案,但新近的研究表明加入紫杉醇的 TPF 方案优于 PF 方案。对于中晚期的下咽癌,一般应用 2~3 个周期的诱导化疗。诱导化疗后评价达到完全缓解,行根治量放疗;如达到大部分消退,下一步治疗可手术,或同期放化疗;如果病灶没有缩小,行根治性手术,术后根据病理结果行辅助性放疗或放化疗。

(三) 同步放化疗

同步放化疗的疗效优于单纯放疗,目前还没有完全随机的同步放化疗与手术加放疗的对比研究。欧美国家自 20 世纪 90 年代开始,为了保留喉功能,对于不能保留喉功能的中晚期患者多采用同步放化疗。同步放化疗对于 T2、T3 病变的疗效优于 T4 病变,但同步放化疗的治疗期间的Ⅲ、Ⅳ期的局部放疗反应也比较多,放疗以后也有局部喉功能不良的患者,如呼吸功能不良需气管切开,吞咽功能不良需依赖鼻饲。下咽癌同步放化疗的整体 5 年生存率、肿瘤无进展生存率、局部控制率和喉功能保留率分别可以达到 68.7%、57.5%、79.1% 和 70.3%。但同步放化疗后肿瘤未控或肿瘤复发挽救性手术的并发症也比较严重,特别是咽瘘导致的大血管破裂的风险增高。

(四) 放疗联合靶向治疗

尽管同期放化疗改善了局部晚期下咽癌的预后,但其急性反应较重,部分患者不能耐受,而90%以上头颈部鳞状细胞癌表皮生长因子受体(EGFR)过度表达,随机对照研究显示放疗联合抗EGFR单抗较单纯放疗明显改善生存率,回顾性研究显示可以达到与同步放化疗相似的疗效,但不良反应较同步放化疗少,可作为一种可选择的治疗方式。

六、治疗后复发处理

(一)下咽癌治疗后复发的病因

1. **治疗抵抗** 在下咽癌的非手术综合治疗中,传统的放射治疗和化疗仍占有主导地位,而联合应用以西妥昔单抗(cetuximab)、尼妥珠单抗(nimotuzumab)为代表的表皮生长因子受体分子靶向治疗能够提高下咽癌的局部控制率。但由于肿瘤存在内在性和获得性抵抗,严重影响其临床应用的效果,导致下咽肿瘤治疗后复发。已经证明的治疗抵抗机制包括:药抗转移、药物靶物质突变或增多、药物代谢改变、DNA修复改变、抗凋亡基因过表达、凋亡基因产物失活、自噬作用以及肿瘤内乏氧等。其中,乏氧是肿瘤异质性的重要特征,已被认为是头颈癌的独立性不良预后因素。肿瘤细胞通过保护性自噬等多种细胞机制的调节适应这种不利的环境后,更具有抵抗力和生存的能力。乏氧的肿瘤细胞在放疗后仍能存活并继续增殖,而化疗药物仅通过物理性弥散途径到达乏氧靶区非常困难,因而降低了放化疗疗效。

2. **外科手术残留** 下咽癌外科治疗能否成功取决于肿瘤的完整切除,而外科切缘阳性即意味着手术后肿瘤复发的结局。阳性切缘包括切缘处肉眼可见肿瘤残留和肉眼未见但显微镜下见黏膜下肿瘤细胞残留或原位癌,阴性切缘包括组织学上非典型增生、单纯增生和正常切缘。由于下咽癌肿瘤细胞分化较差,黏膜下可呈多中心广泛扩散,通常肉眼判断安全切缘应在肿瘤边缘1~2cm。也有学者认为下咽癌手术的安全切缘应>2.0cm,才能显著降低切缘的阳性率。而术中多点切缘冰冻病理检查是降低切缘阳性率较好的选择。快速冰冻切片病理检查,是目前术中最常采用的避免阳性切缘措施,可以较准确地判断切缘状态,对临床下咽癌的彻底切除及喉功能保留具有重要意义。随着分子生物学和基因组学研究的不断深入,近期又提出"分子切缘"的概念,即利用分子生物学和(或)基因组学的技术方法,检测外科切缘处的一些与肿瘤高度相关的基因或蛋白的表达情况,发现阴性切缘处的局部隐匿性癌灶,从而更好地判断肿瘤的术后复发和评估肿瘤的预后。如原癌基因真核细胞翻译起始因子4E(eukaryotic initiation factor 4E,eIF4E)被认为是头颈鳞癌重要的分子肿瘤标记,手术切缘病理阴性而eIF4E过度表达的患者术后复发的风险明显增加。

3. **肿瘤种植** 下咽癌肿瘤扩散除常见的直接蔓延、淋巴道及血道转移方式外,肿瘤种植性转移也是不容忽视的扩散方式。由于下咽癌以外突型为主,常伴有中心溃疡,癌细胞白肿瘤主体部位脱落后,可似"撒种子"种植于食管中段黏膜产生跳跃性转移病变,或随呼吸道种植于非同期术前气管切开瘘道的周围。这些种植性病变的残留也是导致下咽癌手术后局部复发的原因之一。因此,术前通过纤维胃镜或食管镜检查仔细检查食管黏膜状况,采取措施预防和减少气管造口复发癌的发生,对提高下咽癌手术后的局部控制率亦为重要。另外,手术过程中肿瘤细胞脱落于手术野,如果处理不当可以发生种植和日后复发。

4. **肿瘤干细胞** 肿瘤干细胞是当前肿瘤基础研究的热点,被认为是导致肿瘤转移、复发和常规治疗抵抗的根源。研究证实,人头颈鳞癌存在肿瘤干细胞,此类细胞具有自我更新及分化能力,从而形成肿瘤实体。此类细胞具有特殊表型及表面标记,而CD133被认为是一种较重要的肿瘤干细胞标志物。实验研究显示,在下咽癌FADU细胞系CD133阳性细胞数量仅占少数(2.0%),但具有更强的侵袭能力。由于传统的放化疗只能选择性杀伤处于分裂期的肿瘤细胞,而对肿瘤干细胞无效,从而导致肿瘤复发。目前开发的肿瘤干细胞特异性靶向药物,仍处于实验室阶段,应用于临床尚有许多问题需要解决。

(二) 下咽癌治疗后复发的挽救手术策略

下咽癌治疗后复发或残留是一个棘手的问题,由于每一个患者及其肿瘤情况都有所不同,具体处理应当采取因地制宜和个性化的处理原则。对于采取放化疗、化疗或同步放化疗治疗的患者,如果肿瘤对治疗无反应甚至进展、肿瘤残留或再发,应当采取积极的挽救手术治疗。下咽癌保留喉功能手术后局部复发者,可以采取喉、下咽全切除术,向下侵犯位置过低或出现食管内第二原发癌时,需要同时采取食管全切除术。单纯颈部复发的患者需要采取颈全清扫术或颈扩大性清扫术进行挽救手术。下咽癌治疗后局部和区域广泛复发同时存在的患者预后极差,一般不建议采取挽救手术治疗。需要指出的是,下咽癌挽救手术难度和风险高,加之患者预后差,实施挽救手术前需要对患者和肿瘤的状况进行准确评估,结合术者的手术能力和经验选择性的实施。对于发生远处转移及治疗后复发,但因肿瘤和(或)患者状况不适合挽救手术治疗时,应当采取姑息性的治疗,包括姑息性放疗、化疗或同步放化疗(有条件可以加用分子靶向治疗),并给予相关的支持治疗(包括营养支持、气道维持、止痛和心理支持等),以延缓病情和提高生存质量。

1. 放化疗后挽救手术的选择 下咽癌初始治疗采取诱导化疗和序贯或同步放化疗治疗已经初步显示一定的效果,在保留喉功能方面显示一定的优势,已经成为目前来临床研究的热点一。但仍然有许多病例对放化疗治疗效果差,出现肿瘤残留和复发甚至进展的情况,此时实施挽救手术势在必行。

(1) 挽救手术适应证的选择:由于接受放化疗患者的体质较差,局部组织接受大剂量放射性后,可出现炎症、瘢痕和纤维化,并降低组织的愈合能力,外科手术发生并发症的风险明显增加;而复发肿瘤多侵袭生长,浸润范同广,手术切除难度大,修复重建困难。因此,并非全部放化疗失败患者均能选择挽救性手术,仅1/2～1/3的放化疗失败患者能够接受挽救性手术治疗。

患者年龄也是能否接受挽救手术的重要因素,年老患者可能存在更多的基础疾病、更难以在巨大的手术创伤后顺利恢复。因此,对于年老患者更需全面评估,谨慎选择手术病例。

而手术医师对于肿瘤可切除性的判断尤为重要。挽救手术是以治愈为目的进行的再次切除,如果手术医师无法保证全切肿瘤并组织重建,应慎重选择实施手术救治。挽救手术的禁忌证主要包括:颈动脉受侵或被肿瘤包绕超过270°、椎前筋膜或颈椎受侵、纵隔受侵、无法获取适合的修复重建组织等。

(2) 挽救手术切除与重建的关键问题:①喉功能保留问题:下咽癌放化疗复发后,极易发生喉侵犯;而在喉功能保留的情况下,很难完成下咽病变的大范围切除;另外,晚期复发肿瘤患者术后误吸有时也是很难解决的问题。因此下咽癌挽救手术时,绝大多数应同期实施全喉切除手术。②重建方法的选择:由于放化疗后组织的愈合能力较差,容易产生吻合口瘘、咽瘘等并发症。对于下咽缺损的修复宜选用较安全、血运较好的组织重建方法。对于不累及颈段食管的下咽切除后修复,带蒂胸大肌肌皮瓣是最常用的方法,而根据患者颈部受区血管的情况,也可酌情考虑游离桡侧前臂、游离股前外侧皮瓣或游离空肠。对于全喉、全下咽、全食管切除的患者,胃代食管被认为安全和有效的重建方法。

2. **局部复发/残留的处理** 主要指原发的下咽解剖亚区或其他下咽部位肿瘤再次现或治疗后残留。由于下咽肿瘤复发后,可呈多中心沿原发部位周围发展的趋势,极易侵犯邻近器官如喉、甲状腺、颈段食管及颈部皮肤。因此,多数病例需要大范围的肿瘤切除和大块组织重建,全喉+全下咽或联合全食管切除成为下咽癌局部复发后挽救手术的主要切除方式。

而气管造口复发作为下咽癌局部复发的特殊类型,是下咽+全喉切除术后较为严重的复发状况。复发肿瘤位于造瘘口周围,可因肿瘤增大或坏死出血阻塞气道而威胁患者生命。但气管造口复发治疗比较困难,手术风险大,术后并发症严重而复杂。其挽救性切除有时需要行上纵隔暴露和组织瓣修复,并将气管造口移至颈前转移皮瓣或上胸部。

3. **区域复发/残留的处理** 主要指原发肿瘤患侧或对侧颈部淋巴结在治疗后出现肿瘤转移或残留,通常是下咽癌治疗后复发的主要类型。如初始治疗采取放疗/同步放化疗,尽管挽救性颈清扫手术有一定难度,由于颈部解剖标志未破坏,筋膜间隙存在,手术分离血管神经尚有界限,仍可按标准颈清扫手术进行。如初始治疗已行择区颈清扫手术,应选择全颈清扫或扩大颈清扫术,但此时组织间隙破坏,瘢痕增生明显,颈内动、静脉常被瘢痕或肿瘤组织包绕,手术极具挑战性。术中在分离和解剖颈动脉时,应仔细操作,可先行颈动脉远端和近端解剖,便于发生动脉意外破裂时及时止血。对于完全包绕或与颈动脉严重粘连的淋巴结转移癌,有条件可采用颈动脉切除一期血管移植方法进行治疗,否则应采取姑息性治疗措施。

4. **局部区域复发的处理** 主要指原发部位及颈部同时发现肿瘤复发。由于此种类型复发的下咽癌病例预后极差,而挽救手术范围和难度更大,发生并发症的风险更高,选择实施挽救性手术治疗应更加谨慎。对于广泛性局部区域复发的患者预后极差,一般不建议采取挽救手术治疗。

总之,下咽癌治疗后复发是一个十分棘手的临床问题,为了有效解决肿瘤治疗后复发,需要从多个方面和角度入手,针对肿瘤治疗抵抗、肿瘤切缘的分子病理学和肿瘤干细胞等方面开展深入研究,寻找克服治疗后复发的突破口,为最终消除肿瘤复发、提高治疗效果和患者生存质量打下坚实基础。

(嵇庆海　渠　宁　朱永学　卢忠武)

主要参考文献

[1] 吴雪林,严洁华,胡郁华,等. 喉癌的放射治疗——附330例疗效总结. 中国放射肿瘤学,1987,1(3):39.
[2] 屠规益. 喉癌外科治疗的重点转移. 中华耳鼻咽喉科杂志,1994,29(6):323.
[3] 张彬,唐平章,徐国镇,等. 术前放疗控制声门上型喉癌患者的颈部复发:201例随机对照研究. 中华肿瘤杂志,1998,20(1):43.
[4] Weinstein GS. Supracricoid partial laryngectomy. In book edited by Robbins KT. Advances in head and neck oncology. San Diego,London: Singular Publishing Group,Inc. 1998:83.

［5］徐震纲,屠规益,唐平章. 声门上水平部分喉切除术在声门上喉癌治疗中的应用. 中华肿瘤杂志, 1998,20(4):296.

［6］Tu GY, Tang PZ, Jia CY. Horizontvertical laryngectomy for supraglottic carcinoma. Otolaryngol Head Neck Surg,1997, 117(3 pt 1):280-286.

［7］贺永东,唐平章. 声门型喉癌垂直部分切除、重建方法与效果评价. 耳鼻咽喉头颈外科,1996,3(1): 24-26.

［8］王天铎,李学忠,于振坤,等. 保留喉功能的下咽癌手术. 中华耳鼻咽喉科杂志,1999,34(4): 197-200.

［9］房居高,魏秀春,蔡淑平,等. 梨状窝癌局部扩展的病理学研究. 中华耳鼻咽喉科杂志,2000,35(5): 387-390.

［10］NCCN Clinical Guideline in Oncolgy. Head and Neck Cancers. Version 1. 2012. www.nccn.org.

［11］Pignon JP, le Maitre A, Maillard E, et al. Metaanalysis of chemotherapy in head and neck cancer (MACHNC): an update on 93 randomised trails and 17,346 patiends. Radiother Oncol, 2009,92(1): 4-14.

［12］Bonner JA, Harari PM, Giralt J, et al. Radiotherapy plus cetoximab for sequamous-cell carcinoma of the head and neck. N Engl J Med, 2006, 354(6):567-578.

［13］Bonner JA, Harari PM, Giralt J, et al. Radiotherapy plus cetuximab for cetuximab for loceregionally advanced head and neck cancer: 5-year survival data from a phase 3 randomized trial and relation between cetuximab-induced rash and survival. Lancet Oncel, 2010,11(1): 21-28.

［14］Pointreau Y, Garaud P, Chapet s, et al. Randomized trial of induction chemotherapy with cisplatin and 5-fluorouracil with or without docetaxel for larynx preservation. J Natl Cancer Inst,2009, 101 (7): 498-506.

［15］Lefebvre JL, Pointreau Y, Rolland F, et al. Induction Chemotherapy followed by either chemoradiotherapy or bioradiotherapy for larynx preservation: the TREMPLIN randomized phase II study. J Clin Oncol, 2013, 31(13): 853-985.

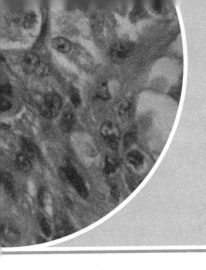

第十五章 食管癌

第一节 流行病学

食管恶性肿瘤包括食管癌和食管肉瘤。食管癌是最常见的恶性肿瘤之一。目前，欧美国家以食管腺癌为主，我国以食管鳞癌最为常见。2016年，全国癌症登记中心在国际权威杂志刊出2015年中国癌症统计，根据2009～2011年全国72家癌症登记中心相关数据，预计2015年新增人数达477.9千人，预计2015年死亡人数达375千人，分别位列全部癌症类别第3位和第4位。食管癌与肺癌、胃癌、肝癌占全国癌症诊断的57%。数据显示，2000～2011年食管癌总体发病率和死亡率均呈现显著下降趋势；但是考虑到我国巨大的人口基数，新增病例及死亡病例数量依然巨大。

在性别分布方面，食管癌发病率及死亡率均以男性为高。2015年，预计男性食管癌新增病例320.8千人，预计女性食管癌新增病例157.2千人；2015年，预计男性食管癌死亡病例253.8千人，预计女性食管癌死亡病例121.3千人。年龄标化发病率和年龄标化,死亡率方面，男性均高于女性。

在年龄分布方面，食管癌发病率和死亡率总体呈现随年龄增加而增加的趋势。2015年，预计发病例数在45～59岁年龄组升至89千人，在60～74岁年龄组达到峰值161.3万人，在75岁及以上年龄组下降至62.9千人。2015年，预计死亡例数在45～59岁年龄组升至56千人，在60～74岁年龄组达到峰值121.3万人，在75岁及以上年龄组下降至72.1千人。

在区域分布，国内食管癌区域分布特点显著。国内主要高发地区包括太行山区、四川北部地区、大别山区、福建南部地区、广东潮汕地区、苏北地区及新疆哈萨克地区等。此外，在年龄标化发病率和年龄标化死亡率方面，农村均高于城市。

第二节 病因学

食管癌发病机制尚不完全清楚，可能与以下因素有关。

一、环境因素

环境因素主要包括保护性物质缺乏和污染性物质暴露。例如，铁、钼、锌、维生素、必需脂肪酸等微量元素及营养物质的缺乏,致使食管黏膜上皮增生、间变,逐步发生恶性病变;以及亚硝胺类、真菌毒素等致癌物质的暴露,研究发现此类物质暴露水平与食管癌死亡水平一致,具有明显的正相关性。

二、遗传因素

尽管食管癌常呈现家族聚集性,可能与相关染色体数目和结果异常相关。目前一般认为食管癌可能与癌基因(C-myc、EGFR、Int-2)激活和抑癌基因(p53)失活相关。具体基因及相关机制仍有待进一步研究。

三、不良习惯

不良习惯包括吸烟、饮酒以及过快进食过烫、粗糙食物等。研究表明吸烟与食管鳞癌和腺癌发生、发展密切相关,烟草摄入可致使食管黏膜癌变。过量饮酒可能与食管鳞癌发生具有一定关系。过快进食过烫、粗糙食物可致食管黏膜物理性损伤,逐步发生食管黏膜恶性病变。

四、疾病及其他

巴雷特食管(Barrett 食管)、胃食管反流病、贲门失弛缓症、肥胖以及乳腺癌放射治疗史等与食管腺癌密切相关。头颈部恶性肿瘤、食管腐蚀性损伤等与食管鳞癌具有一定相关性。

第三节 病 理 学

食管癌是来源于食管黏膜上皮的食管恶性肿瘤。临床上以食管鳞状细胞癌最为多见,约占 95% 以上;其他包括食管腺癌、腺鳞癌、腺样囊性癌、小细胞癌、未分化癌等。

早期食管癌形态上可表现为隐伏型:食管黏膜局部充血、颜色稍红,无明显隆起或凹陷;糜烂型:食管黏膜轻度糜烂,表面可稍有浅表缺损;斑块型:食管黏膜局部增厚,表面粗糙不平,可为灰白色斑块;隆起型:食管黏膜局部隆起,表面光滑,与周围分界明显。

中晚期食管癌形态上可表现为髓质型、蕈伞型、溃疡型、缩窄型、腔内型等。髓质型最为多见,癌组织在食管壁内浸润性生长,可累及食管全层,出现管壁增厚、管腔狭窄,肿瘤表面可因局灶坏死呈现溃疡。此类型因肿瘤切面癌组织质地较软、颜色灰白,类似脑髓。蕈伞型呈现扁平状肿块,凸向管腔,表面可有浅表溃疡,边缘外翻,形似蕈菌植物。溃疡型肿瘤表面溃疡可深达肌层,底部凹凸不平。缩窄型肿瘤质地较硬,癌组织内有明显结缔组织增生并浸润食管全周,故使局部食管呈现环形狭窄,常伴上段扩张。腔内型呈现圆形或卵圆形肿块突向腔内,常有较宽的基底和食管壁相连,表面可有糜烂或浅表溃疡。食管癌大体形态与临床表现、影像学表现密切相关。

食管癌可见于食管任何部位。临床上以胸段食管癌最为常见,其中中胸段食管癌尤为常见。需要指出的是,关于食管分段仍存在一定争议,第 6 版(2001 年)、第 7 版(2009 年)及 8 版(2017 年)《AJCC/UICC 食管肿瘤 TNM 分期手册》在分段方面不尽相同。解剖上,食管可分为颈段、胸段和腹段,颈段长约 5 cm,胸段长约 18~20 cm,腹段长 1~2 cm。

食管癌疾病进展包括局部侵犯、淋巴结转移和血行转移。这 3 种主要进展模式相互联系,密不可分。

一、局部侵犯

局部侵犯主要包括纵行方向发展和横行方向发展。因食管为一管状肌性器官,食管癌病灶在纵行方向不断发展,可致肿瘤纵径超过横径。在纵行发展过程中,随着食管黏膜下淋巴和血管等的浸润,食管癌可在纵行方向远处出现病灶和淋巴结转移。一般认为,手术应在肿瘤上缘以上5~7 cm位置切断食管。因此,术前结合胃镜和影像学检查明确食管癌位置及有无食管远处病灶十分重要。在横行方向,食管癌浸润深度逐步加深,突破黏膜层后淋巴结转移概率将大大增加(表15-1、图15-1)。因食管无浆膜层,仅有以疏松结缔组织构成的外膜层,一旦肿瘤穿破外膜极易侵犯周围重要组织和器官。颈段食管癌可累及喉、气管、颈部软组织等;胸段食管癌可累及胸主动脉、气管、心包等。严重外侵可出现胸背部疼痛、气管食管瘘,甚至致死性动脉出血。

表15-1 浅表食管癌肿瘤浸润深度与阳性淋巴结数目关系

	pN0(%)	pN1(1~2)(%)	pN2(3~6)(%)	pN3(>6)(%)
黏膜上皮层($n=21$)	21(100)			
黏膜固有层浅层($n=9$)	9(100)			
黏膜固有层深层($n=17$)	15(88.2)	1(5.9)	1(5.9)	
黏膜下层浅层($n=25$)	19(76.0)	4(16.0)	2(8.0)	
黏膜下层中层($n=44$)	35(79.5)	6(13.6)	1(2.3)	2(4.5)
黏膜下层深层($n=73$)	41(56.2)	25(34.2)	7(9.6)	

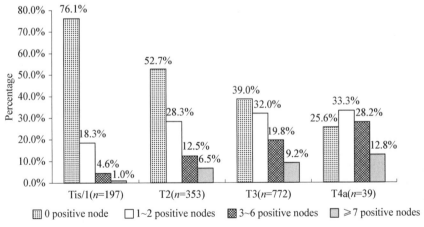

图15-1 食管癌肿瘤浸润深度与阳性淋巴结数目关系

二、淋巴结转移

淋巴结转移包括区域淋巴结转移和非区域淋巴结转移。在区域淋巴结和非区域淋巴结划分及淋巴结清扫范围方面,东、西方之间存在一定差异,主要围绕颈部和腹腔淋巴结。在日本,Akiyama等学者的研究推动三野淋巴结清扫作为食管癌淋巴结清扫标准术式。日本食管协会(Japanese Society of Esophagus,JSE)将依据食管癌分段,将食管癌淋巴结划分颈(100~104组)、胸(105~114组)和腹(1~20组)3部分,具体分组如表15-2所示。2017年美国癌症联合会和国际抗癌联盟(AJCC/UICC)联合发布的第8版《食管癌 TNM 分期》,区域淋巴结分组请参见食管癌分期部分。国内一般以 AJCC/UICC 发布的食管癌 TNM 分期为基础,同时参考 JSE 食管癌淋巴结分组。目前研究认为,食管癌各站淋巴结转移与肿瘤位置、浸润深度和肿瘤长径、肿瘤分化等具有相关关系(图 15-2)。

三、血行转移

食管癌早期无典型症状。患者常因进展期出现"进食哽噎,吞咽困难"等症状就诊。初诊食管癌患者血行转移临床较少见。文献报道 1 132 例食管癌患者尸检资料,发现约 50% 患者出现血行转移,常见转移器官包括肺(40.5%)、肝(29.0%)及肾上腺(10.2%),其中 19.8%同时发现肺、肝转移。

表 15-2　日本食管协会食管癌淋巴结分组

颈部淋巴结	腹部淋巴结
100　颈浅淋巴结	1　贲门右淋巴结
100spf　颈部浅表淋巴结	2　贲门左淋巴结
100sm　颌下淋巴结	3　胃小弯淋巴结
100tr　颈部气管前淋巴结	4　胃大弯淋巴结
100ac　副神经旁淋巴结	4sa　胃短血管淋巴结
101　颈部食管旁淋巴结	4sb　胃网膜左血管淋巴结
102　颈深淋巴结	4d　胃网膜右血管淋巴结
102up　颈深上淋巴结	5　幽门上淋巴结
102 mid　颈深中淋巴结	6　幽门下淋巴结
103　咽周淋巴结	7　胃左动脉淋巴结
104　锁骨上淋巴结	8　肝总动脉旁淋巴结
胸部淋巴结	8a　肝总动脉前淋巴结
105　上胸段食管旁淋巴结	8p　肝总动脉后淋巴结
106　胸段气管旁淋巴结	9　腹腔干淋巴结
106rec　喉返神经旁淋巴结	10　脾门淋巴结
106pre　气管前淋巴结	11　脾动脉旁淋巴结
106tb　气管支气管淋巴结	11p　脾动脉近端淋巴结
107　隆突下淋巴结	11d　脾动脉远端淋巴结
108　中胸段食管旁淋巴结	12　肝十二指肠韧带淋巴结
109　主支气管旁淋巴结	13　胰头后淋巴结
110　下胸段食管旁淋巴结	14　肠系膜上血管旁淋巴结
111　膈上淋巴结	14v　肠系膜上静脉淋巴结
112　后纵隔淋巴结	14a　肠系膜上动脉淋巴结
112ao　胸主动脉旁淋巴结	15　结肠中血管旁淋巴结
112pul　肺韧带旁淋巴结	16　腹主动脉旁淋巴结
113　动脉韧带旁淋巴结	16a1　主动脉裂孔淋巴结
114　前纵隔淋巴结	16a2,b1,b2　腹主动脉旁淋巴结(腹腔干上缘至左肾静脉下缘,左肾静脉下缘至肠系膜下动脉上缘,肠系膜下动脉上缘至腹主动脉分叉)
	17　胰头前淋巴结
	18　胰腺下缘淋巴结
	19　膈下淋巴结
	20　食管裂孔旁淋巴结

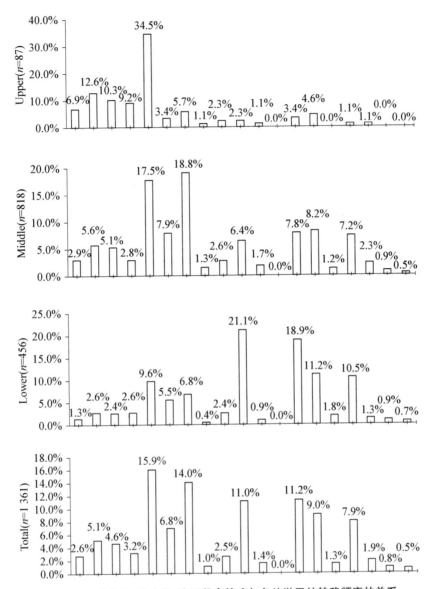

图15-2 胸上段、胸中段、胸下段食管癌与各站淋巴结转移频率的关系

注:横坐标自左向右依次为:1.颈部食管旁;2.左锁骨上;3.右锁骨上;4.上段食管旁;5.气管旁;6.隆突下;7.中段食管旁;8.左肺门;9.右肺门;10.下段食管旁;11.膈上;12.后纵隔;13.贲门;14.胃小弯;15.胃大弯;16.胃左动脉旁;17.肝总动脉旁;18.脾动脉旁;19.腹腔干

第四节 临床表现

食管癌早期临床表现多不明显,无特异性症状。偶有进食梗噎、停滞及异物感、灼烧感,或可表现为胸骨后闷胀、疼痛等。可能与食管早期病变如局部炎症、糜烂、浅表溃疡等相关。上述症状可持续数年或间断出现。

食管癌进展期及晚期主要表现为进行性吞咽困难及外侵、远处转移。进行性吞咽困难首先表现为进食干性食物困难，继而表现为进食半流质、流质困难，唾液也不能吞咽，严重者可出现反吐，内容物包括食物、食管黏液、肿瘤坏死物质等。肿瘤局部坏死可致梗阻症状暂时性缓解。随着肿瘤进一步发展可出现外侵，导致胸背部疼痛。外侵至气管、支气管等可出现刺激性咳嗽，呼吸道外侵严重可形成气管食管瘘，引起进食呛咳及肺部感染，危及生命。外侵至大血管可出现致死性大呕血。肿瘤进展致喉返神经旁淋巴结肿大，压迫神经，可出现声音嘶哑。由于进行性吞咽困难及疼痛等原因，患者常伴随消瘦、贫血等营养状况逐步恶化，呈现恶病质表现。食管癌晚期因远处转移至肝脏、肺部、骨等而出现相应表现，如腹胀、腹水、黄疸、阻塞性肺炎、呼吸困难、骨骼疼痛等。

食管-胃连接部恶性肿瘤因其位置较低，早期可表现为上腹部闷胀、剑突下隐痛、食欲减退等，肿瘤进一步生长至较大体积时方才出现吞咽困难、进行性消瘦等表现。肿瘤溃烂出血或侵及血管可出现呕血或黑便、血便等。肿瘤外侵或可出现腹、盆腔种植转移，表现为腹、盆腔肿块或积液等体征。

第五节　诊断与鉴别诊断

一、实验室检查

实验室检查包括血液生化检验和肿瘤标志物检验等。目前针对食管癌尚无特异性检验项目。一般以转氨酶、乳酸脱氢酶、胆红素等异常升高考虑肝脏转移可能，碱性磷酸酶异常升高考虑骨转移可能。食管癌患者可有癌胚抗原（CEA）、鳞癌相关抗原（SCC）及其他某些消化道肿瘤标志物升高，可作为辅助诊断及复发检测手段。

二、影像学检查

常见影像学检查包括上消化道造影检查、CT 检查、超声检查、PET/CT、骨扫描检查及磁共振检查。

（一）上消化道造影

根据分期和肿瘤大体病理分型可有不同表现。早期食管癌一般于切线位可见管壁边缘欠规则，病灶附近黏膜粗细不均、扭曲或聚拢、中断，病灶表面呈细颗粒状或结节状充盈缺损。中晚期食管癌常表现为较长或较大充盈缺损，病灶表面可有大小不等的溃疡表现，病灶上下缘与正常食管可分界清楚或欠清晰，病灶上方食管可因梗阻、狭窄表现为扩张状态。上消化道造影对于明确肿瘤位置，判断手术安全切缘较为重要。

（二）CT 检查

增强 CT 是食管癌临床分期、手术径路选择、疗效评价和术后随访的常规检查。增强 CT 可显示肿瘤与周边组织、结构的关系，并可显示颈部、纵隔及腹部淋巴结情况，故对于中晚期食管癌价值较大。气管支气管受侵可表现为气管支气管和食管之间的脂肪层消失，气管支气管后壁受压凸向管腔。心包或主动脉受侵时可表现为食管与心包及主动脉脂肪间隙消失。食管癌淋巴结转移可横跨颈、胸、腹三大区域，常见转移部位包括气管旁、中下段食管旁、胃小弯及胃左动脉旁,一般以淋巴结≥1 cm考虑转移可能。

食管癌CT临床分期如下。

1. T分期

(1) T1:食管壁无明显增厚或≤5 mm,腔内肿块病变厚度<10 mm。

(2) T2:食管癌局限或环状增厚<5 mm但<10 mm,或腔内肿块<20 mm。

(3) T3:食管壁厚度<10 mm,食管与周围脂肪间隙消失,溃疡型食管癌管壁厚度<5 mm。

(4) T4:病变延伸融合周围结构。

1) 气管支气管受侵标准:气管支气管壁明显受压移位,气管壁增厚或肿物明显突入管腔内,气管支气管漏形成。

2) 主动脉受侵标准:病变与动脉夹角>90度,椎前食管、降主动脉、椎体三者夹角消失,主动脉致密环影模糊,3种情况2种同时存在。

3) 局部心包侵犯:食管肿瘤软组织延伸融合心包或病变层面与心包脂肪间隙消失,而病变上下层面脂肪间隙正常。

2. N分期

(1) N0:无区域淋巴结转移。

(2) N1:区域淋巴结转移。

3. M分期

(1) M0:无远处转移。

(2) M1:有远处转移。

(三) 超声检查

超声检查可作为颈部及腹部常规检查手段,探查淋巴结及脏器转移情况,相较于增强CT检查简单便捷,在探查颈部等浅表小淋巴结方面更加灵敏。同时,超声定位淋巴结穿刺可获取细胞学或组织学诊断协助分期。

(四) PET/CT检查

PET/CT可评价肿瘤组织^{18}F-FDG摄取情况,一般认为SUV>2.5考虑肿瘤性摄取。PET/CT在评价食管癌淋巴结转移及远处转移方面具有一定优势,但并不能完全替代增强CT对于肿瘤及周边结构和淋巴结情况的清楚显示。PET/CT在发现和评价脑转移灶方面较磁共振检查并无优势。文献报道,PET/CT可用于疗效评价,SUV下降可能提示预后较好。复发转移后,PET/CT常用于寻找和评价转移病灶,指导后续治疗。因该检查价格昂贵,临床应用应仔细评估适应证及患者接受性。

(五) 磁共振检查

磁共振检查在软组织显示方面具有优势,然而因纵隔血管及呼吸运动伪影存在,在食管癌术前检查中并非首选检查。磁共振常用于腹部检查,以及脑部及椎体等可疑转移等的检查。

三、内镜检查

(一) 普通内镜检查

普通内镜检查是最常见的内镜检查,可于内镜下观察肿瘤形态,记录肿瘤位置及范围,并可活检明确病理。同时内镜可检查胃部有无病变,评估胃是否可作为食管替代器官。内镜下早期食管癌可表现为局部黏膜糜烂、浅表溃疡,黏膜细颗粒感及黏膜充血等。目前应用放大内镜和窄谱成像技术提高了食管癌早期病变的检出率。中晚期食管癌较为明确,易于辨认,可变现为结节状或菜花状肿块,管腔狭窄,黏膜充血、水肿、僵硬,肿块表面触之易出血。活检应在肿瘤边缘取组织,避开坏死部分。内镜检查在术前诊断及术后随访均有应用。

(二) 超声内镜检查

是食管癌临床分期的重要手段,在评价肿瘤浸润深度及淋巴结转移方面准确性优于CT。超声内镜下食管壁可分为黏膜层、黏膜肌层、黏膜下层、肌层及外膜层,同时超声探头可探查食管壁外纵隔淋巴结及腹腔淋巴结是否肿大。超声内镜引导下淋巴结细针穿刺可进一步评价淋巴结转移情况。

四、其他检查

包括气管镜检查、胸腹腔镜及纵隔镜检查、淋巴结活检等检查。气管镜检查可评估气管、支气管是否受压。胸、腹腔镜及纵隔镜检查可获取直观图景和病理组织,准确评估食管原发灶及淋巴结和器官转移情况;但因存在一定创伤性,临床应用受限。某些患者因肿瘤较大,管腔狭窄,内镜无法取得细胞学和组织学病理,如同时存在淋巴结肿大,可行淋巴结活检明确病理。此外,食管癌术后临床诊断淋巴结复发可存在假阳性,淋巴结活检可明确病理。

第六节 分 期

目前,临床上广泛应用的是国际抗癌联盟与美国癌症联合会发布的食管癌 TNM 分期。2017 年,《第 8 版 TNM 分期》已经公布,主要元素包括肿瘤浸润深度(T)、区域淋巴结转移(N)、远处转移(M),以及肿瘤位置(L)、肿瘤分化程度(G)。

一、食管分段

(一) 颈段食管

上接下咽(食管上括约肌),下至食管胸廓入口(胸口切迹),内镜下测距上颌中切牙 15~20 cm。

(二) 胸上段食管

胸廓入口至奇静脉弓下缘水平,内镜下测量距上颌中切牙 20~25 cm。

(三) 胸中段食管

奇静脉弓下缘水平至下肺静脉水平,内镜下测量距上颌中切牙 25~30 cm。

(四) 胸下段食管

下肺静脉水平至食管下括约肌,内镜下测量距上颌中切牙 30~40 cm。

(五) 食管胃交界部

肿瘤中心位于食管胃解剖交界以 2 cm 内(含 2 cm)按食管癌进行分期;肿瘤中心位于食管胃解剖交界以下 2 cm 以远按胃癌进行分期。

食管癌 TNM 分期如表 15-3 所示。

表 15-3 食管癌 TNM 分期

分期		肿瘤位置
T 分期		
	Tx	原发肿瘤不能确定
	T0	无原发肿瘤证据
	Tis	重度不典型增生
	T1	T1a 侵犯黏膜固有层、黏膜肌层 T1b 侵犯黏膜下层
	T2	侵犯肌层
	T3	侵犯食管纤维膜
	T4	T4a 侵犯胸膜、心包、奇静脉、膈肌或腹膜 T4b 侵犯其他邻近结构，如主动脉、椎体、气管等
N 分期		
	Nx	无法评估
	N1	1～2 枚区域淋巴结转移
	N2	2～6 枚区域淋巴结转移
	N3	≥7 枚区域淋巴结转移
区域淋巴结分组		
	1R	右侧下颈段气管旁淋巴结，位于锁骨气管旁与肺尖之间
	1L	左侧下颈段气管旁淋巴结，位于锁骨气管旁与肺尖之间
	2R	右上气管旁淋巴结，位于主动脉弓顶与肺尖之间
	2L	左上气管旁淋巴结，位于主动脉弓顶与肺尖之间
	4R	右下气管旁淋巴结，位于气管与无名动脉根部交角与奇静脉头端间
	4L	右下气管旁淋巴结，位于气管与无名动脉根部交角与奇静脉头端间
	7	隆突下淋巴结，气管隆突下方
	8U	上胸段食管旁淋巴结，自肺尖至气管分杈（隆突）
	8M	中胸段食管旁淋巴结，自气管分杈处至下肺静脉边缘
	8L	下胸段食管旁淋巴结，位于自下肺静脉根部至食管胃交界区
	9R	右下肺韧带淋巴结，在右下肺韧带内
	9L	左下肺韧带淋巴结，在左下肺韧带淋巴结内
	15	膈肌淋巴结，位于膈穹隆及膈脚后面或连接处
	16	贲门旁淋巴结，位于胃食管交界区
	17	胃左淋巴结，位于胃左动脉走行区

续　表

分期	肿瘤位置
18	肝总动脉淋巴结,位于肝总动脉走行区
19	脾淋巴结,位于脾动脉走行区
20	腹腔淋巴结,位于腹主动脉旁
M分期	
M0	无远处转移
M1	有远处转移

二、肿瘤分化

(一)食管鳞癌

Gx:分化程度不能确定。

G1:高分化癌:角质化为主伴颗粒层形成和少量非角质化基底样细胞成分,肿瘤细胞排列成片状、有丝分裂少。

G2:中分化癌:组织学特征多变,可从角化不全到低度角化,通常无颗粒形成。

G3:低分化:通常伴有中心坏死,形成大小不一巢样分布的基底样细胞,巢主要由肿瘤细胞片状或路面状分布形成,偶见角化不全或角质细胞。

(二)食管腺癌

Gx:分化程度不能确定。

G1:高分化癌:>95%肿瘤细胞为分化较好的腺体组织。

G2:中分化癌:50%～95%肿瘤细胞为分化较好的腺体组织。

G3:低分化癌:肿瘤细胞呈巢状或片状,<50%有腺体形成。

(三)食管癌分期

新版分期中,病理分期(pTNM)(图15-3,见插页)和临床分期(cTNM)(图15-4,见插页)使用不同的分期体系。

第七节　外　科　治　疗

一、术前检查及评估

食管癌手术患者术前检查一般包括:实验室血、尿、粪常规检查,血液生化检查,心肺功能检查(心电图、心超、肺功能),内镜检查,影像学检查(食道造影、胸腹部增强CT、腹部及颈部超声),以评估患者病情、手术风险,拟定治疗方案。除了患者各项检查结果,还需注意患者的既往史、并发症、手术史、服用药物等信息。

(一)心血管功能评估

心功能Ⅰ～Ⅱ级(表15-4),日常活动无异常的患者,可耐受食管癌手术,否则需进一步检查及治疗。患者若有心梗、脑梗病史，一般在治疗后 3～6 个月手术比较安全，抗凝药应至少在术前一周停服。术前发现心胸比＞0.55，左室射血分数＜0.4，需治疗纠正后再评估。对于轻中度高血压的患者，经药物治疗控制可，手术风险较小，降压药物可口服至术晨。对于有严重心动过速、房室传导阻滞、窦房结综合征等严重心律失常的患者，应先积极治疗合并症。

表 15-4　心功能分级标准

Ⅰ级	患者患有心脏病但活动量不受限制，平时一般活动不引起疲乏、心悸、呼吸困难或心绞痛
Ⅱ级	心脏病患者的体力活动受到轻度的限制，休息时无自觉症状，但平时一般活动时刻出现疲乏、心悸、呼吸困难或心绞痛
Ⅲ级	心脏病患者体力活动明显受限，小于平时一般活动即可引起上述症状
Ⅳ级	心脏病患者不能从事任何体力活动；休息状态也会出现心衰的症状，体力活动后加重

（二）肺功能评估

肺功能正常或轻中度异常（VC%＞60%，FEV_1＞1.2L，FEV_1%＞40%，DL_{co}＞40%）（表 15-5），可耐受食管癌手术，但中度异常者，术后较难承受肺部并发症的发生。必要时可行运动心肺功能检查或爬楼试验做进一步检测，食管癌开胸手术一般要求 $VO_{2max}/(kg·min)$＞15 ml，或患者连续爬楼 3 层以上。

表 15-5　肺功能损伤分级

	FVC(%)	FEV(%)	FEV/FVC(%)	RV/TLC(%)	DL_{co}(%)
正常	＞80	＞80	＞70	＜35	＞80
轻度损伤	60～79	60～79	55～69	36～45	60～79
中度损伤	40～59	40～59	35～54	46～55	45～59
重度损伤	＜40	＜40	＜35	＞55	＜45

（三）肝肾功能评估

肝功能评估参照 Child-Puhg 分级评分表，积分 5～6 分，手术风险小；8～9 分，手术风险中等；＞10 分时，手术风险大。肾功能评估主要参考术前尿常规、血尿素氮、血肌酐水平，轻度肾功能受损者可耐受食管手术，中重度受损者建议专科医师会诊。食管癌手术一般对肝肾功能无直接损伤，但是围手术期用药、失血、低血压可影响肝肾脏器，当此类因素存在时应注意术后监测。

（四）营养状况评估

食管癌患者常合并吞咽困难，部分患者有营养不良、消瘦、脱水表现，术前应注意患者的近期体重变化及白蛋白水平，体重下降＞5 kg 常提示预后不良；白蛋白＜30 g/L，提示术后吻合口瘘风险增加。若无需紧急手术，则应在改善患者营养状况后再行手术治疗。

二、手术治疗

自 1877 年 Czemy 首次报道颈段食管癌切除至今，食管癌手术历经了近一个半世纪的发展。1938 年，Marsha 和 Adams 分别报告经左胸食管切除并在胸内行食管胃吻合，创立了食管癌切除后行一期消化道重建的现代外科治疗方法。我国吴英恺、美国 sweet 等人分别于 20 世纪 40 年代报道了胸段食管癌手术成功的病例。1946 年，Ivor-Lewis 开创了经右胸上腹两切口食管癌切除术，并成为现在国际上主流的食管癌手术方式。20 世纪 80 年代，Orringer 等人推广了经膈裂孔食管切除术，同时，日本的 Akiyama 等人建立了食管癌二野、三野淋巴结清扫术的标准。1992 年，Cushieri 等人首次开展了胸腔镜食管切除术，此后，全腔镜或腔镜辅助食管癌根治术、经纵隔食管切除术、机器人食管切除术等微创手术逐步开展。

（一）手术指征

近年来，食管癌综合治疗取得了很大进展，但外科治疗仍是治疗食管癌的主要方法。患者能否行食管癌外科治疗，应考虑以下因素。

1. 全身情况　食管癌根治术手术范围大、创伤大，术后并发症多，术前应对患者的年龄、心肺功能、营养状况、并发症等进行全面的评估，充足的术前评估及准备是手术成功的关键之一。如有条件制约手术进行，应尽量在改善全身情况后再开展手术。在现代麻醉、手术技术和术后监护条件下，多数患者可以较安全地度过危险期。患者若有合并较严重的糖尿病、高血压、冠心病等疾病，应积极治疗原发病，纠正后再行手术治疗。

2. 肿瘤部位　中、下胸段癌首选手术治疗，上胸段食管癌由于容易外侵、安全切缘较短、吻合口瘘发生率较高，手术治疗存在争议，也可选择放疗。但随着术前辅助治疗的推广、颈部吻合技术的进步，已有越来越多的上胸段食管癌患者选择根治性切除。颈段食管癌以放射治疗为首选，不少外科医生报道全喉全食道切除治疗颈段食管癌获得成功，但该手术创伤大，需行永久性气管造口，术后生活质量差，应严格掌握手术指征。

3. 肿瘤的影像学表现　食管肿瘤的浸润程度和淋巴结状态是食管癌手术选择的最关键因素。食管的钡餐造影可显示肿瘤的长度和病变范围，在确定肿瘤上极位置、评估切缘距离时时往往具有决定性的价值；增强 CT 检查能从解剖断面判断肿瘤的外侵程度及区域淋巴结的状态，是食管癌临床分期的主要依据；超声内镜可用来检测肿瘤的浸润深度，判断肿瘤的 T 分期，特别是对于早期食管癌，具有重要的意义。我们认为，只要食管肿瘤没有外侵，与周围器官存组织间隙，均有切除的可能，肿瘤的长度、大小不应列为手术切除的禁忌。术前应对每个患者进行系统的检查和评估，尽力避免探查手术；局部晚期的食管癌患者，应选择新辅助治疗＋手术的综合治疗方法，争取获得 R0 切除。

4. 术前治疗　近 10 年来，术前放疗/化疗＋手术已成为食管癌治疗的标准模式，多项研究证实新辅助治疗可使肿瘤降期、提高切除率，使患者生存获益，且没有显著增加手术风险及术后并发症。对于根治性放化疗治疗后复发的患者，也有研究证实手术治疗仍能改善患者生存，但手术难度及术后并发症明显增加，此类患者应严格掌握手术指征，尽量在经验丰富的医疗中心开展。

（二）手术径路的选择

由于食管的特殊解剖位置及淋巴结转移的特点，使食管癌手术径路的选择显得十分重要，至今食管癌手术尚无统一规定的手术径路。手术径路的选择是根据食管肿瘤的位置、肿瘤浸润深度、淋巴转移状况、患者心肺功能、拟行手术方式、吻合部位、重建食管所用的器官（胃、小肠、结肠）等因素决定的，而术者的习惯经验和专长也是重要的决定因素。选择合适的手术径路，有利于术野的良好暴露，利于肿瘤的根治性切除和淋巴结清扫，便于消化道重建，进而减少组织创伤和、减少手术并发症及手术死亡率。国内胸外科医师既往绝大多数采用左胸径路，现逐步接受右胸上腹二切口（IVOR-LEWIS 术式），欧洲国家、偏向于 IVOR-LEWIS 切口，美国医师多采用经膈裂孔食管切除，而日本医师则倾向于颈、胸、腹三野淋巴清扫手术。

1. 左胸入路　包括左侧胸腹联合切口、左胸一切口、左胸-左颈两切口，为国内既往最常用的食管癌手术径路。该径路对中下胸段食管显露良好，可直接暴露胸主动脉、贲门、膈肌脚和胃底、脾脏，对于肿瘤侵犯主动脉、膈肌的患者，便于在直视下进行处理。通过左膈肌切口游离胃和胃上部淋巴的清除亦较为方便。但相比于右胸-上腹径路，左胸径路关于肿瘤学治疗的缺陷也日益显露，该径路不能清扫食管癌经常发生转移的上纵隔喉返区淋巴结，腹腔淋巴结清扫的彻底性不如腹部切口，目前应用已越来越少。贲门癌较少发生上纵隔淋巴结转移，可选择此种径路。

2. 右胸-上腹入路　经右胸入路能获得上中段食管、气管、隆突及喉返神经的良好显露，不但可提高上中段食管肿瘤的切除率，也便于上纵隔和隆突区淋巴结的清扫。上腹正中切口利于全胃的暴露，便于肝总动脉、胃左动脉周围淋巴结的清扫。该径路须变换体位，二次消毒，因此较左胸径路较繁琐。复旦大学附属肿瘤医院于 2010～2012 年开展了一项对比右胸-上腹二切口与左胸一切口治疗中下段食管癌的前瞻性研究，结果显示前者较后者在术后并发症（30% vs. 41.3%）、二次手术率（7% vs. 5.3%）、术后住院时间（16 d vs. 18 d）、淋巴结清扫（22 vs. 18）及 3 年生存率（74% vs. 60%）均有明显的优势，目前该中心的食管癌手术绝大多数采用该径路。

3. 不开胸的手术入路　主要指经膈裂孔的食管切除，常用于颈段、腹段食管癌、老年或心肺功能不全、不适宜开胸手术的患者，行上腹正中切口，经膈裂孔游离食管，由颈部行食管拔脱，管胃上提至颈部行食管胃吻合术。手术创伤小，有利于术后恢复，但胸腔内操作无法在直视下进行，有气管损伤、后纵隔出血等风险；且该径路不清扫胸腔内淋巴结，在国内一般不作为食管癌根治的首选。

4. 微创手术入路　包括内镜下食管黏膜或黏膜下病变切除及腔镜下食管切除。微创手术有利于患者术后疼痛减轻及加快恢复，近些年逐渐增多。胸/腹腔镜下食管切除大多数是在 IVOR-LEWIS 术式的基础上运用腔镜技术来完成。在有经验的医疗中心，腔镜下可以熟练地执行食管切除、系统淋巴结清扫、胃食管吻合，获得与开放手术相同的根治效果。近些年，日本有学者报道不开胸、纵隔镜下食管切除及淋巴清扫术式，亦取得了不错的疗效。

（三）常用手术方式

1. 右胸-上腹二切口食管癌根治术（IVOR-LEWIS 术）　适用于中下段食管癌，清扫彻底性优于经左胸径路。手术操作分为腹部与胸部 2 部分。

（1）腹部操作：行上腹正中切口，上至剑突，下至脐，撑开腹腔后，沿胃网膜右动脉外侧游离胃大弯。为保护胃网膜动脉，应在胃网膜右动脉下方 2～3 cm 游离，向右达幽门下，注意保护胃网膜右动脉根部；向左到胃网膜左动脉、胃短动脉、脾门、膈肌脚。胃脾韧带较短，分离时要注意避免损伤脾门血管和脾脏；出血时应尽量修补，止血无效可结扎脾动脉或将脾切除。可预先在脾脏后方置入沙垫以便于胃短血管、脾门部的操作。游离胃大弯侧后，向上翻起胃，沿胰腺上缘游离至胃左血管，清扫肝总动脉旁淋巴结，暴露肝总动脉、腹腔动脉干，结扎切断冠状静脉、胃左动脉，并清扫上述血管之间的淋巴脂肪组织（图 15-5）。切开小网膜，向上切开至食管裂孔，游离下段食管与膈肌脚，切断下段食管，使胃完全游离。于胃角部远端结扎离断胃小弯血管，由胃底至胃小弯远端以直线切割缝合器切除小弯侧胃，使残胃变

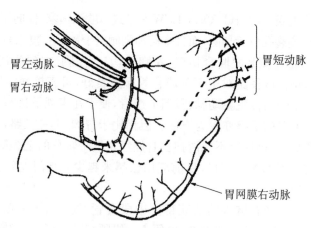

图 15-5 胃周血管的处理

细长,形成直径约 3 cm 的管状胃,便于食管重建。残胃以丝线与食管下段连接备用。于曲氏(Treitz)韧带远端约 30 cm 处经皮置空肠营养管,空肠内固定于左侧腹壁。可放置腹腔引流管,常规关腹。

(2) 胸部操作:由右胸外侧第 4 或第 5 肋间 muscle-sparing 切口进胸,避免损伤背阔肌。由膈肌向上至胸顶游离胸段食管,游离并双重结扎切断奇静脉弓,如局部肿瘤无明显外侵,应注意保护胸导管、左主支气管及隆突。打开上纵隔胸膜,沿右迷走神经至右锁骨下动脉,可见右喉返神经,清扫周围淋巴脂肪组织。在主动脉弓平面由助手向前压迫气管,沿气管食管沟游离出左喉返神经,清除其周围淋巴脂肪。喉返神经周围操作避免使用超声刀、电刀等能量器械,出血时以纱布压迫止血。距肿瘤上缘 8~10 cm 切断食管,移去食管标本。上段食管残端留置环形吻合器底座,结扎固定。经膈肌裂孔提出管胃,确保无扭转,放入吻合器行胃食管胸顶端侧吻合,再以闭合器闭合胃部切口。检查吻合器环形切缘是否完整,吻合有无黏膜外翻,必要时全层缝合加固。经鼻留置胃管至膈上水平,冲洗胸腔,放置纵隔引流管及胸腔引流管,常规关胸。

2. 左颈-右胸-上腹三切口食管癌根治术(McKewn 术) 适用于上中段食管癌,相比于 IVOR-LEWIS 术,吻合位置更高。手术操作分为颈、胸、腹 3 部分。

(1) 胸部操作:游离食管及清扫胸腔内淋巴结同 IVOR-LEWIS 术,肿瘤较大、累及外膜时,可切除胸段食管,上下残端食管以长纱带连接。

(2) 腹部操作:游离胃大弯、制管状胃及清扫腹腔内淋巴结同 IVOR-LEWIS 术,由膈肌裂孔掏出长纱带下端,管状胃头端以丝线与之连接,以备上提。

(3) 颈部操作:可与腹部操作同时开始,常取左侧胸锁乳突肌内侧斜切口,游离颈阔肌皮瓣,由正中白线进入,游离颈阔肌皮瓣,上至甲状软骨,下至胸骨柄切迹,由气管左侧游离颈段食管至甲状腺下级水平,注意保护双侧喉返神经。经胸廓入口取出长纱带上端,一手上提纱带,另一手在腹腔由膈肌裂孔塞入管状胃,上提过程中应持续用力,保证管胃无扭转。颈段食管与管胃行端侧手工或器械吻合。手工吻合常采用黏膜-黏膜、肌层-浆肌层分层吻合法,器械吻合应根据颈段食管粗细选用合适的吻合器。吻合完成后,下拉管胃使吻合口回落至食管床位置。颈部留置引流管。

3. 颈-胸-腹三野淋巴清扫食管癌根治术 IVOR-LEWIS 术与 McKewn 术均可行胸

腹二野淋巴清扫,颈-胸-腹三野淋巴清扫术在20世纪80年代由日本学者提出。由于三野淋巴清扫(图15-6)增加喉返神经损伤的风险,可引起声音嘶哑和吞咽功能障碍,增加肺部并发症,目前国内仅在个别肿瘤专科医院开展,复旦大学附属肿瘤医院自2000年开始应用该项术式,已累计1 200余例。

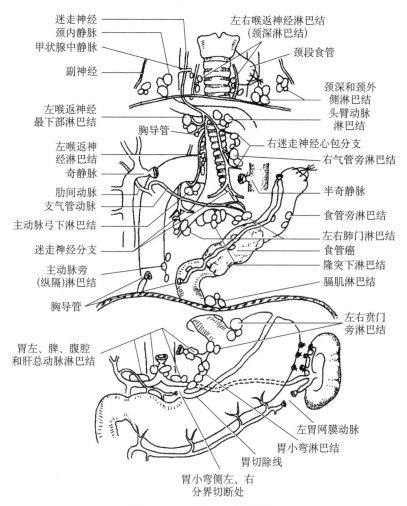

图15-6 三野淋巴清扫范围

胸腹部操作与上述2种术式类似,在此仅描述颈部淋巴结清扫的手术操作。

(1) 颈部淋巴结清扫:采用锁骨上一横指衣领装弧形切口(图15-7),两侧至颈外静脉。游离颈阔肌皮瓣,上至甲状软骨,下至锁骨,分左右锁骨上、左右喉返神经旁4个区域清扫。

1) 锁骨上区清扫:游离胸锁乳突肌外缘,暴露肩胛舌骨肌并切断,显露颈内颈外静脉,自颈内静脉外侧缘向后剥离,沿锁骨上缘向内剥离,暴露、保护颈横动脉、膈神经,剥离淋巴脂肪组织汇合于颈内静脉角,因右侧淋巴干及左侧胸导管流经此处,双侧静

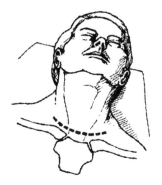

图15-7 颈清扫衣领状弧形切口

脉角处应严密结扎后离断,防止淋巴乳糜漏。关闭切口前也需仔细检查此处有无淋巴渗出,必要时缝扎加固。

2) 喉返区清扫:游离胸锁乳突肌内侧缘,向外侧拉开,游离颈前肌群,向外侧拉开,显露出颈总动脉。沿颈总动脉与气管之间剥离,分别暴露双侧喉返神经,清扫周围淋巴脂肪组织。左喉返神经常贴气管侧壁较近,偏向内侧,而右喉返则离右颈总动脉较近,偏向外侧,游离时注意两侧位置不同。

4. 经左胸一切口食管癌根治术(Sweet 术) 适合于中、下段食管癌。患者右侧卧位,第6肋间后外侧切口入胸,游离下肺韧带,切开纵隔胸膜,可探查肿瘤与主动脉、心包、膈肌的间隙。避开膈神经分布区,切开膈肌,向两侧牵引悬吊,探查腹腔。膈肌近裂孔处,有膈下动脉分支,应逐一缝扎。切开膈肌食管裂孔,将胃提至胸腔,分别处理胃结肠、胃脾、胃肝韧带,胃短血管可用超声刀离断,胃左动脉旁、肝总动脉旁淋巴结应彻底清除,清扫以充暴露腹腔动脉干及其分支为度。于根部切断结扎和缝扎胃左血管。游离胃大弯侧至幽门,注意保全胃网膜右动脉血管弓,结扎、切断胃小弯侧血管,淋巴一并清除。全胃游离后,于贲门处断食管,制管状胃备用,继续进行胸腔手术。游离中下段食管,避免损伤右侧胸膜,清扫食管旁、隆突下淋巴结。食管胃吻合位置可在主动脉弓下或弓上,以食管上切端距肿瘤上缘≥5 cm为宜。做弓上吻合时,沿左锁骨下动脉的左缘,切开纵隔胸膜直达胸顶。用手指分离主动脉弓上方的食管(图 15-8),此处有胸导管由侧面向前跨过食管进入颈部,注意避免损伤。从主动脉弓后方钝性分离食管,紧靠食管壁进行,以免损伤深部的胸导管和喉返神经。如果弓上吻合无足够安全切缘,也可行左颈部吻合,胃可从后纵隔食管床经主动脉弓后方上提至颈部,即所谓经左胸食管癌切除-左颈吻合术。食管胃吻合完毕后,留置胃管,使术后胃能充分减压,有利吻合口愈合,防止术后呃逆。可同时置入营养管至十二指肠,便于术后肠内营养。

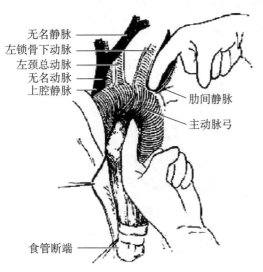

图 15-8 钝性游离主动脉弓后食管

5. 经膈肌裂孔食管切除术(transhiatal esophagectomy,THE) 上腹正中切口进腹,行胃游离,制管状胃,沿膈裂孔切开部分膈肌脚,钝性分离食管下段。向下牵引食管,沿食管继续分离后纵隔,隆突下水平切断迷走神经;同时,颈部由食管后方疏松结缔组织区游离食管至胸廓入口以下,与下方后纵隔游离部位汇合,经后纵隔上提管状胃至颈部,行胃食管吻合口,并重建膈肌食管裂孔(图 15-9)。若行胸骨后途径上提管状胃,则关闭膈肌食管裂孔。该手术主要适用于肿瘤无明显外侵、不行纵隔淋巴结清扫的下段食管癌患者。Orringer 报道该术式疗效与一般经胸食管癌手术相似。

6. 不开胸食管拔脱术 切口与 THE 一致,同样经腹游离胃,但经膈裂孔少许游离食管即可;由颈段食管置入拔脱探条,常以胃管代替,由离断后的食管下段伸出,与食管缝扎固定。向上牵拉探条,使食管由下段内翻进入胸腔,持续、均匀用力牵拉,直至食管由颈部拔

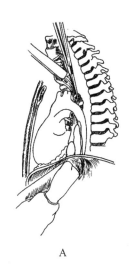 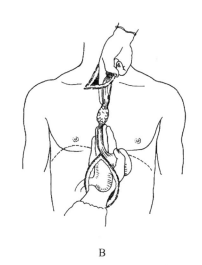 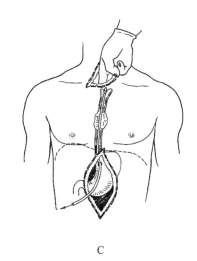

图 15-9 经膈肌裂孔食管切除术

出。下端可连接纱布,随食管拔出后填塞后纵隔以压迫止血,纱布下段连接管状胃,随后上提至颈部行胃食管吻合。该术式适用于心肺功能严重不全、不能耐受开胸手术的老年患者,且这类患者肿瘤较小、无外侵、纵隔淋巴结无明显肿大。

7. 食管癌微创手术　分为内镜下早期食管癌的治疗和腔镜下食管癌切除术。前者另有章节介绍,在此不做赘述。后者包括胸腔镜下食管癌切除、胸腔镜+腹腔镜食管癌切除、胸腔镜辅助食管癌切除、机器人辅助食管癌切除、纵隔镜下食管癌切除等。在经验丰富的医院,已经可以在腔镜下顺利完成管状胃的制作、双侧喉返神经旁淋巴结的清扫及胃食管吻合。多项研究表明,相比于开放手术,腔镜下食管癌根治术并没有降低淋巴结清扫数和术后生存,但在术后疼痛、术后恢复时间、肺部并发症等方面有明显的优势。随着技术的进步、设备的熟练,腔镜手术的逐渐成为食管外科发展的趋势。

(四) 食管的重建

1. 胃代食管　胃与食管毗邻,血供良好,便于游离且长度充分,是食管切除后最常用的替代器官。可选择全胃或管状胃上提与食管吻合。全胃上提后胃扩张占据胸腔,影响心肺功能,且吻合口反酸明显,现逐渐弃用;管状胃指纵行切除胃底及胃小弯侧,保留胃大弯侧2～3 cm宽度,将胃塑形成管状来替代食管。该法可有效减少胃潴留,减轻反酸及心肺压迫症状,且能增加胃长度,减少吻合口张力,得到广泛应用。

2. 结肠代食管　当患者合并胃切除史、肿瘤累及全胃或胃与食管双原发癌时,胃不能作为替代食管的器官,结肠可作为备选器官。术前应行肠镜检查确保结肠无病变,术中常保留结肠中动脉,利用升结肠及部分横结肠,或保留结肠左动脉,利用横结肠及部分降结肠,作顺蠕动结肠移植。由于结肠动脉常存在变异,移植前应仔细观察血管解剖结构及其支配肠段。移植肠段上端与颈段食管吻合,下段与远端胃吻合。移植肠段的血供情况是吻合是否成功的关键,术中注意观察末梢小动脉的搏动及肠段的色泽,如血运不佳且无法改善,应放弃移植。结肠代食道吻合口瘘发生率较高,吻合口瘘后死亡率也较高。

3. 空肠代食管　由于空肠血管弓短,肠段上提高度有限,因此空肠代食管应用较少。常运用于贲门全胃切除后空肠与食管下段的吻合。空肠血运较丰富,黏膜相容性较好,术后吻合口瘘发生率较少,较结肠代食管安全性提高。复旦大学附属肿瘤医院近些年开展了数十例空肠代食管术,应用于残胃癌复发或贲门癌累及胃体的患者,吻合口瘘发生率为8.3%,疗效可靠。也可运用小血管吻合技术,以游离空肠替代食管,但医师需要经过显微外科的特殊训练,技术要求较高。

（五）吻合方法

吻合口瘘是食管癌术后最严重的并发症之一,吻合技术是其关键的影响因素。胃食管吻合方法常分为手工吻合和器械吻合。

1. 手工吻合　常应用于颈部吻合,可分为全层吻合和分层吻合2类。后者指黏膜—黏膜、肌层—浆肌层的分层缝合,缝针间距应适当,过疏易有遗漏,过密可影响血供。复旦大学附属肿瘤医院手工吻合常规采用食管-胃底二层法端侧吻合。视食管直径大小,在胃底侧壁切开浆肌层,将食管后壁肌层、外膜与胃壁浆肌层间断缝合,再切开胃壁黏膜层,将食管后壁黏膜与胃黏膜间断缝合,然后缝合前壁黏膜层,最后缝合前壁浆肌层。国内有医师报道吻合后再运用胃底套叠包埋吻合口以减轻吻合口张力和增加抗反流作用,或吻合口外围覆盖网膜、胸膜,均是减少吻合口瘘发生的方法。我们的体会是,颈部吻合后,应下拉管胃使吻合口回落至胸顶食管床位置,避免吻合口于颈部卡塞,可有效降低吻合口瘘的发生。

2. 器械吻合　手工吻合受外科医师技巧和熟练度的影响较大,器械吻合则操作简单、规范,减少了人为因素的影响,使术后吻合口瘘发生率明显下降,已被广泛应用。临床常用的吻合器为管状或环形吻合器,常用于胸腔内吻合。手术操作时在食管预定吻合部位置荷包缝线,于荷包缝线下方置入吻合器底座,结扎荷包线。将胃上拉至胸腔,将吻合器由胃残端置入,穿刺头与底座弹簧卡槽连接,扭紧器身末端旋钮至标记线,按压手柄,然后松动旋钮,退出吻合器。胃残端切口再以闭合器关闭。吻合完成后,应检查吻合器上食管和胃壁环形切缘是否完整,吻合口有无黏膜外翻、肌层有无撕裂,若无异常,一般可不行吻合口加固。术中应视食管直径选择合适的吻合口器型号;荷包固定底座应牢固、完整,避免松脱;器身与底座靠近吻合时应注意周围组织有无填塞;吻合时应避免胃壁牵拉张力过大。若发现吻合有缺陷,可全层缝合修复或加固。

（六）食管癌手术操作要点

食管癌手术涉及颈、胸、腹3个区域,不仅要行肿瘤切除、系统性淋巴结清扫,还需行消化道重建,操作复杂,术后并发症发生率高。因此,食管癌的外科治疗的每一步应充分准备、细致操作、认真对待。

1. 选择合适的手术方式　食管癌手术入路和方式繁多,应根据患者的一般状况、肿瘤位置、外侵程度、淋巴结状态、综合治疗等个体化因素选择更有利于患者的手术方式,而不是根据外科医师的观念、习惯等因素。我国开展左胸入路食管癌切除已有70余年的历史,但是该入路不能清扫转移率很高的上纵隔区域淋巴结,因此逐渐被右胸-上腹二切口所取代。后者更符合食管癌淋巴结转移的肿瘤学生物行为,从而提高术后生存率。但是左胸入路对于累及膈肌、肿瘤较大的下段食管癌或贲门癌,仍有明显的优势,可获得更好的暴露和操作空间,避免不必要的意外损伤。外科医生还需针对不同的具体情况,选择不同的操作,如对于外侵明显的肿瘤,可先进胸探查,再行腹部操作和颈部吻合,避免姑息手术;对于切除后有肿瘤残留的患者,可选择胸骨后路径胃代食管,减少术后后纵隔放疗对管状胃的损伤;对于心肺功能较差的老年早期食管癌患者可选择不开胸的食管拔脱术。每种方法各有利弊,应综合考量,个体化选择。

2. **术中注意避免重要脏器损伤**　主要指胸主动脉损、气管支气管、胸导管及喉返神经的损伤。上中段食管癌病变严重时常外侵主动脉、气管膜部及左主支气管，术中解剖分离需仔细，难以完整切除肿瘤时，即使肿瘤残留也应保证手术安全，局部可留置钛夹，术后增加局部放疗。主动脉损伤时，立即以手指封堵缺口，快速降压或阻断后，以血管缝线缝合或以补片缝合。气管支气管损伤时，可直接缝合修补，必要时行带蒂肌瓣覆盖，关胸前注意检查有无漏气。胸导管在奇静脉水平从食管后方上行，此处容易损伤，吻合前因仔细检查后纵隔有无清亮样液体渗漏，为预防胸导管损伤所致乳糜瘘，我们常规预防性膈上结扎胸导管。清扫双侧喉返神经旁淋巴结是食管癌根治术的重点和难点，术中尽量显露神经以减少损伤，避免使用能量器械分离，若一侧已不可避免损伤，另一侧淋巴结可仅作简单探查；若双侧神经损伤，应延迟拔管，行预防性气管切开。

3. **减少吻合口瘘的发生**　食管癌术后吻合口瘘与吻合口张力、血供、吻合技术、患者营养状况等多种因素有关，其中术中操作是最重要、也是最易控制的因素。行颈部吻合时，管状胃长度要求较高，必要时可游离幽门、十二指肠球部，以减轻吻合口张力。手工吻合时应保证黏膜层对合严密、针距适当，器械吻合时应仔细检查切缘是否完整、有无黏膜外翻等。吻合口周围引流管放置位置也应适当，避免过紧造成压迫，过远而得不到有效引流。

三、术后治疗

（一）术后常规治疗

1. **术后监护**　常规行心电、血压、氧饱和度和呼吸的监测，并密切观察各术区引流液的量和性状，胸管和纵隔管的引流液观察尤为重要。术后1~2 d短期内主要观察是否有出血，恢复肠内营养后观察有无淋巴或乳糜漏，术后1周左右或进食初期注意观察吻合口附近引流液有无浑浊。对于咳痰无力的患者，注意肺部呼吸音的听诊，有无肺不张、肺炎等表现；对于腹胀、大便不通的患者注意腹部体征的观察，有无压痛、腹胀进行性加重等表现；对于颈部吻合的患者注意颈部伤口的观察，有无红肿、渗出。食管癌患者术后并发症较多，术后应仔细监护，留意每处引流管、每个伤口的情况，注意患者的每一句不适主诉。

2. **抗感染治疗**　食管癌手术为污染性手术，术中一般予安尔碘及生理盐水冲洗术区，术后常规予预防性抗感染治疗。提倡早期、合理使用抗生素，血象恢复正常后即可停用。对于术后伴有发热、感染指标高居不下的患者，应积极寻找病因，早期行病原菌培养，选用敏感类抗生素。食管癌术后感染的诱因多为消化道瘘和肺炎，抗感染治疗不可作为唯一依赖的治疗手段，保证瘘口附近引流通畅、加强患者咳嗽排痰等针对诱因的治疗方法往往更为重要。

3. **有效的引流**　颈部、胸腔、腹腔、纵隔、胃腔内各个引流管是食管癌术后监测的重要手段。注意每日记录各引流量及引流液的性状，胸管、腹腔引流管在引流量<200 ml/d、颜色淡血性澄清或呈浆液性时可拔除，胃管在引流量<300 ml/d、肛门排气后，夹管后无恶心呕吐时可拔除，纵隔、颈部等吻合口附近的引流管一般在患者恢复流质进食3~4 d后无发热、引流浑浊等表现时可拔除。对于吻合口瘘的患者，通畅的引流是关键，必要时可予胸腔冲洗。

4. **禁食和营养支持**　食管癌术后一般需1~2周的完全禁食时间，期间给予静脉或肠内营养支持。营养成分及葡萄糖、脂肪乳、氨基酸为主，必要时给予白蛋白、血浆等支持，保证1 500~2 000 kJ/d的能量摄入，同时注意监测水电解质、出入量的平衡。食管癌术中常规留置空肠造瘘管或鼻饲营养管，术后第1日即可滴注肠内营养液。恢复进食时应以由少及多、由稀至稠的原则，逐步增加进食量及进食次数。国内李印教授团队采用"免管免禁"加速康复技术，主张患者术后第1日即经口进食，目前尚在局部地区开展，或可成为食管癌术后康复的新模式。

5. 应用抑酸剂　食管癌术后应用抑酸剂可有效预防术后胃应激性溃疡所致的消化道出血，也可减少胃酸分泌，减轻胃食管反流症状。对于术后已恢复进食、反酸明显的患者可长期服用抑酸剂。

6. 指导患者咳痰及下床活动　食管癌术后肺部并发症最为常见，指导和鼓励患者积极咳嗽、排痰是预防术后肺炎、肺不张等并发症的最有效措施。早期下床活动是预防深静脉血栓、促进胃肠蠕动的重要方法。此类治疗措施以患者及家属的宣教为主，强调咳痰和活动的重要性，同时给予有效的镇痛和正确的指导，利于患者积极配合。

（二）术后并发症的诊治

1. 吻合口瘘　包括颈部吻合口瘘和胸内吻合口瘘，前者发生率高于后者。按照发生时间可分为术后3d左右的早期瘘和术后1周左右的晚期瘘。颈部吻合口瘘表现为颈部伤口红肿、引流液呈脓性，撑开伤口可见脓液、消化液，伴有臭味。颈部伤口位置表浅，易于观察，处理也较为简单，保证引流通畅、禁食、营养支持，瘘口可逐渐愈合。一部分颈部吻合由于吻合口回落至胸腔，也可表现为胸内吻合口瘘。胸内吻合口瘘主要表现为发热、胸闷等感染性症状，食管造影或口服亚甲蓝能观察到阳性表现，对于临床高度怀疑而常规检查未见吻合口瘘证据的患者，可行胃镜检查进一步明确。国内胸内吻合口瘘的治疗以保守治疗为主，包括抗感染、胸腔冲洗引流、禁食、胃肠减压、营养支持等，其中有效的胸腔引流是关键。我们的经验是，术中常规留置后纵隔引流管于吻合口附近，正常情况下于患者进食数日后拔除，若出现引流浑浊，则表明吻合口瘘可能，予禁食、延迟拔管、抗感染治疗，必要时予纵隔冲洗。纵隔或胸腔引流管位置不佳，难以有效引流时，可内镜下经鼻置入内引流管，每日冲洗，待瘘口变浅，逐步退出。也可在内镜下置入带膜食管支架以封堵瘘口。手术治疗胸内吻合口瘘主要用于以下情况：①早期吻合口瘘，患者感染症状轻、一般情况良好，可积极行瘘口修补；②胃壁坏死，瘘口巨大难以愈合，可切除坏死物，行食管旷置，待二期行结肠代食管术；③原有引流管引流不畅，出现胸腔内感染性包裹性积液，可剖胸清创，重新置管。既往胸内吻合口瘘视为食管癌术后最严重的并发症之一，死亡率可达50%以上，但随着围手术期治疗技术的进步，胸内吻合口瘘的死亡率已大大下降，我们曾总结2008～2012年246例吻合口瘘的患者，死亡率仅为5.7%。

2. 肺部并发症　为食管癌术后最常见的并发症，主要包括肺炎、肺不张、肺功能不全、肺栓塞等。对于合并有慢性肺部疾病、长期吸烟的患者，肺部并发症的发生风险显著提高。术后支气管分泌物潴留和排痰障碍是肺炎、肺不张发生的重要原因。患者可表现为胸闷、呼吸困难，多有咳痰乏力，可伴有发热、心率加快，患侧闻及湿啰音，胸片可见肺炎渗出影或透亮度降低。减少肺炎发生的关键在于预防，术前戒烟，做好呼吸道准备，术中麻醉医生及时清理呼吸道、行有效的肺复张，术后积极咳嗽排痰，常规于抗感染、雾化、化痰治疗，必要时可行气管镜吸痰。确诊肺炎后，应根据痰培养结果选择有效的抗生素，若病情进一步加重，出现呼吸衰竭，需行气管插管、呼吸机辅助通气。肺栓塞在国内较为少见，但发病凶险、死亡率高。患者可表现为突发呼吸困难、胸痛和咯血，或无症状，胸片可见肺梗死的楔形影，D-二聚体>500μg/L，增强CT检查见肺血管内栓子，临床上明确时患者多已表现为进行性低氧血症和呼吸衰竭。治疗首先应对症处理,纠正休克,维持血流动力学稳定,再行抗凝、溶栓治疗。对于高龄、肥胖、下床活动少和具有心脑血管疾病史的患者,我们常规预防性使用低分子肝素。

3. 乳糜胸　由于术中损伤胸导管所致。对于肿瘤明显外侵、胸导管有变异的患者,乳糜胸发生率明显增高。术后表现为患者恢复肠内营养后,胸腔引流出大量乳白色液体,量多者可达每达 2 000 ml/d。若积液未能有效引流,患者可表现为胸闷气喘、心率加快、患侧呼吸音下降等症状,长期乳糜瘘,患者可表现为消瘦、淡漠和电解质失衡。一旦发现乳糜胸,应首先禁肠内营养,以静脉高营养代替,约一半以上的患者可自行愈合,部分患者可予胸腔内注射促粘连剂以促进淋巴管闭合,另有一部分患者保守治疗不能改善,胸腔引流量仍在 800~1 000 ml/d 以上者,则需行胸导管结扎术。可在二次手术术前数小时嘱患者口服牛奶或橄榄油,术后循胸导管位置寻找淋巴渗漏点,于瘘口上下方游离结扎胸导管;若难以发现渗漏点,应于膈上低位多重结扎。另有一部分患者淋巴渗出较多而不表现为乳糜样引流液,多采用保守治疗方法,常规禁肠内营养,必要时胸腔内注射高糖、凝血酶或红霉素等促粘连剂。

4. 心律失常和心功能不全　心律失常较常见,手术应激、疼痛、低氧、电解质异常均可诱发,患者多可自行纠正,一般不需特殊处理。顽固的心律失常可引起血流动力学的异常,应及时治疗。首先要积极处理诱发因素,改善缺氧、发热、电解质紊乱、出入量等,对于窦速的患者,可使用β受体阻滞剂;合并有心衰的患者,可使用毛花苷丙等强心剂;阵发性室上速、房颤的患者,可使用胺碘酮。患者出现心功能不全时可表现为气急、端坐呼吸、粉红色泡沫痰等肺水肿症状,或下肢水肿、胸腹腔积液等体循环淤血的表现。可应用强心、利尿、扩血管药物来缓解症状,然后针对诱因积极治疗。

5. 胃动力障碍　食管手术中切断胃双侧迷走神经、胃解剖结构的改变可导致术后胃排空障碍。患者表现为胸闷、嗝逆、呕吐,X 线平片可见胸胃扩张,钡剂排空延迟或潴留。治疗以持续胃肠减压为主,可应用红霉素、促胃肠动力药物、高渗盐水来促进胃蠕动,一般均能逐渐恢复。我们的经验是,术中管状胃不宜过宽,以直径 2~3 cm 为宜,较细的管状胃可有效减少胃瘫的发生。

第八节　食管癌的综合治疗

食管癌的手术治疗可以完成肿瘤及周围组织、区域淋巴结的切除,是局部治疗的方法,对于早期肿瘤,手术优于其他手段,具备无可争议的地位。但是对于中晚期食管癌,已有淋巴结或血行转移,手术疗效有限,需要放射治疗和药物治疗来协助,以减少复发、提高生存。同其他恶性肿瘤一样,食管癌的治疗模式已从单一的手术或放疗发展成为多学科协作的综合治疗模式,常见的为:手术＋辅助放疗/化疗,新辅助放疗/化疗＋手术,新辅助治疗＋手术＋辅助治疗。随着治疗理念和技术的不断进步,食管癌的综合治疗模式也在不断更新。

一、术前新辅助治疗

术前放疗/化疗可缩小食管肿瘤及转移淋巴结,提高根治性切除率,从而提高疗效。MAGIC、FMCLCC/FFCD 及 JCOG9907 研究证实了术前化疗＋手术可为食管癌患者带来生存获益,并成为部分国家 Ⅱ\Ⅲ 期食管癌患者的标准治疗方案。CROSS 研究则证实了食管癌术前放化疗＋手术模式可提高患者的中位生存。并且，越来越多的荟萃分析也表明，术前新辅助治疗（化疗或同步放化疗）均可提高患者的术后生存，且不增加围手术期死亡率。目前，在国际上，新辅助＋手术已成为可手术切除的食管癌公认的标准治疗方案，但是在国内，新辅助治疗的应用才刚刚开展，外科医师更多地担心术前治疗带来手术难度和风险的增加，相信随着这类患者手术经验的积累及治疗观念的更新，国内现状将逐渐改善。笔者所在医院，2009～2013年食管癌患者接受新辅助治疗的比例不到5%，但是近年来，术前接受放化疗的患者日益增多，在有些治疗组新辅助治疗患者比例已超过1/3，我们的经验也表明，相比于单纯手术的患者，术前治疗并未显著增加术后并发症。

二、术后辅助治疗

术后辅助化疗主要用于杀灭体内残存的肿瘤细胞、消灭微转移灶，减少远处转移；辅助放疗用于杀灭外侵残留的肿瘤组织或切缘残留的肿瘤细胞，减少局部复发。术后辅助化疗一直未取得如术前治疗般明确的疗效，多项研究表明，术后辅助化疗可提高DFS，而不显著提高OS，对于淋巴结阳性及Ⅲ～Ⅳ期的患者，可提高总体生存。我们曾针对食管癌的术后化疗研究行荟萃分析，结果显示术后辅助化疗并未显著延长总体生存，但对于淋巴结阳性的患者有生存获益的趋势。而对于术后辅助放疗，Schreiber等人的研究表明，对于T3～4 N0M0和T1～4 N1M0的患者，术后增加放疗可提高中位生存时间及疾病特异生存率。食管癌术后尚无标准的治疗模式，我们的经验是，对于淋巴结阳性的患者，术后予辅助化疗，对于T3～4患者，术后予辅助放疗。

三、非手术患者治疗

对于不可手术切除的晚期食管癌患者、术后复发的患者及难以耐受手术的患者，病灶局部放疗和全身化疗成为首选治疗方案。RTOG8501研究比较了放化疗和单纯放疗对于食管癌的疗效，结果显示，前者显著延长中位生存时间，提高了5年生存率。因此，在患者可耐受的基础上，应尽量选择疗效更可靠的同步放化疗。靶向治疗的研究主要集中在胃食管交界处腺癌的患者中，尚无Ⅲ期临床试验来证实疗效。晚期食管癌的治疗以提高生活质量、延长生存为主要目的。恢复营养支持成为姑息治疗的主要手段，常采用食管支架置入或胃肠造瘘营养管置入。食管支架增加了局部穿孔和出血的风险，尤其是对于接受放疗的患者，不建议采用。Sgourakis、Ferro等人的研究表明，食管支架治疗并不能提高晚期患者生存，反而增加了放化疗的风险。运用空肠造瘘术或胃造瘘术（PEG）可长期改善癌症晚期患者的营养状况，对其他治疗影响小，为最优选择。其他针对食管肿瘤局部的治疗包括激光治疗、光动力治疗、内镜下化学烧灼等，应用局限，未能有效推广。

随着综合治疗模式的发展，特别是术前新辅助治疗的兴起，可手术切除的食管癌患者术后5年生存已可达到40%～60%，较既往已获得了显著的进步。外科治疗、放射治疗和药物治疗是食管癌治疗的3种手段，这3种方法各有优劣、互为补充，如何有效地运用各种治疗方法是食管癌综合治疗的关键。目前，食管癌综合治疗的模式仍在不断摸索，食管癌的治疗还需进一步的成熟和发展。

（相加庆　邵龙龙）

主要参考文献

[1] 吴孟超,吴再德. 黄家驷外科学. 第7版. 北京:人民卫生出版社,2008.

[2] 陈孝平. 外科学. 第2版. 北京:人民卫生出版社,2010.

[3] 中国抗癌协会食管癌专业委员会. 食管癌规范化诊治指南. 北京:中国协和医科大学出版社,2011.

[4] 赫捷. 胸部肿瘤学. 第1版. 北京:人民卫生出版社,2013.

[5] 汤钊猷. 现代肿瘤学. 第3版. 上海:复旦大学出版社,2011.

[6] Chen W, Zheng R, Baade PD, et al. Cancer statistics in China, 2015. CA Cancer J Clin, 2016,66(2):115-132.

[7] Japan Esophageal Society. Japanese Classification of Esophageal Cancer, 11th Edition: part I. Esophagus, 2017,14(1):1-36.

[8] Japan Esophageal Society. Japanese Classification of Esophageal Cancer, 11th Edition: part II and III. Esophagus, 2017,14(1):37-65.

[9] Sobin LH Gospodarowic MK, Wittekind C. International Union Against Cancer TNM Classification of Malignant Tumors. 7th ed. New York:Wiley-Blackwell, 2009.

[10] Rice TW, Blackstone EH. Esophageal cancer staging: Past, present, and future. Thorac Surg Clin 2013,23(4):461-469.

[11] Rice TW, Ishwaran H, Ferguson MK, et al. Cancer of the Esophagus and Esophagogastric Junction: An Eighth Edition Staging Primer. J Thorac Oncol, 2017,12(1):36-42.

[12] Li B, Chen H, Xiang J, et al. Pattern of lymphatic spread in thoracic esophageal squamous cell carcinoma: A single-institution experience. J Thorac Cardiovasc Surg, 2012, 144(4):778-785, discussion 785-786.

[13] Li B, Chen H, Xiang J, et al. Prevalence of lymph node metastases in superficial esophageal squamous cell carcinoma. J Thorac Cardiovasc Surg, 2013,146(5):1198-1203.

[14] 中华医学会检验分会,卫生部临床检验中心,中华检验医学杂志编辑委员会,等. 肿瘤标志物的临床应用建议. 中华检验医学杂志,2012,35(2):103-116.

[15] Li B, Xiang J, Zhang Y, et al. Comparison of Ivor-Lewis vs Sweet esophagectomy for esophageal squamous cell carcinoma: a randomized clinical trial. JAMA Surg, 2015,150(4):292-298.

[16] Li B, Xiang J, Zhang Y, et al. Factors Affecting Hospital Mortality in Patients with Esophagogastric Anastomotic Leak: A Retrospective Study. World J Surg, 2016,40(5):1152-1157.

[17] Allum WH, Stenning SP, Bancewicz J, et al. Long-term results of a randomized trial of surgery with or without preoperative chemotherapy in esophageal cancer. J Clin Oncol, 2009,27(30):5062-5067.

[18] Ando N, Kato H, Igaki H, et al. A randomized trial comparing postoperative adjuvant chemotherapy with cisplatin and 5-fluorouracil versus preoperative chemotherapy for localized advanced squamous cell carcinoma of the thoracic esophagus (JCOG9907). Ann Surg Oncol, 2012,19(1):68-74.

[19] van Hagen P, Hulshof MC, van Lanschot JJ, et al. Preoperative chemoradiotherapy for esophageal or junctional cancer. N Engl J Med, 2012,366(22):2074-2084.

[20] Sjoquist KM, Burmeister BH, Smithers BM, et al. Survival after neoadjuvant chemotherapy or chemoradiotherapy for resectable oesophageal carcinoma: an updated meta-analysis. Lancet Oncol, 2011,12(7):681-692.

[21] Lin Dl, Ma Ll, Ye T, et al. Results of neoadjuvant therapy followed by esophagectomy for patients with locally advanced thoracic esophageal squamous cell carcinoma. J Thorac Dis, 2017, 9(2):318-326.

[22] Zhang SS, Yang H, Xie X, et al. Adjuvant chemotherapy versus surgery alone for esophageal squamous cell carcinoma: a meta-analysis of randomized controlled trials and nonrandomized studies. Dis Esophagus, 2014,27(6):574-584.

[23] Zhang J, Chen HQ, Zhang YW, et al. Adjuvant chemotherapy in oesophageal cancer: a meta-analysis and experience from the Shanghai Cancer Hospital. J Int Med Res, 2008,36(5):875-882.

[24] Schreiber D, Rineer J, Vongtama D, et al. Impact of postoperative radiation after esophagectomy for esophageal cancer. J Thorac Oncol, 2010,5(2):244-250.

[25] Han J, Zhu W, Yu C, et al. Clinical study of concurrent chemoradiotherapy or radiotherapy alone for esophageal cancer patients with positive lymph node metastasis. Tumori, 2012,98(1):60-65.

[26] Mão-de-Ferro S, Serrano M, Ferreira S, et al. Stents in patients with esophageal cancer before chemoradiotherapy: high risk of complications and no impact on the nutritional status. Eur J Clin Nutr, 2016,70(3):409-410.

[27] Sgourakis G, Gockel I, Karaliotas C, et al. Survival after chemotherapy and/or radiotherapy versus self-expanding metal stent insertion in the setting of inoperable esophageal cancer: a case-control study. BMC Cancer, 2012,12:70.

[28] Li B, Hu H, Zhang Y, at al. Extended Right Thoracic Approach Compared With Limited Left Thoracic Approach for Patients with Middle and Lower Esophageal Squamous Cell Carcinoma: Three-year Survival of a Prospective, Randomized, Open-label Trial. Ann Surg, 2017,Epub ahead of print.

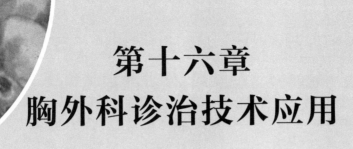

第十六章
胸外科诊治技术应用

第一节 食管镜下诊治现状与进展

随着内镜技术的发展与完善,及其在胸外科领域应用的不断普及,食管镜在胸部肿瘤诊治中的重要性日益突出。内镜检查技术的应用极大地促进了食管肿瘤诊断的敏感性和准确性,更利于早发现和早诊断的实现。内镜治疗技术使得食管肿瘤的治疗变得更为个体化、多元化,同时又具有创伤小、操作简便、风险低的特点,因此越来越受到医生与患者的欢迎。另外,在胸部肿瘤手术中的辅助、术后并发症处理等方面,内镜也显示出了独到的优势。内镜技术在胸外科领域的应用特点在于,外科医生具备传统外科手术治疗能力,能够更好地选择或利用内镜技术治疗或者辅助治疗食管肿瘤,以及为手术并发症提供更合理微创的处理方式。本文就食管镜在胸部肿瘤诊治中的应用分以下几方面进行介绍。

一、内镜诊断技术

浸润深度局限于黏膜层以及黏膜下层的食管癌称为早期食管癌,可分原位癌、黏膜内癌及黏膜下浸润癌。其在内镜下的主要改变表现为:黏膜色泽呈现出红色区域或白色区域两种典型改变,病变区域较正常黏膜增厚且透明度降低,以及出现糜烂、斑块、结节等异常形态改变。一般根据形态特征将早期食管癌分为 5 种类型:①糜烂型:病灶呈糜烂样改变,边界不清,常覆有白苔;②充血型:病变区域呈充血性斑片,与周围分界不清;③斑块型:病灶多有轻度隆起状,表面凹凸不平;④乳头型:肿块呈宽基底息肉样,隆起于黏膜表面;⑤混合型。日本学者最早提出"表浅型食管癌"的概念,将其定义为局限于黏膜和黏膜下层的,伴或不伴淋巴结转移的食管癌;并通过内镜所见将其分为 6 种亚型(图 16-1)。基于这些理论,结合不断发展的内镜诊断技术,食管癌早期诊断的准确性及敏感性大幅提高。

目前较为常用的诊断技术包括:放大内镜(magnifying endoscope)、窄带成像技术(NBI)、超声内镜(EUS)、色素内镜,以及光学相干层析技术(OCT)、共聚焦内镜(CLE)等新技术。

(一) 放大内镜及窄带成像技术

放大内镜可通过手动调节焦距,将局部区域放大到 35~170 倍,以便于观察到病变区域黏膜、血管形态的细微改变,便于操作者发现和辨别出病变部位。传统放大内镜常和窄带成像技术或碘染色剂相结合,并可根据观察到的食管黏膜乳头内毛细血管袢(IPCL)改变将病

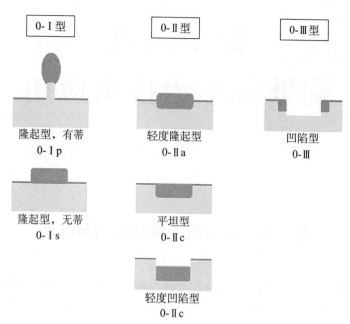

图 16-1　浅表食管癌内镜下分型模式

灶分为不同类型,以助于确定病变性质和浸润深度。

NBI 则是把宽带光过滤成绿光和蓝光的窄带光谱,通过光谱的组合使得清晰度和对比度大幅提高,从而将食管黏膜表面的微血管等普通内镜下难以观察到的结构呈现出来。另外,由于采取了光染色的方法,又可以避免了使用色素染色剂所造成的不良反应。

目前,放大内镜结合窄带成像技术已较为广泛地应用于临床诊疗中。在镜下,通过 NBI 观察时正常黏膜组织呈浅青色,放大观察后血管显示为茶色;而早期食管癌病灶在 NBI 观察下呈现出褐色的变化,从而能够清晰地显示出与正常黏膜之间的界限。而结合放大内镜后,能够更清晰地显示出病变区域浅表毛细血管的细微结构改变,更易于病灶的发现。两种技术联合的优势在于,能够精确地显示消化道黏膜上皮及血管网的形态改变,虽然还不足以达到病理检查的精确度,但是能在很大程度上帮助医生对早期食管癌的病灶深度和范围做出判断,从而利于临床上决定下一步治疗方案。一项多中心的前瞻性临床研究,比较了 NBI 和普通白光内镜对食管鳞癌的诊断,结果显示 NBI 结合放大内镜对于早期食管癌有更高的敏感性和特异性,有效地提高了病变的检出率,同时该技术操作简便易于掌握,因此该研究认为 NBI 可以作为早期浅表性食管癌的标准诊断方式。

（二）超声内镜

由于只能观察到黏膜表面的改变,因此普通内镜对食管深层次的改变及周围淋巴结情况难以做出评估。EUS 通过内镜与超声的相结合,能够直观地显示出肿瘤的大小、所在的位置、侵犯的层次和深度及与周围组织结构的关系,并且能够反映出淋巴结转移的情况,在临床上广泛用于肿瘤的分期评估。

（三）共聚焦内镜

CLE 将激光共聚焦显微镜与传统内窥镜相整合,提供 1 000 倍放大效果的黏膜图像,使得操作者可以直接观察到 500 μm 深度以内的细胞和亚细胞结构,从而能够在镜下即可对病变做出近似病理学的诊断,达到光学活检的目的。CLE 最早应用在 Barrett 食管的诊断中,以帮助寻找杯状细胞的特殊肠化生柱状上皮。由于杯状细胞在 CLE 下有突出的形态特征,文献报道该方法对 Barrett 食管的诊断有较高价值。采用此方法可以避免传统的四象限取材法,不仅省时省力,同时降低了活检的风险。另外,根据文献报道,在鳞癌的诊断中,CLE 可以清楚地观察到鳞状上皮的形体结构和排列特征,此外还能清晰地反映出上皮乳头内毛细血管袢的分布和特征,从而对浅表鳞癌的诊断也有很大的帮助作用。

二、内镜下治疗

(一) 食管肿瘤内镜治疗方案的选择

浅表性食管癌的浸润深度局限在黏膜及黏膜下层,巴黎分型根据浸润深度将其划分为 M1～M3 及 SM1～SM3 等 6 种亚型(图 16-2,见插页)。肿瘤浸润的深度越表浅,使用内镜下切除术(ER)进行治疗的指征就越强。目前成熟的 ER 技术主要包括内镜下黏膜切除术(EMR)和内镜黏膜下剥离术(ESD)。ER 的推荐适应证为:分化程度较好的和(或)分化程度一般的、浸润程度为 M1 或 M2 的、并且没有淋巴结转移证据的食管鳞癌。但是,对于切除的最大面积目前还没有统一的意见,一般来说,为了避免造成术后狭窄的风险,临床上尽量避免对病变范围占食管整圈的病灶进行 ER 切除。浸润深度达到 SM2 和 SM3 的食管癌,由于有很高的淋巴结转移风险,比较适合采用食管癌根治术治疗。而对于 M3 至 SM1 的患者,由于淋巴结转移率很低,如果拒绝或者不适合行食管癌根治术,也可以作为 ER 手术的相对适应证。

(二) 内镜下切除

1. 内镜下切除技术　EMR 是较早用于临床的内镜下治疗技术,能够对病变区域黏膜进行分块的切除。较为传统的 EMR 技术是黏膜注射法,需要先行向黏膜下注射肾上腺素溶液,使之隆起并与黏膜下层充分分离,再采用圈套器进行圈套后加以切除。另外,还有透明帽辅助法、套扎辅助法等不同的操作方式,但大致工作原理均相似。

随着技术的不断发展,多环套扎黏膜切除(MBM)逐渐在临床普及。该方法先通过内镜吸引黏膜,再运用多环套扎黏膜切除系统释放的结扎环造成"人工息肉",最后利用连接高频电刀的圈套器切除。相对于传统的 EMR 技术,MBM 不必进行黏膜下注射,且可以连续切取多块病损黏膜而无须每次更换圈套器和透明帽,同时可大幅降低损伤食管深层组织的风险,具有操作简单、成本低、治疗时间短的优点。复旦大学附属肿瘤医院胸外科团队在国内较早开展了 MBM 术的尝试,对有详细随访信息的 32 例患者进行统计分析。与食管癌根治术相比,运用该技术治疗食管高级别上皮内瘤变在手术用时、出血量、住院时间和并发症方面均体现出显著优势。但是需要注意的是,每次圈套的黏膜部位应当有所"重叠",以保证病变黏膜切除的完整性,避免有所残留。

ESD 的操作大致可分为 5 步。手术开始后,首先通过内镜检查确定病变部位、范围,NBI 观察浸润深度,然后在病灶周围进行电凝多点标记,之后在病损边缘多点行黏膜下注射使之抬起与肌层分离,最后沿标记的边界切开黏膜全层,逐步剥离病灶并进行创面处理。常见的手术并发症为出血和穿孔。针对出血,可采用去甲肾上腺素溶液冲洗或者 APC 等方式进行电凝;穿孔则可用金属夹进行夹闭。

近年来兴起的隧道技术改变了传统 ESD 的手术方式。操作初始时标记切除范围,进行黏膜下注射使黏膜抬举,之后在上下缘各打开一条深达黏膜下层的切口,随后在两切口之间打通一条隧道,最后沿着隧道向两侧剥离黏膜。与标准技术相比,两者均能够达到相同的R0切除效果,且在术后并发症方面并无明显差异,而ESD隧道技术手术用时更短,在手术过程中能够明显减少对肌层的损伤,因此这项技术被认为是能够应对病损范围较大及长环周黏膜病变的一种高效、安全的内镜治疗方式。

总体而言,相比ESD而言,EMR的手术时间较短,手术操作较为简捷,术后并发症相对较少。

2. 内镜术后标本处理　内镜切除标本应由专门的病理学家分析判断。一些中心建议将ER标本固定在软木等牢固的表面上,以避免标本边缘卷曲,从而获得更好的切片。黏膜下面要求与标本板贴合,但样本也不应过度拉伸,否则它可能会导致组织变形与断裂。标本固定后,每隔2 mm对标本进行连续切片。若条件允许,应当在标本周围做额外的切片,以便于进一步对标本切缘状态的评估。若标本太小难以拉伸,则会给样本重建工作带来很大的困难,因此一般要求取标本面积大于1 cm×1 cm。在标本取材不理想,影响后续处理和诊断时,及时和手术操作者沟通也是十分必要的。当然,不同中心对标本的处理方式不尽相同,结合自身特点,我院制订有《肿瘤医院ER标本处理标准》,并照此进行临床实践(图16-3,见插页)。

(三) 内镜下黏膜消融技术

黏膜消融技术是利用热量、冷冻或光学损伤,达到诱导表面黏膜组织坏死效果的一项技术。包括冷冻消融术(cryoablation)、氩离子血浆凝固术(APC)、射频消融术(RFA)及光动力治疗(PDT)等。

冷冻消融术的原理是先给予组织急剧的降温冰冻,随之缓慢地溶解,使得组织产生损伤,随后诱发的炎症以及凋亡过程最终导致了细胞的死亡。常用的冷冻剂为二氧化碳,一氧化二氮及液氮。这项技术的优势在于价格低廉、操作简单、安全性高、并发症少。因此,冷冻治疗常用于晚期食管癌的挽救疗法。复旦大学附属肿瘤医院胸外科联合扩张和冷冻技术(针对复发肿瘤或肉芽组织),治疗食管狭窄进食梗阻的患者,取得较好的疗效。

RFA是最常用的消融技术之一,通过双极电极产生高频波能对黏膜产生烧灼和损伤效果。该技术具有较高的有效性和安全性,因此在食管黏膜早期病变,尤其是扁平状病变的治疗中得到较为广泛的使用。该术后最常见的并发症为食管狭窄,有研究报道5%的患者在术后出现不同程度的狭窄症状。复旦大学附属肿瘤医院胸外科在国内较早开展应用此项技术,在临床上取得较为满意的效果(图16-4,见插页)。

APC以氩气为介质传递高频电流到靶位点,利用此过程中的热效应凝固干燥病变组织而至其损伤,并且在此过程中很少发生碳化而产生的烟雾,利于内镜下操作。同时,由于凝固部位的组织导电能力下降,氩粒子流会自动转向周围未凝固部位。因此,该方法造成的损伤较为均匀、表浅,降低了操作导致穿孔和出血的风险,适合早期食管癌的治疗。由于单独应用APC治疗早期食管癌的复发率较高,现在临床上多采用ER与APC联合治疗的方式。对于ER切除大部分病变组织后出血量较大的患者,可利用APC处理残余组织并同时辅助止血;内镜下证实仍有少量残留的癌组织,也可用APC进行凝固处理;另外,ER术后复发也是APC处理的适应证,但治疗效果不肯定。

PDT是利用光敏剂特异性高浓度地分布在肿瘤组织内,经过特定的光激发后产生的氧化自由基杀伤肿瘤细胞。因此,这是一种侵袭性较低的、非产热的、具有选择性的微创治疗的特点。患者通过口服、静脉或局部等这种方式给药,通过光纤引导光至病变区域进行照射治疗。此方法安全性较高,并发症较少,常见的并发症主要是皮肤光敏反应和局部照射反应。新一代的光敏剂大大增高了特异性,在缩短体内清除时间的同时,又有效降低了副作用。另外,一般认为 PDT 很少受到病灶面积的限制,因此在患者不耐受根治术,并且由于病变面积或环食管范围过大导致 ER 手术不宜采取时,该手术方式可以作为备选的治疗手段。

(四)食管狭窄扩张及支架置入术

食管癌晚期或无法手术的进展期食管癌患者往往都会出现食管梗阻、进食困难的症状,严重影响生活质量。食管扩张作为姑息治疗手段之一,能够较好地重建管腔通路,维持患者正常的经口进食,预防因梗阻导致的食物反流,进而避免误吸造成的吸入性肺炎和窒息。目前扩张的方式主要有探条扩张术和球囊扩张术。探条扩张的操作主要包括导丝置入和食管扩张两个步骤。在食管扩张过程中,应当从直径较细的探条开始,逐次提升探条的直径。探条要求事先涂好液状石蜡,操作者根据扩张器上的刻度判断推进的深度,当到达狭窄部位后,继续缓慢推进 5~10 cm,并保持片刻后退出,不宜一味地深入探条。球囊扩张则是在内镜的监视下将导丝通过狭窄部位并沿导丝将球囊推送至狭窄部位,然后注水扩张球囊,根据球囊压力和内镜直视情况调节扩张程度。两种方式均能取得较为满意的效果。扩张通常对术后吻合口良性狭窄和食管癌放疗后退缩形成的瘢痕狭窄效果较为明显,但是如由于肿瘤不断进展引起的狭窄,扩张的效果不能长时间维持。我院胸外科团队采用扩张联合冷冻治疗的方式,在常规扩张结束后,对狭窄部位的增生组织加以冷冻治疗,利用冷冻对肿瘤或增生组织的抑制、杀伤及"延迟"效果,延长食管扩张的有效时限,临床上取得了一定的效果。

食管支架置入也是解决食管狭窄问题的一个有效手段。该方法需要先置入导丝,于内镜直视下置入支架,一般控制支架两端各超过狭窄部位 2 cm,打开支架后再以内镜确定情况,术后可用胸部平片再次判断和评价。目前,除了传统的金属支架外,还有防止食管新生物长入的覆膜支架,以及携带药物可进行局部放化疗的新型支架。医生可以根据患者个体及病情的特征,选择合适的支架类型。

(五)经皮内镜胃造瘘术(PEG)

PEG 现在已经作为胃造瘘的标准术式在临床上普及,与传统开腹胃造瘘手术相比,该方法具有操作简单快捷、经济性高的特点。现有的造瘘技术包括 Pull 法、Push 法和 Introducer 法等 3 种。采用 Push 法时,先在内镜的监视下,由腹壁向胃内插入导丝并从口中引出,然后操作者沿着导丝逐渐插入导管,最后将导管前端提出体表,而垫片部分留在胃内,并在内镜下确认导管留置情况。而 Introducer 法更为简便,通过直接插入的套管针将导管置入胃内,然后注射水使导管末端球囊扩张完成对导管的胃内固定。

三、内镜治疗与食管切除术的优化应用

外科手术是食管病变的传统治疗方式。而近些年来,在关注治疗效果的同时,更加关注患者生存质量的新理念受到了极大的宣扬。各类微创和无创治疗受到外科医生普遍的青睐。对于早期食管癌,内镜治疗有着创伤小、恢复快、住院时间短、费用低、生存质量好的特点,因此越来越广泛地应用在胸外科领域中。而相对于内镜医生,胸外科医生的优势在于既能够开展内镜下治疗,也能够进行食管切除手术。但同时,如何正确合理地选择或整合内镜

治疗和手术切除这两种治疗模式,避免偏倚,将患者利益最大化成为不可忽视的问题。复旦大学附属肿瘤医院胸外科回顾了2011~2014年期间术前检查提示为早期食管癌并接受ER手术的88位患者,其中有22人于ER术后接受了根治手术。文章就哪些患者需要在ER术后接受根治术的问题提出了一些建议:根据ER术后病理,T0~T1a且切缘阴性的患者,多可避免根治术;而大于T1a分期,尤其是ESD黏膜下注射后抬举不满意或EMR圈套不满意的患者,建议行根治术治疗;早期贲门癌则应当慎重选用ER手术。

四、内镜与胸腔镜双镜联合

双镜联合手术多用于食管良性肿瘤的治疗中。术中,内镜由口进入,探查食管全程,了解病变的大小、范围、性质等,当确定病变部位后,将食管镜前端的光源固定于此;另一方面,腔镜器械由操作孔进入胸腔,寻找光亮处从而确定病变位置,于食管外对病灶进行切除,在此过程中,食管镜于食管管腔内进行全程监视,以保证黏膜的完整性。病灶切除后,可通过内镜下打气的方式(leak 实验)判断和检查食管是否穿孔或出血。复旦大学附属肿瘤医院胸外科团队经过多年的实践,体会到该术式的优势在于:能够通过食管镜准确的定位病变位置,尤其是对于直径较小、胸腔镜难以定位的病灶,避免了盲目地游离、探查食管而造成的损伤;其次,可以更敏感、准确地判断出血、穿孔等术中食管损伤情况(图16-5,见插页)。

五、食管根治术后并发症的内镜下处理

(一)吻合口瘘内镜下治疗

随着内镜技术的发展和成熟,多种技术被用于吻合口瘘的治疗中。内镜下置入临时带膜支架,可以通过对瘘口的覆盖,避免食物、分泌物流入胸腔产生污染,减少了纵隔感染的风险,同时能够促进瘘口的愈合。但是该方法的缺陷是存在着支架移位、出血的风险,同时部分患者会有胸痛、吞咽困难的不适体验。El Hajj 的回顾性研究指出,支架治疗食管癌瘘的疗效与瘘口的大小、瘘诊断至支架置入时间间隔相关。对于不适于使用支架的患者,临床上可采用内镜下夹闭技术。操作时,一般采用透明帽吸引病灶及其周围组织,然后释放内镜夹闭合瘘口。瘘口周围组织足够健康,以确保夹子能够夹住,这是内镜下夹闭实现的基础。内镜下瘘口封堵技术也是处理吻合口瘘的一种方式。但应用黏合剂时最好在内镜通道中插入双腔导管,避免黏合剂释放后瞬间发生黏合反应,对内镜造成损伤。但单独应用该方式对较大的瘘口的处理难以达到满意的效果,因此通常和内镜夹以及食管支架联合应用。另外,经内镜向瘘口处置纵隔引流管,后续加以冲洗引流治疗也能达到较好的疗效。操作中应该将引流管置入最佳的引流位置,保证术后能够顺利引流,后续每日使用生理盐水或抗生素通过导管对纵隔脓腔进行冲洗和抽吸,直至引流颜色澄清,同时配合CT检查,了解引流管、瘘口、脓腔之间的关系。此技术目前在复旦大学附属肿瘤医院胸外科有广泛的应用,避免了吻合口瘘后的开胸手术,取得较好的效果。

(二)吻合口瘘营养支持技术

对于吻合口瘘,术后暂时无法进食的患者来说,术后营养支持显得十分重要。通过内镜辅助的鼻肠管置入术(ENET)能够在早期建立肠道通路,并在早期进行消化道营养。ENET有多种操作方式。通常可以按鼻胃管插入的方法,将鼻空肠管由一侧鼻腔插入咽喉部或进入消化道后,于内镜直视下以活检钳夹持鼻饲管远端并同步向前推送,直至到达预定位置,

然后将内镜退出而完成置管过程,最后将鼻空肠管外固定。为了夹持方便,可于术前在鼻饲管远端系线备用。另外,退镜时应当特别注意,不要将营养管一同带出。

(三)吻合口狭窄扩张

食管癌根治术后吻合口良性狭窄是常见的并发症之一。患者多表现为吞咽困难,甚至引发恶心呕吐等现象,对患者术后生存质量造成一定的影响。对于这部分患者,临床上现常采用扩张的方法进行对症治疗。其基本操作技术与之前述及的恶性狭窄扩张类似。日本消化内镜协会制定的《消化内镜指南》中推荐:门诊每间隔 2 周扩张一次,反复持续扩张 3~6 个月。良性狭窄一般情况下不能留置永久的食管支架,有团队将可降解支架应用到食管癌术后良性狭窄的治疗中,并取得了较为理想的效果。

对于存在吻合口瘘,但同时伴有狭窄的患者,如不处理狭窄,胃液会一直通过吻合口瘘流向纵隔,造成瘘口迁延不愈。通过学习美国匹兹堡大学的做法后,我们对于这种狭窄进行保守的扩张,不会增大瘘口,反而会加速瘘口的愈合。

六、小结

由于内镜技术的不断进步,食管镜在胸部肿瘤的诊断、治疗、并发症处理等各个方面均表现出显著的优势。未来,随着新技术的继续发展,以及内镜在胸外科领域中的逐步普及,食管镜将在胸部肿瘤早期诊断、精确及微创治疗、患者生存质量的改善等方面体现出更为重要的意义。当然,胸外科医生也应当掌握各项内镜技术的特征、优缺点及适应证,从而更好地服务于患者。

(张 杰 诸葛灵敦 王胜飞)

第二节 支气管内超声引导针吸活检术

一、支气管内超声引导针吸活检术发展介绍

支气管内超声引导针吸活检术(endobronchial ultrasound guided transbronchial needle aspiration,EBUS-TBNA)出现于上 20 世纪 90 年代,最早是在 1992 年,由德国亚琛应用技术大学的 Thomas Hurter 和 Peter Hanrath 在 *Thorax* 杂志发文介绍了这种技术,最初的设备超声探头及穿刺活检器械只能通过鞘管分次到达病变部位,超声探头退出后,穿刺针或活检钳才能通过鞘管进入,穿刺时无法实现超声实时监测,同时,最初的设备无多普勒探测血管功能。随着技术的不断进步,日本 Olympus 公司实现了 Ultrasound Devices 系统化,即穿刺过程超声实时监测和多普勒探测血管功能。2003 年丹麦金塔夫特大学医院 Krasnik M 等在 Thorax 发表文章介绍使用软质超声支气管镜一体机活检诊断纵隔及肺门病变。现如今,支气管内超声引导针吸活检术在肺及纵隔病变的病理学诊断和肺癌的分期中得到越来越广泛的应用,2007 年美国胸科医师学会(ACCP)新的指南将 EBUS-TBNA 纳入肺癌有创分期方法之一,美国国家综合癌症网络(NCCN)2008 年版指南推荐 EBUS-TBNA 作为肺癌术前评估的重要工具,EBUS-TBNA 成为非小细胞肺癌 N2 淋巴结是否转移的标准评估于

段。复旦大学附属肿瘤医院胸外科于2009年4月引进超声支气管镜,为国内最早引进该项技术的单位之一,到目前为止,已成功检查患者近2 000例,获得了珍贵的临床资料及操作经验。

二、EBUS-TBNA设备

EBUS-TBNA设备由超声主机(图16-6,见插页)、超声光纤电子支气管镜(图16-7,见插页)、穿刺针(图16-8,见插页)及图像处理主机等组成。

三、EBUS-TBNA适应证

(一)原发性肺癌的诊断及分期

1. 原发性肺癌的诊断　多数情况下,原发性肺癌患者可通过诸如气管镜、经皮肺穿刺等检查获得病理学诊断,对于部分病变临近纵隔的原发性肺癌患者,如穿刺风险较高同时气管镜或纵隔镜又无法病理取材的患者,此时EBUS-TBNA则凸显其优势,可以获得满意的细胞学和组织学诊断。值得强调的是,EBUS-TBNA术获取的标本可以进行分子病理学检测并获得准确的基因突变信息。

2. 原发性肺癌的分期　同纵隔镜一样,EBUS-TBNA是有创分期及病理学分期,较之纵隔镜检查,EBUS-TBNA创伤更小,而且可获取诊断的淋巴结范围更为广泛,同时,EBUS-TBNA还具备另外一个纵隔镜所无法比拟的优点,就是对治疗后患者的再次分期评估,对于肺癌患者而言,已接受过纵隔镜分期检查并且治疗后的患者,想要纵隔镜再次分期检查几无可能,而此类患者却可以多次接受EBUS-TBNA检查。

2017年1月执行的第8版肺癌TNM分期提出了转移淋巴结的位置(单站与多站),是否存在跳跃式淋巴结转移等概念,但分期仍然沿用了第7版N分期。

第8版肺癌TNM分期如下。

(1) T分期

1) TX:未发现原发肿瘤,或通过痰细胞学或支气管灌洗发现癌细胞,但影像学及支气管镜无法发现。T0:无原发肿瘤证据;Tis:原位癌。

2) T1:肿瘤最大径≤3 cm,周围包绕肺组织及脏层胸膜,支气管镜见肿瘤位于叶支气管开口远端,未侵及主支气管。①T1a(mi):微侵袭腺癌 T1a:肿瘤最大径≤1 cm;②T1b:肿瘤最大径>1 cm且≤2 cm;③T1c:肿瘤最大径>2 cm且≤3 cm。

3) T2:肿瘤最大径>3 cm且≤5 cm;侵犯主支气管,但未侵及隆突;侵及脏层胸膜;有阻塞性肺炎或者部分或全肺不张。符合以上任何一个即归为T2。①T2a:肿瘤最大径>3 cm且≤4 cm;②T2b:肿瘤最大径>4 cm且≤5 cm。

4) T3:肿瘤最大径>5 cm且≤7 cm;侵及以下任何一个器官,包括:胸壁、膈神经、心包;同一肺叶出现孤立性癌结节。符合以上任何一个即归为T3。

5) T4:肿瘤最大径>7 cm;无论大小,侵及以下任何一个器官,包括:纵隔、心脏、大血管、隆突、喉返神经、主气管、食管、椎体、膈肌;同侧不同肺叶出现孤立癌结节。

(2) N分期

1) Nx:淋巴结转移情况无法判断 N0:无区域淋巴结转移。

2) N1:转移至同侧支气管周围淋巴结和(或)同侧肺门淋巴结,包括原发肿瘤的直接侵犯。①pN1a:仅有单站受累;②pN1b:包括多站受累。

3) N2:转移到同侧纵隔和(或)隆突下淋巴结。①pN2a1:单站病理 N2,无 N1 受累,即跳跃转移;②pN2a2:单站病理 N2,有 N1 受累(单站或者多站);③pN2b:多站 N2。

4) N3:转移到对侧纵隔、对侧肺门、同侧或对侧斜角肌或锁骨上淋巴结。

(3) M 分期

1) Mx:无法评价有无远处转移。

2) M0:无远处转移。

3) M1:①M1a:胸膜播散(恶性胸腔积液、心包积液或胸膜结节),原发肿瘤对侧肺叶内有孤立的肿瘤结节;②M1b:远处单个器官单发转移;③M1c:多个器官或单个器官多处转移。

图 16-9(见插页)显示超声支气管镜下各站淋巴结解剖位置及超声图示。

(二) 原发纵隔病变诊断

纵隔是胸腔内左右两侧纵隔胸膜包绕的所有器官及结缔组织的总称,其器官众多,也是许多肿瘤性病变及非肿瘤性病变的易发部位,邻近气管或大的支气管周围的纵隔病变,非肿瘤性病变如气管囊肿,食管囊肿,胸内异位甲状腺或腺瘤,纵隔淋巴水囊肿,纵隔淋巴结核,以单纯纵隔淋巴结肿大为表现的结节病等,肿瘤性病变如胸腺癌,胸内异位甲状腺癌,以纵隔淋巴结肿大为表现的淋巴瘤等,均可以通过 EBUS-TBNA 获取标本从而明确诊断。须明确的是,对于淋巴瘤而言,EBUS-TBNA 活检获取标本量有限,有些亚型分型困难,仍需纵隔镜等获取较大标本。还有一些纵隔少见病,如局灶性 Castleman 病及 IgG4 相关性疾病,病理科医生很难通过 EBUS-TBNA 获取的小标本进行诊断。

(三) 纵隔转移性病变诊断

全身多个系统恶性肿瘤均可以通过血行转移或淋巴转移至纵隔,表现为单发或多发纵隔淋巴结肿大,有时可见纵隔淋巴结融合,常见的恶性肿瘤如肾癌、胃癌、鼻咽癌、肠癌、乳腺癌、宫颈癌、肝癌、甲状腺癌、胰腺癌,少见的恶性肿瘤如其他器官恶性黑色素瘤术后纵隔淋巴结转移等。

四、EBUS-TBNA 诊断肺及纵隔病变的优势

EBUS-TBNA 创伤小,安全,几无并发症,笔者单位 EBUS-TBNA 施术近 2 000 例,未出现严重并发症。EBUS-TBNA 获取标本虽然为小标本,但是标本量绝大多数情况下可满足细胞学诊断及组织学诊断的要求,获取的细胞学标本可进行 Cellblock 包埋或使用组织学标本行 EGFR 等基因突变检测,为患者靶向治疗提供病理依据。EBUS-TBNA 最大优势是同一患者可多次操作,尤其是对于化疗后肺癌患者的再分期评估。

五、EBUS-TBNA 技术的禁忌证

EBUS-TBNA 是一项非常安全的检查手段,该项技术几乎没有检查的绝对禁忌,一般能耐受如气管镜等气道检查的患者均能顺利完成 EBUS-TBNA 检查,但对于存在出凝血机制严重障碍,心肺功能严重损害,哮喘发作、大咯血或全身状态极度衰竭等情况,则视为该项操作的禁忌。

(陈苏峰 胡 鸿)

主要参考文献

[1] Muto M, Minashi K, Yano T, et al. Early detection of superficial squamous cell carcinoma in the head and neck region and esophagus by narrow band imaging: A multicenter randomized controlled trial. J Clin Oncol, 2010,28(9):1566-1572.

[2] Evans J A, Early DS, Chandraskhara, V, et al. The role of endoscopy in the assessment and treatment of esophageal cancer. Gastrointest Endosc, 2013,77(3):328-334.

[3] Thosani N, Singh H, Kapadia A, et al. Diagnostic accuracy of EUS in differentiating mucosal versus submucosal invasion of superficial esophageal cancers: a systematic review and meta-analysis. Gastrointest Endosc, 2012,75(2):242-253.

[4] Dunbar K B, Okolo P 3rd, Montgomery E, et al. Confocal laser endomicroscopy in Barrett's esophagus and endoscopically inapparent Barrett's neoplasia: a prospective, randomized, double-blind, controlled, crossover trial. Gastrointest Endosc, 2009,70(4):645-654.

[5] Canto M I, Anandasabapathy S, Brugge W, et al. In vivo endomicroscopy improves detection of Barrett's esophagus-related neoplasia: a multicenter international randomized controlled trial (with video). Gastrointest Endosc, 2014,79(2):211-221.

[6] 张杰,陈海泉,相加庆,等.早期食管癌内镜下手术后接受食管切除的比较分析.中华胸部外科电子杂志,2015,2(1):35-39.

[7] Huang R, Cai H, Zhao X, et al. Efficacy and safety of endoscopic submucosal tunnel dissection for superficial esophageal squamous cell carcinoma: a propensity score matching analysis. Gastrointest Endosc, 2017, pii: S0016-5107(17)30178-5.

[8] Pioche M, Mais L, Guillaud O, et al. Endoscopic submucosal tunnel dissection for large esophageal neoplastic lesions Endoscopy, 2013,45(12):1032-1034.

[9] Tanaka T, Matono S, Nagano T, et al. Photodynamic therapy for large superficial squamous cell carcinoma of the esophagus. Gastrointest Endosc. 2011,73(1):1-6.

[10] 张裔良,张杰,陈海泉,等.新型多环黏膜切除器在食管内镜下手术的初步应用.中国癌症杂志,2013,23(7):530-534.

[11] EI Hajj II, Imperiate TF, Rex DK, et al. Treatment of esophageal leaks, fistulae, and perforations with temporary stents: Evaluation of efficacy, adverse events, and factors associated with successful outcomes. Gastrointest Endosc, 2014,79(4):589-598.

[12] Yano T, Yoda Y, Nomura S, et al. Prospective trial of biodegradable stents for refractory benign esophageal strictures after curative treatment of esophageal cancer. Gastrointest Endosc, 2017, pii: S0016-5107(17)30028-7.

[13] Hurter T, Hanrath P. Endobronchial sonography: feasibility and preliminary results. Thorax, 1992, 47(7):565-567.

[14] Krasnik M, Vilmann P, Larsen SS, et al. Preliminary experience with a new method of endoscopic transbronchial real time ultrasound guided biopsy for diagnosis of mediastinal and hilar lesions. Thorax, 2003,58(12):1083-1086.

[15] Oetlerbeek FC, Jantz MA, wallace M, el al. Invasive mediastinal staging of lung cancel-I ACCP evidence-based clinical practice guidelines (2nd edition). Chest, 2007,132(3 Suppl):202S-220S.

[16] 陈苏峰,张亚伟,胡鸿,等.经支气管镜超声引导针吸活检术标本确诊肺腺癌患者表皮生长因子受体突变分析.中国胸心血管外科临床杂志,2015,22(1):44-48.

[17] Detterbeck FC, Chansky K, Groome P, et al. The IASLC Lung Cancer Staging Project: methodology

and validation used in the development of proposals for revision of the stage classification of NSCLC in the forthcoming (eighth) edition of the TNM classification of lung cancer. J Thorac Oncol,2016;11(9):1433-1446.

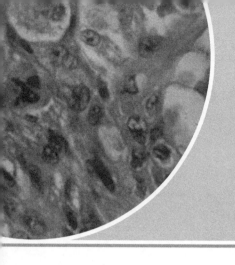

第十七章 肺癌

一、概述

外科治疗是肺癌多学科综合治疗的重要支柱，外科手术仍是可切除肺癌病例首选的治疗方式。手术治疗的基本原则是尽可能彻底地切除肺部原发肿瘤，以及相应引流区域的淋巴结，并尽可能保留健肺和发挥余肺的代偿功能，减少手术创伤，提高术后生存期和术后生活质量。大多肺癌病例接受外科手术治疗后应结合放疗、化疗及生物治疗等综合治疗。

肺外科的发展起自1876年Hemwetz描述了胸腔闭式引流后，但直到1930年Churchill等才报道解剖肺门，分别处理肺动脉、静脉和支气管，对肺癌病例行肺叶切除术获得成功。1933年，Rinhoff等报道了分别处理肺门方法的全肺切除术。20世纪50年代以来，由于对胸腔的生理、病理的深入了解及抗生素发展和麻醉的进步，肺切除术治疗肺癌已成为肺癌治疗的主要方法，手术死亡率也逐渐下降。标准的肺叶、全肺切除术及支气管袖状肺叶切除术＋引流区域淋巴结清扫术是肺癌外科手术的主要术式。随着CT、MRI、纵隔镜等新技术的广泛应用及外科手术技巧的提高，全肺切除的病例近年来已明显减少。20世纪50年代以来肺癌治疗总的疗效没有明显提高，但近年来肺癌外科治疗的疗效有一定的提高。肺癌外科治疗疗效的提高，除了与早期诊断率提高，开展更多以手术为主的多学科综合治疗相关外，与肺癌手术方法的改进，手术适应证的合理化，充分保存和发挥余肺的代偿功能，注重降低手术创伤以提高术后生活质量有密切关系。

目前，胸部后外侧切口作为肺癌手术的标准术式为广大胸外科医生所接受。标准的后外侧切口长20～30 cm，要切断背阔肌、前锯肌和斜方肌，必要时还要横断菱形肌和斜方肌，并要切除一根肋骨。这种切口对各年龄段和绝大部分的肺癌手术都提供了充分的手术视野，基本上满足绝大部分肺癌手术的需要，延续使用到现在。但这种切口切断胸壁多块大的肌肉，出血多，开胸和关胸烦琐，时间长。手术后由于患者往往出现上肢上举困难，部分患者还会出现"冰冻肩"等后遗症。正是因为这种手术的破坏性较大，使一些年龄较大、肺功能差的患者不能耐受手术而失去了手术机会。

随着胸外科医生技术的不断提高，辅助手术器械的完善，麻醉技术的发展，尤其是选择性单肺通气技术的成熟，使微创治疗肺癌成为可能。现在肺癌的微创手术治疗主要包括两种方法：①胸腔镜(video-assisted thoracoscopic surgery，VATS)；②微创肌肉非损伤性开胸术(muscle-sparing thoracotomy，MST)。与传统后外侧切口开胸的肺癌手术相比，肺癌微创手术在手术适应证、手术禁忌证、手术方法、手术并发症等方面均具有一定的优势。

二、手术条件

(一) 手术适应证

所有0期、Ⅰ期、Ⅱ期和Ⅲa期(不含T4N1,2M0)的非小细胞肺癌,只要没有手术禁忌证,都应采取手术治疗,也有学者对部分Ⅲb期肺癌也施行扩大根治手术治疗。

传统后外侧切口开胸的肺癌手术对肺功能的要求如下。行肺叶切除术的要求:①最大通气量(MBC)占预计值应≥50%;②时间肺活量(FEV_1/FEV)≥50%,最低界限第1秒用力呼气量(FEV_1)≥1 000 ml;③动脉氧分压(PaO_2)≥8.0 kPa(60 mmHg),动脉二氧化碳分压($PaCO_2$)≤6.7 kPa(50 mmHg)。行全肺切除术的肺功能要求:①MBC≥70%,同时没有明显的阻塞性肺气肿;②FEV_1正常范围;③PaO_2≥10.6 kPa(80 mmHg),$PaCO_2$≤5.3 kPa(40 mmHg)。

对不符合以上标准的患者,应行进一步的肺弥散功能检查、静息状态下的血氧饱和度测定或(和)吸氧前后的动脉血气分析,以及同位素定量肺灌注扫描预测术后肺功能。

术后FEV_1预测值和肺一氧化碳弥散量(DLCO)预测值均>40%,血氧饱和度>90%者肺手术死亡率<10%,属于低危险性组,可考虑手术。

肺叶切除术后FEV_1($epoFEV_1$)的计算公式为:$epoFEV_1 = preFEV_1 \times (19-$拟切除的肺段数$)/19$;如果有阻塞的肺段,计算公式为:$epoFEV_1 = preFEV_1 \times (19-$阻塞的肺段数$-$拟切除的没有阻塞肺段数$)/(19-$阻塞的肺段数$)$。

全肺切除术后FEV_1($epoFEV_1$)的计算公式为:$epoFEV_1 = preFEV_1 \times (1-$拟切除的部分$)$。

肺段分布为:右上叶3/右中叶2/右下叶5/左上叶3/左舌叶2/左下叶4(总计19段)。

术后FEV_1预测值和肺一氧化碳弥散量(DLCO)预测值均<40%者属于高危人群,不宜手术治疗。

3种试验值的其他任何组合属于肺功能临界人群,可考虑作最大氧耗量(VO_{2max})运动试验。

VO_{2max}>15 ml/(kg·min)者可考虑肺叶或全肺切除,手术死亡率低于20%。

VO_{2max}<15 ml/(kg·min)者可考虑局限性切除(手术死亡率低于10%)或放疗/化疗(死亡率<1%)。

而近年来新出现各种肺癌微创手术的适应证有所放宽,使部分年龄较大、肺功能较差的患者获得了手术机会。各种肺癌微创手术对肺功能的具体要求,因术式不同而各家报道不一。

(二) 手术禁忌证

肺癌外科手术禁忌证为:①胸外淋巴结转移。肺癌胸外淋巴结转移中约50%为锁骨上淋巴结受累,其余为腋下、颈部、腹膜后淋巴结转移。②远处转移。肺癌最常发生转移的器官通常依次为脑、肾上腺、骨、肝脏等。头颅MRI、上腹部CT或B超和同位素全身骨扫描应列为术前常规检查。③广泛肺门、纵隔淋巴结转移包绕肺动脉根部及对侧纵隔淋巴结转移。④胸膜广泛转移或心包腔内转移。前者术前往往出现血性胸腔积液,胸腔穿刺抽液找到肿瘤细胞即可明确诊断。国外有文献报道术前胸腔镜检查也有助于上述诊断。后者多出现心包积液,如心包积液穿刺找到肿瘤细胞,应为手术禁忌。⑤广泛或多个肺内转移。肺内转移癌应与肺内多原发性癌相区别,前者预后差,不宜行广泛性手术。⑥上腔静脉阻塞综合征。此征大多因肿瘤直接侵犯或压迫上腔静脉,或转移的纵隔淋巴结压迫上腔静脉。⑦喉返神经麻痹。大多为左侧喉返神经麻痹,常因肿瘤或转移的纵隔淋巴结直接侵犯喉返神经所致。⑧膈神经麻痹。此症状并非手术探查的绝对禁忌,但临床有膈神经麻痹时,一半患者已有远处转移。⑨气管镜检查发现有以下情况者剖胸探查应慎重考虑:气管隆突增宽、固定或溃疡形成;隆突受肿瘤侵犯;气管受肿瘤压迫;两侧主支气管均有肿瘤累及。⑩心、肺、肝、肾功能不全。

三、术式选择

适合手术的非小细胞肺癌,手术原则是肺叶切除+系统的纵隔淋巴结清扫。肺切除术方式的选择取决于肿瘤部位、大小和肺功能。可选择如下方法。

(一) 肺叶切除术

肺叶切除术是肺癌的首选手术方式,病变仅累及一叶肺或叶支气管是肺叶切除的适应证。标准的手术应包括肺叶切除+三站淋巴结清扫,如肺上叶切除术需常规清扫支气管汇总区组及肺门淋巴结,右肺上叶切除还应清扫上纵隔奇静脉周围和气管旁淋巴结,左上叶切除应清扫主动脉弓下淋巴结;肺下叶或中下叶切除术除清扫支气管汇总区及肺门淋巴结外,还应清扫隆突下、肺下韧带组淋巴结及食管旁淋巴结。

(二) 袖式肺叶切除术

袖式肺叶切除术主要用于肿瘤位于支气管开口部,为避免支气管切端被肿瘤累及而不能施行单纯肺叶切除术的患者。手术方式是切除病变肺叶并环形切除邻近的一段主支气管,将余肺叶支气管与主支气管近端行端端吻合,既减少了残端复发可能性,又避免了全肺切除术。袖式肺叶切除的淋巴结清扫要求与规范性肺叶切除相同。

(三) 支气管伴肺动脉袖式肺叶切除术

此手术是在袖式肺叶切除术基础上,再横截面袖状部分切除受累的肺动脉,将余肺的肺动脉与肺动脉主干行端端吻合。由于"双袖"切除术肿瘤多数已属晚期,手术操作要求高,术后并发症率较高,故需严格掌握手术指征。

(四) 全肺切除术

一侧全肺尤其是右全肺切除术后对心肺功能损伤甚大,手术并发症及围术期死亡率大大高于肺叶切除术,术侧残腔也是胸外科至今未能满意处理的问题。因此,要严格掌握全肺切除术的指征:①心、肺功能能耐受全肺切除术;②支气管镜检查和影像学检查均证实主支气管已被肿瘤浸润;③剖胸探查证实肿瘤累及肺动脉主干,无法行肺动脉部分切除术或部分肺动脉段袖状切除术;④肿瘤已累及全肺各个肺叶;⑤巨块性中央型肺癌。

(五) 肺段或肺楔形切除术

对肺功能差,肿瘤位于肺周围的Ⅰ期(T1N0M0)病变,可考虑行肺段或肺楔形切除术。国内外目前多采用直线切割吻合器完成上述手术。其突出的优点是操作快捷、大大节省手术时间。

近年来有解剖性肺段切除的报道认为肺段切除术对早期(Ⅰ期)肺癌患者而言,完全能达到根治的目的,因而有计划的应用这一术式。北美肺癌研究组(LCSG)1994年报道了肺叶切除对局部切除的前瞻性研究结果,122 例肺叶切除与 82 例肺段切除在长期生存率、手术死亡率和长期的肺功能影响上 2 组之间差异无统计学意义。

2015 年 11 月 23 日,陈海泉教授领衔的团队的最新研究成果准确描述并定义了周围型肺腺癌的术中冰冻病理诊断,同时以此提出了兼具微创、精准和疗效三位一体亚肺叶切除手术方式的精准指征。为解决长期存在于肺癌治疗领域亚肺叶切除术指征的争议做出了里程碑式的探索。

肺癌切除方式在近一个世纪,经历了从全肺切除术、肺叶切除术和亚肺叶切除术 3 次"由大至小"的历史性技术革命。其中肺叶切除术是当下公认的首选标准术式。在现实应用中,随着 CT 检测设备的灵敏性提高,肺癌患者病灶属于早癌越来越多,传统的肺叶切除术对于这些患者创伤是否过大,较切除术范围小一些的亚肺叶切除术是否可以达到与传统术式一样的效果呢?陈海泉教授领衔下的胸外科团队研究发现即使病灶≤2 cm 的外周型Ⅰ期非小细胞肺癌 N1 和 N2 组淋巴结转移率分别为 5.3% 和 6.6%,揭示肿瘤大小并不是决定是否采用亚肺叶切除的精准指征。

为此,陈海泉教授团队挑选自 2012 年起对来院治疗的 1 650 例临床Ⅰ期周围型肺腺癌患者,进行了基于精确病理诊断下的亚肺叶切除术疗效评估及预后影响的研究。

研究发现,把原位癌和微浸润腺癌作为 A 组,浸润性腺癌为 B 组。那 A 组冰冻病理和术后蜡块病理诊断符合率 95.95%。基于此精确病理诊断下的亚肺叶切除术可达到与传统手术相同的治疗效果。若术中病理检查提示为浸润型肺腺癌患者则需进行补充性的肺叶切除术和纵隔淋巴结清扫,而原位癌、微侵润腺癌可行亚肺叶切除术,最大限度保留肺功能,减少术后并发症的发生率。

此研究成果具有里程碑式的意义,首先精确的术中冰冻病理诊断对于早期周围型肺腺癌患者手术方式选择具有重要指导价值;其次,对于复发低危的周围型肺腺癌患者,行亚肺叶切除术可以在保证疗效的前提下,精确划定手术范围,将内部脏器的损伤降至最低,最大限度保留肺功能,提高手术安全性。

四、微创伤外科手术观念和技术在非小细胞肺癌治疗中的应用

在肺癌根治性切除术的原则下,减少手术创伤,提高术后生活质量是当今外科手术发展的指导思想。现在肺癌的微创手术治疗主要包括 2 种方法:①胸腔镜(video-assisted thoracoscopic surgery VATS)治疗肺癌;②微创肌肉非损伤性开胸术(muscle-sparing thoracotomy MST)治疗肺癌。目前,上述方法均已应用于肺癌的外科治疗,并取得较为满意的效果。

(一) 微创肌肉非损伤性开胸术

微创肌肉非损伤性开胸术治疗肺癌的手术方法为:静脉复合麻醉,单腔或双腔气管插管。标准后外侧切口体卧位,侧胸壁切口,长 7~14 cm,充分游离背阔肌和前锯肌。向后牵拉背阔肌,沿前锯肌肌肉纤维方向钝性分离至肋间表面,选定目标肋间,沿目标肋骨的上缘进入胸腔。根据手术的不同和胸腔内操作的需要,目标肋间可以是第 3~7 肋间不同。进胸及关胸时间明显缩短。

微创肌肉非损伤性开胸术治疗肺癌选择正确的切口和肋间入路:不论是肺叶切除还是全肺切除,最主要的是安全、正确的处理好肺血管和支气管。通过术前检查,对于肺癌的位

置、大小、范围,胸壁或纵隔受侵、纵隔淋巴结转移等问题多有一较明确的判断,分析手术的困难所在,切口的选择以方便处理肺门血管为准。对有胸壁受侵者,在选择好肋间入路的基础上,切口偏前或偏后些以靠近受侵犯的胸壁。

微创肌肉非损伤性开胸术治疗肺癌可获得满意的局部视野,麻醉双腔气管插管,选择性单肺通气,保证手术侧肺萎陷满意。手术的照明非常重要,单单是无影灯是不够的,术者要带有头灯,这样可以没有盲区。

微创肌肉非损伤性开胸术治疗肺癌无论哪一肋间入路,均不影响纵隔淋巴结的清除,但是为了安全有效地清除淋巴结,要配有长柄电刀,对远离切口的出血点予以电凝或钛夹止血。

微创肌肉非损伤性开胸术治疗肺癌保持了背阔肌的完整,使患者术后疼痛减轻,上肢活动无明显受限,恢复时间快。正是由于这种微创切口的优点,到 20 世纪 90 年代国内外很多医生开展了这项技术,并和传统的后外侧切口进行了比较,证实其有很多优点。早期主要用于肺良性病变的楔形切除、肺活检、肺大疱切除等。随着技术的进步和手术医生操作水平的提高,在国内外已广泛运用于肺部肿瘤手术。国外有报道这种技术辅助一定的康复计划,可以使肺叶切除的患者的住院日降至 1 d。

（二）胸腔镜治疗肺癌

胸腔镜(Video-assisted thoracoscopic surgery,VATS)治疗肺癌的手术操作:于第 6 或 7 肋间腋中线,置入套管用于胸腔镜摄像系统,于第 7 或第 8 肋间腋后线作一操作孔。沿第 4 肋间作 5~7 cm 的切口,并置入小号胸腔撑开器,用于放入残端闭合器和取出标本。胸腔镜器械用于胸内操作,按传统方式分支游离肺血管、支气管。闭合器钉合肺血管、支气管。肺癌患者常规清扫肺门和纵隔淋巴结。

胸腔镜治疗肺癌具有创伤小,恢复快,出血、输血少,对心肺功能损伤小,开、关胸时间短,术后并发症少,很符合现代微创外科技术要求。

然而,VATS 也存在不足,主要表现为:①适应证尚窄。由于技术和设备受限,尚不能进行特别复杂的手术。②费用较高。③目前 VATS 仅限于对一些肺癌早期或高龄低肺功能患者的治疗。④手术的安全性问题,也为部分人所担心。这主要与操作技术和经验有关,若遇大出血,胸腔镜下缺少及时有效的控制方法。所以,术中要常备开胸包,以便需要时及时中转开胸手术。对于胸腔内严重或致密粘连者;瘤体大位于肺门区,解剖有困难者;肺癌跨叶,肺门、纵隔或隆突下淋巴结肿大需要广泛清除者;肺叶间裂分裂很差者;镜下出血难以控制者应中转开胸手术。

有些学者对胸腔镜下进行系统的淋巴结清扫提出质疑,认为很难达到肿瘤学意义上的彻底性。但最近的报道认为胸腔镜下淋巴结清扫是可行的,我们体会胸腔镜下,清除纵隔淋巴结是可行的。有学者认为在胸腔镜下可疑淋巴结需送冰冻切片检查,若出现组织学阳性结果,无论手术进行至哪一阶段,均转为开胸手术,胸腔镜肺叶切除术仅适用于 I 期肺癌患者。MST 下不但可以切除原发病灶,而且可以系统清除各组纵隔淋巴结,这已被绝大多数的国外学者所接受。作者自 1998 年开始对有手术指征的肺癌患者均采用上述这 2 种微创手术方式,根据目前已积累的近 3 000 例手术经验,我们认为:上述两种微创手术均不影响纵隔淋巴结的清扫,通过减少手术创伤可提高患者术后生活质量,而且为部分高龄,肺功能差,无法耐受传统开胸术的患者创造了接收根治性手术的机会。

VATS 治疗肺癌的生存率：有报告 VATS 对 Ⅰ 期肺癌治疗 5 年生存率为 87.7%；而 Kaseta 报道 VAST 对 Ⅰ 期肺癌治疗 5 年生存率高达 97%；1988 年，McKenna 对 298 例 Ⅰ~Ⅲ 期（主要是 Ⅰ 期）行 VATS 肺叶切除术＋淋巴结清扫的肺癌患者进行随访研究，发现其 4 年生存率为 70%，与开胸肺叶切除术相近。

2009 年，Yan 等对 VATS 肺叶切除术的临床研究进行了荟萃分析，在纳入分析的 21 项临床研究中包括 2 项随机对照研究和 19 项非随机对照研究，共计 2 641 例患者。荟萃分析显示：VATS 肺叶切除术与开放性肺叶切除术在术后心律失常、肺残面漏气、肺炎、围术期死亡率、术后局部复发率方面没有显著差异，而在远处转移率和 5 年生存率方面则显示 VATS 肺叶切除术优于开放性肺叶切除术。

"微创"这一概念已深入到外科手术的各种领域，其主要优势就是在减少手术损伤的同时实现更好的治疗效果。而手术创伤主要有 3 个来源：一是看得见的切口创伤；二是看不见的脏器损伤；三是全身系统性影响。

在相当长的一段时间内，微创治疗理念仅局限于"小切口"和"少打洞"的腔镜技术层面，在他看来这是肺癌微创 1.0 初始阶段。2.0 时代则是在腔镜技术下，对应该切除的病变组织完整切除，同时最大程度保留正常肺组织。"真正的肺癌微创应该是一种运用腔镜技术、由多学科共同参与其中，全方位考虑微创技术对于全身的影响，不能为了微创，而刻意追求少打洞而延长手术时间，对患者的全身产生生理影响。"陈海泉教授将此定义为肺癌微创"3.0 时代"。

五、肺癌外科手术方法和操作新进展

近年来，随着科学技术的不断发展，各种新型手术材料、手术器械及新型手术辅助设备广泛应用于临床。这些技术设备的应用提高了肺癌手术的安全性、切除的彻底性，并减少了手术创伤和并发症。

（一）支气管、血管闭合器应用

一次性支气管、血管闭合器有用于传统开胸手术（TA）和专用于微创开胸以及胸腔镜手术（Endo-TA）的两种类型，其操作方便可靠，可缩短手术时间，减少手术创伤，有时在直视下难以满意显露的血管、支气管可借助上述器械满意完成手术操作。这类器械在微创手术中已显示其优越性。

（二）直线切割吻合器的应用

肺癌患者如伴有慢性支气管炎、肺气肿或肺裂发育不全者，分离叶间裂后断面的漏气可造成严重的并发症，既往采用缝合断面的方法因肺质地疏松可造成针眼漏气。使用直线切割吻合器一次关闭切割，因其切割面有 3 排钉铰锁关闭残端，且能一次完成断面切割和关闭，从而大大减少断面漏气。

（三）术前病灶定位技术

由于早期的外周型肺癌可能表现为肺部的小结节病灶（或磨玻璃样影）依靠影像学资料往往很难与肺部良性病变（如特异性或非特异性炎症）以及转移灶相鉴别，而此类病灶在胸腔镜下探查时可能较难准确定位（有时甚至需开胸探查），增加手术难度和手术时间，有时甚至找不到病灶，因此，必要时可在局麻下 CT 引导留置 Hookwire 带钩定位针，以协助胸腔镜下此类病灶的准确定位，复旦大学附属肿瘤医院 2008 年 4 月~2009 年 12 月已完成 72 例 CT 引导留置 Hookwire 带钩定位针辅助胸腔镜手术，定位准确率高，安全有效，临床效果相当满意。

六、并发症及处理

(一) 胸内出血

往往是因为手术时胸膜粘连紧密、止血不彻底或血管结扎线脱落所致。如每小时胸腔引流量超过 200 ml,伴有失血性休克征象,应考虑剖胸止血。

(二) 肺不张

术后肺不张主要应注重预防,如双腔气管插管防止术中呼吸道分泌物流入对侧呼吸道,术毕拔除气管插管前充分吸痰,术中减少肺断面漏气等。采用胸腔镜或微创肌肉非损伤性开胸术治疗肺癌术后 6 h 患者即能恢复有效的咳嗽,也使肺不张发生率大大下降。

(三) 支气管胸膜瘘

目前,肺切除术后早期支气管残端瘘已少见,常发生在术后第 5~7 天,多见于病灶累及支气管残端或切除病变范围广泛造成残端缝合后张力过大或术前曾接受新辅助化/放疗的患者。

(四) 术后早期肺功能不全

多发生于术前肺功能不良或切除肺超过术前估计范围的患者。对肺功能不良的患者,应用呼吸机支持辅助呼吸,帮助患者渡过手术,一般术后第 5~7 天即可停用呼吸机。对年老体弱者,术后早期帮助患者咳嗽,及时用纤维支气管镜吸痰,甚至术后可能要进行数次吸痰,方可使患者恢复。

七、经气管镜超声引导针吸活检术诊断纵隔淋巴结的应用

经气管镜超声引导下针吸活检术(Endobronchial ultrasound-guided transbronchial needle aspiration, EBUS-TBNA)是近年来应用于临床的新技术之一。其临床应用范围主要包括:①肺癌淋巴结分期;②肺内占位诊断;③肺门或纵隔淋巴结并诊断;④纵隔肿瘤诊断。与传统的经支气管针吸活检术(transbronchial needle aspiration, TBNA)相比,EBUS-TBNA 保留了 TBNA 技术操作简单、微创、涉及纵隔淋巴结区域广、可重复强的优势。同时,由于具有实时超声图像显示的功能,使得穿刺的定位更加准确,大大提高了穿刺的准确率及安全性。复旦大学附属肿瘤医院 2009 年 4 月~2009 年 12 月已完成 102 例 EBUS-TBNA,总体灵敏度(84.62%)和特异度(100%),对纵隔良性病变如结节病的判断也有较高的准确率及灵敏度,取得的组织标本已经可以应用于除常规病理外的免疫组化甚至 EGFR 基因突变的研究,这对于恶性肿瘤患者获得个体化的治疗机会至关重要。EBUS-TBNA 具有操作简单、微创、涉及纵隔淋巴结区域广、可重复强的优势。已经被认为是目前最具有发展前景的诊断项目之一。

总之,胸腔镜手术和微创肌肉非损伤性开胸术都是微创治疗肺癌的新技术,这两种方法应用于肺癌手术是安全可行的。胸腔镜手术比较适合于较早期的选择性患者,微创肌肉非损伤性开胸术可满足完成各种肺癌手术的需要。随着一些新理论、新技术不断地发现和在肺癌外科中的应用,肺癌外科治疗获得了长足的发展。然而,肺癌外科治疗的总治愈率,术后 5 年生存率仍不尽人意,有待提高。目前,外科治疗的肺癌大部分属中、晚期,为能使更多的早期肺癌获得早期手术机会,需在各级医务人员和患者中加强肺癌基础知识的普及和宣传。

(陈海泉)

主要参考文献

[1] Shields TW. Surgical treatment of non-small cell bronchial carcinoma. General thoracic surgery. 4th ed. Malvern: Williams and Wilkins, 1994. 1159

[2] Schuchert MJ, Pettiford BL, Keeley S, et al. Anatomic Segmentectomy in the Treatment of Stage I Non-Small Cell Lung Cancer. Ann Thorac Surg, 2007, 84(3): 926-933.

[3] Warren WH, Faber LP. Segmentectomy versus lobectomy in patients with stage I pulmonary carcinoma: Five-year survival and patterns of intrathoracic recurrencer. J Thorac Cardiovasc Surg, 1994, 107(4): 1087-1094

[4] Liu S, Wang R, Zhang Y, et al. Precise Diagnosis of Intraoperative Frozen Section Is an Effective Method to Guide Resection Strategy for Peripheral Small-Sized Lung Adenocarcinoma. Journal of Clinical Oncology, 2015, 34(4): 307.

[5] Landreneau RJ, Hazelrigg SR, Mack MJ, et al, Vedio-assisted thoracic surgery for pulmonary and pleural disease. General thoracic surgery. 4th ed. Malvern: Williams and Wilkins, 1994. 508

[6] 陈海泉,周建华,曹勇,等.微创肌肉非损伤性开胸术治疗肺癌的探讨.生物医学工程与临床,2003,7(4): 212-214

[7] Bethencourt DM, Holmes EC. Muscle-Sparing posterolateral thoracotomy. Ann Thorac Surg, 1988, 45(3): 337-339

[8] Lemmer JH, Gomez MN, Symreng T, et al. Limited lateral thoracotomy. Improved postoperative pulmonary function. Arch Surg, 1990, 125(7): 873-877.

[9] Ginsberg RJ. Alternative (muscle-sparing) incision in thoracic surgery. Ann Thorac Surg, 1993, 56(3): 752-754.

[10] Landreneau RJ, Pigula F, Luketich JD, et al. Acute and chronic morbidity differences between muscle-sparing and standard lateral thoracotomies. J Thorac Cardiovasc Surg, 1996, 112(5): 1346-50.

[11] Hazelrigg SR, Landreneau RJ, Boley TM, et al. The effect of muscle-sparing versus posterolateral thoracotomy on pulmonary function, muscle strength, and postoperative pain. J Thoracic Cardiovasc Surg, 1991, 101(3): 394-401.

[12] 陈海泉,曹勇,高宗礼,等.微创肌肉非损伤性开胸术治疗肺癌[J].中国癌症杂志 2001,11(6): 536-537.

[13] Tovar EA, Roethe RA, Weissig MD, et al. One-day admission for lung lobectomy: An incidental result of a clinical pathway. Ann Thorac Surg, 1998, 65(3): 803-806.

[14] Tovar EA. One-day admission for major lung resections in septuagenarians and octogenarians: a comparative study with a younger cohort. Eur J Cardiothorac Surg, 2001, 20(3): 449-453.

[15] Sugi K, Sato M, Sakurada A, et al. A prospective trial of systematic nodal dissection for lung cancer by video-assisted thoracic surgery: can it be perfect? Ann Thorac Surg, 2002, 73(6): 900-904.

[16] Roviaro G, Varoli F, Vergani C. Long-term survival after videothoracoscopic lobectomy for stage I lung cancer. CHEST, 2002, 126(3): 725-732

[17] 何建行,刘会午,扬运有.电视胸腔镜肺癌根治术5年临床疗效.中国胸心血管外科临床杂志,2002,9(1): 29-31.

[18] Kaseda S, Aoki T, Hangai N, et al. Better pulmonary fanction and prognosis with video2assisted thoracic surgery than with thoracotomy. Ann Thorac Surg, 2000, 70(5): 1644-1646.

[19] McKenna RJ, Wolf RK, Brenner M, et al. Is lobectomy by video-assisted thoracic surgery an adequate

cancer operation? Ann Thorac Surg,1998,66(6):1903-1908.
[20] Yan TD, Black D, Bannon PG, et al. Systematic Review and Meta-Analysis of Randomized and Nonrandomized Trials on Safety and Efficacy of Video-Assisted Thoracic Surgery Lobectomy for Early-Stage Non-Small-Cell Lung Cancer, JCO,2009,27(15):2553-2562.
[21] 周建华,李文涛,陈海泉. CT引导下带钩钢丝术前定位在胸腔镜下孤立性肺小结节切除术中的应用. 中华肿瘤杂志,2009,31(7):546-549.
[22] 胡鸿,周贤,陈海泉. 经气管镜超声引导针吸活检术(EBUS-TBNA)诊断纵隔淋巴结的初步应用. 中国癌症杂志,2009,19(7):523-527.

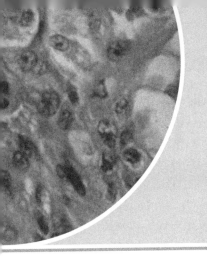

第十八章
纵 隔 肿 瘤

第一节 纵隔肿物的分类与分布

纵隔肿物是纵隔中,起源于纵隔某一脏器或解剖结构,并占据一定空间的病变的总称。纵隔肿物的分类很多,因为纵隔内的脏器来源与不同的胚胎层,行使不同的功能。

纵隔内的病变主要是良性和恶性肿瘤(可以是纵隔原发的,也可以是继发的),如囊肿、腺病、畸胎瘤、血管瘤等。有研究显示,神经源性肿瘤的发生率为30%左右,霍奇金和非霍奇金淋巴瘤为22%左右,原肠异常为13%左右,生殖细胞肿瘤为11%左右,胸腺疾病为5.9%左右,间充质肿瘤为6%左右,血管异常为4%左右。

通常,纵隔囊肿或纵隔肿瘤总是局限在一定的纵隔区域内,所以,在检查时获取更多的相关区域的信息总能做出更准确的诊断。这一点对神经细胞相关的肿瘤尤其正确,这些肿瘤通常来源于后纵隔的椎旁间隙,也有部分可能起源于迷走神经,膈神经或副交感神经节。胸腺起源的肿瘤也有相对固定的位置,一般发生在前纵隔。可能出现的例外是异位的胸腺组织延伸到后纵隔或是颈部区域。淋巴系统肿瘤发生的位置不固定,可以出现在纵隔的大部分区域。

详细了解纵隔肿物的解剖学特征对于了解纵隔肿物的生物学本质十分重要,尽管有些纵隔肿物会出现跨区域生长,会给其来源的诊断增加复杂性。因此对于纵隔肿物的诊断需要综合解剖学,胚胎学,疾病的流行病学,临床表现等多方位的信息。基于纵隔的划分,纵隔的每一区域都有不同类型的肿瘤,相互区分。但是,也有一些肿瘤在纵隔的不同区域都会出现。在前纵隔,会发生胸腺增生或胸腺肿瘤,生殖细胞肿瘤,淋巴瘤,血管发育不良(血管瘤或淋巴瘤),脂肪瘤,纤维瘤和纤维肉瘤。在中纵隔,会发生淋巴瘤,原肠重复畸形,胸膜心包囊肿,甲状舌管囊肿,血管瘤,嗜铬细胞瘤,副神经节瘤,间皮囊肿,胸导管囊肿等。还有一些罕见的疾病如 Morgagni-Larrey 疝。在后纵隔,主要是一些神经源性的囊肿和肿瘤,如神经母细胞瘤,神经节瘤,神经节母细胞瘤,神经鞘瘤,神经细胞瘤,神经纤维瘤,神经源性肉瘤,嗜铬细胞瘤,化学感受器瘤等,也有一些发病率极低的肿瘤如椎动脉瘤囊肿和异位胸腺肿瘤。

第二节 纵隔肿物的鉴定流程

纵隔肿物最基本的鉴定流程包括肿物的定义,诊断和治疗,主要是依据纵隔内结构和纵隔内器官的解剖学关系。纵隔肿物的诊断流程包含了多个渐进的步骤。第一步是完整的病史收集和体格检查,需着重于呼吸系统,循环系统和消化系统的症状和体征,以及由此衍生出的诊断学试验结果。通常,第一步是做胸片检查(后前位和侧位)来寻找纵隔肿物。如果胸片能够发现明确的病灶,进一步可行 CT 检查,MRI 检查对于一些神经源性肿瘤或血管病变更加敏感,当考虑这类疾病时,应优先考虑行 MRI 检查。基于 CT 检查的结果,原发病变可以被归类为发生在上纵隔,前纵隔,中纵隔或是后纵隔中的某一类。在诊断的过程中,内镜检查或是组织活检有时候十分必要。纵隔肿物的临床表现也随着肿物解剖学的位置而变化。很多纵隔肿物较小的患者并不出现临床症状,然而当肿物长大或侵犯周围组织如气管支气管,食管,感觉神经系统或压迫血管时,产生的临床症状有助于病变的定位。总的来看,有 55%~65% 的纵隔肿物患者会出现临床症状。其中,良性病变的患者,相较于恶性病变的患者,更有可能是无症状的。在初次诊断时,有大约一半的患者已有临床症状或体征,其中前纵隔病变的患者更易出现大小不一的临床症状。

第三节 纵隔恶性肿瘤

恶性肿瘤的可能性主要基于 3 方面的因素:肿块位置,患者年龄和伴随或不伴随的症状。尽管 2/3 以上的纵隔肿瘤是良性的,但是生长在前纵隔的肿块更有可能是恶性的。有国外研究人员曾报道了 400 例纵隔肿瘤患者,其中恶性肿瘤的比例在前纵隔为 59%,中纵隔为 29%,后纵隔 16%。20~40 岁,年龄是一个十分重要的能够预测恶性肿瘤、大多数的淋巴瘤及生殖细胞肿瘤的预测因子。存在临床症状的患者纵隔肿瘤的性质更加可能是恶性的。85% 的纵隔恶性肿瘤的患者具有临床症状,相比之下,只有 46% 的纵隔良性肿瘤患者具有临床症状。

在所有出现的症状中,最常见的为咳嗽(60%)、胸痛(30%)、发热或寒战(20%)和呼吸困难。大多数症状都可以归结为局部性症状和系统性症状。局部性症状主要继发于肿瘤的侵袭和浸润。常见的局部性症状主要包括呼吸道压迫,吞咽困难,上肢麻痹,膈肌麻痹,声带麻痹,霍纳综合征及上腔静脉综合征。系统性症状通常是由于激素、抗体或细胞因子的过量释放。最经典的是高钙血症,主要是由甲状旁腺腺瘤引起的。

当考虑纵隔恶性肿瘤时,最初的检查应包括后前位及侧位的胸片。胸片可以反映肿瘤的大小,解剖位置,肿瘤的密度及肿瘤的组成成分等信息。胸部 CT 扫面能够更进一步揭示肿瘤的特征,以及和周围组织结构的关系。除此之外它还能够判别肿瘤的囊实性及肿瘤内部血管与软组织的结构。在一些特殊的情况下,荧光透视技术,钡剂食管造影,CT 血管成像技术和 CT 三维重建技术还能够提供一些额外的帮助诊断的信息。MRI 的作用主要在于排除或评估神经源性肿瘤。同时 MRI 对评估血管浸润或心脏浸润也很有价值。尽管核素扫描和生物化学分析可以进一步帮助诊断纵隔肿瘤,组织病理学诊断几乎总是必须的。如果初步诊断考虑肿瘤是良性的,那么它可以被手术切除而无须术前病理活检。否则的话,必须在术前进行病理活检来确诊肿瘤的良恶性。病理活检的手段基于肿瘤的解剖学位置和病灶的影像学表现主要包括:经胸或经气管穿刺,纵隔镜检查,前纵隔切开术或电视辅助胸腔镜手术。

第四节 纵隔手术切口

一、胸后外侧切口

适用于后纵隔肿瘤,突向一侧胸腔的巨大纵隔肿瘤或与肺门粘连的纵隔肿瘤。患者取侧卧位,患侧在上,保持90°角左右。手术切口男性起自患侧腋前线,女性患侧在乳房下缘,向后延第6或第7肋平面在肩胛角下方2 l cm处绕过,胸后止于肩胛骨内侧缘与脊突中线拟切除肋骨的平面。

二、胸前外侧切口

适用于前纵隔病变,如突向一侧胸腔较小的前纵隔肿瘤,心包囊肿,偏于一侧胸腔的胸内甲状腺肿。患者取仰卧位,自患侧胸骨缘沿第4或第5肋间向外至腋中线,呈弧形切口,男性手术切口在乳头下方2 cm,女性手术切口应绕过乳房下缘。切断胸大肌、胸小肌、前锯肌,切断部分背阔肌,在特定的肋间隙进胸。

三、胸骨正中切口

适用于前纵隔肿瘤,胸腺切除及扩大胸腺切除,上腔静脉梗阻,心包囊肿等。患者取仰卧位,手术切口自胸骨切迹上1 cm至剑突下2 cm,也可作弧形切口。用电刀切开胸骨骨膜,分离肌肉等组织,再从中线剪开或切除剑突,用胸骨锯或胸骨刀从胸骨下端向上,沿胸骨正中线纵向切开胸骨。

四、横断胸骨双侧开胸切口

适用于前纵隔巨大肿瘤累及双侧胸腔,广泛心包切除等。患者取仰卧位,双侧上臂外展固定。手术切口依病变位置而定,可取双侧第3~5肋间切口或者右侧第3肋间,左侧第4肋间前外侧切口,中部相连横过胸骨,双侧达腋中线。女性患者手术切口应在乳房下缘,依次切开胸壁肌层进胸。

五、部分胸骨正中切口

适用于前纵隔小体积肿瘤、囊肿及单纯胸腺切除。与胸骨正中切口相比,该切口组织损伤较小,术后恢复较快。患者取仰卧位,自胸骨切迹上1 cm至第4肋间平面下2 cm作胸骨前正中切口,切开胸骨骨膜,分离周围组织,用线锯切开胸骨。

六、颈领状切口

适用于胸腺切除,部分胸内甲状腺肿切除及纵隔内甲状旁腺瘤切除等。患者取仰卧位,双臂置于两侧,在胸骨切迹上1~2 cm处作5 cm左右弧形切口,切开颈阔肌,分离组织向下至胸骨切迹,向上至甲状软骨,分离锁骨间韧带至胸骨柄。

七、电视胸腔镜手术切口

患者的体位根据患者病变部位和手术类型决定,常用的体位有正侧卧位,仰卧位。俯卧位,俯侧卧位,俯侧卧位,半坐卧位等。手术切口设计也应根据病变部位与手术类型来定,总的原则为:通常手术切口有 3 个,即一个胸腔镜孔、一个主操作孔和一个副操作孔;手术切口应与切除病灶在一条直线上,胸腔镜与其他手术器械要从病灶的一侧进入,第一个切口应根据患者胸部影像学检查中膈肌的位置确定,后面两个切口参考胸腔探查结果,切口与切口之间不宜太近,切口在不影响操作的情况下,应开在常规开胸切口线上。

第五节 纵隔镜手术

颈部纵隔镜术由瑞典医生 Carlens 于 1959 年首先报道,当时用于上纵隔的探查和活检,被称为标准纵隔镜术。之后颈部纵隔镜术又进一步发展到扩大颈部纵隔镜术和胸骨旁纵隔镜术,20 世纪 90 年代初,设计者和医生们发明了电视纵隔镜,电视纵隔镜术不仅扩大了手术者的视野和手术操作的便捷性,手术野的清晰度也进一步放大提高,手术的安全性和准确性也有了更好的保障。纵隔镜目前广泛应用于纵隔淋巴结,纵隔肿瘤等疾病的诊断和治疗。

纵隔镜手术的适应证包括诊断与治疗两个方面。诊断性适应证有:纵隔淋巴结活检,纵隔内肿物性质的诊断与鉴别,主要用于区分胸腺瘤、畸胎瘤、生殖细胞肿瘤、囊肿和异位器官等。治疗性适应证有:纵隔淋巴结切除,胸腺切除治疗重症肌无力,纵隔异位甲状旁腺切除,纵隔囊肿切除,气管周围孤立性肿物切除,纵隔积液积气的引流和疏导,支气管胸膜瘘残端修补等。纵隔镜手术操作简单方便,手术切口创伤小,禁忌证也相对较少,主要有:严重颈椎病变的患者,颈部气管切开术的患者,儿童及身材矮小的成年人,既往有纵隔感染或行纵隔放疗的患者,明确主动脉弓或胸主动脉瘤的患者,有严重出血性疾病的患者。

第六节 电视胸腔镜手术

电视胸腔镜手术自 1991 年起被报道,1992 年 10 月我国进行了第一台电视胸腔镜心包囊肿切除术。电视胸腔镜的手术设备除常规的手术器械外,还包括了电视胸腔镜仪器(光学系统、传输系统、显示系统、录像系统)和内镜耗材。电视胸腔镜手术操作具有一定的虚拟性,这要求手术者具备较强的空间立体感。目前的透镜现象系统以平面成像为主,操作的空间立体感需要术者不断操作以建立起来。电视胸腔镜纵隔手术的适应证较广泛,主要有纵隔肿瘤活检、纵隔良性肿瘤与囊肿切除,重症肌无力患者的胸腺切除,心包切除,纵隔脓肿引流,心包积液引流等。电视胸腔镜纵隔手术的禁忌证包括:胸膜腔严重粘连的患者,心肺功能不足,无法耐受手术的患者,术中遇有突发情况需转开胸手术的患者。

第七节 纵隔内肿瘤

一、胸腺瘤

胸腺在胚胎期自第三咽囊发育而来，在胚胎发育过程中，胸腺向下迁移，最后在前纵隔大血管前方停止运动。胸腺左右两叶相互独立，两叶不对称，通常右叶较大，手术时两叶易于钝性分离。胸腺在青春期最大，最重时可达 30 g，自成人期胸腺逐渐缩小。胸腺自颈底部向下延伸至心包处，其形状、大小或延伸范围可以有很大变化。它可以自舌骨至膈肌水平不同的颈部或纵隔部位，及肺门水平的膈神经外侧，并且胸腺组织还可以孤立存在。胸腺的血液供应动脉来自胸廓内动脉，同时也可接受来自甲状腺上、下动脉的血液。胸腺静脉回流通过头臂及胸内静脉，并可以与甲状腺静脉相交通。胸腺淋巴引流入内乳、前纵隔及肺门淋巴结。

胸腺瘤是最为常见的前纵隔肿瘤。胸腺瘤的发病率为每百万人中 1.5 例。胸腺瘤在儿童中发病率罕见，而在成人中，20%的前纵隔肿瘤是胸腺瘤。

胸腺瘤是一组组织学类型分布广泛的肿瘤。胸腺瘤的组织学分类基于占主导的细胞分类，如淋巴细胞、上皮细胞或梭形细胞等。胸腺瘤的组织学类型和肿瘤的侵袭性及预后有很强的相关性。因此，世界卫生组织基于细胞学的差异将胸腺瘤进行分类，这一新的分类有助于治疗方案的选择与生存预测。

大多数胸腺瘤是实体肿瘤，但是多达 1/3 的肿瘤可具有坏死、出血或囊性成分。34%的胸腺瘤能够突破自己的肿瘤包膜并浸润至周围邻近组织结构。尽管胸腺瘤很少通过淋巴及血液转移，部分胸腺瘤还可以突破膈肌浸润至腹腔或转移至同侧胸膜和心包。

Masaoka临床分期系统基于肿瘤突破包膜浸润周围组织的深度，因而具有重要的判断预后的价值。在 Okumura 等人的研究中，Masaoka 分期系统被证明是非常有效的独立的生存预测因子。

通常，大多数胸腺瘤是在患者检查胸片时偶然发现的。1/3 的患者会出现因肿瘤压迫或肿瘤侵袭而产生的胸痛、咳嗽或呼吸困难等症状。胸腺瘤转移并不常见。然而，胸腺综合征，包括重症肌无力，低丙种球蛋白血症和红细胞发育不良也有可能发生。重症肌无力在女性患者中更常见，并且这些患者往往合并有胸腺瘤。重症肌无力的典型症状有复视，眼睑下垂，吞咽困难，虚弱和疲劳。30%～50%的胸腺瘤患者同时伴有重症肌无力。相比之下 10%～15%的重症肌无力患者同时伴有胸腺瘤。重症肌无力的发病机制被认为是源自胸腺并在骨髓中成熟的免疫细胞在神经肌肉接头处将正常蛋白识别为异常抗原并产生抗体。这些自身抗体与神经肌肉接头处的乙酰胆碱受体相结合，最终造成肌肉疲劳。胸腺切除术可有效缓解重症肌无力的相关症状。但症状缓解要在手术后几个月才体现出来。考虑到胸腺瘤和重症肌无力之间的关系，对于疑似胸腺瘤的患者，都应该进行血清乙酰胆碱受体抗体含量的检测在术前排除重症肌无力。

10%的胸腺瘤患者具有低丙种球蛋白血症，5%的胸腺瘤患者具有红细胞发育不良。古德综合征即胸腺瘤合并 B 细胞或 T 细胞免疫缺陷。

胸腺瘤还和许多自身免疫异常相关，比如系统性红斑狼疮，多发性肌炎和心肌炎等。

胸腺瘤在胸片中表现为前上纵隔分界清晰的分叶状肿块，通常会延伸至主动脉根部。胸部增强 CT 检查可以进一步观察到肿块具有包膜并且分界清晰，肿块内部常伴有出血，坏死或囊肿形成。胸腺瘤也可以表现为囊性为主伴有结节成分。

手术切除可以作为一种诊断方式，同时，超声或 CT 引导下的细针穿刺作为诊断，其敏感性也在逐步提高。Anderson 等人报道了超声引导下细针穿刺活检的成功率为 95%。如果基于临床或影像学的证据十分怀疑是胸腺瘤的，应行完整的外科切除，然后进行组织学诊断。

外科切除是治疗侵袭性或非侵袭性胸腺瘤的标准方案，因为在所有的治疗中，外科治疗的预后最佳。辅助化疗和放疗用于局部侵袭或转移，或无法手术的胸腺瘤。虽然目前Ⅰ期的患者仅接受手术治疗已经足够，但是在Ⅱ期的患者，是否进行术后辅助放疗尚未达成共识。根据 Curran 等人的研究，总共 117 位患者，其中Ⅰ期患者，术后辅助放疗对生存没有获益，但是对于Ⅱ～Ⅲ期的患者，术后辅助放疗能够有效延长患者生存。单纯接受手术治疗的Ⅱ～Ⅲ期患者，5 年纵隔复发率为 53%，而接受完全手术并进行术后辅助放疗的患者 5 年内无 1 例复发。Eralp 等人也报道了类似的回顾性研究，研究共包含 36 例患者，发现Ⅱ～Ⅲ期患者能够从术后辅助放疗中获益。尽管上述研究都得到了阳性的结论，仍然有其他机构的研究显示术后辅助放疗并无明显疗效。术后辅助放疗在Ⅱ期胸腺瘤的作用还需要大型的随机对照临床实验来验证。

化疗对胸腺瘤也十分有效。在局部浸润或大块胸腺瘤中，术前基于铂类的新辅助化疗，伴或不伴术后辅助放疗，能够提供最佳的生存。Kim 等人研究了 23 例局部进展，不可切除的胸腺瘤患者，他们都接受了 3 个周期的顺铂，多柔比星，环磷酰胺和泼尼松方案化疗。这组患者的 7 年无病生存率为 77%，7 年总生存率为 79%。由于其他方案的化疗对胸腺瘤效果一般，因此这些替代方案只能在患者复发后又不能耐受顺铂或多柔比星时作为二线的治疗方案。当患者具有下列特征时：肿瘤转移，肿瘤最大径＞10 cm，出现气管或大血管压迫，发病时年龄＜30 岁，上皮组织类型或混合组织类型，出现血液系统的副瘤综合征，往往提示患者预后不良。组织学病理亚型和疾病分期对患者的预后预测十分重要。目前，分期是决定治疗的主要依据，然而，争议在于在不同分期患者使用化疗或放疗，究竟哪个方案效果最佳，不仅仅取决于肿瘤分期，还应考虑肿瘤亚型。WHO1999 年的胸腺瘤分类系统已经深入的研究了组织学亚型对预后的潜在重要性，然而 Masaoka 分期目前仍然被广泛应用于 5 年生存率的分层研究。

二、胸腺癌

胸腺癌是一组具有异质性，侵袭性，浸润性的上皮来源的恶性肿瘤。胸腺瘤的发病率较低，主要发生在中年男性身上。大多数胸腺癌患者具有咳嗽，呼吸短促，胸痛等症状。疲劳，体重下降，和厌食也十分常见，也偶见上腔静脉综合征和心包填塞的报道。组织学上，胸腺癌体积大，质韧，浸润组织伴囊性改变及坏死。这些恶性肿瘤大多数或为低级别或为高级别，并具有类鳞状细胞和类淋巴上皮细胞这些变异。和胸腺瘤不同，胸腺癌在细胞学上是恶性的，具有典型的细胞坏死，细胞非典型性变和有丝分裂等特征。影像学上，胸腺癌因肿瘤内坏死和钙化而具有异质性，同时也常伴有胸膜积液和心包积液。胸腺癌的治疗和预后基于肿瘤的分期和分级。在胸腺瘤中应用的 Masaoka 分期系统在胸腺癌中应用效果不佳。具有以下形态特征的胸腺癌提示预后不良：肿瘤边缘存在浸润，缺乏小叶生长的模式，高度异型生长，肿瘤坏死，高倍镜下大于 10 个有丝分裂细胞。完整的手术切除是治疗胸腺癌的有效手段。化疗和放疗也能作为不可切除胸腺癌的有效治疗手段。

Yoh 等人研究了 18 例胸腺癌患者，那些手术无法切除的胸腺癌患者采用顺铂，长春新碱，多柔比星和依托泊苷进行化疗。患者的总反应率为 42%。1 年生存率为 80%，2 年生存率为 56%。用顺铂，长春新碱，多柔比星和依托泊苷化疗方案治疗胸腺癌疗效优于其他化疗方案，最终的治疗优势应通过随机对照的临床试验来显示。

三、胸腺类癌

胸腺类癌是一种恶性肿瘤，组织学上和其他部位的类癌相似。其发病率在 40~60 岁时达到高峰。胸腺类癌与库欣综合征及多种内分泌肿瘤综合征相关。有相关研究报道，在具有 1 型内分泌肿瘤综合征的患者中，8% 的患者最终发展成胸腺类癌。胸腺类癌的临床表现为前纵隔巨大的分叶状，浸润性肿块，伴或不伴有出血和坏死。胸腺类癌转移十分常见，2/3 的患者肿瘤会转移至区域淋巴结及远处器官。胸腺类癌的治疗方案为根治性手术切除。对于局部浸润侵犯的肿瘤，应进行放疗和化疗，尽管效果甚微。胸腺类癌患者的预后不佳，但同时却非常难以评估。有回顾性研究显示，胸腺类癌的预后和肿瘤组织学特征并无显著相关性。

四、胸腺脂肪瘤和非肿瘤性胸腺囊肿

胸腺脂肪瘤是一种生长在胸腺组织中罕见的，缓慢生长的良性肿瘤。胸腺脂肪瘤主要发生在年轻成人，且性别没有特异性。胸腺脂肪瘤在 CT 和 MRI 上均显示出特征性的脂肪密度的肿块。治疗方案以手术为主。

五、胸腺囊肿

胸腺囊肿是一种较为罕见的良性肿瘤，其发病率不是十分清楚。胸腺囊肿可以是先天性的，也可以是后天发生的，其和炎症或霍奇金病等炎性肿瘤有一定相关性。先天性胸腺囊肿是胸腺咽管发育时的残留组织。炎性囊肿可能由产生炎症的胸腺组织演变而来。影像学上，胸腺囊肿表现为同质均一的液态肿块。显微镜下，胸腺囊肿可能和囊性胸腺瘤形态一致。因此，完善的取样和检查十分必要。胸腺囊肿的治疗方式以手术为主。

六、纵隔生殖细胞肿瘤

纵隔生殖细胞肿瘤源自在早期胚胎发育过程中不能完全迁移的生殖细胞。生殖细胞肿瘤主要发生在年轻成年人，占成人前纵隔肿瘤的 15% 左右。恶性生殖细胞肿瘤在男性中更常见，占接近 90%。凡是发现纵隔生殖细胞肿瘤的患者应筛查全身是否有恶性性腺肿瘤。生殖细胞肿瘤主要分为以下 3 类：良性畸胎瘤、精原细胞肿瘤和胚胎肿瘤。其中，胚胎肿瘤也称为恶性畸胎瘤或非精原细胞性生殖细胞肿瘤，其种类较多，包括绒毛膜癌，卵黄囊癌，胚胎性癌和畸胎瘤。这些肿瘤经常会产生一些血清学标志物，如甲胎蛋白和人绒毛膜促性腺激素等。这些生物标志物可以用于辅助诊断。

七、纵隔良性畸胎瘤

纵隔畸胎瘤来自 3 个胚层中的至少 2 个胚层。良性畸胎瘤是纵隔中最常见的生殖细胞肿瘤。其中，外胚层组织占主要部分，包括皮肤、毛发、汗腺、牙齿等组织结构。中胚层组织，如脂肪、软骨、骨、平滑肌等组织不常见。内胚层组织如呼吸道上皮和消化道上皮等也不常见。大多数纵隔畸胎瘤是成熟性畸胎瘤。成熟畸胎瘤组织学上分化良好，是良性肿瘤。如果畸胎瘤中包含胎儿组织或神经内分泌组织，这类肿瘤是不成熟的，恶性的。儿童中的不成熟畸胎瘤预后较好，但也容易复发和转移。畸胎瘤患者大多数完全没有症状。和其他纵隔肿瘤类似，纵隔畸胎瘤可表现出的症状主要有咳嗽，呼吸困难，和胸痛。畸胎瘤中的肠黏膜组织或胰腺组织分泌出的消化性酶类还会导致支气管，胸膜，心包或肺的破裂。极端病例可表现为咳出的痰液中发现毛发皮脂等组织。成熟畸胎瘤在极少情况下有转变为恶性畸胎瘤的潜力。成熟或不成熟畸胎瘤可转变为横纹肌肉瘤，腺癌，白血病和间变性小细胞肿瘤等多种类型的恶性肿瘤。良性畸胎瘤在胸片上表现为分界清晰的圆形或分叶状肿块。26% 左右的病例肿瘤中存在钙化，因其包含骨，牙齿等组织成分。胸部 CT 和 MRI 检查可用于术前评估肿瘤是否可完整切除，同时也可鉴定皮脂成分和脂肪，可支持畸胎瘤的诊断。畸胎瘤治疗方案应行完全的手术切除，然而，部分切除也可有效缓解患者临床症状。部分切除后患者应行术后辅助化疗。

八、纵隔精原细胞瘤

原发性纵隔精原细胞瘤尽管不常见，也占据恶性纵隔生殖细胞瘤的 25%～50%。纵隔精原细胞瘤最常见于 20～40 岁的男性。患者常出现呼吸困难、胸骨后疼痛、虚弱、咳嗽、发热、男性乳房发育或体重下降。由于肿瘤生长的位置关系，有 10% 左右的纵隔精原细胞瘤患者会出现上腔静脉综合征。肿瘤在患者出现症状前可生长至 20～30 cm。影像学上，精原细胞瘤呈巨块状，分叶，同质均一的肿块。纵隔精原细胞瘤局部浸润较少见，但容易转移至区域淋巴结和骨。胸部 CT 和 Ga（镓）元素扫描可用于评价肿瘤范围。精原细胞瘤对放疗特别敏感。在一项纳入了 13 例患者的研究中，局限性精原细胞瘤采用外部电子束照射放疗，10 年无复发生产率达到 54%，10 年实际生存率为 69%。精原细胞瘤的手术治疗和化疗还存在一些争议。有回顾性研究显示单独化疗能达到 90% 的 5 年生存率，增加放疗能略微增加生存获益，而仅接受放疗的患者有更高的肿瘤复发率。对于局部进展的精原细胞瘤患者，推荐的治疗方案包括新辅助化疗结合手术切除。

九、纵隔非精原细胞性生殖细胞瘤

非精原细胞性恶性生殖细胞瘤是具有异质性的一组肿瘤的总称，其中包括胚胎细胞癌，内胚层胸腺肿瘤，绒毛膜癌，卵黄囊肿瘤和具有多种细胞成分的混合性生殖细胞肿瘤。这些肿瘤通常会产生临床症状，并且是恶性的，主要发生在年轻男性中。除此之外，这些肿瘤也和血液恶性肿瘤相关，20% 左右的患者会出现克氏综合征（Kleinfelter syndrome）。在诊断时，85% 的患者具有临床症状，包括胸痛、咯血、咳嗽、发热或体重下降等。能够分泌人绒毛膜促性腺激素的肿瘤亚型还会导致男性乳房发育。这类肿瘤往往体积较大，形状不规则，中央坏死，出血或囊性变较多见。监测血中甲胎蛋白和人绒毛膜促性腺激素对于诊断该类肿瘤十分重要。血液中甲胎蛋白水平升高，同时影像学中发现纵隔肿块足以诊断内胚窦肿瘤或胚胎癌。博来霉素，依托泊苷和顺铂是目前治疗非精原细胞性恶性生殖细胞瘤的标准化疗方案。化疗后，不到5%的患者肿瘤能完全消退并且血清标志物水平恢复正常。有肿瘤残留的患者可接受手术切除，尽管有研究显示术前血清标志物如果正常能提示更好的预后。相比于精原细胞瘤，非精原细胞性生殖细胞瘤的预后更差，这类患者的5年总生存率为48%左右，而精原细胞瘤患者的5年总生存率可高达86%。

十、纵隔甲状腺肿

甲状腺虽是颈部组织，但异位甲状腺组织或甲状腺肿也可以进入纵隔。肿大的甲状腺显示为纵隔肿块时常位于前纵隔，在气管前方，可以挤压大血管。滋养甲状腺的动脉有甲状腺上、下动脉。若甲状腺肿移至前纵隔，其甲状腺下动脉可随肿物向下位移，但主要血供仍来自颈部。

在所有接受甲状腺切除的患者中，纵隔甲状腺肿的发生率为1%～15%。大多数甲状腺肿大继发于甲状腺功能亢进，并且一般没有临床症状而在体检中被发现。影像学上，纵隔甲状腺肿是有包膜的，分叶状的，具有异质性的肿块。胸部CT的经典表现是肿大的甲状腺一直从颈部延续到纵隔。如果甲状腺肿包含具有功能的甲状腺组织，用放射性碘的闪烁扫描便可明确诊断。治疗方案推荐手术治疗，因为这些病变不适用于细针穿刺活检，并且肿瘤有向恶性发展的趋势。几乎所有的胸骨后甲状腺肿可通过颈部切口轻易摘除，从而减少术后并发症。

十一、纵隔甲状旁腺腺瘤

正常甲状旁腺位于颈部，但也可移形至纵隔。甲状旁腺由第3及第4咽囊发育而成。来自第4咽囊的甲状旁腺常植于上部，与甲状腺后方相联系。位于下部的甲状旁腺来自第3咽囊，似胸腺可向头部迁移，位于上部甲状旁腺的下方。它们常位于甲状腺下极附近，但也可与胸腺相联系，在上纵隔发现，偶见甲状旁腺位于不常见部位，如在中纵隔区内，与大血管、气管相联或在气管后间隙内。甲状旁腺的动脉血供来自甲状腺下动脉，静脉回流入甲状腺下静脉。

纵隔是最常见的甲状旁腺腺瘤的发生部位。总体来看，有20%的甲状旁腺腺瘤生长在纵隔内，其中80%位于前纵隔。这些肿瘤具有包膜，圆形，直径多<3 cm，因此在胸部CT上较难发现，胸部MRI或^{99m}Tc或Tl(铊)的核素扫描对甲状旁腺腺瘤的诊断更高效。纵隔甲状旁腺腺瘤的治疗以手术为主。

十二、原发性纵隔淋巴瘤

原发性纵隔淋巴瘤是一种罕见的实体肿瘤，仅占纵隔淋巴瘤的10%。淋巴瘤通常发生在前纵隔，且肿瘤不仅仅局限在纵隔。霍奇金淋巴瘤占纵隔淋巴瘤的50%～70%，而非霍奇金淋巴瘤仅占纵隔淋巴瘤的15%～25%。3种最为常见的纵隔淋巴瘤类型为结节硬化性霍奇金淋巴瘤，大B细胞淋巴瘤和淋巴细胞性淋巴瘤。

十三、霍奇金淋巴瘤

霍奇金淋巴瘤在人群中的发病率为每年每10万人中2～4例。发病年龄呈双峰分布，峰值分别在年轻成人和 50 岁以上的人群。在纵隔为主的霍奇金淋巴瘤中,发病率高峰出现在 30 岁以下的女性人群中,而男性在年龄分布上不受影响。霍奇金淋巴瘤可分为 4 种组织学亚型:结节硬化型、淋巴细胞富集型、混合细胞型和淋巴细胞减少型。其中结节硬化型霍奇金淋巴瘤占比高于 2/3。大多数患者会出现典型的症状包括发热、盗汗和体重下降。对于纵隔受累的患者还会出现咳嗽、呼吸困难、胸痛、胸腔积液和上腔静脉综合征等表现。存在 RS 细胞能够特异性诊断霍奇金淋巴瘤。这类细胞具有双叶核,包含显著的是酸性细胞核。经典的免疫组化特征是细胞中 CD15 和 CD30 染色阳性。有 76% 的霍奇金淋巴瘤患者胸片检查提示异常,表现为增大的血管前和气管旁淋巴结。胸部 CT 检查基本能够诊断淋巴瘤,在一些特殊情况下,如放疗后,胸部 MRI 检查能更好地区分瘢痕和残留病灶。PET/CT 检查有助于肿瘤分期和随访肿瘤复发情况。霍奇金淋巴瘤的 Ann Arbor 分期系统目前还被广泛应用。这项分期系统对判断预后和治疗类型具有重要意义。1989 年,在英国科茨沃尔德的一次会议上,Ann Arbor 分期系统被进一步改进,考虑到预后差别将大块霍奇金淋巴瘤单独分离出来。于是霍奇金淋巴瘤的治疗也分为早期疾病(Ⅰ期和Ⅱ期)的治疗和晚期疾病(Ⅲ期和Ⅳ期)的治疗。基于会议上的修改,早期霍奇金淋巴瘤根据肿瘤负荷的大小可进一步分为预后良好肿瘤和预后不良肿瘤。对于预后较好的Ⅰ期和Ⅱ期霍奇金淋巴瘤,单独阔野放疗作为标准的治疗方案。一项随机对照临床试验将 762 名预后良好的Ⅰ期或Ⅱ期霍奇金淋巴瘤患者随机分为 6 周期表柔比星,博来霉素,长春新碱,泼尼松化疗联合放疗或单独接受结节放疗 2 组。2 组患者的完全缓解率相接近,但单独放疗组的复发率要显著高于放化疗组。由此,这类患者的标准治疗方案应为联合放化疗。至于Ⅰ期或Ⅱ期巨块型霍奇金淋巴瘤,治疗策略包括化疗后放疗。Ⅲ期或Ⅳ期的霍奇金淋巴瘤主要采用化疗。有研究显示,ABVD 化疗方案在预防肿瘤复发方面由于 MOPP 化疗方案,肿瘤复发的患者能够从骨髓移植中获益,对标准剂量二线化疗反应良好的患者获益最明显。对于霍奇金淋巴瘤患者,自体骨髓移植优于同种异体骨髓移植,这是因为两者的复发率相近,而同种异体移植的非复发死亡率为 48%,远高于自体移植 27% 的非复发死亡率。

Ⅰ期和Ⅱ期霍奇金淋巴瘤患者治疗有效率高于 90%,ⅢA 期霍奇金淋巴瘤患者通过标准治疗的有效率在 30%~90%,ⅢB 期患者治疗有效率在 60%~70%,Ⅳ期患者治疗有效率在 50%~60%。在进展期疾病中,进展期霍奇金淋巴瘤的国际预测因子项目组创建了一个预后指数用于患者的预后判断。其中预后不良的因素包括:血浆白蛋白水平低于 40 g/L,血红蛋白水平<105 g/L,男性,年龄>45 岁,Ⅳ期疾病,白细胞计数>15×10^9/L,以及淋巴细胞计数<600×10^9/L 或<白细胞总数的 8%。

十四、非霍奇金淋巴瘤

虽然非霍奇金淋巴瘤分为许多种类和级别,淋巴母细胞性淋巴瘤和大 B 细胞淋巴瘤是最常见的在纵隔内生长的组织学亚型。非霍奇金淋巴瘤在平均年龄为 55 岁的白种人男性中发病率最高。然而,淋巴母细胞性淋巴瘤和原发大 B 细胞淋巴瘤的平均出现年龄分别在 28 岁和 30~35 岁。淋巴母细胞淋巴瘤源于胸腺淋巴细胞,具有高度侵袭性。常见症状包括咳嗽,喘息,气短,上腔静脉综合征,心脏填塞或气管阻塞,并且可以侵入纵隔骨髓、中枢神经系统、皮肤或性腺。由于淋巴母细胞性淋巴瘤通常能造成母细胞浸润骨髓,它很容易和 T 细胞急性淋巴细胞白血病相混淆。

原发纵隔B细胞淋巴瘤是来源于胸腺的弥漫大B细胞淋巴瘤。常见的症状包括胸痛、咳嗽、言语障碍、上腔静脉综合征、膈神经麻痹和声音嘶哑。相比于淋巴母细胞性淋巴瘤，其胸外结构组织及骨髓浸润较少发生。然而，一旦疾病复发，转移灶也可出现在肝、肾、脑等重要器官。

胸部CT扫描可用于特征性刻画病灶和确定肿瘤侵犯范围。中纵隔及后纵隔淋巴结相较于前纵隔淋巴结更易出现转移。在进行治疗前应该首先获得组织学诊断。流式细胞技术和细胞遗传学分析有助于明确诊断。纵隔非霍奇金淋巴瘤的治疗因基于肿瘤的分期，组织学亚型和疾病的发展程度。对于淋巴母细胞淋巴瘤，由于它倾向于侵犯骨髓从而治疗方案通常与急性淋巴细胞白血病类似。维持期强化化疗方案优于无维持期的短程化疗。有研究表明，急性淋巴细胞白血病患者和淋巴母细胞淋巴瘤患者接受短程化疗的治疗有效率为78%，但是复发率高达72%，且7年生存率仅为7%。鞘内化疗能有效控制中枢神经系统复发。中枢神经系统及纵隔放疗也是预防性治疗的重要组成部分。许多患者在治疗后仍然会复发，因此骨髓移植是治疗淋巴母细胞淋巴瘤的常规手段。有回顾性研究表明，204例淋巴母细胞淋巴瘤患者接受自体或同种异体骨髓移植，尽管同种异体移植的5年复发率更低，但其治疗相关死亡率更高，从而在总生存上，2种治疗方式差别不大。

原发性纵隔B细胞淋巴瘤可以进行常规化疗，然而大剂量化疗联合放疗能带来额外的获益。目前来看，如果患者不能从标准化疗中得到完全反应，那可以进一步考虑行大剂量化疗联合或不联合放疗。复发后，多数患者会进行大剂量化疗或自体骨髓移植。

十五、纵隔囊肿

纵隔囊肿主要发生在中纵隔，占纵隔肿物的12%~20%。尽管不同年龄段的发病率接近，儿童患者因囊肿压迫周围邻近组织而多具临床症状。纵隔囊肿的最常见的2种类型为由于胚胎发育异常演变而来前肠囊肿，占50%~70%，还有支气管源性囊肿，占7%~15%。

十六、支气管源性囊肿

支气管源性囊肿来源于胚胎发育期间喉气管的异常出芽。这些囊肿内衬纤毛假复层柱状上皮细胞，支气管腺体和软骨板。40%的支气管源性囊肿具有临床症状，包括咳嗽，呼吸困难或胸痛。影像学上，平片可以鉴别支气管源性囊肿，但是推荐采用胸部CT扫描来进行影像学诊断。CT片上，这些囊肿边界清晰，圆形，内部密度均一与水相近。但也有一部分囊肿为黏液状，并表现为实性肿块。支气管源性囊肿不强化，并且当其与气管支气管树直接相通时，可观察到气液平。胸部MRI扫描可以鉴别其他类型的纵隔肿块。支气管源性囊肿的明确诊断需要组织学的确认。这可以通过气管支气管镜、内镜或胸腔镜细针穿刺得到。绝大多数支气管源性囊肿可通过手术切除或细针穿刺引流。无症状囊肿的治疗是否以有风险的手术为主还存在争议，但是大部分无症状囊肿最终会发展成有症状的囊肿。

十七、原肠囊肿

原肠囊肿来源于背部前肠，表面排列着鳞状或肠上皮，可能还具有胃肠或胰腺组织。食管二倍体囊肿位于或附着于食管壁。12%存在食管二倍体囊肿的患者同时存在相关的畸形，而主要是消化道相关的畸形。原肠囊肿的临床症状与其他纵隔囊肿的症状类似。它们通常是无症状的,但是如果囊肿含有胃或胰腺黏膜,就会有额外的风险,由于黏膜分泌物而造成出血或破裂。影像学上,原肠囊肿尽管多具有钙化成分,但是和支气管源性囊肿还是难以鉴别。若出现软骨则提示支气管源性囊肿可能性大。绝大部分的囊肿应行手术切除,电视辅助胸腔镜手术是不错的治疗选择。

十八、神经管原肠囊肿

神经管原肠囊肿的特征是手术切除的标本中同时具有肠源性组织和神经源性组织。大多数这类囊肿在隆突水平上方的后纵隔形成。胚胎发育期间前肠和脊索的密切联系可以解释解剖学上的位置关系。神经管原肠囊肿和许多椎体异常相关,如脊柱侧弯,脊柱裂,半脊柱畸形和脊椎融合等。几乎所有病例都是在1岁左右因气管支气管压迫症状的出现而被发现。神经系统症状可能是由囊肿延伸至脊柱内引起。神经管原肠囊肿的治疗方案是完全性手术切除。

十九、心包囊肿

心包囊肿是间皮囊肿的一类。胚胎发育期间持续的腔壁凹陷形成了心包囊肿。其发病率在10万人群中约有1例患者。大多数心包囊肿是先天性的,也有少部分患者是后天发生的。它们大多无临床表现,在40～60岁时被发现,心脏压迫极少发生,发生时即会造成血液动力学损害。影像学上,心包囊肿边界清晰,球形或泪滴形,邻接心脏,前胸壁和膈。心包囊肿最常见的生长部位在右心膈角(占70%),其次是左心膈脚(占22%)。胸部CT上心包囊肿表现为单房,非强化。手术切除是较好的治疗方案,尽管无症状患者可一直随访而不进行外科干预。

二十、淋巴管瘤

淋巴管瘤是罕见的先天性淋巴管异常,与染色体异常相关。典型的淋巴管瘤是孤立性的结节,但是其也可表现为广泛的播散生长。淋巴管瘤本质上是良性的,75%的淋巴管瘤在颈部发现。有10%左右的病例囊肿会延伸进纵隔,并且会造成乳糜胸和血管瘤。尽管淋巴管瘤多数发现于2岁之前的儿童,当肿块局限于纵隔时,只有当它生长到足够大以至于产生压迫症状时才会被发现。这些症状主要包括胸痛,咳嗽和呼吸困难。影像学上,这些病变表现为囊肿,尽管淋巴管瘤更倾向与产生包裹性的外观,它还是容易和心包周围囊肿相混淆。使用淋巴管造影剂结合胸部CT扫描能够有效鉴别不同的病变。淋巴管瘤最佳治疗策略是完整性手术切除。然而在一些合并乳糜胸的复杂病例上,有证据显示术后增加放疗能为这类患者带来获益。年轻女性中的淋巴管瘤病通常表现为进展更严重的疾病类型,其中肿瘤多发并浸润肺,心脏和骨等多个脏器。

二十一、神经源性肿瘤

神经源性肿瘤来源于神经嵴组织,包括外周自主神经细胞,副神经节等神经系统。95%的后纵隔肿瘤由肋间神经分支或交感神经链起源。神经源性肿瘤的分类主要依据肿瘤中的细胞类型。95%的神经源性肿瘤发生在后纵隔,占所有纵隔肿块的12%～25%。70%～80%的神经源性肿瘤是良性的,几乎一半是无症状的,它们偶尔也会产生一些压迫症状或神经症状。

二十二、神经鞘瘤

神经鞘瘤为生长缓慢的良性肿瘤,占纵隔神经源性肿瘤的 40%～65%。施万细胞瘤占所有神经鞘瘤的 75%。这类肿瘤质韧,具有由施万细胞构成的包膜。神经纤维瘤是无包膜的,质软,质脆,且与冯·雷克林霍森(Von Recklinghausen)神经纤维瘤病相关的一类肿瘤。神经鞘瘤通常没有临床症状,往往偶然发现。影像学上,神经鞘瘤边缘锐利,呈球状,与脊柱毗邻,当肿瘤增大时,会侵蚀肋骨和椎体使之形变。胸部 CT 扫描上的低衰变特征可以提示低细胞性和囊性改变,出血或脂质存在。10% 的神经鞘瘤能穿过椎间孔生长,在影像学上产生特征性的哑铃型改变。MRI 扫描可用于排除脊髓内浸润。胸腔镜手术或开放手术可用于切除这些肿瘤。对于侵入椎体或椎间孔的肿瘤,也可以达到完整切除。在手术无法完全切除的情况下,理应进行术后辅助化疗或辅助放疗。手术后的并发症包括霍纳综合征,部分交感神经功能障碍,喉返神经损伤和截瘫。

二十三、神经鞘起源的恶性肿瘤

恶性神经鞘瘤为后纵隔梭形细胞肉瘤,包括恶性神经纤维瘤、恶性神经鞘瘤和神经源性纤维肉瘤。其发病率在 30～50 岁男女之间没有差异,并且与神经纤维瘤病密切相关,有 5% 的风险会恶变成肉瘤。疼痛和神经缺陷比较常见,最佳的治疗方案是完整的手术切除,对于无法完整切除的肿瘤,辅助化疗和辅助放疗十分必要。

二十四、自主神经节肿瘤

自主神经系统肿瘤来源于神经元细胞而不是神经鞘细胞。它们形成一个由良性有包膜的神经节瘤到侵袭性恶性无包膜的神经母细胞瘤的连续统。这些肿瘤起源自胚胎,出现在肾上腺或交感神经节。然而,神经节瘤和神经节母细胞瘤主要产生于后纵隔的交感神经节。50% 的神经母细胞瘤发生在肾上腺,也有 30% 的神经母细胞瘤发生在纵隔。

二十五、神经节瘤

神经节瘤是良性肿瘤,包含一种或多种成熟的神经节细胞。神经节瘤是来源于神经节细胞的最为良性和分化最好的自主神经节肿瘤。大多数神经节瘤患者无临床症状,多在 20～30 岁诊断出疾病。影像学上,肿瘤呈长圆形,边缘清晰,出现在脊柱的前外侧并跨越 3～5 个节段。胸部 CT 扫描并不十分有效,因肿瘤在影像学上的表现可以是同质性的也可以是异质性的。神经节瘤理想的治疗手段是完全性手术切除。

二十六、神经节母细胞瘤

神经节母细胞瘤同时具有神经节细胞瘤和神经母细胞瘤的组织学特征。神经节母细胞瘤是最不常见的神经源性肿瘤类型。肿瘤的预后与肿瘤的组织学表现相关。该肿瘤无论男女均出现在 10 岁左右。当肿瘤增大,出现脊髓浸润或转移时,症状也随之出现。神经节母细胞瘤的分期与神经母细胞瘤的分期相似。

二十七、神经母细胞瘤

神经母细胞瘤是一类多发于年轻儿童的肿瘤,95%的患者疾病诊断时年龄<5岁。神经母细胞瘤由小圆状细胞排列成片状或集簇成团,具有高度侵袭性,易转移。神经母细胞瘤没有包膜,常有出血、坏死或囊性病变。其症状包括疼痛,神经缺陷,霍纳综合征,呼吸窘迫和共济失调。神经母细胞瘤在同类型的肿瘤中有较高的倾向性产生血管活性物质,从而引起高血压、皮肤潮红和腹泻等症状。大体上,这些肿瘤表现为细长的棘突旁肿块,有时突破周围邻近组织而造成骨骼破坏。在CT影像上,80%的肿瘤存在钙化。所有的神经源性肿瘤,MRI能够用于确定脊柱内的受累程度。放射性^{123}I(碘-123)化合物核素显像也可以用于检测原发性或转移性肿瘤。神经母细胞瘤的治疗主要基于肿瘤的分期。局限性疾病首选治疗手段是手术治疗。Ⅰ期肿瘤手术切除通常能治愈疾病。对于部分可切除的Ⅱ期和Ⅲ期疾病治疗手段包括手术和术后辅助化疗和放疗。Ⅳ期肿瘤是否需要手术还存在争议,有部分研究显示,行新辅助放化疗后延迟手术效果优于单纯手术治疗。神经母细胞瘤的预后不良因素包括肿瘤直径较大,肿瘤分化差,进展期肿瘤,胸外起源和较大年龄。

(孙艺华 郑迪凡)

主要参考文献

[1] Shields TW. Mediastinal Surgery. Lea & Febiger, Philadelphia:1991.

[2] Azanow KS, Pearl RH, Zurcher R, et al. Primary mediastinal masses: A comparison of adult and pediatric populations. J Thorac Cardiovasc Surg, 1993,106(1):67-72.

[3] Giron J, Fajadet P, Sans N, et al. Diagnostic approach to mediastinal masses. Eur J Radiol, 1998,27(1):21-42.

[4] Ronson RS, Duarte I, Miller JI. Embryology and surgical anatomy of the mediastinum with clinical implications. Surg Clin North Am. 2000,80(1):157-169, x-xi.

[5] Shields TW, LoCicero Ⅲ J, Ponn RB. General thoracic surgery. 5th ed. Philadelphia: Lippincott Williams & Wilkins, 2000.

[6] 顾恺时. 顾恺时胸心外科手术学. 上海:上海科学技术出版社,2003.

[7] 吴孟超,吴在德. 黄家驷外科学. 第7版. 北京:人民卫生出版社,2008.

第十九章
乳腺癌的遗传易感性

乳腺癌与遗传建立联系起于我们在临床上经常可以发现,很多家系里有多个家族成员罹患乳腺癌和(或)卵巢癌,提示这可能是一种常染色体显性遗传形式的疾病。早期的很多研究通过连锁分析的方法陆续证实了明确的致病性的易感基因突变和乳腺癌的发生相关,已经在许多家系中发现了几种高外显率基因变异。

具有明确遗传因子的乳腺癌称为遗传性乳腺癌。这部分乳腺癌占整个乳腺癌人群的5%~10%。这些家族呈现出显性遗传模式并通常具有发病年龄早、同时伴有卵巢癌或双侧乳腺癌及男性乳腺癌特征。家族性乳腺癌通常有家族聚集性特点,普遍认为在一个家族中有两位具有血缘关系的成员患有乳腺癌,即为家族性乳腺癌。有肿瘤遗传性倾向的家系一般具有以下几个特征:①一个家系中多位成员罹患癌症;②相对于散发性患者来说,家系中癌症患者的发病年龄较年轻;③在同一个患者身上出现多种癌症,可以是同一类型的癌症(如双侧乳腺癌)或者不同类型的癌症(如乳腺癌和卵巢癌发生在同一个患者或者子宫癌和肠癌发生在同一个患者身上);④男性乳腺癌患者,常染色体显性遗传的风险对男性和女性后代的机会都是50%,但是基因的外显率不同可能导致家系中的基因突变携带者不发病。

一、遗传性乳腺癌综合征

(一) 遗传性乳腺癌/卵巢癌综合征(HBOC)

尽管 $BRCA-1$ 和 $BRCA-2$ 基因突变导致乳腺癌和卵巢癌发病风险增加,但这2个基因不完全外显。研究报道携带 $BRCA-1$ 和 $BRCA-2$ 基因突变者在70岁时发生乳腺癌癌累积风险为45%~87%。这种外显性还受到基因突变形式、外源性因素及生活方式等影响。早期研究显示 $BRCA-1$ 和 $BRCA-2$ 基因突变与绝大部分遗传性乳腺癌相关,但越来越多的研究提示这2个基因只能解释25%~28%遗传性乳腺癌的发病风险。当然也不排除不能由目前检测方法所发现 $BRCA-1/2$ 其他新型突变。$BRCA-1$ 突变携带者发生其他恶性肿瘤的风险也相应增加,如卵巢癌和输卵管癌,而 $BRCA-2$ 突变携带者发生男性乳腺癌、前列腺癌、胰腺癌、消化道肿瘤及恶性黑色素瘤的风险也有所增加。

$BRCA-1$ 和 $BRCA-2$ 都具有复杂的基因组结构,$BRCA1$ 包含24个外显子,编码由1 863个氨基酸构成的蛋白,而 $BRCA-2$ 包含27个外显子,编码的蛋白更大(3 418个氨基酸)。2个基因的第1个外显子均不编码蛋白且第11外显子序列最大。$BRCA-1$ 和 $BRCA-2$ 作为抑癌基因,其编码蛋白通过DNA损伤信号转导及损伤修复在维持基因组方面发挥重要作用。$BRCA-1$ 和 $BRCA-2$ 均参与了 $RAD51$ 介导的同源重组修复通路

(homologous recombination，HR)。一旦发生 DNA 双链损伤，BRCA1 协助 RAD51 准确定位至 DNA 损伤处并发生磷酸化，BRCA2 通过与 RAD51 形成复合物在该通路下游发挥作用。细胞若缺乏 BRCA1 和 BRCA2，则不能完成由 HR 介导的精确 DNA 修复，继而由更容易出错的非同源末端链接修复(non-homologous end-joining，NHEJ)通路进行 DNA 损伤修复，造成基因组的不稳定。

截至目前，乳腺癌信息中心(Breast Cancer Information Core，BIC)数据库共收入了 BRCA1 基因 1 790 种基因变异及 BRCA2 基因 2 000 种基因变异形式。其中约 53%~55% 的变异形式仅在单个家庭中被检测。这些突变位点散布于基因的整个编码区域。最常见的致病性突变多为小片段缺失或插入或移码突变。此外，在这两个基因中也观察到剪切点突变及大片段基因重排现象。其他形式的变异如错意突变、沉默突变及基因多态性相对常见，但如何临床解读这些位点的致病潜能仍是一个难题。在 BRCA1 和 BRCA2 基因中，共约 1 800 个显著的序列变异被认为是临床意义未知位点(unclassified variants，UVs)。为了评估这些罕见突变位点的临床意义，2009 年成立了 ENIGMA (Evidence-based Network for the Interpretation of Germline Mutant Alleles)组织负责在线收集全球有效数据和资源，以便更好地认识这些未知位点的临床意义。

BRCA1 和 BRCA2 基因胚系突变符合经典 Knudson"二次打击"理论中的第一次打击，而第二次失活体系突变通常涉及野生位点的丢失即杂合型丢失(loss of heterozygosity，LOH)。LOH 存在于绝大多数突变携带者的肿瘤组织中。另外一种体系灭活机制则为启动子甲基化导致的表观遗传学沉默，这在散发性乳腺癌中的发生率约为 9%~13%。而在 non-BRCA1/2 遗传性乳腺癌中则高达 42%。相反，在 BRCA1 和 BRCA2 突变携带者体内，BRCA1 基因启动子甲基化十分罕见；就 BRCA2 而言，不论是在散发性乳腺癌还是家族性乳腺癌中几乎都未观察到其启动子甲基化现象。

（二）Li-Fraumeni 综合征

Li-Fraumeni 综合征是一种罕见的常染色体隐性遗传疾病，最早于 1969 年报道，以首先发现此疾病的两位医师命名。它是一种具有家族聚集性的恶性肿瘤综合征，包括乳腺癌、软组织肉瘤、骨肉瘤、脑瘤、白血病和肾上腺皮质恶性肿瘤等。家族聚集性分析证实该病携带者的外显率在 30 岁和 40 岁时分别为 50% 和 90%。Li-Fraumeni 综合征中乳腺癌所占比例非常高，研究们还发现抑癌基因 $p53$ 的突变与该综合征密切相关。50%~70% Li-Fraumeni 综合征家族携带有 $p53$ 基因的突变，而在发病年龄<40 岁的乳腺癌患者中，$p53$ 基因突变的阳性率为 1%。

（三）运动失调性毛细血管扩张症

运动失调性毛细血管扩张症是一种常染色体隐形遗传性疾病，该类患者表现为眼皮毛细血管扩张、小脑共济失调、免疫缺陷及白血病、淋巴瘤等疾病的易感性。该病的易感基因为 ATM，位于人类染色体 11q，该基因在人群中的突变率为 1%，该病与乳腺癌同样密切相关。有研究显示，ATM 突变基因杂合体的携带者患乳腺癌的危险性时非携带者的 4 倍，ATM 突变基因杂合体的携带者接受放射线照射后，患乳腺癌的危险性会增加。另有研究显示，ATM 杂合体携带者的乳腺癌危险性并没有增加。ATM 的临床指导作用仍需进一步研究。

（四）Cowden 综合征

Cowden 综合征是一种罕见的常染色体显性遗传性疾病，临床表现包括多发性的错构瘤样病变、早发性乳腺癌和甲状腺癌。错构瘤阳病变常见于皮肤、口腔黏膜、乳腺和肠道,包括嘴唇及口腔黏膜的乳头状瘤、四肢的角质疣等。大部分 Cowden 综合征患者在 20 岁时出现皮肤病变,且往往没有乳腺癌家族史。75% 的 Cowden 综合征女性患者伴有乳腺良性疾病,如导管增生、管内乳头状瘤、乳腺病、纤维腺瘤和囊性纤维性改变。10% 的 Cowden 综合征患者伴发有甲状腺癌。*PTEN/MMAC1/TEP1* 基因史 Cowden 综合征的易感基因,它位于人类染色体 10q22-23 上,该基因于 1997 年被成功克隆。

(五) Pentz-Jeghers 综合征

Pentz-Jeghers 综合征是一种常见染色体显性遗传性疾病,常见病变包括胃肠道的错构瘤样息肉,皮肤黏膜黑色素沉着,常见部位有口腔黏膜、唇、指和趾。部分 Pentz-Jeghers 综合征患者同时还伴发乳腺癌,平均发病年龄为 39 岁。位于人类染色体 19p13 的 *STK11* 基因与该病的发生密切相关。

(六) Lynch 综合征

Lynch 综合征(LS)表现为一种常染色体显性遗传模式的疾病聚集,家族中主要出现右侧结肠癌,子宫内膜癌,卵巢癌和其他发生于结肠外的癌症(包括肾脏、输尿管、小肠和胰腺等),多个原发性癌症和疾病早发比较多见。究其发病因素主要是源于 *MMR* 基因的胚系突变,这类基因在 DNA 错配修复中发挥作用。*MLH1* 和 *MLH2* 是最常见的 LS 的易感基因,占已知的致病性突变的 80%~90%。LS 家族中乳腺癌发生风险的问题仍有一定争议。回顾性研究的结果也不尽一致。截至目前,最大样本的研究是来自于 446 例独立的携带致病性基因突变的结肠癌家系的分析,随访达到 10 年以上,发现乳腺癌在这些家系中的发病风险显著上升。

(七) Muir-Torre 综合征

Muir-Torre 综合征是遗传性非息肉病性大肠癌的一种异变体(也称作 Lynch 综合征 II 型),是一种常染色体显性遗传性疾病,表现为多发性皮脂腺和皮肤肿瘤,包括角化棘皮病和基底细胞癌,同时伴有小肠、大肠、喉、胃、子宫内膜、肾、膀胱、卵巢和乳腺的肿瘤。女性患者绝经后乳腺癌的发病危险度增高。MLH-1 和 MSH-2 基因与该病发病有关。

二、*BRCA* 突变流行情况和疾病外显率

(一) BRCA 基因突变的流行情况

有两个大型的基于欧美小于 65 岁的乳腺癌人群进行过 *BRCA1* 和 *BRCA2* 基因突变的流行病学筛查。在西班牙裔人群中,*BRCA1* 携带频率为 3.5%,非洲裔美国人为 1.3%~1.4%,亚洲裔美国人为 0.5%,非犹太裔白种人为 2.2%~2.9%,而在犹太人群中可达到 8.3%~10.2%。而 *BRCA2* 基因突变在非洲裔美国人中携带频率约 2.6%,在白种人中约为 2.1%。

一项关于有乳腺癌和(或)卵巢癌家族史的西班牙裔乳腺癌患者的 *BRCA1* 和 *BRCA2* 突变的流行频率筛查的研究中,在 746 例患者中发现了 189 例突变(25%)(124 *BRCA1*,65 *BRCA2*),其中的 21 例突变被鉴定是大片段重排,13 例 *BRCA1* 突变位于其 9~12 外显子区域。一项非选择性的 810 例墨西哥裔乳腺癌妇女接受了 *BRCA* 基因突变的检测,突变频率为 4.3%。

不同人群中的 *BRCA* 突变的比例的数据将有助于更合理地选择适合的人群去接受遗

传咨询和基因检测。在一些病例中，同一个基因突变可以出现在完全无关的不同家系中，这就是"基础突变效应"。在一个现代人群中发现的突变可以追踪到地理、文化或其他因素同源的一小部分群体遗传下来的。比如在犹太族人群中，两个特定的 BRCA1 突变(185delAG 和 5382insC)和一个 BRCA2 突变(6174delT)流行的比例很高。另外，在非洲裔美国人和西班牙人中也发现了类似的"基础突变"。这些基础突变对遗传基因检测来说具有重要的临床意义。许多实验室会对特定种族人群提供特定基因序列的检测

（二）BRCA 致病性突变的外显率

携带致病性基因突变的健康人会最终表现出疾病，这称为"外显"，许多研究评估了 BRCA 致病性突变携带者发生乳腺癌和卵巢癌的外显率问题。来自于两项荟萃分析的结果提示 BRCA1 和 BRCA2 携带者到 70 岁时累计的乳腺癌发病率分别为 55%～65% 和 45%～47%，卵巢癌的风险分别是：BRCA1 突变者达到 39%，而 BRCA2 突变者是 11%～17%。

有一项研究前瞻性估计了不同年龄阶段的基因突变携带者 10 年的发病风险。实际上，针对一个突变携带者个体进行准确的外显率估计是比较困难的。来自于 CIMBA(Consortium of Investigators of Modifiers of BRCA1/2)的数据囊括了 19 581 例 BRCA1 突变携带者和 11 900 例 BRCA2 突变携带者，被用来根据突变类型、功能和碱基位置估算 HRs，乳腺癌聚集片段区域和卵巢癌聚集的片段区域在 2 个基因序列上都有。但在转化到临床应用之前，还需要进一步的证据进行验证。

（三）BRCA 突变携带者对侧乳腺癌发生率

早在 1995 年，Breast Cancer Linkage Consortium 评估 BRCA1 突变者发生对侧乳腺癌的风险在 60 岁时高达 60%。这个结果已经被欧美的针对有遗传倾向的乳腺癌人群的随访中得到了证实。在一项中位随访时间为 63 个月的研究中，基因突变携带者发生对侧乳腺癌的比例达到 40%，而非携带者只有 8.2%。而且携带者发生对侧乳腺癌的间隔时间相对于非携带者明显提前(36 个月 vs. 63.9 个月)。

相对于散发性人群来说，BRCA 突变携带者对侧乳腺癌在任何时间段的发生对侧乳腺癌的风险都明显升高。从首次发生乳腺癌开始，在大多数研究中都提示对侧乳腺癌的风险逐年升高，10 年的随访周期内可达到 20%～30%，20 年的风险达到 40%～50%。部分研究提示 BRCA1 突变携带者对侧乳腺癌风险要高于 BRCA2 突变携带者，而且年轻乳腺癌患者发生对侧乳腺癌风险最高。

（四）除了乳腺癌/卵巢癌之外的其他肿瘤

BRCA 突变携带者也会增加输卵管癌和腹膜肿瘤的风险。一项大型研究提示在家族中 BRCA1 突变携带者比一般人群发生输卵管癌的风险高 120 倍。原发性腹膜癌的风险在 BRCA 突变携带者中也会增加。

胰腺癌，男性乳腺癌和前列腺癌也和 BRCA 基因的致病性突变相关，特别是 BRCA2 突变。但这种相关性很难估算，因为在 BRCA 突变携带者中发生上述肿瘤的患者数量较少。

三、BRCA 基因突变风险的预测

在评估风险的时候必须要考虑到家族史的准确性和完整性。一个公开报告的家族史有可能是不正确的，或者家族成员对直系亲属的患癌信息是不知晓的。另外，家系过小和未成年人的死亡也会限制家系信息完整性和准确性的获取。发生于父系来源的乳腺癌或卵巢癌

通常包括比发生于母系来源的有更多的二级或三级亲属罹患癌症，所以信息更难获取。家族史信息会随着时间推移发生变化，在父系和母系双边进行有效的更新非常重要。

BRCA 突变风险预测模型：已有较多的基因突变风险的预测模型被开发和应用。每一个模型只适用于患者的特征和家族史和模型本身研发的时候所基于的研究人群特征相似的时候。不同的模型针对同一个临床案例可能出现不同的预测结果，这些预测结果还是没有被更多的预测模型充分地验证。

1989 年，Gail 等公布了一个利用病例对照资料建立的统计学分析模型，以预测每年进行乳腺摄片查体的白人妇女患浸润性乳腺癌和原位癌的危险(Gail-1)。该评估模型测评工具中采用的乳腺癌风险因子包括乳腺癌病史、年龄、初潮年龄、初产年龄、一级家属中患乳腺癌的人数、乳腺活检情况及种族。1990 年 Costantino 和 Gail 等报告了经过改良的 Gail 模型验证性研究，随访 5 年结果显示，Gail-2 绝对危险的预估数与实际发生乳腺癌数之比(E/O值)为 1.03(0.88～1.21)，优于 Gail-1 的 E/O 值 0.84(0.73～0.97)。2001 年美国食品与药品管理局批准，Gail 5 年危险预测值≥1.66%、35 岁以上的妇女可以用他莫西芬进行预防治疗。美国国立癌症研究院后来在网上公布了乳腺癌危险预测工具(http://www.cancer.gov/bcrisktool)，以便于美国妇女自行评估。

Gail 模型的数据来源于美国白色人种，但已被很多人群验证有效。Rockhill 报告对包含 82 109 名妇女进行 Gail 危险分析，其随访结果显示乳腺癌发病例数的预期值与实际观察数比为 0.94(95% CI 0.89～0.99)，肯定了 Gail 模型的预测效应。目前已将人种从白种人扩展到非裔美国人、西班牙裔美国人、亚裔美国人、美国印第安人或阿拉斯加本地人。种族或民族可以影响乳腺癌风险的计算，该测评工具用于测评居住在美国以外的妇女的适用性问题还值得关注。

BRCApro 模型是应用最广的基因模型，该模型主要以家族中一、二级亲属患乳腺癌和卵巢癌情况、患病家属的发病年龄为参数，采用 Bayes 定理筛查 BRCA1/2 基因突变携带者。Berry 等随后利用 BRCApro 模型对 301 例接受 BRCA1/2 突变检测的个体罹患乳腺癌和卵巢癌的风险进行预测，证实了 BRCApro 模型的可行性。目前该模型基于已发表的文献和数据一直在持续更新，同时还合并有 BRCA1 和 BRCA2 基因突变的外显率报道。

Myraid 模型利用 10 000 例行 BRCA1/2 突变检测(7 461 例)或针对 Ashkenaz 犹太血统特异性三个始祖突变进行突变检测的资料，包括家族史、乳腺癌或卵巢癌发病年龄、是否浸润性癌等，建立了携带突变可能性的预测模型。该模型发现同时具有家族史和犹太血统的妇女更有可能携带突变；在高危非裔、其他非犹太血统及欧洲血统人种基因突变的携带率相似；并且病理类型对个体是否携带突变的可能影响也较大：年龄＜50 岁的导管原位癌患者中基因突变率明显低于浸润性导管癌患者。该模型以表格的形式公布在 Myriad 公司的网站上，同时根据样本量的扩大进行定期更新。

Couch(PennⅠ)模型建立于 1997 年，最初在 169 个乳腺癌家系中仅针对 BRCA1 突变可能性进行预测。随后该模型得到更新，得到新的在线预测 BRCA1/2 突变可能性的 PennⅡ模型。该模型用 logistic 回归分析方法对个人或者家族的 BRCA1/2 突变可能性进行预测，纳入其他大多数模型未关注的特异性临床特征如双侧性乳腺癌、是否出现前列腺癌和胰腺癌等，并包括了三级亲属的风险评估。Lindor NM 等研究者在来自不同乳腺癌家族中 285 例先证者中对 LAMBDA、BRCApro、修正后 PENNⅠ(Couch)、MyriadⅡ模型及 Penn

Ⅱ模型分别进行验证,结果发现 Penn Ⅱ模型的预测效果最佳。

复旦大学附属肿瘤医院饶南燕等学者利用多中心数据库中 212 例接受 BRCA1/2 基因突变检测的乳腺癌患者相关资料,对 Penn、Myraid 和 BRCApro 这 3 个西方人群中的预测模型进行验证。结果发现这 3 个模型的预测能力相似,其受试者工作特征曲线(ROC)的曲线下面积(AUC)均为 0.7 左右。3 个模型预测 66 个高危家庭中的 ROC 值和阳性似然比更高。并且若设定 10% 为截止点时,BRCApro 模型对 BRCA 突变的预测价值最高。

鉴于基于西方人群建立的诸多乳腺癌预测模型对中国人群的预测效果尚不肯定,迫切需要能够适合中国人群的基因突变预测模型。在建模样本中,非参数分析结果显示卵巢癌家族史、胃癌家族史和家系中乳腺癌患者的发病年龄等因素与携带基因突变有关。复旦大学附属肿瘤医院胡震学者等人根据这些相关因素建立了中国人群的预测模型,并利用另外一个独立队列的样本对该模型进行验证,同时与西方人群中的模型进行比较。结果发现,应用该模型绘制 ROC 曲线时,AUC 超过了 0.8;而 BRCApro 模型的 AUC 与之前的研究相仿,为 0.7 左右。研究证明建立的该模型适合预测中国人群,但是该模型并不完美,只有获得样本病例更全面的临床和家系信息,同时适当地增加更多的检测病例,才能进一步优化该模型的预测能力,提高其把握度。

四、基因突变的检测和遗传咨询现状

(一)遗传性乳腺癌的基因检测和遗传咨询现状

鉴于新一代测序技术的广泛推广和应用,有几个主要的临床实验室可以提供花费和一代测序相当的基因检测服务。遗传性乳腺癌中有近 1/4 的致病性突变是来源于除 BRCA1 和 BRCA2 之外的范加尼贫血通路或 DNA 双链重组修复通路相关的基因。在一个非选择性的乳腺癌人群中,BRCA1/2 突变的发生率是 6.1%,而其他的乳腺癌/卵巢癌易感基因的突变发生率达到了 4.6%。当然对于一些意义不明的变异,由于临床上致病性作用还不明确,需要引起注意。一些中心现在可以提供一个多基因组合的检测,而不仅局限于 BRCA1 和 BRCA2,以期望获得更多的遗传信息,特别是在有医疗保险系统覆盖的情况下。

(二)影响遗传基因检测的主要因素

由于方法学方面的差异,在不同的研究中比较基因检测的纳入比例并不容易。一个 2002 年前实施的 40 项研究的荟萃分析评估了基因检测的应用,发现患者入组率为 25%~96%,平均入组率约为 59%。多因素分析提示:推荐纳入 BRCA 基因检测的因素主要和完整的乳腺癌或卵巢癌的个人史和家族史,研究方法学的特征有关。心理因素也会影响基因检测的推荐和纳入,包括更多的癌症特异性抑郁和焦虑及对罹患乳腺癌或卵巢癌风险的担忧。有更多的罹患癌症的直系亲属也和基因检测的更多纳入有一定联系。

有证据显示一些客观因素会导致患者拒绝接受基因检测,如女性未生育的话一般不会主动去接受基因检测,另外对阴性检测结果可能会导致个人该方面健康保险的丧失也有一定的担忧。另外,现有的 BRCA 基因检测局限的对象都是 18 岁以上的成年人。目前还没有关于未成年人的 BRCA 基因检测的数据,尽管一些研究者认为有必要在未成年身上进行乳腺癌和卵巢癌及其他成年发病疾病相关的致病性遗传基因突变进行验证。

（三）遗传咨询的相关问题

越来越多的证据显示：对风险的知晓度、健康信念、心理状态和个人性格都是决策是否接受乳腺癌/卵巢癌基因检测的重要因素。许多妇女接受研究中心的 BRCA 基因检测是因为她们内心有强烈的信念认为自己携带致病性突变，但是对风险预测与防范的知识及对检测本身的认识仍然不够。

遗传咨询是对遗传病患者或有患遗传病风险的亲属，就此病的转归、发病或遗传的概率及其预防或缓解的方法提供意见的过程。遗传咨询是预防遗传性疾病的一种手段，它必须建立在正确诊断的基础上。通过家族中首先发现的患者即先证者着手，进行耐心细致的家系调查，作好家谱分析，估计其遗传形式和子代的发病可能性。

遗传咨询也包括心理相关问题的讨论及家系内部交流和家系中其他成员对乳腺、卵巢和其他癌症发生风险的认知等多方面内容。已经发表的关于 BRCA 基因遗传咨询的项目范畴主要包括几种策略，收集家族史信息，评估是否需要纳入基因检测，对乳腺癌/卵巢癌遗传学知识及相关的医学和心理社会学风险及获益进行适度沟通和交流，以及对特定的涉及隐私和家庭的伦理问题进行讨论。在这些咨询项目中有关心理社会方面的内容一般包括咨询后患者对乳腺癌/卵巢癌遗传知识的改变、风险认知、心理调节和家庭社会功能，以及生育和健康行为等问题。

关于 BRCA 突变检测的遗传咨询可以由接受过培训的专业人员来实施。遗传咨询的过程主要包括针对潜在有害的 BRCA 突变的风险评估；对检测可能出现的结果进行宣教；找出更应该接受基因突变检测的家系成员（存在如下家族史因素导致 BRCA 潜在有害突变率增加：包括 50 岁之前检出乳腺癌、双侧乳腺癌、有乳腺癌和卵巢癌家族史、至少有 1 名男性家族成员出现乳腺癌、家族中出现多名乳腺癌病例、家族中至少有 1 名 BRCA 相关性原发性癌症患者及北欧犹太教血统）；列出一些旨在针对疾病筛查及降低发病风险的干预措施，或者对有必要的人采用外科手术预防；以及对基因检测结果的解释。在实际操作过程中遗传咨询人员可以使用若干家族风险分层工具如安大略家族史评估工具、曼彻斯特评分系统、谱系评估工具及 FHS-7 等，以确定是否需要进行深度遗传咨询及哪些患者适合进行 BRCA 基因突变检测。

BRCA 基因检测一般推荐在 18 岁成年之后的女性中进行。已经有充分的证据显示现有的基因测序技术可以准确地检出 BRCA 基因突变。当家系中某个人罹患乳腺癌或者有家族史提示有癌症易感因素存在的时候，可以至门诊接受遗传咨询和针对基因检测相关问题的解释，当咨询人员认为检测结果会对治疗决策有一定帮助的时候，接受咨询的人需要进一步接受 BRCA 突变的检测。在检测之前有必要充分告知基因检测可能带来的问题，而且前提是要患者本身有接受基因检测的意愿。

突变分析的模式依赖于患者的家族史。有明确基因突变的家系成员或者来源于携带特定基因突变的种族人群（比如，高加索的犹太妇女）的患者可以先检测这些特定突变位点。没有以上这些特征的患者需要接受全基因序列的检测。在这些患者中，如果有可能的话，应该先对那些有乳腺癌或者卵巢癌的亲属进行检测已决定其他一些患病家系成员是否可能携带有害的基因突变。

如果已知 BRCA 基因的特定突变位点，基因检测容易进行而且高度敏感和特异，但是如何对检测结果进行解读却是比较复杂的问题，且需要在基因检测后进行相应的遗传咨询。

基因检测的结果一般表示为阳性(就是潜在的有害突变),不明意义的突变,不确定的阴性结果和确定的阴性结果。如果那些有亲属携带已知 BRCA 突变的妇女基因突变检测结果为阴性(确定的阴性),需要再次对结果进行确认并对可能存在的风险进行评估。一些研究显示检测结果为真阴性的那些妇女患乳腺癌的风险同样增。不确定的阴性结果指的是没有检测到潜在有害突变或者其他家系成员还没有接受过检测,以及在已经接受检测的家系亲属中没有发现突变。有研究提示那些检测结果为不确定阴性的妇女罹患乳腺癌风险也会增加。

基因突变检测有利于尽早发现遗传性乳腺癌发病的高危人群,尽早采取预防性措施,改善其预后。1996 年,美国首次出现商业用途的基因检测,目前针对遗传性乳腺癌人群开展基因突变的检测,并把检测的结果应用于指导临床治疗的决策及高危人群的筛选和跟踪监测,这已经成为欧美等发达国家的常规诊疗模式。在大多数的乳腺癌医疗中心都已经建立了针对遗传性乳腺癌诊治的多学科团队,团队中包括肿瘤外科、整形外科、肿瘤内科、精神心理科、肿瘤分子生物学及遗传学等不同领域的专家来为遗传性乳腺癌患者及其亲属提供专业的诊疗服务。

从基因检测的技术角度来说,实施对 BRCA1/2 及其他一些易感基因突变的精确检测并不是难点。但是基于对国内基因检测技术的规范性不够,开展遗传检测数据解读及遗传咨询的专业人员还是空白,遗传检测涉及的众多心理及伦理问题尚无法解决,基因突变携带者的疾病预防和治疗干预等研究数据的缺乏,乳腺癌相关的基因检测在中国还没有得到政府部门的批准而成为临床诊疗中的一项常规操作,许多单位开展的基因检测都属科研性质,检测结果还无法直接应用于指导治疗方案的制定。但参考国外多年的实践经验表明,乳腺癌的基因检测势必对预防和治疗乳腺癌提供很大的帮助。相信在不久的将来,随着检测技术的成熟,更充分详尽的研究数据的产生,专业的遗传性乳腺癌诊疗团队的建立,我们将能够制定符合中国国情需要的乳腺癌基因检测的标准,并通过开展大规模的前瞻性预防及治疗研究,把基因检测作为一种标准的诊疗操作向每一个遗传性乳腺癌患者及高危人群推荐。

五、BRCA 相关乳腺癌的病理特征和治疗及预后

(一) BRCA 突变乳腺癌的病理特点

大部分 BRCA-1 和 BRCA-2 突变相关性乳腺癌均为浸润性导管癌($>80\%$),但两者间的病理学特征有显著差别,并且不同于散发性乳腺癌。在最近一项针对 4 325 例 BRCA-1 基因突变携带者和 2 568 例 BRCA-2 突变基因携带者的肿瘤组织进行研究发现,BRCA-1 基因突变乳腺癌中 ER 阴性比例高达 78%,而 BRCA-2 基因突变乳腺癌中 ER 阴性比例为 23%。即便校正发病年龄等因素之后,BRCA-1 基因突变乳腺癌中 BRCA-1 基因突变与激素受体阴性的相关性仍显著高于两者在散发性乳腺癌中的相关性。而 Her-2/neu 扩增比例在基因突变携带者中仅为 10%左右,明显低于散发性乳腺癌。由此导致 BRCA-1 基因突变相关性乳腺癌中三阴性乳腺(ER、PR、neu 均为阴性)比例高达 69%,明显高于其在 BRCA-2 基因突变相关性乳腺癌中所占比例(16%)。此外有报道,与散发性乳腺癌相比,BRCA-1 基因突变乳腺癌中 p53 基因突变率及免疫组化检测 p53 基因阳性率明显增高,并且其胚系突变形式也显著不同于散发性乳腺癌。基于乳腺癌基因表达谱研究发现,大多数 BRCA-1 基因突变乳腺癌呈现基底样/肌上皮样表型,表达几种基底型标志物,如

CK5/CK6、CK14、窖蛋白(caveolin)、波形蛋白(vimentin)、层粘连蛋白(laminin)、p-钙黏着蛋白(cadherin)、oesteonectin及表皮生长因子受体(EGFR)等。

另有报道，BRCA-1相关性乳腺癌中髓样癌比例高于散发性乳腺癌(分别为9%和2%)。有研究报告髓样癌中BRCA-1突变的概率达11%。髓样癌大多表现为分化低、分级高及伴有脉管侵犯，但髓样癌预后通常较好，这可能跟发生淋巴结转移概率低相关。与散发性乳腺癌相比，BRCA-1突变相关性乳腺癌具有核分级和分裂指数更高、更容易出现坏死及淋巴管浸润等特点。所有以上特点都指向BRCA-1突变相关性乳腺癌具有侵袭性更强的生物学行为、预后更差等特点。

与BRCA-1突变相关性乳腺癌相反，BRCA-2突变相关性乳腺癌病理学特点与散发性乳腺癌更加接近。ER阳性比例在BRCA-2突变相关性乳腺癌中明显高于BRCA-1突变相关性乳腺癌，并且ER阳性表达率在BRCA-2突变相关性乳腺癌中随着发病年龄的增加而下降。多项研究报道BRCA-2突变相关性乳腺癌中Her-2/neu不扩增或低水平扩增。最近研究报道在BRCA-2突变相关性乳腺癌中，成纤维细胞生长因子1(FGF1)成纤维细胞生长因子受体2(FGFR2)表达率明显高于BRCA-1突变相关性乳腺癌。

就基因表达谱而言，大部分BRCA-2突变相关性乳腺癌为luminal表型，即表达ER、PR、CK8和CK18。$p53$基因阳性率在BRCA-1突变相关性乳腺癌和BRCA-2突变相关性乳腺癌中相似，而caveolin1不表达于BRCA-2突变相关性乳腺癌，这一点与BRCA-1突变相关性乳腺癌截然不同。此外，BRCA-2突变相关性乳腺癌中细胞周期蛋白(cyclin)D1、BAX和BCL2表达率也明显高于BRCA-1突变相关性乳腺癌。

（二）BRCA相关乳腺癌的预后

一项在以色列妇女中进行的基于人群的大型研究没有发现携带BRCA1基础突变的乳腺癌患者(76例)和非携带者(1 189例)之间有总生存期的差异，同样的结论被一个欧洲人群的研究所证实，作者也没有发现BRCA1相关乳腺癌存在无病生存期的不同。另外一项入组了3 345例年龄<50岁的波兰乳腺癌患者的研究，关注BRCA1突变对预后的影响。在这组人群中，233例(7%)携带波兰人的3种BRCA1基础突变中的一种。10年生存率在突变和非突变组中相似(突变组80.9%，非突变组82.2%)。

总之，BRCA1相关乳腺癌和散发性乳腺癌相比，虽然临床和病理及分子生物学特征上表现出更具侵袭性，但总体预后却没有明显差异。

早期的研究并没有发现BRCA2相关乳腺癌和散发性乳腺癌之间存在预后差异。但一个小样本的研究报道了BRCA2突变相关的转移性乳腺癌总体生存要更好。

（三）BRCA1/2突变与乳腺癌的治疗

1. BRCA1/2突变与系统治疗　临床前研究和临床研究的数据显示BRCA1相关乳腺癌的化疗反应率显著增加，这和BRCA1在DNA损伤和细胞周期调控中的作用是一致的。虽然这些发现提示了胚系突变状态可以影响治疗方案的选择，但现在在新辅助和辅助治疗阶段还没有充足的证据支持对于突变的患者选用不同的化疗方案。

另一个在BRCA1/BRCA2突变的肿瘤中需要特别关注的就是PARP通路。由于BRCA1/2在DNA双链断裂的同源重组修复通路中作用至关重要，PARP的主要意义是在基于碱基切除修复的单链断裂中。研究的假设是在BRCA1或BRCA2功能缺陷的细胞中抑制碱基切除修复将会增加细胞的死亡，因为两种修复机制均不能发挥作用。体外研究已经显示 PARP 抑制剂可以更特异性地杀死 BRCA 突变的肿瘤细胞。

PARP 抑制剂已经迅速地进入了临床试验阶段，个别的 II 期临床试验已经正式了奥拉帕尼（olaparib，PARP 抑制剂的一种）在 BRCA 突变的晚期乳腺癌患者中的安全性和有效性，目前已有多个 PARP 抑制剂被开发出来。临床前的研究也提示 PARP 抑制剂和化疗的联合有一定的协同作用。

2. BRCA 突变携带者的保乳手术治疗　虽然保乳联合放疗已经成为早期乳腺癌的一种标准局部治疗方式，但是在有遗传倾向的乳腺癌患者中的应用仍有争议。起初的对于 BRCA 突变者中放疗容易诱发肿瘤或导致更多的毒性的担忧并没有发现。即使这样，第二原发癌发生率的增加确实存在，这也会影响治疗的决策。

由于 BRCA 突变携带者发生第二原发癌的风险是明确的，甚至在年轻患者中，可以达到 60%，一些携带 BRCA 突变的乳腺癌患者在首次诊断时即选择双侧乳房切除。然而，几个研究支持保乳手术在这类患者中的应用。据报道同侧乳房的 10 年复发率介于 10%～15%，和非携带者中观察到的复发率类似。更长随访周期的研究观察到 15 年的同侧乳房复发率可高达 24%，大部分是同侧的第二原发乳腺癌。虽然不同的研究结果不尽一致，术后辅助放疗、化疗、卵巢切除以及他莫昔芬治疗等因素会降低同侧乳腺癌复发事件。对侧乳腺癌发生风险在接受保乳手术和乳房切除手术的患者之间没有显著差异，提示辅助放疗也没有增加对侧乳腺癌发生风险。另一个基于人群的病例对照研究也发现，携带 BRCA 突变的乳腺癌患者接受保乳手术和乳房切除术相比具有相似的 15 年总生存率。

六、遗传性乳腺癌的管理和随访

BRCA 基因突变携带者应视为乳腺癌发生的高危人群，对其进行乳腺早期检查尤为必要。有指南推荐 BRCA 突变携带的妇女从 18 岁开始行接受乳房自检训练并每月行乳房自我体检，从 25 岁开始每半年接受一次乳房临床检查。

（一）疾病筛查和随访的手段

1. 乳房自检　在一般人群中，乳房自检对发现的价值方面的证据非常有限。在中国上海做的一项随机研究中，相对于对照组，5 年的随访周期内乳房自检组并没有发现更多的乳腺癌患者，对乳腺癌发生的高危人群中也没有直接的前瞻性研究证据支持乳房自检的价值。在一个小样本的针对 BRCA 基因突变携带者的研究中，9 位偶发乳腺癌的患者中有 4 位是在常规钼靶检查之后通过触及乳房肿块检出乳腺癌病变的，提示了乳房自检在这部分人群中的潜在价值。

2. 临床体检　同样的，关于临床乳房检查方面的数据也很少，癌症遗传学研究联合会特别工作组（The Cancer Genetics Studies Consortium task force）认为：和自我检查一样，临床乳房体检对一些有遗传性乳腺癌发生风险的人群很重要，推荐携带 BRCA1 或 BRCA2 基因突变的妇女从 25～35 岁开始起每年或每半年接受临床体检。

3. 钼靶　先期的证据认为钼靶在 BRCA 基因突变携带者中相对于非携带者敏感性低，后来的一些观察性研究提示：在有乳腺癌家族史的女性中钼靶的阳性预测值（PPV）随着患者年龄增长会增加，在老年女性中最高。另有研究关注乳腺密度和 BRCA 突变状态之间的关系，结果提示两者之间没有明显关联，实际上，在携带者和非携带者中，乳腺密度的增加都提示更高的乳腺癌风险。

但有的研究也提示每次钼靶的放射剂量约为 0.004 Gy,因此在年龄<30 岁的人群中使用诊断性钼靶筛查有可能增加射线导致的乳腺癌发生风险,这些研究结果提示在年轻人群中使用钼靶筛查需要谨慎进行。

癌症遗传学研究联合会特别工作组推荐携带 BRCA 基因突变的高危妇女:从 25～35 岁开始,每年进行一次钼靶检查。但有观点担心 BRCA 突变携带者是否更容易发生放射诱导的乳腺癌。既往的 3 项研究都没有发现令人信服的证据支持影像学检查中的放射线暴露会增加 BRCA 突变携带者发生乳腺癌的风险。但是一项针对 1 601 例突变携带者的国际大型病例对照研究却发现曾经接受胸片检查会增加乳腺癌发生风险(HR:1.54),在年龄≤40 岁的人群中风险最高。后来的一项前瞻性研究,入组了 1 844 例 BRCA1 突变携带者和 502 例 BRCA2 突变携带者,经过平均 5.3 年的随访周期,没有发现钼靶检查会增加乳腺癌的发生风险。

4. 磁共振成像扫描　鉴于有遗传性乳腺癌发生风险的人群中进行钼靶检查相对并不敏感,许多研究甚至包括了一些大型的多中心临床试验探讨了 MRI 筛查的经验。尽管这些研究有一定不足,但研究的结论一致认为乳房磁共振对遗传性乳腺癌的诊断比钼靶和超声更加敏感。总体敏感度为 71%～100%。

在一个纳入 51 例 BRCA1 和 41 例 BRCA2 致病性突变携带者的前瞻性研究中,所有受试者接受每年的钼靶和磁共振检查(其中 80 例接受过降低风险的卵巢切除术),共检查出 11 例乳腺癌(9 例浸润性癌和 2 例原位癌)。6 例是通过磁共振首先发现的;3 例是通过钼靶首先发现的;2 例是间歇期癌。

另外一项研究针对 BRCA1/2 突变携带者在 1997～2006 年进行 MRI 监测,结果显示 97% 的偶发性乳腺癌是 0 期或 I 期的。NCCN 推荐有遗传性乳腺癌发生风险的妇女每年接受磁共振检查。

5. 超声检查　有几个研究报道了被钼靶检查遗漏的乳腺癌病例在超声检查中发现。一个在 2 809 例致密性乳腺为特征的妇女人群中进行的研究显示,钼靶联合超声相比单用钼靶进行乳腺癌筛查,可以把乳腺癌的检出率从 7.6‰ 提高到 11.8‰。然而超声筛查似乎提高了假阳性率,和磁共振联合应用的价值也有限。在一个多中心研究中,共入组了 171 位妇女(92% 是 BRCA 突变携带者)接受了钼靶、磁共振和超声的检查,没有乳腺癌是超声检查独立发现的。对超声检查的不确定性包括:筛查乳腺癌的效能、假阳性结果的比例及实施超声检查医师的经验等。

6. 其他筛查手段　有一些新的技术正在积极研究开发中,包括断层摄像、钼靶对比增强造影、热成像和放射线核素扫描等。在进入临床正式应用之前还需积累更多的证据。

(二)降低风险的策略

1. 降低风险的乳房切除术(RRM)　在已经诊断为乳腺癌的 BRCA 突变携带者中,RRM 降低了健侧乳房发生乳腺癌的风险,但是对侧预防性切除手术本身并不能降低死亡率。实际上,BRCA 突变携带者一般都有较高的风险会罹患乳腺癌。因此,在 BRCA 突变携带者中,对首发乳腺癌具有非常好的预后的,评估第二原发乳腺癌的发生风险对选择对侧预防性乳房切除有重要意义,甚至有报道这种手术可带来生存方面的获益。

有几项研究分析了 RRM 对疾病复发,对侧乳腺癌发生风险和死亡率的影响。在一个对 214 例有常染色体显性遗传倾向乳腺癌家族史的女性人群的回顾性研究中,接受双侧乳房预防性切除术后的中位14年随访周期中,出现了3例乳腺癌患者,因为预期会出现37.4例乳腺癌,总体风险降低了92%(95% CI:76.6%~98.3%);改组人群中,有176例高危女性接受BRCA基因突变的检测,发现26例携带突变(18例致病性突变,8例意义不明突变);突变携带者在中位13.4年的随访周期中均没有发生乳腺癌。后续的一个前瞻性研究的证据进一步支持了这个回顾性研究的结论,该研究纳入了76例BRCA致病性突变携带者,接受了降低风险的预防性切除手术,前瞻性观察了中位周期2.9年,没有发现乳腺癌的发生。

一项入组了1980~2011年的荷兰人群中BRCA突变携带者并被诊断为单侧乳腺癌的患者,评估对侧乳腺癌RRM的作用。中位随访11.4年,242例患者在诊断后的不同时间接受了RRM(193例BRCA1突变携带者和49例BRCA2突变携带者)。相对于观察组,RRM组看到了总生存的改善(HR:0.49;95% CI:0.29~0.82)。这种获益多体现在发病年龄<40岁,肿瘤级别低,非三阴性类型的患者中。

虽然证据较少,但在具有强烈乳腺癌家族史的妇女中有相当比例的人会对讨论RRM作为一个治疗选择产生兴趣,其中文化、地理、健康护理系统、主治医师的态度和其他一些社会因素会影响患者对RRM的选择。

假设可以降低90%的乳腺癌的发生风险,有一个理论模型预测对于携带BRCA突变的30岁妇女,RRM可以提高预期平均生存时间为2.9~5.3年。虽然这些数据对公共政策的制定有一定帮助,但是由于无法被完全证实,很难被个体化应用于临床实践。一个关于费用-效益分析方面的研究,评估结果认为风险降低的手术(包括乳房切除术和卵巢切除术)相对于单纯临床随访监测并没有优势,基于这种类型的手术虽然提高了生存,但是并没有提高患者的生活质量。对携带BRCA突变的健康人群,保留乳头乳晕的皮下腺体切除术(NSM)由于增加了为保证乳头乳晕复合体存活的乳晕后方腺体的残留,目前还有一定的争议。但在一项2005~2013年的89例BRCA突变携带者实施的117例次的NSM中,却获得了非常好的局部控制率。外科肿瘤协会推荐对BRCA突变携带者或有显著乳腺癌家族史的人群接受RRM手术。

个人的心理因素对健康携带者选择RRM有重要的作用,已经有相关的研究关注了RRM给这部分人群带来的心理影响。

2. 降低风险的卵巢切除术(RRSO) 在一般人群中,切除双侧卵巢和降低乳腺癌的发生风险相关,对于BRCA突变携带者,同样要面临着卵巢癌的发病风险增加的问题。所以预防性的卵巢切除术不仅可以有效降低卵巢癌的发病风险,而且也可以降低乳腺癌的发病风险。

在一项研究中,相比于没有接受RRSO的妇女,接受RRSO的妇女可显著降低各种因素导致的死亡风险,乳腺癌特异性死亡率及卵巢癌特异性死亡率。Rebbeck等人曾做了一项包含10个研究的荟萃分析,接受RRSO的妇女在各种突变亚型的携带者中均可以显著降低乳腺癌的发病风险,在BRCA1/2突变携带者中,HR值是0.49,在BRCA1和BRCA2突变携带者中,有着相似的功效。同样的,接受RRSO也可以显著降低BRCA1/2突变携带者的卵巢癌的发病风险,但对于在BRCA1和BRCA2突变的不同人群中是否有一致的结果还没有充分的证据。

BRCA2突变携带者中发生的乳腺癌倾向为ER阳性(75%),而BRCA1突变倾向于发生ER阴性乳腺癌(80%)。因此,对于通过阻断雌激素来预防乳腺癌发生在BRCA2突变携带者中似乎应该比 BRCA1 突变携带者中更有效。已有一些临床研究数据支持这一假设。在 NSABP P1 研究中,通过他莫昔芬的化学预防,19 例突变携带者中,BRCA2 突变者发生乳腺癌风险降低了 50%,但是对 BRCA1 突变者的预防是无效的,但是这些由于突变病例过少,所以证据似乎还不够充分。在一个 PROSE 研究组和 MSKCC 联合的研究中,RRSO 降低了 BRCA2 突变携带者 72% 的乳腺癌发病率,而对于 BRCA1 突变携带者,只降低了 49%。所以可以推断,RRSO 可以降低 ER 阳性而不是 ER 阴性乳腺癌的发病风险。最近,PROSE 研究组发布的结果也提示,RRSO 在 BRCA2 和 BRCA1 突变携带者中分别降低了乳腺癌发病风险 64% 和 37%。所以 RRSO 降低乳腺癌发病率的作用主要应该体现在 BRCA2 突变携带者中。在 120 例接受了 RRSO 的 BRCA2 突变携带者中,没有乳腺癌相关的死亡发生,而没有切除卵巢的 BRCA2 突变携带者中有 6 例死亡。在 BRCA1 突变携带者中,乳腺癌特异性死亡率并没有明显下降。

《NCCN 指南》推荐在年龄为 35~40 岁的 BRCA 突变携带者中可以实施 RRSO。在大多数妇女中,这种提前到来的绝经可以耐受,但是由于生活质量的下降需要使用外源性的激素替代治疗。这已经导致了一些临床医生在实践中主张在 RRSO 的时候同时切除子宫从而便于实施单一的雌激素治疗。然而,PROSE 研究的一个报道显示实施 RRSO 后不管采用何种类型的雌激素替代治疗都可以降低乳腺癌的发生风险。

3. 化学预防

(1) 选择性雌激素受体调节剂(selective estrogenic receptor regulators,SERMs):选择性雌激素受体调节剂是一类作用于雌激素受体的药物,且有组织特异性,又分为雌激素类似药、雌激素拮抗药,以他莫昔芬和雷洛昔芬为代表。目前有 3 个有代表性的前瞻性大型临床试验显示这两种药物对于高危人群乳腺癌的预防作用:NSABP P1 试验、IBIS-1 试验和 STAR 试验。NSABP P1 试验的结果显示他莫昔芬可降低浸润性乳腺癌的危险度 49%,降低非浸润性乳腺癌 50%,雌激素受体(ER)阳性的乳腺癌复发率降低 69%,但对 ER 阴性的乳腺癌则无效。IBIS-1 研究始于 1992 年,持续到 2001 年中期,入组了 7 154 名被确认为罹患乳腺癌风险升高的妇女。患者被随机分配他莫昔芬和安慰剂治疗组,治疗周期为 5 年,平均随访时间 16 年。值得一提的是,在入组的个体受试者中,大约有一半的人在研究的同时使用激素替代治疗药物。结果显示,使用他莫昔芬治疗 5 年降低了 29% 的乳腺癌发病率。同时研究的亚组分析显示,他莫昔芬提供的预防性作用被激素替代治疗药物的使用减弱。他莫昔芬与雷洛昔芬研究(STAR)实验是为研究雷洛昔芬在具有高危因素的绝经后妇女中的乳腺癌药物预防作用而设计的,结果显示两组浸润性乳腺癌的发生率相似,他莫昔芬组中非浸润性乳腺癌的发生率略低于雷洛昔芬组(RR=1.40),未达统计学上的显著差异。但是在药物安全性方面,雷洛昔芬组发生子宫内膜癌和血栓栓塞的风险都要显著低于他莫昔芬组(RR 分别为 0.62 和 0.70)。STAR 研究的结果提示雷洛昔芬具有和他莫昔芬类似的预防乳腺癌的功效,但副作用方面却更有优势。

Jordan 报道了 10 553 名骨质疏松妇女服用雷洛昔芬后对乳腺癌发生率影响的研究。结果表明:新的乳腺癌发生率为 1.7‰,安慰组 3.7‰,相对危险率 0.46,乳腺癌发生率降低了 54%。雷洛昔芬对 ER 阳性乳癌肿瘤有明显影响,发生率下降 70%,而对 ER 阴性肿瘤无效。

由于 SERM 主要是降低了 ER 阳性乳腺癌的发病率,但是在 BRCA 相关的乳腺癌患者中，BRCA2 突变携带者中发生的乳腺癌倾向为 ER 阳性(75%)，而 BRCA1 突变倾向于发生 ER 阴性乳腺癌(80%)。因此，对于通过阻断雌激素来预防乳腺癌发生在 BRCA2 突变携带者中似乎应该比 BRCA1 突变携带者中更有效。已有一些临床研究数据支持这一假设。在 NSABP P1 研究中，通过他莫昔芬的化学预防，19 例突变携带者中，BRCA2 突变者发生乳腺癌风险降低了 50%，但是对 BRCA1 突变者的预防是无效的(RR=1.67)。但是这些由于突变病例过少，所以证据似乎还不够充分。目前为止，应用他莫昔芬及其类似药物预防 BRCA 相关性乳腺癌其有效性尚未得到充分肯定。

除此之外，还有研究提示他莫昔芬能显著降低 BRCA1 和 BRCA2 相关乳腺癌术后对侧乳腺癌的发生率，以及接受保乳治疗后同侧乳腺癌的发生。甚至还有研究探讨了预防性卵巢切除和他莫昔芬在 BRCA 突变乳腺癌患者中的协同作用，研究提示联合应用比单用一种手段对降低对侧乳腺癌的发生率的作用更大。

(2) 芳香化酶抑制剂：芳香化酶抑制剂能阻止雄激素转化为雌激素，作为绝经后激素受体阳性的早期乳腺癌患者辅助内分泌治疗的标准用药，可显著提高乳腺癌的综合治疗效果。作为乳腺癌预防药物的新选择，该药不仅可降低绝经后妇女浸润性乳腺癌的发生率，而且可用于乳腺癌早期患者对侧乳腺癌的预防。

一项国际乳腺癌干预研究Ⅱ(IBIS-Ⅱ)预防试验评估了阿那曲唑同安慰剂相比，对未患乳腺癌但是有发生乳腺癌高危风险的绝经后妇女的预防效果。研究中共有 1 920 例高危妇女接受了阿那曲唑 5 年的药物预防，对照组 1 944 例使用了安慰剂。结果显示对未患乳腺癌但是有发生乳腺癌高危风险的绝经后妇女，阿那曲唑能将乳腺癌发生率降低了 53%。阿那曲唑治疗组 7 年的累计乳腺癌发病率为 2.8%，而安慰剂组达到了 5.6%，且由治疗引起的副作用并没有显著增加。

MAP.3 是一项评估依西美坦预防绝经后妇女发生乳腺癌的随机、双盲、安慰剂对照的国际多中心Ⅲ期临床试验。参与国家包括美国、加拿大、法国和西班牙等。于 2004~2010 年共入组了 4 560 例绝经后乳腺癌高风险女性，入组者必须有至少一项高危因素：年龄≥60岁；Gail 风险评分＞1.66%；既往乳腺活检提示导管非典型增生或小叶非典型增生，或小叶原位癌，或既往有导管原位癌并接受了全乳切除术。从 MAP.3 实验结果看，依西美坦不仅降低了 65% 的浸润性乳腺癌发生率，也减少了 DCIS、ADH、ALH 及 LCIS 的发生率。这些癌前病变的减少很可能在更长的随访中转变为更明显的浸润性乳腺癌的降低，可以说依西美坦有确切的预防乳腺癌发生的作用。另外本研究在 3 年随访期间并未发现严重的安全问题，包括增加骨质疏松、心血管事件或其他肿瘤的发生风险。

但是我们也要看到，目前的芳香化酶抑制剂预防乳腺癌的临床研究都没有特定地把研究人群局限在 BRCA 突变携带者，所以不管是阿那曲唑还是依西美坦是否能够预防 BRCA 相关乳腺癌的发生同样不是十分明确。

4. 妊娠和哺乳因素　针对妊娠和乳腺癌发生风险之间的关系的研究得出的结论不尽一致，而且在 BRCA1 和 BRCA2 突变携带者之间也有不同。在 BRCA1 突变携带者中，绝大多数的结果认为妊娠可降低乳腺癌的发生风险。在一般人群中，少数研究认为哺乳可轻度降低乳腺癌风险，而且其中有一项研究证实对 BRCA1 突变携带者哺乳是一种保护性因素。在一项多中心的病例对照研究中，共有 685 例携带 BRCA1 突变和 280 例携带 BRCA2 突变的乳腺癌患者及 965 例有显著乳腺癌家族史的健康携带者入组，哺乳 1 年或以上可降低乳腺癌发生风险45%,但 BRCA2 突变携带者中却未观察到这种风险的下降。但这项研究的结论并没有在后续的一项研究得到证实。

5. 口服避孕药　虽然几个小型研究报道了 BRCA 突变携带者应用口服避孕药会轻度增加乳腺癌风险,但一项荟萃分析的结论认为近年的口服避孕药的应用并不会显著增加这种风险。当然这里面有很多问题冗待解决,包括 BRCA1 和 BRCA2 突变携带者是否要区别对待,年龄和用药持续时间的影响,以及口服避孕药对那些有显著的早发乳腺癌表现的家族中的影响。

6. 激素替代治疗　有两项研究探讨了 BRCA1 和 BRCA2 突变携带中激素替代治疗对乳腺癌发生风险的影响。其中的一项前瞻性研究入组了462例 BRCA 突变携带者,双侧 RRSO(155例)可明显降低乳腺癌总体发生风险(HR:0.40;95% CI:0.18~0.92)。当没有接受 RRSO 或 HRT 的突变携带者作为对照组,HRT 应用(93例)并没有明显改变 RRSO 带来的乳腺癌风险的下降(HR:0.37;95% CI:0.14~0.96)。

在一个匹配的病例对照研究中,472例绝经后 BRCA1 突变携带者,HRT 应用总体上降低了如下发生风险(OR:0.58;95% CI:0.35~0.96;$P=0.03$)。当然这些研究的发现需要用前瞻性随机研究进行验证,但现有的证据认为 HRT 对并不会增加 BRCA 突变携带者发生乳腺癌的风险,也不会降低卵巢切除术的预防效应。

7. 男性 BRCA 突变携带者的管理策略　有充足的数据认为 BRCA 突变会增加男性罹患不同癌症的风险,其中就包括男性乳腺癌和前列腺癌。

《NCCN 临床实践指南》推荐男性乳腺癌患者接受 BRCA 基因检测,在临床筛查方面包括乳房自检的训练和教育,以及从35岁起每年的乳房临床体检。另外,从40岁开始,《NCCN 指南》推荐针对 BRCA2 突变携带者的前列腺癌的筛查,以及可考虑针对 BRCA1 突变携带者的我前列腺癌的筛查。

(曹阿勇)

主要参考文献

[1] Murff HJ, Greevey RA, Syngal S. The comprehensiveness of family cancer history assessments in primary care. Community Genet, 2007,10(3):174-180.

[2] Thomassen M, Gerdes AM, Cruger D, et al. Low frequency of large genomic rearrangements of BRCA1 and BRCA2 in western Denmark. Cancer Genet Cytogenet, 2006,168(2):168-171.

[3] Spearman AD, Sweet K, Zhou XP, et al. Clinically applicable models to characterize BRCA1 and BRCA2 variants of uncertain significance. J Clin Oncol, 2008,26(33):5393-5400.

[4] Larsen MJ, Thomassen M, Tan Q, et al. RNA profiling reveals familial aggregation of molecular subtypes in non-BRCA1/2 breast cancer families. BMC Med Genomics, 2014,7:9.

[5] Honrado E, Osorio A, Milne RL, et al. Immunohistochemical classification of non-BRCA1/2 tumors identifies different groups that demonstrate the heterogeneity of BRCAX families. Mod Pathol, 2007, 20(12):1298-1306.

[6] Mills AM, Longacre TA. Lynch Syndrome: Female Genital Tract Cancer Diagnosis and Screening. Surg Pathol Clin, 2016,9(2):201-214.

[7] Weitzel JN, Clague J, Martir-Negron A, et al. Prevalence and type of BRCA mutations in Hispanics undergoing genetic cancer risk assessment in the southwestern United States: a report from the Clinical Cancer Genetics Community Research Network. J Clin Oncol, 2013,31(2):210-216.

[8] Chen S, Parmigiani G. Meta-analysis of BRCA1 and BRCA2 penetrance. J Clin Oncol, 2007,25(11): 1329-1333.

[9] Rebbeck TR, Mitra N, Wan F, et al. Association of type and location of BRCA1 and BRCA2 mutations with risk of breast and ovarian cancer. JAMA, 2015,313(13):1347-1361.

[10] Ramus SJ, Kartsonaki C, Gayther SA, et al. Genetic variation at 9p22.2 and ovarian cancer risk for BRCA1 and BRCA2 mutation carriers. J Natl Cancer Inst, 2011,103(2):105-116.

[11] Graeser MK, Engel C, Rhiem K, et al. Contralateral breast cancer risk in BRCA1 and BRCA2 mutation carriers. J Clin Oncol, 2009,27(35):5887-5892.

[12] van der Kolk DM, de Bock GH, Leegte BK, et al. Penetrance of breast cancer, ovarian cancer and contralateral breast cancer in BRCA1 and BRCA2 families: high cancer incidence at older age. Breast Cancer Res Treat, 2010,124(3):643-651.

[13] Lindor NM, Johnson KJ, Harvey H, et al. Predicting BRCA1 and BRCA2 gene mutation carriers: comparison of PENN II model to previous study. Fam Cancer, 2010,9(4):495-502.

[14] Rao NY, Hu Z, Yu JM, et al. Evaluating the performance of models for predicting the BRCA germline mutations in Han Chinese familial breast cancer patients. Breast Cancer Res Treat, 2009,116(3):563-570.

[15] Rao NY, Hu Z, Li WF, et al. Models for predicting BRCA1 and BRCA2 mutations in Han Chinese familial breast and/or ovarian cancer patients. Breast Cancer Res Treat, 2009,113(3):467-477.

[16] Walsh T, Casadei S, Lee MK, et al. Mutations in 12 genes for inherited ovarian, fallopian tube, and peritoneal carcinoma identified by massively parallel sequencing. Proc Natl Acad Sci USA, 2011,108(44):18032-18037.

[17] Tung N, Lin NU, Kidd J, et al. Frequency of Germline Mutations in 25 Cancer Susceptibility Genes in a Sequential Series of Patients With Breast Cancer. J Clin Oncol, 2016,34(13):1460-1468.

[18] Moyer VA, U.S. Preventive Services Task Force. Risk assessment, genetic counseling, and genetic testing for BRCA-related cancer in women: U.S. Preventive Services Task Force recommendation statement. Ann Intern Med, 2014,160(4):271-281.

[19] Vos JR, de Bock GH, Teixeira N, et al. Proven non-carriers in BRCA families have an earlier age of onset of breast cancer. Eur J Cancer, 2013,49(9):2101-2106.

[20] Trainer AH, Lewis CR, Tucker K, et al. The role of BRCA mutation testing in determining breast cancer therapy. Nat Rev Clin Oncol, 2010,7(12):708-717.

[21] Cao AY, Hu Z, Shao ZM. Mutation screening of breast cancer susceptibility genes in Chinese high-risk families: the results will develop the genetic testing strategy in China. Breast Cancer Res Treat, 2010,120(1):271-272.

[22] Mavaddat N, Barrowdale D, Andrulis IL, et al. Pathology of breast and ovarian cancers among BRCA1 and BRCA2 mutation carriers: results from the Consortium of Investigators of Modifiers of BRCA1/2 (CIMBA). Cancer Epidemiol Biomarkers Prev 2012,21(1):134-147.

[23] van der Groep P, van der Wall E, van Diest PJ. Pathology of hereditary breast cancer. Cell Oncol (Dordr), 2011,34(2):71-88.

[24] Goodwin PJ, Phillips KA, West DW, et al. Breast cancer prognosis in BRCA1 and BRCA2 mutation carriers: an International Prospective Breast Cancer Family Registry population-based cohort study. J Clin Oncol, 2012,30(1):19-26.

[25] Kirova YM, Savignoni A, Sigal-Zafrani B, et al. Is the breast-conserving treatment with radiotherapy appropriate in BRCA1/2 mutation carriers? Long-term results and review of the literature. Breast Cancer Res Treat, 2010,120(1):119-126.

[26] Metcalfe K, Lynch HT, Ghadirian P, et al. Risk of ipsilateral breast cancer in BRCA1 and BRCA2 mutation carriers. Breast Cancer Res Treat, 2011,127(1):287-296.

[27] Reding KW, Bernstein JL, Langholz BM, et al. Adjuvant systemic therapy for breast cancer in BRCA1/BRCA2 mutation carriers in a population-based study of risk of contralateral breast cancer. Breast Cancer Res Treat, 2010,123(2):491-498.

[28] Giannakeas V, Lubinski J, Gronwald J, et al. Mammography screening and the risk of breast cancer in BRCA1 and BRCA2 mutation carriers: a prospective study. Breast Cancer Res Treat, 2014,147(1):113-118.

[29] Passaperuma K, Warner E, Causer PA, et al. Long-term results of screening with magnetic resonance imaging in women with BRCA mutations. Br J Cancer, 2012,107(1):24-30.

[30] Jatoi I, Parsons HM. Contralateral prophylactic mastectomy and its association with reduced mortality: evidence for selection bias. Breast Cancer Res Treat, 2014,148(2):389-396.

[31] Metcalfe K, Gershman S, Ghadirian P, et al. Contralateral mastectomy and survival after breast cancer in carriers of BRCA1 and BRCA2 mutations: retrospective analysis. BMJ, 2014,348:g226.

[32] Heemskerk-Gerritsen BA, Rookus MA, Aalfs CM, et al. Improved overall survival after contralateral risk-reducing mastectomy in BRCA1/2 mutation carriers with a history of unilateral breast cancer: a prospective analysis. Int J Cancer, 2015,136(3):668-677.

[33] Manning AT, Wood C, Eaton A, et al. Nipple-sparing mastectomy in patients with BRCA1/2 mutations and variants of uncertain significance. Br J Surg, 2015,102(11):1354-1359.

[34] Cuzick J, Sestak I, Forbes JF, et al. Anastrozole for prevention of breast cancer in high-risk postmenopausal women (IBIS-II): an international, double-blind, randomised placebo-controlled trial. Lancet, 2014,383(9922):1041-1048.

[35] National Comprehensive Cancer Network. NCCN Clinical Practice Guidelines in Oncology: Genetic/Familial High-Risk Assessment: Breast and Ovarian. Version 2. 2016. Fort Washington, PA: National Comprehensive Cancer Network, 2016. Available online with free registration. Last accessed October 6, 2016.

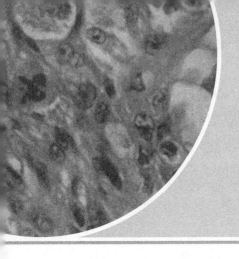

第二十章
乳腺癌的诊断

第一节 临床体检

临床检查是乳腺癌诊断的重要部分。虽然目前乳腺癌的辅助检查手段越来越先进,但在乳腺癌的临床诊断中绝不能忽略乳房的临床体格检查。

乳房无痛性肿块是乳腺癌最常见的临床表现。大多数乳腺癌患者是在无意中发现乳房肿块而就诊。乳房肿块可发生在乳房的任何象限,但以外上象限略多见,肿块质地多较硬,边界不清,表面不光滑,活动度比较差。肿瘤侵犯胸壁或皮肤后可导致肿瘤活动受限;肿瘤侵犯乳房内的Copper韧带使之收缩常可引起肿块表面皮肤出现凹陷而表现为"酒窝征",如果肿瘤靠近乳头乳晕区而侵犯大乳管还可导致乳头内陷和乳头溢液。肿瘤在乳房内局部扩散还可能出现多处卫星结节病灶。肿瘤侵犯皮肤可导致受侵部位皮肤发红,局部结节形成或表现为皮肤菜花样肿块,皮肤侵犯部位可因局部肿瘤坏死而出现溃疡,溃疡面易坏死渗出、出血并伴有恶臭。少数患者乳腺癌广泛侵犯皮肤并弥漫成片,甚至可蔓延到对侧乳房和同侧背部而形成"盔甲胸"。

乳腺癌肿瘤发展后可出现肿瘤细胞侵入引流区淋巴管,"炎性乳腺癌"常在早期就出现广泛的淋巴管内播散。肿瘤癌栓堵塞乳房皮肤淋巴引流可导致乳房皮肤广泛淋巴水肿而出现乳房皮肤"橘皮样变"。

乳头糜烂或乳头溢液也是乳腺癌的重要临床表现。Paget乳头病的患者早期体检的典型体征为乳头糜烂,有时也可伴有乳房肿块,通过乳头括片细胞学检查可进一步明确诊断。部分导管内癌或由导管内乳头状瘤癌变的患者最初仅在临床上表现为乳头溢液,溢液多为暗红色或褐色的血性液体,溢液量常较多,有时可伴有相应导管系统区域内的乳房肿块。

少数乳腺癌患者在发现乳房内原发病灶前已经出现区域淋巴结转移,这些患者多因腋淋巴结或锁骨上淋巴结肿大而就诊。"隐匿性乳腺癌"的部分患者甚至始终无法找到乳房内的原发病灶。这些转移性淋巴结体检质地较硬,病变局限于淋巴结内时肿大淋巴结活动度多良好,但肿瘤侵犯淋巴结包膜外后可导致淋巴结互相融合或与胸壁粘连而致活动度受限。腋窝各群淋巴结如出现广泛转移并互相粘连或侵犯压迫腋部血管,则可因同侧上肢淋巴引流受阻或静脉回流受阻而出现上肢水肿。

另外还有少数患者在初次就诊时就已经因肿瘤血行播散而出现远处转移,常见的乳腺癌转移部位有骨、肝、肺和脑等。临床上可能出现相关脏器肿瘤转移征象。例如骨转移可出现相应部位的骨痛,肺转移可出现咳嗽,出现胸积液时有呼吸困难,肝转移可引起肝大或黄疸等,脑转移时可出现中枢神经系统占位的表现,早期最常见为持续性头痛。

在乳腺癌诊断中,临床上应十分重视患者的主诉和临床体检。在此基础上结合必要的辅助检查,才可能有效提高乳腺癌诊断的准确性。

第二节 影像学诊断

一、乳腺 X 线检查

乳腺 X 线检查至今已经有 100 多年的历史,是乳腺癌最重要的影像学诊断手段,尤其是在乳腺癌的早期诊断和筛查中具有重要地位。

（一）乳腺 X 线检查设备和成像的原理

进行乳腺 X 线检查时将乳房置于图像装置(包括胶片或数码接收器两种)和透光压迫器之间夹紧,以减少厚度和避免乳房运动。经由上方球管发出的低能量 X 线被不同的乳腺组织吸收后,剩余的射线被图像接收装置检测到。在胶片系统中,未被吸收的 X 线被胶片所接收,经显影产生乳腺影像,相当于照片负像。而另一种数码接收装置收到 X 线后,经光电转换将其直接转换成电子数据,再由监视器还原成图像或打印成胶片,即全数字化显影(digital radiography,DR)。目前,市场上还有一种利用电脑间接数字化成像技术(computed radiography,CR)显影的乳腺 X 线机,它具有和 DR 类似的优势就是较传统胶片显影节省了显像时间和图像储存空间,但在图像质量方面较 DR 逊色。乳腺 X 线图像中的黑色区域代表吸收 X 线少(如脂肪),而白色区域代表经纤维腺体组织或钙化组织吸收后残余射线的显像。

常规的二维乳腺 X 线检查会对每一侧乳房采用两种摄片体位以便于判断病灶的空间位置,常用的有自上而下垂直压迫的头足位(CC 位)和由内上向外下呈 45°斜角压迫的内侧斜位(MLO 位)。在乳腺 X 线诊断中还会用到所谓的放大摄影和点压迫技术来进一步获取诊断信息,前者是通过小焦点(0.1 mm)和加大肢-片距来实现的,而后者则是使用小压迫器以减少局部乳腺厚度实现的。乳腺 X 线图像的质量受多种因素影响,包括乳腺组织密度、压缩厚度、肿块位置及射线剂量等。作为产品开发商和操作人员总是尽可能采取多种措施以期达到使用最小的曝光剂量获得理想的高质量图像,而现代高质量全自动的数字化乳腺 X 线机可以通过感知这些参数来自动设置曝光剂量。

虽然全数字化乳腺 X 线成像的应用较传统胶片成像在一定程度上可提高乳腺癌检的灵敏度。但在致密型及多量腺体乳腺中,仍有一半乳腺病灶难以清晰显示。原因之一就是二维成像技术中,致密型腺体会重叠在乳腺肿块的上方或下方。所以近来推出的数字化乳腺断层 X 线(digital breast tomosynthesis,DBT)就是通过三维立体成像新技术来试图克服这一不足。

DBT 基于平板探测器技术的高级应用,通过一系列不同角度对乳腺进行快速采集,获取不同投影角度下的小剂量投影数据,再重建出与探测器平面平行的乳腺任意层面 X 线影像。用这种方法获得的图像有助于显示在二维扫描中可能模糊不清的肿瘤。在使用 DBT 技术时,每个乳房的透视图由十几个视图组成,这些视图是从位于一条弧线上不同位置上拍摄的。X 线球管在一定范围内旋转,每旋转一定角度,低剂量曝光 1 次。已有研究表明,DBT 对病变的检出、肿块边缘的显示及良恶性的判读较二维显像更有优势。不仅如此,还降低了复检率或召回率。与全数字化乳腺 X 线成像相比,应用 DBT 时患者所受的辐射量并不会增加很多;而由于其可能使乳腺的复检率降低,因此从一定程度上来说,DBT 一次检查所增加的曝光剂量远远小于传统乳腺 X 线检查时因重复摄片而累积的辐射剂量。

(二) 乳腺癌的 X 线表现及评估体系

1. 肿块　肿块在乳腺 X 线显像片中几乎占乳腺癌的一半,是在两个不同的投照位置都可发现的占位性病变。如果仅在一个位置如轴位像上发现肿块,则称其为致密影。致密影并不一定是"真正的"肿块。肿块通过其形状、边缘和密度来提供诊断信息。其中对边缘状况是评价肿块最重要的指标,因为它与癌组织对其邻近乳腺癌组织的浸润程度有关。如图 20-1~20-7 显示了乳腺良、恶性肿块的 X 线表现。

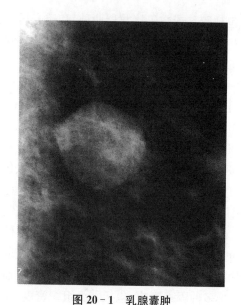

图 20-1　乳腺囊肿

注:肿块圆形、直径为 14 mm,边缘光滑。超声检查考虑为囊肿

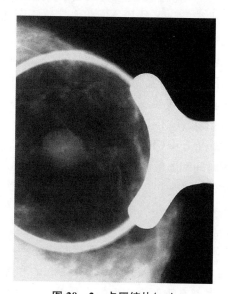

图 20-2　点压缩片(一)

注:肿块圆形、边缘光滑,后证实为纤维腺瘤。超声描述为实性肿块

2. 钙化　由于一些未知的原因,乳腺癌常伴有钙化发生。幸运的是,乳腺癌乳腺 X 线显像影像对钙化极其敏感,可发现直径 50 μm 的钙化点。由于钙化吸收较多 X 线,在乳腺 X 线显像像上形成一个亮点,钙化组织和背景组织形成了良好的天然对比,这就是乳腺 X 线显像影像为什么能检出小肿瘤的重要原因,特别是导管原位癌。然而很多良性病变,如乳腺纤维囊性变也产生钙化,实际上一半以上的乳腺 X 线显像片中可见钙化灶,这使得问题复杂化。放射学家面对乳腺影像中的钙化灶是否具有特异性陷入了进退维谷的两难境地。放大摄影是特征性钙化的重要检查手段。放大摄影能更好地观察每个钙化点和成簇钙化点的形态学表现。对微小钙化点评价包括其位置、形态、分布数目和生物学稳定性或侵袭性等,这些因素对决定病灶的良恶性具有重要意义。

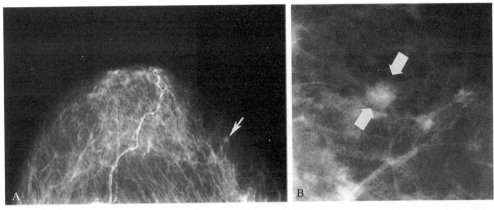

图 20-3 浸润性导管癌(一)

A. 冠状位示一侧乳房的一个小局灶性不对称(箭头处);B. 附带说明动脉钙化。诊断性点压缩乳腺 X 线显像示 5 mm 的非钙化肿块(箭头处)。病理证实为浸润性导管癌

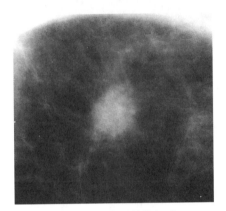

图 20-4 点压缩片(二)

注:示一 10 mm 肿块,界限稍不规则,浸润性导管癌可能

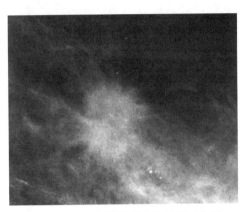

图 20-5 浸润性导管癌和导管原位癌

注:一个 11 mm 肿块,边缘呈毛刺状,有微小钙化。病理证实为浸润性导管癌和导管原位癌

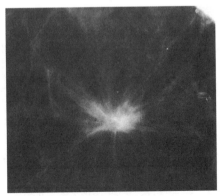

图 20-6 浸润性导管癌(二)

注:肿块边缘明显呈毛刺状,代表浸润性导管癌。尽管这是乳腺癌的典型表现,但多数癌症乳腺 X 线显像上并不典型

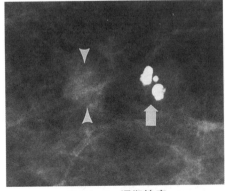

图 20-7 浸润性癌

注:典型的成对纤维腺瘤伴粗大钙化(箭头处),不常见,与一个 7 mm 的局灶性不对称病灶(箭头处)相连,这在之前的乳腺 X 线显像筛查片中未出现过。尽管不对称病灶缺少癌特征性的乳腺 X 线显像表现,但它在以前的检查中未曾出现过,且病理证实为浸润性癌

粗大的"爆米花"样钙化往往出现在乳腺纤维腺瘤中,与年龄增长有关(见图20-7)。秆状钙化见于良性导管扩张,钙化填充于扩张的乳腺导管内,为双侧性,钙化密度均匀(图20-8)。中心透明即所谓"蛋壳样钙化"是良性征象,脂肪组织坏死后钙化或钙化的囊肿也是良性征象(图20-9)。出现这种钙化灶一般不需要活检。

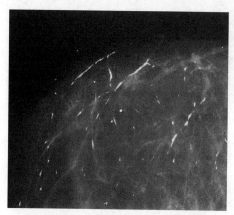

图20-8 良性钙化伴导管扩张

注:这些针样钙化多见于绝经后女性的乳头

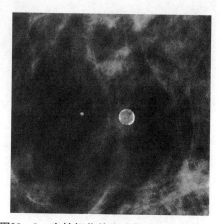

图20-9 良性钙化伴脂肪坏死和钙化的囊肿

注:圆形钙化,中心透明。这是典型的良性钙化伴脂肪坏死和钙化的囊肿

大多数癌的钙化灶都较小(<0.5 mm),常需要放大摄影观察其特点。恶性钙化大小不一,形态各异。恶性钙化从针尖样到明显的大钙化灶,表现有很大差异(图20-10~20-12),可能与肿块有关。高度怀疑为恶性的钙化,其特征性的表现常表现为分支状的钙化,又称"铸型"钙化。这种钙化常见于末梢导管的导管原位癌,也有可能为浸润性癌。形态不定,边缘模糊的钙化表现无特异性,常需通过活检来定性。其活检阳性率约为20%。除了形态以为,钙化的数目和分布对乳腺癌的诊断也有帮助。钙化灶数目越多,其发生癌症的可能性越大。如果钙化是沿着乳腺导管呈线状或楔形或一个象限分布,常意味着起源于导管,这种分布特点为可疑恶性征象。

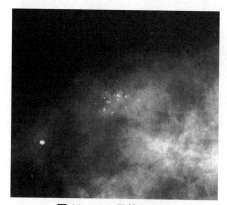

图20-10 导管原位癌

注:筛查乳腺X线显像片发现致密乳房中的一个直径5 mm的微小钙化。病理证实为导管原位癌

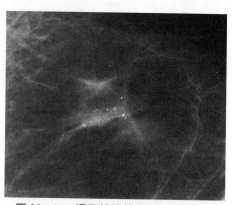

图20-11 浸润性导管癌和导管原位癌

注:乳腺X线显像筛查检出直径为6 mm的微小钙化伴细微不均质的肿块,病理证实为浸润性导管癌和导管原位癌

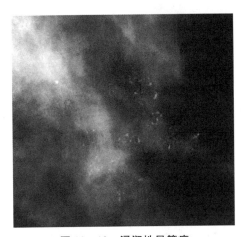

图 20-13　浸润性导管癌

注：极其致密乳腺内一 20 mm 范围的多形性微小钙化。病理证实为浸润性导管癌

3. **结构紊乱**　乳腺 X 线显像片的乳腺结构紊乱可能是一个非常主观性的征象，或者也可能直接观察到。在乳腺 X 线显像摄影的过程中，乳房均有一定程度的变形。虽然现在大多使用压迫性乳腺摄影，但乳腺组织本身是不被压缩的，而是固定于压迫器之间的乳腺外形的改变。结构紊乱是指乳腺不正常的结构变形，如扭曲、收缩等征象(图 20-13)。在排除是由于先前的活检或感染引起的结构紊乱之前，不能排除恶性病变的可能，有必要行组织活检。乳房皮肤收缩和乳头凹陷，常是恶性征象，必须进行组织学活检。

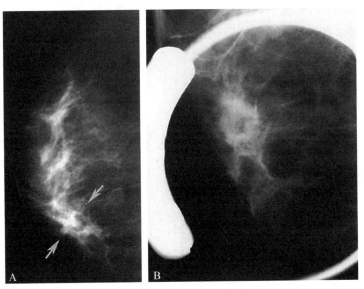

图 20-13　浸润性小叶癌

注：A. 组织结构细微扭曲(箭头处)；B. 点压迫示可疑肿块更加扭曲。活检证实为浸润性小叶癌

4. **其他异常表现**　乳腺皮肤增厚可见于乳腺良、恶性病变。恶性病变常见于炎性乳

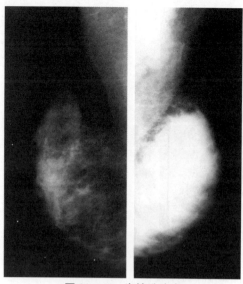

图 20-14 炎性乳腺癌

注：双侧斜位乳腺 X 线显像示密度增加，腋窝淋巴结密度病理性增加及右侧皮肤增厚。临床诊断为炎性乳腺癌

癌（图 20-14），邻近癌肿的皮肤增厚。也可见于良性病变，如感染、淋巴回流不畅及静脉阻塞等。在这些情况下，需结合临床进行综合分析。

不对称的局灶性致密影是指该处组织密度增高而没有实性肿块表现。如果是新近出现的，则称之为进行性致密影，需进一步行其他乳腺影像学检查和超声检查以确定性质，因为这可能是早期乳腺癌的细微征象之一。

目前，乳腺 X 线影像应用 BI-RADS 分级体系来评估其恶性可能：0 级提示不能确定病灶性质或还需进行其他影像学检查；1 级提示未发现明显病变；2 级代表主要考虑良性病变可能；3 级代表病灶可能为良性病变；4 级为可疑恶性，可以考虑进行活检；5 级高度提示恶性可能，应该进行必要的活检来进一步明确诊断；6 级已经病理活检明确的乳腺恶性病灶。

（三）乳腺 X 线显像片的诊断作用

通常有症状的患者才进行检查，体检的特异性很低，仅 4% 的有症状的妇女体检发现为恶性病变。考虑乳腺致密程度对乳腺 X 线成像的影响，在临床没有提示乳腺癌可能的情况下，通常不推荐对年轻的（年龄<35 岁）女性进行乳腺 X 线的检查。

乳腺 X 线显像摄影对下列临床征象有辅助诊断作用。

1) 可触及的肿块/腺体增厚。
2) 血性或浆液性乳头溢液。
3) 乳房皮肤改变或炎性乳癌。
4) 腋窝淋巴结肿大（转移），乳房体检阴性。
5) 新近诊断的一侧乳腺癌，对侧体检阴性。
6) 计划保留乳房治疗的乳腺癌。
7) 有症状的男性患者（图 20-15）。

二、乳房超声检查

在过去 18 年中超声技术的显著发展使其成为乳腺评估的必不可少的工具。超声在几乎乳腺的每个临床或影像问题上都扮演一定的角色。超声检查具有高度准确、容易实施及相对经济实惠等优点。这种成像技术可作为其他影像学检查如

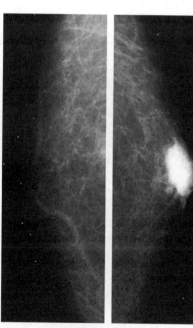

图 20-15 男性乳腺癌

注：肿块不规则，位于右乳头深部。患者的左乳全部为脂肪

乳腺 X 线显像和核磁共振(MRI)的补充,并当临床体检可疑(肿块、乳头溢液),但乳腺 X 线显像阴性时,可作为排他性诊断方式。

(一) 乳腺超声诊断的设备和成像的原理

高质量乳腺超声需要最好的设备。最佳的分辨率必须达到近焦和远焦的要求。空间分辨率和对比度必须是最佳的,以期更好分辨不同来源的组织及增强散在病变的清晰度。

乳腺超声使用宽频带电线阵电子聚集探头。探头进场频率范围 5～15 MHz。远场频率为 5 MHz,穿透深度为 4 cm。通常情况下,5 MHz 探头有助于检查厚的、非压缩的乳腺,如哺乳期或炎性疾病的乳房,对较深的病变试图达到更好的非线性效果。传统的探头沿长轴可测量 3.8～5 cm 深。一些生产商提供了另一种选择,即扩大或全景扫描,这为较大的病变或一个视野内多个相连的病变的观看提供了很好的选择(图 20-16)。

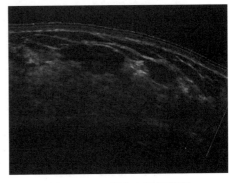

图 20-16 超声全景扫描观

灰阶宽度范围对区别构成乳房的各种组织非常重要。超声检查肌肉组织时,希望用很高的对比度;扫描乳腺时,高对比度可能把实性团块错误地判断成囊肿。在乳腺扫描时,高对比度使图像黑白分明。通过上调动态范围来实现灰阶范围的扩大。

超声检查要求患者摆放体位时可使乳房腺体组织松散,因为腺体较薄的超声波容易穿透。乳房外侧象限,尤其是外上象限,腺体组织比较集中,患者应取仰卧位,同时向前倾斜;检查乳腺中央区时,最好取仰卧位。

扫描仪所设置的参数应适合每例患者和病变。如果仪器设置参数太高,则使囊性肿块显示为实性结节;如果参数设置太低,则使实性肿块显示为囊性肿块。如黏液癌和髓样癌常因未能经过超声检查或扫描不当而诊断为囊性或良性结节,导致与超声误诊有关的法律诉讼逐渐增加。

(二) 乳腺癌的超声表现及评估体系

目前有明确的标准来鉴别实性肿块的良恶性。超声下诊断具有典型恶性特征的实性肿块并不困难。若没有手术史和外伤史,乳房内发现形态不规则、边缘呈毛刺状、具有小的分叶、后方出现回声衰减和与皮肤垂直生长的肿块,恶性肿块的可能性很大(图 20-17)。

但是,当肿块同时具有良性与恶性特征时,诊断比较困难。另外,增益、焦距、视野和动态范围的设置也需要仔细调整,否则将会误导诊断。一些高分化难分辨的肿块,部分清晰边缘,欠清晰部分的边缘有角状和分叶状凸起,有时会注意不到。后方回声增强的肿块会误认为是囊肿。后方回声增强均可以引起声影,在浸润性肿块中约占 60%。当后方出现衰减时,对恶性肿瘤的诊断具有提示作用,但是后方增强和不出现衰减对于肿块的良恶性诊断无意义。

Stavros 等前瞻性地对 750 例超声证实的乳腺实性结节进行分类,即良性、交界性和恶性,所有这些病例均由活检证实。其中有 125 例(17%)是恶性。68% 的恶性病变直径 <1.5 cm,跟良性病变在大小上不易区分。而在这 125 例恶性病灶中,乳腺 X 线显像结果显示 24 例为阴性(19%)、5 例为良性可能(4%)、59 例为交界性(47%)及 37 例为恶性可能或

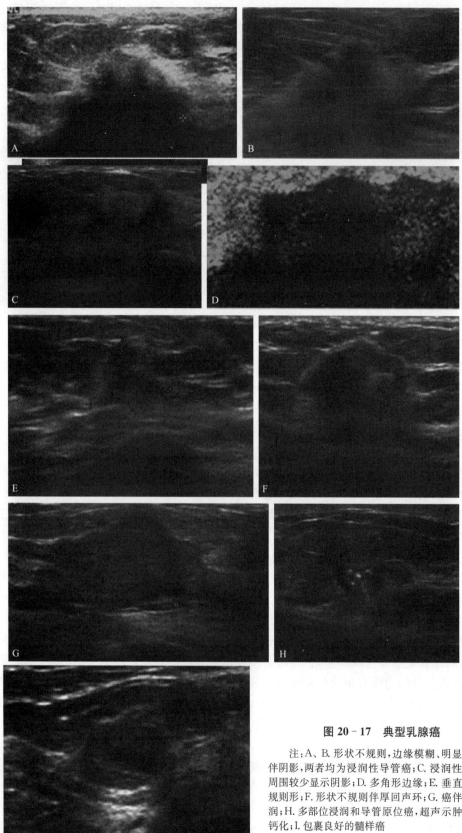

图 20-17 典型乳腺癌

注：A、B. 形状不规则，边缘模糊、明显低回声伴阴影，两者均为浸润性导管癌；C. 浸润性小叶癌周围较少显示阴影；D. 多角形边缘；E. 垂直方向不规则形；F. 形状不规则伴厚回声环；G. 癌伴导管浸润；H. 多部位浸润和导管原位癌，超声示肿块微小钙化；I. 包裹良好的髓样癌

恶性(30%)。

BI-RADS分类形成之初就是为了令乳腺X线显像报告标准化和便于临床医生的交流。为了使超声也形成类似的分类，Mendelson等发表了乳腺超声专业词汇的初稿。2003年，乳腺超声采用了BI-RADS的专业词汇。超声BI-RADS的专业词汇包括超声对病变形状、来源、边缘、病变边界、回声类型、后方声影特征和周围组织选择性等的描述。对于那些有很大可能性(>98%)为良性的患者，选择那些需要活检的患者时要格外细心。如果这些病变能够确定，它们可以划分为美国放射医学会BI-RADS 3类，随访即可。那些不符合98%可能性为良性的病变必须考虑活检。

Hong等报道了对403例实性乳腺病变进行BI-RADS分类的阳性预测值和阴性预测值。这些描述词汇中的毛刺状边缘(86%)、形状不规则(78%)和肿块长轴与皮肤方向不平行(高长于宽)(69%)对恶性肿瘤有很高的预测价值，而外切边缘(90%)、肿块长轴与皮肤方向平行(宽长于高)(78%)和卵圆形(84%)等描述词汇对良性肿瘤有很高的预测价值。一些研究已经证实了BI-RADS分类有助于区分良恶性乳腺病变。

（三）乳腺超声的诊断作用

乳腺超声检查的适应证包括：①可触及乳房病变的诊断；②对乳腺X线显像片检出病灶的进一步评估；③对可疑癌发现进行评估；④新发现的乳腺癌。多部位、多中心病灶的发现，同侧腋窝及锁骨上淋巴结的诊断；⑤对新辅助全身治疗前、中、后的局部进展性乳腺癌进行评估。

三、乳腺核磁共振扫描(MRI)

乳房核磁共振成像(MRI)扫描是乳腺检查的手段之一，已成为令人振奋的乳腺癌检查、诊断和临床分期的成像工具。在过去的20年里，表面线圈技术、扫描成像序列、磁共振兼容性活检系统研究都取得了巨大的进步。文献报道了很多磁共振发现了X线乳腺X线显像摄像、超声和临床检查阴性的隐匿性乳腺癌的例子。

（一）乳腺MRI检查的成像原理

MRI技术近年来在乳腺癌的诊断中得到越来越广泛的关注。MRI与乳腺X线摄片和超声检查相比能更好地显示肿瘤的形态和血流动力学特征，通过抑脂技术和增强技术的应用，在乳腺癌的诊断中可获得极高的敏感性。文献报道MRI发现乳腺癌的敏感性高达94%~100%，尤其是对于那些乳腺X片显像不理想(如致密乳腺或病灶位于乳房深部、贴近胸大肌)的病灶更具有诊断价值。

乳腺MRI图像上能否发现小的乳腺癌肿块(直径<1 cm)，包括浸润性。关键在于静脉注射顺磁性造影剂(钆螯合物，0.1 mmol/千克体重)后MRI图像的改变。研究发现小的肿块需要高的空间分辨率技术，3个方位上的MRI成像都可达到大约1 mm的空间分辨率。遗憾的是，高的瞬时分辨率和高的空间分辨率总是相互制约。研究人员不得不选择高的瞬时分辨率技术来限制空间分辨率，或者选择高的空间分辨率技术来限制瞬时分辨率。现在，研究人员不再通过注重乳腺MRI的空间和瞬时分辨率，而是通过不断升级和改善MRI软硬件来提高乳腺成像质量。

（二）乳腺癌的MRI影像表现

乳腺MRI检查的常规SE序列显像中，恶性病灶常表现为T1加权低或等信号，T2加权等或高信号,在肿块形态方面可表现为边界模糊、不规则、分叶、星芒状或毛刺状;病灶边缘环形强化;导管强化;乳腺实质的不均匀的斑点状强化(DCIS)等。动态显像方面,多数恶性肿瘤由于病灶血供丰富及血管通透性增高等原因在早期可表现为显著强化,在注射造影剂后 2~3 min 内达到峰值,后迅速减低。而良性病灶动态显像可见病灶增强缓慢且持续增强。

除乳腺癌外,许多良性病变增强后与恶性病变增强有重叠。MRI 的特异性各家报道不一,从 37%~97%。对比增强并不只见于癌,也可见于纤维腺瘤,以及包括硬化性腺病在内的纤维囊性变、脂肪坏死、放射状瘢痕、乳腺炎、不典型导管增生和叶状肿瘤。另外,正常乳腺组织也会出现对比增强,这种增强已证实跟月经周期有关,在第 1 周和第 4 周强化最明显,第 2 周最不明显。

(三) 乳腺 MRI 的诊断作用

虽然 MRI 费用昂贵、扫描时间长、患者顺应性差,但 MRI 目前被认为是乳腺癌影像学诊断技术中准确性最高的影像学技术,尤其是对浸润性乳腺癌和导管原位癌的诊断有很高的敏感度。而据报道,MRI 检查可以将乳腺 X 线显像和临床隐匿多灶性或多中心性乳腺癌的诊断准确率从 16% 提高到 37%。因此在临床上有非常重要的应用价值。

乳腺 MRI 检查的适应证包括:①对乳腺 X 线显像片检出的而超声阴性的病灶的进一步评估;②腋窝淋巴结肿大(转移)患者,乳房原发灶的发现;③新诊断乳腺癌的分期评估;④多部位、多中心病灶的发现;⑤对新辅助全身治疗前、中、后的局部进展性乳腺癌进行疗效评估。

四、乳腺导管内视镜检查

以往对于乳头溢液患者缺乏有效的诊断手段。乳头溢液隐血试验、溢液脱落细胞学检查、导管冲洗液的细胞学检查、乳头溢液的癌胚抗原(CEA)测定等方法都被证实特异性差,存在较多假阴性结果,实用价值低。乳腺导管造影曾被认为能够发现并定位微小的导管内病灶而受到关注,但其诊断价值和病灶定位效果均较差,临床应用中存在许多局限。而乳腺纤维内视镜的应用使乳头溢液的诊断获得了革命性的进展。

乳腺纤维内视镜可以深入病变导管内部,获得直观清晰的导管内病变的影像,充分了解溢液导管内是否存在肿瘤病灶并了解病灶的分布、部位、形态,对于部分病例还能通过乳管镜"活检篮"进行组织学活检并指导后续的手术活检,对正常组织几乎没有损伤。

乳腺导管内镜对于确定引起乳头溢液的乳腺导管内微小病变的性质,明确血性分泌物的来源,指导病变导管的手术治疗及对早期乳腺癌诊断均具有重要作用。

五、其他新兴的乳腺影像学检查

乳腺影像用于以下 6 个目的:肿瘤显像、可疑发现的诊断、确定病变范围、乳腺癌进展个体危险度的评价、检验癌症治疗反应和检验预防措施(饮食和药物)的反应。一种技术对某些人来说是标准方法,对他人则可能是实验性方法。

新兴的乳腺癌检查方法有:乳腺光学成像、乳腺声光断层扫描、热声断层摄像、乳腺微波成像、乳腺放射性示踪剂成像、对比增强乳腺计算机断层扫描、乳腺电活动成像和光谱学、温度记录等(表 20-1)。

表 20-1　新兴的乳腺癌检查方法及其临床研究

乳腺光学成像	甲氧基异丁基异腈
乳腺声光断层扫描	8-氟脱氧葡萄糖-电子发射断层扫描[(8)FDG-PET]
热声断层摄像	对比增强乳腺计算机断层扫描
乳腺微波成像	乳腺电活动成像和光谱学
乳腺放射性示踪剂成像	温度记录

以上几种新兴的乳腺癌检查方法已经推出但不是乳腺标准成像方法的科学基础。其中一些是对现行实践方法的合理替代方法,其他是进展中的新方法。这些方法均致力于乳腺癌的早期发现、诊断和治疗。相信不久的将来,这些方法会在对抗乳腺癌方面做出应有的贡献。

第三节　乳腺病理学诊断

乳腺可疑病灶活检可以获得组织学或细胞学的诊断结果,有助于明确乳腺可疑病灶及肿大的区域淋巴结的性质,是乳腺疾病诊断中具有确诊意义的手段。另外,乳腺活检的意义还在于能于术前明确乳腺疾病性质,允许在乳腺疾病手术前讨论和制订适宜的治疗方案;对于良性疾病则可免于不必要的手术;肿大的区域淋巴结性质的明确对于乳腺疾病的分期及治疗策略的制定有重要作用;对于局部晚期乳腺癌在应用新辅助化疗前,获得乳腺原发病灶组织学标本并明确组织学诊断对于指导后续的综合性治疗有重要意义。

乳腺活检技术分为细胞学活检和组织学活检两类。前者主要有细针穿刺活检、乳头溢液涂片细胞学检查及括片细胞学检查等;组织学活检主要有空芯针穿刺活检、真空负压辅助穿刺活检(Mammotome 活检)和手术活检。随着影像学检查被越来越多的用于无症状妇女的乳腺普查,发现了大量临床摸不到乳房病灶,对这类病灶的活检可以采取在影像学定位下进行活检。定位方法包括乳腺 X 线立体定位、超声定位、MRI 定位、乳管内视镜定位等。

一、细针吸取细胞学检查

细针吸取细胞学检查(fine needle aspiration,FNA)是乳腺疾病诊断中最常用的细胞学诊断技术,早在 1933 年就开始应用于乳腺疾病的诊断,目前 FNA 广泛应用于乳腺可疑病灶及肿大的区域淋巴结的诊断。FNA 可使用 18~20 G 的活检针或普通肌内注射针,在病变部位通过反复穿刺抽吸,将获得的含脱落细胞的组织液进行涂片、固定和染色,最后通过光学显微镜进行细胞学诊断,部分病例还可以利用涂片进行肿瘤生物学因子的检测。

FNA 活检组织创伤小,设备要求低,活检诊断敏感性高,尤其是在肿大区域淋巴结的定性诊断中在目前具有不可替代的地位。

但 FNA 活检技术对操作者的技术水平要求高,还要求具有高素质的专业细胞病理学专家,同时细针穿刺活检只能提供细胞学诊断结果,且由于操作技术等因素可能存在假阴性或假阳性的结果,不能作为乳腺疾病诊断的最终依据。

二、空芯针活检

空芯针活检(core needle biopsy，CNB)是应用机械弹射切割原理，通过活检针外套管的快速切割而获得组织条标本。它已被广泛地用于多种体表肿瘤和经体腔的穿刺活检。乳腺原发灶或腋窝转移淋巴结的空芯针活检一般都建议在超声引导下进行；对于病灶比较大的局部晚期乳腺癌或位于皮肤的复发转移病灶，空芯针活检可以徒手操作。

(一)空芯针活检对于细针吸取细胞学检查的优势

FNA 用于临床可扪及的乳腺肿块的诊断已有数十年的历史，其诊断的敏感性为 72%～99%，特异性为 99%～100%。而对于 FNA 诊断乳腺亚临床病灶的准确性来说，文献报道的差异相对较大，敏感性为 68%～100%，特异性为 88%～100%。这可能与各诊疗中心的穿刺技术、所采用的定位设备及细胞学诊断的标准不同有关。

以往曾经有一些学者比较了 FNA 与 CNB 对于诊断乳腺疾病的准确性，但结论十分不一致。尽管有些研究发现对临床可扪及的肿块，FNA 的准确性要高于 CNB，但他们报道的 FNA 的方法无一例外地均采用多方位、多点穿刺，而空芯针穿刺仅一次，所以缺乏可比性。而且这些研究结果不适用于亚临床病灶的定位活检。而最近的一些有关乳腺亚临床病灶的活检方法的比较试验都显示 CNB 除了具有 FNA 一样的简便、安全、经济等优点外，在许多方面要优于 FNA。例如，它可以获得更加明确的组织学诊断，减少甚至避免标本量的不足及能够区分原位癌和浸润性癌；在进行空芯针活检时也无需细胞学诊断的专家坐镇。CNB 与 FNA 的优缺点如表 20-2 所示。

表 20-2 细针吸取细胞学检查与空芯针活检比较

	FNA	CNB		FNA	CNB
穿刺针口径(gauge)	20～22	8～14	标本量不足的发生率	较高	无或较低
供病理诊断的标本	细胞	组织	医疗成本	低	较高

CNB 与 FNA 最主要的区别在于它们所采用的穿刺针截径大小的不同，从而决定了它们获得的标本有着明显的差别。CNB 采用较粗的切割针，一般为 11～14Gauge。通常空芯针都由内针芯和外套管组成：前者在靠近顶部处有一凹槽，用于获取标本；而圆筒形外套管的顶部边缘锋利，在活检时依靠外力作用将陷于针芯凹槽内的标本切割下来。这样一次切割便取得一条呈圆柱形的组织标本，适于行组织学诊断。而 FNA 则采用是 20～22Gauge 的细针，插入组织内依靠注射用针筒的抽吸作用取得标本，因此获得的组织量少，仅适于行细胞学检查，而且容易发生标本量不足的情况。

当然相对于手术活检来说，CNB 获得的组织标本量仍比较少，有时会给病理科医师的诊断带来困难；而对于体积较小的病灶有时难免会发生遗漏。另外，为防止漏诊或便于对病灶各项病理指标的检测，通常需要获得多条空芯针活检标本，这就必须反复多次进针或多点穿刺，这是它的缺点。

(二) X 线立体定位空芯针活检

1. 方法和步骤　进行 X 线立体定位 CNB 前先根据病灶的大致位置选择乳房曝光的最佳方位，如头足位(CC)或侧斜位(MLO)，并用压迫板固定乳房。然后借助计算机辅助立体定位系统对穿刺目标进行三维立体定位,包括 0 度及左右 15°曝光、选择定位的靶点、确认 3 个步骤。活检前局部皮肤予以常规消毒和麻醉;然后在皮肤穿刺点上作一 0.5 cm 的小切口,将空心针插入至定位靶点的位置;再次曝光以确认空心针与活检靶点的关系,确定能取到病灶后启动活检枪的开关进行活检。要求每个病灶取 5 块以上的标本。如系乳腺微小钙化灶,应在活检结束后对活检标本进行 X 线摄片,以了解钙化灶的获取情况。最后将标本送病理检查。活检标本可以直接送冰冻切片检查或固定后行石蜡切片检查。

2. 诊断的准确性　文献报道乳腺 X 线立体定位 CNB 的敏感度为 93%～100%,而有小部分恶性病灶可能被空芯针诊断为非癌病变。其中空芯针诊断为"导管上皮不典型增生(ADH)"者,文献报道有 31%～88%最终诊断为癌。Jackman 等将穿刺活检诊断为 ADH 其他某些病理类型,如小叶不典型增生(ALH)、小叶原位癌、放射状瘢痕等,统称为高危病灶;高危病灶一律要接受进一步的手术活检,故真正意义上的 SCNB 漏诊(又称假阴性)仅包括 FNA 为阴性或非高危的良性病变而最终诊断为癌的情况。Parker 等曾报道了 6 152 例弹射式空芯针(14Gauge)的结果:有 1 363 名妇女在空芯针活检后即行手术,其中发现有 15 例乳腺癌被漏诊了;在 2 456 例随访至少 6 个月的患者中又发现 5 例乳腺癌;另有还有 2 237 例穿刺后未手术者失访而无法准确评估其漏诊情况,因此对空芯针活检的漏诊率的正确的评价方法应该基于对受检者长期的随访。目前文献中随访最完整,时间最长的一组研究是 Jackman 等的 483 例标准 X 线立体定位空芯针活检的报道(随访 6～85 月,平均 55 月),其漏诊率为 1.2%(2/161)。

Burbank 最早采用"低估"一词来形容 CNB 发现的高危病灶最后被诊断为癌的情况。除此之外,FNA 发现为 DCIS 而手术后证实有间质浸润的也被视为低估。大量的病理切片回顾发现乳腺的癌前期病变、原位癌和浸润性癌 3 个渐进的阶段可能共存于同一病灶内。前一个阶段的组织学结构往往位于后一阶段病变的边缘或附近,而穿刺大多只获得病灶的局部,因此这种组织学异质性是导致 FNA 发生低估的原因。组织学低估率(低估标本数/高危标本或 DCIS 标本数)是反映乳腺立体定位 FNA 的准确性的又一重要指标。弹射式 CNB(14Ga)的 ADH 和 DCIS 的低估率分别为 31%～88%和 15%～36%。某些因素会影响诊断准确性。Morrow 比较了多组有关 X 线立体定位空芯针活检的报道,发现诊断的准确性与病灶的类型有关。研究发现空芯针活检对钙化灶的漏检率比对 X 线发现的致密块影的漏检率高,可能与组织学异质性较常发生于乳腺恶性的钙化灶有关。CNB 标本的量也是影响诊断准确性的重要因素。尽管取 5 块以上的标本,但活检标本量不足仍是是弹射式空芯针活检漏诊的重要原因。故有人认为有必要将标准定为取 6 块以上的标本。对于乳腺微小钙化灶而言,X 线立体定位空芯针活检获取钙化的情况是影响活检可靠性的另一重要因素。Dershaw 等曾经报道 7 例空芯针活检未取到钙化的患者有 4 例(57%)最后被证实为癌,故强调对于漏检的钙化灶应再次活检。而根据文献报道,弹射式 CNB 后 18%～30%的患者需要补充手术活检。

X 线立体定位 CNB 之后补充手术活检的指证包括:①穿刺活检提示高危病灶(如 ADH)或 DCIS;②标本量不足或穿刺结果提示为正常乳腺、皮肤、脂肪等组织;③穿刺结果与 X 线影像学诊断极不相符;④随访中若 X 线发现病灶增大或钙化点增多时应该建议再次活检;⑤对穿刺活检为小叶增生、单纯导管上皮增生、脂肪坏死、间质胶原化等良性病变的妇女建议给予定期的 X 线随访。文献报道的发现漏诊大多数在穿刺活检后 6 个月,而最长是在随访 2 年时。因此建议所有患者半年后接受一次活检侧乳房的 X 线检查;以后 2~3 年内每年应行双侧乳房的 X 线随访。

(三)真空辅助微创活检

真空负压辅助穿刺活检是近 10 年内发展起来的一项新的活检技术,目前已经越来越多的应用于乳腺疾病的临床活检,其应用价值已经得到较一致的公认。

CNB 应用凹槽切割原理,通过活检针外套管的快速切割而获得组织条标本,因此需要多次进针而获得多条组织条;真空负压辅助穿刺活检过程中只需要将活检针放置于待活检部位,每次活检都通过辅助的负压将待活检组织吸入活检槽内进行切取活检,并通过轴向负压取出标本,整个活检过程只需一次进针即可获得足够多的组织标本。在乳腺 X 线立体定位引导或超声引导下,真空负压辅助穿刺活检技术可获得准确的病理组织学诊断结果,其诊断准确性可达到手术活检的水平。

真空负压辅助穿刺活检既具有 CNB 创伤小的特点,又具有达到手术活检相同的组织病理学诊断的准确性,因此作为一种可以代替手术活检的微创活检技术,真空负压辅助穿刺活检技术在乳腺可疑钙化灶或超声检查可疑病灶中的应用已经得到广泛的认同。

另外,由于真空负压辅助穿刺活检可获得大量的组织标本,对于较小的病灶可以达到完全切除的效果,因此真空负压辅助穿刺活检目前还被尝试应用于直径<2 cm 左右的乳房良性肿瘤的微创切除,可获得更小的手术创伤和更佳的乳房外形的效果。

(四)手术活检

手术活检是乳腺病灶最经典的活检手段,通过手术活检得到组织学标本可获得最可靠的病理组织学诊断。国内目前乳腺的手术活检主要应用于临床可扪及的可疑乳房肿块的组织学诊断,一般采用距离肿块边缘 1 cm 左右将其完整切除的切除活检手术,除非肿块非常巨大而准备先行全身治疗或放疗的患者,一般很少建议对临床上怀疑为恶性的乳腺肿块采用切取手术活检。但是,随着乳腺影像学普查的推广,出现了大量需要在影像学定位下接受活检的病灶,而其中大多数为良性的乳房改变或病变。对这类病灶的手术活检会严重影响乳腺普查的效率。因此各种影像学定位下的微创活检方法将会在乳腺癌的早期诊断中发挥更重要作用。

(柳光宇)

主要参考文献

[1] 邵志敏,沈镇宙,徐兵河.乳腺肿瘤学.上海:复旦大学出版社,2013:91-197.

[2] Harvey JA, March DE. Making The Diagnosis: A Practical Guide to Breast Imaging. Philadelphia: Elsevier Saunders, 2013:437-469.

[3] Miglioretti DL, Smith-Bindman R, Abraham L, et al. Radiologist characteristics associated with interpretive performance of diagnostic mammography. J Natl Cancer Inst, 2007,99(24):1854-1863.

［4］ Vapiwala N, Starzyk J, Harris EE, et al. biopsy findings after breast conservation therapy for early-stage invasive breast cancer. Int J Radiat Oncol Biol Physics, 2007,69(2):490-497.

［5］ Saslow D, Boetes C, Burke W, et al. American Cancer Society guidelines for breast screening with MRI as an adjunct to mammography. CA Cancer J Clin, 2007,57(2):75-89.

［6］ American College of Radiology. Practice guideline for the performance of a breast ultrasound examination. Reston, VA: American College of Radiology, 2007:523-527.

［7］ Lazarus E, Mainiero MB, Schepps B, et al. BI-RADS lexicon for US and mammography: interobserver variability and positive predictive value. Radiology, 2006,239(2):385-391.

［8］ Morris EA, Comstock CE, Lee CH, et al. ACR BI-RADS magnetic resonance imaging. In: ACR BI-RADS Atlas, Breast Imaging reporting and Data System. Reston VA, ed. American College of Radiology, 2013.

［9］ Ling H, Liu GY, Lu JS, et al. FiberopticDuctoscopy-guided Intraductal Biopsy Improve the Diagnosis of Nipple Discharge. Breast J, 2009,15(2):168-175.

［10］ Parker SH, Burbank F, Jackman RL, et al. Percutancous large-core breast biopsy: a multi-institutional study. kadiology, 1994,193(2):359-367.

［11］ Jackman RJ, Nowels KW, Rodriguez SJ, et al. Stereotactic, automated, large-core needle biopsy of nonpalpable breast lesions: false-negative and histologic underestimation rates after long-termfollow-up. Radiology, 1999,210(3):799-805.

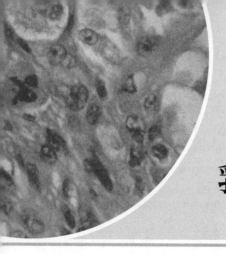

第二十一章 乳腺癌外科治疗

第一节 概 述

乳腺癌是全球女性最常见的恶性肿瘤,据国际癌症研究中心(IARC)最新统计数据全球每年女性乳腺癌新发病例超过160万,并呈逐年上升趋势。虽然和西方国家相比我国乳腺癌发病率较低,但也严重威胁着妇女的健康,年新发病例数接近20万例,经济发达的大城市,尤其是京、津、沪,近20年来发病率都有了显著的增长。可喜的是,近年来乳腺癌治疗领域发展迅速,诊疗技术和理念取得了巨大进展,早期诊断的普及、诊疗技术的进步、综合治疗的完善、新的高效药物的面世、预后及预测模型的确立,乳腺癌死亡率有了明显的下降。伴随着这些新的理念和技术的推陈出新,乳腺癌的外科治疗模式也有了巨大改变。乳腺癌曾被作为一个单一的疾病,采用单一的手术方式治疗,现在随着分子生物学的发展,我们对乳腺癌有了更全面的认识。针对乳腺癌这一综合性的疾病,"个体化"的综合治疗模式也孕育而生,特别是对于早期乳腺癌,目前推行的是以外科治疗为首辅以合理有序综合治疗策略的实施,有的放矢、量体裁衣的根据每一个乳腺癌患者不同的类型和分期制订最佳最有效的治疗方案,显著改善乳腺癌患者预后的同时也提高了生活质量。

总体而言,现有的乳腺癌治疗模式是从曾经单纯的手术切除模式慢慢演变、发展而来的。1894年,William Halsted报道了肿瘤外科治疗史上里程碑意义的乳腺癌根治术,该手术以乳腺癌的局部播散,特别是淋巴道的播散为理论依据的,由此只要进行乳腺癌所在区域的广泛切除术+引流淋巴结区域清扫术,就能达到根治的效果。因此,乳腺癌根治术要求将患侧乳腺、表面皮肤、胸肌及整个腋窝组织作整块切除。为了获得更好的疗效,随后还相继出现了清扫内乳淋巴结的乳腺癌扩大根治术、超根治术,甚至前1/4截肢术。1948年,Patey提出切除胸大肌并不提高根治性全乳切除的手术疗效,Auchincloss进一步改良了该术式,同时保留胸大肌和胸小肌。接着,许多大样本回顾性分析和前瞻性临床试验证实,无论局部控制还是生存率,根治术与扩大根治术相比,以及根治术与较小范围的手术(保留胸肌)相比,患者的无复发生存率和总生存率不存在明显的差别。

人们慢慢发现一概扩大手术切除的区域并不能进一步改善乳腺癌患者的预后。20世纪70年代,Fisher对此提供了理论依据。他认为乳腺癌从发病开始就是全身性的疾病,乳腺癌手术治疗的失败往往是因为癌细胞早期的全身播散。人们充分地认识到盲目扩大范围的手术并不能治愈乳腺癌,只会降低患者的生存质量。只有针对全身所进行的系统性综合治疗,才会进一步改善乳腺癌的预后,由此乳腺癌的综合治疗进入了高速发展阶段。自20世纪80年代开始,临床试验不断更新化疗药物的组合和疗效,经典的CMF方案逐步被取代,蒽环和紫衫类药物的地位慢慢被确立;90年代起他莫昔芬规范化的全面用于受体阳性乳腺癌的辅助治疗,而后续第3代芳香化酶抑制剂的出现更进一步改善绝经后患者内分泌治疗的策略;21世纪伊始,随着曲妥珠单抗等靶向药物的相继问世并进入临床,极大地提高了治疗有效率,丰富了治疗手段;近10年来多基因芯片技术的迅猛发展,为临床诊疗提供了更为"个体化"的预后及疗效预测信息;放疗设备的日新月异,以及三维适形、调强放疗等新技术的出现,更是对局部治疗的完美补充和完善。可以说过去30多年,正是由于综合治疗手段的逐步被发掘、被证实,从根本上改变了乳腺癌的外科治疗理念,从曾经"最大可耐受"治疗模式逐步发展为目前的"最小最有效"治疗模式。

综合治疗保障了外科"最小最有效"模式的开展。以保留乳房手术的开展为例。随着钼靶筛查的普及,越来越多肿块较小的乳腺癌被早期发现,为保乳治疗的实施提供了先决条件;数字化钼靶以及乳腺MRI等影像学技术的发展,为术前肿瘤评估提供了确切有效的信息;乳腺癌术后中等剂量的放射治疗能有效杀灭亚临床的肿瘤,早期随机研究显示,与单纯手术相比,保乳手术+放疗组局部复发率平均减少了75%,并且总生存获益——这一切都为保乳治疗提供了可靠且可行的理论依据。与病理科的紧密合作,更进一步保障着保乳手术的安全进行。除了肉眼观察标本以外,术者需要在术中对手术标本上、下、内、外与基底各切缘进行标记,随后病理科通过切缘染色对病灶进行详细的评估,准确判断切缘情况及病灶是否完全切除。近期的研究进一步显示,"切缘染色无肿瘤累及"即代表切缘阴性,既保障了手术的安全性又最大限度的维持了术后乳房外形的美观。

综合治疗推动了外科"最小最有效"模式的开展。以前哨淋巴结活检为例。曾经,前哨活检技术只是一种淋巴结评估的手段,随后发现前哨活检阴性则无需进一步腋窝清扫手术,而近期的临床研究进一步显示,即便在部分前哨活检阳性的情况下腋窝清扫手术也可以避免,该理念的实施和开展,本身就是综合治疗模式的最好体现。"最小最有效"理念的发展,保留乳房手术及前哨淋巴结活检手术的出现,在不降低疗效的基础上,免除患者接受全乳切除抑或腋窝清扫之苦。这些新的手术技术的全面开展,提高了患者的生存质量,但手术范围的缩小,并不意味着局部治疗效果的不佳。相反,伴随着病理学检测的越来越精确细致,辅助放疗技术的不断更新及全身系统治疗方案的改善,最新的文献显示乳腺癌局部复发率在近10年显著的下降。

从宏观角度而言,外科治疗模式的变更也进一步印证了综合治疗的价值和意义。乳腺癌的多学科综合治疗模式已经进入历史舞台,本章节将回顾乳腺癌外科治疗的发展历史,阐述现阶段常见的手术方式的技术特点和理念。期望每一位临床工作者都能在实际工作中掌握并运用好乳腺外科治疗技术,并充分认识到合理结合外科、肿瘤内科、放疗科、病理科、影像诊断科等是完善乳腺癌诊断治疗的关键所在,乳腺癌外科治疗新模式也必将在合理高效的多学科协作交流中诞生。

第二节 乳腺癌外科治疗的发展史

根据医史记载,乳腺癌的局部治疗起始于公元前 3 000～公元前 2 500 年的古埃及,残酷的烧烙用于治疗许多乳腺疾病。直至文艺复兴时期,以 Andreas Vesalius 为代表,引领解剖学的创立,使乳腺切除从野蛮的烧烙走向以血管结扎为基础的解剖外科时代。

1757 年,法国的 Henri Francois Le Dran 提出乳腺癌的淋巴转移是该病预后差的主要原因;法国手术学的奠基人 Jean Louis Petit 提出将乳腺、可触及的淋巴结、与肿瘤粘连的胸大肌作整块切除;英格兰的 Samuel Sharpe 和苏格兰的 Benjamin Bell 也提出了全乳切除和可触及的淋巴结清扫的手术原则。1867 年,英格兰的 Charles Moore 详细阐述了乳腺癌手术的基本原则,提倡肿瘤的广泛切除,并在 20 世纪被广泛接受。1846 年的全身麻醉和 1867 年 Lister 创建的无菌术,确立了乳腺癌全乳切除手术在乳腺癌治疗中的地位。德国的 Ernst Kuster 与英格兰的 W. Mitchell Banks 在 1871 年起将腋窝清扫常规纳入乳腺癌全乳切除手术;Richard von Volkmann 和 Lothar Heidenheim 分别于 1875 年和 1889 年建议全乳切除、腋窝清扫术同时整块切除胸大肌筋膜。

William Stewart Halsted 在 von Volkmann 提出的术式上加以发展,于 1894 年报道了根治性手术治疗 50 名乳腺癌患者的经验。该手术切除全部乳腺、胸大肌和腋淋巴结。1898 年,Halsted 报道了同时切除胸小肌的术式。Wily Meyer 于 1894 年提出了根治性全乳切除术的一个变通的方法,即先行腋窝淋巴结清扫,再行乳腺、胸肌切除。Halsted 在 1894、1898 和 1907 年发表的论文使乳腺癌根治性全乳切除得到广泛接受,该手术治疗观念占据了 20 世纪的前 3/4。Halsted 时期,大多数乳腺癌患者属局部晚期,3/4 的患者存在腋淋巴结转移;以往的手术治疗局部复发率达 60%～82%,3 年生存率为 9%～39%,Halsted 报道局部复发率为 6%,3 年生存率为 38%～42%,10 年生存率为 12%。

1948 年,Patey 提出切除胸大肌并不提高根治性全乳切除的手术疗效,他描述了一种改良的根治性全乳切除术,即切除乳腺、胸小肌和腋窝内容物,保留胸大肌;Auchincloss 和 Madden 进一步改良了该术式,同时保留胸大肌和胸小肌。接着,许多大样本回顾性分析和两项前瞻性临床试验证实,无论局部控制还是生存率,改良根治术和 Halsted 根治术效果相当。因此改良的根治性全乳切除术比例自 20 世纪 70 年代初的 27.7% 不断上升,至 1982 年,改良根治术占全乳切除根治术的 72.3%。20 世纪 70 年代,Fisher 对此提供了理论依据。他认为乳腺癌从发病开始就是全身性的疾病,乳腺癌手术治疗的失败往往是因为癌细胞早期的全身播散。基于这一新的理论所进行的 NSABPB - 04 试验证实,腋淋巴结临床阴性的乳腺癌病例随机接受根治术、单纯乳房切除加腋窝放疗、单纯乳房切除及腋窝随访(腋淋巴结转移时再行手术),3 种治疗方式的长期生存完全相似。这一结果有力地证实了 Fisher 理论,同时成为乳腺癌局部治疗发展史上的另一个里程碑,为当今乳腺外科的发展奠定了基础。

目前尚无一个统一的手术方式适合于不同类型、不同期别的乳腺癌。所以手术方式应该根据具体病期、肿瘤部位、外科医师习惯使用术式、医疗单位辅助治疗条件和随访条件等多项因素决定。

第三节 手术原则和术前评估

一、手术治疗原则

按照临床病期、肿瘤部位、乳腺癌治疗方法的选择,原则大致如下。

(一)Ⅰ、ⅡA 期

以手术治疗为主,可以采用根治性手术或保乳手术。术后根据淋巴结情况及预后指标决定是否需要辅助治疗。

(二)ⅡB、ⅢA 期

以根治性手术为主,术前根据病情常应用辅助化疗、内分泌治疗或放疗,术后常需应用辅助治疗。如患者肿块较大并有意愿接受保乳手术,可行新辅助治疗后再行手术。

(三)ⅢB、ⅢC 期

局部病灶较大,或同侧锁骨上、下淋巴结有转移,或内乳淋巴结有明显转移者,可用放疗、化疗、内分泌及放射治疗,手术可作为综合治疗的一个组成部分。特别是部分不可手术的局部晚期患者,通过新辅助治疗降期后可获得手术治疗的机会。

(四)第Ⅳ期

以化疗、内分泌治疗为主,手术及放疗是局部辅助治疗的方法。

二、治疗前评估

早期乳腺癌的治疗是以手术为主的综合治疗。然而乳腺癌的手术治疗模式在近 30 年来发生了巨大的变革。保乳手术、前哨淋巴结活检替代传统腋淋巴结清扫的术式、各种方式的一期乳房重建手术越来越为病患所接受,治疗前对病情全面地评估显得尤为重要。

(一)病史和体格检查

乳房肿块时间、疼痛,记录肿块大小、部位、形态、质地,与皮肤、胸肌有无粘连;乳头凹陷及位置改变,乳头皮肤改变,是否溃破、糜烂,乳头溢液是否自发,溢液时间、颜色,单管或多管,是否伴发乳房肿块;乳房皮肤改变,是否存在增厚、水肿、红斑、溃破;腋窝淋巴结是否肿大、大小、与周围组织粘连情况。既往乳房手术史;婚育史;月经史;家族史,特别是乳腺癌、卵巢癌家族史。

(二)术前常规的理化检查

血、尿、粪常规,肝肾功能,心电图,胸正、侧位片或胸部 CT,腹壁超声。

(三)双侧乳房钼靶检查及核磁共振

术前(通常指术前 3 个月内)的乳腺钼靶 X 线片是决定患者是否适合作保乳治疗的必备条件。该项检查要求在高质量的钼靶机下进行,并按照规范进行分级报告。钼靶摄片有利于了解病变的程度,是否存在多中心病灶,以及其他可能影响到治疗决策的因素;同时也可了解对侧乳房的情况。在钼靶片报告中需记录肿块大小,若肿块同时伴有微小钙化灶,则需报告钙化范围及其与肿块的位置关系;对于微小钙化灶,必要时可进行放大的钼靶摄片。乳房核磁共振在良、恶性病变的鉴别诊断,乳房恶性病变范围评价,多中心病灶的评估中均显示出独特的优势。

(四)病理诊断

对乳房原发灶的病理诊断已不再依赖于术中快速冰冻切片检查,肿块的空芯针活检、钙化灶的真空辅助活检(Mammotone)已广泛应用于临床,术前明确的病理学诊断有利于医生与患者就手术方案进行充分沟通。如果病例已行手术活检,则应与病理医生充分沟通,了解原发肿块组织类型、切缘情况,是否存在广泛导管内癌成分,导管内癌患者应报告和分级、有无粉刺样坏死,手术切缘距离。

(五)其他一些特殊的评估

采用曲妥珠单抗时需评价心功能;接受芳香化酶抑制剂治疗需进行骨密度测定;明确患者是否处于绝经状态需检测血清雌二醇、黄体释放激素、促卵泡生成激素等;对Ⅲ期患者进行同位素骨扫描。

患者自身的要求和愿望是影响治疗决策的一个极为重要的因素。患者与医生应就保乳治疗与根治术的优缺点、前哨淋巴结活检、乳房一期重建手术作详细的讨论。患者在对治疗作出选择时应考虑到自身对疾病控制的认识、术后机体的功能、性生活及其他方面的生活质量。

三、手术适应证及禁忌证

对于病变局限于乳房局部及区域淋巴结的乳腺癌,手术治疗是主要的治疗手段。手术的目的是获得最大限度的局部控制以防止局部复发,同时能得到必要的病理资料供判断预后及选择术后辅助治疗方案。

乳腺癌全乳切除的手术适应证为符合 TNM 分期 0、Ⅰ、Ⅱ期及部分Ⅲ期而无手术禁忌证的患者。乳腺癌的手术禁忌证如下。

(一)全身性的禁忌证

肿瘤已有远处转移;一般情况差,有恶病质者;重要脏器有严重疾病,不能耐受手术者;年老体弱,不适合手术者。

(二)局部病灶的手术禁忌证

有以下情况之一者:①皮肤橘皮样水肿,超出乳房面积一半以上;②皮肤有卫星结节;③肿瘤直接侵犯胸壁;④胸骨旁淋巴结肿大证实为转移者;⑤锁骨上淋巴结肿大证实为转移者;⑥患侧上肢水肿;⑦炎性乳腺癌。有以下 5 种情况中任何两项以上者:①肿瘤溃破;②皮肤橘皮样水肿占全乳面积 1/3 以上;③肿瘤与胸大肌固定;④腋淋巴结最大直径>2.5 cm;⑤淋巴结彼此粘连或与皮肤或深部组织粘连。

第四节 乳腺癌全乳切除术

一、乳腺及区域淋巴的解剖

(一)乳房的解剖

乳房位于前胸壁,含有丰富的腺体、血管、神经和淋巴管,同时还和邻近的肌肉、筋膜等组织关系密切。乳腺位于皮下组织内,通过结缔组织束固定于该位置。位于真皮层深面的浅筋膜浅层和深层之间的结缔组织束贯穿乳腺组织并相互连成网状，称为乳房悬韧带（Cooper 韧带）。成人乳房位于前胸壁第 2～6 肋间，内缘为胸骨旁线，外缘达腋前线。内侧 2/3 位于胸大肌之前，外侧 1/3 位于前锯肌表面，大部分乳房在外上方存在狭长的乳腺组织突向腋窝，称为腋窝部乳腺。少部分乳腺组织还可以超过以上范围，向上可达锁骨下缘，向下可达腹直肌前缘，向内可达胸骨正中线，向外可达背阔肌前缘，故全乳切除时手术范围需达到以上部位。乳房腺体是乳腺最重要的结构，由实质和间质两部分组成。实质包括导管、小叶、腺泡，间质由结缔组织、脂肪组织、血管、神经和淋巴结构成。乳腺腺体组织被结缔组织分隔为 15～20 个乳腺腺叶，每个腺叶以乳头为中性呈轮辐样放射状排列，各有一条导管向乳头引流，称为输乳管。输乳管直径为 2～4.5 mm，随导管分支逐渐变细，末端与腺泡想通，在乳晕下扩大形成输乳管窦，最后开口于乳头顶端。每个腺叶有 20～40 个乳腺小叶，每个小叶有 10～100 个腺泡，腺泡为乳腺分泌部，乳腺小叶是构成乳腺的基本单位。而乳腺癌的发生，则常见于终末乳腺导管小叶系统。乳腺的血液循环十分丰富，供血动脉主要来自于腋动脉、肋间动脉和胸廓内动脉分支，形成的皮肤下真皮下血管网、腺体前血管网和腺体后血管网。乳房的静脉分为浅静脉和深静脉，浅静脉即乳房皮下静脉，位于前筋膜浅层的深面，大部分回流到胸廓内静脉。深静脉一般伴随同名动脉和分支，分别汇入胸廓内静脉、胸外侧静脉和肋间静脉。其中最大的为胸廓内静脉。汇入同侧无名静脉后，经右心房、右心室进入肺毛细血管网，是乳腺癌转移最主要途径。支配乳房的交感神经中枢位于第 2～6 胸段脊髓的灰质测角内，支配乳房的躯体神经主要是颈丛 3～4 支和第 2～6 肋间神经的皮肤支。

(二) 乳腺淋巴回流

1. 乳房的淋巴管　乳房上皮组织下的淋巴管与全身表面上皮组织下的淋巴管相互贯通，这些淋巴管内壁没有瓣膜，与皮下淋巴管、乳晕下淋巴管丛相交通。通过连接皮下、上皮下组织的垂直的淋巴管，乳晕下淋巴管丛收集乳头、乳晕的淋巴。淋巴由浅入深，从乳晕下淋巴管丛，经过输乳管旁淋巴管，至小叶旁与皮下深组淋巴管丛。输乳管旁淋巴管紧贴乳腺导管的肌上皮细胞。然后，皮下深组淋巴管丛与乳腺内淋巴管中的淋巴汇聚至腋淋巴结和内乳淋巴结。据估计，乳房 3% 的淋巴汇入内乳淋巴结，97% 的淋巴汇入腋淋巴结。乳房皮肤和乳腺实质的淋巴汇入相同的腋窝淋巴结，这些淋巴结代表了乳房淋巴引流的主要方向。淋巴造影研究发现，乳腺深部实质或乳房后间隙淋巴倾向于引流至内乳淋巴结；而乳晕下将经过乳晕外侧或上方的淋巴管，最终汇集至腋窝的前哨淋巴结。

2. 腋淋巴结　解剖学研究证实，乳腺癌区域播散的主要途径是腋淋巴结转移。Packren 依据肿瘤转移的病理解剖学研究，将腋淋巴结分为：锁骨下(尖群)淋巴结，指位于胸小肌内侧的淋巴结；腋静脉淋巴结，指胸小肌至腋窝外侧界、沿腋静脉分布的淋巴结；胸肌间(Rotter)淋巴结，指胸大小肌之间、沿胸外侧神经分布的淋巴结；肩胛组淋巴结，指沿着肩胛下血管分布的淋巴结；中央组淋巴结，位于胸大肌外缘和胸小肌的下方；其他组尚包括：乳腺外侧淋巴结位于腋尾部的淋巴结，28% 的患者存在乳腺内淋巴结，在乳腺外上象限皮下存在乳腺旁淋巴结。临床上为了便于区分淋巴结转移的扩散范围，人为地将腋淋巴结进行分组：Ⅰ组淋巴结位于胸小肌外缘的外侧，Ⅱ组淋巴结位于胸小肌的后方，Ⅲ组淋巴结位于胸小肌内缘的内侧；外科医生在术中对相应部位予以标记，有助于术后病理分组。

3. 内乳淋巴结　内乳淋巴结的位置在胸骨旁、肋间隙的胸膜外脂肪组织中，紧贴内乳血管。自第 2 肋间向下，内乳淋巴结与胸膜之间由一层菲薄的胸横筋膜分隔，并逐渐过渡至由胸横肌分隔。内乳淋巴结链的淋巴结数目因人而异,在第1和第2肋间,约88%和76%的内乳淋巴结位于内乳血管的内侧;在第3肋间,79%的内乳淋巴结位于内乳血管的外侧。各个肋间隙存在内乳淋巴结的可能性:第1肋间97%,第2肋间98%,第3肋间82%,第4肋间9%,第5肋间12%,第6肋间62%。

当淋巴结发生癌转移时,生理的淋巴引流途径受阻,则会出现替代性的旁路,包括:通过深部、胸骨下方至对侧内乳淋巴链;通过浅层、胸骨前,向肋间、纵隔引流;通过腹直肌鞘膜向横膈下和腹膜下淋巴丛引流(又称Gerota通路)。

(三)乳腺癌的多中心病灶

由于"多中心性"定义的差别、组织量的不同、病理检查的差异,各家报道乳腺癌多中心性的发生率为9%~75%。确定手术治疗方式前需要对肿瘤分布的范围、浸润的程度作详细的了解。Holland等研究了264例乳腺癌根治术标本,临床及影像学检查均提示乳房肿块为最大径≤4 cm的孤立性病变,但是连续切片显示,39%未见其他病灶;20%的病例在距原发灶2 cm以内的组织中发现癌灶;41%的病例距原发灶2 cm以外存在癌灶,其中27%为导管内癌,14%为浸润性癌。在其后的研究中,Holland等报道了10%的患者在距原发病灶2 cm外可发现明显的导管内癌成分,5%的患者甚至在3 cm以外发现上述改变;这种在主癌灶周围出现范围与数量上不同程度的微小癌灶的情况称为多灶性(Multifocality)。乳腺癌这一特殊的生物学特性与乳腺癌单纯手术广泛切除后的局部复发有着直接的联系。乳腺癌另一种生长生物学行为称为多中心性(multicentricity),表示距主癌灶周围较远的微小癌灶。通常这些病灶存在于乳腺的其他象限。临床上多灶性远较多中心性常见。乳腺癌上述两种生物学特性提示,在保留乳房手术时,手术切除范围因人而异;即使手术切缘阴性,也不能排除在周围乳腺中有残留癌灶的存在。

前文所述William Halsted在1894年报道了根治性手术,该手术切除全部乳腺、胸大肌和腋淋巴结。随后陆续报道的改良根治术,同时保留胸大肌和胸小肌,其疗效和Halsted根治术效果相当。乳腺癌的手术方式很多,手术范围可自保留乳房同时应用放射治疗直到扩大根治手术,但是没有一种固定的手术方式适合各种不同情况的乳腺癌。对手术方式的选择应结合患者病情及医疗条件来全面考虑,如手术医师的习惯,放射治疗和放疗的条件,患者的年龄、病期、肿瘤的部位等具体情况,以及患者对外形的要求。

二、乳腺癌的各种全乳根治手术方式

(一)乳腺癌根治术

乳腺癌根治术切除整个患侧乳房、胸大肌、胸小肌及全部腋淋巴结,适用于临床Ⅱ/Ⅲ期乳腺癌、肿瘤与胸大肌或其筋膜有粘连、临床腋淋巴结有明显肿大或胸肌间淋巴结受累。实施改良根治术过程中,若发现肿瘤与胸肌粘连或腋淋巴结肿大并证实为转移者,可改变术式为根治术;对于接受了新辅助化疗的局部晚期乳腺癌患者,曾常规建议实施根治术。

切口方式主要根据肿瘤位置及已完成的活检手术切口决定,目前常用的切口包括Halsted-Meyer切口、Stewart切口及Greenouph切口等。切口设计的原则是以肿瘤为中心,皮肤切除的范围应尽量在肿瘤外3~5 cm,包括乳头、乳晕。Stewart横切口的创面美观度较好,切口长度较竖切口短,有利于重建手术的开展,患者穿低领衣服时不会显露手术疤痕,是最早期主要应用的手术方式,一般可在全身麻醉或高位硬膜外麻醉下进行。切口上缘相当于喙突部位，下缘达肋弓，但目前采用横切叩。皮肤切除范围应在肿瘤外 4～5 cm。细致剥离皮片，尽量剥除皮肤下脂肪组织，剥离范围内侧到胸骨缘，外侧达腋中线。先后切断胸大肌、胸小肌的附着点，保留胸大肌的锁骨份，可用以保护腋血管及神经，仔细解剖腋窝及锁骨下区，清除所有脂肪及淋巴组织，尽可能保留胸长、胸背神经，使术后上肢高举及向后动作不受阻碍。最后将乳房连同其周围的脂肪组织、胸大肌、胸小肌、腋下和锁骨下淋巴结及脂肪组织一并切除，皮肤不能缝合或缝合时张力较大，予以植皮。在切口下方另作小切口，置负压吸引 48～72 h，以减少积液，使皮片紧贴于创面。

（二）乳腺癌改良根治术

改良根治术的术式有两种：①保留胸大肌、切除胸小肌的改良根治术（Patey 术式），该术式腋淋巴结清扫范围可达腋上群；②保留胸大肌、胸小肌的改良根治术（Auchincloss 术式），可清扫至腋中群淋巴结，难以清扫腋上群淋巴结，术中若发现明显的腋下群淋巴结肿大，可改行根治术或 Patey 手术。改良根治术适用于临床Ⅰ、Ⅱ及ⅢA 期浸润性乳腺癌。对临床Ⅰ期及部分ⅡA 期病例，可以考虑做保乳手术，或改良根治术。本手术的特点是保留胸肌，术后可保存较好的功能及外形，术时尽量剥离腋窝及胸肌淋巴结。大都采用横切口，皮瓣分离时保留薄层脂肪，也便于需要时行乳房重建手术。

（三）乳腺癌扩大根治术

扩大根治术需同时切除胸大、小肌并清扫腋窝和内乳淋巴结。复旦大学附属肿瘤医院在 2 000 余例乳腺癌扩大根治术后，病理分析发现内乳淋巴结转移率达 15%，病灶位于乳房内侧或中央时，尤其是临床ⅡB 或Ⅲ期的病例，内乳转移率较高。在腋淋巴结病理证实转移的Ⅲ期乳腺癌患者中，内乳淋巴结转移率达 25%；回顾性生存分析显示，应用扩大根治术可提高该组患者的生存率。乳腺癌扩大根治术目前虽非常规术式，但我们仍选择性地用于部分Ⅱ、Ⅲ期病例。此手术有助于了解内乳淋巴结有无转移，同时清除了内乳淋巴结，对内乳淋巴结可能有转移者术后避免内乳区放疗，从而大大降低因放疗导致的心脏毒性。

乳腺癌扩大根治术分为胸膜内法（Urban 法）和胸膜外法（Margottini 法）。胸膜内法（Urban）手术，是将胸膜连同内乳血管及淋巴结一并切除。胸膜缺损需用阔筋膜修补，术后并发症多，现已较少采用。胸膜外法（Margottini）手术，手术时保留胸膜。切除第 2～4 软骨，将内乳血管及其周围淋巴脂肪组织连同乳房、肌肉及腋淋巴脂肪组织整块切除。对病灶位于内侧及中央者该手术方式还是值得应用的。但目前该种手术方式在临床应用由于发现的病期较早，同时为术后放射治疗所替代，该两种术式已很少应用，但在适当的病例中仍有其一定的价值。

（四）单纯乳房切除

仅切除乳腺组织、乳头、部分皮肤和胸大肌筋膜。术后用放射线照射锁骨上、腋部及内乳区淋巴结，此方法适用于非浸润性癌、微小癌、湿疹样癌限于乳头者，亦可用于年老体弱不适合根治手术或因肿瘤较大或有溃破、出血时配合放射治疗。

自 1894 年 Halsted 创立了乳腺癌根治术以来，该术式一向被认为是典型的常规手术。淋巴结是乳腺癌的第一站转移途径，从而开展了各种清除区域淋巴结的扩大根治手术。当前缩小手术范围的主要原因为以往在根治性手术时需将腋淋巴结作常规的清除，术后常有上肢水肿、功能障碍等后遗症。然而目前发现的早期病例增多，各期乳腺癌的淋巴结转移率不足 40%～50%，因而常规作淋巴结清除，可能使 50%～60% 以上的患者接受了不必要的手术。因而近年来在全乳切除的基础上提出腋窝"前哨淋巴结活检"。根据活检结果再决定是否需要清除淋巴结。手术的目的是：①控制局部及区域淋巴结，以减少局部复发；②了解原发灶的病例类型、分化程度、激素受体测定结果、淋巴结转移及其转移部位和程度等及肿瘤的生物学特性检测，以帮助选用手术后综合治疗的方案。该手术技术将在下文详细叙述。

第五节 乳腺癌保乳手术

一、保乳治疗是标准的治疗策略

保乳手术是乳腺癌多学科综合治疗模式的体现和结晶，包含了肿瘤外科的手术治疗、放疗科的放射治疗、肿瘤内科的全身治疗及病理科和放射诊断科病灶评估等。因此我们平常所谈到的保乳手术的实施，需要完整的多学科团队予以完成，而该治疗模式已经成为当前早期乳腺癌的一种标准治疗模式。保乳手术的问世已经30余年了，其目标是通过保乳手术及放疗使乳腺癌患者达到与根治性手术相同的生存率，同时要求患侧乳房复发率低，并且有良好的美容效果。几项大样本的临床随机试验（表21-1）均把乳腺癌保乳治疗与根治性手术进行比较，观察两个治疗组在生存率上是否存在差异。这些试验结果显示，两种治疗方法生存率相似，说明局部治疗方法的差异并不影响大多数乳腺癌患者的生存率。欧美许多医疗中心还进行了有关保乳治疗的回顾性研究，不仅验证了保乳治疗可以取得很高的局部控制率及令人鼓舞的美容效果，而且长期随访有助于人们了解保乳治疗后局部复发的方式、病程，局部复发相关的因素及影响乳房外形的因素。这些结果为明确保乳手术、放疗的方式，以及保乳治疗指征提供了有效的依据。这些前瞻性临床试验及随后的荟萃分析均提示，保乳手术联合全乳放疗的疗效等同于全乳切除手术，对合适的患者给予保乳治疗是安全有效的。随着人群癌症防范意识的不断增强、钼靶筛查的普及及影像技术的提高，越来越多的乳腺癌得以被早期诊断，因此保乳治疗的实施率越来越高。在欧美发达国家60%～70%的早期乳腺癌患者接受了保留乳房的手术，不仅获得了相似的生存预后，还进一步改善了生存质量。同样辅助治疗策略的进展，包括放疗技术的革新及基于分子分型的个体化精准治疗模式的开展，也进一步推动了保乳治疗的安全性。

表21-1 早期乳腺癌中比较保乳手术＋放疗与全乳切除术的前瞻性随机试验

试验	年份	病例数	分期	原发灶手术方式	放疗 boost
Institute Gustave-Roussy	1972～1984	179	1	切缘距肿瘤2 cm	15 Gy
Milan I	1973～1980	701	1	象限切除	10 Gy
NSABP B-06	1976～1984	1 219	1+2	肿块广切	无
NCI	1979～1987	237	1+2	广泛切除	15～20 Gy
EORTC	1980～1986	874	1+2	切缘距肿瘤1 cm	25 Gy
Danish	1983～1989	904	1+2+3	广泛切除	10～25 Gy

注：EORTC：欧洲癌症研究和治疗组织；NCI：美国国立癌症研究所；NSABP：美国乳腺癌与肠癌外科辅助治疗计划

二、当前时期保乳治疗的趋势

当然从全球范围而言,保乳手术的实施率也未见持续增加趋势。近期研究对美国早期乳腺癌手术构成比的观察中发现,全乳切除的比例有所上升,从30%提高至40%左右,相应的保乳率从最高的近70%下降了10个百分点。

保乳率的下降,一方面可以解释为通过30余年的临床研究数据的进一步认识和理解,临床医师及患者的选择更为理性;一方面也可能源于对术后放疗费用或并发症及后续局部复发的顾虑而选择全乳切除,更为重要的原因则可能来自于对乳腺癌易感基因的认识和其检测的普及。由于"安吉丽娜·朱莉基因"(BRCA)的关注,越来越多的患者,特别是年轻的患者,通过遗传咨询检测BRCA1或BRCA2基因,在获知自身以后罹患乳腺癌的风险后,会选择全乳切除、对侧预防性切除及同期的双侧乳房重建手术,以期望最大程度的降低术后复发风险。同时一系列的数据也提示了对侧乳房预防性切除的临床疗效,譬如一项回顾性研究发现449 178例Ⅰ~Ⅲ期乳腺癌中,5.8%接受同侧切除联合对侧预防性切除的患者有更好的乳腺癌特异生存率及总生存率。这些研究的结果可能会驱使一部分患者或医师更多地选择全乳切除的手术方式,也反应在近期全美地区保乳率下降的数据中。然而我们需要全面的认识到,目前在中国还没有成熟的可供市场使用的BRCA基因检测产品,也没有制定相应的指南明确预防性乳房切除手术的适应证,同时前文已经指出早期多项研究均证实了保留乳房手术联合后续放疗的生存率等同于或至少不低于全乳切除手术,因此我们需要正视保留乳房手术的安全性,切不可盲目选择不必要的全乳切除或预防性乳腺切除手术,造成过度治疗。同样的,在近期公布的多项最新研究,就保乳手术远期疗效、安全性及可操作性等问题,提出了新的见解,进一步支持着保乳治疗的可实施性。

譬如在2012年权威杂志 *Lancet Oncology* 上对EORTC 10801研究的968例患者经过长达22.1年的随访,发现保乳术和全乳切除术在总生存和无远处转移生存上无统计学差异。2015年圣安东尼奥乳腺癌大会报道了一项来自荷兰的研究,对37 207例2000~2004年手术的T(1~2)N(0~1)M0原发性乳腺癌患者进行了回顾性的分析。其中58.4%(21 734例)接受了保乳手术,其余41.6%接受了全乳切除。经过11.3年的随访发现保乳患者10年总生存率为76.8%,全乳切除患者为59.7%,两者有统计学差异,HR值为0.79[99% CI:0.75~0.83]。在其中7 552例2003年的患者中,进一步分析详细的预后信息发现保乳患者10年无病生存率为83.6%,全乳切除为81.5%,调整的HR值为0.91[99%CI:0.77~1.07]。保乳患者远处转移率为11%,区域复发率为2.1%,全乳切除患者远处转移率为14.7%,区域复发率为4%,P值均<0.001。两者的局部复发率没有显著差异。作者认为,保乳患者的总生存更好、有更低的远处转移率和区域复发率,或许源于保乳后的局部放疗可能消除了残留的肿瘤,有助于预后的改善。该研究虽然存在一定的选择偏移及患者Her-2状态不明等等不足,但基于人口资料的大数据,在平衡了不可避免的混杂因素后,进一步证实保乳手术的疗效,甚至是相对于全乳切除的优越性,提示保乳术是早期乳腺癌可安全选择的一种术式。因此,在精准医学时代,我们提出"选择合适的早期乳腺癌患者给予保乳治疗是安全可行并推荐的治疗策略"的口号,而下文我们便将详细讨论保乳治疗的适应证。

三、保乳治疗的指证

目前全球范围内适用最广的乳腺癌保乳手术适应证或禁忌证来源于美国的《NCCN指南》。从最新公布的《2016版NCCN指南》中,我们可以明确保乳手术绝对禁忌证包括:妊娠期间放疗;弥漫性的恶性微钙化表现;病变范围广泛,局部切除切缘阴性外形受损;多次切缘阳性等。即复合以上条件任意一条则临床中不予以保乳治疗的实施。对应的相对禁忌证包括:曾经胸壁或乳腺放疗(需获知放疗野和剂量);皮肤结缔组织病;肿瘤直径>5 cm;病理切缘阳性;患者有遗传倾向乳腺癌(保乳术后同侧或对侧乳腺癌风险增加,可行预防性双乳切除)。即复合以上条件任意一项,只有通过完善的医患沟通及非常谨慎的多学科讨论后方可实施保乳治疗,原则上并不推荐。

在我国开展保留乳房手术,通常可以参考由中国抗癌协会乳腺癌专业委员会编写的《中国抗癌协会乳腺癌诊治指南与规范》(以后简称《指南与规范》)。2015版的《指南与规范》第7章,对"浸润性乳腺癌保乳治疗临床指南"进行了详细的谈论和规范:一方面保留了谨慎的态度,对保乳乳房手术的实施进行了详细的适应证和禁忌证的规定;同时也鼓励所有符合保乳适应证的患者,更多地接受该治疗模式。《指南与规范》指出,对有保乳意愿且无保乳禁忌证的患者均可推荐保乳手术,主要针对临床Ⅰ期、Ⅱ期的早期乳腺癌(肿瘤大小属于T1和T2分期,尤其适合肿瘤最大直径≤3 cm,且乳房有适当体积,肿瘤与乳房体积比例适当,术后能够保持良好的乳房外形的早期乳腺癌患者,以及部分Ⅲ期患者(炎性乳腺癌除外),在经术前化疗或术前内分泌治疗充分降期后也可以慎重考虑保乳手术。

(一)在我国开展保乳治疗的必要条件

开展保乳治疗的医疗单位应该具备相关的技术和设备条件以及外科、病理科、影像诊断科、放疗科和内科的密切协作(上述各科也可以分布在不同的医疗单位)。

患者在充分了解乳腺切除治疗与保乳治疗的特点和区别之后,了解保乳后可能的局部复发风险,本人具有明确的保乳意愿。

患者客观上有条件接受保乳手术后的放疗及相关的影像学随访,如乳腺X线、B超或MRI检查等(必须充分考虑患者的经济条件、居住地的就医条件及全身健康状况等)。对于保乳治疗实施前,必须充分完善的乳腺相关影像检查包括乳腺和区域淋巴结的超声及双侧乳房的钼靶摄片,乳腺MRI扫描的必要性还没有获得肯定。虽然MRI扫描对乳腺疾病的检出率有较高的敏感性,但其特异性相对较低,可能会发现较多疑似的良性病灶从而使患者丧失了保乳的机会。同时近期的荟萃分析文献对9个临床中心共3 112例保乳患者是否接受术前MRI检查与预后进行了分析,发现术前是否接受MRI扫描的患者与再次手术率、转为全乳切除率、术后局部复发率无显著相关性,因此目前暂不强调对每一位患者在接受保乳治疗前必须实施乳腺MRI的检查。

(二)保乳治疗的适应证和禁忌证

1. 适应证　主要针对具有保乳意愿且无保乳禁忌证的患者。
2. 禁忌证

(1)保乳治疗的绝对禁忌证

1)妊娠期间放疗者。

2)病变广泛或确认为多中心病灶,广泛或弥漫分布的可疑恶性微钙化灶,且难以达到切缘阴性或理想外形。

3）肿瘤经局部广泛切除后切缘阳性,再次切除后仍不能保证病理切缘阴性者。

4）患者拒绝行保留乳房手术。

5）炎性乳腺癌。

(2) 保乳治疗的相对禁忌证

1）活动性结缔组织病,尤其硬皮病和系统性红斑狼疮或胶原血管疾病者,对放疗耐受性差。

2）同侧乳房既往接受过乳腺或胸壁放疗者,需获知放疗剂量及放疗野。

3）肿瘤直径>5 cm者。

4）靠近或侵犯乳头(如乳头Paget病)。

5）影像学提示多中心病灶。

6）已知乳腺癌遗传易感性强(如BRCA1突变),保乳后同侧乳房复发风险增加的患者。删除了对侧乳腺癌风险。

四、保乳术后辅助治疗

与全乳切除相似,保乳手术后需要根据患者详细病理结果(包括分子分型、肿块大小、切缘、淋巴结状态等)来制定后续辅助治疗方案。对于需要化疗的患者,通常建议在保乳治疗后首先完整既定的辅助化疗方案,随后才开始辅助放疗,对于已经接受完整疗程新辅助化疗的患者在保乳手术后即可首先给予辅助放疗。对于Her-2阳性患者,其抗Her-2治疗可以与放疗同时进行;对于激素受体阳性患者的内分泌治疗则可以和放疗同时给予或放疗结束后进行。保乳治疗最为特殊的是和辅助放疗的紧密相连。换而言之,缺乏放疗设备则难以实施一个成功的保乳手术。放射治疗在乳房保留手术治疗实施中是不可或缺的,有多项大型前瞻性研究证实无论是腋淋巴结阴性或阳性的患者,术后的乳腺放疗都降低了约2/3的局部复发率,提高了乳房保留成功率。保乳术后放疗策略的制定和实施的相关内容将在本书相应章节予以详述。概括而言根据现有的临床资料及指南,常规推荐全胸壁放疗联合靶区加量。当然在精准医学时代,个体化治疗模式被不断推崇,目前也有越来越多的研究探索在一些低危的患者,譬如受体阳性淋巴结阴性的绝经后患者或老年患者,采用缩短疗程的大分割放疗计划、甚至是避免放疗的可行性。后续的全身性辅助治疗,与保乳手术、放疗相结合,也是减少局部复发及远处转移的重要因素。对于整体人群而言,化疗的作用不言而喻,NSABP B-13试验发现腋淋巴结阴性、ER阴性患者随机接受化疗或随访,在235名保乳治疗患者中,未化疗组8年同侧乳房复发率13.4%,远高于化疗组的2.6%;对于激素受体阳性的患者,接受辅助内分泌治疗也将显著降低保乳术后的局部复发率,譬如NSABP B-14试验中未用他莫昔芬的患者10年同侧乳房复发率14.7%,而用他莫昔芬患者为4.3%;同样的对于Her-2阳性的患者,采用抗Her-2的靶向治疗也有助于提高局部控制率,最新数据显示在接受保乳治疗的T1-T2N0 Her-2阳性早期乳腺癌患者中,未接受曲妥珠单抗治疗组患者局部复发率为7%,而接受曲妥珠单抗治疗后局部复发率显著下降至1%。这些研究的结果进一步提示了辅助治疗的重要性,不仅可以降低全身远处复发转移的风险,对于保乳患者而言还将显著改善其局部控制率。从广义上讲,保乳治疗后全身辅助治疗方案的制定和实施与全乳切除患者并无明显不同,其相关内容也将在本书相应章节中予以详述。

五、保乳治疗几个关键的问题

(一) 手术技巧和切口设计

保乳手术的目标之一是通过完整的切除肿瘤从而减少肿瘤局部复发的机会,其二是使患侧乳房保持良好的外形。保乳手术原发灶的术式最常用的是肿瘤广泛切除(lumpectomy),该术式在美国被广泛采用;另一种术式称为象限切除(quadrantectomy),需要切除肿瘤所在部位的区段乳腺组织、表面覆盖的皮肤、下方的胸肌筋膜。根据笔者的经验及当前保乳的要求,在进行保乳手术时并不需要切除肿瘤及其周围至少1 cm正常乳腺组织,只要病理确认证实切缘阴性即可。象限切除手术由于切除大量的乳腺组织导致保乳治疗后乳房外形不佳,而且我国女性乳房不太丰满,象限切除术更易影响乳房的美观。因此在临床实际操作中,可以灵活选择上述两种手术方式,最为重要的是保证切缘的阴性。

保乳手术步骤及细节如下。

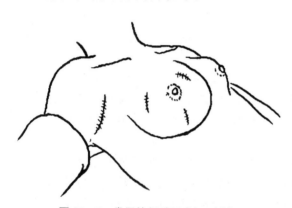

图 21-1 常用的保乳手术切口选择

1. **手术切口的设计** 通常情况下,乳房切口可以采用放射性切口或弧形切口。一般肿瘤位于乳房上方时,通常采用弧形切口切除肿块,腋窝淋巴结活检或清扫可在腋窝另作切口,较为隐蔽,也可以式外形较好和美观。当然有时肿块位于乳房腋窝尾部或者外上时也可以采用放射状切口,并向腋窝延伸,以便腋窝淋巴结可以整块切除。而位于乳房下方的病灶,则可采用放射状切口。(图 21-1)伴随着肿瘤整复技术的运用,当前乳腺癌保乳手术的切口选择不止局限于放射性或弧形切口,如图 21-2(见插页)所示,位于不同象限的肿瘤可以采用双环切口、菱形切口、蝙蝠翼切口、类似于缩乳成形术的切口以及各种个体化的手术切口,通过肿瘤整复技术可以更方便的切除较多肿瘤周围的乳腺组织,并通过转移临近的脂肪及乳腺组织予以填充,并适当调整乳头的位置,从而在保证外观的情况下提高切缘阴性率,降低因切缘阳性而再次手术的风险,通常认为在切除乳腺组织超过单侧乳腺20%时可以采取肿瘤整复技术的方法予以切口的设计和保乳治疗的实施,术后的患者乳房将相对比较饱满和挺拔,必要时还可以同时进行健侧乳腺的整复。

2. **皮肤切除** 为使局部有较好的外形,目前并不建议做广泛的皮肤切除,如果肿瘤与皮肤无粘连,一般可保留肿瘤表面的皮肤,或仅做肿瘤表面一小片皮肤的切除,皮肤下可保留部分脂肪。但为了美观,有时可以切除和所需切除腺体量对应的皮肤,保证缝合后,外形比较饱满,没有明显的残腔。

3. **分离乳腺组织** 在皮肤及皮下组织分期,再向深向乳腺组织分析,注意保证一定的切缘和正常组织,手术时尽量暴露充分,可从一个方向先切口乳腺组织,进入乳腺后间隙,然后用一手指伸入乳腺后间隙,这样将整个标本掌握手中,能比较简单的把握切缘。

4. **术中标记切缘** 病理科对切缘的判断通常采用两种方法,垂直切缘放射状取材和切缘离断取材,在后续章节中将进行详细介绍。因此不同临床中心需要和病理科进行良好的沟通,选取适合的病理评估手段。在手术操作中,切除的乳腺标本后必须及时进行切缘标记,及时送病理检测,明确边缘、表面、基地是否有癌累及,通常外科医师可以用缝线明确不同切缘,送检病理。当术中冰冻病理或术后石蜡病理提示切缘阳性时,通常建议再次手术广泛切除,如切缘多次仍为阳性,则必要时放弃保乳手术而改为全乳切除手术。

5. 创面处理　创面应仔细止血,在切缘处防止钛夹标记,指引后续放疗。如果切除乳腺组织较少,建议可缝合残腔,保证乳腺外观的饱满,也起到一定的止血减少术后积液感染风险。如果切除乳腺组织较多,在不进行乳腺整复的情况下,并不要求对缝,因为对缝可引起术后乳腺外形骤起而影响美观,同时也可能因为过多考虑对缝而是切缘不够。切除乳腺组织较多时,也可以采用临近的皮瓣转移填充。创面仔细止血后,不强求必须放置引流条,少许渗液也可以填充局部缺损,使外观饱满。不常规使用抗生素。非常重要的术后的加压包扎和一定的制动。很多外科医师在进行全乳切除后会予以高压引流和加压包扎,保证皮瓣的贴合并加快伤口的愈合,但对于保乳手术后的患者相对比较宽松。然而由于创面内残腔的存在、术后不予以短期包扎和制动,伴随患者躯体运动中乳腺组织的晃动会增加保乳手术后残腔内的出血风险。

(二) 保乳手术切缘的判断

保乳手术的开展,一个重要的问题在于同时保证切缘阴性以及外形的美观。这是一个相对矛盾的命题。为了保证足够的切缘,理论上来说切除肿瘤及周边正常乳腺组织越多,越容易得到一个阴性的切缘,从而可以降低再次手术率和术后局部复发的风险,但切除越多的组织也必然对术后乳腺外形的美观带来更大的挑战。因此最完美的方式是,在保证切缘阴性的情况下尽可能减少正常乳腺组织的切除率,这就需要临床外科医师术前进行仔细的临床体检、认真参阅影像学检查结果后设计手术路径和方案,并和病理科医师进行密切的合作以判断是否完整的切除了病灶。在手术中,对切除标本上、下、内、外与基底各切缘进行定向标记,不仅有利于病理检查,而且在某一侧切缘阳性时,可以避免再次切除原手术残腔周围大量正常组织。除了肉眼观察标本以外,必须获得手术切缘的组织学诊断。因此我们有必要了解保乳手术切缘阴性的具体定义,以及常用的病理评估切缘的方法。

1. 切缘阴性的定义　自保乳手术开展至今,临床中对于安全阴性切缘的定义在不断地发展和完善。肿瘤的切缘宽带,指肿瘤边界距离切除组织表面的距离。多大的肿瘤切缘宽度才被认定为安全的阴性切缘呢。早期研究报道,在保乳病例中如果切除肿瘤周围 0.5～1.0 cm 的正常组织,那么 95% 的病例手术切缘组织学检查为阴性。因此为了获得阴性切缘,通常建议切除肿瘤周围至少 1 cm 的正常乳腺组织。随后有文献指出,虽然切缘阳性意味着更高的局部复发率,然而在切缘阴性的患者中,切缘宽度的大小和局部复发率之间并无显著关联,因此后续的临床研究不断尝试着将安全切缘的宽度从 1 cm 降到 1 mm 甚至更小的可行性和安全性。近期越来越多的数据推荐采用墨汁染色评估切缘,并规定切缘无肿瘤(no ink on any cancer cells)即可确认为切缘阴性。来自于 2015 年 SABCS 会议上的一项大会报道,丹麦的学者对 11900 单侧乳腺癌接受保乳的患者进行了中位 4.9 年的随访,发现 5 年和 9 年的累计同侧乳腺复发率分别为 2.4% 和 5.9%。只要保证切缘阴性即可,扩大切缘(>1 mm,>3 mm,>5 mm 等)均不会进一步降低同侧乳腺复发率。该研究还指出在切缘阳性的患者中再次补充手术,发现 23% 患者存在浸润性导管癌,63% 存在导管原位癌,14% 两者都有残留,再次手术患者存在更高的复发风险,无论哪种残留均提示增高的局部复发风险,残留浸润性癌 HR 为 2.97,残留导管原位癌 HR 为 2.58,但是否存在残留与总生存无关。该研究结果再次证明墨汁染色切缘无肿瘤即可确认为切缘阴性,也提示我们日常工作中切忌没有必要盲目的扩大切缘,即没有获得更好的疗效,同时又影响术后美观;同时该研究也提示切缘阳性再次手术保证切缘阴性是必要的,即便二次手术患者增加了局部复发率,但不影响总生存。

2. 切缘的评估方法　首先介绍了两种最为常见的评估保乳切缘的病理方法:肿物边缘法和残腔边缘法(图 21-3,见插页),两者各有优缺点。肿物边缘法首先在 NSABP B06 试验中提出和采用,将广泛切取的肿瘤标本不同切面采用不同颜色的墨汁进行染色,随后再进行石蜡固定,并在最终的石蜡病理中通过判断肿瘤和墨汁染色切缘的位置确定保乳手术具体的切缘。国际上广泛采用该方法予以病理切缘的评估,更为准确,但相对耗时耗力。前文中提出的墨汁染色无肿瘤作为切缘阴性的定义也来自于这种病理评估的方法。第 2 种是残腔边缘法,即广泛切取标本后,在残腔周的不同方位再补充切除一定的腺体进行病理切缘的评估。该方法切除组织较少,工作量也降低,在我国应用的更多一些。因此各个拟开展实施保乳手术的临床中心外科和病理科医师需要通过很好的交流、合作,选取合适的病理评估方法,以确保保乳手术的成功实施。

结合我国的实际情况,目前在国内主要采用的保乳切缘病理诊断方法为残腔边缘法,通过不同切面方向上再次切去少量乳腺组织进行冰冻病理送检,可以在手术操作中得知切缘情况,从而假设切缘阳性即刻可进行再次手术予以评估。相对而言,如果采用切缘染色的方法,则更推荐免除冰冻病理的过程而直接得待最为可靠的石蜡病理结果予以切缘的判断,事实上由于在我国保乳手术的指证相对比较严格,切缘阳性率也通常低于 5%,再次手术的比例相对于国外文献报道的要低很多。不管采用何种病理评估方法,在 2015 版《中国抗癌协会乳腺癌诊治指南与规范》均建议在取材前将标本切缘涂上染料,以便在固定后的石蜡标本中,镜下观察时能对切缘作出准确定位,并正确测量肿瘤和切缘的距离。当然,部分没有条件的单位,也可以参考一种新的提高保乳手术阴性切缘的方法,称之为"残腔切除(cavity shaving)",即在切除肿瘤病灶后,对整个手术残腔再进行一次扩切。近期发表于新英格兰杂志的论文认为采用该技术可以显著降低切缘阳性率以及二次补充切除手术率,切缘阳性率从 34% 下降到 19%,二次手术率从 21% 下降到 10%,当然该方法将不得不切除更多的正常腺体,只有充分接合肿瘤整复技术,才可以最大限度地保证术后美观。

3. 不同特征乳腺癌所需的安全切缘宽度　当前对乳腺癌的辅助全身治疗甚至放疗策略的制定均基于不同乳腺癌分子亚型的划分而确立,因此近期部分研究对于不同亚型的乳腺癌患者是否有必要采取不同的安全切缘限定进行了探讨。我们知道三阴性乳腺癌抑或 HER2 阳性乳腺癌患者,可能存在更高的局部复发风险,类似的年轻乳腺癌患者、特殊病理类型乳腺癌患者或者新辅助治疗后接受保乳手术的患者,其局部复发风险可能均相对较高。尤其是对于伴 EIC(extensive intraductal component:浸润性癌中超过 25% 为 DCIS 的成分,同时 DCIS 范围超过浸润性癌范围,蔓延到周围正常组织内)的浸润性导管癌和浸润性小叶癌患者而言,是否需要更为广泛的切除。在最新的 St. Gallen 国际乳腺癌大会上专家团也对在临床手术中是否有必要适当增加这类患者保乳治疗的手术切缘进行了讨论。几乎 100% 专家均认为,不同亚型的患者也无需人为的扩大切缘。同时,虽然 EIC 提示更多的局部复发风险,然而由于临床中很难评估 EIC 的肿瘤范围,因此即便盲目的扩大切除的范围也不一定能保证阴性切缘的成功率。因此就目前循证医学数据而言,只有墨汁染色无肿瘤,切缘阴性即可认为保乳手术的成功。

(三) 保乳术后局部复发相关因素

对于保乳治疗,医生和患者最担心也是最关心的问题还是术后的局部复发。早期的随机临床试验表明,保乳治疗后7~18年局部复发率为7%~19%,并且局部复发的危险性是伴随终生的。相同的患者如接受根治手术,虽然不能确保不出现局部复发,但其局部复发率相对较少,为4%~14%。当然伴随着全身综合治疗的进展、放疗技术的进展、对保乳治疗的适应证的认识以及乳腺癌早期诊断率的提高,乳腺癌整体的复发死亡风险已经有了明显的改善,最新的研究表面,伴随着综合治疗的改善以及切缘阴性的保证,当前乳腺癌保乳术后5年局部复发率为2%,10年局部复发率为5%。然而我们仍然有必要深入的了解保乳治疗后不同的复发模式及其对应的治疗策略,以及于保乳治疗后局部复发相关联的因素。

通常保乳术后同侧乳房的局部复发(local recurrence)包含3种情况:①真正的局部复发(true recurrence);②第二原发(second recurrence);③类似于全乳切除后的弥漫性的复发。虽然有时在临床上很难清晰的鉴别不同的局部复发模式,特别是前2种局部复发模式。我们将无病间期短、复发部位靠近原手术残腔或和原发病灶在同一象限的复发灶(放疗瘤床加量照射区域内)、病理类型和原发灶相似的复发灶更考虑为真正的局部复发;而将无病间期长、复发部位和原手术残腔无关或和原发病灶在不同象限的复发灶(放疗瘤床加量照射区域外)、病理类型和原发灶不同的复发灶更考虑为第二原发。显然临床上两者的鉴别存在模糊的边界,回顾文献也难以很好的区分这两种局部复发,因此也有学者认为即便鉴别出两者的差异,两种诊断对患者总生存的影响可能不大,因为无论是单个的真正局部复发抑或第二原发,都可以通过补充手术治疗进行完整的切除。不同的是,曾经认为在进行补充根治手术后,诊断为真正局部复发的患者可以无需后续全身治疗而仅进行密切的随访,对于诊断为第二原发的患者则需要接受相应的第二次辅助治疗(secondary adjuvant)。然而伴随着COLOR临床试验的结果,对于162例患者在接受保乳治疗局部复发的患者,85例接受了第二次辅助化疗的患者预后显著优于未接受第二次辅助化疗的77例患者,因此目前临床中对于保乳治疗后局部复发的患者更倾向性的给予第二次辅助治疗,特别是对于复发病灶是激素受体阴性的患者。第3种复发模式,类似于全乳切除术后弥漫性的皮肤、皮下抑或乳腺组织内的复发,则非常有可能是全身远处转移的先兆,往往提示预后不佳临床中需要按照Ⅳ期乳腺癌给予正规的一线解救治疗。

有非常多的文献和临床研究揭示了与保乳治疗局部复发相关的因素,其中最重要的因素是切缘阳性以及后续辅助治疗的给予。在前文中,我们已经探讨了切缘阳性的定义以及其对预后的不良影响,事实上切缘阳性本身也是保乳治疗的禁忌证之一,在中国临床中对于保乳手术后切缘阳性的患者推荐再次补充手术,如果补充手术仍然切缘阳性则建议改行全乳切除术,由此我们最大限度地规避了切缘阳性对预后产生的不良作用。其次是辅助治疗的给予,包含辅助放疗和全身治疗。前文第四节中已对辅助治疗的价值进行了阐述,因此在本节中,我们将进一步探讨和保乳治疗局部复发相关的其他一些因素。

其中最为重要的是肿瘤的分子分型。一项波士顿的研究针对1 434例保乳的乳腺癌患者(其中91%接受了辅助治疗)中位随访85个月,5年的局部复发率为1.6%,总的局部复发率为3.6%(预计中位随访10年是局部复发率将翻倍)。在该研究中,与局部复发相关的最重要的预后因素是患者的病理分型（定义为 Luminal A：HR＋，Her－2－，G1－2；Luminal B：HR＋，Her－2－，Gr 3；Luminal Her－2＋：HR＋，Her－2＋；Her－2：HR－，Her－2＋；以及 triple negative：HR－，Her－2－）。其中 Luminal A 患者局部复发率为 1.5%，Luminal B 为 4.0%，Luminal-Her－2＋为 1.0%，Her－2＋为 10.9%，三阴性为 8.8%。其他多项研究也再次验证了肿瘤的分子分型与局部复发的关系，表 21－2 罗列了部分试验中不同亚型患者的局部复发风险。可以清晰地发现相对于 Luminal 型乳腺癌，三阴性和 Her－2 阳性乳腺癌存在较高的局部复发风险。这些结果是否提示我们三阴性乳腺癌抑或 Her－2 阳性乳腺癌不适合保乳治疗呢？其实这两种类型的乳腺癌因为本身侵袭性较强，即便接受全乳切除后其局部复发风险仍然高于 Luminal 型乳腺癌，因此在多因素分析中手术方式（保乳或全乳切除）则不再是局部复发的独立预后因素。再者由于三阴性乳腺癌和 HER2 阳性乳腺癌对新辅助治疗敏感性高，更容易从新辅助治疗中获益［肿块缩小甚至达到病理完全缓解(pCR)］，因此临床中不可简单的根据分子分型来取舍保乳治疗，对于三阴性或 Her－2 阳性乳腺癌更可以尝试新辅助治疗后的保乳治疗模式（表 21－2）。

表 21－2　保乳治疗后不同亚型乳腺癌患者局部复发率

作者	病例数	随访时间	局部复发率(%)			
			Luminal A	Luminal B	Her－2＋	三阴
Millar, et al.	498	5 年	1.0	4.3	7.7	9.6
Arvold, et al	1 434	5 年	0.8	2.3	10.9	8.8
Voduc, et al	1 461	10 年	8.0	10.0	21.0	14.0

其他还包括年龄和 BRCA 基因突变等因素。年龄与保乳治疗后的局部复发同样密切相关。前文所述的波士顿研究发现，对于年轻的患者（23～46 岁）局部复发率为 6.5%，而老年患者（64～88 岁）局部复发率仅为 0.9%。其他类似的文献也指出，随着年龄的递减，保乳治疗后的局部复发风险则呈现递增趋势。类似与分子亚型与保乳术后局部复发风险的关联，我们也需要辩证地看待临床研究中年轻患者存在较高局部复发风险的数据。我们知道，年龄越小，受体阳性率越低，三阴性患者的比例也越高。这些流行病学的证据也一部分的解释了年轻患者保乳治疗后局部复发风险较高的原因。事实上年轻患者对乳腺外形的需求更为强烈，因此近些年来无论是《NCCN 指南》还是国内的《中国抗癌协会乳腺癌诊治指南与规范》，均未将年龄作为保乳治疗的相对禁忌证，对于适合保乳的年轻患者，保留乳房手术仍然是可行的标准治疗策略。另一个与保乳治疗后局部复发密切相关的因素是 BRCA1 或 BRCA2 的生殖系突变（germline mutation）。一项研究，对小于 42 岁接受保乳手术和放疗的 127 例患者进行了基因检测发现了 22 例 BRCA 基因突变，通过 12 年的随访发现，同侧乳腺复发率在突变患者中为 49%，野生型患者为 21%，$P=0.007$，有显著差异，同样 BRCA 突变患者还存在更高的对侧乳腺癌罹患率（42% vs. 9%；$P=0.001$）。目前对于 BRCA 基因检测有突变的患者，特别是年轻患者，推荐接受全乳切除术而非保乳手术，甚至对高危患者推荐对侧乳腺预防性切除手术（还有学者提出预防性双侧卵巢切除可降低乳腺的局部复发率）。因此当前我国对有资质的 BRCA 检测产品以及遗传咨询医疗服务的可获得性有着迫切的临床需求，进而为患者提供更为精准的个体化治疗策略。其他和保乳治疗局部复发相

关的因素包括是否为多灶/多中心疾病、肿瘤的组织学分级、肿瘤的病例类型、脉管侵犯情况、疾病分期等等预后因素。

六、新辅助治疗后的保乳

新辅助治疗起源于20世纪70年代,目前新辅助治疗的主要目的之一是欲通过术前治疗使肿瘤降期后手术,适用人群包括ⅢA和(或)ⅢB期,甚至部分ⅢC期的局部晚期乳腺癌(locally advanced breastcancer,LABC)患者;另一目的是欲拓宽保留乳房治疗指征,如患者有保留乳房的愿望,但因为原发肿瘤体积较大,通过新辅助治疗使肿瘤缩小提高保留乳房治疗的安全性。

随着早期诊断的推行,初诊不可手术乳腺癌患者的比例显著下降,而伴随着综合治疗策略的进展以及患者对外形美观需求的增加,临床中将会遇见越来越多的患者,希望借助新辅助治疗以获得保留乳房手术的机会。早期的临床试验即发现,对不能保留乳房的患者,通过新辅助治疗,可提高保留乳房治疗的概率。例如,1988年开始的 NSABP B18 试验,将 1 523 例可手术的乳腺癌患者随机分组,一组为患者术前接受多柔比星和环磷酰胺(AC)4周期,另一组为术后接受 AC 方案化疗4周期。新辅助化疗组的患者总体有效率为80%,其中将近1/2的患者获得临床完全缓解(cCR),使保留乳房治疗提高至68%,差异有统计学意义,特别是那些开始肿瘤直径>5 cm 的患者,行新辅助化疗的患者有22%的可行保留乳房治疗,而先行手术的患者保留乳房治疗仅占8%。这些数据极大增加了临床医师对新辅助治疗的信心,随后一系列的前瞻性临床试验予以开展,以期望获得更高的肿瘤退缩率,进一步增加新辅助治疗后保乳治疗的可行性。基于分子分型个体化的新辅助治疗对局部晚期乳腺癌有了越来越高的缓解率,病理缓解率(pCR)的增加也必然促使更多临床医师对于肿块较大而不可直接实施保乳手术的乳腺癌患者推行新辅助治疗。目前常用的新辅助治疗病理评估系统包括 Miller-Payne(MP)系统、RCB(Residual Cancer Burden 残余肿瘤负荷)评估系统、Chevallier 系统和 Sataloff 系统等。这些评估系统大多将治疗后反应分为病理完全缓解(pathologic complete response,pCR)和非 pCR 两大类,并而对于非 pCR 的患者按缓解程度进一步分类。目前将乳腺原发灶无浸润性癌且区域淋巴结阴性定义为 pCR,即 $ypT_0/is\ ypN_0$。如果患者拟在新辅助治疗后拟实施保留乳房手术,在新辅助治疗前建议进行完整的影像学评估,包括乳腺超声、钼靶、乳腺 MRI 基线评估乳腺和腋窝病灶的大小、范围等,以及 CT、骨扫描等对肝、肺、骨等全身脏器的评估。新辅助治疗中,建议每2周期进行乳腺超声和(或)MRI 检查,判定乳腺、腋窝病灶的缓解情况。

在具体手术操作前,需要注意的是新辅助治疗后肿瘤细胞的退缩有两种模式,一种为向心性退缩,肿瘤向心性缩小,形成较原来肿块体积小的瘤灶,此时肿瘤大小据实测量;另一种为非向心性退缩,即肿瘤退缩呈散在多灶,大体上肿块的大小可能与新辅助治疗前没有明显差别或较前缩小,但其中肿瘤细胞的密度发生了明显变化。因此,向心性退缩的患者更容易在随后的保乳手术中取得成功,而非向心性退缩的患者,则有必要根据新辅助前标记的原发肿瘤范围进行完整的切除,以评估切缘是否阴性。

新辅助治疗可以为患者带来客观缓解和70%~95%的肿瘤降期,提供了更多保留乳房治疗的希望,仅3%新辅助中肿瘤变大,其中仅0.5%需要扩大手术范围或不能手术。通过新辅助治疗后,如果患侧乳房皮肤水肿完全消解,肿瘤体积显著缩小,无广泛的内乳淋巴结的转移,无广泛的可疑的微钙化灶,无多中心肿瘤的证据等,选择保留乳房治疗是恰当的,符合这些标准的患者行保乳手术后的局部复发率和10年总生存率与早期乳腺癌患者相同。表 21-3 为新辅助治疗后接受保乳的适应证。研究结果表明,只要患者符合保乳的适应证,直接手术或新辅助治疗后接受保乳,均可以获得和全乳切除相似、甚至更好的疗效。当然保乳患者仍需确保切缘阴性,即使患者达到了乳房的 pCR,仍需要行乳房的放射治疗。

表 21-3 新辅助治疗后保留乳房治疗适应证

新辅助后保乳适应证	残留肿瘤直径<5 cm
患者意愿	无胶原血管疾病
可术后放疗	无弥漫脉管侵袭
亲友支持	无弥漫可疑钙化
皮肤水肿消退	非多中心
皮肤溃疡愈合	切缘干净

七、保乳治疗后的随访

乳腺癌术后随访策略的制定有赖于该患者术后不同时间段的复发死亡风险。常规随访的频率是术后2年内每3月一次,术后5年内每半年一次,5年后每年一次。然而不同分子亚型的患者存在不同的术后复发模式。对于三阴性及 HER2 阳性患者,在术后2年及出现一个早期的复发和死亡高峰,而激素受体阳性患者则存在长期的复发死亡风险。因此我们有必要诊断不同亚型的患者给予个体化的随访模式。特别是保乳患者术后复发的模式还不同于全乳切除的患者。作者单位通过回顾性的研究发现,全乳切除患者术后存在比较明显的2个复发高峰,而保乳手术患者的复发风险是长期存在的。因此推荐接受保乳的患者需要在术后长期的进行至少每半年一次的临床随访。随访的内容主要包含临床体检和相应的乳腺影像评估。乳腺超声检查最为经济方便,但诊断效能较低;更多的医师推荐采用每年一次的钼靶摄片予以双侧乳腺的复查,以早期诊断同侧乳腺的复发及对侧乳腺癌,有较高的特异性和敏感性,也有部分医师建议在保乳治疗结束后,即完成放疗 4~6 月后首先进行一次钼靶摄片作为随访是的基线;对于乳腺 MRI 作为保乳术后的常规随访的价值目前还没有定论,虽然 MRI 检查有较好的敏感性和特异性,但检测手段本身并不影响群体患者的愈合,因此目前暂不推荐对非高危人群采用乳腺 MRI 进行常规随访。

八、我国保乳治疗的现状

当前我国保乳治疗率相对较低,来自上海、北京等乳腺中心的回顾性研究显示我国保乳率约为 5%~20%,在主要的大型临床研究中心可能相对较高,在农村地区可能还不足 5%,而在欧美或亚洲的日韩等国家保乳率通常在 50% 左右。分析我国保乳率较低的原因可能包括:①由于我们缺乏基于群体的乳腺癌钼靶筛查项目,人群的癌症意识较薄弱,大多都是患者自己触及肿块后进行就诊,由此患者确诊时肿瘤体积偏大,而乳腺体积又较欧美妇女较小,因此适合保乳患者的比例相对较低;②患者或医师担心保乳后的局部复发,加之中国社会整体的思维模式,患者"谈癌色变",在诊断为乳腺癌后潜意识的认为完整的切除乳房就等同于根治了肿瘤;③外科医师缺乏病理科的支持,由于保乳治疗中病理科医师承担着更为繁重的病理诊断工作,在医疗人力相对欠缺、医疗技术相对落后的情况下难以为全国所有地区患者提供准确病理评估的保证,从而限制了保乳治疗的实施;④缺乏保乳所需的放疗设施和经费,保乳手术和随后的放疗共同构成了一个完善的保乳治疗策略,而在我国绝大多数地区放疗设备的落后和欠缺,即便在大城市或医疗机构拥有较好的放疗设备也难以满足过多数量放疗的需求,加之放疗费用给患者带来的经济负担也不同程度的限制的保乳治疗的发展;⑤紧张的医患关系。

因此作者希望通过本节的介绍,通过对新的研究数据和理念的阐述,能够一定程度加强临床医师对保留乳房治疗的认识,提高国内医师和患者对保乳的信心,通过我们共同努力来提高我国患者的保乳率和保乳成功率,让更多的乳腺癌患者在保证治疗效果的基础上进一步改善生活质量。

第六节 乳腺癌前哨淋巴结活检手术

一、乳腺癌的前哨淋巴结活检技术

(一)前哨淋巴结定义和技术特点

前哨淋巴结(SLN)的概念基于一种假说,即原发肿瘤可通过淋巴管到达特定淋巴引流区域的第一个淋巴结,称为SLN。乳腺癌患者的SLN通常仅为一个腋淋巴结,有时也可为于腋窝以外的其他部位。可判定乳腺癌患者SLN部位的方法有4种:①染料法;②术中同位素法;③术前淋巴显像+术中同位素法;④染料与同位素联合法。从技术层面而言,SLN包括蓝染淋巴结,蓝染淋巴管直接指向的淋巴结,具有放射性热点的淋巴结,SLN活检中发现的任何病理可疑淋巴结。热点指注射点以外的腋窝放射性计数最高的点,以及最高计数10%以上的淋巴结。术中未发现蓝染淋巴结或蓝染淋巴管指向淋巴结,腋窝淋巴结清扫标本中仍未发现放射性热点者定义为活检失败。SLN的概念已经被世界各地的研究者广泛认可,并将SLND应用于乳腺癌的临床分期。SLND的准确率高和假阴性率低,大多数研究的SLN数目为1~2枚。SLN阴性时,其他淋巴结受侵的机会很小;SLN有肿瘤累及,腋窝其他淋巴结受累的机会是40%。SLND的能否应用于临床取决于其高成功率、低假阴性率、手术和病理的准确性。

(二)前哨淋巴结活检的适应证

SLND研究已成为国际上乳腺癌研究的热点之一。早在2001年4月费城SLND共识会就以达成以下一致性意见:①对于有经验的医生,SLND技术可以对腋窝准确分期并替代传统的ALND分期方法;②对于有经验的医生,SLN阴性能够高度准确预测腋窝状况,不需进一步行腋窝淋巴结清扫手术(ALND);③SLN阳性患者需要进一步的腋窝处理——ALND、腋窝放疗。目前在大多数医疗中心的临床治疗中,对于SLN阴性患者,SLND已经取代ALND(表21-4)。

表 21-4 SLND 的适应证和禁忌证

常规 SLND	SLND 有争议的适应证	SLND 的禁忌证
早期浸润性乳腺癌	预防性乳腺切除	炎性乳腺癌
临床淋巴结阴性	SLND 或 ALND 手术史	临床 N2 期淋巴结
单灶性病变	多中心病变	孕期
性别不限	存在可疑腋窝淋巴结	
年龄不限	新辅助化疗后	
可有细针穿刺史,空芯针活检史或肿物切检史	DCIS	

注:ALND,腋窝淋巴结清扫术;DCIS,导管内癌;SLND,前哨淋巴结活检术

(三)前哨淋巴结活检的并发症

ALND 的并发症有腋窝积液、感染、疼痛、肋间臂神经支配区的麻木、肩部活动受限、乳房和上肢水肿、腋静脉血栓形成及胸长、胸背和臂丛神经损伤等。SLND 术后并发症较 ALND 明显减少。SLND 避免了术后放置腋窝引流管,减少了患者不适,也降低了淋巴水肿和神经血管损伤的发生率。SLND 较 ALND 术后疼痛明显减轻。SLND 淋巴水肿(3%)的发生率显著低于 ALND(17.1%)($P<0.0001$)。多项试验比较了患者 SLND 和 ALND 术后上肢淋巴水肿情况,60% 以上的患者 ALND 手术前后前臂有 2 cm 的差别,而 SLND 只有 7%,>2 cm 的差别在 ALND 超过 10%,而 SLND 为 0。淋巴水肿发生的危险因素包括肿瘤位于外上象限、术后积液和(或)感染、腋窝手术史。由于切口小、组织损伤小,SLND 术后疼痛、上肢活动受限及神经障碍发生率较低。SLND 术后淋巴水肿和腋窝积液发生率也较 ALND 术后要低。术后腋窝偶尔有积液形成,用空针抽吸即可。

(四)前哨淋巴结活检几个关键问题

1. SLN 活检技术

(1)示踪剂:采用染料和同位素联合作为示踪剂可以取得互补的作用,能够最为精确地识别并找到全部的 SLN,因为 SLN 常常不止一枚。联合示踪在联合组提高了检出率,并降低了假阴性率,起到了染料的补充作用。

(2)示踪剂注射部位:乳腺实质内的注射能检出内乳和胸肌间 SLN,而肿瘤表面皮内、皮下和乳晕下注射只能识别腋窝的 SLN。

(3)示踪剂注射时间:染料的注射时间已经标准化,一般在作皮肤切口前 5 min。[99mTc] 标记的硫胶体半衰期为 6 h,在手术前 2~6 h 注射同位素示踪剂可作为操作标准。

(4)术前淋巴核素显像:乳腺癌的 SLN 位置相对局限,94% 的 SLN 位于腋窝 5 cm 直径的范围内,术中使用 γ 同位素探头可明确定位摄取了示踪剂的淋巴结。

(5)SLN 的数量:乳腺癌 SLN 的平均数量是 2~3 枚,15% 的患者可有 4 枚或 4 枚以上。为避免活检假阴性结果,应尽量将全部符合标准的 SLN 取出。

(6)内乳 SLN 活检:乳房各个象限向内乳淋巴结引流的机会是均等的,腋淋巴结阴性的情况下,内乳淋巴结转移的机会是 6%~14%;2005 年 ASCO 会议上 Goyal 等报道在内乳 SLN 单独显像的患者中,前哨内乳淋巴结转移的机会是 30%,而腋窝、内乳同时显像的患

者,内乳淋巴结转移的机会是 12.5%。内乳 SLN 活检令少部分患者获得了局部治疗的可能,同时,在大部分患者中避免了术后内乳区的放射治疗,从而减少了许多相关的并发症。

2. SLN 病理评估

(1) 术中病理评估:快速冰冻切片与印片细胞学的比较。SLN 有转移的患者约占 25%至 30%,术中快速、可靠的 SLN 病理学评估可使这部分患者当即行腋淋巴结清扫术。快速冰冻切片和印片细胞学是目前较常用的 SLN 术中病理评估方法。快速冰冻切片的优势在于可识别淋巴结结构;缺点是制片质量缺陷、耗费组织材料以及多切片取材的时间耗费;印片细胞学可对多切面进行快速检查,保留较多组织有助于石蜡切片检查,缺点是可供评价的细胞数量可能较少,并可出现无法评价的不典型、可疑细胞。

(2) 微转移:检测方法包括常规切片 HE 染色、免疫组化、RT-PCR。美国病理医师协会和外科医师协会明确 SLN 免疫组化可用于临床研究,但其结果不作为临床决策的依据。2005 年,美国临床肿瘤协会(ASCO)公布的指南中认为,前哨淋巴结活检可用于早期乳腺癌的腋窝分期,对任何方法检出的存在 SLN 微转移(0.2~2 mm)患者应实施腋淋巴结清扫。

3. 体位和术前准备 因为在行 SLN 活检术时,一旦找不到 SLN 或 SLN 阳性就要改行腋窝清扫术,所以 SLN 活检术前要做好转腋窝清扫术的准备。因此手术的体位与腋窝清扫术相同(见本章前文)

SLN 定位采用何种示踪剂目前有争议。有许多人支持用 ^{99m}Tc 标记的硫胶体,最近更多的人支持用 Tc^{99m} 标记的硫胶体和亚甲蓝的双重标记法。正在进行的一动物试验研制一种既有放射活性又为蓝色的试剂。术前淋巴显像的价值目前也在讨论中。多数人认为乳腺癌不同于黑色素瘤,不需要术前淋巴显像。示踪剂的最佳注射位点也是争论焦点之一。肿瘤实质内注射、皮下注射、乳晕周围注射都有取得成功的报道。尽管争议很多,但目前大家一致认为外科医生应找到最适合患者个体的寻找 SLN 的方法,并坚持练习。有一学习曲线来记录一个医生学习 SLN 活检术的学习过程。一个医生在可以用 SLNB 替代腋窝清扫术前,用学习曲线来表明他学习过程中的熟练程度。

我们的实践过程如下所述。术前准备 1 mCi^{99m}Tc 标记的硫胶体,分成两份。在术前约 90 分钟注射于肿瘤表面皮肤的皮下。SLNB 一般采用全麻,因为需要切除的范围很难预料。术前准备完成后,在肿瘤周围注射 2 ml 1% 蓝染料(isosulfan blue)。如果患者曾行肿物活检,注意不要将染料注入残腔。因为注入残腔后,染料不会通过淋巴管到达腋窝。在多中心肿瘤或导管内癌合并浸润性癌时,采用乳晕周围注射染料法。压迫乳房 2 min 使淋巴管扩张,促使染料向腋窝移动。也有文献报道不同意这种方法。当肿瘤位于乳房内下象限时,可以加大染料剂量或(和)压迫乳房时间延长。在切开皮肤之前,所有参加手术的人员都要将手套上的蓝染料擦干净。因为这些染料一旦污染术野也会通过淋巴管引流到腋窝。用无菌标记笔画上全腋窝清扫切口,如果需要转全腋窝清扫时只需延长切口。SLNB 切口一般在全腋窝清扫切口的中间部分稍微偏前,长度几厘米即可。同位素探测仪测得的高计数区多为可发现 SLN 的区域。切口可以此点为中点,并且如果需要还可延长切口改行全腋窝清扫。依次切开皮肤、皮下组织,打开腋窝浅筋膜。遇到血管时,应及时处理。如果血液污染了手术野,将很难找到蓝染的淋巴管。用小 Richardson 拉钩充分暴露,先用手指探查看有无明显肿大的阳性淋巴结。因为这些淋巴结染料或放射性示踪剂可能无法到达。然后,开始解剖组织,仔细的寻找蓝染淋巴结或蓝染淋巴管(图 21-4,见插页)。解剖应该从腋窝下部开始,因为 SLN 多在此处。发现蓝染淋巴管,沿其走行仔细解剖分离。当蓝染淋巴管进入一未蓝染淋巴结时,该淋巴结也被认为是 SLN。在淋巴结被肿瘤细胞侵犯时,淋巴结就有可能不摄取蓝染料。术中需要用到 γ 射线探测仪。探测仪探头要注意避免朝向同位素注射点,否则计数太高,无法准确计数。找到 SLN 后,需要将其与周围组织分开。不要用力牵拉淋巴结,否则,破坏了淋巴结包膜会引起淋巴结出血。注入淋巴结的血管和淋巴管需要用止血嵌夹住。放射性同位素计数时需要将 SLN 拿到手术野以外进行,并且和腋窝残余值作比较。腋窝残余值是多少时就可以确保没有 SLN 残留,目前还没有统一的标准。这就需要手术者作一判断。SLN"最热"(或最蓝)并不意味着其为最可能有肿瘤转移,认识这一点也很重要。所有的同位素浓集或蓝染的淋巴结都被认为是 SLN。

SLN 在送作病理检查之前需要仔细的触诊和肉眼观察。如淋巴结为可疑转移,可行印片细胞学检查或冰冻切片检查。在临床查体腋淋巴结阴性的患者中,这些检查的假阴性率为 20% 左右。因此,只有在高度怀疑有淋巴结转移时,才行这些术中检查。SLN 取出后,仔细止血。用 3-0Vicryl 线间断缝合皮下,4-0Vicryl 线皮内缝合,放置无菌贴条于切口上,无需放置引流管。

二、前哨淋巴结活检的临床应用和发展

(一) 前哨淋巴结活检取代腋淋巴结清扫

NSABP B32 等一系列乳腺癌 SLN 活检的大型前瞻性随机临床试验通过长期随访均提示,前哨阴性的患者局控率和生存率的结果等同于腋窝清扫患者,SLN 活检可以在早期患者中取代腋淋巴结清扫。许多外科医生和肿瘤中心已经在 T1~2N0,SLN 阴性的患者中放弃常规的腋淋巴结清扫。2015 版的《指南与规范》中指出,循证医学Ⅰ级证据证实乳腺癌前哨淋巴结活检是一项腋窝准确分期的微创活检技术,对于腋窝淋巴结阴性的早期乳腺癌患者,建议开展前哨淋巴结活检的手术,并指出对于前哨阴性的患者,可安全有效地替代腋窝淋巴结清扫术,从而显著降低手术的并发症,改善患者的生活质量。然而,开展该技术的医疗单位应该尽量具备相关的技术和设备条件,并且需要外科、影像科、核医学科、病理科等多学科的团队协作。更重要的是,外科医师应完成一定数量(如 40 例以上)的研究病例(前哨活检后进行腋窝清扫手术),只有在个人前哨成功率达到 90%,假阴性率低于 10% 后才可常规开展前哨活检。《指南与规范》进一步对示踪剂的选择和注射时间、部位等进行了明确的规范,首先推荐联合使用蓝染料和核素示踪剂,从而使 SLNB 的成功率提高、假阴性率降低。荧光染料和纳米碳作为示踪剂的价值有待进一步证实,目前中国专家团不建议其作为临床常规应用。

(二) 前哨淋巴结阳性的腋窝处理

前哨活检的淋巴结,如病理提示淋巴结内存在一个以上最大径＞2 mm 肿瘤病灶则定义为宏转移;肿瘤病灶最大径＞0.2 mm,但≤2.0 mm 定义为微转移;而单个细胞或最大径≤0.2 mm 的小细胞簇为孤立肿瘤细胞。一项随机Ⅲ期研究,在 931 例临床淋巴结阴性并接受前哨淋巴结活检病理提示微转移的患者中,随机分为补充腋窝清扫手术或观察,通过 5 年随访发现两组乳腺癌相关事件数的发生、局部复发发生率以及生存均无差异,但补充腋窝清扫组患者手术并发症更多,提示对于前哨微转移的患者无须进一步手术治疗。随后的 Z0011 及 AMAROS 试验,则在前哨淋巴结宏转移的患者中探索避免补充腋窝清扫手术的预后。

Z0011 试验对 891 例接受保乳联合放疗并且前哨淋巴结 1～2 枚宏转移的患者随机进行腋窝清扫手术或观察，中位 6.3 年随访发现两组复发事件和生存无统计学差异（图 21－5）。AMAROS 试验将 1 425 例 1 枚前哨阳性患者随机腋窝清扫或腋窝放疗，中位随访 6.1 年发现两组腋窝复发率无显著差异。基于以上数据，2015 版《指南与规范》持审慎态度，虽然《St. Gallen 共识建议》对于未接受过新辅助治疗的临床 T1～2 期、临床腋窝淋巴结为阴性、但病理 1～2 枚 SLN 宏转移且会接受后续进一步辅助全乳放疗及全身系统治疗的保乳患者，可免除 ALND，仅不足半数中国专家同意将 Z0011 和 AMAROS 临床试验研究结果（表 21－5）用于中国临床实践。而对于前哨微转移并接受保乳治疗（联合放疗）的患者，可不施行后续的补充腋窝清扫手术。

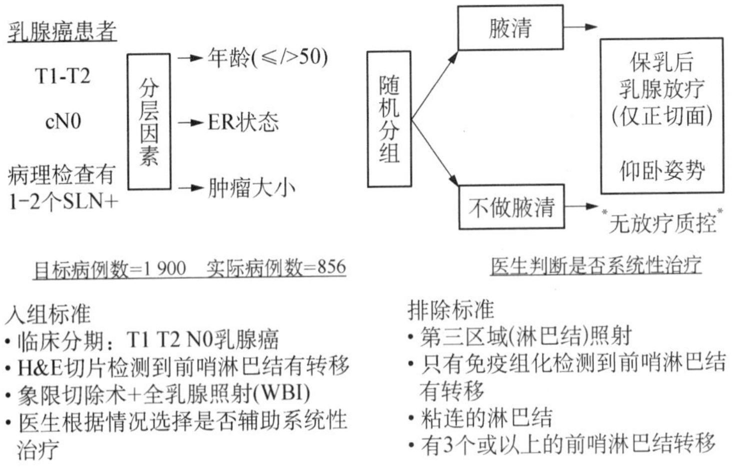

图 21－5 ACOSOG Z0011 研究设计和入排标准

表 21－5 Z0011 和 AMAROS 临床试验

试验	结局	SLND	ALND	*P* 值
Z0011	10 年局部复发	12(3.8%)	19(5.6%)	0.13
中位随访 9.3 年	10 年区域复发	5(1.5%)	2(0.5%)	0.28
	总体局部区域复发	17(5.3%)	21(6.2%)	0.36
	10 年无病生存	0.802	0.782	0.44
	10 年总体生存	0.863	0.836	0.72
AMAROS	5 年腋窝复发	0.0119	0.004 3	低统计效能
中位随访 6.1 年	5 年无病生存	0.827	0.869	0.18
	5 年总体生存	0.925	0.933	0.34

（三）新辅助治疗后前哨活检

目前也有越来越多的试验探索新辅助治疗后的前哨活检的可行性。类似于原发灶的退缩，新辅助治疗前淋巴结阳性的患者有 30%～40%在新辅助治疗后将转为阴性，HER2 阳性患者接受曲妥珠单抗联合化疗后，淋巴结转阴率更高达 70%。对于这些淋巴结降期的患者，开展新辅助治疗后前哨淋巴结活检,将有效减少腋窝清扫后上臂的并发症。然而如何准确找到有转移的淋巴结并评估其治疗后的状态,最大限度降低前哨假阴性率成为了关键。来自于德国和奥地利的 SENTINA 是一个 4 组的研究。新辅助治疗前腋窝淋巴结阴性的患者,新辅助治疗前接受前哨淋巴结活检(组 A),如果前哨阳性则在新辅助治疗后再次行前哨淋巴结活检(组 B)。新辅助前腋窝淋巴结阳性患者,如新辅助治疗后降期为阴性,则接受前哨淋巴结活检(组 C),如果没有降期则予以腋窝清扫手术(组 D)。新辅助前给予前哨淋巴结活检的组 A 和组 B 检出率为 99.1%(95% CI:98.3~99.6;1 013 of 1 022),主要研究终点组 C 患者的前哨检出率为 80.1%(95% CI:76.6~83.2;474 of 592)假阴性率为 14.2%(95% CI:9.9~19.4;32 of 226)。组 C 取出 1 枚前哨和 2 枚前哨的患者的假阴性率分别为 24.3%和 18.5%。SN FNAC 试验进一步入组了 153 例 cT0~3,N1~2 接受新辅助治疗后淋巴结转阴的患者,采用免疫组化方案提示新辅助后前哨检出率为 87.6%(95% CI:82.2%~93.0%),假阴性率为 8.4%。ACOSOG Z1071(Alliance)试验,有效入组了 689 例 T0—4,N1—2 接受新辅助治疗淋巴结转阴的患者,639 例患者成功找到前哨淋巴结,(92.7%),并提示单用美兰的不足,检出率为 78.6%,单核素为 91.4%,双示踪检出率为93.8%,临床 N1 患者新辅助治疗后行前哨活检,整体假阴性率高达 12.6%,而对于那些新辅助前阳性淋巴结放置金属标志物并且手术时取出超过 2 枚前哨淋巴结的患者,前哨假阴性率可显著降低至 6.8%。因此目前如果要在新辅助治疗后那些腋窝淋巴结临床转阴的患者中开展前哨淋巴结活检,建议采用双示踪的方法,并且在新辅助前采用探针标记阳性淋巴结,从而提高检出率,降低假阴性率。而当前哨淋巴结出现任何病理阳性时(宏转移或微转移),腋窝清扫手术还不可避免。

第七节　乳腺癌重建手术

乳房重建手术旨在帮助乳腺癌患者重塑身体外形,使两侧乳房外形基本对称,能够使患者在穿上衣着后,自信地恢复正常的社会和生活角色。按手术的时机主要分为即刻重建和延期重建。即刻乳房重建,指在切除乳腺肿瘤的同时进行乳房整形,其优点包括:①切除和重建一次完成,减少住院时间和费用;②患者不会存在失去乳房的心理痛苦;③再造乳房外形更好;④不推迟后续辅助治疗的时间,也不会增加局部复发的风险。通常适合于保留皮肤的乳房切除患者,术留下了足够的乳房皮肤以供即时重建时使用,这些自体的皮肤具有最自然的外观和手感。延期乳房重建,指在乳腺肿瘤切除后,完成辅助治疗后再进行重建手术。然而瘢痕形成会导致皮肤僵硬收缩,这将破坏乳房的外形。事实上,所有患者都是即时乳房重建的潜在适应者。最常见的需要进行延期乳房重建的原因是患者需要进行术后放疗,这是即时重建的相对禁忌证;或者那些在第一次手术时,因各种原因失去即刻重建机会的患者。目前常用的重建技术,包括自体组织重建(带蒂肌皮瓣、游离肌皮瓣乳房重建),假体重建(扩张器置换假体)以及乳头重建技术等等。任何乳房重建手术不应该干扰乳腺癌的标准手术治疗及其他综合治疗,建议将有长期吸烟习惯、体重超重、炎性乳腺癌等视为乳房重建手术的相对禁忌;其次提出对早期、生物学行为较好的患者(包括肿瘤组织学分化较好、无脉管浸润、淋巴结阴性、肿瘤距乳头超过 2 cm,术中乳晕下病理学评估无肿瘤累及等),可开展保留乳头乳晕复合体联合即刻乳房重建术;还指出保乳手术中,可运用容积移位或容积置换技术等肿瘤整形手术技术,以改善因广泛切除乳腺组织后导致的乳房局部凹陷、乳头移位、轮廓畸形等乳房外观的不满意;最后推荐需放疗的患者在进行组织扩张和植入物即刻重建时,建议先放置组织扩张器,在放疗开始前或结束后更换为永久性假体,假体置换手术在放疗前完成,能够降低切口相关的并发症;如果组织扩张器置换为永久假体在放疗结束后进行,建议在放疗后半年左右,待放疗导致的皮肤反应缓解后为妥。

但在我国大陆,乳腺重建的比例还不到5%。一方面患者自身对癌症比较恐惧,对患者和家属的宣教也不足够,导致其通常谈癌色变,认为完整切除是治疗的唯一手段,而不愿承担、甚至考虑重建手术,从而丧失重建的机会。另一方面,目前很多专科医院或综合医院进行乳腺癌的诊疗,但其对重建手术的技术掌握上还存在欠缺,与整形外科的合作也不够紧密,难以对大多患者提供乳房重建、整形的医疗服务。当然还包括国内乳房重建辅助材料的不足够(设备资源可获得性低、假体规格不全等)以及经济原因等均导致我国乳房重建比例的底下。为了让更多的乳腺外科医生意识、了解并学会乳房重建的相关理论和实际操作细节。

(李俊杰)

主要参考文献

[1] Ferlay J, Soerjomataram I, Ervik M, et al. GLOBOCAN 2012 v 1.0, Cancer Incidence and Mortality Worldwide. IARC CancerBase No.11. Lyon, France: International Agency for Research on Cancer, 2013.

[2] Coates AS, Winer EP, Goldhirsch A, et al. Tailoring therapies-improving the management of early breast cancer: St Gallen International Expert Consensus on the Primary Therapy of Early Breast Cancer. 2015. Ann Oncol, 2015, 26(8): 1533-1546.

[3] Veronesi U, Luini A, Del Vecchio M, et al. Radiotherapy after breast-preserving surgery in women with localized cancer of the breast. N Engl J Med, 1993, 328(22): 1587-1591.

[4] Litière S, Werutsky G, Fentiman IS, et al. Breast conserving therapy versus mastectomy for stage I-II breast cancer: 20 year follow-up of the EORTC 10801 phase 3 randomised trial. Lancet Oncol, 2012, 13(4): 412-419.

[5] Giuliano AE, Hunt KK, Ballman KV, et al. Axillary dissection vs no axillary dissection in women with invasive breast cancer and sentinel node metastasis: a randomized clinical trial. JAMA, 2011, 305(6): 569-575.

[6] Clarke M, Collins R, Darby S, et al. Effects of radiotherapy and of differences in the extent of surgery for early breast cancer on local recurrence and 15-year survival: an overview of the randomised trials. Lancet, 2005, 366(9503): 2087-2106.

[7] National Comprehensive Cancer Network (2015) NCCN Breast Cancer Guidelines (Version 1, 2016). NCCN, America. Accessed on 15. Apr. 2016. http://www.nccn.org/professionals/physician_gls/pdf/breast.pdf

[8] Moran MS, Schnitt SJ, Giuliano AE, et al. Society of Surgical Oncology-American Society for

Radiation Oncology consensus guideline on margins for breast-conserving surgery with whole-breast irradiation in stages I and II invasive breast cancer. J Clin Oncol,2014,32(14):1507-1515.

[9] Aebi S, Gelber S, Anderson SJ, et al. Chemotherapy for isolated locoregional recurrence of breast cancer (CALOR): a randomised trial. Lancet Oncol,2014,15(2):156-163.

[10] Arvold ND, Taghian AG, Niemierko A, et al. Age, breast cancer subtype approximation, and local recurrence after breast-conserving therapy. J Clin Oncol,2011,29(29):3885-3891

[11] 中国抗癌协会乳腺癌专业委员会.中国抗癌协会乳腺癌诊治指南与规范(2015版).中国癌症杂志,2015,25(9):692.

[12] Li JJ, Shao ZM. Endocrine therapy as adjuvant or neoadjuvant therapy for breast cancer: selecting the best agents, the timing and duration of treatment. Chinese Clinical Oncology,2016,5(3):40.

[13] Perez EA, Suman VJ, Davidson NE, et al. Sequential Versus Concurrent Trastuzumab in Adjuvant Chemotherapy for Breast Cancer. J Clin Oncol,2011,29(34):4491-4497.

[14] Kuehn T, Bauerfeind I, Fehm T, et al. Sentinel-lymph-node biopsy in patients with breast cancer before and after neoadjuvant chemotherapy (SENTINA): a prospective, multicentre cohort study. Lancet Oncol,2013,14(7):609-618.

[15] Boileau JF, Poirier B, Basik M, et al. Sentinel Node Biopsy After Neoadjuvant Chemotherapy in Biopsy-Proven Node-Positive Breast Cancer: The SN FNAC Study. J Clin Oncol,2015,33(3):258-264.

[16] Boughey JC, Suman VJ, Mittendorf EA, et al. Factors Affecting Sentinel Lymph Node Identification Rate After Neoadjuvant Chemotherapy for Breast Cancer Patients Enrolled in ACOSOG Z1071 (Alliance). Ann Surg,2015;261(3):547-552.

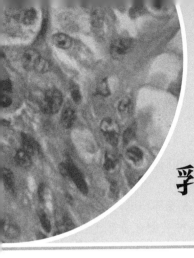

第二十二章
乳腺癌的内科治疗

乳腺癌的内科治疗是综合治疗中重要的一环。按照内科治疗目的主要可分为新辅助内科治疗、辅助内科治疗、晚期姑息内科治疗等;按照内科治疗的方式,主要可分为化疗、内分泌治疗、靶向治疗、免疫治疗等。

就根治性手术后的早期乳腺癌而言,其后续的术后辅助全身治疗的选择应基于复发风险个体化评估与肿瘤病理分子分型及对不同治疗方案的反应性。

表 22-1 可供全面评估患者手术以后的复发风险的高低,是制定全身辅助治疗方案的重要依据。然而,在精准医学时代,分子分型对内科治疗的决策作用更大,更有利于患者的个体化用药。

表 22-1 乳腺癌术后复发风险的分组

危险度	判别要点	
	转移淋巴结	其他
低度	阴性	同时具备以下 6 条:标本中病灶大小(pT)≤2 cm;分级 1 级[a];瘤周脉管未见肿瘤侵犯[b];ER 和(或)PR 表达;Her-2/neu 基因没有过度表达或扩增[c];年龄≥35 岁
中度		以下 6 条至少具备 1 条:标本中病灶大小(pT)>2 cm;分级 2~3 级;有瘤周脉管肿瘤侵犯;ER 和 PR 缺失;Her-2 基因过度表达;扩增或年龄<35 岁
	1~3 个阳性	未见 Her-2 过度表达和扩增且 ER 和(或)PR 表达
		Her-2 过度表达或扩增或 ER 和 PR 缺失
高度	≥4 个阳性	

注:组织学分级/核分级;瘤周脉管侵犯存在争议,它只影响腋淋巴结阴性的患者的危险度分级;但并不影响淋巴结阳性者的分级;Her-2 的测定必须是经由严格质量把关的免疫组化或 FISH 法、CISH 法

一、分子分型介绍

乳腺癌具有显著的异质性,其研究发展到今天,仅依据临床特征进行分类已不能认识该病的本质,亦对新辅助、辅助和姑息治疗的发展无益;而依据不同临床特征、病理特点、治疗反应、病情转归及预后等生物学行为的分子分型已经站上历史舞台。

依据 8 102 种人类基因和相应克隆的 cDNA 微阵列与乳腺对照组织基因表型比较,

Perou 等将乳腺癌可分为 4 种亚型:腔面(Luminal)型、正常乳腺样(Normal-like)型、人表皮生长因子受体 2(Her-2)过表达型和基底细胞样(Basal-like)型。之后的研究还将雌激素受体(ER)阳性的 Luminal 型分为 A、B 两个亚型。近来,该分型方式通过基因突变、DNA 拷贝数、DNA 甲基化、RNA、microRNA、蛋白质等多层次的数据整合和研究分析获得进一步的验证。但考虑到基因芯片有诸如应用不便、检测费高的缺点,St. Gallen 2011 年国际乳腺癌大会上的多数专家认为,根据免疫组化(IHC)检测的 ER、孕激素受体(PR)、Her-2 和 Ki-67 的结果,如作为基因芯片的近似替代将乳腺癌划分为上述 4 种类型在临床工作中是可行的(表 22-2)。在 2013 年 St. Gallen 大会上,有 72.9% 的专家认为 Ki-67 可以用于 Luminal A 和 B 型的区分,但对于甄别值(cut-off value)尚未达成共识,通常认为 14% 是合理的选择。随后的 St. Gallen 大会进一步进行了投票及讨论,认为 14% 作为甄别值仅是部分实验室获得结果,10%~30% 之间界限模糊,但低于 10% 考虑为 Luminal A,高于 30% 考虑为 Luminal B,同时对 Luminal A 定义中 PR 表达的高低做了限定,建议高于 20%。从免疫组化得来的 Luminal A 和 B 与基因芯片得来的 Luminal A 和 B 还是有所区别,故目前将前者名称改为 Luminal A 样和 B 样。从预后角度讲,Luminal A 型(免疫组化法成为 Luminal A 样)较好,而 Basal-like 型较差。Basal-like 型乳腺癌和三阴性乳腺癌(triple negative breast cancer,TNBC)虽有近 80% 的重合,但后者也不是从基因芯片角度进行的分型,特指 ER、PR 和 Her-2 均阴性的乳腺癌,其还包含一些如低危(典型)髓样癌和腺样囊性癌等特殊的组织学类型。TNBC 复发风险高,复发时间早于非三阴乳癌,多伴内脏和(或)中枢转移。TNBC 具有异质性,最新的 Vanderbilt 分型将其细分为 7 个亚型,即基底细胞样 1(BL1)、基底细胞样 2(BL2)、免疫调节(IM)、间充质样细胞(M)、间充质样干细胞(MSL)、管样雄激素受体(LAR)及不稳定亚型(UNS)。总而言之,正是由于分子分型的出现,才使个体化的乳腺癌治疗,尤其是内科治疗成为可能。

表 22-2 乳腺癌分子分型的标志物检测和判定

分子分型	标志物	备注
Luminal A 型	'Luminal A 样' ER/PR 阳性且 PR 高表达 Her-2 阴性 Ki-67 低表达	ER、PR、Ki-67 表达的判定值建议采用报告阳性细胞的百分比。Ki-67 高低表达的判定值在不同病理实验中心可能不同,可统一采用 14% 作为判断 Ki-67 高低的界值。同时,以 20% 作为 PR 表达高低的判定界值*,可进一步区分 Luminal-A 样和 Luminal-B 样(Her-2 阴性)。
Luminal B 型	'Luminal B 样(Her-2 阴性)' ER/PR 阳性 Her-2 阴性 且 Ki-67 高表达或 PR 低表达 'Luminal B 样(Her-2 阳性)' ER/PR 阳性 Her-2 阳性(蛋白过表达或基因扩增) 任何状态的 Ki-67	上述不满足"Luminal A 样"条件的 Luminal 样肿瘤均可作为"Luminal B 样"亚型

续 表

分子分型	标志物	备注
ERBB2+型	'Her-2阳性' Her-2阳性(蛋白过表达或基因扩增) ER阴性和PR阴性	
Basal-like型	'三阴性(非特殊型浸润性导管癌)' ER阴性 PR阴性 Her-2阴性	三阴性乳腺癌和Basal-like型乳腺癌之间的吻合度约80%。但是三阴性乳腺癌也包含一些特殊类型乳腺癌如髓样癌(典型性)和腺样囊性癌,这类癌的复发转移风险较低。

注:* 以20%作为PR表达高低的判定界值,目前仅有一篇回顾性文献支持(参考文献:J Clin Oncol,2013,31:203-209)

二、新辅助内科治疗——用药因瘤而异

新辅助治疗对于局晚期乳腺癌地位重要,其主要目的为减小肿瘤和降期。新辅助治疗与辅助治疗经大样本临床试验比较后发现,其不仅能提高保乳率,且疗效类似,已为临床普遍接受,成为多学科综合治疗乳腺癌的重要一环。一般而言,新辅助治疗的主要目的是增加可选择的术式和提高保乳率。如临床上患者拟接受新辅助治疗,则空芯针穿刺活检明确ER、PR、Her-2和Ki-67等病理学标志是必要的,因为借此可确定分子分型,从而指导选择具体的新辅助及术后辅助治疗的方案。

既往新辅助化疗的临床试验提示,获得病理完全缓解(pathological complete remission,pCR)的患者通常有较好预后,但新辅助内分泌治疗中的pCR预后提示作用尚不明确。对于ER阳性的Luminal型患者,新辅助化疗的pCR率显著低于Her-2过表达型乳腺癌和TNBC,但其预后却较好。依据肿瘤分子分型的新辅助治疗基本情况是:激素受体阳性(Luminal型)、绝经后患者可选择第3代芳香化酶抑制剂(Aromatase inhibitor,AI)进行新辅助内分泌治疗;对于存在Her-2表达阳性的患者(Luminal B-Her-2阳性型或Her-2过表达型),首先推荐含曲妥珠单抗方案的治疗;但对于TNBC,何种方案最优尚不确定,铂类和抗血管生成药物是除紫杉、蒽环外的重要选择。

(一) Luminal A或B样乳腺癌的新辅助内科治疗

Luminal A或B样患者新辅助化疗的pCR率为6%~12%,蒽环类药物治疗的基础上联合紫杉类可显著提高pCR率,提示该型的部分患者可考虑使用新辅助化疗。激素受体低表达、Ki-67高表达、组织学分级高及21基因复发指数较高可能是这部分患者之所以接受新辅助化疗的重要参考因素,一般推荐含蒽环类和紫杉类药物的联合方案。对于Luminal B-Her-2阳性型患者,在化疗基础上推荐联合抗Her-2新辅助靶向治疗。

此外,因激素受体呈阳性,Luminal型患者在新辅助化疗之外还可选择新辅助内分泌治疗。但新辅助他莫昔芬(TAM)治疗尚没有真正意义上的前瞻性研究数据。一项纳入199例ER/PR阳性乳腺癌患者的回顾性研究结果显示,经新辅助TAM治疗后的可手术和局晚期乳腺癌的保乳率分别为54%和44%,提示TAM对减小肿瘤有益。对于该型绝经后患

者,包括P024、IMPACT、PROACT在内的多项试验结果显示,使用AI新辅助治疗的有效率和(或)保乳率较TAM有所提高,部分差异具有显著性。但ACOSOG Z1031研究结果没有显示出来曲唑、阿那曲唑和依西美坦3种AI在新辅助内分泌治疗中临床疗效及生物学敏感性上的差异。激素受体呈强阳性、疾病进展较缓慢的老年绝经患者是新辅助内分泌治疗的适合人群,AI为主要的选择药物,一般时长为3～6个月。对于绝经前患者,目前因无新辅助内分泌治疗的大型临床试验开展,尚缺乏相应资料。综上所述,由于不良反应较轻、耐受性好且疗效确切,内分泌治疗已成为新辅助治疗的重要选择之一,但应严格筛选可能获益的人群,避免无效而贻误治疗。

(二) Her-2过表达型乳腺癌的新辅助内科治疗

表皮生长因子受体家族包括EGFR/Her-1、Her-2、Her-3和Her-4。Her-2是其中之一,具有酪氨酸激酶活性,其通过激活下游信号通路,包括PI3K/AKT和RAS/RAF/MEK/MAPK通路,参与细胞的生长、活化和增殖过程。乳腺癌中Her-2基因扩增或蛋白过表达的比例为20%～30%。Ⅱ期研究中,曲妥珠单抗联合不同化疗药物新辅助治疗Her-2阳性乳腺癌所获得的pCR率为7%～87.5%,这种差异可能与所联合药物的不同、治疗疗程数及入组标准不同有关。MD Anderson和NOAH是两个新辅助化疗的Ⅲ期临床试验,其结果提示新辅助化疗联合曲妥珠单抗可显著提高pCR率,甚至无事件生存率。GeparQuinto研究显示,对于Her-2阳性的局部晚期乳腺癌,在化疗基础上联合曲妥珠单抗或拉帕替尼,前者疗效优于后者。NeoALTTO研究和NeoSphere研究均提示,在化疗的基础上,联合双靶向药物(曲妥珠单抗+拉帕替尼或曲妥珠单抗+帕妥珠单抗)的疗效可能优于单一靶向药物。综上,对于Her-2过表达型乳腺癌,为了达到最大的pCR率,新辅助宜选择化疗联合曲妥珠单抗(±拉帕替尼或帕妥珠单抗)。

(三) 基底细胞样型乳腺癌的新辅助内科治疗

如前所述,基底细胞样型乳腺癌绝大部分为TNBC;但判断TNBC是否真正属于Basal-like型,还需EGFR、CK5/6等指标协助。据MDACC的经验,TNBC新辅助化疗的pCR率高于非TNBC,但有残留病灶的TNBC的生存率显著低于相应非TNBC患者,故总体上来说早期TNBC的预后还是较非TNBC差。TNBC的DNA损伤修复存在一定缺陷,这提示其对铂类及烷化剂等作用于DNA的药物可能较为敏感。有研究显示,4疗程顺铂单药治疗TNBC的pCR率即可达到22%。一般而言,对于基底细胞样型乳腺癌,蒽环类、紫杉类及铂类药物是新辅助治疗的推荐。在2013年SABCS会议上,CALGB 40603和GeparSixto两项临床研究均显示新辅助加用铂类后使得TNBC pCR率有了统计学差异的显著提高,虽然主要终点达到了,但作为次要终点的EFS和DFS也很重要,后者体现了患者的长期获益;这部分结果在2015年SABCS大会上得到了披露,但两项研究的结果有些不一致:CALGB 40603的显示加铂3年EFS无获益,而GeparSixto三阴亚组加铂后3年DFS有显著改善。这两项临床研究存在各种各样的差异,包括新辅助方案中是否包含环磷酰胺、包括使用卡铂的方式不同(3周用法和单周用法),可能是导致最终结果不太一致的原因。考虑到TNBC后续没有内分泌治疗和靶向治疗的机会,如果有办法进一步增加pCR的改善率,很可能会增加转化为EFS或DFS获益的机会。

另外,针对该型患者,一系列前瞻性研究正在开展,其中还包括了西妥昔单抗(EGFR单抗)、依维莫司(mTOR抑制剂)、PARP1抑制剂和贝伐珠单抗等靶向药物,需要等待进一步的结果来决定是否改变临床实践。

三、辅助内科治疗——从临床特征到分子分型

2008年中国版NCCN指南参照当时的St. Gallen共识,主要依据患者临床特征将早期乳腺癌术后患者的复发风险分为低危、中危和高危,同时根据淋巴结状态和受体状态以及国情,推荐了不同的药物治疗方案。而2011年的St. Gallen全球专家共识已首次转变为依据分子分型对辅助治疗进行推荐(表22-3),即目前乳腺癌的辅助治疗也是在分子分型的基础上结合复发风险进行方案制定的,这就向辅助治疗的个体化迈进了一大步。

表22-3 不同分子分型的推荐治疗

亚型	治疗类型	备注
'Luminal A样'	大多数患者仅需内分泌治疗	一些高危患者需加用化疗
'Luminal B样(Her-2阴性)'	全部患者均需内分泌治疗,大多数患者要加用化疗	是否加用化疗需要综合考虑激素受体表达高低、复发转移风险,以及患者状态等
'Luminal B样(Her-2阳性)'	化疗+抗Her-2治疗+内分泌治疗	本亚型患者常规予以化疗
'Her-2阳性(非luminal)'	化疗+抗Her-2治疗	抗Her-2治疗对象:pT1b及更大肿瘤,或淋巴结阳性
'三阴性(导管癌)'	化疗	
'特殊类型'* A. 内分泌反应型	内分泌治疗	
B. 内分泌无反应型	化疗	髓样癌(典型性)和腺样囊性癌可能不需要化疗(若淋巴结阴性)

注:*特殊类型:内分泌反应型(筛状癌、小管癌和黏液腺癌)和内分泌无反应型(顶浆分泌、髓样癌、腺样囊性癌和化生性癌)

众所周知,蒽环类和紫杉类药物在乳腺癌辅助治疗中处于基石地位。但需要指出的是,淋巴结阴性高危乳腺癌患者辅助化疗中紫杉类药物的作用仍存争议,还需更多临床试验结果的披露。此外,有一些临床研究探讨了吉西他滨和卡培他滨是否可用于辅助治疗。英国tAnGo试验和NSABP B38试验的结果均显示吉西他滨并不适合置于辅助治疗中。FINXX的结果则提示,辅助化疗方案中加入卡培他滨并未提高无复发生存期(relapse free survival, RFS)和总生存期(overall survival, OS),仅亚组分析显示卡培他滨辅助治疗使TNBC患者获益(RFS HR=0.48, $P=0.02$);复旦大学附属肿瘤医院的邵志敏教授牵头的CBCSG010研究针对TNBC进行了和FINXX类似的研究,主要终点是阴性的,但仍需进一步的随访。这两项研究提示将来的辅助化疗临床试验应该选择特定的分子分型,如TNBC患者。IBCSG 22-00研究探讨了激素受体阴性乳腺癌标准辅助治疗后,给予CM(环磷酰胺+甲氨蝶呤)口服维持治疗的疗效,虽然总体结果阴性,但是TNBC亚组特别是TNBC合并淋巴结阳性的亚组,5年DFS有数据上的明显改善,提示值得在高危TNBC中进行延长治疗的临

床研究。2015 年 SABCS 中 CREATE-X/JBCRG-04 Ⅲ期研究从另一个角度探讨了这个问题,即那些新辅助化疗后有残余病灶(未达 pCR 或淋巴结阳性)的 Her-2 乳腺癌接受延长 8 周期的卡培他滨辅助治疗是否能使患者获益,结果显示,DFS 和总生存都有显著改善,而这样的获益从亚组分析看主要来源于 TNBC。中山大学肿瘤防治中心开展的 SYSUCC001 研究和西班牙开展的 CIBOMA 研究,将最终揭示卡培他滨强化治疗在 TNBC 辅助治疗中的地位。

  在分子分型时代,辅助治疗需要注意的是:Luminal A 样在内分泌治疗的基础上加用辅助化疗的可能获益较少,因而不建议积极化疗,而且目前尚无公认有效的化疗方案供选择。此外,Luminal A 或 B 样患者 5 年后复发风险仍持续存在,部分高危患者可延长内分泌给药时间,但是是用 7~8 年,还是 10 年,尚无定论。近期研究认为,对于高危复发绝经前和绝经后患者,可依据 ATLAS 和 aTTom 研究给他莫昔芬(TAM)10 年的内分泌治疗;对于绝经后高危患者,部分可采用 MA 17R 的结论,给予 AI 10 年的治疗;对于围绝经期患者,可给予 SERM 类到 AI 的转换或强化治疗方式,或采用去势后(手术或药物)AI 治疗的方式进一步降低复发风险;对于绝经前高危(如腋窝淋巴结≥4 个阳性,年龄≤35 岁)的患者,目前依据 TEXT 和 SOFT 研究的结果,倾向在卵巢功能抑制的基础上联合 AI 治疗 5 年,不能耐受的采用联合 TAM 治疗 5 年。对 TNBC 患者,基本达成共识的是将蒽环类和紫杉类药物纳入辅助化疗方案,当然也可考虑使用剂量密集化疗,而铂类药物和抗血管生成药物在 TNBC 辅助治疗中无证据支持。对于 Her-2 过表达型乳腺癌,曲妥珠单抗是非常重要的辅助治疗药物,所有相关试验的结果均显示辅助治疗中含曲妥珠单抗可提高无病生存率,而对 NSABP B31、NCCTG N9831 和 HERA 试验的联合分析也证实在高危、Her-2 阳性患者中使用曲妥珠单抗可显著改善总生存。关于曲妥珠单抗辅助治疗时间的探讨一直有临床试验在进行,根据 ESMO 2012 年会议公布的 HERA 8 年随访结果和 PHARE 研究结果,仍然推荐为一年,这也为 2013 年 St. Gallen 大会 95% 的专家所认同。Her-2 阳性乳腺癌可选的治疗方案参见表 22-4。此外,辅助治疗中加入帕妥珠单抗的 APHINITY 研究结果尚待今年公布。为提高乳腺癌辅助化疗疗效的尝试仍在继续,希望未来能在分子分型的基础上设计更为合理的临床研究,细化可能获益的人群,寻求进一步的突破。

表 22-4 Her-2 阳性早期乳腺癌关键临床研究及推荐辅助方案

方案	研究	入组时间	入组例数	入组条件	治疗组	对照组	疗效
化疗后 H	HERA	2001—2005	5 081	①淋巴结阳性;②或高危淋巴结阴性(肿瘤>1 cm);③排除转移性疾病或 T4(包括炎性乳腺癌或锁骨上淋巴结转移)	至少 4 周期标准化疗+曲妥珠单抗	至少 4 周期标准化疗	DFS 和 OS 显著提高,10 年随访仍有显著获益

续 表

方案	研究	入组时间	入组例数	入组条件	治疗组	对照组	疗效
AC-TH	NASBP B31/N9831	2000—2005 2000—2004	3 676	①淋巴结阳性；②或高危淋巴结阴性(肿瘤＞2 cm，HR阳性；或肿瘤＞1 cm，HR阴性)；③排除转移性疾病患者	AC-TH	AC-T	DFS和OS显著提高
TCbH	BCIRG006	2001—2004	3 222	①淋巴结阳性；②或高危淋巴结阴性(至少以下4项标准之一：肿瘤直径＞2 cm，HR阳性，组织学分级2～3，＜35岁)；③排除T4，或N2，或已知N3，或M1患者	TCH& AC-TH	AC-T	TCH与AC-TH比较，DFS与OS差异无统计学差异，但两组的DFS和OS均显著优于AC-T
TC4H	Jones et al	2007—2009	493	①淋巴结阳性或阴性，对于淋巴结阴性的患者，对肿瘤直径下限无要求；②排除ⅢA期，ⅢB期，或局部晚期，或Ⅳ期患者	TC4H	无	2年DFS率为97.8%，2年OS率为99.2%
wPH	APT	2007—2010	410	①直径＜3 cm，对肿瘤直径下限无要求；②淋巴结阴性；③排除局部晚期或晚期患者	wPH	无	3年DFS率为98.7%

四、复发转移患者的内科治疗

尽管因为筛查的广泛开展和认识的逐步提高，乳腺癌的早诊率得到明显改善，但仍有一部分就诊时即属于局部晚期或初治转移。此外，术后患者经过合适的辅助或新辅助治疗后，仍然有20%～30%会出现复发和转移。复发和转移性乳腺癌(metastatic breast cancer，MBC)通常认为不可治愈，中位生存为2～3年，5年生存率仅15%～25%。对于这类患者，延长生存、改善疾病相关症状及提高生活质量是主要目标,治疗在本质上具有姑息性。

（一）复发转移后的分子分型评估

复发转移性乳腺癌的分子分型对分类药物治疗帮助甚大。但是,原发灶及后来出现的复发转移灶两者分子分型并非完全一致。Liedtke 等比较了原发和转移灶的 ER、PR、Her-2 状态,结果发现不一致率分别达到为 18.4%、40.3% 和 13.6%。同样,2012 年的一项前瞻性研究也证实了原发及转移灶之间存在不一致,ER、PR、Her-2 分别有 16%、40% 和 10% 发生变化,而且再次活检后导致 14% 的患者后续治疗决策发生变化。由此,2012 年 ESMO《局部复发或转移性乳腺癌诊治和随访临床实践指南》进一步强调了转移灶激素受体和 Her-2 状态再评估的重要性,这对后期的治疗决策弥足关键。此外,有回顾性分析发现,如原发灶和转移灶受体状态不一致,则患者具有较差的预后,不合适、不充分的治疗可能是导致这一结果的重要原因；由此,ESMO 2012 年指南指出,任何一次活检结果显示受体呈阳性的患者,都推荐实施内分泌和/或抗 Her-2 治疗等相应治疗。

（二）Luminal A 样复发转移乳腺癌的内科治疗

Luminal A 样乳腺癌主要从内分泌治疗中获益,而对化疗相对不敏感。对于该型患者,应当首先考虑内分泌治疗,尽量延迟使用化疗的时间,同时也需综合年龄、月经状态、Her-2 表达、患者的意愿以及疾病进展情况等。传统观念认为所有内脏转移患者均不适合内分泌治疗,而需接受化疗,但如将患者细分,情况就不一样。对于进展快或有症状的内脏转移患者,内分泌治疗一般不适用；但如果肿瘤属于 Luminal A 样且转移灶孤立性或较小、术后无瘤生存时间长,则内分泌治疗可取得较好疗效。

近几年,该型乳腺癌在内分泌治疗上有一些重要的研究进展。例如,氟维司群 500 mg 依据 Global 和 China CONFIRM 研究结果已经获得中国二线内分泌治疗的适应证,而一线治疗中和 AI 的头对头比较的 FALCON Ⅲ期研究显示,氟维司群 500 mg 也具有一定优势,特别是针对无内脏转移的患者。又如关于内分泌药物的联合应用,SWOG0226 和 FACT 都是在晚期一线对比氟维司群 250 mg 负荷剂量联合阿那曲唑与阿那曲唑单药的疗效和安全性,设计相似,结果却不同。SWOG0226 结果提示,联合组较单药组显著提高了无进展生存期(progression free survival, PFS)和 OS,研究结果发表在去年的《新英格兰医学杂志》上,引起了国内外学界的广泛讨论。而在 FACT 研究中,两组的 PFS、OS 差异均无统计学意义。造成两项研究不同结果的原因可能是入组人群有差异：在 SWOG 研究中,约 60% 的患者从未接受过内分泌治疗,而这个数字在 FACT 中只有 33%。综合这两项临床试验的数据似乎可以得出一个结论,对于从未接受过内分泌治疗的 Luminal A 样患者,氟维司群与阿那曲唑联合的内分泌治疗可能是一种选择,但是我们需要更多的前瞻性研究支持 SWOG 的结果。仅就目前的证据水平,专家们并不认同临床上把这种联合治疗作为常规。此外,对于 CDK4/6 的抑制剂,PALBOCICLIB 和 RIBOCICLIB 已获美国 FDA 一线联合非类固醇芳香化酶抑制剂的适应证,但国内尚在临床试验中,从研究结果看,可以获得比对照组非类固醇芳香化酶+安慰剂显著为长的 PFS,甚至长达 2 年。

改善内分泌耐药的问题也是近年来的研究热点。TAMRAD 和 BOLERO-2 研究的最终结果分别显示他莫昔芬+依维莫司和依西美坦+依维莫司可显著逆转内分泌耐药。其中,TAMRAD 研究和临床前研究提示,依维莫司可能仅对获得性内分泌耐药的患者有效,而 BOLERO-2 研究中有 84% 的患者为此类患者。因此,通常认为依维莫司联合依西美坦应该在内分泌治疗均无效的时候使用,这样方能最大限度地发挥该药的作用。在安全性方面,BOLERO-2联合组发生治疗相关的严重不良事件比例为11%,而依西美坦单药组仅为1%,联合依维莫司导致的不良反应较多,影响患者生活质量,所以不建议过早使用。此外,用于改善内分泌耐药的CDK4/6抑制剂,特别是PALBOCICLIB在PALOMA3中得到很好的结果,挽救内分泌治疗中在氟维司群基础上连用PALBOCICLIB显著改善了PFS。其他,HDAC抑制剂等新药用于逆转内分泌治疗耐药的研究也在进行中。

综上,尽管取得了一些进展,但如何选择最恰当的、真正具有个体化性质的内分泌治疗方案还有很长的路要走。

(三) Luminal B 样复发转移乳腺癌的内科治疗

Luminal B 样乳腺癌包含两大类:一类 Her-2 呈阴性但 Ki-67 高表达($>14\%$);另一类 Her-2 过表达。前一个亚型患者,如果临床上无立即化疗指证,内分泌治疗可作首先考虑,具体可参考"Luminal A 样复发转移乳腺癌的内科治疗"相关内容。

对于 Luminal B-Her-2 阳性型,化疗联合曲妥珠单抗治疗,相对于单纯化疗不但提高有效率和延长 PFS,而且能显著延长 OS。但内分泌治疗联合抗 Her-2 治疗仅可改善 PFS,对总生存改善无益处。在 EGF 30008 研究中,来曲唑联合拉帕替尼与来曲唑单药相比,可提高 Her-2 阳性 MBC 治疗的有效率和 PFS,但这种联合并未改善 OS。与此类似,阿那曲唑基础上联合曲妥珠单抗的 TAnDEM 研究显示,抗 Her-2 治疗仅显著改善 PFS,未使 OS 获益。因此,对于 Luminal B-Her-2 阳性型患者,首先推荐在化疗基础上联合抗 Her-2 靶向治疗,内分泌治疗+抗 Her-2 治疗仅仅适用于不宜或不愿意接受化疗的患者。

(四) Her-2 过表达型复发转移乳腺癌的内科治疗

Her-2 基因或蛋白过表达预示复发转移乳腺癌患者预后不良、中位生存期较短,但是有证据显示在抗 Her-2 药物时代,Her-2 不再是一个不良预后因子。

曲妥珠单抗联合紫杉类是 Her-2 阳性复发转移乳腺癌的一线首选。曲妥珠单抗联合长春瑞滨或卡培他滨等其他化疗药物也被证实安全有效;即使是蒽环类药物,如选用心脏毒性较小的表柔比星、脂质体多柔比星进行短期联合应用也可纳入考虑。如含曲妥珠单抗方案治疗进展,主要的后续选择有4种:第1种是卡培他滨+拉帕替尼;第2种是另选化疗药物(包括卡培他滨等)联合曲妥珠单抗;第3种是不含化疗药物的曲妥珠单抗联合拉帕替尼;此外还可以尝试 T-DM1、帕妥珠单抗等新的靶向药物。

在 CLEOPATRA 研究中,多西紫杉醇、曲妥珠单抗、帕妥珠单抗三药联合与前两药联合相比,PFS 延长了 6.1 个月(达到 18.5 个月),这是 Her-2 阳性晚期乳腺癌迄今为止获得的最长 PFS 时间;中期分析结果还显示三药联合有明显延长 OS 的趋势。另外,随机Ⅲ期研究 EMILIA 最新数据显示,T-DM1 可作为抗体-药物共轭新药用于曲妥珠单抗耐药 Her-2 阳性乳腺癌,与卡培他滨+拉帕替尼相比能显著延缓肿瘤进展(中位 PFS:9.6 个月 $vs.$ 6.4 个月)和延长总生存期(中位 OS:30.9 个月 $vs.$ 25.1 个月),毒性也更小。因此,美国 FDA 已经批准帕妥珠单抗和 T-DM1 用于 Her-2 阳性复发转移乳腺癌。同时,2013年 NCCN 指南已将多西紫杉醇、曲妥珠单抗和帕妥珠单抗三药联合作为Ⅰ类证据定为 Her-2 阳性复发转移乳腺癌的一线标准方案;而 T-DM1 作为标准二线治疗得到广泛认同也应当为期不远。

(五) 三阴性复发转移乳腺癌的内科治疗

如前所述,基底细胞样型乳腺癌和 TNBC 大多数重叠。目前国际上尚无单独针对

TNBC 的治疗指南发布，其治疗按一般常规治疗进行，化疗是 TNBC 的主要治疗方式。铂类可致 DNA 的双链断裂、DNA 复制和转录的阻滞，从而诱导细胞死亡；TNBC 中 *BRCA*1 基因往往有缺陷，因 *BRCA*1 参与 DNA 双链的断裂修复，使得铂类药物在 TNBC 的治疗中占有重要地位。复旦大学附属肿瘤医院一项单中心、Ⅱ期临床研究显示，GP 联合化疗在 TNBC 中的有效率为 62.2%（95%CI：47.5%～77%），中位 PFS 达到 6.2 个月（95%CI：5.0～7.3个月）。目前，该中心正牵头开展 CBCSG 006 这项全国多中心随机Ⅲ期临床试验，该研究对比了 GP（吉西他滨联合顺铂）和 GT（吉西他滨联合紫杉醇）一线治疗晚期 TNBC 的疗效，为全球唯一使用联合化疗一线治疗复发转移 TNBC 的Ⅲ期随机对照研究，目前入组已接近结束，其结果必将有助于判定铂类在 TNBC 一线治疗中的地位。

多聚二磷酸腺苷核糖聚合酶（PARP）抑制剂可抑制肿瘤细胞 DNA 的修复功能，因而具有改善 TNBC 铂类敏感性的潜力，但Ⅲ期临床研究未能证实 iniparib（BSI-201）可延长 PFS 和 OS。该研究中 BRCA1 相关乳腺癌比例不详，且 iniparib 的靶点可能是 PARP 5/6，并不是原来认为的 PARP1；这提示要明确哪些患者能真正从 PARP 抑制剂中获益，尚需开发针对性更强的抑制剂并找到合适的分子标记物。大多数 TNBC 可同时高表达 EGFR，一项在 2010 ESMO 会议上公布的Ⅱ期临床试验（BALI-1）结果表明，对于复治转移性 TNBC，顺铂联合西妥昔单抗（抗 EGFR 单抗）与顺铂单药治疗相比，可显著提高客观缓解率（objective response rate，ORR）和 PFS 的 2 倍左右。增加铂类疗效和改善铂类耐药的探索还在继续进行，我们期待在基底细胞样型这一分型的基础上，能有更多的生物标记物涌现，从而有助于进一步细化和优化药物治疗。

PD-1/PD-L1 相关的治疗研究在肿瘤领域正开展得如火如荼，已经成为目前全世界关注的焦点，在晚期 TNBC 治疗领域也初露锋芒。PD-1，即程序性死亡受体 1，是一种重要的免疫抑制分子。PD-1 结合配体 PD-L1 和 PD-L2 影响 T 细胞功能，肿瘤能够通过高表达 PD-L1，与 PD-1 结合，使肿瘤细胞逃避免疫监控。此外，多篇文献显示基因缺陷、更高的肿瘤突变负荷能产生更多的肿瘤特异性抗原，从而能更多地被免疫系统识别，TNBC 就具有这样的特征；且 TNBC 中有相对更高的 PD-L1 表达，其免疫调节 IM 亚型更易产生淋巴细胞浸润，因而值得在 TNBC 群体中对 PD-1/PD-L1 通路相关抗体做进一步探索研究。2014 年，SABCS 上公布的 KEYNOTE-012 Ⅰb 期部分研究结果显示 PD-1 抗体 Keytruda（pembrolizumab）治疗 PD-L1 表达阳性转移性 TNBC 的 ORR 达到 18.5%，达到缓解的 5 例患者有 3 例治疗持续超过了 11 个月，中位缓解时间尚未达到。2016 年，SABCS 更新数据显示，入组患者中位 PFS 为 1.9 个月，中位 OS 为 10.2 个月，中位至缓解时间为 4.1个月，中位缓解持续时间仍未达到；CR 的 1 例患者在达到 CR 后中断治疗，11 个月后仍处于 CR 状态，2 例 PR 的患者在完成 24 个月治疗后停药，其中 1 例缓解时间维持了 22.7 个月，另 1 例疾病缓解 7.7 个月后进展。总之，从疗效来看，晚期难治性 TNBC 患者从单药 pembrolizumab 中获益不多，而一旦治疗有效，则获益时间很长。正在进行中的Ⅱ期研究 KEYNOTE-086 将继续评估单药 pembrolizumab 作为后线治疗的有效性和安全性。Ⅲ期研究 KEYNOTE-119 在转移性 TNBC 二线或三线治疗中对单药 pembrolizumab 和化疗进行比较。Ⅲ期研究 KEYNOTE-355 将比较 pembrolizumab 联合化疗和单独化疗（ABX/紫杉醇/吉西他滨＋卡铂）作为一线方案的疗效差异，预计 2019 年 12 月有初步结果。2015 年，SABCS 上报道了 JAVELIN 研究的结果，即 PD-L1 的单抗 Avelumab 单药治疗 168 例转移性乳腺癌,其中58例晚期TNBC的ORR为8.6%。2017年刚过去的美国癌症研究协会(AACR)年会上报道了一项Ⅰa期研究,纳入115名接受atezolizumab单药治疗的TNBC患者的有效率为10%～13%,但一旦有效,疗效可持续较长时间;但中位总生存期只有9.3个月。提示PD-1/PD-L1通路抗体联合化疗可能是更合理的治疗方式。2015年SABCS报道了PD-L1的单抗atezolizumab(MPDL3280A)联合ABX治疗晚期TNBC的Ⅰb期研究,结果显示所有24例患者ORR为70.8%,一线ORR为88.9%;2016年ASCO进行了更新,发现无论PD-L1表达如何,肿瘤均可看到缓解,且不良反应与之前报告的单用紫杉醇治疗的一致;正在进行的联合研究IMpassion130—atezolizumab联合紫杉醇对比安慰剂联合紫杉醇治疗先前未经治疗的转移性TNBC Ⅲ期临床多中心研究还在进行中。我们需要等待更多临床研究结果的披露,从而进一步明确PD-1/PD-L1相关免疫治疗在晚期TNBC治疗中的地位。近期,抗PD-1免疫治疗获得性耐药机制逐步被披露,归纳为以下3部分:①非PD-L1的其他抑制性checkpoints继发性过表达;②抗原提呈信号通路异常;③T细胞活化及杀伤功能异常。这值得今后进一步研究。

抗体-药物偶联物(antibody-drug conjugates,ADCs),作为免疫化疗的代表,因其高效性和高靶向特异性,已成为重要的抗肿瘤手段。ADC由单克隆抗体、小分子细胞毒药物及接头3部分构成,其作用机理是通过单克隆抗体的靶向作用特异性地识别肿瘤细胞表面抗原,然后利用细胞本身具备的内吞作用使细胞毒药物进入肿瘤细胞体内发生药力,从而达到杀死肿瘤细胞的目的。举例来说,针对Trop2(EGP-1,TNBC中表达超过90%)靶点的ADC药物sacituzumab govitecan(IMMU-132),由人源化单抗hRS7和拓扑异构酶抑制剂SN-38通过共价键偶联而成,治疗实体瘤的Ⅰ/Ⅱ期临床研究NCT01631552至2014SABCS公布时纳入了30例晚期TNBC患者,17例目前可评价患者的中位化疗周期数为4,但仍有4例PR(25%)和9例SD(56.3%),4个月疾病控制率达到53%,毒性可耐受。美国FDA基于此授予其突破性药物资格。IMMU-132的Ⅱ期临床试验共纳入69名转移性TNBC患者,先前接受中位治疗数为5,用药21d一个疗程,第1天和第8天分别接受接受10 mg/kg的IMMU-132,结果客观缓解率为30%(包括2名CR),另有31例(45%)患者SD,临床获益率(CR+PR+SD≥6个月)达到46%,中位缓解持续时间为8.9个月,中位总生存期达到16.6个月。值得注意的是,IMMU-132的中位到缓解时间为1.9个月,起效较快。而且,69位患者中,4位曾接受PD-1/PD-L1抗体失败的患者中有3位也出现缓解。针对糖蛋白NMB(gpNMB)过度表达的转移性TNBC,多中心前瞻Ⅱ期METRIC试验(NCT01997333)将既往使用过蒽环/紫杉类药物的转移性TNBC患者(招募约300例)按2:1随机接受靶向gpNMB的ADC药物glembatumumab vedotin(CDX-011)或卡培他滨的治疗,并比较疗效。gpNMB是在乳腺癌中的特异性表达的蛋白质,它促进癌细胞的迁移,侵袭和转移,在TNBC中多高表达。2010年5月,美国FDA授予glembatumumab vedotin快速通道资格,用于治疗晚期难治性/耐药的gpNMB高表达乳腺癌的治疗。其他靶点的ADC药物还有SGN-LIV1A(靶点为LIV-1)、PF-06647263(靶点为EFNA4),均在临床研究起始阶段。

五、乳腺癌内科治疗——在探索中前行

乳腺癌的内科治疗在过去数十年取得了显著进展,尽管化疗、内分泌治疗、靶向治疗、治

疗及联合方案新证据的不断涌现为以分子分型为基础的个体化内科治疗提供了更规范和广阔的选择,但降低早期乳腺癌的复发和提高 MBC 患者的长期生存仍有一定的空间。寻找新辅助、辅助和姑息内科治疗更加可靠的生物标志物,依据分子分型或特定标志物设计针对性的临床研究,最终实现内科治疗的真正个体化,是乳腺癌研究今后的发展方向。

(张　剑)

主要参考文献

[1] Perou CM, Sorlie T, Eisen MB, et al. Molecular portraits of human breast tumours. Nature, 2000, 406(6797):747-752.
[2] Sorlie T, Perou CM, Tibshirani R, et al. Gene expression patterns of breast carcinomas distinguish tumor subclasses with clinical implications. Proc Natl Acad Sci USA, 2001, 98(19):10869-10874.
[3] Sorlie T, Tibshirani R, Parker J, et al. Repeated observation of breast tumor subtypes in independent gene expression data sets. Proc Natl Acad Sci USA, 2003, 100(14):8418-8423.
[4] 中国抗癌协会乳腺癌专业委员会. 中国抗癌协会乳腺癌诊治指南与规范(2011 版). 中国癌症杂志, 2011, 21(5):367-416.
[5] 胡夕春,王碧芸,邵志敏. 2011 年《St. Gallen 早期乳腺癌初始治疗国际专家共识》与中国抗癌协会乳腺癌专业委员会指南之比较. 中华乳腺病杂志(电子版), 2011, 5(4):404-407.
[6] Cancer Genome Atlas Network. Comprehensive molecular portraits of human breast tumours. Nature, 2012, 490(7418):61-70.
[7] Goldhirsch A, Wood WC, Coates AS, et al. Strategies for subtypes — dealing with the diversity of breast cancer: highlights of the St. Gallen International Expert Consensus on the Primary Therapy of Early Breast Cancer 2011. Ann Oncol, 2011, 22(8):1736-1747.
[8] Rastogi P, Anderson SJ, Bear HD, et al. Preoperative chemotherapy: updates of National Surgical Adjuvant Breast and Bowel Project Protocols B-18 and B-27. J Clin Oncol, 2008, 26(5):778-785.
[9] Gralow JR, Zujewski JA, Winer E. Preoperative therapy in invasive breast cancer: reviewing the state of the science and exploring new research directions. J Clin Oncol, 2008, 26(5):696-697.
[10] Chen XS, Wu JY, Huang O, et al. Molecular subtype can predict the response and outcome of Chinese locally advanced breast cancer patients treated with preoperative therapy. Oncol Rep, 2010, 23(5):1213-1220.
[11] Chen XS, Nie XQ, Chen CM, et al. Weekly paclitaxel plus carboplatin is an effective nonanthracycline-containing regimen as neoadjuvant chemotherapy for breast cancer. Ann Oncol, 2010, 21(5):961-967.
[12] Mazouni C, Kau SW, Frye D, et al. Inclusion of taxanes, particularly weekly paclitaxel, in preoperative chemotherapy improves pathologic complete response rate in estrogen receptor-positive breast cancers. Ann Oncol, 2007, 18(5):874-880.
[13] Mauriac L, Debled M, Durand M, et al. Neoadjuvant tamoxifen for hormone-sensitive non-metastatic breast carcinomas in early postmenopausal women. Ann Oncol, 2002, 13(2):293-298.
[14] Eiermann W, Paepke S, Appfelstaedt J, et al. Preoperative treatment of postmenopausal breast cancer patients with letrozole: A randomized double-blind multicenter study. Ann Oncol, 2001, 12(11):1527-1532.

[15] Smith IE, Dowsett M, Ebbs SR, et al. Neoadjuvant treatment of postmenopausal breast cancer with anastrozole, tamoxifen, or both in combination: the Immediate Preoperative Anastrozole, Tamoxifen, or Combined with Tamoxifen(IMPACT) multicenter double-blind randomized trial [J]. J Clin Oncol, 2005,23(22):5108-5116.

[16] Cataliotti L, Buzdar AU, Noguchi S, et al. Comparison of anastrozole versus tamoxifen as preoperative therapy in postmenopausal women with hormone receptor-positive breast cancer: the Pre-Operative "Arimidex" Compared to Tamoxifen(PROACT) trial. Cancer, 2006,106(10):2095-2103.

[17] Ellis MJ, Suman VJ, Hoog J, et al. Randomized phase II neoadjuvant comparison between letrozole, anastrozole, and exemestane for postmenopausal women with estrogen receptor-rich stage 2 to 3 breast cancer: clinical and biomarker outcomes and predictive value of the baseline PAM50-based intrinsic subtype—ACOSOG Z1031. J Clin Oncol, 2011,29(17):2342-2349.

[18] Buzdar AU, Ibrahim NK, Francis D, et al. Significantly higher pathologic complete remission rate after neoadjuvant therapy with trastuzumab, paclitaxel, and epirubicin chemotherapy: results of a randomized trial in human epidermal growth factor receptor 2-positive operable breast cancer. J Clin Oncol, 2005,23(16):3676-3685.

[19] Gianni L, Eiermann W, Semiglazov V, et al. Neoadjuvant chemotherapy with trastuzumab followed by adjuvant trastuzumab versus neoadjuvant chemotherapy alone, in patients with HER2-positive locally advanced breast cancer (the NOAH trial): a randomised controlled superiority trial with a parallel HER2-negative cohort. Lancet, 2010,375(9712):377-384.

[20] Untch M, Loibl S, Bischoff J, et al. Lapatinib versus trastuzumab in combination with neoadjuvant anthracycline-taxane-based chemotherapy (GeparQuinto, GBG 44): a randomised phase 3 trial. Lancet Oncol, 2012,13(2):135-144.

[21] Baselga J, Bradbury I, Eidtmann H, et al. Lapatinib with trastuzumab for HER2-positive early breast cancer (NeoALTTO): a randomised, open-label, multicentre, phase 3 trial. Lancet, 2012, 379 (9816):633-640.

[22] Gianni L, Pienkowski T, Im YH, et al. Efficacy and safety of neoadjuvant pertuzumab and trastuzumab in women with locally advanced, inflammatory, or early HER2-positive breast cancer (NeoSphere): a randomized multicentre, open-label, phase 2 trial. Lancet Oncol, 2012,13(1):25-32.

[23] Liedtke C, Mazouni C, Hess KR, et al. Response to neoadjuvant therapy and long-term survival in patients with triple-negative breast cancer. J Clin Oncol, 2008,26(8):1275-1281.

[24] Silver DP, Richardson AL, Eklund AC, et al. Efficacy of neoadjuvant cisplatin in triple-negative breast cancer. J Clin Oncol, 2010,28(7):1145-1153.

[25] Poole C, Hiller L, Howard H, et al. tAnGo trial collaborators. tAnGo: a randomized phase III trial of gemcitabine (gem) in paclitaxel-containing, epirubicin/cyclophosphamide-based, adjuvant chemotherapy (CT) for women with early-stage breast cancer (EBC). J Clin Oncol, 2008,26(suppl):506.

[26] Swain SM, Tang G, Geyer CE, et al. NSABP B-38: Definitive analysis of a randomized adjuvant trial comparing dose-dense (DD) AC→paclitaxel (P) plus gemcitabine (G) with DD AC→P and with docetaxel, doxorubicin, and cyclophosphamide (TAC) in women with operable, node-positive breast cancer. J Clin Oncol, 2012,30(suppl: abstr LBA1000).

[27] Brewster AM, Hortobagyi GN, Broglio KR, et al. Residual risk of breast cancer recurrence 5 years after adjuvant therapy. J Natl Cancer Inst, 2008,100(16):1179-1183.

[28] Mayer EL, Burstein HJ. Chemotherapy for metastatic breast cancer. Hematol Oncol Clin North Am, 2007,21(2):257-272.

[29] Joensuu H, Kellokumpu-Lehtinen PL, Huovinen R, et al. Adjuvant capecitabine, docetaxel,

cyclophosphamide, and epirubicin for early breast cancer: final analysis of the randomized FinXX trial. J Clin Oncol, 2012,30(1):11-18.

[30] Liedtke C, Broglio K, Moulder S, et al. Prognostic impact of discordance between triple-receptor measurements in primary and recurrent breast cancer. Ann Oncol, 2009,20(12):1953-1958.

[31] Amir E, Miller N, Geddie W, et al. Prospective study evaluating the impact of tissue confirmation of metastatic disease in patients with breast cancer. J Clin Oncol, 2012,30(6):587-592.

[32] Mehta RS, Barlow WE, Albain KS, et al. Combination anastrozole and fulvestrant in metastatic breast cancer. N Engl J Med, 2012,367(5):435-444.

[33] Bergh J, Jonsson PE, Lidbrink EK, et al. FACT: an open-label randomized phase III study of fulvestrant and anastrozole in combination compared with anastrozole alone as first-line therapy for patients with receptor-positive postmenopausal breast cancer. J Clin Oncol, 2012, 30 (16): 1919-1925.

[34] Bachelot T, Bourgier C, Cropet C, et al. Randomized phase II trial of everolimus in combination with tamoxifen in patients with hormone receptor-positive, human epidermal growth factor receptor 2-negative metastatic breast cancer with prior exposure to aromatase inhibitors: a GINECO study. J Clin Oncol, 2012,30(22):2718-2724.

[35] Baselga J, Campone M, Piccart M, et al. Everolimus in postmenopausal hormone-receptor-positive advanced breast cancer. N Engl J Med, 2012,366(6):520-529.

[36] Johnston S, Pippen JJ, Pivot X, et al. Lapatinib combined with letrozole versus letrozole and placebo as first-line therapy for postmenopausal hormone receptor-positive metastatic breast cancer. J Clin Oncol, 2009,27(33):5538-5546.

[37] Kaufman B, Mackey JR, Clemens MR, et al. Trastuzumab plus anastrozole versus anastrozole alone for the treatment of postmenopausal women with human epidermal growth factor receptor 2-positive, hormone receptor-positive metastatic breast cancer: results from the randomized phase III TAnDEM study. J Clin Oncol, 2009,27(33):5529-5537.

[38] Baselga J, Cortes J, Kim SB, et al. Pertuzumab plus trastuzumab plus docetaxel for metastatic breast cancer. N Engl J Med, 2012,366(2):109-119.

[39] Blackwell KL, Miles D, Gianni L, et al. Primary results from EMILIA, a phase III study of trastuzumabemtansine(T-DM1) versus capecitabine(X) and lapatinib(L) in HER2-positive locally advanced or metastatic breast cancer (MBC) previously treated with trastuzumab(T) and a taxane. J Clin Oncol, 2012,30: (suppl, abstrLBA1).

[40] Wang ZH, Hu XC, Chen L, et al. Efficacy of gemcitabine and cisplatin(GP) as first-line combination therapy in patients with triple-negative metastatic breast cancer: Preliminary results report of a phase II trial [C]. J Clin Oncol, 2010,28: (suppl; abstr 1100).

[41] Baselga J, Gomez P, Awada A, et al. The addition of cetuximab to cisplatin increases overall response rate (ORR) and progression-free survival (PFS) in metastatic triple-negative breast cancer (TNBC): results of a randomized phase II study (BALI-1). ESMO, 2010:abstr 4625.

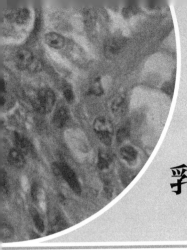

第二十三章 乳腺癌的放射治疗

第一节 导管原位癌保乳术后的放射治疗

导管原位癌（ductal carcinoma in situ，DCIS）是局限于乳腺导管内的原位癌。同其他肿瘤细胞一样，DCIS 是一系列病理学形态、生物学行为存在异质性的肿瘤。基于这些病理和生物学的共同点和差异性，对于不同风险级别的 DCIS 的治疗也有所区别，尤其是在提倡精准医疗和大数据的背景下，放疗在 DCIS 中的作用有共识，也存在个性化治疗的争议和需求。

总体而言，不管采用何种方式治疗，DCIS 的死亡率很低，文献报道的 10 年累积死于由 DCIS 进展而来的浸润性癌的死亡率仅为 1.0%～2.6%。由于 DCIS 患者的死亡风险非常低，因而其治疗原则既要考虑尽量降低其复发进展为浸润性癌的风险，又要考虑到治疗对患者长期生活质量的影响，同时由于绝大多数的复发在局部乳腺，而区域淋巴结和远处转移发生较少，因此对不同患者谨慎选择局部治疗方案至关重要。

导管原位癌初诊的治疗以局部治疗为主，包括全乳切除术及局部肿块扩大切除术联合放疗。全乳切除术对绝大多数的 DCIS 患者是一种治愈性处理方法。Cutuli 等报道了一组法国的调查数据显示，在病灶最大径＜10 mm 的患者中，行全乳切除术的约占 10%，而病灶最大径＞20 mm 的患者中约占 72%；并且在低级别和高级别 DCIS 中，分别有约 11% 和 54% 的患者行全乳切除术。对于在影像学诊断包括钼靶、磁共振等及体检、活检显示的多中心病灶、多象限病灶，全乳切除是合适的推荐治疗手段（《NCCN 指南》2A 类推荐）。

随着肿块切除的保乳手术在浸润性癌中的尝试和 NSABP B06 研究和米兰研究的开展，自 20 世纪 80 年代起，全球共有 4 项大型多中心随机临床研究评估在 DCIS 患者中肿块切除联合放疗的疗效。这 4 个研究分别为 NSABP B-17、EORTC 10853、Swe DCIS 和 UK/ANZ DCIS，相比于最晚开始入组的 UK/ANZ DCIS 研究，前 3 项研究的研究设计相对比较简单，入组患者的标准均为可接受保乳手术、腋窝淋巴结阴性的 DCIS 患者，随机分为单纯肿块切除和肿块切除联合全乳放疗组，放疗剂量均推荐为全乳 50 Gy/25Fx，不推荐瘤床区加量。UK/ANZ DCIS 研究研究设计采用了 2×2 析因分析法，将患者随机分为 4 组：单纯肿块切除、肿块切除＋放疗、肿块切除＋他莫昔芬、肿块切除＋放疗＋他莫昔芬治疗。UK/ANZ DCIS 研究中的放疗剂量同前 3 个研究，为 50 Gy/25Fx。表 23-1 总结了 DCIS 肿块切除对比联合放疗后的局部控制率和长期生存率，总体而言，上述 4 项研究的长期随访结果

(>12年)是一致的,均表明 DCIS 患者接受保乳手术后联合全乳放疗的治疗策略,显著降低同侧乳腺癌的复发风险,包括同侧浸润性癌的复发和 DCIS 的复发,但并不改善患者的总生存和无远处转移生存率。

表 23-1 DCIS 保乳术后全乳放疗/观察的前瞻性随机研究

研究名称	年限	入组患者数	随访时间(年)	局部复发率(%) 放疗	局部复发率(%) 观察	总生存率(%) 放疗	总生存率(%) 观察
NSABP B-17	1985~1990	813	17	19.8	35	79.1	80.6
EORTC 10853	1986~1996	1 010	15.8	18	31	88	90
SweDCIS	1987~1999	1 046	20	20	32	77.2	73
UK/ANZ DCIS	1990~1998	1 694	12.7	7.1	19.4	90	90

虽然 DCIS 保乳手术后行全乳放疗可以降低约 50% 的同侧复发风险,但目前对于临床评估为"低"复发风险的患者的治疗决策仍有争议,根据《NCCN 指南》推荐可仅接受手术切除治疗(《NCCN 指南》2B 类推荐)。目前仅有回顾性研究证实,部分低复发风险 DCIS 患者可仅行保乳手术而不行术后放疗,然而长期随访结果显示,按危险度分组可能仅筛选出部分复发时间点延迟的患者,而非低复发风险患者。RTOG 9804 研究对部分 DCIS 复发低危患者进行了保乳术后放疗对比观察的研究,入组患者为钼靶片显示单病灶,术后 DCIS 病理低/中级别,肿瘤最大径<2.5 cm,术后切缘离墨染至少 3 mm,放疗组推荐 50 Gy/25Fx 的全乳放疗,无瘤床加量。共 636 例患者随机参加此研究,经过 7 年的中位随访,放疗组局部复发率仅为 0.9%,而观察组为 6.7%。RTOG 9804 的结果提示即便是部分中危或低危的患者,放疗后的局部复发率显著低于未放疗的患者。

基于以上的研究和证据,对于初发的 DCIS 的治疗目前推荐肿块切除的保乳手术联合全乳放疗,推荐放疗剂量 50 Gy/25Fx。全乳切除术可作为保乳手术联合放疗的替代治疗,但需要提供患者切除术后乳腺重建的条件和可能。DCIS 保乳手术后经多学科治疗团队谨慎评估后认为局部复发风险极低危的情况下或可免除术后全乳放疗。

第二节 早期乳腺癌保乳术后的放射治疗

一、早期乳腺癌保乳手术和放疗参与的背景

20 世纪 70~80 年代,国际上开展了 6 项大规模临床前瞻性随机研究,旨在比较保乳手术和根治术的局部和生存疗效,目前都有长达 10 年甚至 20 年的随访结果,如表 23-2 所示。此 6 项研究的治疗方案大同小异,全乳切除的治疗中米兰研究和 NSABP B-06 研究采用的是根治术,其余 4 项均采用的是改良根治术;保乳手术切除的治疗中,除了米兰研究采用的是"象限切除术",其余 5 项均采用"肿块切除术"。局部放疗要求全乳加或不加区域淋巴结,放疗剂量为(45~50)Gy/(18~25)次,除了 NSABP B06 以外,其余 5 项研究均要求原瘤床加量至 60 Gy 左右,采用外照射或铱源近距离放疗。

表23-2 乳腺癌保乳治疗对比根治术/改良根治术的前瞻性随机研究

研究名称	年限	入组患者数	随访时间(年)	局部复发率(%)		总生存率(%)	
				保乳	根治	保乳	根治
IGR	1972~1979	179	15	9	14	73	65
WHO Milan	1973~1980	701	20	8.8	2.3	58.3	58.8
NSABP B06	1976~1984	1 217	20	8.1	14.8	46	47
NCI	1979~1987	237	10	5	10	77	75
EORTC 10801	1980~1986	902	20	*20	*12	39.1	44.5
DBCG-82TM	1983~1989	793	20	13	21	53.7	49.1

注：*10年随访结果

6项研究的长期随访结果十分一致，乳房保留治疗和根治术/改良根治术相比，局部复发率，远处转移率和长期总生存基本无差异，证实了保乳治疗的安全性，从而使早期浸润性乳腺癌的治疗策略从乳腺癌根治性手术向乳房保留治疗转变，并形成主流和共识。

二、保乳术后放疗的进展和争议

早期乳腺癌保乳术后局部管理的标准模式是给予全乳常规分割放疗45~50 Gy，瘤床加量10~16 Gy。然而，这种治疗模式所采用的常规分割放疗总疗程长达5~6.5周，这意味着治疗费用和护理成本高，会造成医疗资源特别是加速器资源的紧张；同时，随着对早期乳腺癌保乳术后复发模式的认识，目前认为80%的乳腺内复发位于瘤床及其周围，全乳腺照射是以牺牲瘤床周围的正常乳腺组织为代价。在以上的治疗背景下，乳腺癌保乳术后的更新和替代模式的研究一直在进行，对临床放疗决策和治疗方案影响比较大的主要有以下两点：全乳大分割照射和部分乳腺照射。

（一）全乳大分割照射

常规保乳术后放疗最常用的放疗剂量分割方式为患侧全乳放疗，每分次1.8~2 Gy，总剂量为45~50 Gy，总疗程为5周左右，并给予后期瘤床加量至60Gy左右。大分割治疗是指在总剂量不变的前提下提高分次照射的剂量，同时疗程缩短。乳腺癌中的大分割放疗的研究主要集中于以欧洲为主开展的全乳大分割放疗（WBI）和以美国RTOG为主开展的部分乳腺加速放疗（APBI）两个方面，欧美开展乳腺大分割放疗有其重要的临床操作的优势和充分的生物学基础。大分割放疗缩短了放疗时间，降低了放疗费用，使欧美患者对保乳手术后放疗的依从性大大增加。

关于全乳大分割放疗和常规放疗的比较有3项前瞻性随机临床研究。第一项研究是由加拿大安大略省临床肿瘤协作组（Ontario Clinical Oncology Group，OCOG）发起，共入组1 234例切缘阴性，腋下淋巴结清扫阴性的保乳术后患者，大分割放疗组的治疗方案为：16次/22天42.5 Gy，常规放疗组为25次/35天50 Gy，2010年研究组发表在《新英格兰》医学杂志的随访12年的研究结果显示，常规放疗组10年局部复发率为6.7%，大分割组为6.2%，且2组10年的美容效果无统计学差异。

另外两项研究都是由英国马斯登皇家医院牵头发起的多中心临床研究，分别被命名为

START A 研究和 START B 研究。START A 研究共入组了 2 236 例保乳术后及改良根治术患者,其中改良根治术患者约占 10%左右,腋下淋巴结清扫阴性或阳性,比较大分割治疗方案 41.6 Gy/13 次/5 周(每次 3.2 Gy),13 次/5 周 39 Gy(每次 3 Gy)与常规放疗 25 次/5 周 50 Gy 的疗效,中位随访时间 10 年后结果显示:常规放疗组 10 年局部复发率为 7.4%,13 次/5 周 41.6 Gy 组局部复发率为 6.3%,而 13 次/5 周 39 Gy 组疗效略差,局部复发率为 8.8%。START B 研究共入组 2 215 例患者,患者构成基本同 START A 研究,90%为保乳术后患者,20%患者腋下淋巴结阳性,与 START A 方案所不同的是采用了加速放疗的大分割:15 次/3 周 40 Gy 与常规放疗进行比较,中位随访期 10 年后的局部控制显示,常规放疗的局部复发率为 5.5%,而大分割组为 4.3%,且乳腺外形改变大分割组略好于常规放疗组。

鉴于以上 3 个大型多中心前瞻性临床研究的结果和其他较小样本的随机研究,美国放射治疗学会(ASTRO)于 2011 年发表了关于全乳大分割放疗的指导性意见(Smith),全文综合了 1990 年至 2009 间发表的 11 个随机临床研究和 34 个非随机临床研究,推荐可接受大分割放疗的患者人群为诊断乳腺癌时年龄>50 岁,病理分期为 pT - 2N0,接受保乳手术治疗,不接受全身化疗,放疗的剂量学要求为二维计划中心轴平面,$D_{min} \leqslant$ 处方剂量 93%,$D_{max} \leqslant$ 处方剂量 107%。对于保乳术后的后续瘤床加量,目前存在争议,推荐如有瘤床加量指征仍需加量,但和大分割全乳放疗结合方式尚不统一,可同期,可续贯,无明确推荐。目前全乳大分割放疗方案推荐随访时间最长的加拿大研究模式,即 42.5 Gy/16 次/22 天。

(二) 部分乳腺照射

仅限于瘤床的部分乳腺照射(partial breast irradiation,PBI)是近年来挑战传统全乳放疗模式的另一趋势,其主要理论基础在于:保乳术后复发模式以瘤床及其周围为主,而瘤床以外部位的复发较为少见。部分乳腺照射将术区和周边 1~2 cm 边界的范围定义为临床靶体积(clinical target volume,CTV),给予根治性剂量,以替代传统的全乳放疗。无论采用哪种照射方法,整个疗程均在 1 周左右完成,而不是常规的 6 周左右。其潜在优势包括:疗程较标准模式大幅缩短,因而有可能使更多的保乳手术患者接受术后照射;减少急、慢性损伤,并提高生存质量;况且,部分乳腺照射后即使发生局部复发仍有可能接受保守治疗。

目前关于部分乳腺照射的主要争议是哪些患者可接受部分乳腺照射,但仍然能够保持跟全乳照射相似的局部控制。总体而言,与成熟的全乳照射相比,部分乳腺照射所对应的复发风险仍然稍高。目前,关于部分乳腺照射的指征目前可以参考北美或欧洲对低危患者群的定义。北美 ASTRO 关于部分乳腺加速照射的共识是在分析了 4 个随机研究,38 个前瞻性研究的基础上推出的,这些共识对临床试验以外开展 APBI 的患者选择给出了指导性意见。适合部分乳腺加速照射的人群具有复发风险低危的特征,目前认为,最具代表性的部分乳腺加速照射的病例的特征是 LuminalA 样的乳腺癌亚群,具体表现为:T1, N0, Luminal A 样;不适合的人群具有影响复发的高危因素。介于两者之间的是需要慎重考虑的,具有影响复发的中危因素的患者,也可能是未来扩大指征的潜在人群。

关于部分乳腺加速照射的临床Ⅲ期研究以 NSABP B - 39/RTOG 0413, RAPID - OCOG 为代表。其中,规模最大的是 RTOG 0413 研究,共入组了 4 216 例 18 岁以上的Ⅰ~Ⅱ期(阳性淋巴结数目<3 个)患者,部分乳腺照射技术包括三维适形外照射,导管插值技术或球囊技术,该研究已于 2013 年关闭,研究结果尚未报道。RAPID 研究共入组了 2 315 例 40 岁以上 0~Ⅱ期乳腺癌患者,部分乳腺照射技术以三维适形外照射为主,目前只有 3 年副

作用结果。与全乳照射组相比,部分乳腺加速照射组的毛细血管扩张,乳房纤维化和脂肪坏死等更为常见;不良美容效果所占的比例更高,无论是患者本人评价,还是医护人员评价,结果都是如此。

关于术中放疗实现的部分乳腺照射的临床Ⅲ期研究以意大利 ELIOT 和 TARGIT-A 为代表。ELIOT 采用移动式直线加速器 Mobetron 产生的高能电子线在术中单次照射瘤床 21 Gy。在入选的患者中包括了部分含有 ASTRO 定义的中、高危因素的个体(T1 以上占 15%,ER 占 10%,N1 占 21%),那么在 5 年的研究结果中观察到,术中放疗组的同侧乳房内复发高于对照组(4.4% $vs.$ 0.4%,$P<0.0001$),区域复发亦高于对照组(1.0% $vs.$ 0.3%,$P=0.03$),但尚未影响总生存(96.8% $vs.$ 96.9%,$P=NS$)。多因素分析显示,增加局部复发的因素包括 T2;G3;ER−,以及 TNBC。因此,将部分乳腺照射的人群扩大到 ASTRO 定义的中高危人群仍然需要慎重。

TARGIT-A 研究的术中放疗组和全乳照射组分别入组了 1 113 例和 1 119 例 T1~2、0~3 个腋窝淋巴结阳性、接受保乳手术、切缘阴性的患者。研究中采用 Intrabeam 产生的低能(50 Kv)X 线术中单次照射瘤床 20 Gy,其特点是剂量跌落快,这对于正常组织保护而言是优点,但对肿瘤控制而言可能是潜在的不足。该研究中 5 年的研究结果中也观察到,术中放疗组的同侧乳房内复发高于对照组(3.3% $vs.$ 1.3%,$P<0.042$),但尚未影响乳腺癌死亡(2.6% $vs.$ 1.9%,$P=0.51$)和总生存(96.1% $vs.$ 94.5%,$P=0.099$)。因此,术中放疗实施的部分乳腺照射只能用于经过筛选的患者。

总之,临床实践中部分乳腺加速照射的指征应限于 ASTRO 共识限定的低危人群,适宜人群能否扩大有待Ⅲ期研究的结果进一步确认;副反应和美容效果的优劣可能取决于采用的部分乳腺照射技术;术中放疗实施部分乳腺照射的证据在增加,但目前的Ⅲ期研究提示,术中放疗实施的部分乳腺照射患者局部复发率较高,因此需要进一步随访和筛选术中部分乳腺照射的适宜人群。

第三节 乳腺癌根治术后的放射治疗

一、复发高危患者根治术后辅助放疗共识

1978 年,加拿大不列颠哥伦比亚乳腺癌研究组开始尝试在高危患者中进行术后化疗联合放疗的研究。临床分期为Ⅰ到Ⅱ期的绝经前患者接受改良根治术后淋巴结阳性者随机分为化疗联合局部放疗和单独化疗两组。化疗方案:CMF,放疗在第四疗程和第五疗程化疗之间进行,放疗范围:胸壁+锁骨上+腋下+内乳区淋巴结引流区,剂量:37.5Gy/16Fx。20 年的随访结果显示辅助放疗组不仅显著降低了局部复发,且总生存也有明显获益,术后化疗联合放疗组的乳腺癌专死亡率和总生存率分别为 53% 和 47%,而单独化疗组的乳腺癌专死亡率和总生存率分别为 38% 和 37%。无独有偶,丹麦乳腺癌研究组(DBCG)于 1982 年起进行术后高危患者的辅助放疗研究,82b 研究入组了绝经前的高危患者,包括腋下淋巴结阳性,肿瘤大于 5 cm 及肿瘤侵犯皮肤及胸肌间隙。放疗范围为胸壁+锁骨上/下+腋下+内乳区淋巴结引流区,剂量:50 Gy/25Fx。化疗方案 CMF,放疗在第一疗程化疗后进行。放疗组和

对照组10年无病生存率分别为48%和38%,总生存率分别为54%和45%,均有统计学显著性差异。82c研究入组了绝经后的高危患者,包括腋下淋巴结阳性,肿瘤最大径>5 cm及肿瘤侵犯皮肤及胸肌间隙。随机分为放疗+他莫昔芬、他莫昔芬+CMF和单纯他莫昔芬治疗3组。放疗+他莫昔芬组对比他莫昔芬单独治疗组,总生存分别为45%和36%,同82b一样,10年后放疗组生存获益达到9%,有明显统计学差异。自1997年British Clumbia和DBCG82b研究结果在《新英格兰医学杂志》发表后,术后辅助放疗在淋巴结阳性及T3的复发高危患者中的意义便确立了:在应用化疗和内分泌治疗等全身辅助治疗的前提下,局部辅助放疗可明显降低局部和区域淋巴结病灶的复发,进而提高乳腺癌患者的生存率。

EBCTCG 2014年发表了乳腺癌患者根治术后辅助放疗后10年的局部复发率和20年的长期生存率荟萃分析,共选取了1964~1986年间的共22个针对根治术后辅助放疗的临床研究。研究显示在不少于4枚淋巴结阳性的患者中,10年的局部复发率在放疗组和未放疗组分别为13%和32.1%,术后放疗使局部复发率降低近2/3;20年的乳腺癌专死亡率在放疗组和未放疗组分别为70.7%和80%($P=0.04$)。

以上的荟萃分析及前瞻性临床研究表明,放疗作为局部治疗,对复发高危患者的局部及区域淋巴结有显著的控制疗效,能降低近2/3的局部复发可能,并且这种局部控制作用并不能被其他全身治疗如化疗和内分泌治疗所替代,良好的局部控制会给乳腺癌患者带来长期的生存获益。基于以上和其他的研究和荟萃分析,ASCO/ASTRO均推荐术后辅助放疗的明确指征为病理分期为Ⅲ期以上,或腋下转移淋巴结数≥4枚,或术后切缘阳性患者。

二、根治术后1~3枚淋巴结阳性的中危患者术后辅助放疗

术后辅助放疗在根治术/改良根治术后复发高危患者中的意义和地位明确,但在根治术后腋下淋巴结1~3枚阳性的患者中的治疗意义并不肯定。EBCTCG 2014年根治术后辅助放疗的荟萃分析,主要目的是为了评估根治术后腋下淋巴结1~3枚阳性患者术后辅助放疗对局部控制和长期生存的意义。总共22项研究8 135例患者中,共有1 314例患者接受根治术/改良根治术及腋下淋巴结清扫后被评估为1~3枚淋巴结转移。在这些患者中,10年的局部复发率在放疗组和未放疗组分别为3.8%和20.3%($P<0.000\ 01$);20年的乳腺癌专死亡率在放疗组和未放疗组分别为42.3%和50.2%($P=0.01$)。研究结果显示虽然1~3枚淋巴结阳性的复发中危组的局部复发率为15%~20%,但局部放疗仍能降低近一半的复发风险,长期的生存分析显示总生存在放疗组有明显获益。

丹麦DBCG研究组对前瞻性研究82b和82c研究进行了回顾性亚组分析,在腋下淋巴结清扫不少于8枚且淋巴结阳性的1 152例患者中,552例为1~3枚淋巴结转移患者,随访15年后的局部复发率在放疗组和未放疗组分别为4%和27%($P<0.000\ 01$);15年的总生存率在放疗组和未放疗组分别为48%和57%($P=0.03$)。该研究显示在≥4枚淋巴结阳性的患者中的15年总生存获益为9%,等同于1~3枚阳性的中危组,因此认为1~3枚淋巴结阳性的患者同样有辅助放疗的指征。

除此以外,有很多回顾性研究分析了1~3枚阳性患者复发高危的协同风险因素,包括脉管癌栓阳性,T≥4,年轻患者(年龄<40岁),手术切缘近,淋巴结阳性比例≥20%,淋巴结清扫不彻底(≤10枚)等。综合以上的荟萃分析、前瞻性研究及回顾性分析,1~3枚阳性的中危患者辅助放疗是否获益仍需要评估患者的局部复发风险,根据EBCTCG 2011年发表

的关于保乳术后放疗的局部控制和长期生存的荟萃分析显示,放疗后 10 年局部控制获益
<10%的患者反映到 15 年的乳腺癌专病死亡无获益,由此推断,对于预计复发风险≥20%
的1~3枚淋巴结阳性的中危患者合并其他高危因素,即高危的Ⅱ期患者,强烈推荐术后辅助
放疗,其他患者则需要谨慎评估放疗的风险和获益后决定。

第四节 前哨淋巴结活检时代的区域淋巴照射

近年来,有关保乳手术+前哨淋巴结活检以后,前哨阳性者的后续区域管理方面的研究
主要有 IBCSG 23-01、ACOSOG Z0011 及 EORTC 10981-22023 AMAROS 等研究。其
中,IBCSG 23-01 和 Z0011 研究试图回答前哨淋巴结 1~2 枚阳性者要不要进一步腋窝淋
巴结清扫? 而 AMAROS 研究试图用腋窝淋巴结照射代替腋窝清扫,看能否在维持相似的
区域控制和生存的前提下减少上肢淋巴水肿等并发症。这些研究结果都已正式发表。其中
IBCSG 23-01 和两个 Z0011 研究都报道了 5 年结果,LRR、DFS 和 OS 均无显著差异。其
结论是,单纯前哨淋巴结活检不劣于腋窝淋巴结清扫。因此在 2015 年《更新的前哨淋巴结
活检指南》当中,明确指出,对于早期乳腺癌 1~2 个前哨阳性,并将接受保乳术及全乳常规
分割放疗者,不应推荐腋窝淋巴结清扫。需要注意的是,指南中提到的放疗范围是全乳房,
什么情况下需要区域淋巴照射在指南中并没有明确说明。因此,有必要对以上涉及区域管
理研究的患者特征和放疗技术进行梳理,讨论有限个数的阳性前哨患者区域淋巴照射的
指征。

首先看 IBCSG 23-01 研究,属Ⅲ期临床试验,其研究目的是,明确对于原发肿瘤最大径
≤5 cm,并且有一个或多个前哨淋巴结微转移(≤2 mm)者未进一步腋窝清扫是否不劣于腋
窝清扫。2001~2010 年,共 934 例患者随机入组,其中 931 例可评估。中位随访 5 年,腋清
组和无腋清组 5 年 DFS 分别为 84.4%和 87.8%,无统计学差异(P=0.16);腋清组的 3~4
级与手术相关的远期事件包括感觉神经病变 1 例,淋巴水肿 3 例,运动神经病变 3 例,而无
腋清组仅 1 例出现 3 级运动神经病变。此外,腋清组还有 1 例发生严重不良事件,即术后腋
窝感染。因此,对于仅有有限个数前哨淋巴结微转移的早期乳腺癌患者,应避免腋窝清扫,
从而在不影响生存的前提下避免腋窝手术并发症。

从 IBCSG 23-01 研究入组患者的特征来看,92%的原发病灶最大径<3 cm,ER 阳性
者占 90%,95%为 1 个前哨微转移,可以说多数患者肿瘤负荷小,预后好。从治疗角度来讲,
91%的患者接受了保乳手术,腋清组和无腋清组分别有 98%和 97%的患者接受辅助放疗,
96%的患者接受某种全身治疗;就辅助放疗的策略而言,两组均有 19%的患者接受术中放
疗,70%的患者接受术后放疗,接受术中+术后放疗者分别占 9%和 8%。在腋清组,除阳性
前哨淋巴结外,仅 13%的患者有非前哨淋巴结受累及,可以理解为辅助治疗前,单纯前哨活
检组,还有 13%的患者腋窝有亚临床肿瘤残留。但治疗后 5 年,区域复发的比例<1%。区
域复发率低可能得益于入组患者的腋窝肿瘤负荷较小,预后很好;全身治疗尤其是内分泌治
疗的贡献;以及全乳照射对低位腋窝偶然照射的贡献。既然早期乳腺癌保乳术后前哨 1 个
微转移者辅助全身治疗及全乳放疗后区域复发率低,不给予区域淋巴照射是合理的。

再看 Z0011 研究,也是Ⅲ期非劣效性临床试验,其目的是明确腋窝清扫对前哨淋巴结阳

性患者生存的影响,计划入组 1 900 例,但因死亡率低,试验提前终止。1999 年 5 月～2005 年 12 月,实际入组 891 例。中位随访 6.3 年,腋清组和单纯前哨活检组 5 年总生存分别为 91.8% 和 92.5%,5 年无病生存分别为 82.2% 和 83.9%。因此,对于接受了保乳手术和辅助全身治疗,腋窝有限个数前哨淋巴结转移的患者,就生存而言,单纯前哨淋巴结活检并不劣于腋窝清扫。

从 Z0011 研究入组患者的特征来看,80% 为受体阳性者,80% 以上有 1～2 个阳性淋巴结,其中 41% 为微转移,因此腋窝肿瘤负荷较小,即多数患者的相对预后较好。在腋清组,除阳性前哨外,有高达 27% 的患者还有其他阳性淋巴结。也可理解为,辅助治疗前,单纯前哨组约 30% 的患者腋窝有亚临床病变残留。但治疗后 5 年出现区域复发的比例≤2%。与 IBCSG 23-01 研究相似,导致区域复发率低的原因包括多数患者的预后较好,腋窝肿瘤负荷较小,以及全身治疗的贡献。

此外,放疗对区域控制的贡献也不容忽视。Jagsi 等分析了 Z0011 研究的放疗照射野设置,以及区域淋巴结的覆盖情况。有完整病例报告表的患者共 605 例,其中,89% 的患者接受了全乳放疗,15% 的患者还接受了锁骨上区照射。在有详细放疗记录的 228 例患者中,81% 的患者接受了单纯乳房切线,对腋窝部分 I/II 区形成了偶然照射;有 43 例(18.9%)患者违反研究方案的规定,接受了直接区域照射(照射野数目≥3 个),腋清组和前哨活检组分别有 22 例和 21 例。相比之下,这些接受直接区域照射的患者有更多的腋窝淋巴结受累,因而主要是针对区域复发风险较高者。此外,有 142 例切线野上界可评估,腋清组和前哨活检组分别有 50%(33/66)和 52.6%(40/76)的患者接受了高切线野(切线野上界距离肱骨头≤2 cm),因此有更多的腋窝 I/II 区,部分腋窝 III 区受到了照射。由此可见,乳房切线野,高切线野,以及直接区域照射均在某种程度上增加了区域控制。对于区域复发风险较高的患者,比如阳性前哨淋巴结数≥3 枚者,增设包括腋窝和锁骨上、下区的直接区域照射野是必要的;对于阳性前哨淋巴结 1～2 枚者,可在全身治疗的基础上给予乳房切线或高切线野,是否需要增设直接区域照射野有必要结合患者的临床病理特征来判断。

最后看 AMAROS 研究对区域照射的启示。AMAROS 研究也是 III 期非劣效性临床试验,其研究目的是评估对于前哨淋巴结 1 枚阳性者腋窝放疗能否取得跟腋窝清扫类似的区域控制,并减少上肢淋巴水肿等副反应。原发肿瘤分期 T1～2,前哨有一个阳性者随机分成腋窝清扫组和腋窝放疗组。2001 年 2 月～2010 年 4 月,共入选了 1 425 例前哨淋巴结一枚阳性者,其中,腋窝清扫组 744 例,腋窝放疗组 681 例,这些患者构成了意向性治疗的人群。前哨阳性者中位随访时间 6.1 年。在腋清组,33% 的患者腋窝还有其他阳性淋巴结。腋窝清扫组有 4 例出现腋窝复发,而腋窝放疗组有 7 例出现腋窝复发。腋窝清扫后和腋窝放疗后 5 年腋窝复发率分别为 0.43% 和 1.19%。

将 AMAROS 研究与 Z0011 研究做个对比,不难发现,AMAROS 研究中患者的腋窝肿瘤负荷略小,前哨淋巴结仅 1 枚阳性;腋窝清扫组患者有其他阳性腋窝淋巴结者所占比例相似,均约为 30%;5 年腋窝复发率相似,均不超过 2%。但是,放疗的差别在于 AMAROS 研究中腋窝放疗组针对腋窝设置了直接照射野,包括了全腋窝,甚至部分锁骨上区;况且与 Z0011 中未做腋窝清扫的患者相比,全腋窝放疗增加了上肢水肿发生率,并且影响患者的生活质量。因此,AMAROS 研究中针对腋窝的直接照射野在某种程度上有过度治疗的嫌疑。换个角度来说,对于前哨 1 个阳性者,无论是微转移,还是宏转移,可能并不需要广泛的区域照射。

实践中是否可以参考 MA.20 的结果指导前哨 1~3 个阳性者的区域照射呢？显然，有一定的挑战。首先，MA.20 是为腋清以后 1~3 枚阳性患者量身定制的；其次，MA.20 的研究人群混杂，既有腋窝淋巴结阳性者，还部分腋窝淋巴结阴性但合并高危因素者；第三，MA.20 研究中多数腋窝淋巴结阳性患者术前临床或影像学检查腋窝淋巴结肿大，并非前哨淋巴结活检的适宜人群，相比之下，腋窝肿瘤负荷偏大。因此，我们不能将 MA.20 研究的结果简单外推到接受前哨淋巴结活检的患者。

毫无疑问，Z0011 等有关前哨淋巴结阳性者后续管理的研究还不能直接回答是否给予区域淋巴照射的问题。临床实践中，当我们面对有限个数的前哨淋巴结转移患者时，需要综合分析患者的临床-病理特征，包括原发病灶的大小，前哨活检淋巴结总数、阳性个数，及转移灶大小，从而估计腋窝其他淋巴结受累及的概率，以及腋窝 4 个以上淋巴结受累的概率，进而判断多大程度上需要给予区域照射，并确定合适的照射野。

第五节　新辅助治疗后放疗进展

在没有新辅助化疗对病理分期影响的情况下，保乳术后区域淋巴照射的指征，前面已经讨论，不再赘述；乳房切除术后区域淋巴照射的指征主要依据术后的临床-病理特征，如原发肿瘤 T3~4，或腋窝淋巴结阳性数目≥4 枚有绝对放疗指征；原发肿瘤 T1~2，腋窝淋巴结 1~3 枚，但合并组高危因素（如组织学Ⅲ级，受体阴性等）者，也建议局部-区域放疗。

新辅助治疗，尤其是化疗（+/-靶向治疗）的应用，降低了乳腺原发灶和腋窝淋巴结的分期，因而改善了乳腺癌患者的预后。由于新辅助化疗的降期作用，术后病理对于辅助放疗的指征意义降低。那么，关于新辅助化疗背景下区域淋巴照射的指征需要考虑的核心问题是：究竟是依据化疗前的临床特征，还是化疗后的病理特征？

来自于 MD Anderson 的 Huang 等回顾分析了共 542 例接受了新辅助化疗、乳房切除术和术后放疗患者的结果，并与 134 例接受了相似治疗但不包括放疗的患者比较。结果显示，接受放疗患者的 10 年 LRR 较低（11% $vs.$ 22%，$P=0.0001$）。局部-区域控制的获益人群包括原发肿瘤 T3 或 T4，ⅡB 期及以上（AJCC 1988），术后病理残留肿瘤>2 cm，或腋窝阳性淋巴结数≥4 枚。新辅助化疗前临床分期Ⅲ期或Ⅳ期，化疗后达到病理完全缓解（pCR）者 10 年 LRR 仍较高，通过放疗可使其复发率显著降低（33% $vs.$ 3%，$P=0.006$）。此外，放疗还改善了以下亚群的病因特异性生存（CSS）：化疗前临床分期≥ⅢB 期，原发肿瘤 T4，或腋窝阳性淋巴结数≥4 枚。多因素分析结果显示，因未行放疗局部-区域复发和病因特异性死亡的风险比分别为 4.7（$P<0.0001$）和 2.0（$P<0.0001$）。显然，临床分期为 T3~4，Ⅲ~Ⅳ（同侧锁骨上区淋巴结转移）期，或腋窝阳性淋巴结数≥4 枚者接受了新辅助化疗和乳房切除术后，辅助放疗能够改善局部-区域控制和生存。不管新辅助化疗的效果如何，具有这些临床-病理特征的人群应该考虑辅助放疗。换句话说，局部晚期乳腺癌的放疗指征不受新辅助化疗影响。

MD Anderson 的 McGuire S 等还分析了辅助放疗在新辅助化疗后达到 pCR 患者中的作用。回顾性确认 226 例患者接受了新辅助化疗，并且术后病理证实达到 pCR。其中，有

106例接受乳房切除术的非炎性乳腺癌患者纳入分析。这些患者诊断时的临床分期（AJCC 2003分期）分布为：Ⅰ期占2%，Ⅱ期占31%，ⅢA期占30%，ⅢB期占35%，ⅢC期占11%。新辅助化疗的方案包括：92%以蒽环类为基础，38%还接受了紫杉类。72例接受了辅助放疗，另外34例未放疗。随访结果显示，放疗不影响Ⅰ～Ⅱ期患者的10年LRR（放疗组和未放疗组的10年LRR均为0）；然而，由于放疗，Ⅲ期患者的10年LRR从$33.3\%\pm15.7\%$降低至$7.3\%\pm3.5\%$（$P=0.040$）。此外，Ⅲ期患者的DFS和OS也因放疗而改善。因此，乳房切除术后放疗给临床Ⅲ期但新辅助化疗后达到pCR的患者带来了临床获益，也就是说，临床Ⅲ期的患者新辅助化疗后即使达到pCR，辅助放疗仍不可或缺。

Mamounas E对NSABP B-18和B-27两个关于新辅助化疗的试验进行了联合分析，调查了新辅助化疗后LRR的预测因素。B-18和B-27研究分别随机入选1 523例和2 411例细针或空心针穿刺证实的可手术乳腺癌患者[临床分期T(1～3)N(0～1)M0]。应用的新辅助化疗方案包括单纯AC，或AC序贯新辅助/辅助多西他赛；保乳术后的患者只给予乳房照射，乳房切除术后的患者不给予放疗。这两个研究共涉及新辅助化疗患者3 088例，其中接受乳房切除术的患者1 071例，接受保乳治疗的患者1 890例。10年随访中共有355例患者出现LRR。乳房切除术后10年LRR为12.3%（局部复发占8.9%，区域复发占3.4%）；保乳治疗后10年LRR为10.3%（局部复发占8.1%，区域复发为2.2%）。多因素分析结果显示，保乳治疗后LRR的独立预测因素包括年龄（≥50岁 vs. <50岁），新辅助化疗前临床腋窝淋巴结状态（cN+ vs. cN-），病理淋巴结状态及乳房肿瘤反应（ypN-/乳房肿瘤未达pCR vs. ypN-/乳房肿瘤达pCR；ypN+ vs. ypN-/乳房肿瘤达pCR）；乳房切除术后LRR的独立预测因素则包括新辅助化疗前乳房肿瘤大小（>5 cm vs. ≤5 cm），临床腋窝淋巴结状态（cN+ vs. cN-），病理淋巴结状态及乳房肿瘤反应（ypN-/乳房肿瘤未达pCR vs. ypN-/乳房肿瘤达pCR；ypN+ vs. ypN-/乳房肿瘤达pCR）。依据这些独立预测因素，可评估临床分期为T1～3N0～1M0的可手术乳腺癌患者新辅助化疗后的LRR风险，并可能有助于术后放疗的决策。显然，新辅助化疗前临床评估腋窝淋巴结阳性（即cN+），新辅助化后腋窝未达到ypN-者10年LRR风险高达20%，对于接受了保乳手术的患者，尤其是年龄50岁以下者，乳房照射的基础上应该另加区域照射，对于接受了乳房切除术的患者，尤其是新辅助化疗前乳房原发肿瘤5 cm以上者，应该考虑胸壁+区域照射。相比之下，新辅助化疗前临床评估腋窝淋巴结阴性（即cN-），新辅助化后腋窝淋巴结仍然阴性（即ypN-）者10年LRR风险较低，保乳术后不给予区域照射，乳房切除术后不给予辅助放疗可能是合理的选择。然而，新辅助化疗前临床评估腋窝淋巴结阳性（即cN+），但新辅助化后腋窝达到ypN-者10年LRR风险中等，保乳术后是否应该给予区域照射，乳房切除术后是否考虑辅助放疗，目前存在争议。2013年启动的NSABP B51/RTOG 1304研究试图评估区域淋巴照射是否改善新辅助化疗后腋窝淋巴结达到pN0患者的无病生存。该研究的结果将有助于明确新辅助化疗前分期为cT(1～3)N1M0，化疗后达pN0患者的LRR风险和区域淋巴照射的价值。

综上，新辅助化疗背景下区域淋巴照射的指征取决于化疗前或化疗后的最差临床病理特征。对于局部晚期的患者而言，无论原发肿瘤/腋窝淋巴结的反应如何，都应该考虑辅助放疗；对于化疗前评估为cT(1～3)N1M0，化疗后腋窝淋巴结阳性者，仍需要考虑区域照射；对于化疗前评估为cT(1～3)N1M0，化疗后腋窝淋巴结达pN0者，是否需要区域照射尚有争议,有待临床试验解决,临床实践中应个体化考虑。

(俞晓立 马金利 郭小毛)

主要参考文献

[1] Sanders ME, Schuyler PA, Dupont WD, et al. The natural history of low-grade ductal carcinoma in situ of the breast in women treated by biopsy only revealed over 30 years of long-term follow-up. Cancer, 2005,103(2):2481-2484.

[2] O'Flynn EA, Morel JC, Gonzalez J, et al. Prediction of the presence of invasive disease from the measurement of extent of malignant microcalcification on mammography and ductal carcinoma in situ grade at core biopsy. Clin Radiol, 2009,64(2):178-183.

[3] Cutuli B, Lemanski C, Fourquet A, et al. Breast-conserving surgery with or without radiotherapy vs mastectomy for ductal carcinoma in situ: French survey experience. Br J Cancer, 2009,100(7):1048-1054.

[4] Wapnir IL, Dignam JJ, Fisher B, et al. Long term outcomes of invasive ipsilateral breast tumor recurrences after lumpectomy in NSABP B-17 and B-24 randomized clinical trials for DCIS. J Natl Cancer Inst 103:478-488,2011.

[5] Cuzick J, Sestak I, Pinder SE, et al. Effect of tamoxifen and radiotherapy in women with locally excised ductal carcinoma in situ: Long-term results from the UK/ANZ DCIS trial. Lancet Oncol, 2011,12(1):21-29.

[6] Donker M, Litière S, Werutsky G, et al. Breast conserving treatment with or without radiotherapy in ductal carcinoma in situ: 15-year recurrence rates and outcome after a recurrence, from the EORTC 10853 randomized phase III trial. J Clin Oncol, 2013,31(32):4054-4059.

[7] Wärnberg F, Garmo H, Emdin S, et al. Effect of radiotherapy after breast-conserving surgery for ductal carcinoma in situ: 20 years follow-up in the randomized SweDCIS Trial. J Clin Oncol, 2014,32(32):3613-3618.

[8] Di Saverio S, Catena F, Santini D, et al. 259 Patients with DCIS of the breast applying USC/Van Nuys prognostic index: a retrospective review with long term follow up. Breast Cancer Res Treat, 2008,109(3):405-416.

[9] Hughes LL, Wang M, Page DL, et al. Local excision alone without irradiation for ductal carcinoma in situ of the breast: a trial of the Eastern Cooperative Oncology Group. J Clin Oncol, 2009,27(32):5319-5324.

[10] McCormick B, Winter K, Hudis C, et al. RTOG 9804: a prospective randomized trial for good-risk ductal carcinoma in situ comparing radiotherapy with observation. J Clin Oncol, 2015, 33(7):709-715.

[11] Spooner D, Stocken DD, Jordan S, et al. A randomised controlled trial to evaluate both the role and the optimal fractionation of radiotherapy in the conservative management of early breast cancer. Clin Oncol (R Coll Radiol), 2012,24(10):697-706.

[12] Ford HT, Coombes RC, Gazet JC, et al. Long-term follow-up of a randomised trial designed to determine the need for irradiation following conservative surgery for the treatment of invasive breast cancer. Ann Oncol, 2006,17(3):401-408.

[13] Holli K, Hietanen P, Saaristo R, et al. Radiotherapy after segmental resection of breast cancer with favorable prognostic features: 12-year follow-up results of a randomized trial. J Clin Oncol, 2009, 27(6):927-932.

[14] Blichert-Toft M, Nielsen M, Düring M, et al. Long-term results of breast conserving surgery vs. mastectomy for early stage invasive breast cancer: 20-yearfollow-up of the Danish randomized DBCG-82TM protocol. Acta Oncol, 2008, 47(4):672-681.

[15] Litière S, Werutsky G, Fentiman IS, et al. Breast conserving therapy versus mastectomy for stage I-II breast cancer: 20 year follow-up of the EORTC 10801phase 3 randomised trial. Lancet Oncol, 2012, 13(4):412-419.

[16] Yarnold J, Ashton A, Bliss J, et al. Fractionation sensitivity and dose response of late adverse effects in the breast after radiotherapy for early breast cancer: long-term results of a randomized trial. Radiother Oncol, 2005, 75(1):9-17.

[17] Whelan TJ, Pignol JP, Levine MN, et al. Long-term results of hypofractionated radiation therapy for breast cancer. N Engl J Med, 2010, 362(6):513-520.

[18] Haviland JS, Owen JR, Dewar JA, et al. The UK Standardisation of Breast Radiotherapy (START) trials of radiotherapy hypofractionation for treatment of early breast cancer: 10-year follow-up results of two randomised controlled trials. Lancet Oncol, 2013, 14(11):1086-1094.

[19] Smith BD, Bentzen SM, Correa CR, et al. Fractionation for whole breast irradiation: an American Society for Radiation Oncology (ASTRO) evidence-based guideline. Int J Radiat Oncol Biol Phys, 2011, 81(1):59-68.

[20] Olivotto IA, Whelan TJ, Parpia S, et al. Interim cosmetic and toxicity results from RAPID: a randomized trial of accelerated partial breast irradiation using three-dimensional conformal external beam radiation therapy. J Clin Oncol, 2013, 31(32):4038-4045.

[21] Bartelink H, Maingon P, Poortmans P, et al. Whole-breast irradiation with or without a boost for patients treated with breast-conserving surgery for early breast cancer: 20-year follow-up of a randomised phase 3 trial. Lancet Oncol, 2015, 16(1):47-56.

[22] Owen JR, Ashton A, Bliss JM, et al. Effect of radiotherapy fraction size on tumour control in patients with early-stage breast cancer after local tumour excision: Long-term results of a randomised trial. Lancet Oncol, 2006, 7(6):467-471.

[23] Bentzen SM, Agrawal RK, Aird EG, et al. The uk standardisation of breast radiotherapy (start) trial a of radiotherapy hypofractionation for treatment of early breast cancer: A randomised trial. Lancet Oncol, 2008, 9(4):331-341.

[24] Bentzen SM, Agrawal RK, Aird EG, et al. The uk standardisation of breast radiotherapy (start) trial b of radiotherapy hypofractionation for treatment of early breast cancer: A randomised trial. Lancet, 2008, 371(9618):1098-1107.

[25] Whelan TJ, Pignol JP, Levine MN, et al. Long-term results of hypofractionated radiation therapy for breast cancer. N Engl J Med, 2010, 362(6):513-520.

[26] Smith BD, Bentzen SM, Correa CR, et al. Fractionation for whole breast irradiation: An american society for radiation oncology (astro) evidence-based guideline. Int J Radiat Oncol Biol Phys, 2011, 81(1):59-68.

[27] Smith BD, Arthur DW, Buchholz TA, et al. Accelerated partial breast irradiation consensus statement from the american society for radiation oncology (astro). Int J Radiat Oncol Biol Phys, 2009, 74(4):987-1001.

[28] Veronesi U, Orecchia R, Maisonneuve P, et al. Intraoperative radiotherapy versus external radiotherapy for early breast cancer (eliot): A randomised controlled equivalence trial. Lancet Oncol, 2013, 14(13):1269-1277.

[29] Vaidya JS, Wenz F, Bulsara M, et al. Risk-adapted targeted intraoperative radiotherapy versus whole-breast radiotherapy for breast cancer: 5-year results for local control and overall survival from the targit-a randomised trial. Lancet, 2014,383(9917):603 – 613.

[30] Hughes KS, Schnaper LA, Bellon JR, et al. Lumpectomy plus tamoxifen with or without irradiation in women age 70 years or older with early breast cancer: Long-term follow-up of calgb 9343. J Clin Oncol, 2013,31(19):2382 – 2387.

[31] Kunkler IH, Williams LJ, Jack WJ, et al. Breast-conserving surgery with or without irradiation in women aged 65 years or older with early breast cancer (prime ii): A randomised controlled trial. Lancet Oncol, 2015,16(3):266 – 273.

[32] Whelan TJ, Olivotto IA, Parulekar WR, et al. Regional nodal irradiation in early-stage breast cancer. N Engl J Med, 2015,373(4):307 – 316.

[33] Poortmans PM, Collette S, Kirkove C, et al. Internal mammary and medial supraclavicular irradiation in breast cancer. N Engl J Med, 2015,373(4):317 – 327.

[34] Galimberti V, Cole BF, Zurrida S, et al. Axillary dissection versus no axillary dissection in patients with sentinel-node micrometastases (ibcsg 23 – 01): A phase 3 randomised controlled trial. Lancet Oncol, 2013,14(4):297 – 305.

[35] Giuliano AE, Hunt KK, Ballman KV, et al. Axillary dissection vs no axillary dissection in women with invasive breast cancer and sentinel node metastasis: A randomized clinical trial. JAMA, 2011, 305(6):569 – 575.

[36] Jagsi R, Chadha M, Moni J, et al. Radiation field design in the acosog z0011 (alliance) trial. J Clin Oncol, 2014,32(32):3600 – 3606.

[37] Donker M, van Tienhoven G, Straver ME, et al. Radiotherapy or surgery of the axilla after a positive sentinel node in breast cancer (eortc 10981 – 22023 amaros): A randomised, multicentre, open-label, phase 3 non-inferiority trial. Lancet Oncol, 2014,15(12):1303 – 1310.

[38] McGuire SE, Gonzalez-Angulo AM, Huang EH, et al. Postmastectomy radiation improves the outcome of patients with locally advanced breast cancer who achieve a pathologic complete response to neoadjuvant chemotherapy. Int J Radiat Oncol Biol Phys, 2007,68(4):1004 – 1009.

[39] Mamounas EP, Anderson SJ, Dignam JJ, et al. Predictors of locoregional recurrence after neoadjuvant chemotherapy: Results from combined analysis of national surgical adjuvant breast and bowel project b – 18 and b – 27. J Clin Oncol, 2012,30(32):3960 – 3966

[40] Ragaz J, Olivotto IA, Spinelli JJ, et al. Locoregional radiation therapy in patients with high-risk breast cancer receiving adjuvant chemotherapy: 20-year results of the British Columbia randomized trial. J Natl Cancer Inst, 2005,97(2):116 – 126.

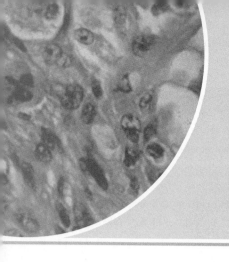

第二十四章 原发性肝癌

第一节 概 述

原发性肝癌(以下简称"肝癌")属于肝脏上皮性恶性肿瘤中的一类。根据世界卫生组织(WHO)的组织学分类,肝脏上皮性恶性肿瘤分为肝细胞癌(hepatocellular carcinoma)、胆管细胞癌(cholangiocarcinoma,又称肝内或周围胆管癌)、胆管囊腺癌(bileduct cystadenocarcinoma)、肝细胞及胆管混合癌(combined hepatocellular and cholangiocarcinoma)、肝母细胞瘤(hepatoblastoma)和未分化癌(undifferentiated carcinoma)。通常原发性肝癌主要包括肝细胞癌、肝内胆管癌、肝细胞及胆管混合癌3种细胞类型。肝细胞癌中又包含预后较好的纤维板层型(fibrolamellar)肝癌。我国原发性肝癌90%以上为肝细胞癌,肝内胆管癌、肝细胞及胆管混合癌各占不到5%。

2015年全球肝癌发病超过85万例,死亡人口81万。与10年前的数据相比,增长均超过35%。男性发病率明显高于女性,比例约为2.5∶1。全球范围内,肝癌的发病率占癌症发病率的第6位,死亡率占第4位。我国肝癌发病率排名在肺癌和胃癌之后占癌症发病率的第3位,死亡率仅次于肺癌占第2位。

世界范围内,肝癌高发于非洲撒哈拉沙漠以南、东亚和东南亚等地区,发达地区(南欧除外)、拉丁美洲、中南亚发病较低。我国肝癌高发于江苏、福建、广东、广西等东南沿海地区的江、河、海口与岛屿,如著名的高发区江苏启东、福建同安、广东顺德、广西扶绥等。

在我国,45～59岁为肝癌发病的高峰年龄,而癌症致死通常在45～74岁,对中壮年健康的威胁甚大。肝癌发病(死亡)率越高,中位年龄越低,说明致肝癌因素在严重流行区主要作用在幼年阶段,经过20～40年后而发病。

第二节 病 因 学

不同地区肝癌的病因因素不尽相同。我国肝癌的主要病因有病毒性肝炎感染(主要为乙型和丙型)、肝硬化、黄曲霉毒素及饮水污染,其他还有饮酒、吸烟、遗传因素等。

一、病毒性肝炎

病毒性肝炎与肝癌关系主要为乙型肝炎病毒(HBV)与丙型肝炎病毒(HCV)。HBV属嗜肝DNA病毒,HCV为RNA病毒。全世界有约3亿HBV携带者,我国占1.2亿。在我国,母婴传播是乙肝重要传染途径之一,如婴儿HBsAg持续阳性,则发生肝癌的概率达4%。

HBV和HCV两者与肝癌关系密切:①肝癌患者血中多可测出HBV或HCV标记。我国肝癌患者HBV标记阳性达90%左右,HCV抗体阳性为10%左右。日本、南欧则以HCV为主要背景。②流行病学资料提示,人群HBsAg阳性率与肝癌死亡率有关。③HBsAg阳性者,其患肝癌的相对危险度为HBsAg阴性者10~50倍。④乙型肝炎疫苗干预已使接种人群肝癌发病率下降。

HCV与HBV有联合效应,合并感染者相对危险性高于两者的单独相对危险性。另外,HBV相关肝癌和HCV相关肝癌比较,后者往往年龄较大、肝硬化较重、预后较前者差且多中心发生较多。

HBV致癌的机制尚不清楚,可能与HBV-DNA整合现象、HBV的X基因有关。有迹象表明,持续抗病毒治疗可减少肝癌的风险。

二、肝硬化

肝硬化合并肝癌的发生率为17%,肝癌合并肝硬化的发生率为85%。在我国,以肝炎后肝硬化所占比例最高。欧美国家肝癌常发生在酒精性肝硬化的基础上,饮酒与肝硬化间存在剂量反应关系。意大利肝癌归因:61%为HCV,18%为酗酒,13%为HBV。近年来,我国由饮酒导致肝硬化进而发展为肝癌的比例有上升趋势。

三、黄曲霉毒素 B1

WHO国际癌症研究所认为黄曲霉毒素B1(AFB1)是人类致癌剂。黄曲霉毒素与肝癌有关:①人群AFB1的摄入量与肝癌死亡率呈正相关;②我国AFB1污染分布图与肝癌高发区地理分布几乎一致;③已证实黄曲霉毒素在实验动物可诱发肝癌;④我国和西非暴露在AFB1的地区,人群中肝癌 p53突变(249密码子)率高。

四、饮水污染

我国流行病学资料提示,肝癌高发与饮水污染有密切关系,饮用污染严重的池塘水或宅沟水者肝癌死亡率较高,而饮用深井水者则肝癌死亡率较低。近年发现池塘水或宅沟水中的水藻毒素是一种强的促癌因素。最常见的藻类为蓝绿藻,其中毒性较大且与人类关系密切的是微囊藻及其毒素(microcystins,MCYST)。尽管已证实MCYST的促肝癌作用,但饮水污染可能包括诸多其他致癌、促癌物质。

五、其他因素与综合作用

吸烟与HBsAg阴性肝癌有关。据估计,北美约12%的肝癌与吸烟有关。同时,吸烟明显增加丙型肝炎患者的肝癌危险性,吸烟伴HCV抗体阳性者肝癌死亡风险值为9.6。

肥胖和糖尿病是有丙型肝炎背景或酒精性肝硬化者的危险因素,甚至HCV阴性者和胆固醇增高者,2 型糖尿病也是肝癌危险因素。

澳大利亚发现血色病(hemochromatosis)为肝癌高危险因素,铁超负荷也可能是因素之一。肝脏铁超负荷在表达丙型肝炎的转基因鼠可诱发肝癌。非洲则报道 Budd-Chiari 综合征(下腔静脉膜性梗阻)者肝癌高发。华支睾吸虫病可引起肝内胆管癌。

第三节 预 防

20 世纪 70 年代,我国结合国情提出"改水、防霉、防肝炎"的肝癌一级预防七字方针,至今仍然有用,并已获得初步效益。

对新生儿的乙型肝炎疫苗接种成为我国的一项政策后,乙肝相关性肝癌在不久的将来可能出现断崖式下降。据报道,抗病毒治疗乙型肝炎后肝癌发病率也有所下降。丙肝疫苗的问世有望进一步降低丙型肝炎相关肝癌的发病率。预防乙型肝炎和丙型肝炎的其他措施有:献血者或血液制品筛检、针头、针筒、针灸和口腔用具的消毒,防止与带病毒者合用剃须刀和指甲钳等。

肝癌高发区含 AFB1 的主要食品是玉米、花生、花生油、豆、豆酱、酱油等。防霉主要包括对玉米、花生的防霉去毒,如由收割到保存过程中的防潮、防霉和已霉变粮食的处理。在肝癌高发区应提倡改吃大米,提倡减少食用过多的花生及其制品。

饮水污染诱发肝癌的机制虽未完全搞清楚,但水源改造后已出现肝癌死亡率下降的趋势。主要是变死水为活水,由饮池塘水、宅沟水变为饮井水、深井水、自来水,城市则改用污染少的水源生产自来水。

第四节 病 理 学

一、大体分型

1901 年,Eggel 将肝癌分为巨块型、结节型和弥漫型的分类方法沿用至今。20 世纪 70 年代由于甲胎蛋白用于普查,发现了亚临床肝癌或小肝癌。目前国内对肝癌的大体分型一般分为:①巨块型,即单块状、融合块状、多块状;②结节型,即单结节、融合结节、多结节;③小肝癌;④弥漫型。Okuda 则从肝癌生长方式分为:①膨胀型,肿瘤边界清楚,有纤维包膜,常伴肝硬化,并再分为单结节型与多结节型;②浸润型,肿瘤边界不清,多不伴肝硬化;③混合型,也再分为单结节与多结节型;④弥漫型;⑤特殊型,如带蒂外生型,仅见肝内门静脉癌栓而未见癌块者等。Okuda 发现日本膨胀型较多,美国浸润型较多。

二、组织学分型

原发性肝癌主要包括肝细胞癌、肝内胆管癌、肝细胞及胆管混合癌 3 种细胞类型。肝细胞癌由类似肝细胞样细胞组成,肝内胆管癌由胆管上皮样细胞组成,肝细胞及胆管混合癌具有两者共同特征。我国原发性肝癌 90% 为肝细胞癌,而肝内胆管癌、肝细胞及胆管混合癌各占不到 5%。

肝细胞癌按组织学类型分为：①梁索型，又可进一步分为粗梁型和细梁型，粗梁型是HCC最常见的组织学类型，细梁型是高分化HCC主要组织学类型。②假腺样型，肿瘤细胞呈腺状排列。③实体型，癌细胞呈片层状或团块状生长，其间无血窦或纤维组织。④硬化型，少见，需与胆管癌和转移癌鉴别。

纤维板层型肝癌（fibrolamellar hepatocellular carcinoma，FLC）是肝细胞中特殊的组织学亚型，多见于无肝硬化的青年。肿瘤常为单个结节，生长较慢，预后较好。癌细胞较大呈多角形，有强嗜酸性颗粒状的癌细胞质，癌细胞巢间有大量平行排列的板层状纤维基质。

肝内胆管癌的瘤体一般较坚硬，呈灰白色，坏死不如肝细胞癌明显。镜下癌细胞为分化良好的柱状或立方上皮细胞，含中等量透明或轻度颗粒状嗜碱性胞质。多分泌黏液，但不分泌胆汁，常富含纤维性基质。亦可表现为其他变异类型，如黏液腺癌、印戒细胞癌、鳞腺癌或表皮样黏液癌。

三、肝癌细胞的分化

1954年，Edmondson和Steiner根据分化好坏将肝细胞癌分为Ⅰ～Ⅳ级。在一个肝癌结节内可以看到不同分级的细胞并存。随着肝癌由早期向晚期的发展，分级也可由好变坏，如由Ⅰ～Ⅱ级变为Ⅲ～Ⅳ级，由两倍体细胞为主变为以异倍体细胞为主，由包膜完整到包膜不完整，由单个变为多个等。

四、癌前期病变

1973年，Anthony等即已指出，肝细胞不典型性增生为肝癌癌前期病变。肝癌的发生和发展过程一般为：腺瘤样增生→不典型腺瘤样增生→早期肝癌。也有肝癌的发生常由低度发育异常结节→高度发育异常结节→肝癌，高度发育异常结节发生肝癌的危险性是低度发育异常结节的4倍，它们之间已有明显分子生物学改变，故慢性病毒性肝炎肝硬化患者的高度发育异常结节应考虑为癌前期病变。

第五节　分子生物学和遗传学

肝细胞的癌变并发展成侵袭性肝癌，是一个多因素、多基因参与和多阶段形成的过程，包含由于内、外因素导致细胞遗传特性的改变。这些变化包括染色体畸变、癌基因的激活、生长因子及其受体的异常、抑癌基因的失活等。一个正常细胞变成有侵袭性的癌细胞要经过几年到几十年的过程。

细胞的遗传特性取决于细胞核的染色体，由DNA构成的染色体有无数基因。基因改变（如基因突变、错位、倒转、断裂、插入、重排等），使其增殖的后代将发生改变，并可能变成肝癌细胞。

细胞通常有两类基因：一类参与细胞的生长代谢，促进并调节细胞增殖和分化，如原癌基因。原癌基因一旦被激活，即可能变成致癌的癌基因（如 *ErbB*、*ras*、*c-myc*、*c-met*、*IGF* 等）。另一类抑制细胞的生长于增殖，如抑癌基因（如 *p53*、*p16*、*Rb* 等）。通常需要多个与控制细胞生长相关的基因突变，癌才得以发生。

另一方面，细胞内信号传导通路的改变与肝癌细胞生长和转移复发相关，主要分子通路包括：Ras-MAPKK、P3k/Akt/mTOR、Wnt/β-联蛋白(catenin)和JAK/STAT。

肝癌遗传改变程度可以从单个基因的点突变到染色体臂的增加或丢失，除了上述常见的基因突变外，还包括染色体拷贝数目畸变、等位基因失衡等。

第六节 临床表现

一、常见临床表现

（一）症状

亚临床肝癌多无任何症状，肝癌由小变大，可出现腹痛、纳差、腹胀、乏力、消瘦、腹块、发热、黄疸等，但这些大多已属中晚期症状。肝癌结节破裂出血可出现急腹症。

腹痛可由肿瘤迅速增大使肝包膜张力增加，或癌结节包膜下破裂，或肝癌结节破裂出血引起，分别表现为持续性钝痛、呼吸时加重的腹痛和急性腹痛。纳差常因肝功能损害、肿瘤压迫肠胃道等所致。腹胀可因肿瘤巨大、腹腔积液及肝功能障碍引起。乏力、消瘦可因恶性肿瘤的代谢产物与进食少等引起，严重者可出现恶病质。左叶肝癌患者常诉剑突下有肿块，右叶肝癌则患者诉在右上腹有肿块。发热可因肿瘤坏死、合并感染及肿瘤代谢产物引起。如无感染证据者多为癌热，与感染不同，多不伴寒战。黄疸多为晚期表现，除肿瘤压迫肝胆管外，还可合并肝细胞性黄疸，亦可因胆管癌栓引起。

要特别注意一些容易忽略的非特征性症状，如腹泻、右肩痛、不明原因的低热等。肝癌患者腹泻可由于门静脉癌栓导致肠胃水肿或肝癌导致的肝功能障碍所致，对有肝病背景的中年人不明原因腹泻应警惕肝癌。肝癌患者的右肩痛可因右膈下肝癌刺激膈所致。右肝不太大的肝癌产生包膜下破裂或小破裂，可误为胆囊炎、胆石症。肝癌结节小破裂少量血液流至右下腹亦可误为阑尾炎。

由于有肝病背景，也可出现牙龈出血或鼻出血。由于多合并肝硬化门静脉高压，可出现上消化道出血，特别是食管胃底静脉曲张出血。

（二）体征

常见体征如肝大、上腹部肿块、黄疸、腹腔积液、脾大、下肢水肿等，如肝硬化明显者可有肝掌、蜘蛛痣和脐周腹壁静脉曲张。

肝大伴结节应考虑肝癌；有时右上肝癌在肋下仅扪及肝大，而扪不到肿块，或表现为肝上界上移。上腹部肿块有多种表现，左叶肝癌在剑突下常可扪及肿块，局限于左外叶者可扪及明显切迹；右肝下方肝癌可扪及右上腹肿块；肝癌所扪及的肿块多与肝相连，如与肝不相连的中上腹部肿块应考虑胃、横结肠、胰腺等上腹部脏器肿瘤；胆囊癌颇难与胆囊区肝癌区分，但胆囊癌者多不伴肝硬化，扪诊时肿块周边不硬。黄疸可表现为巩膜和皮肤黄染，通常一旦有黄疸，不论梗阻性抑或肝细胞性，不论肿瘤大小均列为晚期。如有门静脉主干癌栓，腹腔积液常为高张力性，患者常诉脐周腹痛，伴腹泻；肝静脉甚或下腔静脉癌栓引起的腹腔积液常伴下肢水肿。肝癌结节破裂可引起癌性腹腔积液。脾大为肝硬化门静脉高压的表现，亦可因门静脉癌栓所致。下肢水肿可因低蛋白血症、下腔静脉癌栓或腹压高引起。

二、少见临床表现

类癌综合征为肝癌的少见症状,如红细胞增多症、低血糖症等。红细胞增多症占肝癌患者中的10%左右,可能与肝癌细胞产生促红细胞生成素有关。低血糖症发生率亦为10%左右,可能与肝癌细胞异位产生胰岛素或肝癌巨大影响肝糖原的制备有关。但近年临床上肝癌合并糖尿病者并不少见。其他副癌综合征,如高钙血症、高纤维蛋白原血症、高胆固醇血症等,在临床中并不多见。

三、转移

随着疾病的发展,肝癌的转移发生率增高。肝癌多先有肝内播散,然后转移到肝外。转移多发生在晚期,但也有在早期出现转移者,与肝癌细胞的侵袭性和机体的免疫功能有关。

肝癌血行转移较多,肝癌细胞进入血窦,侵犯肝内门静脉可导致肝内播散;侵犯肝静脉则可播散至全身其他部位,肺、骨转移较多见,肾上腺、脑、皮下等转移也可见到。肺转移常为肺内多个弥散小圆形病灶,亦有栗粒样变表现或肺炎和肺梗死者。如在根治性切除术后多年出现肺转移者,则常为单个结节。肺转移早期常无症状,以后可出现咳嗽、痰中带血、胸痛、气急等。骨转移常见于脊椎、髂骨、股骨、肋骨等,多表现为局部疼痛、肿块、功能障碍等,病理性骨折常见。脑转移可出现一过性神志丧失而易误为脑血管栓塞。

肝癌亦可通过淋巴管转移到淋巴结,尤其是肝内胆管癌。通常首先见于肝门淋巴结,左锁骨上淋巴结转移亦时有发现。

肝癌还可直接侵犯邻近器官组织,如膈肌、胃、结肠、大网膜等。如有癌结节破裂,则可出现腹腔种植。以上均可出现相应的症状。有广泛转移的患者可有心率加快。

四、并发症

肝癌常见的并发症包括肝癌结节破裂、上消化道出血、肝功能异常、胸腔积液、感染等,少见者如因下腔静脉栓塞出现的相应症状等。肝癌患者的死亡原因通常为多脏器功能衰竭、肝性脑病、上消化道出血以及肝癌结节破裂出血,偶尔因肝静脉或下腔静脉癌栓脱落导致肺栓塞而死亡。肝癌结节破裂通常表现为失血和急腹症,如小破裂有时可误为胆囊炎或急性阑尾炎,腹腔穿刺有不凝血。上消化道出血多为食管胃底静脉曲张破裂出血,尤其是伴门静脉癌栓形成,可加重肝硬化引起的门静脉高压。上消化道出血还可能是肝功能异常导致凝血功能异常、化疗药物损伤消化道黏膜、门静脉高压致消化道黏膜水肿等综合因素的结果。肝功能障碍通常出现黄疸、腹腔积液,最终肝性脑病。胸腔积液多见于右侧,右侧血性胸腔积液可因右叶肝癌浸润膈肌所致。

第七节 肿瘤标志物

一、甲胎蛋白

甲胎蛋白(alpha fetoprotein,AFP)存在于胚胎早期血清中,出生后即迅速消失,如重现于成人血清中则提示肝细胞癌或生殖腺胚胎癌。此外,妊娠、肝病活动期、继发性肝癌和少数消化道肿瘤者也能测得 AFP。

至今,AFP 仍为肝细胞癌诊断中最好的肿瘤标志物。我国肝癌患者 60%~70% 的 AFP 水平高于正常参考值。在欧美人群比例略低。凡 AFP>400 μg/L,持续 1 个月或 AFP>200μg/L,持续 2 个月而无肝病活动证据,可排除妊娠和生殖腺胚胎癌者,应高度怀疑肝癌。对肝癌诊断而言,假阳性主要来自与胚胎肝、卵黄囊、胚胎胃肠道有关的少数良、恶性疾病,尤其是肝炎与肝硬化伴活动性病变者。

AFP 对肝细胞癌的临床价值可归纳为:①特异性高;②为目前最好的早期诊断方法之一,可在症状出现前 6~12 个月作出诊断;③可反映病情变化、治疗效果和复发转移。

AFP 异质体的检测有助于良性与恶性肝病的鉴别,有助于原发性与继发性肝癌的鉴别。

二、脱-γ-羧基凝血酶原

脱-γ-羧基凝血酶原(des-γ-carboxy prothrombin,DCP),是目前已获得公认的另一个有用的肝癌标记。Okuda 等(1999)测定 DCP 敏感性为 60%,特异性为 92.3%,准确率为 81.4%;<2 cm 肝癌阳性率为 35%,>3 cm 者为 78.1%。

三、岩藻糖苷酶

肝细胞癌的岩藻糖苷酶(α-L-fucosidase,AFU)活性较继发性肝癌和肝硬化为高,其阳性率可达 70%~80%,对 AFP 阴性肝癌和小肝癌的诊断也有一定价值。

四、γ-谷氨酰转移酶同工酶Ⅱ

γ-谷氨酰转移酶同工酶Ⅱ(γ-glutamyl transferase isozyme Ⅱ,GGT-Ⅱ)诊断肝癌的阳性率为 25%~55%,有助于 AFP 阴性肝癌的诊断。

五、其他

如 M2 型丙酮酸激酶同工酶(pyruvate kinase isozyme M2,M2-PyK)有助于良性与恶性肝病的鉴别诊断。谷胱甘肽 S 转移酶(glutathione S transferase,GST)亦可作为参考,但其特异性远不如 AFP。

第八节 实验室检查

一、肝功能检查

常规的肝功能检查应包括胆红素、白/球蛋白、丙氨酸氨基转移酶(ALT)、γ-谷氨酰转移酶(GGT)、凝血酶原时间等。胆红素高多表示有肝病活动或病期已晚;白/球蛋白比例倒置,反映肝功能失代偿,常难以耐受手术;ALT 异常,表示肝功能异常,或反映肿瘤及肝细胞的大量坏死;GGT 的升高,或说明肝功能异常,或因肝癌巨大,或反映门静脉内有广泛癌栓;

凝血酶原时间异常,手术宜谨慎。关于肝储备功能的评定,常用 Child-Pugh 分级、吲哚氰绿 15 min 滞留率(ICG-R15)等。

二、病毒性肝炎标记

我国约 90%肝细胞癌患者有 HBV 感染背景,10%～30%有 HCV 感染背景。为此,HBV 与 HCV 标记的检测有助于肝癌的诊断。对 HBV 标记而言,最好做 HBsAg、HBeAg、HBsAb、HBeAb、HBcAb 和 HBV-DNA 全面检查。如影像学发现实质性占位病变,而患者 HBsAg 和抗 HBcAb 阳性,则肝细胞癌的可能性较大。同样,HCV 抗体和(或)HCV-RNA 阳性者亦增加肝细胞癌的概率。如有实质性占位病变,而 HBV 与 HCV 标记均阴性,则应多考虑转移性性肝癌或其他良性、恶性占位性病变。此外还可作为预测预后的参考。

第九节 医学影像学检查

肝癌的医学影像学检查除定位的目的外,还有一定的定性价值,并可用于指导手术。

一、超声检查

超声检查(ultrasonograhpy, US)是目前肝癌最常用的定位诊断方法。

(一)超声检查的价值

超声检查的价值包括:①确定肝内有无占位性病变,1 cm 小肝癌已不难查出。②提示占位性病变的性质,特别是鉴别液性或实质性,对实质性占位也有助于良性与恶性的鉴别。肝癌常呈"失结构"占位,小肝癌呈低回声占位,周围常有声晕;大肝癌或呈高回声,或呈高低回声混合,可有中心液化区。③明确肝癌与肝内重要管道的关系,以利指导治疗方法的选择和手术的进行。④有助于了解肝癌的肝内播散以及邻近组织器官的侵犯。通常大肝癌周边常有卫星结节,或包膜不完整。⑤超声检查有助于了解门静脉、肝静脉和下腔静脉内有无癌栓。⑥术中超声检查(IOUS)有助于检出术前遗漏的小肝癌,可更清晰地反映肿瘤与重要管道的关系,指导肝或亚肝段切除。⑦彩色多普勒超声(color Doppler US)更有助于了解占位性病变的血供情况,对肝癌的鉴别诊断有重要帮助。⑧可在超声引导下做穿刺活检,或局部治疗。⑨还可了解是否合并肝硬化,对肝细胞癌的诊断也有辅助作用。⑩超声造影可提高伴肝硬化小肝癌的诊断水平。

(二)超声检查的优点

优点:①无创性;②操作简便,易于重复;③费用相对较低;④无放射性损害;⑤敏感度高;⑥可实时观察。

(三)超声检查的缺点

缺点:①存在超声难以测到的盲区;②成像的清晰度受治疗的影响,如经导管化疗栓塞后,癌结节的轮廓常不如 CT 清晰;③受操作者影响大。

二、CT 检查

CT 在肝癌诊断中的价值有:①CT 有助于提供较全面的信息,如肿瘤的大小、部位、数目、血供情况等。②有助于提示病变性质,与其他良性、恶性病灶的鉴别。通常肝细胞癌动脉相时常见强化,静脉相对多呈低密度占位;而胆管细胞癌则动脉相时常呈周边略强化。③CT血管显像有助于了解肿瘤与血管的关系。④CT还有助于了解肝周围组织器官是否有局部侵犯。总之,CT的优点是提供的信息比较全面,缺点是有放射线的影响。

三、磁共振检查

其特点为:①对软组织的分辨率较好;②无放射线影响;③可显示各种管道。

通常肝癌结节在T1加权图呈低信号强度,在T2加权图呈高信号强度。但亦有不少癌结节在T1为等信号强度,少数呈高信号强度。肝癌有包膜者在T1加权图示肿瘤周围有一低信号强度环,而血管瘤、继发性肝癌则无此包膜。有癌栓时T1呈中等信号,而T2呈高信号强度。目前,MRI在肝肿瘤诊断中的作用要优于CT。

四、放射性核素成像

单光子发射计算机体层摄影(SPECT)的分辨率不如超声与CT,但血池扫描有助于肝血管瘤与肝癌的鉴别。通常的放射性核素扫描,肝癌多呈阴性缺损区。但用 ^{99m}Tc - PMT肝胆显影剂做延迟扫描,约60%肝癌,尤其是分化好的肝癌有可能获得阳性成像。

五、正电子发射体层摄影

近年,正电子发射体层摄影(positron emission tomography,PET)的问世,将有助于了解肿瘤代谢、研究细胞增殖、检测复发、进行抗癌药物的评价、评估放疗效果等。

六、肝血管造影

肝癌的肝动脉造影的特征为:肿瘤血管、肿瘤染色,并显示肝内动脉移位、动静脉瘘等。肝动脉内注入碘油后7~14 d做CT检查,有助于0.5 cm小肝癌的显示,碘油常浓聚在肿瘤区。但有假阳性。

七、经皮细针穿刺活检

经皮细针穿刺活检可获得病理诊断。通常用于AFP阴性占位性病变的诊断。对可手术的AFP阳性肝癌患者多不主张采用,因仍有针道种植和癌结节破裂出血的潜在危险。对肝移植患者,术前穿刺活检可增加术后复发率。

八、其他

如吲哚菁绿荧光显像技术在术中可以标示肝脏解剖及肿瘤大小、位置、有无播散等,可以用作术中实时呈像指导手术操作且其视野较术中超声更大。术前肝脏肿瘤三维成像可以精确判断肿瘤与周围关系,决定手术方式等。

第十节 诊断及鉴别诊断

一、诊断

(一)小肝癌的诊断

通常甲胎蛋白(AFP)阳性的实质性小占位性病变,如有 HBV 或 HCV 感染背景,而又无肝病活动证据者,诊断多可成立;对 AFP 持续较高浓度阳性而一时未观察到占位性病变者,应反复进行各种影像学检查,并密切随访,而不要轻易否定。对 AFP 阴性小占位性病变者,如有肝硬化、HBV 或 HCV 感染证据,应高度怀疑肝癌,尤其是超声检查示有声晕,螺旋 CT 动脉相有填充者。

(二)有症状的大肝癌的诊断

AFP 阳性者,诊断不难。以下几点有助于大肝癌的诊断:①来自肝癌高发区,中年男性,有家族史。②有肝硬化、HBV 或 HCV 感染证据。③有腹痛、食欲缺乏、乏力、消瘦、上腹部包块,或肝大有结节,或右膈抬高等。④不伴肝病活动证据的 AFP 升高。⑤超声检查示有声晕的实质性占位性病变,特别是有门静脉癌栓者。⑥CT 示实质性占位性病变动脉相有填充者,肝血管造影示肿瘤血管与肿瘤染色。⑦少数以肝癌结节破裂急腹症或远处转移为首发症状者。⑧黄疸、腹腔积液、恶病质伴有肝内占位性病变者。

(三)原发性肝癌诊断标准

1. 病理诊断 肝内或肝外病理学检查证实为原发性肝癌。
2. 临床诊断 ①AFP>400 μg/L,能排除活动性肝病、妊娠、生殖腺胚胎性肿瘤及转移性肝癌,并能触及坚硬和有肿块的肝脏,或影像学检查具有肝癌特征性占位性病变者;②AFP≤400 μg/L,有两种影像学检查具有肝癌特征性占位性病变,或有两种肝癌标记(AFP 异质体、异常凝血酶原、γ-谷氨酰转移酶同工酶Ⅱ及岩藻糖苷酶等)阳性及一种影像学检查具有肝癌特征性占位性病变者;③有肝癌的临床表现及肯定的肝外转移灶(包括肉眼可见的血性腹腔积液或在其中发现癌细胞),并能排除转移性肝癌者。

二、鉴别诊断

(一)AFP 阳性肝癌的鉴别诊断

AFP>500 μg/L 而最终证实不是肝癌者有:妊娠、新生儿、生殖腺胚胎性肿瘤、急慢性肝炎、肝硬化、肝内胆管结石、胃癌、胰腺癌伴肝转移、前列腺癌等。以上情况均可从胚胎发育中找到原因,因胚胎期 AFP 多来自胚胎肝与卵黄囊,少数来自胚胎消化道,故与之有联系的器官疾病可产生 AFP。

(二)AFP 阴性肝癌的鉴别诊断

如影像学检查发现肝内占位性病变,而 AFP 阴性,主要需鉴别的疾病依次为以下几种。

1. 肝血管瘤(hepatic hemangioma) 为原发性肝癌常见的鉴别对象,女性多,多无肝病背景,病程长,发展慢,一般情况好。AFP 阴性。肝功能异常者少见,肿块虽大而 ALT 多不高。超声检查直径<3 cm 者常示高回声光团,边清而无声晕;直径>3 cm 者常为低回声占位,无声晕,有时可见血管进入;浅表者可有压陷。CT增强后期可见向心性增强。

2. 继发性肝癌 常有原发癌病史,常见者为结直肠癌、胰腺癌、胃癌等,肺癌、乳腺癌也不少。常无肝病及HBV、HCV感染背景。体检时癌结节多较硬,而肝较软。各种影像学检查示散在、多发的占位性病变。超声有时可见"牛眼"征,且多无肝硬化表现。AFP大多阴性。但个别胃癌、胰腺癌,尤其伴肝转移者也可出现,AFP阳性。肠道平滑肌肉瘤切除后常有肝转移,转移灶常呈均匀、无血管的低回声灶。

3. 肝腺瘤(hepatocellular adenoma) 女性多,常无肝病背景,常有口服避孕药史。AFP阴性。影像学检查较难与肝癌区别,但^{99m}Tc-PMT延迟扫描呈强阳性显像,其程度大于分化好的肝癌。

4. 局灶性结节样增生(focal nodular hyperplasia,FNH) 为增生的肝实质构成的良性病变,其中纤维瘢痕含血管和放射状间隔。多无肝病背景,AFP阴性。但彩色超声常可见动脉血流,螺旋CT增强后动脉相和静脉相常见明显填充,可见中央瘢痕。

5. 炎性假瘤(inflammatory pseudotumor) 为类似肿瘤的炎症病变。多无肝病背景,AFP阴性。超声检查有时呈分叶状,无声晕。彩色超声和CT多无动脉血流。

6. 肝肉瘤(sarcoma) 多无肝病背景,AFP阴性。各种影像学检查多呈均匀的实质性占位病变,但颇难与肝癌鉴别,幸其治疗原则相同。

7. 肝脂肪瘤与肝血管平滑肌脂肪瘤 少见,多无肝病背景,AFP阴性。单纯脂肪瘤CT检查显示酷似囊肿。而合并血管平滑肌脂肪瘤者,其CT所见颇难鉴别。

8. 肝内液性占位性病变 主要包括肝囊肿、肝包虫、囊腺癌和液化的肝脓肿。肝脓肿者超声检查有液平,则不难鉴别,但尚未液化者颇难鉴别;通常AFP阴性,HBV或HCV多阴性;超声检查示边界不清,无声晕;必要时可做穿刺诊断。肝包虫者有疫区居住史,多无肝病背景,AFP阴性,超声检查有液平,包虫皮试阳性。肝囊肿多见,但鉴别不难,超声检查有液平,见后方增强,多无肝病背景。有时局限性脂肪堆积也会误为占位性病变。

第十一节 临床分期

分期系统对肝癌的诊治具有指导作用,目前肝癌的分期包括以下两种。

一、UICC/AJCC的肝癌TNM分期(2010年)

(一)T——原发肿瘤

TX表示原发肿瘤无法评估;T0表示无原发瘤的证据;T1表示单个肿瘤无血管侵犯;T2表示单个肿瘤伴血管侵犯或多个肿瘤而其最大径≤5cm;T3a表示多个肿瘤>5cm;T3b表示单个或多个肿瘤累及门静脉或肝静脉一级分支;T4表示肿瘤直接邻近组织,或致胆囊或脏器穿孔。

(二)N——局部淋巴结

NX表示局部淋巴结无法评估;N0表示无淋巴结转移;N1表示区域淋巴结转移。

(三)M——远处转移

MX表示远处转移无法评估;M0表示无远处转移;M1表示有远处转移。

进一步分期为Ⅰ～Ⅳ期：①Ⅰ期 T1 N0 M0；②Ⅱ期 T2 N0 M0；③ⅢA期 T3a N0 M0；④ⅢB期 T3b N0 M0；⑤ⅢC期 T4 N0 M0；⑥ⅣA期任何TN1 M0；⑦ⅣB期任何T任何N M1。

TNM分期只针对癌，具有一定的局限性，为此在临床选择治疗方法时需和Child-Pugh的肝功能分级联合应用。

二、巴塞罗那分期

巴塞罗那分期(Barcelona Clinic Liver Cancer，BCLC)是一种肝癌临床分期系统。这种系统的引入将有助于评估患者的患病情况，提供准确治疗方案和预测患者预后。BCLC肝癌临床分期系统由Llovet在1999年提出，后经美国肝脏疾病研究协会在2005年进行修改。

BCLC分期系统被认为是最好的分期系统，而且在大量的临床研究中得到证实。BCLC肝癌临床分期可以分成最早期、早期、中期、晚期和终末期5类。其中早期又可以分成4个亚组，具有较强的分类和预测预后的能力，通过对高危人群的监测能够鉴别出早期的肝癌患者进行诊治，最重要的是BCLC提出了针对不同患者采取不同的治疗方法，这是其他分期系统所无法比拟的。

BCLC主要包含了4类预后因素：①患者的一般状态；②肿瘤的状态；③肝功能状态；④可供选择的治疗方法(图24-1)。

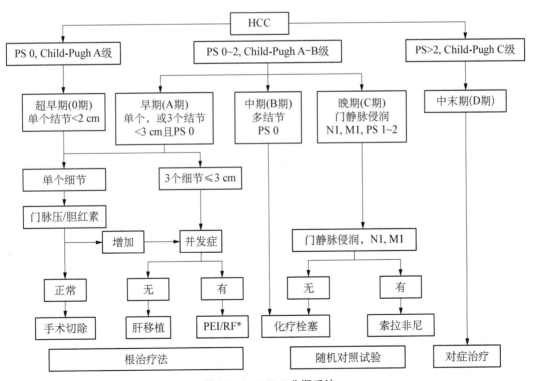

图24-1 BCLC分期系统

第十二节 治 疗 总 论

一、肝癌治疗的演变

从 1891 年 Lucke 成功切除 1 例肝恶性肿瘤以来的 100 余年间,原发性肝癌治疗的历史大体上可分为几个阶段:相对缓慢发展的阶段;以大肝癌解剖性切除为特征的第 1 次提高;以小肝癌局部切除为代表的第 2 次提高;以手术切除、局部治疗和肝移植的综合治疗模式的第 3 次提高;目前,由于分子生物学系统生物学的进步、生物治疗的兴起以及对转移的研究,很可能是第 4 次提高的前夕。

20 世纪 50~60 年代奠定了肝外科解剖与肝切除的生理、生化基础。1952 年,Lortat-Jacob 用解剖肝门技术行大肝癌的解剖性切除。1963 年,Starzl 进行了第 1 例癌症的肝移植术,但其在肝癌治疗中的地位直至 20 世纪 90 年代才得到肯定。在此期间对不能切除肝癌也开展了肝动脉化疗灌注。肝癌的化疗与放疗也在此期间用于临床,但仅放疗有一些疗效。

20 世纪 70~80 年代,AFP 用于普查以及影像学技术的发展,开创了小肝癌或亚临床肝癌的研究,取得了较大幅度提高疗效的结果,填补了对早期肝癌发展、诊断、治疗等方面认识的空缺。

20 世纪 80~90 年代,影像学技术突飞猛进,发现了更小的肝癌,局部治疗重新抬头,并出现了"不能切除肝癌的降期(缩小)后切除",使不能切除的部分肝癌患者有了根治希望。

20 世纪 90 年代以来,被认为是肿瘤第四大疗法的生物治疗已有新的内涵,由古老的免疫治疗剂发展为各种细胞因子、免疫活性细胞治疗等。特别是分子生物学的进步,又为肝癌的分子靶向治疗等提供了重要线索。对肝癌转移复发的研究,也预示着疗效进一步提高的前景。

概言之,肝癌治疗已由外科为主变为多学科治疗综合与序贯应用,个性化治疗已呼之欲出,预后也由不治变为部分可治。

二、治疗方法的选择

在各种治疗方法中能导致生存期延长者,有肝切除、肝移植、各种局部治疗、经导管动脉内化疗栓塞(TACE)、局部放疗等。全身化疗效果较差,生物治疗为未来提供希望。

(一)治疗选择的决定因素

肿瘤情况通常 T1、T2 和部分 T3 适于手术或局部治疗;部分 T3 和 T4 适于 TACE。

肝功能 Child-Pugh 分级国际通用。通常局限性肝癌伴 Child A 肝硬化是手术的适宜对象。Child A 或 B 伴局限性小肝癌适于局部治疗。多发结节肝癌伴 Child A 和部分 Child B 肝硬化可考虑 TACE,对伴有 Child C 肝硬化的肝癌只宜保守治疗。也可使用吲哚菁绿 15 min 滞留率(ICG-R15)评估肝功能储备、指导手术指征和切除范围。CT 体积测定可通过重建预估包括病灶和正常肝在内的各部分肝脏体积,对治疗决策有指导意义。

全身情况包括年龄、心、肺功能以及合并的疾病。

(二)小肝癌患者的治疗选择

Child A 肝硬化者,手术切除乃首选。对有肝硬化者,可做局部切除。Child B 肝硬化或不适于做手术切除者,可选择局部治疗,如射频消融、微波、冷冻治疗或乙醇注射。Child C 肝硬化者,通常宜保守治疗。随着肝移植的开展,伴 Child B 或 Child C 肝硬化者也可考虑做肝移植。

(三) 肿瘤仍局限的大肝癌的治疗选择

Child A 肝硬化,手术切除是最好的选择。对仍局限的但不能切除的肝癌可选择降期(缩小)后切除。经手术的肝动脉插管合并肝动脉结扎(但仍保持导管的通畅)是有效的缩小疗法,但目前实际应用相对少。也可用 TACE 和(或)局部治疗使肿瘤缩小。

(四) 多发性肝癌的治疗选择

合并 Child A 或 B 肝硬化,TACE 是最好的选择。个别患者即使门静脉主干有癌栓,TACE 仍可一试。对肝癌合并 Child C 肝硬化者,只宜做对症治疗。

第十三节 手 术 切 除

手术切除是获得肝癌长期生存的最重要手段之一。

近半个世纪肝癌手术切除的进展包括:①20 世纪 50 年代的大肝癌切除,近年其手术死亡率已由 20%左右降至 5%以下,5 年生存率由 10%左右提高到 30%左右,大肝癌的切除率得到进一步提高;②小肝癌切除近年手术死亡率仍保持在 2%以下,5 年生存率仍达 50%以上;③20 世纪 80 年代由于对根治性切除后的定期监测,对亚临床期复发的患者进行再切除,使肝癌切除后的 5 年生存率在原有基础上又提高了 10%~15%;④部分仍局限的不能切除肝癌,经综合治疗待肿瘤缩小后行降期后切除,其 5 年生存率可达 50%左右。⑤肝移植治疗较小肝癌其 5 年生存率为 50%~70%,复发率低于手术切除者。

一、手术切除方式

肝癌手术切除按其时机可分为一期切除、复发的再切除和降期(缩小)后切除;根据切除的彻底与否分为根治性切除和姑息性切除。

国际肝胆胰协会(IHPBA)在 2000 年提出建议:首先,以胆囊窝和下腔静脉窝为界面划分为右半肝(或右肝,right hemiliver)和左半肝(或左肝,left hemiliver)。其次,根据右前和右后肝动脉/胆管,或右门静脉分支,将右半肝分为右前区和右后区(即过去国内常用的右前叶和右后叶);再根据肝动脉和胆管的分支将左半肝分为左外区和左内区(即过去国内常用的左外叶和左内叶)。最后,将肝分为 Couinaud1~8 段(segment),如左外区即 2、3 段,左内区即 4 段,右前区即 5、8 段,右后区即 6、7 段,1 段即尾叶。

规则性切除的命名:1 段切除(segmenectomy1),过去称尾叶切除;左外区切除(left lateral sectionectomy),即 2、3 段切除,过去称左外叶切除;左内区切除(left medial sectionectomy),即 4 段切除,过去称左内叶切除;右前区切除(right anterior sectionectomy),即 5、8 段切除,过去称右前叶切除;右后区切除(right posterior sectionectomy),即 6、7 段切除,过去称右后叶切除;左肝切除(left hepatectomy)或左半肝切除(left hemihepatectomy),即 2~4 段±1 段切除;右肝切除(right hepatectomy)或右半肝切除(right hemihepatectomy),即 5~8 段±1 段切除;左三区切除(left trisectionectomy),

即 2～5 段＋8 段±1 段切除,它和扩大左半肝切除(extended left hepatectomy)不完全相同,后者可能部分保留 5、8 段;右三区切除(right trisectionectomy),即 4～8 段±1 段切除,它和扩大右半肝切除不完全相同,后者可能部分保留 4 段;单独一个肝段切除可直接指出该段,如 6 段切除(segmenectomy 6);两个相邻肝段切除亦可直接指出该两段,如 5、6 段切除。

肝癌切除的术式可分为规则性切除与非规则性切除。规则性切除又分为左外叶、左半肝、左三叶、右前叶、右后叶、右半肝、右三叶、肝中叶切除等。近年又有第 1 肝段(尾叶)、第 8 肝段切除等。随着小肝癌的出现,不规则切除多为局部切除,包括楔形、梭形切除等,有条件者可做肝段切除。

近年肝脏外科治疗采取了更为积极的态度。如分期手术,对原先不能耐受大范围肝切除者(切除范围大于 3 个连续肝段),先做门静脉栓塞,等对侧肝代偿增大后做切除;联合肝脏分隔与门静脉支结扎的分期肝切除术(ALPPS),主要针对部分大肝癌侵及过多正常肝组织,或位置特殊需切除过多正常肝组织,常规切除手术由于剩余正常肝组织过少而不可行则分两步进行,一步手术为将病侧肝脏与正常肝脏分割和病侧肝脏门静脉支结扎,1～2 周后待健侧肝脏代偿性长大后行二步手术,切除病侧肝脏。及联合门静脉结扎。在切除的同时做门脉癌栓甚至下腔静脉癌栓摘除者也日见增多,如 Tanaka 等报道 62 例切除时合并门静脉主干或第一分支癌栓摘除,与 38 例有癌栓而做保守治疗者比较,中位生存期前者 305 d,后者仅 90 d。

二、手术探查指征与术前准备

肝癌手术探查指征:①影像学检查肿瘤有切除可能,或可进行切除以外的姑息性外科治疗者。②肝功能代偿,ChildA 和少数 ChildB 肝硬化者。③无其他禁忌证,如严重心、肺、肾和血液系统疾病,未控制的糖尿病,年迈体弱等。

术前准备至关重要,尤其是伴肝硬化者。首先是彻底弄清肿瘤情况、肝功能与患者全身情况。决定手术体位与切口,估计肿瘤与重要血管、管道的解剖关系,计划切除范围等。合并糖尿病、高血压等慢性疾病者,术前应加以控制;术前应用抗凝药物者,需停药 7～10 d 后方可接受手术。原则上术前应保肝治疗,不宜用大剂量化疗或中药攻下之品。放射、介入治疗后需肝功能恢复,不宜急于手术。ALT 和(或)GGT 明显增高者宜短期保肝治疗。有报道,Child A 肝硬化患者的手术死亡率:ALT＜正常值 2 倍者为 3.9%,ALT 为 2～4 倍者为 13.0%,ALT＞4 倍者达 37.5%。其他还包括适当的营养和休息,术前酌补葡萄糖、维生素,肠道准备等。

三、手术体位、麻醉与切口

根据肿瘤的位置决定体位。正确的体位对良好的显露、顺利切除肿瘤与减少出血至关重要。通常左叶肿瘤可取平卧位,右前叶肿瘤可右侧垫高 30°,右后叶肿瘤可右侧垫高 45°。

可用全身麻醉、硬膜外麻醉,或两者合用。足够的肌肉松弛对肝切除术十分重要,术中应注意足够的氧供。

复旦大学附属肿瘤医院目前多用右肋缘下弧形切口。左侧者如肿瘤巨大,切口可向左肋缘下延长。通常此切口可切除肝内任何部位肿瘤。手术切口要满足显露术野的要求,过分追求小切口,有时会导致切除不满意或出血不易控制。

四、切除术式的选择

肝切除量的判断是提高切除率、降低手术死亡率的关键。如无肝硬化,对大肝癌而言,左侧者可做肝叶切除,右侧者可做右肝叶切除甚或右三叶切除,通常切除的极量为肝的80%~85%;对小肝癌而言,左侧者可做左外叶或左半肝切除,右叶者多采用有足够切缘的局部切除。局部切除不仅可提高切除率,降低手术死亡率,且可提高远期生存率。因为局部切除,在有足够的切缘的前提下,可保存较多有功能的肝组织,对免疫功能的损害也较轻。加上肝癌复发不少为多中心发生,即使做规则性肝叶切除,也难避免复发的发生。

五、手术要点

(一)常规肝切除的步骤

通常先游离拟切除侧的韧带,然后对第一肝门做暂时控制或不控制肝门,或解剖肝门,分别结扎相关血管。用电刀在拟切肝处做一切线,对肿瘤深藏于肝的深部者,术中超声有极大的帮助。然后以血管钳、超声刀、LegaSure 或 CUSA 等切肝,通常边切边结扎肝内管道,肝断面止血。逆行肝切除与常规肝切除不同者乃先切肝然后再游离切断韧带和粘连。对粘连严重者可采用此法。

(二)术中控制出血的要点

要点为:①正确的体位,良好的显露,充分的游离,仔细的操作。②肝门血流的阻断:对位于周边的小肝癌切除,大多无需阻断肝门。对位于肝门区肝癌,必要时可分次阻断第一肝门。有肝硬化者,每次不超过 10~15 min,复杂的肝切除可多次阻断,间隔至少 5 min。③全肝血流阻断:对紧靠下腔静脉者,有时可在肝上和肝下的下腔静脉处放置纱带或胶管以备大出血的控制。④解剖肝门的规则性切除在半肝切除时可应用,有时也可做单侧血管暂时阻断。⑤切肝时边切边结扎肝内管道。

肝切除断面需充分止血,检查有无胆漏。最后可以止血材料覆盖。现在一般不主张对合缝闭,可能导致肝内管道特别是流出道的压迫。术后需充分的引流,对了解术后出血、减少术后并发症有重要作用,在肝硬化严重、肝功能差者中这点尤为重要。

六、手术死亡率、术后治疗与并发症

(一)手术死亡率

肝切除术后死亡率一般为1%~2%,已有大宗病例报道无手术死亡。降低手术死亡率的关键是:严格掌握手术指征,重视术前、术后的处理,正确的姿位,良好显露,仔细操作,正确判断有肝硬化者的肝切除量,缩短肝门阻断时间或避免肝门阻断,对合并严重肝硬化的患者不做其他不必要的额外手术(如胆囊切除等),并减少术中出血。文献已有报道,术中输血可促进残癌的生长。

(二)术后治疗

术后早期除给予足够的葡萄糖、维生素、氨基酸等外,应注意水、电解质平衡,尤其是蛋白质的补充。术后1~2周应注意出血、感染、胸腹腔积液、胆汁漏等。术后3~4周时应考虑预防癌复发的治疗。

（三）术后并发症

术后并发症主要有肝功能失代偿、术后出血、胆汁漏、膈下脓肿、胸腹腔积液、应激性溃疡等。

1. 肝功能失代偿　表现为术后胆红素明显增高,1周后仍无下降趋势;早期出现腹腔积液;重者出现肝性脑病、出血倾向等。近年来,由于掌握手术指征与术式的正确选择,其发生率已明显减少。处理包括足够的氧供、血与蛋白质的及时与足量的补充、给去氨剂等。

2. 术后出血　多出现在术后早期,表现为引流管有新鲜血流出,心率快或血压下降。主要与术中止血不周、肝功能不佳引起的出血倾向、断面覆盖或对合不佳等有关。如疑有手术止血不周,保守治疗未能控制者,应行手术探查。

3. 胆汁漏　多见于半肝切除或肝门区肝癌的切除。为此,对这类手术应仔细检查有无胆汁漏后才关腹。通常在术后1周左右出现。治疗措施主要是引流。

4. 膈下脓肿　多见于右肝的切除,尤其是位于膈下或裸区者。主要由于止血不佳、有胆汁漏或引流不畅等所致。表现为手术1周以后仍高热不退常伴寒战,或合并胸腔积液。治疗措施主要是超声引导下穿刺引流。

5. 胸腔积液　多见于右侧肝切除后,尤其是有肝硬化者。亦表现为术后1～2周仍有发热。如补充蛋白质后仍未能控制,可穿刺引流胸腔积液。

6. 腹腔积液　多见于肝硬化严重者,或肝切除量大者。治疗主要以支持为主。

7. 食管静脉曲张破裂出血和应激性溃疡　表现为术后1～3周上消化道出血,可按消化道出血处理。

七、疗效与影响因素

据报道,1958～2008年8 843例肝癌切除的5年生存率为43.7%。其中4 388例小肝癌切除者为57.5%,而4 455例大肝癌者为30.2%;根治性切除5 761例为51.6%,姑息性切除3 082例为29.2%。澳大利亚Chu等(2006)报道279例为33%;美国Liau等报道82例直径>10 cm肝癌者为33%。

日本肝癌研究组报道用Cox多因素分析,影响切除预后的因素依次为AFP值、肿瘤大小、肿瘤数目、合并肝硬化等;而用逐步回归分析则为门静脉受侵、肿瘤数目、AFP值、肿瘤大小等。Liu等(2006)报道,对右侧大肝癌采用前入路较常规手术入路的预后要好。对伴门静脉癌栓者,肿瘤切除加癌栓摘除加术后门静脉化疗疗效可取。对丙型肝炎相关肝癌行规则性解剖切除并不优于局部切除,应优先考虑既切除肿瘤又保存较多肝组织。尾叶肝癌切除的5年生存率可达39%。

八、肝癌的腹腔镜手术

由于微创外科技术的发展,在腹腔镜下做肝癌切除有明显增加,与开腹手术相比远期疗效相仿。也可在腹腔镜下行各种局部治疗者,如PEI治疗、RFA治疗、肝动脉灌注泵放置等。有报道68例肝癌经腹腔镜做微波治疗,其5年生存率为43%。

根据中华医学会外科分会肝脏外科学组制定的《腹腔镜肝切除术专家共识和手术操作指南(2013版)》,腹腔镜肝切除指证为:①局部切除适用于病变位于Ⅱ、Ⅲ、Ⅳb、Ⅴ、Ⅵ段的病灶;②解剖性切除适用于左肝外叶、左半肝及右半肝切除。腹腔镜左、右半肝切除已被证明是可行的,但手术难度较大,应由经验丰富的外科医生及手术团队进行;③对于位于Ⅰ、Ⅳa、Ⅶ、Ⅷ段的病灶进行的腹腔镜下切除及腹腔镜下左三叶、右三叶切除等,目前尚未被广泛接受。属于临床探索性研究的适用范围。腹腔镜肝切除手术适应证为:①肝脏良性病变:肝内胆管结石、症状性血管瘤、有症状局灶性结节增生、腺瘤、多发性肝囊肿,病变局限于半肝内;②肝脏恶性肿瘤:包括原发性肝癌,转移性肝脏肿瘤及其他恶性病变。为保证足够的切缘,建议适用于主要管道未被侵犯且直径<3 cm的病灶。如瘤体向肝外突出且腔镜下能确保切缘,肿瘤直径适应证范围可以扩大到5 cm;③用于肝脏移植的活体供肝切除,包括左外叶、左半肝、右半肝供肝。国内尚未报道,属临床探索性研究的适用范围;④不能排除恶性肿瘤的不确定病变。腹腔镜肝切除术禁忌证为:任何开腹肝脏切除禁忌证;难以耐受气腹患者;腹腔内致密粘连;病变过于接近大血管;病变过大,影响第一和第二肝门暴露和分离,无法安全进行腹腔镜下操作;肝门部侵犯以及门静脉癌栓。

  随着手术技术、经验及器械设备的进步,腹腔镜肝切除的手术指证在不断扩大,复旦大学附属肿瘤医院的统计数据提示,近年腹腔镜下肝癌切除的比例占总手术量的40%。一些过去认为是腹腔镜肝切除禁区的肝癌也可以在保证安全性和根治性的基础上完成,包括半肝切除、右后叶切除、肝中叶切除、7段切除、尾叶切除等。巨大肝癌的联合肝脏离断和门静脉结扎的分期肝切除术(ALPPS)也在临床实践中取得了良好的疗效。

九、肝移植术

  自1963年Starzl开展肝移植以来,肝移植在治疗肝癌中的地位长期未得到证实。因患者多属中晚期,加上术后免疫抑制剂的应用,患者常早期死于复发。20世纪90年代,无论Starzl或Bismuth的报道均认为肝移植如用以治疗小肝癌,则疗效较好。因肝移植不仅切除了肝癌,且切除了多中心发生的土壤——肝硬化。通常肝移植后的5年生存率与肿瘤大小有关,曾有报道,单个肿瘤<4 cm者为57.1%,4~8 cm者为44.4%,>8 cm者仅11.1%。关于肝癌行肝移植的适应证,1996年Mazzaferro等提出了米兰(Milan)标准,即单个肿瘤直径≤5 cm,或多发肿瘤数目≤3个且最大直径≤3 cm。其后有UCSF标准,即单个肿瘤直径≤6.5 cm,或多发肿瘤数目≤3个且每个肿瘤直径≤4.5 cm,所有肿瘤直径总和≤8 cm。还有Pittsburgh的改良TNM标准,即只将大血管侵犯、淋巴结受累或远处转移三者中出现任何一项作为肝移植禁忌证。近年仍强调血管侵犯,但对肿瘤大小则有放宽趋势。复旦大学肝癌研究所也曾提出"上海复旦标准",即单个肿瘤直径≤9 cm,或多发肿瘤数目≤3个且每个肿瘤直径均≤5 cm,所有肿瘤直径总和≤9 cm,无大血管侵犯、淋巴结转移及肝外转移。总之,伴Child B或Child C肝硬化而不宜切除的较小肝癌,又无明显血管侵犯者是肝移植的指征。

  有报道,肝移植前的局部治疗(TACE、RFA、PEI),通过使肿瘤降期,有助于改善肝癌肝移植的远期疗效,与未用局部治疗者比较,5年生存率分别为82.4%对51.8%,局部治疗后肿瘤完全坏死者疗效更好30%。但也有认为,移植前TACE,无论对早期或晚期肝癌,其好处尚未能确定。活体供肝也是肝癌二线治疗的一个选择,Takada等报道93例的4年生存率为64%,超出米兰标准者的复发率明显较高。有报道155例伴肝硬化肝癌者行肝移植(符合米兰标准者占84%)后的5年生存率为72%,影响预后因素为分化等级和肉眼血管侵犯。

第十四节 切除以外的外科治疗

由于临床上不能切除者仍多,故切除以外的外科治疗有其地位。切除以外的外科治疗主要为术中经血管治疗和局部治疗。

前者如肝动脉结扎(HAL)、肝动脉插管药物灌注(HAI)、门静脉插管,以及联合应用。通常肝癌结节血供90%来自肝动脉,正常肝则25%的血供来自肝动脉,故结扎或栓塞肝动脉可导致肝癌组织大部分坏死,而正常肝组织仍能耐受。但结扎6周后因侧支循环的建立使其疗效不能持久。HAL的并发症主要为肝、肾功能障碍。原先肝功能失代偿者行HAL后可引起黄疸疸、腹腔积液、白/球蛋白比值进一步倒置、GPT明显上升等,甚至肝功能衰竭。巨大肿瘤行HAL后因大量肿瘤组织坏死,可导致肾功能障碍,轻者表现为多尿,重者为少尿或无尿。故肿瘤超过全肝的70%、肝硬化功能失代偿、有门静脉主干癌栓者不宜行HAL。

后者包括术中液氮冷冻治疗、射频消融、微波治疗、无水乙醇注射等。对于肿瘤直径小、数目少的肝癌,局部治疗也可达到局部切除相同的疗效。

第十五节 经肝动脉化疗栓塞

经导管动脉内栓塞(TAE)或化疗栓塞(TACE),为不能切除肝癌非手术疗法中常用的方法。肝癌结节血供多来自肝动脉,故栓塞肝动脉可导改癌结节的坏死。

一、适应证

TACE的主要应用对象是不能切除的(如肿瘤大,多个结节,累及左、右肝等)非晚期肝癌,且肝功能尚好者。有门静脉主干癌栓者宜慎用,但并非绝对禁忌,如肝功能好、侧支循环多仍可应用。肝癌结节破裂内出血而估计肝癌不能或不易切除者,TAE常可有效控制出血。不宜切除的小肝癌也可采用超选择TACE治疗。肝、肾功能严重不全和有明显黄疸者应属禁忌。

对可切除肝癌术前行TACE反而降低远期疗效,与未用TACE者比,5年生存率为28.6% vs. 50.6%。分析84例TAE后切除的肝癌标本发现,肝癌中央区坏死在小肝癌占80%,而大肝癌仅占35.3%;残癌在小肝癌主要见于周边区,而大肝癌则见于中央区。

TAE或TACE要取得好疗效,以下几点值得注意:①力争能超选择插管至患侧动脉支。②化疗栓塞所用药物的种类与剂量要根据不同目的、不同患者的不同情况而定,如碘油的剂量应视肿瘤大小和患者情况而增减。患者情况差或肝功能差者有时仅给予少量碘油而暂不用化疗;预期上次TACE已使血管闭塞者,碘油应减量。③2次TACE的间隔时间宜适当。通常每2~3个月重复进行,可达4~8次但随着次数的增多,通常肝脏受到的损害也加重,故间隔时间还可延长。④使用碘油栓塞后3周可摄CT平片,通常碘油浓聚于肿瘤区越多,则疗效越好,可重复进行。如肿瘤区未见碘油浓聚,则下次不一定再用碘油,仅用化疗。

二、疗效与影响因素

Takayasu 等报道日本 8 510 例不能切除肝癌 TACE 治疗的 5 年生存率为 26%,中位生存期为 34 个月;肝损害程度、TNM 分期、AFP 值为独立影响因素。Llovet 等对 7 个 TACE 的随机对照试验的联合分析,提示 TACE 能够提高不能切除肝癌的 2 年生存率。

三、不良反应与联合应用

TACE 的不良反应为恶心、呕吐、发热、食欲减退、上腹痛或不适。尤其多次治疗后,由于血管床部分堵塞,碘油可反流至胃肠道血管,导致较持久的"胃痛",甚至导致胆囊梗死。随着 TACE 应用时间的增加,其负面的问题也日益受到重视。如观察到经 TACE 治疗者,肺转移出现率达 25.6%,而未经 TACE 治疗者仅为 8.1%。亦有报道,随着 TACE 次数的增多,肝功能受损加重。更有报道 TACE 后出现急性肝衰竭者高达 2.1%。大范围栓塞后发生肾功能障碍也应注意。TACE 治疗的最大问题是残癌问题,TACE 可促进残癌与血管内皮的增殖,还可激活乙型肝炎病毒的复制。

第十六节 局 部 治 疗

诊断手段的进步使发现的癌越来越小,加上影像学技术的进步,使局部治疗已可能通过经皮穿刺而实施。局部治疗不外乎给癌灶以热疗(射频、微波、激光、高功率聚焦超声)、冷冻治疗(液氮、氩氦)或瘤内注入(乙醇、醋酸、化疗药物和生物制剂)。从某种意义来说,精确放疗和化疗栓塞也属于局部治疗的范畴。对小肝癌而言,局部治疗的 5 年生存率已接近手术切除。Chen 等报道随机对照临床试验,4 年生存率经皮局部治疗者为 67.9%,而切除者为 64.0%。但几乎所有的局部治疗均存在残癌问题,除很小的肝癌外,均难以在三维范围内保证全部消灭肿瘤;另外,经皮穿刺还有针道肿瘤种植问题。

一、射频消融

射频消融(radiofrequency ablation,RFA)是肝癌局部治疗中最重要的方法之一。RFA 适合于不太大、数目不多的肝癌。但有些部位的肝癌宜慎用 RFA,如靠近膈顶和紧靠大管道者。RFA 可经皮穿刺使用,也可通过腹腔镜或手术时使用。Lencioni 等报道 187 例小肝癌 RFA 治疗的 5 年生存率为 48%,单个小肝癌伴 Child A 肝硬化者为 61%。Cabassa 等 RFA 治疗 59 例小肝癌的 5 年生存率为 43%。RFA 治疗后肿瘤坏死的程度与肿瘤大小有关,达到肿瘤完全坏死的比例为:<3 cm 者为 90%,3~5 cm 者为 71%,5~9 cm 者为 45%。经皮 RFA 治疗的针道肿瘤种植达 12.5%。Livraghi 等报道 2 320 例(其中 1 610 例为肝癌)的 RFA 治疗,手术死亡率为 0.3%,并发症发生率为 2.2%,包括出血、肿瘤种植、肝脓肿、肠穿孔等。对不能切除肝癌,有报道 65 例 RFA 治疗,5 年生存率为 39.9%。RFA 的疗效与细胞分化有关,5 年生存率 Edmondson 分化Ⅰ、Ⅱ和Ⅲ级者分别为 71%、44% 和 43%。Cho 等对 4 个随机对照研究的 652 例 Meta 分析提示,射频的 3 年生存率明显高于 PEI 者。有报道,RFA 可激活肿瘤特异性 T 细胞反应。

二、经皮乙醇注射

超声引导下经皮穿刺瘤内无水乙醇注射(percutaneous ethanol injection,PEI)已成为不能切除的初发或复发、结节数目不多小肝癌(3 cm 以下)的有效疗法,其疗效仅次于切除术。关键是反复多次注射,通常每周 1~3 次,共 10 次以上,力求达到覆盖整个肿瘤结节。但无水乙醇可立即使癌组织产生蛋白质凝固性坏死,而阻止其进一步扩散,使治疗难以彻底。Livraghi 等曾报道 746 例肝癌做 PEI 治疗的结果,5 年生存率:单个直径<5 cm 小肝癌,Child A 肝硬化者为 47%,Child B 肝硬化者为 29%,Child C 肝硬化者为 0;Child A 肝硬化多个结节者为 36%,单个结节直径>5 cm 者为 30%,晚期者为 0。Ebara 等总结 PEI 治疗 20 年的经验,270 例的 5 年生存率为 60.3%,无治疗相关死亡,严重并发症发生率为 2.2%。此法通常不适用于大肝癌,但也有报道通过 PEI 与 TACE 合并治疗而有效者。PEI 后复发是最大的问题,5 年局部复发率为 33%,5 年新病灶发生率达 83%。瘤内局部注射还有用 15%~50% 醋酸代替无水乙醇者,Ohnishi 等报道 91 例直径<3 cm 小肝癌以此治疗,5 年生存率达 49%。

第十七节 放疗、化疗

一、放疗

全肝照射易诱发放射性肝炎而难以耐受较高的剂量。为此,放疗适用于肿瘤仍局限的不能切除肝癌,不宜或不愿做 TAE/TACE 者。通常如能耐受较大剂量,其疗效也较好。此外,肿瘤较小,疗效也较好。

二、化疗

目前常用顺铂、多柔比星(阿霉素)或表柔比星、丝裂霉素、氟尿嘧啶,氟尿苷(FUDR)也可应用。肝动脉内给药效果较肯定,少数患者因此获得降期后切除;而全身用药效果极微。口服者可用替加氟、氟尿苷、卡培他滨等。近年一些报道认为化疗合并干扰素 α 可增效。但最近一个Ⅲ期临床试验表明,对不能切除肝癌,合并干扰素 α 的化疗(顺铂+多柔比星+氟尿嘧啶)与单一多柔比星比较,其疗效并无统计学意义的提高。

曾使用多时的他莫昔芬(tamoxifen),最终仍未能肯定其对晚期肝癌有延长生存期的作用。过去曾使用过的甲地黄体酮,一个Ⅱ期临床试验表明,此药对肝癌无作用,但有改善症状的作用。三氧化二砷对白血病有一定疗效,但对晚期肝癌的Ⅱ期临床试验尚未肯定其作用。

第十八节 生物治疗与中医治疗

一、生物治疗

通常随着肿瘤的发展,机体免疫功能日渐低下。为此,应用免疫治疗有其理论基础。目前较常用者为干扰素(IFN)、白细胞介素-2(IL-2)、胸腺肽、淋巴因子激活杀伤细胞(LAK)、肿瘤浸润淋巴细胞(TIL)等。用自体树突状细胞疫苗过继免疫治疗的临床Ⅱ期试验已取得初步成效。通常生物治疗适用于消灭少量的残余肿瘤,为此宜在手术、化疗或放疗消灭大部分的肿瘤后使用。近年的新型瘤苗、基因治疗等为肝癌的生物治疗提供了诱人的前景,要取得临床实效还需做很多工作。尤其是复发与转移的研究正成为肝癌研究的热点,生物治疗将有战略意义。

(一)分子靶向治疗

针对癌的某些分子靶点而设计的分子靶向治疗是目前的热门领域。索拉非尼(sorafenib,为口服的针对Raf激酶和酪氨酸激酶受体等多种激酶的抑制剂)可延长晚期肝癌患者中位生存期3个月。亚太区的患者其疗效相仿。针对VEGF通道的贝伐珠单抗(bevacizumab)与化疗合用的Ⅱ期临床试验提示对晚期肝癌有中度抗肿瘤作用。另有PD-1/PD-L1抗体也在临床试验中初步展现对肝癌的疗效。但目前实体瘤的分子靶向治疗仍存在有效率不高、常需与化疗合用、疗效持续时间不长、停药可能复发,以及费用昂贵等问题。

(二)基因治疗的研究

基因治疗仍然是新疗法探索中备受关注者。通过向细胞转导遗传物质,如凋亡基因、自杀基因、抗血管生成相关基因、免疫调节相关分子、干扰RNA(siRNA)或溶瘤病毒载体等而起作用。

二、中医治疗

中医治疗对肝癌而言,其作用为:①作为中期患者的主要治疗方法;②作为手术、放疗、化疗的辅助疗法。中医治疗癌症的主要机制大体上包括:①提高免疫功能,尤其是补益之品,如人参、黄芪、茯苓、枸杞等单味药,以及六味地黄丸等复方制剂;②改善微循环,如活血化瘀之品。但多数中药在癌症治疗中的确切作用还不清楚。如中药作为肝癌的主要治疗方法,通常主张辨证论治,但有不同的方路,有主张健脾理气的,有主张活血化瘀为主的,有偏于清热解毒的,等等。根据国内部分报道,健脾理气法的生存期似较长。成药中,逍遥丸、杞菊地黄丸、人参鳖甲煎丸等颇为常用。如配合手术、放疗、化疗,则应以扶正为主,以改善症状为主,而不宜攻下。对晚期肝癌,有时中医辨证论治的疗效比单用化疗好。

第十九节 综合与序贯治疗

肝癌为多因素、多基因参与,多阶段形成的疾病,难以找到单一的疗法。为此,综合与序贯治疗在肝癌治疗中将具有长远战略意义。对可切除的肝癌,综合与序贯治疗有助于进一步延长切除后的生存期;对不能切除的中期肝癌,综合与序贯治疗有助于延长生存期,并使其中的少数转变为可切除者;对已有黄疸、腹腔积液或远处转移的晚期患者,综合治疗可减轻痛苦,或短期延长生命。

不能切除肝癌通常又可分为3类:第1类为肝功能代偿,肿瘤仍局限于半肝,因合并肝硬化而不能耐受切除;第2类为肝功能代偿,但肿瘤已累及全肝;第3类为肝功能失代偿,肿瘤又较广泛者。对综合与序贯治疗而言，第 1 类是最可能取得实效的。所有用于肝癌的各种全身或局部治疗方法，均可作为肝癌综合与序贯治疗的方法来源。如放疗与化疗的同时合用，或同一疗法中不同制剂的合用，如不同生物治疗剂的合用常可增效。还有不同疗法的序贯应用，如"降期后切除"，国外有倡导放疗、化疗的交替应用。综合治疗得当，常可获得 1+1＞2 的结果。但如综合不当，则可能 1+1＜2。如直径＞4 cm 肝癌的射频消融和乙醇注射合用效果较好；乙醇注射间隔一段时间后再做射频效果更好。对不能切除的大肝癌，TACE 加局部外放射可提高疗效。

临床上对不能切除肝癌行综合序贯治疗的结果：三联（肝动脉插管+肝动脉结扎+导向/放疗/局部治疗）、二联与单一治疗比较，5 年生存率分别为 23.5%、13.7% 和 8.7%，获得降期后切除分别占 28.6%、13.2% 和 2.1%。但综合使用的疗法中应注意其相互搭配，尽可能选用疗效互补而不良反应不重叠者。新疗法的参与对提高综合治疗的疗效至关重要。

各种疗法的序贯应用时要注意"攻"与"补"的交替。例如，在两次足够剂量的 TACE 之间，通常不宜再用维持量的化疗，而应用提高免疫功能的治疗或改善症状的中医治疗。避免过度治疗是另一个重要问题。如 TACE 通常强调多次反复应用，单用一次常难以奏效。但当前的一个趋势是 TACE 的过度治疗，例如每月 1 次大剂量的 TACE，结果适得其反因 TACE 既可杀伤肿瘤，又可损害肝细胞。应等待患者整体情况和肝功能恢复后再进行，而且最重要的是要因人而异。有的患者碘油在肿瘤浓聚较好第 2 次 TACE 与第 1 次相隔 2 个月，第 3 次则相隔 3 个月，第 4 次半年，第 5 次 1 年，仍然带瘤生存。同样，在同一个时期使用太多的药物也会得到相反的效果。

近年不少报道认为，干扰素可增强全身化疗、局部治疗的疗效。如干扰素合并动脉内氟尿嘧啶，对晚期肝癌合并门静脉癌栓者有一定疗效。

第二十节　并发症治疗与对症治疗

肝癌有一些特殊的并发症，如小肝癌结节破裂早期手术切除常可治愈。合并的食管静脉曲张破裂出血如治疗及时，也可能明显延长生存期。腹腔积液、胸腔积液、癌热、癌痛等如处理得当也将改善患者的生存质量。

肝癌结节破裂对有手术切除可能且肝功能好者宜手术切除，一组 33 例一期切除的 5 年生存率为 51%；不能切除者做肝动脉结扎。中期者可用急诊 TACE 治疗，稳定后如有手术可能，可择期手术；如保守治疗无效，亦可手术止血，包括局部缝扎填塞合并肝动脉结扎。晚期者宜保守治疗。急性期 TAE 的成功率为 53%～100%，而 30 d 内死亡率手术者为 28%～75%，TAE 者仅 0～37%；TAE 后择期手术的切除率高于急诊手术者，分别为 21%～56% 和 13%～31%；择期手术者的 5 年生存率亦较好，为 15%～21.2%。食管静脉曲张破裂出血可做经食管镜注射硬化剂或套扎术，无条件者可用三腔管压迫。

腹腔积液可用利尿剂，可多种交替，但不宜突然停用，并注意补充电解质。胸腔积液可穿刺抽出，如为癌性胸腔积液，可注入化疗药物。癌热可用解热镇痛类药物，但常需维持一定的剂量。癌痛可用止痛药，合并中医辨证论治，如疏肝理气，常可减少阿片类药物用量。

第二十一节 初始不可切除肝癌的降期(缩小)后切除

对于临床上初始不可切除的肝癌,尽管近年综合治疗已能延长生存期,但难以彻底消灭肿瘤,约70%有残癌,故获得根治者较少。为此,经综合治疗再行降期后切除,是不能切除肝癌可能获得根治的重要步骤。

一、疗效与意义

综合治疗可提高二期切除率,但二期切除后的生存率则与原先的治疗方法无明显关系。影响预后的因素中,多因素分析提示,无癌栓、二期切除标本无残癌、仅伴小结节性肝硬化者预后较好。不能切除肝癌中的一部分可由不治变为部分可治。

二、患者选择与缩小疗法

(一)患者选择

缩小后切除的背景主要是我国肝癌患者大多伴有肝硬化,且半数以上位于右肝或肝门区,故切除率低。降期后切除的对象主要是肝功能代偿或 Child A 肝硬化,但因合并肝硬化而不能耐受一期切除者,或因大肿瘤紧靠大血管一期切除有困难者。单个肿瘤,包膜完整,位于右叶或肝门区,伴有 Child A 或小结节性肝硬化者综合治疗后获得二期切除较多;而多个肿瘤,肿瘤胞膜不完整,位于左叶,合并大结节性肝硬化者,综合治疗后获得二期切除较少。因此,并非所有手术证实不能切除的肝癌均有降期后切除的可能。但多个肿瘤仍局限在右叶,或主瘤在右侧而左叶有小的可切除的肝癌,肿瘤胞膜虽不完整但仍局限于一叶,合并大结节性肝硬化者,仍可一试而不要轻易放弃。肝门区肝癌(尤其是1段和8段),近年由于经验的积累,切除率已明显提高,但降期后切除仍有助于进一步提高其切除率。

(二)缩小疗法

有效的肿瘤缩小疗法是降期后切除的关键。种方法的综合得当,以及新疗法的参与,有可能获得1+1+1>3的结果。

1. **经手术的缩小疗法** 经手术的缩小疗法主要包括肝动脉结扎(HAL)、肝动脉插管(HAI)、肝动脉栓塞(HAE)、冷冻治疗、微波固化、瘤内乙醇注射和上述疗法的合并应用,以及术后与其他疗法的合并或序贯应用等。

2. **不经手术的缩小疗法** 不经手术的缩小疗去主要为 TACE。其要点是反复多次,关键是肿瘤区碘油的良好浓聚。TACE 治疗后如肿瘤有效缩小,应争取做二期切除,其疗效也好。

第二十二节 转移复发的预测与防治

转移复发是肝癌手术切除和局部治疗后的主要问题。肝癌根治性切除后其1、3和5年复发率分别为17.1%、32.5%和61.5%;小肝癌切除其复发率仍高,分别为6.5%、25.7%

和43.5%。因此,肝癌的转移复发是进一步提高疗效的瓶颈。根治性切除后的复发有两种可能:一种是肝癌的多中心发生,多见于远期的复发;另一种是肝内播散(其实质为癌转移)与远处转移。前者需通过病因预防来解决,后者主要与肝癌侵袭性有关。

一、转移复发的预测与早期发现

小肝癌诊断与治疗的原理同样适用于肝癌根治性切除后复发的处理。为此强调肝癌根治性切除后每2~3个月随访AFP与超声检查,每6个月做肺部X线检查,持续5年甚至10年以上。这样的监测可查出亚临床期复发的小肝癌,至少可提早半年查出复发。对AFP阳性的肝癌而言,根治性切除后1~2个月内AFP应降至正常。如在随访中AFP又逐步上升,而无肝病活动证据者,应警惕复发。如影像学检查有占位性病变,则复发的诊断可以确立。对不明原因AFP上升者,PET有助于检出复发灶。

二、转移复发的治疗

对复发小肝癌做手术切除、局部治疗可有效延长生存期。根治性切除后肝内复发采用多次局部治疗,与未用局部治疗者相比,5年生存率分别为58.0%和39.1%。射频消融治疗复发的疗效优于乙醇注射。对多个肝内转移复发灶则可采用经动脉化疗栓塞。

对肝癌肺转移可做切除或局部治疗,其效果也好,5年生存率为36%。伴肝门淋巴结转移者、门静脉或下腔静脉癌栓、肝癌骨转移者,局部放疗也有一定效果。

三、转移复发的预防

复发与转移的预防可分为针对癌和针对机体两个方面,并可从术前、术中和术后3个阶段进行。但要得出有价值的结果,还需进行随机分组临床试验。

越来越多的文献对可切除肝癌的术前TACE持否定态度,认为术前TACE可提高近期疗效,但降低远期疗效,应避免应用。还有报道TACE可能增加肺转移,因此宜慎用。但对仍局限的不能切除肝癌则TACE是使肿瘤缩小的有效疗法。

关于术中的研究,除过去强调的防止医源性播散外,还可进行先冻后切或先微波凝固再切等方法。术后合并TACE多认为可降低复发率。根治性切除后合并TACE只对有残癌倾向者(如大肝癌、多个肿瘤、有癌栓等)有用。

关于复发的预防,无论术前或术后化疗均未充分证明有效。一个随机试验则提示单剂碘油使术后3年生存率由对照组的46.3%提高到86.4%。干扰素α有抑制术后转移作用,中位生存期干扰素组为63.8个月,对照组为38.8个月。

四、转移的实验性干预

在过去10年中,筛选了反义H-ras、反义VEGF,在细胞外基质方面筛选了BB94、肝素,在抗黏附方面找到β肽等,在分化诱导剂方面,筛选了尿多酸肽和维A酸,在抗血管生成方面筛选了TNP470、苏拉明、CAI、fk-1、内皮抑素、干扰素等,其他还研究了卡培他滨、酪丝亮肽等。除维A酸尚未证实对转移的抑制作用外,其余均有不同程度的抑制转移作用。尤其是证明干扰素α通过抑制血管生成而抑制裸鼠模型的肿瘤生长和复发,并在临床随机对照试验中得到证实。卡培他滨可抑制裸鼠模型肝癌切除后的转移复发。还发现干扰素通过上调胸苷磷酸化酶而增强卡培他滨的抗癌效果。有报道,FTY720通过下调Rac信号转导通路而抑制转移性人肝癌裸鼠模型的转移率。

五、问题与展望

转移复发是所有实体瘤的共同问题,也是恶性肿瘤的根本问题。研究的难度主要是:①涉及的环节多,需从细胞方面、细胞外基质、肿瘤血管、机体免疫等多方面入手,而且每个方面又涉及诸多因素。②从分子水平而言,尽管已发现了不少线索,但很少有特异性或特有的因素,故难以通过单一的途径达到完全阻断的目的。如基因治疗的靶基因问题就是一个难题。③存在着肿瘤与机体动态的相互作用问题。

关于转移复发的具体干预措施包括:①转移干预要从早期做起,因肝癌转移潜能起源于原发瘤,即使小肝癌也可有很高的转移潜能。②重视全身性干预,包括神经、免疫、内分泌、代谢等。③重视炎症干预,因肿瘤微环境的炎症有促进肿瘤的作用。为此,抗感染治疗是干预转移的新途径。近年非类固醇消炎药(NSAIDs)已受到重视。④重视常规疗法负面问题的干预。有报道,环磷酰胺预处理可诱导转移,称这是化疗的"反作用";抑制血管生成可促进癌播散。⑤重视中西医结合。中医中药消灭肿瘤的力量可能较弱,但调变肿瘤可能有优势,可望达到带瘤生存,提高总生存率。⑥重视消灭肿瘤和调变肿瘤相结合。

如果说肝癌切除的研究是建立在解剖和生化的基础上,肝癌的早期发现和肝移植的研究是建立在免疫学的基础上,则肝癌转移复发的研究将主要建立在生物学的基础上,这无疑是比前者更为困难复杂的课题,但又是必须攻克的难题。展望未来,肝癌根治性切除后生物治疗可能占重要地位,尤其在提高机体免疫功能方面;另外,针对分子水平异常设计的反义治疗、基因治疗等可能是重要方向;鉴于难以通过单一的措施达到目的,综合几种方法同时应用可能是一个方向;对肝细胞癌而言,肿瘤血管的控制无疑是一个极其重要的方面,应包括抑制肿瘤血管的生成、较小和较大肿瘤血管的栓塞等多个层次,但又要解决因乏氧导致的侵袭转移潜能增强的问题。

第二十三节 预 后

肝癌的预后就总体而言仍险恶。2005年发表的资料表明,美国肝癌的相对5年生存率在1974~1976年、1983~1985年和1995~2000年这3个时期,白种人分别为4%、6%和8%,黑种人分别为1%、4%和5%。我国肝癌高发区江苏省启东县相对5年生存率1972~1981年为2.2%,1982~1991年为2.3%(男性1.8%,女性2.6%)。

一、影响预后的临床和病理因素

γ-谷氨酰转移酶(GGT)明显升高者,预后多较差。GGT正常者的5年生存率为54.1%,GGT异常者仅为29.8%。在病理因素中,肿瘤大小仍然是重要预后因素。同样手术切除,直径≤5 cm小肝癌的5年生存率为57.5%,而直径>5 cm者仅为30.2%;肿瘤结节数为单个或多个也有很大区别,5年生存率单个者为46.0%,多个者仅24.4%。另外,肿瘤包膜完整者5年生存率为54.5%,包膜不完整者仅为21.4%。1 000例小肝癌切除的多因素分析提示以下为重要预后因素:GGT($P=0.005$)、肝硬化($P=0.007$)、肿瘤数目($P=0.032$)、癌栓($P=0.032$)。

Makuuchi 曾报道,影响小肝癌预后的因素有:肿瘤大小、肿瘤数目、肝内播散、血管侵犯和包膜浸润。TNM 分期与预后也有较好的相关性。此外,肝细胞癌中的一个特殊类型,纤维板层型肝癌的预后较好。有报道,41 例的 5 年生存率为 76%。

二、肝癌生物学特性与预后

肝癌的生物学特性是影响预后最主要的因素,可从病理水平、细胞水平和分子水平加以叙述。

1. 病理水平　如癌栓的有无等,前已叙述。

2. 细胞水平　用流式细胞技术 DNA 分析,二倍体肝癌的预后优于异倍体肝癌。Okada 等前瞻性研究 98 例肝癌根治性切除后 3 年无瘤生存率,二倍体者为 48.4%,异倍体者为 0。

3. 分子水平　①与肝癌侵袭和转移相关分子。复旦大学肝癌研究所证实,与肝癌侵袭和转移呈正相关的分子有:$p16$(CDKN2)突变、$p53$ 突变、$p21$(ras)、$mdm-2$、c-$erbB$-2、TGF-α、$EGFR$、$VEGF$、MMP-2、$ICAM$-I、uPA、$uPAR$、PAI-1 等。如有肝内播散的肝癌,其 $p16$ 突变率达 64.3%,而无肝内播散者仅 10%;有复发转移的肝癌 $p21$ 的阳性率达 38.6%,而无复发转移者为 0;有肝内播散的肝癌 $p53$ 突变的阳性率达 73.7%,而无肝内播散者仅 33.5%。与侵袭性呈负相关者如 nm23-H1、Kai-1、TMP-2、整联蛋白 $\alpha5$(integrin $\alpha5$)和 E-钙黏着蛋白等。如 nm23-HH1 阳性者与阴性者相比,切除后的 5 年生存率为 81.4%对 27.2%;TIMP-2 阳性者与阴性者相比,切除后的 5 年生存率为 71.9%对 39.3%。两个分子合并应用其预测价值高于单一应用,如 CK10+CK19、骨桥蛋白+CD44。②肝的干细胞标记 EpCAM 合并 AFP 可分出不同预后的肝癌亚型。③微环境(包括癌周肝组织)与免疫炎症相关分子。这是最近发现的影响预后的新进展,如发现癌周肝巨噬细胞集落刺激因子(M-CSF)高者预后差。

Saike 等认为,DNA 为异倍体、免疫组织化学 p53 过度表达、增殖细胞核抗原(PCNA)指数≥40%的患者预后差。此外,雌激素受体阳性者肝癌切除后生存率低于阴性者。

三、合并的肝病背景与预后

肝炎与预后的关系对乙型肝炎相关肝癌而言,血清 HBeAg 阳性是根治性切除后预后差的指标。

有肝硬化与无肝硬化者相比,其 5 年生存率分别为 56.6%对 72.9%。法国报道,84 例不合并肝硬化肝癌手术切除的 5 年生存率为 44.4%,根治性切除者为 50.0%。文献报道,100 例<5 cm 肝癌的中位生存期为:Child A 者 37.1 个月,Child B 者 16.2 个月,Child C 者 1.6 个月。近年报道认为 Child-Pugh 分级是预后的重要因素。

(王龙蓉　王　鲁)

主要参考文献

[1] Chen WQ,Zheng RS,Baade P,et al. Cancer statistics in china,2015. CA Cancer J Clin,2016,66:115-132.
[2] 全国肿瘤防治研究办公室,全国肿瘤登记中心,卫生部疾病预防控制局编中国肿瘤登记年报2004. 北京:中国协和医科大学出版社,2008:31-82.
[3] 陈竺主编. 全国第三次死因回顾抽样调查报告. 北京:中国协和医科大学出版社,2008.
[4] Siegel RL,Miller KD,Jemal A,et al. Cancer statistics,2017. CA Cancer J Clin,2017,67:7-30.
[5] Parkin DM,Bray F,Ferlay J,et al. Global cancer statistics,2002. CA Cancer J Clin,2005,55:74-108.
[6] Asare GA,Mossanda KS,Kew MC,et al. Hepatocellular carcinoma caused byiron overload:a possible mechanism of direct hepatocarcinogenicity. Toxicology 2006,219:41-52.
[7] Furutani T,Hino K,Okuda M,et al. Hepatic iron overload induces hepatocel-ular carcinoma in transgenic mice expressing the hepatitis C virus polyprotein. Gastroenterology,2006,130:2087-2098
[8] Murata M,Matsuzaki K,Yoshida K,et al. Hepatitis B virus X protein shife human hepatic transforming growth factor(TGF)-beta signaling from tumor suppression to oncogenesis in early chronic hepatitis B. Hepatology,2009,49:1203-1217.
[9] Hung CH,Lee CM,Lu SN,et al. Long-term effect of interferon alpha-2b plusribavirin therapy on incidence of hepatocellular carcinoma in patients with hepatitis C virus-related cirrhosis. J Viral Hepat,2006,13:409-414.
[10] Yuan JM,Gao YT,Ong CN,et al. Prediagnostic level of serum retinol in relation to reduced risk of hepatocellular carcinoma. J Natl Cancer Inst,2006,98:482-490.
[11] Chiba T,Kita K,Zheng YW,et al. Side population purified from hepatocellu-lar carcinoma cells harbors cancer stem cell-like properties. Hepatology,2006,44:240-2511
[12] besmet V. bast-west pathology agreement on precancerous liver lesions andearly hepatocellular carcinoma. Hepatology,2009,49:355-357
[13] Farazi PA,Glickman J,Horner J,et al. Cooperative interactions of p53 muta-tion,telomere dysfunction,and chronic liver damage in hepatocellular carcino-ma progression. Cancer Res,2006,66:4766-4773.
[14] Zhou XD,Tang ZY,Fan J,et al. Intrahepatic cholangiocarcinoma:report of 272 patients compared with 5829 patients with hepatocellular carcinoma. J Cancer Res Clin Oncol,2009,135:1073-1080.
[15] Kim J,Ki SS,Lee SD,et al. Elevated plasma osteopontin levels in patients with hepatocellular carcinoma. Am J Gastroenterol,2006,101:2051-2059.
[16] Ito H,Funahashi S,Yamauchi N,et al. Identification of ROBO1 as a novelhepatocellular carcinoma antigen and a potential therapeutic and diagnostic aarget. Clin Cancer Res,2006,12:3257-3264
[17] Chen MS,Li J0,Zheng Y,et al. A prospective randomized trial comparing percutaneous local ablative therapy and partial hepatectomy for small hepatocellular carcinoma. Ann Surg,2006,243:321-328
[18] Kim SH,Lim HK,Choi D,et al. Percutaneous radiofrequency ablation of hepatocellular carcinoma:effect of histologic grade on therapeutic results. AmJRoentgenol,2006,186(suppl 5):S327-S333.
[19] Cho YK,Kim JK,Kim MY,et al. Systematic review of randomized trials for hepatocellular carcinoma treated with percutaneous ablation therapies. Hepatology,2009,49:453-459.
[20] Pacella CM,Francica G,di Lascio FM,et al. Long-term outcome of cirrhoticpatients with early hepatocellular carcinoma treated with ultrasound-guided per-cutaneous laser ablation:a retrospective analysis. J Clin Oncol,2009,27:2615-2621.
[21] Palmer DH,Midgley RS,Mirza N,et al. A phase I study of adoptive immu-notherapy using dendritic

cells pulsed with tumor lysate in patients with hepato-cellular carcinoma. Hepatology,2009,49:124-132

[22] Llovet JM,Ricci S,Mazzaferro V,et al. Sorafenib in advanced hepatocellular carcinoma. N Engl J Med,2008,359:378-390

[23] Cheng AL,Kang YK,Chen Z,et al. Efficacy and safety of sorafenib in patients in the Asia-Pacific region with advanced hepatocellular carcinoma: aphase II randomised, double-blind, placebo-controlled trial. Lancet Oncol,2009,10:25-34.

[24] Huang XY,Wang L, Huang ZL,et al. Herbal extract "Songyou Yin" inhibits tumor growth and prolongs survival in nude mice bearing human hepatocellular carcinoma xenograft with high metastatic potential. J Cancer Res Clin Oncol,2009,135:1245-1255.

[25] Ju M,Qiu SJ,Fan J,et al. Preoperative serum gamma-glutamyl transferase to alanine aminotransferase ratio is a convenient prognostic marker for Child-Pugh A hepatocellular carcinoma after operation. J Gastroenterol,2009,44.635-6422

[26] Ju MJ,Qiu SJ,Fan J,et al. Peritumoral activated hepatic stellate cells predic poor clinical outcome in hepatocellular carcinoma after curative resection. Am I Clin Pathol,2009,131:498-510

[27] Tang ZY,Yu YQ,Zhou XD. An important approach to prolonging survival further after radical resection of AFP positive hepatocellular carcinoma. J Exp Clin Cancer Res,1984;3:359-366.

[28] Zeng ZC, Fan J, Tang ZY, et al. Prognostic factors for patients with hepatocellular carcinoma with macroscopic portal vein or inferior vena cava tumor thromb receiving external-beam radiation therapy. Cancer Sci,2008,99:2510-2517

[29] Sun HC,Tang ZY,Wang L,et al. Postoperative interferon alpha treatment postponed recurrence and improved overall survival in patients after curative resection of HBV-related hepatocellular carcinoma: a randomized clinical trial. JCancer Res Clin Oncol,2006,132:458-465.

[30] Qian YB,Zhang JB,Wu WZ,et al. P48 is a predictive marker for outcome of postoperative interferon-alpha treatment in patients with hepatitis B virus infection-related hepatocellular carcinoma. Cancer,2006,107:1562-1569.

[31] Peng B, Liang L, Chen Z, et al. Autologous tumor vaccine lowering postsurgiical recurrent rate of hepatocellular carcinoma. Hepato-Gastroenterol,2006,53,409-414.

[32] Wu X,Jia HL,Wang YF,et al. HTPAP gene on chromosome 8p is a candi-date metastasis suppressor for human hepatocellular carcinoma. Oncogene,2006,25:1832-1840.

[33] Durnez A,Verslype C,Nevens F,et al. The clinicopathological and prognostic relevance of cytokeratin 7 and 19 expression in hepatocellular carcinoma. A possible progenitor cell origin. Histopathology,2006,49:138-151.

[34] 1Song HY, Liu YK, Feng JT, et al. Proteomic analysis on metastasis-associat-d proteins of human hepatocellular carcinoma tissues. J Cancer Res ClinOncol,2006,132:92-98.

[35] Luk JM,Lam CT,Siu AF,et al. Proteomic profiling of hepatocellular carci. noma in Chinese cohort reveals heat-shock proteins (Hsp27, Hsp70. GRP78) up-regulation and their associated prognostic values. Proteomics,2006,6:1049-1057

[36] Zhu XD,Zhang JB,Zhuang PY,et al. High expression of macrophage colony-stimulating factor in peritumoral liver tissue is associated with poor survival after curative resection of hepatocellular carcinoma. J Clin Oncol,2008,26: 2707-2716.

[37] Stipa F, Yoon SS, Liau KH, et al. Outcome of patients with fibrolamellar hepatocellular carcinoma. Cancer,2006,106:1331-1338.

[38] Yang XR, Xu Y, Shi GM, et al. Cytokeratin 10 and cytokeratin 19: predictive markers for poor prognosis in hepatocellular carcinoma patients after curative resection. Clin Cancer Res,2008,14:3850-3859

[39] Yang CH, Fan J, Xu Y, et al. Osteopontin combined with CD44, a novl prognostic biomarker for patients with hepatocellular carcinoma undergoing curative resection. Oncologist, 2008, 13:1155-1165

[40] Yamashita T, Forgues M, Wang W, et al. EpCAM and alpha-fetoprotein ext-uod denhes novel prognostic subtypes of hepatocellular carcinoma Cancer Res, 2008, 68:1451-14611

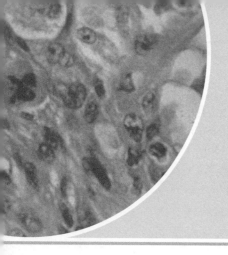

第二十五章 继发性肝癌

第一节 概述

一、流行病学

继发性肝癌也称转移性肝癌。肝脏是人体最大的实质性器官,是胃肠道静脉回流的第一站,是恶性肿瘤转移最常见的靶器官之一。我国是肝癌高发区,每年新发肝癌病例占全球50％。与原发性肝癌不同,我国的转移性肝癌较西方少见。随着近些年我国乙肝免疫工作的显著成效、生活方式的改变及环境污染的加重,结直肠癌、妇科肿瘤及乳腺癌发病率逐年升高。而这几种原发肿瘤是转移性肝癌的主要来源。因此,肝脏外科临床中转移性肝癌的比例呈明显增高趋势。美国每年死亡恶性肿瘤病例中40％发生肝转移,10％死于肝脏衰竭。

约25％的转移性肿瘤出现在肝脏,常见病理类型有:腺癌、鳞癌、神经内分泌瘤、黑色素瘤、淋巴瘤及其他较少见的肉瘤等。据临床统计,腹内及盆腔脏器恶性肿瘤占转移性肝癌的60％～80％;40％～65％结直肠癌、16％～51％胃癌、25％～75％胰腺癌、65％～90％胆囊癌、52％卵巢癌发生肝转移;其次是造血系统肿瘤占20％;胸部肿瘤占10％;还有少数来自乳腺癌、头颈部、软组织、泌尿系肿瘤等,27％的肾癌、25％～74％的支气管癌、56％～65％的乳腺癌、20％的恶性黑色素瘤、10％霍奇金病发生肝转移。国外报道,胃癌同时发生肝转移比例为12％～26％,尸检比例为32％～49％;胰腺癌同时发生肝转移比例为22％～49％,尸检比例为63％～75％;结直肠癌发生同时性肝转移为20％～40％,尸检比例高达60％～71％。

二、病理学

继发性肝癌病理的大体标本多表现为散布于肝左右叶大小不等的多发结节。小到0.5 cm以下,大者可达10～20 cm的巨块。大多数质硬、灰白色,结节中心可伴坏死出血及化疗后的囊性变。包膜下转移灶坏死可呈脐凹的特点。癌肿包膜较少见。某些肝转移灶具特征性表现:黏液腺癌的结节细小、切面黏滑光亮、鳞癌呈颗粒状或干酪样;黑色素瘤呈棕色或黑色;肾上腺癌、甲状腺癌、肾细胞癌、血管肉瘤及黑色素瘤多呈出血性转移瘤;未分化癌(燕麦细胞癌、黑色素瘤和非霍奇金淋巴瘤)多呈鱼肉样改变。

镜下表现随原发肿瘤病理类型的不同表现各异。腺癌多来源于消化道及胰腺恶性肿瘤。趋向小腺泡和较多纤维基质。鳞状细胞癌来源于肺、食管、头颈、生殖系统及直肠肛管恶性肿瘤。鳞癌的组织来源没有特异性，免疫组化的帮助有限，因此病史对判断来源尤为重要。内分泌肿瘤的分化程度不一，低级别流变外观规则、有丝分裂不活跃、无坏死。未分化癌来源于支气管、乳腺和胃肠道，诊断较困难，常借助免疫组化技术才能与淋巴瘤和黑色素瘤相鉴别。年轻女性有分化低的腺癌或退行性转移癌，应考虑胚胎细胞肿瘤。特异性染色有助于鉴别。

三、临床表现

继发性肝癌多无特征性表现。当肝转移灶增多增大可出现上腹部不适或疼痛，压迫主要胆管或出入肝血流管道引起肝功能异常可出现皮肤巩膜黄染甚至皮肤瘙痒。疾病晚期可出现食欲下降、恶心呕吐、体重下降、发热、腹水等表现。查体可发现巩膜皮肤黄染及肝大、移动性浊音等体征。

四、诊断

（一）实验室检查

继发性肝癌出现肝损时可出现转氨酶及胆红素升高，无特异性。肿瘤标志物异常可因不同来源肿瘤表现各异。结直肠癌肝转移 CEA 阳性率高达 60%～70%，95% 的结直肠癌肝转移 CEA>20 μg/L。2/3 胃癌、胰腺癌和胆管癌血清 CA19-9 水平升高。胰腺癌、肺癌、前列腺癌等 CA50 可为阳性，50% 胰腺癌和卵巢癌 CA72 为阳性，80% 以上卵巢癌 CA125 阳性。极少数胃癌、食管癌、胰腺癌、卵巢癌也可出现 AFP 升高，但 90% 继发性肝癌 AFP 阴性。我国是乙肝大国，1/4 转移性肝癌患者合并乙肝病毒感染，需要与原发性肝癌相鉴别，乙肝病毒感染是否与肝转移的发生有关目前尚存争议。

（二）影像学检查

1. B超检查　B超检查是一项费用相对较低的、简便的、无创的检查，可作为肝脏占位性病变的首选检查，是肿瘤患者入院检查的常规项目。B超检查可以提供有关肝肿瘤的数目、范围及解剖关系等详细信息，但它与检查者的经验有关。经验丰富的检查者可以发现肝内小的转移性病灶。B超检查可以检出直径 1～2 cm 的病灶，对直径>2 cm 病灶的敏感性>90%，而直径<2 cm 者为 56%，直径<1 cm 者为 25%。有报道 B超诊断转移性肝癌的敏感性约 92%，特异性为 75%～84%。典型的转移性肝癌的 B超表现可有：①无回声：转移性坏死液化或出血的表现，约占 5%。②低回声：约占 31%；③高回声：34%；④"牛眼征"或"靶征"：前者表现为高回声肿瘤区外环绕较宽的低回声带，后者表现为低回声区周围伴高回声带；⑤高低回声相间，约占 3%；⑥后方声影：若转移灶出现钙化则表现为高回声或强回声肿瘤后方出现声影。

超声造影技术是将声学造影剂经外周静脉注射后使血液产生强散射，并维持较高浓度，是实质脏器显影，可增强实质器官的二维超声影像，可反映影像动态变化从而提高诊断特异性。转移性肝癌受原发肿瘤病理及血供情况的不同表现较复杂。一般灌注形式表现为：①原发于胃肠道肿瘤的转移性肝癌血供较少，呈周边环形强化，肿瘤组织的内部可有轻度点状回声增强改变，继而造影剂快速退出，增强的肿瘤组织呈弱回声；②原发癌为富血管类肿瘤如肾细胞癌、恶性黑色素瘤等，肝转移多表现为动脉期均匀增强，边缘增强后无增强，实质期表现回声缺失。

多普勒超声不仅可以探查肿瘤本身的情况，还能显示肿瘤内部及其周围血流的变化，为继发性肝癌的诊断提供更为可靠的依据。

术中B超的应用日益广泛。术中B超探头可以直接接触肝脏表面，避免皮下脂肪、肠道积气、肋骨等的影响，可提高转移性肝癌的诊断率。据报道，术中B超的假阴性率为2.3%～6%，假阳性率为0.4%～1%。术中B超的优势还表现在帮助明确肝实质深部触诊无法确定的隐匿性病灶。目前认为术中超声在转移性肝癌的诊断和治疗具有较高的临床应用价值，是结直肠癌肝转移的基本诊断方法之一，特别适用于隐匿在深部的肝转移灶；可明确转移癌在肝内较准确的数量和位置，减少漏诊率，有助于探测出CT和触诊无法确定的直径<1 cm的病灶，甚至可以发现直径0.3～0.5 cm的微小肝转移灶；对可疑病灶尚可在术中超声引导下行肝活检；同时还对肝切除时评估肿瘤与血管的关系有益，有助于术者实时确定正确切肝平面及手术切缘，提高手术成功率。

2. CT扫描　CT扫描具有良好分辨率，可疑较为准确地发现病灶，显示病变的大小、形态、数目及与周围结构的关系，达到定位与定性的目的。继发性肝癌具有较为特殊的CT下表现，可借此与原发性肝癌（特别是肝内胆管细胞癌）、肝脓肿、血管瘤等鉴别。继发性肝癌的CT表现如下。

(1) CT平扫：继发性肝癌可为单发病灶，但多数呈多发、圆形或类圆形病灶。继发性肝癌的癌实质往往比较少，癌间质成分的含水量丰富，所以CT平扫表现为低密度，但在弥漫性脂肪肝背景下呈相对等密度和稍高密度，有的病灶内可见中心坏死，等密度转移癌CT平扫很容易漏诊。消化道黏液性肿瘤、胃癌、结肠癌等肝转移，瘤内常见钙化，表现为不规则斑点、板块状高密度影。卵巢癌和一线囊性腺癌等肝转移灶多显示为肝内囊性病变，平滑肌肉瘤、恶性黑色素瘤、类癌、胰腺内分泌肿瘤等恶性肿瘤肝内转移很容易坏死囊变。

(2) 增强CT扫描：动脉期肿瘤的边缘部呈轻至中度的环形强化，为肝转移癌的特征性表现。肝门静脉期由于正常肝实质明显强化，而肿瘤显示为相对低密度，是显示肝内转移灶的最好时期。胃癌、结肠癌、胰腺癌和胆囊癌等腺癌肝转移，因肿瘤边缘部的肿瘤细胞比较丰富，而中心部的纤维间质较多，多为乏血供肿瘤，常伴有肿瘤内部的凝固坏死，肝门静脉以后增强CT肿瘤边缘部显示为低密度。从平衡期到延迟期由于对比剂瘤向肿瘤内纤维间质部，使其内部表现为延迟强化。如果增强CT动脉期-延迟期瘤内均无强化区，多提示为囊性变、凝固性坏死或液化坏死，或滞留的黏液。乳癌、胃癌、甲状腺癌、神经内分泌肿瘤、恶性黑色素瘤和各种肉瘤的肝转移往往属于多血供型转移，由于其多数为门脉供血，因此动脉期很少见强化改变，门脉期常表现为周边强化而中心不强化，即出现所谓的"牛眼征"。少见门脉癌栓形成。CT的优点是扫描切面固定，在病程观察中可动态对比，其敏感度一般高于超声检查，可达80%～90%。CT检查缺点是特异性较差，对弥漫性、小结节、微小癌栓，CT和超声检查易发生漏诊，化疗后或有脂肪肝的病理敏感性会降低，心脏搏动、膈肌运动、肠内积气、肋骨等均可产生干扰。

对于CT检查诊断肝转移癌的评价尚无一致意见。一般认为，CT检查横断面解剖图像具有良好密度分辨率，可较为准确地发现病灶，显示病灶大小、形态、数目及和周围脏器的关系。还可以测得病变内的CT衰减系数，是一种无创性检查。双期动态扫描更加提高了肝脏占位性病变的检出,肝转移瘤 CT 表现具有特征性改变,结合临床原发肿瘤病史,仔细分析诊断较容易。

3. MRI 检查　MRI 检查诊断转移性肝癌的敏感度为 64%～100%,能分辨小于 1 cm 的癌灶,且对明确肿瘤与毗邻血管的结构更佳。优点是软组织对比度高,没有 CT 的人工错误现象和免受射线照射的危害。

(1) MRI 平扫:MRI T1WI 和 T2WI 可以判断脂肪、出血、矿物质沉积、血液和水分子的扩散等。与 CT 相比,可以获得更丰富的组织学信息。继发性肝癌一般 T1WI 表现为低信号,T2WI 为高信号,由于肿瘤细胞间质丰富,肿瘤内含有比较的自由水,所以与肝细胞癌相比,T2WId 信号更高,即使较小的转移灶 T2WI 也比较容易显示。在肿瘤内合并出血、凝固坏死和黏液滞留的情况下,T1WI 肿瘤可表现为等至高信号,而纤维性和凝固坏死区在 T2WI 往往呈低信号。

(2) 增强 MRI 检查:经静脉注入对比剂可以达到对比增强的效果,比较常用的主要有 Gd-DT-PA 细胞外液对比剂和 SPIO 特异性对比剂两大类。Gd-DTPA 经静脉注入很快从血管分布到细胞外液,使组织器官产生鲜明的对比,借此来分辨多血性或少血性病变。根据肿瘤的增强效果和 T2WI 的表现,一般可以做出原发性肝癌、继发性肝癌和肝良恶性肿瘤的诊断和鉴别诊断。胰腺神经内分泌肿瘤肝转移在 T2WI 呈明显的高信号。此时与肝血管瘤的表现相似,但肝血管瘤的强化动脉期明显且边缘强化为主。SPIO 特异性对比剂经血流进入肝脏,使正常肝实质表现为低信号,而继发性肝癌表现为高信号。继发性肝癌首选 SPIO 增强,因为大部分继发性肝癌是少血供的,CT 和 MRI 的显示效果不佳。而继发性肝癌多无肝脏疾病背景,SPIO 增强 MRI 正常肝实质呈均匀一致的低信号,与高信号的继发性肝癌形成鲜明对比。继发性肝癌的 SPIO MRI 具有灵敏度高,假阳性率低和病变显示清楚的特点,明显优于其他增强扫描的效果。

4. PET/CT 检查　与传统影像学检查不同,PET 是基于分子代谢的影像检查方法。能通过信号强度、密度和实际解剖进行评价,具有对转移性检出率较高、并能对肿瘤细胞活性进行判断、良恶性病灶鉴别能力强等优势。因此,能够早期较为精确地发现继发性肝癌,同时显示病灶形态、大小及分布情况。常见肿瘤代谢示踪剂为 ^{18}F-FDG、各类标记的氨基酸和核苷酸类、胆碱和 ^{11}C-乙酸盐。有研究显示 PET 诊断继发性肝癌的敏感性为 89%,高于 CT 平扫的 71%,而特异性分别为 98% 和 92%,两者相似。而 PET/CT 是将高解剖定位能力的 CT 与功能性检查 FDG-PET 两种手段精确融合,结合两者的优势。但由于其较高的放射暴露和费用,PET/CT 应用于前期传统诊断无法确诊的患者。

五、继发性肝癌的鉴别诊断

(一) 肝细胞肝癌

约 70% 肝细胞肝癌呈血清 AFP 阳性,常伴有乙肝、丙肝或血吸虫肝病等肝脏基础疾病背景。原发性肝癌多为单发病灶,CT 平扫为低密度,增强典型表现为"快进快出",即动脉早期强化,门静脉期造影剂快速减退。往往在病灶周围可见低密度假包膜影,这与典型继发性肝癌较易鉴别。少数乏血供的肝细胞肝癌表现不典型,增强无明显强化,还有部分肝细胞癌呈弥漫性浸润表现,需与继发性肝癌辨别,后者多有明显原发肿瘤病史,密切结合病史一般不易发生混淆,PET/CT 有助于鉴别。

(二) 肝内胆管细胞癌

单就肝脏来讲,肝内胆管细胞癌与继发性肝癌表现较相似,多无肝脏基础疾病,CT 和 MRI 表现相似。但肝内胆管细胞癌可有肝内外胆管结石和反复发作的胆管炎病史。结合原发肿瘤病史可鉴别继发性肝癌。

(三) 肝血管瘤

肝血管瘤为良性肿瘤,生长速度慢。肿瘤标志物阴性。超声提示肿瘤多为均匀强回声,边缘齐整,界清,内有管道状结构或筛网状结构。CT 表现为单发多见,病灶形态为圆形、椭圆形,少见不规则形,边缘多清楚,平扫密度为低密度,以均匀多见,常有中心更低密度。增强扫描早期病灶边缘呈高密度强化,增强区域进行性向中央扩展。延时扫描呈等密度充填,为"快进慢出"表现。但也有极少数病例表现为 CT 增强部明显,或完全不强化。若血管瘤中心有血栓形成或机化时,门静脉期中心可以一直保持低信号,此时就需要结合临床有无原发肿瘤病史,仔细分析与继发性肝癌相鉴别。MRI 表现为 T2 加权均匀亮白高信号。

(四) 肝局灶性结节性增生

该病少见,多见于年轻女性,与服用避孕药有一定相关性,常无临床体征,多于体检偶然发现,肝功能多正常。肿瘤标志物阴性。B 超检查可见局灶性占位,回声均匀,边界不清,无包膜。CT 平扫为低密度,无明显包膜,增强动脉期,肝门脉早期迅速均匀显著强化,门脉晚期延迟期逐渐减退,20%病灶中心可有中心瘢痕组织形成,延迟期可见造影剂明显充填。

六、治疗

(一) 外科治疗

继发性肿瘤大多为多发,晚期原发灶的切除率又很低,所以能够手术切除的病理并不多,手术切除瘤灶是唯一有治愈可能并使患者长期生存的治疗方法。继发性肝癌的手术切除率仅 5%～20%,术后 5 年生存率为 20%～30%。随着结直肠癌肝转移治疗理念和策略的不断进步,其术后 5 年生存率可高达 58%,10 年生存率高达 36%,而仅接受化疗的患者 10 年生存率仅 5%～10%。手术时应尽可能切除所有转移灶,切缘距肿瘤距离可影响术后复发率。距离<1 cm 者 48%复发,>1 cm 者复发率 36%。因此,切除边缘距肿瘤应至少 1 cm,较理想的距离为>2 cm。由于继发性肝癌肝硬化少见,肝储备能力较强,无论行楔形切除还是肝段或肝叶切除,只要保留 20%以上正常肝脏就可维持肝功能。当伴有肝硬化时,肝切除量不宜超过 50%。当肿瘤直径<2.5 cm,位于肝边缘,边界清楚时适合做楔形切除;肿瘤直径>2.5 cm 时行肝段切除效果佳,如病灶侵及一叶肝脏时可能肝叶切除其至多叶切除。肿瘤局部切除创伤小,并发症少,死亡率低。继发性肝癌手术死亡率为 0～14%,并发症发生率为 4%～20%,主要是感染和肝衰竭,其发生率与手术切范围相关。对于符合手术条件的复发病例仍可考虑手术再切除。

(二) 全身化疗

除少数来自淋巴瘤、乳腺癌、小细胞肺癌、结、直肠癌的继发性肝癌外,大多对全身化疗不敏感。全身化疗分单一药物化疗和联合化疗。单一药物化疗最常用的是氟尿嘧啶。氟尿嘧啶对结、直肠癌转移最有效,有效率为 17%。联合化疗也是在氟尿嘧啶的基础上加用甲酰四氢叶酸、丝裂霉素、甲氨蝶呤、干扰素等,有效率 18%～31%,中位生存期 8～14.2 个月。

(三)局部治疗

1. 经肝动脉化疗栓塞术(TACE) 20世纪80年代初,日本学者首次采用TACE对不可切除的肝癌患者进行治疗并取得良好效果。目前,肝动脉灌注化疗是肝功能正常而无手术指征的肝转移癌的治疗方法之一。严重感染、骨髓抑制、骨转移和中枢神经系统症状则属禁忌。部分肝转移癌对TACE的敏感性较高,经治疗后,36%的肿瘤病灶萎缩变小,患者平均生存时间为8.6个月。结、直肠癌肝转移的肝动脉灌注化疗,常用的较为有效的药物有氟尿嘧啶和氟尿嘧啶脱氧核苷(FUDR)。Kemeny用FUDR经肝动脉及周围静脉给药。前者有效率为42%~62%,后者仅为10%~19%。Taniguchi对176例消化道肿瘤肝转移患者分组进行不同治疗,结果显示经肝动脉灌注化疗胃癌肝转移组的疗效较手术切除组合其他治疗方法组要好。肝动脉灌注化疗治疗继发性肝癌有效率达48%~62%,而全身化疗为0~21%,肝动脉灌注化疗2年生存率为47%,而全身化疗仅13%。TACE治疗后最常见的临床症状为"栓塞后综合征",包括发热、乏力、疼痛、恶心和呕吐,一般均可通过对症处理缓解。

2. 射频消融(radiofrequency ablation,RFA)治疗 RFA治疗是利用射频发生器发出的射波,通过穿刺针进入肿瘤内部引起电离反应和热效应,造成肿瘤组织蛋白和胶原变性以及凝固坏死。在20世纪90年代中期,该疗法就已运用在治疗肝脏恶性肿瘤方面。

3. 经皮微波消融疗法(MCT) MCT是近年来用于治疗肝恶性肿瘤的另一种介入疗法。它主要利用微波热效应和肿瘤不耐热的特点达到杀灭肿瘤细胞的目的。通常情况下,微波治疗的频率为2 450 MHz,微波电极周围水分子在高频电场作用下发生振动摩擦产热,并向周围传导,在极短的时间内达到60~100℃的局部高温,使电极周围的肿瘤发生凝固坏死。另外,近年的研究表明,MCT还可增强机体局部和全身的细胞免疫功能,以消灭肿瘤及残存癌细胞,预防肿瘤复发。

4. 冷冻消融(CSA)治疗 利用CSA治疗恶性肿瘤已有150年的历史,只是在20世纪80年代末出现现代化的冷冻治疗仪和具有液氮循环装置的细金属穿刺针之后,才得以在临床上对原发性或继发性肝肿瘤开始了真正意义上的靶向冷冻治疗。CSA的目的是损毁肿瘤组织,并尽可能不伤及周围正常组织,达到原位治疗的效果。B超引导下或腹腔镜下进行CSA,能使肿瘤组织温度急剧下降而造成肿瘤细胞内结冰,引起细胞膜持续性损伤而杀死肿瘤细胞。另外,还在细胞外造成窦状隙增宽,破坏了肿瘤组织的微血管结构并使肿瘤组织处于缺氧环境,同样使肿瘤细胞发生持续性坏死。

5. 放射治疗 对于不能手术切除的继发性肝癌,只要全身情况好,肝功能正常,也可行姑息性放射治疗。放射治疗常常被用于癌症的局部治疗,但在肝癌患者,放射治疗并没成为常规方法。原因有几方面:①作为继发病灶的肝脏的放射治疗不能与其他部位癌症的治疗冲突,那些患播散性疾病的患者显然不适宜用放射治疗这种局部治疗。②可用最大剂量的放射也难到达肝实质。全肝接受35 Gy的射线时放射性肝炎的发生率为50%,35 Gy以上时放射性肝炎发生的危险明显增加。目前,对继发性肝癌放疗效果的评价看法不一,但放疗能改善患者肝区疼痛、上腹饱胀等症状。近来应用三维适形技术对病灶进行立体定位后放疗,既可增强病灶局部的放射剂量提高疗效,又可减少对正常组织的损伤。

一般认为放射治疗的适应证为:①转移灶大部分局限在肝脏内;②转移灶不能被其他方法治疗;③控制肝脏的转移灶能提高患者的生活质量或延长寿命;④患者临床没有明显的转移性癌症表现,但有发生肝转移的高度可能性(辅助性放疗)。禁忌证为肝功能严重失代偿及骨髓造血功能低下。

依据放疗实施的途径,可分为外照射和内照射。外照射缓解症状相当有效,疼痛缓解率55%～90%,一般状况缓解25%,中位生存时间为3～6个月,复习外照射加肝动脉灌注化疗治疗肝转移癌的文献,病例在500以上,有效率为7%～83%,中位生存时间为6～24个月,75%～100%获得疼痛缓解,3例死于放射性肝炎。内照射疗效也较肯定,可用放射性粒子植入,也有用特异性的抗体结合导入肝内者,均收到一定的疗效。

6. 其他治疗　其他治疗包括免疫治疗、基因治疗等,这些治疗方法的疗效评价不一,都属于转移性肝癌的姑息治疗。

基础研究的结论认为:肿瘤患者免疫功能低下或失调,表现为自然杀伤细胞(NK细胞)数量减少,活性下降,淋巴因子激活的杀伤细胞(LAK细胞)活性下降,T辅助细胞减少而抑制细胞增加等一系列改变。细胞因子可调动机体内在防御机制,重建或提高机体的免疫力,从而清除肿瘤细胞。手术、放疗、化疗对机体免疫都有抑制作用。所以,治疗前后应用免疫增强治疗恢复患者免疫功能,可消灭残瘤细胞,减少复发机会或抑制肿瘤生长。

基因治疗为近年来出现的肿瘤治疗的一种新方法,但还不成熟,尚处于研究阶段,其机制主要为诱导肿瘤细胞自身生长的停滞或凋亡。肝脏的基因治疗包括导入自杀基因、抑制或调控原癌基因、导入肿瘤抑制基因、加强对肿瘤的免疫反应、减少肿瘤转移所需的蛋白生成、降低致癌因素及抑制耐药基因等。目前研究的基因有"自杀"基因、各种细胞素基因、抗血管生成基因、肿瘤抑制基因和癌基因。化学、物理作用及病毒载体可促进治疗基因转入肿瘤细胞。相信不久的将来,基因治疗会成为肿瘤治疗的主要手段之一。

第二节　结直肠癌肝转移

结直肠癌是常见的消化道恶性肿瘤之一。在世界范围内,结直肠癌位于男性恶性肿瘤发病率第4位、女性第3位。近些年来,随着医学科学的进步、人们健康意识的增强及结直肠肿瘤筛查工作的广泛开展,大大提高了结直肠癌早期诊断率,而且降低了结直肠癌发病率、提高了结直肠癌患者的生存率。但是大肠癌仍然是癌症相关死亡的重要原因。对于结直肠癌患者,当肿瘤向远处转移时,最终有18%～83%的患者会发生肝脏转移,可见肝脏转移是结直肠癌患者晚期进展的常见表现和死亡的重要原因。

研究发现大肠癌同时性肝转移的发生率为15%～30%,Manfredi分析了13 463例大肠癌患者,在诊断及病情的检查或治疗过程中同时性肝转移发生率为14.5%。西欧,法国和澳大利亚也有类似的结果,其中约77%的患者为肝单发转移。相比女性(12.8%),男性患者更易发生同时性肝转移(15.9%),年龄标化的发生率分别为3.7/10万和7.6/10万,男女比例为2:1。肝转移和原发肿瘤部位无明显关联,直肠癌和结肠癌肝转移发生率分别为14.8%及13.9%。相比于异时性肝转移,同时性肝转移往往有更多的转移病灶。

在一项独立的研究中,作者主要分析了结肠肿瘤切除术后的复发模式,5年总的复发率为31.5%。其中远处转移中43.5%为肝转移,14.6%为腹膜转移,肺转移10.2%,脑转移1.7%,骨转移1.9%,其他部位转移4.1%。远处转移往往和肿瘤分期相关,研究发现,Ⅰ期患者5年累积转移风险为6.4%,Ⅱ期21.4%,Ⅲ期48%。这就意味着T4期肿瘤相比T1

肿瘤，其转移风险高6.1倍。另一项研究分析了结肠术后异时性肝转移的累积发生率，总体累积风险为1年4%～4.3%，3年8.7%～12%，5年16.5%。研究发现原发肿瘤部位并未显著影响肝转移的发生。女性及75岁以上的患者异时性肝转移发病率较低。原发肿瘤分期和肝转移明显相关，Ⅲ期肝转移5年发生率为30.4%，而Ⅰ期为3.7%。同时研究发现异时性肝转移还和肿瘤的大小和大体特征相关，浸润溃疡性和隆起溃疡性肿瘤病变有更高的肝转移的发生率，原发灶直径＞3cm也是肝转移的高危因素。

一、肝转移的分型和分期

结直肠癌肝转移通常按肝转移灶的数目和发生时间进行分型。按肝转移灶数目可分为：单发转移和多发转移。按肝转移发现的时间可分为同时性肝转移和异时性肝转移。同时性肝转移（synchronous liver metastasis）：结直肠癌确诊时发现的、或结直肠癌原发灶根治性切除术后6个月内发生的肝转移。异时性肝转移（metachronous liver metastasis）：结直肠癌根治术6个月后发生的肝转移。

结直肠癌肝转移临床分期有助于制订治疗方案和评估预后，目前常用的分期方法包括Gennari分期法和日本分期法。

（一）Gennari分期法

根据肝转移的范围分为3期。分期规则为同时性肝转移表示为H，异时性肝转移表示为rH。

1. Ⅰ期 单发转移灶、病变累及肝实质体积＜25%。
2. Ⅱ期 多发转移灶、累及肝实质体积＜25%，或单发转移灶，病变累及肝实质25%～50%。
3. Ⅲ期 多发转移灶，病变累及肝实质25%～50%，或单发转移灶，病变累及肝实质体积＞50%。

转移灶位置定义为：S，single，单个病灶；m，multiple to one surgical lobe，在单个肝叶内多发；b，to both lobes，双侧肝均有转移；i，infiltration of important structures，浸润到重要结构。F，function，肝脏功能；C，cirrhosis，肝硬化。

（二）日本大肠癌规约第7版

对肝转移进行新的分类如下：①H1期：肝转移灶数目4个以下，且最大直径＜5cm；②H2期：肝转移灶数目5个以上，且最大直径＜5cm以下；③H3期：除外H1和H2者。

二、肝转移常用辅助诊断方法

（一）癌胚抗原（CEA）

CEA是一种上皮性肿瘤标志物，对结直肠癌肝转移的诊断有其独特的价值。患者在初次诊断为结直肠癌时，血清CEA可能并不升高，但若发现升高，则往往提示已伴有转移。若患者为术前CEA升高，术后降至正常后再升高者多为肿瘤转移或复发，是判断肿瘤转移的良好指标，提示患者较短的无瘤生存。术前CEA升高也是结直肠癌肝转移患者预后的独立危险因素。即使术前患者CEA不高，术后监测CEA也有其临床价值。血清CEA异常升高比临床发现复发或转移灶要早4～10个月，其阳性率一般可达70%以上。因此术后随访中一般均会2～3个月复查血清CEA，以便早期发现肿瘤的转移复发。但CEA对于诊断结直肠癌肝转移灵敏度较高而缺乏特异性。即使联合 CA19-9 和(或)CA125 检测，也只是提高灵敏度，而不提高特异性。

（二）超声诊断

超声诊断是目前公认的肝内占位性病变首选影像学检查。临床上超声诊断主要依据常规灰阶超声、彩色多普勒超声及超声造影等进行综合判断，并且大多能得到明确诊断。常规灰阶超声在对肝内转移灶的诊断方面其敏感性和特异性均低于增强 CT、MRI，其对肝内转移灶检出的敏感性为 40%～80%。若行术中超声检查，对于直径＜2 cm 的结节其检出率可达到 80%～95%。而超声造影大约能发现 97% 的 CT 所能发现的病灶，但显著受限于操作者经验和患者肝脏脂肪浸润。同时由于超声检查的二维性，其术前评估价值也受限。

常规超声能够发现最小径 5 mm 左右的病灶。病灶较小多呈圆形而较大则多呈椭圆或不规则形。病灶较多使可弥漫分布或融合成块，形成高回声不均质区，形似葡萄，称为"葡萄串征"；较为典型的转移性肝癌的表现为"靶环征"或"牛眼征"。具体为肿块内部显示高回声，而高回声的中央部分则存在由于组织坏死液化所致的无回声区。高回声外部又由低回声或无回声区环绕。彩色多普勒超声对于转移性肝癌检出作用有限。只能以血供丰富与否将转移性与原发性肝癌及病灶的良恶性做出鉴别诊断。超声造影则表现为造影剂的"快进快出"。与原发性肝癌的鉴别诊断特点是其增强方式多为周边环状增强，而增强后的减退常以中央开始逐渐向周围减退而呈低回声改变。

（三）CT 扫描

多探头 CT(MDCT)扫描由于其良好的肝脏和整个腹胸部的覆盖性，是结直肠癌重要的分期和随访手段。MDCT 扫描能够达到高分辨率亚毫米层薄，获得通向性像素尺寸，使图像能够在多方向重建而像素不变，从而促进小病灶的检出。最大密度技术以及三维重建的高分辨率扫描使精确定位肿瘤成为可能。血管重建使肝动脉和门静脉解剖得以清楚显示而避免了传统血管造影。肿瘤和正常肝脏的体积测量也更加准确。在结直肠癌患者中，肝转移灶在初始显示中常呈现低密度，约有 11% 发生钙化。这些有钙化的病灶在未增强的扫描中比门静脉期扫描更易被发现。这些钙化点有助于诊断。在肝动脉期，小的结直肠癌肝转移灶常为高密度灶，而大的转移灶则常显示高密度边缘影，中央区则显示低密度影，表示退化的血管结构和(或)肿瘤坏死。较大病灶在门静脉期扫描时常显示为低密度灶，常表现出与超声类似的特征性的"靶环征"或"牛眼征"。静脉期是探查肝脏转移灶的最为显著的时间点。而层薄 2～4 mm 是推荐的像素成像范围。当然，即使 MDCT 扫描是结直肠癌分期的良好选择，但其肝转移的漏诊率仍可达 25%。CT 动脉性门静脉造影(CTAP)中，对于肝脏的 CT 扫描在造影剂注射入肠系膜上动脉或脾动脉时进行。这时可以通过在门静脉期仅增强肝脏软组织从而提供最大的肿瘤-肝脏对比，在灌注缺损的区域描绘出肿瘤沉积，这种扫描方式是基于转移病灶主要由肝动脉供血的事实基础之上。CTAP 检查常在肝切除术前进行以提供精确的肿瘤与肝脏血管的位置。但由于 CTAP 的假阳性率较高，在发现 MDCT 和 MRI 扫描有肝脏特异造影剂后 CTAP 检查的必要性下降。

（四）MRI 扫描

对于 MRI 扫描，标准步骤应该包括增强 T1W 和 T2W 以及造影增强脉冲序列。在肝脏 MRI 中，一组 T1W 同相和反相梯度-回忆回声图像是为探查脂肪浸润或者灶性脂肪浸润扩散而在评估软组织中是必需的。而在 T2W 成像时,TSE 或是带脂肪抑制的快速脊髓回声是较为推荐的。另外,重 T2W 脉冲序列加大 160～180 ms 回声时间则有助于分辨固相病灶,如转移性或原发性肝癌等,和非固相病灶,如血管瘤和囊肿。在获得非增强脉冲序列后,造影增强脉冲序列也常进行拍摄。如今又两种不同的 MRI 肝脏造影剂:第一种是非特异性的钆螯合物;另一种是肝脏特异性的专用造影剂:肝胆管系统造影剂和网状内皮组织造影剂。对于结直肠癌肝脏转移病灶,MRI 在 T1W 像上常呈低信号,T2W 像上则呈稍高信号,若在肿瘤内出现液相改变如坏死液化,则 T2W 像呈高信号。同超声和 CT 类似,MRI 造影增强时可见"靶环征"或"牛眼征"。在使用 DWI、T2W 和增强扫描时对于转移灶检出率的敏感性较高。

(五) PET/CT 检查

与传统影像学检查不同,PET 是基于分子代谢的影像检查方法。能通过信号强度、密度和实际解剖进行评价,对转移灶检出率较高,并能够对肿瘤细胞活性进行判断,良恶性病灶鉴别能力强。因此,能够早期较为精确的发现结直肠癌肝转移灶,同时显示病灶形态、大小及分布情况。常见肿瘤代谢示踪剂为 ^{18}F-FDG、各类标记的氨基酸和核苷酸类、胆碱和 ^{11}C-乙酸盐。有研究显示 PET 诊断肝转移的敏感性为 89%,高于 CT 平扫的 71%,而特异性分别为 98% 和 92%,两者相似。而 PET/CT 是将高解剖定位能力的 CT 与功能性检查 FDG-PET 两种手段精确的融合,结合两者的优势。但由于其较高的放射暴露与费用,如指南所述,PET/CT 应用于前期传统诊断无法确诊的患者。

各种影像学检查价值各有优劣。术中超声造影被认为是"金标准",有争议但仍应被视为最终诊断步骤。有研究已经显示术中超声比一般非侵袭性检查,如螺旋 CT 和 MRI,具有更高的敏感性和特异性。但术中超声造影较少有进行。CT 肝脏显像增加了检出的敏感性,同时能够评估肝外转移病灶,但仍比 MRI 扫描稍差。CTAP 被很多研究认为是检出"金标准",但 CTAP 是侵袭性检查并具有高达 15% 的假阳性率,缺点明显。而 MRI 则提供了敏感的非侵袭性的方法以评估肝脏病灶,直接比较 CTAP 和 MRI 则显示 MRI 能够更好的明确和显示肝脏转移灶。对于 PET/CT,有研究显示在特异性相同的情况下,对于来自结直肠癌的肝转移灶的检出敏感性,PET/CT 要明显优于超声、CT 和 MRI。也有研究认为 PET/CT 是基于每个患者基础上的最为敏感的结直肠癌肝转移诊断方法,但并非对每个病灶均是如此。上述各种影像学手段对于结直肠癌肝转移的诊断何者最佳目前仍没有定论,一般需要结合医院具有的设备和操作者技术具体分析。

三、肝转移的诊断策略步骤

国内指南推荐的结直肠癌确诊时肝转移的诊断常规推荐:对已确诊结直肠癌的患者,除血清 CEA 和 CA19-9 检查及病理分期评估外,应常规进行肝脏超声和(或)增强 CT 等影像学检查以了解有无肝转移的发生,对于怀疑肝转移的患者可加行血清 AFP 和肝脏 MRI 检查。PET/CT 检查不作为常规推荐,可在病情需要时酌情应用。肝转移灶的经皮针刺活检仅限于病情需要时应用。结直肠癌手术中必须常规探查肝脏以进一步排除肝转移的可能。对可疑的肝脏结节可考虑术中活检。

四、结直肠癌肝转移的治疗

(一)外科治疗

结直肠癌是最常见的消化道恶性肿瘤,在西方国家癌症致死病因中居第2,其发病率在我国也有逐年增高的趋势。40%~50%的结直肠癌患者最终死于肿瘤转移。肝脏是结直肠癌最主要的转移部位,也是影响结直肠癌预后的重要因素。15%~20%的患者在结直肠癌确诊时即发现存在肝转移。另有25%~50%的患者则在原发癌根治性切除术后发生肝转移,其中20%~35%的患者转移灶仅局限于肝脏。

既往认为肝转移灶的存在标志着原发癌的进展和远处播散,故20世纪60、70年代对结直肠癌肝转移患者的治疗持悲观态度。20世纪80年代以来,随着诊断手段日益先进,更多的结直肠癌肝转移获得诊断,同时期外科手术技术也出现长足进步,对部分患者施行肝切除治疗肝转移显示了良好的效果。20世纪90年代以后对手术治疗结直肠癌肝转移基本达成共识,肝切除术目前被视为唯一可能治愈肝转移癌的标准治疗方案。从理论上说,对于局灶性生长的肝转移癌病灶,存在着完整切处病灶的可能性,并可能因此获得长期生存。国内外大量研究表明,转移灶切除手术治疗的患者5年生存率为16%~49%,因此外科手术是治疗可切除结直肠癌肝转移的首选方案。一系列的回顾性研究表明,自20世纪60年代到21世纪,结肠癌肝转移的生存预后得到了有效的提高。Kopetz等人在对M D Anderson癌症研究中心自1990~2006年诊治的2 470例转移性结肠癌的研究分析认为,从1998年来肝切除手术率稳步上升并维持在20%左右,肝切除术后1年的生存率为70%,5年生存率达到55.2%,中位生存时间为65.3个月,而同期未手术患者5年生存率仅为19.5%,中位生存时间26.7个月。所以总生存率的改善得益于患者的合理选择、手术技术及更多的有效辅助治疗的开展。

1. **手术适应证** 肝转移手术适应证主要取决于两个因素:患者的一般状况和肿瘤的可切除性。首先需要排除严重的基础性疾病,严重的肺功能或心功能障碍,以降低手术风险。术前行肝切除术患者都要进行肝功能评估。虽然绝大多数结肠癌肝转移患者没有慢性肝病病史,但术前化疗可导致脂肪肝、脂肪性肝炎、肝窦阻塞综合征,甚至门脉高压症。虽然脂肪肝和脂肪性肝炎也经常发生在普通人群中,但化疗很可能加剧以上病情,它使得术后肝功能障碍的发生率增高而加大手术风险。通过全面了解患者化疗史、肝功能试验、血小板计数、Child-Pugh评分和影像学表现,再结合要切除肝的体积,患者的手术风险是能够被有效评估的。

随着时间的推移,肝转移肿瘤的可切除标准已经发生了显著的变化。1986年,Ekberg认为结直肠肝转移肝切除必须满足3个先决条件:不超过4个肝转移,肿瘤切除边缘≥10 mm,无肝外转移。而且既往研究认为肝转移癌直径>5 cm有较差的预后,也不建议手术。然而随着肝切除术的安全性提高、先进的外科技术的引进及大量循证医学证据的出现,一些传统观点的限制逐渐被推翻。

随着术前评估、手术技术的改善,根治性结肠癌肝转移患者的5生存率已经达到58%。传统的手术适应证也得到了扩展。有关可切除性的概念在过去30多年里已经发生很大变化,包括多发肝转移瘤问题、切缘问题、肿瘤大小及肝外转移等问题。在多学科协同治疗的现状下,积极创造手术条件,切除所有的转移病灶,保证切缘的阴性和残余肝的体积,以达到使患者得到最大的生存获益的目的。

2. 初始可切除同时性肝转移的治疗　原发性大肠癌有20%～30%在诊断时发现肝转移，其中15%～20%肝转移病灶是可切除。根治性手术治疗已经是同期结直肠癌肝转移治疗的金标准，可以延长患者存活期，并在某些情况下，可能达到治愈。

自1990年以来，就结肠癌伴同时性肝转移手术时机即同期切除或二期切除，学者们展开了激烈的争论。支持分期切除的学者认为原发病灶和肝转移灶同时切除手术侵袭大，手术风险增加，有较高的并发症和死亡率。Nordlinger等报道同时切除的手术死亡率约7%，而分期切除死亡率为2%。Bolton的报道中同期切除的术死亡率为12%，对于那些涉及肝大部切除手术死亡率高达24%。MD Anderson癌症研究中心也发布了类似的结果，行肝大部切除的同期手术切除患者相比分期切除术后并发症和死亡率显著升高(44% vs. 27%，8% vs. 1.4%)。值得注意的是在Berlin等人的研究中发现，所有的死亡患者均为70年以上老年患者。Santibanes等提出了类似的结果：42例同期接受肝切除结直肠癌根治术的患者术后发生两例死亡(4.2%)，均为65岁以上的患者。所以对同期肝大部切除患者的选择是必要的，对于老龄患者需要慎重。随着患者选择的优化、手术技术及围手术期管理的进展，近来越来越多的研究报道了同期切除良好的效果，同时肝转移的外科处理已经开始改变。同期切除具有显而易见的优势：一次性切除原发灶和肝转移灶，可免除再次手术给患者带来的痛苦，缩短住院时间，较少因二期切除等待肝切除的这段时期，导致部分患者因肝转移癌恶化或发生肝脏以外其他脏器转移而失去手术机会。原发性结肠肿瘤和肝转移同期切除能够迅速启动术后辅助治疗，从而可能带来生存获益。就目前来看，是否执行同期或分期切除应该个体化，同时切除术可能更适合一个简单的结肠切除术(右半结肠切除术)及肝大部分切除术或复杂的结直肠癌根治术和肝局限性切除术(楔形或肝左外叶部分切除术)，需要行复杂的结直肠癌和肝大部切除术可能最好行分期切除。此外合并原发灶穿孔、梗阻、出血等急诊手术，全身情况差，不能达到根治性切除患者建议采用分阶段的方法。

3. 初始不可切除肝转移的手术治疗　根治性手术是唯一可能治愈结直肠癌肝转移的治疗方法。然而，约80%的肝转移患者在诊断时即为不可切除。在这种情况下，治疗方案应该是多学科的，包括外科医师和肿瘤学家的协同合作。化疗对于初始不可切除肝转移患者是主要选择，通过转化性化疗可能使肿瘤降期达到切除的目的。此外如果预定肝切除术后残余肝太小，则可采用两步肝切除策略，预先阻断门静脉，使剩余肝代偿性增生，减少二次手术后肝衰竭的风险，二步肝切除策略是多发肝叶转移患者手术治疗的有效方法。

在现代化疗药物普遍使用的情况下，不能切除的结肠癌肝转移患者中位时间已经超过20个月。在相应的Ⅰ/Ⅱ期临床试验中，新的靶向生物制剂在一线化疗中的应用使得中位生存时间已超过30个月。现代化疗药物的进展不仅能够使患者的生存时间增加，而且可能使初始不可切除病灶转变为可切除或缩小切除范围，有利于降低手术并发症的发生率和死亡率。

欧洲癌症治疗组织EORTC的研究认为，化疗可以降低手术复发风险25%，并同时了解肿瘤对化疗的敏感性，帮助决定术后进一步治疗。美国中北部肿瘤治疗组NCCTG研究认为，对初诊无法手术者，FOLFOX方案可使60%的患者肿瘤缩小，40%的患者能够接受手术。Nordlinger等则认为，FOLFOX和FOLFIRI可提高初诊无法手术者9%～40%的切除率。目前NCCN推荐的一线化疗方案主要有FOLFOX，FOLFIRI，CapeOX，5-FU/LV

或卡培他滨 4 种,专家组并没有认为其中哪一种更为优越,不同方案的选择主要依赖患者对治疗的反应及实践医师的个人意见。近期一项包括 244 位患者的随机对照研究显示,FOLFOXIRI 组患者的反应率(66% $vs.$ 41%, $P=0.0002$)和转化性 R0(15% $vs.$ 6%, $P=0.033$),均较 FOLFIRI 组患者明显升高,无进展生存(9.8 个月 $vs.$ 6.9 个月, $P=0.0006$)和总体生存(22.6 个月 $vs.$ 16.7 个月, $P=0.032$)也明显改善,但化疗毒性明显增加,一般仅适合于年轻、身体状况好的少部分患者。

近些年,随着靶向药物的使用改善了不可切除的肝转移病灶患者的预后。一项包括 4 项的随机对照研究,纳入 484 例 KRAS 基因为野生型最初不可切的转移性结直肠癌患者的荟萃分析显示,与单纯化疗相比,联合西妥昔单抗或帕尼单抗可显著增加总体反应率(RR:1.67, $P=0.0001$),R0 切除率从 11% 增至 18%(RR:1.59, $P=0.04$),无进展生存也显著延长(RR:0.68, $P=0.002$),而总体生存无明显改善($P=0.42$)。一篇关于化疗加西妥昔单抗用于转化性治疗的荟萃分析,共纳入 4 项仅有肝转移的肠癌患者随机对照研究,结果发现加用西妥昔单抗组的 R0 切除率在其中 3 项研究中明显升高(CRYSTAL 研究,5.6% $vs.$ 13.2%;OPUS 研究,4.3% $vs.$ 16.0%;NCT01564810 研究,7.4% $vs.$ 25.7%)。因此,KRAS 基因为野生型的患者推荐西妥昔单抗联合 FOLFOX 或 FOLFIRI 方案治疗。

2000 年,Adam 等首先报道了两步肝切除术法(TSR)。该种方法适宜于:由于患者肝脏两叶广泛转移;手术后残余肝不能功能代偿;既不能一次性彻底切除病灶,也不能手术联合射频消融的患者。两步肝切除第一阶段是通过手术最大限度地去除保留半肝内的所有的肿瘤,栓塞或结扎保留肝对侧的门静脉以促进保留肝的再生,术后以辅助化疗控制对侧肝肿瘤的进展,等待肝脏再生和未来的残肝体积肥大,第 2 次手术通常在第一次手术后的 3~6 周后进行,既满足了残余肝充分代偿增生,也防止残余肿瘤进一步扩展,尽可能性完整的(R0)切除。CHUA 等在一项有关两步肝切除的荟萃分析研究中指出:在所有 488 例拟采用 TSR 意向治疗患者中,约 77% 患者完成了两个阶段的治疗。失败的原因包括在肿瘤进展,全身状态差,死亡,肝再生不足等。完成 TSR 的患者的中位生存期为 37 个月,3 年生存率为 60%,5 年生存率为 48%。中位无病生存期为 11 月,未能完成 TSR 患者,中位生存期为 16 个月。该研究分析了治疗失败的相关因素,其中第一阶段术前过度化疗、较多的转移肿瘤数目和治疗失败相关。此外主要的术后并发症,年龄和 CEA 水平也是治疗失败的相关因素。

总之,近年来随着肿瘤的综合治疗方法不断进步,结直肠癌肝转移手术切除的适应证不断扩大,部分传统观点认为"手术禁忌证"的患者通过综合治疗获得了长期生存,术前新辅助治疗及手术技术的发展为该类患者带来了客观的获益,综合治疗已成为初始不可切除结直肠癌肝转移治疗的主要模式。

4. 结肠癌合并肝内外转移的手术治疗　目前结直肠癌肝转移合并肝外转移灶在一定条件下也可以进行手术根治性切除。肿瘤多发转移曾被认为是手术的禁忌,近年来对此也有了新的认识。

最先获得注意的是合并肺转移。肺是结直肠癌最常见肝外转移部位,发生率为 10%~25%。若不加以治疗,其中位生存时间≤10 个月,5 年生存率仅为 5%。那些同时具有肝转移与肺转移灶的患者,外科手术治疗是获得长期生存的唯一治疗手段。同时伴有肝肺转移患者行手术切除,术后中位无瘤生存时间为 44 个月左右,5 年生存率可达 60% 左右,提示对肝、肺转移采取积极手术治疗的良好预后。更有报道此类患者 5 年生存率为 40%,10 年生存率仍有25%。因此,目前的指南推荐治疗策略均是以肿瘤的可切除性为导向的,而对于除肺以外的肝外转移,大量研究结果也鼓励在合适情况下对转移灶行手术切除。

Carpizo等收集了1992~2007年同时行肝转移和肝外转移灶切除的患者127例,其中位生存时间24个月,3年和5年总体生存率分别为47%和26%,虽然低于同期进行了不伴有肝外转移的接受肝转移切除的患者(67% vs. 49%),但对于适合同时根治性手术切除肝转移灶和肝外转移灶的患者,行手术治疗仍可以获得较长期生存的机会。近期也有多项荟萃分析对该方面进行了研究。对于伴有肝外转移的结直肠癌肝转移患者,其中位无瘤生存时间约12个月,中位总体生存时间约为30个月,中位5年生存率19%。手术死亡率0~4.2%。肝转移灶R0切除,肝外转移灶切除的患者中位5年生存率25%。不同转移部位生存时间也截然不同,肺:中位生存时间41个月,5年生存率27%;门静脉腔静脉周围淋巴结:中位生存时间25个月,5年生存率17%;腹膜转移:中位生存时间25个月,5年生存率8%。而多于一处的转移灶,其中位生存时间为17个月,5年生存率为7%。多数学者也是认为肝外转移灶并非肝切除术的禁忌证,目前对于合并肝肺转移的患者,推荐先使用新辅助化疗,后辅以分期或同期的肝切除术和肺转移灶切除。若肿瘤对治疗有反应或保持稳定,可在两次手术间辅以化疗。在对其他情况下可手术患者的选择上,目前均推荐仅合并有一处肝外转移病灶或局限性的腹膜转移的患者适合手术治疗,并在手术同时辅以化疗。

5. 结肠癌肝转移术后复发的手术策略　有超过50%的患者在初次肝切除术后2年内出现转移灶复发。在过去10余年中,已有报道认为再次肝转移灶切除对于复发性肝转移是一种可行的治疗方式。有研究认为患者在二次手术切除中的临床获益要超过仅行单次手术切除。然而,也有一些报道称再次进行肝脏切除并不有益于患者生存。因此,在这个问题上仍有争议。当然,目前化疗方式和微创治疗技术的发展也为复发性的结直肠癌肝转移提供了治疗新选择,能够使复发性肝转移的治疗效果获得提高。

一项荟萃分析发现结直肠癌肝转移的肝切除术后转移灶复发特点为相比初次转移灶,复发灶更多为单发病灶,局限于一叶,肿瘤体积也更小,血清CEA水平也更低。而在围手术期方面,初次手术与二次手术的术后并发症发生率、术后住院时间等并无区别,R0切除率也并无区别。但由于二次手术条件较初次手术复杂,手术时间要显著延长,同时术中失血量要显著增多。复发率在初次肝切除之后为59.5%,而在第2次切除后为69.8%,两者并无显著差别。无瘤生存率方面两者间也并未见差异。同样,长期生存分析显示肝转移灶复发切除后的总体生存与仅单次切除肝转移灶相比并无差异。而国内指南也认为在全身状况和肝脏条件允许的情况下,对于可切除的肝转移灶术后的复发病灶,可进行2次、3次甚至多次的肝转移灶切除。其手术并发症和死亡率并不高于第1次肝转移灶的切除,而且可获得相同的术后生存率。提出达到以下6项标准可以得到更高的长期生存:①初次手术后至复发间的无瘤间期≥1年;②第2次手术时肝转移灶为孤立病灶;③第2次手术时肝转移灶局限于单叶;④第2次手术时肝转移灶最大直径≤5cm;⑤第2次手术时不伴有其他肝外转移灶;⑥第2次手术时达到R0切除。因此,符合前5项标准的患者适合多次手术治疗。

(二) 局部治疗

1. 经导管肝动脉化疗栓塞　经导管肝动脉化疗栓塞(transcatheter arterial chemoembolization,TACE)因其创伤小、并发症少、良好疗效及住院时间短等优势成为结直肠癌肝转移治疗的一种选择。其作用原理在于TACE在肝动脉栓塞术基础上联合区域灌注化疗,使肝动脉栓塞术以及化疗药物发挥协同作用。从肿瘤血供来源看,结直肠癌肝转移灶血供90%以上来自于肝动脉,而正常肝组织约70%血供来自门静脉,30%来自肝动脉。所以,TACE一方面发挥局部化疗,通过定向输入使化疗药物高浓度积聚于肿瘤组织及周围肝组织(有报道指出TACE引起的肿瘤缓解率高于全身化疗,且局部化疗后进入外周血中的药量减少,这也降低了化疗药物导致的全身毒副作用),另一方面阻断转移灶的血供来源,通过超选择性碘油或者微球栓塞,使栓塞剂在超选择的血管内聚集,甚至完全栓塞血管并滞留在肿瘤组织内,配合高浓度化疗药物持久地作用于肿瘤细胞,降低肿瘤细胞活性,造成肿瘤组织缺血坏死,从而达到更为强大的杀伤肿瘤细胞的作用。

TACE常用的化疗药物包括丝裂霉素-C,顺铂及多柔比星,经超选择方法相对于传统的静脉化疗更易于将上述药物输送到目标肿瘤区域。Muller等对结直肠癌肝转移患者行TACE疗效进行了评价,该研究中共有66名患者参与,经过总共299次的TACE之后结果显示,完全缓解率(CR)为1.0%,部分缓解率(PR)为42.4%,疾病稳定(SD)为18.2%,部分进展(PD)为12.1%,治疗结束到出现进展的中位时间为8个月,术后2年总生存率为66%。Tatjana等对于晚期不可切除肝转移患者行姑息性TACE的疗效进行回顾性分析,参与该研究的564名患者接受3 384次TACE,化疗用药包括单药丝裂霉素C(43.1%)、丝裂霉素C联合吉西他滨(27.1%)、丝裂霉素C联合伊立替康(15.6%),另有部分患者接受丝裂霉素联合伊立替康和顺铂等三药联合治疗,栓塞剂使用碘化油及淀粉微球,结果显示在局部肿瘤控制方面,部分缓解率(PR)为16.7%,疾病稳定(SD)为48.2%,疾病进展(PD)为16.7%,术后1、2、3年总生存率为分别为62%、28%、7%,中位总生存期为14.3个月。

而在关于不可切除肝转移患者DEBIRI TACE的Ⅱ期临床试验中显示,82名受试者接受了185次DEBIRI TACE治疗(伊立替康剂量100~200 mg),术后CT扫描显示治疗过的转移灶有了75%~100%的缩小,78%的受试者治疗后出现疾病缓解(按照RECIST标准),90%的受试者生活质量得到提高。在一项TACE联合化疗药物的临床试验中,55名接受DEBIRI TACE的受试者(54名之前曾行全身化疗,包括35名FOLFOX,FOLFIRI15名,贝伐珠单抗37名,其他生物制剂9名),结果显示按照EASL(欧洲肝病协会)标准术后3个月与12个月的总体缓解率分别为89%和54%(包括CR,PR及SD),按照RECIST标准上述指标分别为71%和40%,平均及中位无病生存期分别为207 d及197 d,中位总生存期为247 d,其中有7%的受试者肝转移灶降期而获得手术机会,另有3%的受试者得到RFA治疗。

总之,TACE是相对安全且微创的治疗选择,尤其是在控制结直肠癌肝转移灶进展及提高患者生存期方面发挥了一定作用,同时也有其他研究对TACE的作用存在不同观点,这就需要以多中心合作的方式开展前瞻性研究去进一步探讨。

2. 射频消融　射频消融(Radiofrequency ablation,RFA)作为一种局部治疗方式在结直肠癌肝转移治疗中的应用日益广泛,其可以在B超引导经皮穿刺、腹腔镜或直接开腹直视下进行,消融过程中电极针刺入肿瘤组织,通过射频在电极针周围产生极性分子震荡而发热,可使治疗区域温度达50℃以上,中心发热区域温度可到100℃左右,导致肿瘤细胞的凝固性坏死。与手术治疗相比,RFA治疗有以下特点:消融后的肿瘤坏死组织可作为内源性肿瘤抗原,激活或增强机体的抗肿瘤免疫应答反应;最大限度保持正常肝脏组织,对肝功能的影响较小;操作较为简单,风险相对较小。

(1) 适应证:在多学科综合治疗概念下,RFA 对于结直肠癌肝转移患者应遵循以下指证:①可切除的肝转移灶,可作为辅助切除手段;②化疗后完全或部分缓解的不可切除肝转移灶;③复发或进展的肝转移灶。

(2) 禁忌证:①凝血功能指标国际标准化比值(INR)>1.5;②血小板计数<$50×10^9$,虽然有关研究小组报道肝转移灶数目应不多于 5 个,但肝转移灶的数目并不作为绝对禁忌指标;③肝功能 Child-Pugh C 级或肿瘤呈弥漫性分布;④顽固性大量腹水。

(3) RFA 术前评估:RFA 术前评估包括体力活动状态评价,肝功能检测,癌胚抗原(CEA)检测以及增强胸腹部 CT,而实施 RFA 应距离末次全身化疗至少 2~4 周,全身化疗的缓解情况根据实体瘤疗效评价标准(RECIST)进行评估,并分类为部分缓解(PR),疾病稳定(SD)及疾病进展(PD)等。

(4) RFA 疗效:目前已有较多关于肝转移行 RFA 术后局部进展发生率、生存指标及较大并发症发生率等方面研究结果。在随访患者中,局部进展发生率的范围在 2.8%~37%,具体来说在术后 1~2 年的局部进展发生率为 9%~29.6%,术后 2~3 年的局部进展发生率为 7.1%~37%。而较大并发症发生率范围在 4%~33%。1、3、5 年的中位总生存率分别为 92.6%、44.7%和 31.1%,中位总生存期为 33.2 个月。在一项针对 RFA 应用于结直肠癌肝转移的疗效及可行性的系统回顾性研究中指出,肝转移患者行 RFA 术后 5 年生存率范围在 14%~55%,局部肿瘤复发率范围在 3.6%~60%,操作导致的死亡率相对较低(0~2%),较低并发症发生率维持在 6%~9%。

而 Pathak 等通过分析数个有关合并肝外转移灶应用 RFA 治疗的研究,发现 RFA 术后中位总生存期范围在 18~37 个月,认为同时合并肝外转移的患者也可以从 RFA 治疗中获益。Berber 等报道了纳入 234 名结直肠癌肝转移患者的临床研究,经过中位数为 17 个月的随访有 34%的患者出现局部复发以及 80%的患者出现疾病进展,同时研究者并没观察到是否合并肝外转移会导致上述指标的显著差异,由此推论结直肠癌肝转移患者技术合并肝外转移不应该成为 RFA 治疗的禁忌。

(三) 全身化疗

结直肠癌肝转移明确诊断后即使给予最佳的支持治疗,患者的中位生存期仅为 6 个月,而新型化疗药物的应用可将该数据提高到 24 个月。针对晚期或复发的结直肠癌全身化疗近年来取得很大发展,对于实施化疗的结直肠癌肝转移患者分为以下 3 类:①明确诊断时肝转移灶可切除者;②明确诊断时肝转移灶不可切除但经过转化性化疗后变为可切除,这部分患者也称之为潜在可切除的肝转移患者;③即使给予有效的化疗仍不可切除者。

一系列大样本的回顾性研究肯定了结直肠癌肝转移外科手术治疗的效果,肝转移灶切除后 5 年生存率为 30%~50%,这些令人鼓舞的结果及外科技术的改进使得采用手术治疗的肝转移患者呈上升之势。然而,即使具有良好外科手术指证的患者,术后仍有约 70%的患者出现复发。因此,单纯的外科手术治疗对于获得长期的疾病控制是不充分的。其他治疗策略包括化疗与手术结合对肝转移患者是非常必要的。

1. 对于可切除肝转移的新辅助化疗 研究发现直肠癌肝转移的患者针对肝脏转移灶行外科切除之前进行新辅助化疗,可减小术前肿瘤体积及降低术前肝内微小转移的发生,可提高手术的根治性切除率及预后,它有以下潜在优势:①增加可切除病例所占的比例;②较少所需切除肝的体积;③可预先处理微小转移灶;④评估化疗方案的敏感性以决定是否术后继续该方案。

2. 术后辅助化疗　辅助化疗定义为肝转移灶手术切除后采取的化疗措施,其目的在于降低复发风险及延长患者生存时间。有两项相关临床随机试验针对肝转移灶切除行 5-FU 为基础的化疗疗效进行了评估,均提示术后给予 5-FU 为基础的化疗可提高无病生存期。FFCD ACHBTH AURC 9002 试验中比较了单纯手术与手术联合化疗的预后,结果提示在 5 年无病生存率方面,手术联合以 5-FU 为基础的化疗组(33.5%)高于单纯手术组(26.7%)。在针对术后复发预防因素的多因素分析中,术后化疗可视为降低复发风险的独立因素($P=0.028$),而两组患者在术后 5 年总生存率无统计学差异(51.1% vs. 41.9%,$P=0.13$),试验中没有招募到数量充分的患者被认为是术后化疗与明确生存获益之间相关性缺失的主要原因。在 ENG 试验中(临床Ⅲ期),52 名患者术后接受化疗,55 名患者接受单纯手术,结果显示术后化疗组患者在无进展生存率及总生存率方面占有优势。

另外,化疗药物的选择也是预后相关重要的因素。目前 5-FU/LV 较少单独用于结直肠癌肝转移患者的术后化疗,而多与奥沙利铂及伊立替康等药联合用药,但其疗效仍存有争议。在一个前瞻性随机试验中,Ychou 等比较了术后应用 FOLFIRI 方案与 5-FU 为基础的化疗方案对预后的影响,结果并没有显示出 FOLFIRI 更优于 5-FU,同时也证实术后应用 5-FU 为基础的化疗可以提高患者的无病生存期。

3. 对于潜在可切除肝转移的转化性化疗　对于潜在性可切除可定义为:转移灶涉及 5 到 6 个肝段;需要进行难度及风险较大的肝切除术(如肝中叶切除,扩大右半肝切除术,血管重建等)。而对于根据化疗后疾病缓解程度而有可能获得手术机会的患者来说,客观反应率是其治疗的主要目标,而此类化疗也称之为转化性化疗。转化性化疗的作用已在多个回顾性分析及临床试验中得到证实,Adam 等在一项回顾性分析中指出,1 104 名初始不可切除的肝转移患者在经过 10 个周期的转化性化疗后有 138 名患者(12.5%)得到二次手术切除的机会,在中位数为 48.7 个月的随访期间,138 名手术患者中 111 名出现肿瘤复发(80%),术后 5 年及 10 年的总生存率分别为 33% 与 23%,5 年及 10 年的无病生存率分别为 22% 及 17%,研究者认为虽然存在着较高的术后复发率,但随着复发灶的再切除等技术的推广应用,潜在性可切除患者从转化性化疗中的受益是明确的。在另一项回顾性研究中,131 名不可切除的结直肠癌肝转移接受为期 3~6 个月的辅助化疗,其中有 33 名最后获取根治性手术切除机会,在这些手术切除的患者中,中位总生存期为 39 个月,术后 1、3、4 年总生存率分别为 94%,58% 及 37%。

4. 对于不可切除肝转移的姑息性化疗　对于肝转移灶不可切除的患者,在身体可耐受的情况下主要的治疗选择是全身化疗。许多肝转移患者因为转移灶所处位置及转移灶数目或者本身疾病处于晚期阶段而无法通过转化性化疗而获得手术切除或局部治疗的机会,对于此类患者接受化疗的目的在于使肿瘤缩小、稳定,以争取延长生存时间并提高生活质量,也称之为姑息性化疗。2000 年之前,针对肝转移患者的标准化疗基本上应用 5-FU 单药(或氟嘧啶类药物)联合亚叶酸的姑息性化疗。既往随机试验表明基于 5-fu/亚叶酸的化疗可使不可切除患者的中位生存期从 8 个月延长到 12 个月。随着 5-FU 联合奥沙利铂的 FOLFOX 方案或 XELOX 以及联合伊立替康的 FOLFIRI 方案或 XELIRI 的应用,结直肠癌肝转移患者的总体缓解率(ORR)维持在 20%~30% 到 40%~50% 的范围,中位总生存期(OS)为 12~20 个月。治疗顺序不论 FOLFOX 为一线合并 FOLFIRI 二线还是 FOLFIRI

为一线合并FOLFOX为二线，两种治疗顺序在生存期方面是相近的。为提高化疗效果及增加对各化疗药物有反应的患者所占比例，一个结合5-FU/亚叶酸（LV）、伊立替康和奥沙利铂的FOLFIRINOX方案被研发出来，两项Ⅲ期随机试验对FOLFIRINOX作为一线方案与标准的FOLFIRI方案进行了评估，FOLFIRINOX方案在总体缓解率（ORR），无进展生存期（PFS）及总体生存期（OS）方案更有优势，但该方案有更强的细胞毒性（中性粒细胞减少症3/4级＝50％ vs. 28％）并需要特殊预防措施。

随着新型有效药物的出现及化疗方案的改进为结直肠癌肝转移患者获取更多的手术切除及延长生存期的机会，合理选择化疗药物及化疗方案，同时注意与其他治疗方法的结合是临床医生必须注意的问题，也是提高结直肠癌肝转移综合诊疗水平的前提，同时该领域的中存在的问题仍需进一步的研究解决。

第三节　其他继发性肝癌的外科治疗

一、胆囊癌肝转移

胆囊和肝脏解剖关系密切，胆囊癌肝转移是比较特殊的一类转移性肝癌。胆囊癌往往通过直接侵犯或门脉系统发生肝转移。TNM分期中，胆囊癌肝转移并不被认定为M（远处转移）。T1b和T2期胆囊癌虽无影像学可见的肝转移，但可能已经发生肝脏微转移，根治手术应包括肝脏楔形切除或肝方叶切除。T3及T4期胆囊癌则应行肝方叶切除或半肝切除术。

由于trocar和腹腔肿瘤播散的潜在可能性，传统观念把胆囊癌列为腹腔镜手术的绝对禁忌证。此观点目前已被完全颠覆。可行根治性手术的胆囊癌中，70％是在行腹腔镜胆囊切除时发现的，被称为偶发胆囊癌。这一类胆囊癌多为Tis和T1a期，只需行腹腔镜胆囊切除即可达到根治。Yoon等分享了腹腔镜治疗83例早期胆囊癌的10年经验，提示T1b和T2期胆囊癌行腹腔镜根治术后5年生存率为92.3％，无一例发生胆囊床局部复发和淋巴结转移，亦未发现trocar和腹腔肿瘤种植。Itano等报道了19例接受腹腔镜根治术的T2期胆囊癌，并与同期级接受开腹根治术的胆囊癌比较，所有病例均行肝脏切除和区域淋巴结清扫，结果显示手术时间和淋巴结清扫数量两组间无差异，腹腔镜手术的术中失血量（104 ml vs. 584 ml）和住院时间（9.1 d vs. 21.6 d）明显少于开腹组，中位时间37个月的随访过程中无一例复发。上述结果提示，早期胆囊癌（T2期之前）行腹腔镜胆囊癌根治术是安全有效的。Agarwal等的研究纳入42例T3期胆囊癌，11例接受腹腔镜手术，31例接受开腹手术，两组近远期疗效相似，无一例出现trocar和腹腔肿瘤种植。T4期胆囊癌的腹腔镜治疗尚无文献报道。腹腔镜手术在T1～T3期胆囊癌治疗中的作用尚需要大样本前瞻性随机对照试验证实，此类手术的临床数据值得期待。

二、乳腺癌肝转移

20％的乳腺癌合并远处转移，其中50％发生在肝脏。在乳腺癌肝转移中约90％是多发病灶并且同时合并肝外转移。基于以上原因，多数外科医生认为肝转移切除不管从技术还是肿瘤生物学方面都无益于疾病的整体治疗。但是,10%的单发乳腺癌肝转移技术上是可以切除的。近些年,越来越多的研究关注肝切除在乳腺肝转移治疗中的作用。Adam等报道了454例行乳腺癌肝转移切除的结果分析,5年总体生存和无瘤生存率分别为41%和21%。多因素分析提示肉眼切缘阳性和术前系统治疗失败和较差的预后有关。值得注意的是,肝外转移灶的出现并未对预后产生不利影响。另一项研究中,51例行肝切除的乳癌肝转移与只接受系统治疗配对比较,结果提示肝切除可使满足肝转移灶少于5枚、肝脏病灶稳定或对系统治疗敏感3个条件的乳腺癌肝转移生存获益。M D Anderson的一项研究纳入了86例行肝切除的乳癌肝转移。除常规的临床病例资料外,作者同时分析了激素受体状态(ER和PR)。和阴性相比,ER阳性和PR阳性患者可通过肝切除获得更好的预后;而双阴性(ER−/PR−)患者的预后最差。作者还发现,术前对化疗和激素治疗反应良好的患者术后的预后较好。最近的一项研究纳入了接受不同治疗策略(肝切除联合系统化疗;只接受系统化疗;接受新药物治疗)的10 000例乳腺癌肝转移患者,分析结果也提示ER阴性和术前化疗后疾病进展肝转移切除后的预后较差。

三、胃癌肝转移

手术可切除的胃癌肝转移只占0.5%~10%。同时性胃癌肝转移行肝切除后中位生存期只有5~8个月,5年生存率只有10%~20%。因此,针对Ⅳ期胃癌行肝切除并未得到广泛认可。Okano等分析90例肝切除治疗胃癌肝转移(78例同时性;12例异时性)的临床数据,结果提示切除异时性肝转移灶可明显改善预后,术后1和5年总体生存率分别为77%和34%,单发病灶、原发病灶分化好和肝转移灶完整包膜都是独立的预后因素。虽然其他研究的结果也提示了肝切除术在一部分胃癌肝转移患者中的潜在价值,但仍需大样本前瞻性随机对照试验的验证。

四、胰腺癌和壶腹周围癌肝转移

Ⅳ期胰腺癌预后极差,5年生存率只有1%。即便术前影像学阴性,术中仍然有5%~10%的胰腺癌术中探查发现远处转移。同时性肝转移行肝切除术后的中位生存时间只有6个月,和术中仅行姑息转流手术相似。因此,同时性胰腺癌肝转移是手术切除的禁忌。De Jong等报道了40例壶腹周围癌(包括胰腺癌、胆管癌、十二指肠癌和壶腹癌)肝转移行同期肝切除术,同时性和异时性肝转移的生存期相似。相对于胰胆管癌,十二指肠及壶腹癌的中位生存期更长(23个月 *vs.* 13个月)。虽然中位生存时间只有23个月,但十二指肠及壶腹癌对系统化疗更敏感。因此,对于十二指肠及壶腹癌肝转移还是推荐行同期或分期肝切除术。对于异时性胰腺胆管癌肝转移,Adam等报道肝转移灶切除可使5年生存率提高至27%。

五、神经内分泌肿瘤肝转移

神经内分泌肿瘤是除结肠癌以外常发生肝转移的一大类肿瘤,可原发于体内任何器官,44%的转移性神经内分泌肿瘤发生肝转移。与其他肝转移瘤相比,神经内分泌肿瘤肝转移(NELM)活跃程度较低。即便未行肝切除,NELM的5年生存率也高达50%。肝切除术后其5年生存率更高达60%~85%。多个研究发现,相对于无功能腺瘤,有功能的NELM从外科治疗获益程度最大。R2姑息性切除和减瘤术(切除范围>75%~80%)也可使NELM生存获益。同时，消融治疗和血管内治疗也可延长NELM的总体生存。近期不断出现的系统治疗药物也对以外科治疗为主的NELM综合治疗提供有效的支持。

六、其他组织来源的转移性肝癌

黑色素瘤包括葡萄膜黑色素瘤和皮肤黑色素瘤。两者发生肝转移的模式及比例截然不同。手术切除治疗黑色素瘤肝转移的相关证据级别较低。多数研究认为葡萄膜黑色素瘤肝转移是更好的肝切除指征。基于近期出现的免疫靶向在黑色素瘤中取得的惊人疗效，黑色素瘤肝转移可能是肝切除的潜在指征。唯一的关于腹腔镜治疗黑色素瘤研究纳入2例腹腔镜肝切除和14例腹腔镜射频消融治疗葡萄膜黑色素瘤肝转移，结果显示经腹腔镜治疗后5年生存率为22%，而经系统治疗5年生存率为0。

50%的肾细胞癌发生转移，其中20%的转移发生在肝脏，而只有3%的转移只发生在肝脏。Alves等分析14例异时性肾细胞癌肝转移接受肝切除的中位生存时间为26个月，R0切除，肝转移出现时间>24个月，最大肝转移瘤直径<5 cm均有利于肝切除术后的长期生存。Hatzeras等报道了43例接受根治目的肝切除术的肾细胞癌肝转移的1年和3年生存率分别为94.2%和62.1%，并得出结论肝转移出现时间>24个月和无肝外转移灶和长期生存有关。

肝切除术在肉瘤和胃肠间质瘤肝转移治疗中的作用尚不清楚。Dematteo等对331例肉瘤肝转移进行系统综述，结果提示肝转移瘤R0切除后5年生存率高达30%，远高于未接受肝切除术者(4%)。与其他非结肠癌非神经内分泌癌肝转移相似，肝转移出现时间>2年和长期生存有关。有趣的是，肝转移瘤大小和肝外转移并未对预后产生影响。鉴于肉瘤组织学分型较多，多数学者建议在行肝切除术前必须经过多学科讨论以决定可能获益人群。Turley等的研究发现肝切除联合伊马替尼治疗胃肠间质瘤肝转移的3年生存率高达91.7%，对伊马替尼治疗有效的肝转移瘤从肝切除中获益的可能性最大。

鼻咽癌在亚洲高发，东南亚发病率为(20~30)/10万。与头颈部其他肿瘤不同，鼻咽癌转移率很高，而肝脏是最常见的转移器官之一。多数肝转移患者因为肿瘤多发或肝外转移而不适合行肝切除术。关于鼻咽癌肝转移外科切除的报道不多。Huang等报道了接受肝切除的15例鼻咽癌肝转移，与行TACE治疗相比，肝切除术后1、3、5年总体生存率明显高于接受非手术治疗(85.7%，64.2%，40.2% vs. 53.3%，26.6%，20%)，无疾病进展生存率也明显优于非手术治疗(70%，53%，18% vs. 27%，7%，0)。从有限的文献数据看，在放化疗基础上行肝切除是治疗鼻咽癌肝转移的有效手段。

七、总结

从外科治疗角度来讲，除胰腺癌肝转移外，肝切除术在大多数转移性肝癌中的治疗价值均得到支持，建议有经验的肝脏外科中心进行探索性工作。肝切除术在乳腺癌、胃癌、壶腹周围癌、皮肤黑色素瘤、肾细胞癌、肉瘤、GIST来源的转移性肝癌中的作用尚需大样本前瞻性随机对照研究的证实。值得注意的是，所有转移性肝癌的外科治疗均建立在多学科综合治疗的基础上。个体化和潜在获益人群的选择对转移性肝癌的外科治疗是至关重要的。

转移性肝癌外科治疗总结如下。①CRLM：腹腔镜肝切除术在CRLM治疗中的地位已基本确立,其在近期疗效、同期切除、ALPPS 术及复发性 CRLM 治疗方面具有明显优势,建议有经验的肝脏中心常规开展。②胆囊癌肝转移:对腹腔镜治疗胆囊癌的传统观念受到挑战,T1b~T3 期胆囊癌可行腹腔镜根治术。③乳腺癌肝转移:小于 5 个肝转移灶、系统化疗或激素治疗后病灶稳定、ER+/PR+的乳腺癌肝转移可通过肝切除生存获益。无法 R0 切除的多病灶和系统治疗抵抗的乳腺癌肝转移可通过腹腔镜切取活检指导进一步治疗。④胃癌肝转移:原发灶分化好、单发、包膜完整的异时性肝转移灶建议行手术切除,可明显延长生存时间。⑤壶腹周围癌肝转移:无论同时性或异时性转移,十二指肠癌和壶腹癌肝转移可行手术切除。⑥神经内分泌肿瘤肝转移:相对于无功能肿瘤,有功能的神经内分泌肿瘤肝转移强烈建议手术切除。减瘤术在此类肿瘤中的治疗作用亦非常重要。⑦黑色素瘤肝转移:葡萄膜黑色素瘤肝转移建议行手术切除。在系统治疗基础上,皮肤黑色素瘤可行探索性手术切除。⑧肾细胞癌肝转移:肝转移出现时间>24 个月,<5 cm 的肝转移,在排除肝外转移后可行手术切除。⑨肉瘤和 GIST 肝转移:肝转移出现时间>24 个月的肉瘤肝转移可行肝切除术。对伊马替尼治疗有效的 GIST 肝转移建议行联合靶向药物和肝切除的综合治疗。⑩鼻咽癌肝转移:对可切除的肝转移灶建议行肝切除和放化疗联合的综合治疗。

(王 鲁 赵一鸣)

主要参考文献

[1] 陈规划. 肝脏肿瘤外科学. 北京:人民军医出版社,2011.

[2] 蔡三军. 循证结直肠肛管肿瘤学. 上海:上海科学技术出版社,2016.

[3] Phelip JM, Grostlaude P, Launoy G, et al. Are there regional differences in the management of colon cancer in France? Eur J Cancer Prev, 2005,14(1):31-37.

[4] Tan MC, Buttle JM, Gonen M, et al. Prognostic significance of early recurrence: a conditional survival analysis in patients with resected colorectal liver metastasis. HPB (Oxford), 2013,15(10):803-813.

[5] Xu LH, Cai SJ, Cai GX, et al. Imaging diagnosis of colorectal liver metastases. World J Gastroenterol, 2011,17(42):4654-4659.

[6] Floriani I, Torri V, Rulli. Performance of imaging modalities in diagnosis of liver metastases from colorectal cancer: a systematic review and meta-analysis. J Magn Reson Imaging, 2010.31(1):19-31.

[7] Malik HZ, Hamady ZZR, Adair R, et al. Prognostic influence of multiple hepatic metastases from colorectal cancer. Ejso, 2007,33(4):468-473.

[8] Imamura H, Seyama Y, Kokudo N, et al. Single and multiple resections of multiple hepatic metastases of colorectal origin. Surgery, 2004,135(5):508-517.

[9] Marti J, Modolo MM, Fuster J, et al. Prognostic factors and time-related changes influence results of colorectal liver metastases surgical treatment: a single-center analysis. World J Gastroenterol, 2009,15(21):2587-94.

[10] Tanaka K, Shimada H, Ueda M, et al. Role of hepatectomy in treating multiple bilobar colorectal cancer metastases. Surgery, 2008,143(2):259-270.

[11] Andreou A, Aloia TA, Brouquet A, et al. Margin Status Remains an Important Determinant of Survival After Surgical Resection of Colorectal Liver Metastases in the Era of Modern Chemotherapy. Ann Surg, 2013,257(6):1079-1088.

[12] Konopke R, Kersting S, Makowiec F, et al. Resection of colorectal liver metastases: Is a resection margin of 3 mm enough? World J Surg, 2008,32(9):2047-2056.

[13] Bodingbauer M, Tamandl D, Schmid K, et al. Size of surgical margin does not influence recurrence rates after curative liver resection for colorectal cancer liver metastases. Br J Surg, 2007,94(9):1133-1138.

[14] Minagawa M, Makuuchi M, Torzilli G, et al. Extension of the frontiers of surgical indications in the treatment of liver metastases from colorectal cancer-Long-term results. Ann Surg, 2000,231(4):487-499.

[15] Hamady ZZR, Malik HZ, Finch R, et al. Hepatic resection for colorectal metastasis: Impact of tumour size. Annals of Surgical Oncology, 2006,13(11):1493-1499.

[16] Oussoultzoglou E, Romain B, Panaro F, et al. Long-Term Survival After Liver Resection for Colorectal Liver Metastases in Patients With Hepatic Pedicle Lymph Nodes Involvement in the Era of New Chemotherapy Regimens. Ann Surg, 2009,249(6):879-886.

[17] Elias D, Liberale G, Vernerey D, et al. Hepatic and extrahepatic colorectal metastases: When resectable, their localization does not matter, but their total number has a prognostic effect. Annals of Surgical Oncology, 2005, 12(11):900-909.

[18] Abdalla EK, Adam R, Bilchik AJ, et al. Improving resectability of hepatic colorectal metastases: Expert consensus statement. Ann Surg Oncol, 2006,13(10):1281-1283.

[19] Aloia TA, Vauthey JN, Loyer EM, et al. Solitary colorectal liver metastasis: resection determines outcome. Arch Surg, 2006,141(5):460-466.

[20] Ercolani G, Grazi GL, Ravaioli M, et al. Liver resection for multiple colorectal metastases: influence of parenchymal involvement and total tumor volume, vs number or location, on long-term survival. Arch Surg, 2002,137(10):1187-1192.

[21] Fernandez FG, Drebin JA, Linehan DC, et al. Five-year survival after resection of hepatic metastases from colorectal cancer in patients screened by positron emission tomography with F-18 fluorodeoxyglucose (FDG-PET). Ann Surg, 2004,240(3):438-447.

[22] Jonas S, Thelen A, Benckert C, et al. Extended resections of liver metastases from colorectal cancer. World J Surg, 2007,31(3):511-521.

[23] Malik HZ, Prasad KR, Halazun KJ, et al. Preoperative prognostic score for predicting survival after hepatic resection for colorectal liver metastases. Ann Surg, 2007,246(5):806-814.

[24] Tomlinson JS, Jarnagin WR, DeMatteo RP, et al. Actual 10-year survival after resection of colorectal liver metastases defines cure. J Clin Oncol, 2007,25(29):4575-4580.

[25] Rees M, Tekkis PP, Welsh FK, et al. Evaluation of long-term survival after hepatic resection for metastatic colorectal cancer: a multifactorial model of 929 patients. Ann Surg, 2008, 247(1):125-135.

[26] Vigano L, Ferrero A, Tesoriere RL, et al. Liver surgery for colorectal metastases: results after 10 years of follow-up. Long-term survivors, late recurrences, and prognostic role of morbidity. Ann Surg Oncol, 2008,15(9):2458-2464.

[27] de Jong MC, Pulitano C, Ribero D, et al. Rates and patterns of recurrence following curative intent surgery for colorectal liver metastasis: an international multi-institutional analysis of 1669 patients. Ann Surg, 2009,250(3):440-448.

[28] House MG, Ito H, Gönen M, et al. Survival after hepatic resection for metastatic colorectal cancer: trends in outcomes for 1,600 patients during two decades at a single institution. J Am Coll Surg,

2010,210(5):744-752,752-755.

[29] Mullen JT, Ribero D, Reddy SK, et al. Hepatic insufficiency and mortality in 1,059 noncirrhotic patients undergoing major hepatectomy. J Am Coll Surg, 2007,204(5):854-862.

[30] Tranchart H, Chirica M, Faron M, et al. Prognostic impact of positive surgical margins after resection of colorectal cancer liver metastases: reappraisal in the era of modern chemotherapy. World J Surg, 2013,37(11):2647-2654.

[31] Park JW, Chang HJ, Kim BC, et al. Clinical validity of tissue carcinoembryonic antigen expression as ancillary to serum carcinoembryonic antigen concentration in patients curatively resected for colorectal cancer. Colorectal Dis, 2013,15(9):e503-511.

[32] John SK, Robinson SM, Rehman S, et al. Prognostic factors and survival after resection of colorectal liver metastasis in the era of preoperative chemotherapy: an 11-year single-centre study. Dig Surg, 2013,30(4-6):293-301.

[33] de Haas RJ, Wicherts DA, Flores E, et al. Tumor marker evolution: comparison with imaging for assessment of response to chemotherapy in patients with colorectal liver metastases. Annals of Surgical Oncology, 2010,17(4):1010-1023.

[34] Mann CD, Metcalfe M, Leopardi LN, et al. The clinical risk score: emerging as a reliable preoperative prognostic index in hepatectomy for colorectal metastases. Arch Surg, 2004,139(11):1168-72.

[35] Smith DL, Soria JC, Morat L, et al. Human telomerase reverse transcriptase (hTERT) and Ki-67 are better predictors of survival than established clinical indicators in patients undergoing curative hepatic resection for colorectal metastases. Annals of Surgical Oncology, 2004,11(1):45-51.

[36] Adam R, Pascal G, Castaing D, et al. Tumor progression while on chemotherapy: a contraindication to liver resection for multiple colorectal metastases? Ann Surg, 2004,240(6):1052-61.

[37] Smith MD, McCall JL. Systematic review of tumour number and outcome after radical treatment of colorectal liver metastases. Br J Surg, 2009,96(10):1101-1113.

[38] Pawlik TM, Abdalla EK, Ellis LM, et al. Debunking dogma: surgery for four or more colorectal liver metastases is justified. J Gastrointest Surg, 2006,10(2):240-248.

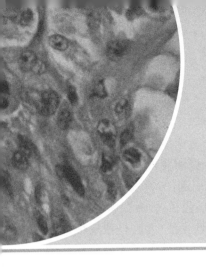

第二十六章 胆道肿瘤

第一节 胆囊息肉样病变

胆囊息肉样病变(polypoid lesions of gallbladder，PLG)是指来源于胆囊壁并向胆囊腔内突出或隆起的非结石性病变，是术前形态学和影像学诊断的概念。从病理学角度分类主要包括胆囊息肉、胆囊腺肌增生症和胆囊腺瘤。胆囊息肉样病变的病因尚不清楚，但一般认为该病的发生与慢性炎症有密切关系，其中炎性息肉和腺肌增生症都是一种炎性反应性病变，胆固醇性息肉也是全身脂质代谢紊乱和胆囊局部炎症反应的结果。

胆囊胆固醇息肉是最为常见的胆囊良性病变，多<10 mm，常多发带蒂，有强回声，借助超声容易鉴别诊断；胆囊腺肌增生症常为无蒂息肉，多>10 mm，超声下多表现为局部增厚伴特征性微囊；胆囊腺瘤为肿瘤性息肉，无黏膜浸润，可恶变。胆囊腺瘤被认为是癌前病变，若患者年龄>60岁、合并胆结石、胆囊息肉增大并>10 mm，应视为恶变的重要因素。

外科手术指征：①合并有胆囊炎，胆囊结石并有明显临床症状者；②胆囊息肉在1 cm以上，无临床症状，单发的息肉。特别是在检查中发现息肉有丰富的血流或胆囊颈部的息肉；③胆囊多发息肉样病变，多为胆固醇息肉，有症状者；④年龄>60岁的患者。

胆囊息肉无症状且<10 mm者可随访观察；有指征但无恶变的胆囊息肉外科手术处理推荐腹腔镜胆囊切除术，创伤较小，恢复快。手术中对于疑有早期胆囊癌者，经病理检查证实是有癌变并已侵犯到胆囊肌层或浆膜层，理论上应做胆囊癌的淋巴结清扫或扩大切除。切除的胆囊都应做病理检查。

第二节 胆囊癌

胆囊癌(gallbladder cancer)是胆囊最常见的恶性肿瘤，其发病率近年来逐渐增多，在消化道恶性肿瘤中，居第6、第7位，发病率与死亡率类似，国内统计约占肝外胆道癌的25%左右。胆囊癌多发于老年女性患者，女/男之比为(3~6)：1，发病年龄高峰在60岁左右。胆囊癌晚期治疗效果极差，近10年来，在治疗上无重大进展，手术切除后五年生存率<6%。因此进一步提高胆囊癌的早期诊断和治疗方法意义重大。

一、风险因素

胆囊癌的发病原因目前尚不清楚,研究发现80%~90%的胆囊癌往往合并有胆囊结石。胆囊癌的发生与结石和胆囊慢性炎症的长期刺激和损害相关。瓷胆囊即胆囊壁的广泛钙化,也称钙化性胆囊、瓷瓶样胆囊,瓷胆囊是慢性胆囊炎反复发作引起的,其发生癌变的概率可达到22%,是胆囊癌的高危因素。此外,可能存在的致癌因素还包括:胆囊腺瘤(尤其是较大的以及短、粗蒂的腺瘤)、既往有过胆囊空肠吻合病史、肠道慢性炎症(尤其是溃疡性结肠炎)、胆胰管结合部的异常等。同时,经常接触化学物质的橡胶工人和汽车工人中胆囊癌的发病率较高。

二、病理和分期

胆囊底部是胆囊癌的好发部位,其次是胆囊壶腹部和胆囊颈部。胆囊癌病理类型中,最常见的是腺癌,约占80%,包括乳头状腺癌,管状腺癌、黏液样腺癌和印戒细胞癌等。其次是未分化癌,占7%左右;鳞状细胞癌,占3%~5%。其他少见的还有表皮样癌、间皮细胞癌等。

由于胆囊所处的解剖位置,胆囊癌最常见的转移方式是沿淋巴引流方向转移,途径多由胆囊淋巴结至胆总管周围淋巴结,向胰上和胰头后方淋巴结,再向肠系膜上动脉淋巴结和腹主动脉淋巴结转移,极少逆行向肝门淋巴结转移。此外,还可以通过静脉、神经、胆管腔内转移、腹腔种植和直接侵犯。肝转移是胆囊癌常见的远处器官转移,发生的概率远高于肺转移。临床上胆囊癌转移至肝脏的病灶一般局限于胆囊周围的肝组织,不同于其他消化道肿瘤可弥散于肝脏的各个部位。

胆囊癌的预后与分期密切相关,临床上最常用的是Nevin分期,将胆囊癌分为3级和5期。组织学分级:Ⅰ级,分化良好;Ⅱ级,中度分化;Ⅲ级,分化不良。病理分期:Ⅰ期,病变局限于黏膜内,即原位癌。Ⅱ期,侵犯黏膜和肌层。Ⅲ期,侵犯胆囊壁全层。Ⅳ期,侵犯胆囊壁全层和周围淋巴结。Ⅴ期,侵犯或转移至肝及其他器官。对于未突破胆囊肌层的Ⅰ/Ⅱ期胆囊癌称为早期胆囊癌,临床上多为偶然发现,单纯的胆囊切除术可以获得良好的效果。Ⅲ期的胆囊癌淋巴结转移率极高,一般需行胆囊癌根治术。Ⅳ、Ⅴ期胆囊癌属于晚期胆囊癌,手术效果较差,一般很难行根治性切除,少数患者可以从扩大的根治性切除中获益。

胆囊癌另一种常见的分期方法是美国癌症联合委员会(AJCC)和国际抗癌联盟(UICC)联合制定的恶性肿瘤TNM分期标准,根据肿瘤浸润的深度及程度(T)、淋巴结转移(N)及远处转移(M)的状况,将胆囊癌分为4期。0期及Ⅰ期胆囊癌:原位癌(0期)及Ⅰ期T1aN0M0(肿瘤侵犯固有层)和T1bN0M0(肿瘤侵犯肌层);Ⅱ期胆囊癌T2N0M0(胆囊癌侵犯胆囊壁肌层周围结缔组织,未侵及浆膜层或肝脏);ⅢA期胆囊癌T3N0M0(T3指肿瘤侵透浆膜层和或直接侵犯肝脏和或一个临近器官或结构);ⅢB期胆囊癌T1~3N1M0胆囊癌合并肝门淋巴结转移。ⅣA期T4N0~1M0和ⅣB期(T1~4N1-2M1和T1~4N2M0)T4指肿瘤侵犯门静脉主干、肝动脉或侵犯两个及两个以上肝外器官或结构。

AJCC第七版分期主要有4方面的更新:①胆囊管癌划分为胆囊癌;②淋巴结分为两站,肝门淋巴结(N1)及其他远处淋巴结(N2);③T3及T4分别属于Ⅲ、Ⅳ期;④淋巴结转移作为ⅢB(N1)或ⅣB(N2)的标准。

三、临床表现

胆囊癌在早期多无特异性症状,如原有的慢性胆囊炎或胆囊结石引起的腹痛、恶心呕吐、腹部压痛等,与急慢性胆囊炎发作时的症状类似,偶尔也会出现黄疸,部分患者因胆囊切除标本意外发现胆囊癌。胆囊癌浸润早期,侵犯浆膜或胆囊床,可出现定位症状,最常见为右上腹疼痛,可放射至肩背部。临床上常见的胆囊癌多为浸润晚期,主要表现为腹痛、上腹部包块、黄疸三大症状,随着病情的发展,患者出现明显的消瘦、贫血及邻近脏器压迫症状。此时患者可出现持续性的上腹部疼痛。如肿瘤侵犯肝总管或者淋巴结转移压迫胆总管,则可出现黄疸。少数肿瘤穿透浆膜、发生胆囊急性穿孔、腹膜炎或者慢性穿孔至其他脏器形成内瘘,还可以引起胆道出血、肝弥漫性转移引起肝功能衰竭。

四、诊断

胆囊癌缺乏特异性的临床表现,早期症状常被胆囊结石,胆囊炎等症状掩盖,往往就诊时已处于中晚期,早期诊断率仅为2%~20%。文献报道胆囊癌早期根治性切除后3年生存率近100%,而Ⅲ期病例术后2年生存率仅50%。

实验室检查:胆囊癌无特异性的血清生化诊断指标,CEA、CA19-9和CA125等均可升高,其中以CA19-9较为敏感,但无特异性。目前其诊断方法主要依靠影像学检查。B超和CT检查对胆囊癌的诊断率为75%~90%。可以显示胆囊壁增厚不均匀,腔内可见占位及形态固定的肿块,或者能发现转移性淋巴结和肝转移病灶;B超检查具有廉价、简便、无创伤、灵敏度高等多种优点,已被国内外公认为胆囊癌诊断的首检方法。B超显示胆囊癌的声像图主要为:①腔内肿块型:乳头状肿块自胆囊壁向腔内生长,基地较宽大,表面凹凸不平;②囊壁增厚型,主要表现为胆囊壁不均匀增厚,内缘凹凸不平,早期常局限性增厚,晚期可波及整个胆囊壁,当周围组织受浸润时,胆囊壁边界不清;③囊腔实块型,癌组织占据整个胆囊腔,边界不清,轮廓模糊,腔内可合并结石;④混合型,兼有壁厚型和腔内肿块型的特征。

另外,MRI扫描可以显示胆囊内不规则的低信号病灶,同时还可以显示胆囊周围肝实质的浸润程度。但诊断敏感性和特异性低于CT和B超检查。早期胆囊癌需与胆囊结石、胆囊息肉、胆囊腺瘤、慢性胆囊炎等鉴别,晚期胆囊癌则需要与原发性肝癌侵犯胆囊等鉴别。

五、治疗和预后

胆囊癌的治疗以手术为主,放化疗敏感性较低,但由于症状隐匿,早期诊断困难,能行根治性切除的较少,为16%~38.9%。即使行根治性切除术,平均生存期为8.8个月,晚期胆囊癌中位生存期仅3.3个月。

(一)0期和Ⅰ期胆囊癌

对于原位胆囊癌(Tis)及T1aN0M0,肿瘤局限侵犯固有层,可实施单纯的胆囊切除术,即可达到根治切除的目的。此类患者多见于意外发现的胆囊癌,可不必再次手术治疗。对于Ⅰ期中T1bN0M0期胆囊癌,肿瘤侵犯肌层,应行胆囊癌根治术,包括胆囊和肝床楔形切除以及区域性淋巴结清扫。

(二)Ⅱ期胆囊癌

国际上对于Ⅱ期胆囊癌(T2N0M0)外科治疗已达成共识,需要行根治性切除术,可明显提高5年生存率。对于Ⅰ/Ⅱ期胆囊癌病例,手术根治性切除后3年生存率可达到近100%。

(三) Ⅲ期胆囊癌

它分为ⅢA(T3N0M0)和ⅢB(T1~3N1M0)。ⅢA期的手术方式主要是胆囊癌根治术,包括解剖性肝切除(S4a/S5)及联合区域性淋巴结清扫。但是如果胆囊癌同时侵犯肝外其他器官,需联合脏器切除术,手术的方式为扩大的胆囊癌根治术。ⅢB期胆囊癌合并肝门淋巴结转移,手术更强调区域性淋巴结清扫。Ⅲ期胆囊癌患者行根治性切除术后,2年生存率约50%。

(四) Ⅳ期胆囊癌

它分为ⅣA(T4N0-1M0)和ⅣB期(T1~4N2M0,T1~4N1-2M1)。Ⅳ期胆囊癌的外科治疗是胆囊癌治疗中的热点和难点,争议极大。由于胆囊癌早期诊断困难,大多数患者就诊时肿瘤已侵犯肝脏、肝外胆管及其他脏器,临床上行扩大的胆囊癌根治术较多,为晚期胆囊癌重要的治疗方法之一。如果联合脏器切除可以达到R0切除,同时并发症可控,ⅣA期患者甚至可以考虑采用扩大的胆囊癌根治性切除中的特殊方式:肝胰十二指肠切除术。对于ⅣB期,一般不建议行手术治疗,以化疗等综合治疗为主,如果出现梗阻性黄疸,十二指肠梗阻等,为了缓解症状,可以行姑息性手术治疗,包括胆肠吻合,胃肠短路手术。

六、预防

胆囊癌治疗效果差,预防胆囊癌的发生意义重大。对于每一例胆囊切除的病例,建议行术中冰冻病理检查,以期发现早期胆囊癌。对胆囊癌的高危人群应采取积极的预防措施。胆囊癌的高位人群包括:①有明显症状的胆囊炎、胆囊结石的患者,尤其是胆囊结石直径>3 cm、胆囊壁增厚、萎缩或者瓷胆囊者;②胆囊瘤样病变,特别是直径>1 cm或蒂短的腺瘤,建议及时切除;③胆囊结石合并胆囊息肉;④既往因急性胆囊炎,化脓性胆囊炎等原因行胆囊造瘘的;⑤胆囊息肉直径>1 cm,尤其是广蒂息肉;⑥胆囊管畸形、胰胆管汇合异常、先天性胆管扩张的以及长期接触化学致癌物的因定期检查胆囊。

第三节 胆 管 癌

胆管癌(cholangiocarcinoma),是指源于肝外胆管的恶性肿瘤,上至左右肝管,下至胆总管下端,最常见的类型为上段胆管癌(肝门胆管癌),占40%~67%。

一、病因学

胆管癌多发于50~70岁,男女比例为(2~2.5):1。目前病因尚未明确,可能与慢性炎症的存在相关,如肝胆管结石、原发性硬化性胆管炎、先天性胆管囊性扩张症、肝吸虫感染、溃疡性结肠炎等。近期有研究发现,胆管癌的发生可能与肝炎病毒感染相关。

二、病理学

胆管癌根据大体形态分为3型:①乳头状癌:呈大小不等的菜花样向腔内生长,常为多发病灶,质软,稍活动,好发于胆管下段,易引起胆管的不完全阻塞,预后良好。②结节状癌:呈结节状凸向管腔,可表现为硬化型或结节型。前者多发生于上段,质硬,好发于肝门部,胆管壁极度增厚,预后较差;后者多发生于中段,胆管壁稍厚,预后较好。③弥漫性癌:较少见,胆管壁广泛增厚,管腔狭窄呈一条索状,预后差。组织学分型以分化良好的腺癌最常见,其他少见类型有鳞状上皮癌、腺鳞癌、类癌等。部分胆管癌伴有神经内分泌分化,预后较差。胆管癌的转移途径以淋巴转移和直接浸润为主,血行转移相对较少。胆管癌细胞常可向肝十二指肠韧带旁、胰头后、肠系膜上动脉、肝总动脉与腹腔动脉周围淋巴结扩散,但很少发生远处转移。沿胆管壁向上、下及周围组织器官直接浸润是胆管癌转移的主要特征之一。上段胆管癌向上侵犯邻近胆管的肝脏,中段胆管癌可侵犯肝固有动脉和门静脉,下段胆管癌向下侵犯胰腺。

三、临床表现

胆管癌早期缺乏特异性临床表现,仅出现中上腹不适、隐痛、乏力、食欲缺乏、厌油、恶心呕吐、消瘦等。随着病情发展,可表现出以下症状。

(一)黄疸

巩膜与皮肤黄染进行性加深。完全性胆管阻塞时黄疸较深,不完全性胆管阻塞时黄疸较浅。小便如浓茶色,大便灰白呈陶土色,半数患者可伴有皮肤瘙痒和体重减轻。皮肤瘙痒为血液中胆红素胆盐含量增高,刺激皮肤感觉神经末梢而引起。

(二)胆囊肿大

上段胆管癌患者,胆囊一般空虚。中下段胆管癌因病灶阻塞胆道,可触及肿大的胆囊。部分患者合并胆囊结石、慢性胆囊炎时,可出现Murphy征。

(三)肝大

肋缘下可触及肝脏,多为肝内胆汁淤积所导致。上段胆管癌起先来自左或右肝管时,首先引起该侧肝管梗阻、肝内胆管扩张、肝实质萎缩和门静脉支闭塞,门静脉血流向无梗阻部位的肝叶内转流,致该肝叶增大、肥厚,产生肝叶肥大-萎缩复合征。肝功能失代偿时可出现腹水或双下肢水肿;晚期患者可并发肝肾综合征,出现少尿或无尿。

(四)胆道感染

感染细菌最常见为大肠杆菌、粪链球菌及厌氧性细菌。患者合并胆道感染时,可表现为典型的胆管炎:右上腹疼痛、寒战高热、黄疸(Charcot三联征),甚至出现休克。

四、辅助检查

(一)实验室检查

主要表现为梗阻性黄疸的肝功能异常,如血清总胆红素、直接胆红素、碱性磷酸酶(ALP)和γ-谷氨酰转肽酶(γ-GT)显著升高,丙氨酸氨基转移酶(ALT)和天冬氨酸氨基转移酶(AST)轻度异常。血清肿瘤标记物CA19-9可能升高,但合并胆管感染时,CA19-9也会升高,故建议在控制胆管感染的情况下检测CA19-9值。CEA和AFP可能正常。

(二)影像学检查

1. B超检查 检查可发现肝内胆管扩张或见胆管肿物。胆管癌的超声图像可呈肿块型、条索状、突起型及血栓状。进一步行彩超检查可以测及肿瘤及肿瘤内彩色血流,了解门静脉及肝动脉有无受侵犯。

2. 内镜逆行胰胆道造影术(ERCP)　作用有限,仅对下段胆管癌诊断有帮助,或术前放置支架引流。胆管腔完全梗阻时,ERCP仅能显示梗阻远端胆管情况。

3. 经皮肝穿刺胆管造影(PTC)　可清楚地显示梗阻近端胆管扩张,胆管断面呈"截断征"、"鸟嘴征"、不规则狭窄等各种形态。也可穿刺抽取胆汁作CEA、CA19-9、胆汁细胞学检查和直接穿刺肿瘤活检。

4. CT和MRI检查　CT一般可发现软组织密度的肿瘤影,注入造影剂时可轻度强化。肿瘤附近的胆管壁增厚,边缘欠清晰,管腔不规则缩窄,近端胆管扩张。但是CT的缺点也比较明显,对肝门部软组织分辨率差,不能显示完整的胆管树图像。MRI胆管成像技术则可以弥补CT的不足,它不但能清晰地显示扩张胆管的形态,还能提供胆管内肿瘤、胆管壁情况以及肝内有无转移等。

5. 其他　核素显像扫描、血管造影、胆汁细胞学检查等。

五、治疗

手术是胆管癌的主要治疗方法,必要时可联合化、放疗。

(一)手术切除

根据病灶的位置,手术切除的范围及吻合方式又有所不同。

1. 上段胆管癌(肝门部胆管癌)　切除范围一般为包括肿瘤在内的肝、胆总管、胆囊、部分左右肝管以及肝十二指肠韧带内除血管以外的所有软组织,行肝内胆管空肠Roux-en-Y吻合。由于肝门局部解剖复杂,肿瘤发现时多已侵犯肝门部重要结构,手术时可以根据肿瘤累及范围扩大根治切除,如施行左半肝、右半肝或尾叶切除、肝动脉或门静脉部分切除甚至整段切除后血管重建。某些虽然局部进展但无扩散的患者还可以施行肝移植,据研究报道5年生存率达25%～42%。如仍无法行根治切除,建议行姑息性切除术。研究表明,即使姑息性切除,其改善患者生活质量的作用亦远优于单纯引流效果好。

光动力疗法属于姑息治疗的一种,是一种相对较新的疗法。该疗法先静脉注射光敏药物,然后用特定波长的光选择性照射,使局部的药物激活,达到治疗肿瘤的目的。

2. 中段胆管癌　切除范围包括肿瘤、距肿瘤边缘0.5cm以上的胆管以及肝十二指肠韧带内除血管以外的所有软组织,行肝总管空肠Roux-en-Y吻合。

3. 下段胆管癌　一般需行胰十二指肠切除术(Whipple手术),切除的范围包括胰头部、胃幽门部、十二指肠全部和胆总管下段加行区域淋巴清扫,同时对胆总管、胰管和胃分别与空肠吻合重建消化道。

(二)解除梗阻

解除胆道梗阻的术式主要有切除部分左肝的Long-mire手术、圆韧带入路的左肝管-空肠Roux-en-Y吻合术、保存肿瘤的肝管空肠Roux-en-Y吻合术、间置胆囊肝管空肠Roux-en-Y吻合术、U形管引流术、经皮经肝毛细胆管引流术(PTCD)或ERCP内支架置入术等。出于提高患者生活质量考虑,一般不将外引流作为首选。

胆管癌病灶较大或位置较低时,可侵犯或压迫十二指肠,引起消化道梗阻,可行胃空肠短路手术。

（三）化疗和放疗

R0 切除者和局部淋巴结阴性者仅观察随访即可，也可以接受 5-FU 化放疗、5-FU 或吉西他滨为基础的化疗，但目前尚无标准方案。对于切除后镜下切缘阳性(R1)、残存局部病灶(R2)、原位肿瘤或局部淋巴结阳性者，建议多学科讨论后决定后续治疗方案。

六、随访

目前尚无数据支持对胆管癌切除者进行积极的监测，推荐随访时每 6 月进行一次影像学检查，连续 2 年。

（虞先濬　倪泉兴）

主要参考文献

[1] Chen W, Zheng R, Baade PD, et al. Cancer Statistics in China, 2015. CA Cancer J Clin, 2016, 66(2):115-132.
[2] 王浩. 胆囊癌的危险因素. 国外医学(外科学分册),1998,25(1):21-23.
[3] Nevin JG, Moran TJ, Kay S, et al. Carcinoma of the gallbladder staging, treatment prognosis. Cancer, 1976,37(1):141-148.
[4] 汤朝晖,杨勇,刘颖斌,等. 第 7 版胆囊癌 TNM 分期(AJCC)解读及规范化应用. 中国实用外科杂志, 2010,30(5):366-371.
[5] 王建承,费健,蒋渝,等. 原发性胆囊癌的预后与病理和手术类型的关系. 中华普通外科杂志,2001,16(2):85-87.
[6] 李均才. 原发性胆囊癌的诊断及治疗(附 41 例报告). 中国普通外科杂志,2001,10(4):374-376.
[7] 李昭宇,李明浩,于松宁. 胆囊癌治疗方式与预后关系探讨. 中华肝胆外科杂志,2001,7(2):73-75.
[8] 王景江,赵陆. 合理的外科治疗与原发胆囊癌的预后. 中华实用医学,2002,4(11):76
[9] Csendes A, Burgos AM, Csendes P, et al. Late follow-up of polypoid lesions of the gallbladder smaller than 10 mm. Ann Surg,2001,234(5):657-660.

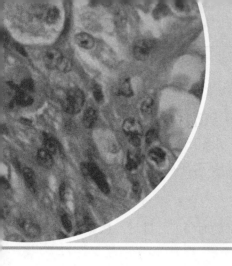

第二十七章 胰腺肿瘤

第一节 胰腺导管内乳头状黏液肿瘤

一、概述

胰腺导管内乳头状黏液性肿瘤(intraductal papillary mucinous neoplasms,IPMNs)起源于主胰管或主要分支胰管的上皮细胞,是最为常见的胰腺囊性肿瘤。自1982年Ohashi等首先报道这类疾病以来,人们对此类肿瘤的认识正在不断加深,世界卫生组织(World Health Organization,WHO)在1996年首次定义IPMN,在2000年和2010年对其描述、分类进行了更新,定义为一种胰腺导管内产黏液的肿瘤,其肿瘤细胞为高柱状的富含黏液的上皮细胞,可伴有或不伴有乳头状突起,广泛侵犯主胰管和(或)主要分支胰管,造成胰腺导管的囊性扩张。

大多数IPMNs患者都是偶然间发现并且没有症状,这使得IPMNs大样本的流行病学研究较为困难。目前估计发病率低于0.000 8%,占胰腺外分泌肿瘤的1%~3%,IPMNs发病年龄范围较大(30~94岁),平均诊断年龄在50~60岁,男性多发。近年来,随着IPMN越来越多地被临床发现,对其生物学行为及治疗原则的了解就变得更加重要。

二、病理学

(一)大体表现

大部分IPMN发生于主胰管及其胰头部的分支,病变直径为0.5~14 cm,良性病变明显小于恶性病变。病变部位的胰腺导管壁增厚,呈结节状或乳头状,质硬,切面显示主胰管或分支胰管内可见局限颗粒状、绒毛状或乳头状的肿瘤,瘤体较小、扁平。肿瘤近端的胰管扩张,胰管内可见稠厚的黏液,但胰管扩张的程度和黏液的含量并不成正比,肿瘤周围的胰腺组织萎缩。肿瘤周围及退化的胰腺间质常常呈灰白色、实性,表现为阻塞性胰腺炎的改变。有时可在纤维组织内见到胶冻样区域。

(二)镜下表现

IPMN起源于胰管上皮细胞,在同一病变内可以存在分化程度不同的细胞,一般由分化良好的分泌黏液的柱状上皮组成,也可为重度增生的细胞。肿瘤区域由立方细胞或柱状细胞围绕一纤维血管轴心形成乳头状结构,良性IPMN的导管上皮细胞有或无不典型增生,高柱状含黏液细胞分化良好；交界性 IPMN 上皮细胞呈中度不典型增生，细胞失去极性，核拥挤，形成假复层，细胞核增大，染色质粗并含有间质轴心的乳头状结构；恶性 IPMN 的上皮细胞重度不典型增生，不仅有乳头形成，还有筛孔出现，细胞异型性明显，失去极性，不再分泌黏液，细胞核大且排列不规整，核仁突出，核分裂现象易见。在扩张的胰管间有炎性萎缩的胰腺组织，有时仅见残留胰岛。

（三）病理分型

根据 WHO 分类，IPMNs 可分为良性、交界性和恶性非浸润性或浸润性病变 4 类，且它们可以同时出现在同一患者的病变中。目前一般认为，低级别异型增生可能经以上步骤逐步向浸润性癌发展，但并非良性 IPMN 都会向浸润性癌进展。根据日本胰腺癌协会按照肿瘤组织占优势的部位，可将 IPMN 分为 3 型。①主胰管型：主胰管扩张而肿瘤主要存在于主胰管，常位于头部，从头部向其余部位播散；②分支胰管型：分支胰管扩张而肿瘤不存在于主胰管，此类支胰管通常在钩突部多见，构成分支状的表现；③混合型：肿瘤既存在于主胰管又存在于分支胰管。随着病情的进展，主胰管型和分支胰管型可以相互转化，最终发展为混合型。目前认为主胰管型和混合型 IPMN 的恶性程度更高。

（四）免疫组织化学

有文献通过 PCNA 和 Ki-67 检测细胞增殖活性发现，在正常上皮-腺瘤-交界性肿瘤-非浸润性癌-浸润性癌的系列变化中，细胞的增殖活性逐级递增。也有相关报道表明，P53 可作为肿瘤进展的一个指标。另外，Dpc4 蛋白在超过 84% 的浸润性 IPMNs 中有表达，而只在不到 50% 的胰腺浸润性导管癌中表达。

三、基础研究

对于 IPMN 分子生物学的理解，能够更好地帮助我们界定这种肿瘤的自然病程。IPMN 常见的基因突变有 K-ras、GNAS、RNF43、CDKN2A/p16、TP53 等。研究发现，K-ras 基因的 12 位点突变率在 IPMN 中为 40%~60%，而近 100% 的侵袭性胰腺导管腺癌 K-ras 都有突变。因而，K-ras 癌基因的激活可能在 IPMN 致癌作用的早期发挥功能。在不同的组织学类型中，K-ras 的基因突变存在差异，该基因在胆胰管型中的突变频率最高，而在肠型中突变频率最低。另外，GNAS 是编码 G 蛋白的一个基因，而 G 蛋白信号通路的激活在 IPMN 进展中发挥着重要的作用。有研究发现，在高级别发育异常的 IPMN 中，GNAS 突变率为 40.7%，而在 PDAC 中并未发现有 GNAS 的突变。此外，抑癌基因 P53 的突变可能是 IPMN 进展到侵袭性癌的重要事件。而 RNF43 则是 IPMN 常见的突变基因，该基因突变常见于肠型 IPMN。胃型和嗜酸细胞型中并未发现突变。甲基化对于 IPMN 的发生也起到了一定的作用，有研究指出胞嘧啶磷酸鸟嘌呤（cytosine-phospho-guanine，CPG）启动子的高甲基化是肿瘤抑制基因表达沉默的广泛机制，也可能是 IPMN 发生的主要原因。Hong SM 发现，相对于正常胰腺组织，有 245 种基因在高级别 IPMN 中发生甲基化，甲基化导致 p16 和 ppENK 的表达沉默是 IPMN 向恶性转变的重要因素。

IPMN 除存在基因突变外，染色体也有一定程度的改变，染色体杂合性丢失可见于 6q（54%）、8P（31%）、9p（62%）、17p（38%）和 18q（38%）。中度和高级别的 IPMN 染色体区域丢失见于 5q、6q、10q、11q、13q、18q 和 22q，其中 5q、6q 和 11q 等区域丢失较为常见。FritzS 等发现染色体区域 18q 丢失与 Smad4 肿瘤抑制基因有关。当其出现时，Smad4 双等位基因失活对IPMN的进展有很大影响,但它们在IPMN中的发生要少于胰腺癌。

四、临床表现

IPMN患者60～70岁年龄段多见,男女比例为2.2：1。由于缺乏特异性的临床症状,约25%的IPMN为偶然间发现。Frederik等报告IPMN从出现症状到确诊的平均时间为28～36个月。Maire等总结73例恶性IPMN患者发现,从出现症状到手术时间为9个月。部分IPMN可伴随遗传综合征,如Peutz-Jeghers综合征、家族性腺瘤性息肉病及家族性胰腺癌。此外,大部分患者有急性胰腺炎或慢性胰腺炎发作的病史。在疾病发展过程中,患者可出现腰背部疼痛、体重下降、腹泻、糖尿病等表现。当肿瘤分泌物堵塞胰腺主胰管或者肿瘤过大导致压迫时,可出现黄疸症状,但黄疸仅发生于15%～20%在IPMN患者中。因此,临床上对于腹痛、胰腺炎病史的患者应提高警惕,绷紧IPMN这一根弦,防止发生误诊与漏诊。

五、影像学和实验室检查

IPMN常用的诊断方式有超声内镜(EUS);内镜逆行性胰胆管造影(ERCP)及影像学检查(CT、MRCP)。下面就以IPMN的不同临床分型进行逐一阐述。

(一)主胰管型

主胰管型IPMN可见主胰管扩张,管腔密度均匀一致,管壁变薄。随着病变的进展,主胰管型IPMN可伴有分支胰管扩张。EUS、CT、MRCP及ERCP均可显示扩张的胰管,在胰管内可见结节状或扁平状突起的壁结节造成的充盈缺损。壁结节在CT及MRI的T1W1可见强化表现,乳头状肿瘤造成的充盈缺损与管壁不能分离。十二指肠乳头增大、突入肠腔是IPMN的特征性改变,特别当十二指肠被水或对比剂充盈后CT、MRCP可以清晰显示;ERCP不但可以发现此改变,而且可以发现乳头开口增大,黏液流出。另外,有时CT片上扩张的主胰管内可见钙化。

(二)分支胰管型

分支胰管型IPMN多发于胰腺钩突部,影像学检查提示圆形或椭圆形分叶状囊实样病变,偶可见实性结构,囊内充盈液体,内可见分隔,呈单房型或多房型表现,多房型为多个1～2cm直径大小囊性病变聚集而成,形成葡萄状改变。增强CT显示多发小囊由管状或弓状结构组成,管状结构为扩张的胰管,弓状结构为胰管壁,内部充盈黏液。囊性病变内可见壁结节,若增强后壁结节显示轻至中度强化表现,提示恶性可能。当主胰管受累时,可见主胰管存在不同程度的扩张。

(三)混合型

同时有主胰管型和分支胰管型两种影像表现。

(四)实验室检查

尽管血清和胰液CA19-9、CEA检查在诊断IPMN中起重要的作用,但CA19-9和CEA水平缺乏特异性诊断价值,不能作为诊断IPMN或判断良恶性的重要依据。

六、鉴别诊断

IPMN还需与慢性胰腺炎和胰腺黏液囊性肿瘤(mucinous cystic tumor,MCT)相鉴别。

慢性胰腺炎患者常会伴有胰管的扩张,易与主胰管型或混合型 IPMN 混淆;而前者多有长期饮酒或吸烟史,有时可能会有急性胰腺炎病史。IPMN 与 MCT 从诊断、临床病理学特点及预后上均有明显差异。首先胰腺黏液囊性肿瘤以女性患者为主,尤其以中年女性居多,病变多发生于胰尾部;其次从肿瘤形态上来看,WHO 认为典型 MCT 病变表现为富于细胞的"卵巢"间质的厚壁,并且与胰腺导管系统无关。从预后来看,非浸润性 IPMN 手术切除后的 5 年生存率报告为 77%～100%,浸润性癌的 5 年生存率为 36%～60%;而 MCT 的 5 年生存率则接近 100%。另外,还需要注意鉴别的是导管内乳头样增生(intraductal papillary hyperplasia, IPH),IPH 是一种非肿瘤黏液性改变,与 IPMN 有同样的细胞学和组织学特点,目前认为 IPH 是 IPMN 的前期病变。

七、治疗和预后

良恶性治疗 IPMN 的原则和预后明显不同,术前评估病变的良恶性极为重要。一般认为,与恶性 IPMN 可能有关的因素有囊肿直径≥30 mm、主胰管直径＞10 mm、壁结节、血清或囊液 CEA 和 CA19-9 升高、合并临床症状等。主胰管型和分支胰管型 IPMN 的预后明显不同,为 60%～70% 主胰管型或混合型 IPMN 提示恶性,明显高于分支胰管型 IPMN(25%～35%)。Irie 等发现恶性病变均伴有主胰管弥漫型扩张,肿瘤直径＞30 mm 和主胰管扩张超过 15 mm 者恶性可能性增大。Sugiyama 等发现主胰管直径≥15 mm(主胰管型、混合型)或囊肿直径＞30 mm(支胰管型)者都提示有较高的恶性可能,因此作者建议以主胰管直径 15 mm 作为判定病变良恶性的临界值。

(一) 手术治疗

目前,对于 IPMN,手术治疗仍为首选。一般认为,术前考虑为良性的 IPMN 倾向于保留胰腺和胃肠功能的手术方案,包括保留幽门的胰十二指肠切除、保留十二指肠胰头切除术、胰腺钩突局部切除术、胰腺节段性切除术、保留脾脏的胰体尾切除术等。对部分良性患者尤其是无明显症状者甚至可不必立即采取手术治疗而是密切观察。对于恶性 IPMN 患者必须立即手术治疗,必要时需扩大根治加淋巴结清扫的手术方式。对于交界性 IPMN,可行胰腺部分切除术。非侵袭性 IPMN(腺瘤、交界性肿瘤或者原位癌)的手术效果令人满意,其 5 年生存率为 77%～100%;而对于恶变的 IPMN,5 年生存率 31%～54%,生存率随着肿瘤恶性程度的上升而下降。由此可以看出,相对于胰腺导管腺癌,IPMN 的生物学行为相对"温和"。但有报道指出,当恶性 IPMN 侵犯胰腺实质,其生物学行为便和胰腺癌相似,这一点在手术前或术中必须加以评价,以便确定治疗方案。

IPMN 目前被认为是胰腺浸润癌的癌前病变,其临床分型不同,手术处理方式也有相应改变。由于主胰管型和混合型 IPMN 有较高的恶变可能,宜行手术切除。手术目的是尽量切除所有肉眼可见肿瘤并且保证切缘阴性,一般情况下部分胰腺切除术就可以达到此目的。术前应明确手术指征、充分评估肿瘤的侵犯部位、潜在导管外或胰外的侵犯以及手术拟切除的范围和清扫范围,必要时应做术中超声、冰冻病理等检查。近年来,有研究指出 IPMN 可能是多中心发生的,故也有患者需行全胰腺切除术;但全胰切除术会严重影响患者生活质量,应充分考虑到患者的年龄、一般状况以及浸润性癌的病理类型。因此建议在采取全胰腺切除等大范围手术前应慎重考虑到该术式对患者术后生活质量的影响。

分支胰管型 IPMN 较少含恶性成分,恶变概率不高。一般情况下,无症状、直径<3 cm、不含壁结节的分支型 IPMN 极少为恶性。根据日本仙台会议指南的建议,对于无症状的分支胰管型,如无明显壁结节、细胞学检查阴性、囊肿直径<3 cm 可行随访,在随访过程中,血清肿瘤标志物(CA19-9,CEA)不明原因的升高者应接受手术治疗;而对于有症状、直径>3 cm 或存在可疑的影像学特征,如实性结节,囊壁厚度或囊肿生长应采取手术治疗。分支型 IPMN 手术方式包括从胰腺部分切除到全胰腺切除的各种术式,手术方式并无定论,根据患者不同的情况分别采取不同的手术策略。

(二) 非手术治疗

辅助化疗和放疗在进展性 IPMN 患者中的作用并没有得到证实。由于这类肿瘤形态学的异质性和存在不同的病理分型,目前的回顾性文献报道和随机对照研究在入组标准上存在较大分歧。

(三) 预后

根据 WHO 报道,腺瘤及交界性肿瘤预后良好,3 年及 5 年的生存率接近 100%。非浸润性癌患者的生存率高于典型的导管腺癌患者。组织学分类、有无浸润及分期是相关预后因子。Kimura 等报告 IPMN 患者术后总体 5 年生存率 82.6%,恶性 IPMN 的 5 年生存率 75%,但浸润型 IPMN 5 年生存率仅为 28%。主胰管型 IPMN 5 年生存率为 47%,分支胰管型 IPMN 5 年生存率为 90%,两者间明显不同。另外,IPMN 在切除后均有复发风险。故术后应对患者进行长期随访。

第二节 胰 腺 癌

一、概述

胰腺癌是恶性程度极高的消化道肿瘤。据 2014 年最新统计数据显示,发达国家(美国)胰腺癌新发估计病例数,男性列第 10 位,女性列第 9 位,占恶性肿瘤死亡率的第 4 位。据《2013 年中国肿瘤登记年报》统计,胰腺癌位列我国男性恶性肿瘤发病率的第 8 位,人群恶性肿瘤死亡率的第 7 位,全球范围内均快速上升趋势。在我国上海等经济发达地区,胰腺癌新发估计病例数列男性第 6 位,女性第 7 位,并且呈快速上升趋势。胰腺癌的发病男女之比(1.7~2.0):1,发病年龄在 55~64 岁者占 60%。癌肿多发于胰头部位,占 70%~80%。胰腺癌原发病灶可呈多中心发生。早期诊断困难,大多数患者出现症状时已出现转移或血管侵犯,丧失了手术机会。然而近年来由于诊断技术的发展,对于局限于胰腺内直径≤2 cm 的小胰腺癌进行根治性切除术后,5 年生存率可提高至 19%~41%,癌肿直径≤1 cm 者,5 年生存率接近 100%。因此早期诊治对胰腺癌的预后至关重要。

(一) 发病因素

胰腺癌的发病因素至今仍不明,一些研究者认为与吸烟、饮酒、胰腺炎和糖尿病等有关。一般认为吸烟、高脂饮食和体重指数超标可能是胰腺癌的主要危险因素。另外,糖尿病、过量饮酒以及慢性胰腺炎等与胰腺癌的发生也有一定关系。胰腺癌具有遗传易感性,约 10% 的胰腺癌患者具有遗传背景,患有遗传性胰腺炎、Peutz-Jeghers 综合征、家族性恶性黑色素瘤及其他遗传性肿瘤疾患的患者,胰腺癌的风险显著增加。

罹患胰腺癌的高危人群:年龄>40岁,有上腹部非特异性不适;有胰腺癌家族史;突发糖尿病,特别是不典型糖尿病,年龄在60岁以上,缺乏家族史,无肥胖,很快形成胰岛素抵抗者,40%的胰腺癌患者在确诊时伴有糖尿病;慢性胰腺炎患者,目前认为慢性胰腺炎在小部分患者中是一个重要的癌前病变,特别是慢性家族性胰腺炎和慢性钙化性胰腺炎;导管内乳头状黏液瘤亦属癌前病变;患有家族性腺瘤息肉病者;良性病变行远端胃大部切除者,特别是术后20年以上的人群;长期吸烟、大量饮酒,以及长期接触有害化学物质等。

(二)病理学

根据胰腺癌不同组织起源进行病理分类,胰腺癌以导管腺癌最为多见,占90%。其他组织学类型主要有如下分类:乳头状腺癌、管状腺癌、囊腺癌、鳞状上皮癌、腺鳞癌、腺泡细胞癌;神经内分泌癌;未分化癌、胰母细胞癌、癌肉瘤等等。

(三)癌的浸润和转移途径

胰腺癌的恶性度极高,由于胰腺血管、淋巴管丰富,胰腺本无包膜,容易发生转移,或直接浸润周围组织,或经过淋巴管和血管进行转移。胰腺癌确诊时,大约仅10%患者癌肿仍限于局部,而90%的患者已发生转移。胰腺癌直接侵犯的内脏有十二指肠、胃、脾、左肾上腺及横结肠。另据7 145例尸检结果,胰腺癌转移的部位依次为区域性淋巴结、肝、肺、腹膜、十二指肠、肾上腺、胃、胆囊与脾脏等。

1. **直接浸润** 胰头癌早期即可直接侵犯邻近的胆总管下端、门静脉、下腔静脉及肠系膜上血管。晚期通常浸润腹膜后纤维脂肪组织、小网膜囊、十二指肠、胃后壁等,癌肿与所受累的组织广泛融合连成一团,形成较大肿块,固定于腹腔。胰体及胰尾部癌可直接侵犯脾脏、胃、肾上腺、肾脏、十二指肠和横结肠等,还可浸润腹膜、大网膜后发生广泛的种植性转移并产生血性腹水。

2. **淋巴结转移** 胰腺组织周围富含淋巴组织,淋巴结转移发生较早。淋巴结转移以胰腺周围淋巴结最常见,其次为肠系膜根部、肝十二指肠韧带等淋巴结。有学者报道一组胰头癌行胰十二指肠切除或全胰腺切除或廓清淋巴结的病理检查结果,胰头癌累及相关淋巴结的顺序依次为:①胰头后部淋巴结(第13组淋巴结);②肠系膜根部淋巴结(第14组);③胰头前部淋巴结(第17组);④脾动脉干淋巴结(第11组);⑤腹腔动脉周围(第9组)。

3. **血道播散** 胰腺癌可直接累及门静脉、肠系膜血管、脾静脉及下腔静脉。血道播散最常见由门静脉转移至肝,再转移至肺,继而转移至肾上腺、肾、脾、脑及骨骼等,少数也可转移至腋下、腹股沟淋巴结,甚至皮下及肌肉组织。尸检时约有2/3病例出现肝转移。

4. **沿神经鞘膜浸润转移** 胰腺横卧于上腹部腹膜后神经丛之前,胰腺癌向后方浸润可累及腹膜后神经鞘膜及神经根,因而产生持续性背部疼痛。

(四)临床分期

准确的肿瘤分期是指导胰腺癌临床实践、个体化地选择适宜的治疗方式及判断患者预后的重要基础。美国癌症协会(AJCC)基于肿瘤原发灶(T)、淋巴结转移(N)及远处转移(M),制定了胰腺癌的TNM分期系统(表27-1)。

表 27-1　AJCC 胰腺癌 TNM 分期(第 7 版)

分期	肿瘤表现	分期	肿瘤表现
T	原发肿瘤	M0	无远处转移
T1	肿瘤最大径≤2 cm	M1	有远处转移
T2	肿瘤最大径>2 cm 且≤4 cm	TNM 分期	
T3	肿瘤最大径>4 cm	ⅠA	T1 N0 M0
T4	无论肿瘤大小,侵犯腹腔干或肠系膜上动脉或肝总动脉	ⅠB	T2 N0 M0
N	区域淋巴结转移情况	ⅡA	T3 N0 M0
N0	无区域淋巴结转移	ⅡB	T1-T3 N1 M0
N1	区域淋巴结转移 1~3 枚	Ⅲ	任何 T, N2, M0
N2	区域淋巴结转移≥4 枚		T4,任何 N, M0
M	远处转移	Ⅳ	任何 T,任何 N, M1

二、诊断与鉴别诊断

胰腺癌发病隐匿,由于缺乏特异性的症状和体征,早期诊断比较困难。但是要提高胰腺癌的治疗效果,应重视早期不典型症状,尽力发现早期的患者。

(一) 临床症状与体征

早期胰腺癌因病灶小且局限于胰腺内,可无任何症状。随病情进展,肿瘤逐渐增大,累及胰内段胆总管、胰管及胰周组织时,方可出现症状。此时病程往往已达半年或以上。

上腹部不适疼痛是胰腺癌最常见的首发症状。肿瘤侵犯胆管和胰管,由于胆汁、胰液汁引流不畅,胆管和胰管一定程度扩张,患者即可出现腹部不适及隐痛或胀痛的症状。进餐后食物刺激胆汁和胰汁分泌,胆管内压力增高,腹痛加剧。胰体尾疼痛主要表现为持续隐痛或钝痛,夜间加重,并向背部放射。肿瘤浸润周围组织,并发生区域淋巴结转移,并向腹膜后神经丛,和脊椎旁神经浸润时,患者腹痛可由隐痛变成钝痛,并向背部放射,不能平卧,在坐、立、前倾时症状稍减轻,患者常采取被动胸膝位和侧卧位,疼痛严重影响休息和睡眠。

阻塞性黄疸是胰头癌的典型症状,发生率在 90% 以上。病灶部位愈邻近壶腹部,黄疸发生亦愈早。黄疸通常呈持续性且进行性加深。当完全梗阻时,大便可呈陶土色,而皮肤黄染可呈棕色或古铜色,患者常因胆盐刺激神经末梢而伴骚痒。在发病初期,黄疸不重,25% 患者表现为无痛性,随着胆道内压力的不断增高,绝大多数患者都感觉上腹部胀痛,特别是进食后胆汁分泌,症状可明显加剧,因此,胰腺癌并不是真正的无痛性黄疸。

在绝大多数胰腺癌患者发病过程中表现消瘦和体重减轻,一般体重减轻 5~10 kg。一方面是因为肿瘤致胰胆道阻塞,使胰、胆液排入肠道受阻,患者食欲减退并影响食物消化吸收。另一方面肿瘤引起的疼痛影响患者的休息与睡眠。

(二) 辅助诊断

1. 肿瘤标志物检测　目前用于胰腺癌诊断的肿瘤标志物有 10 种之多,其中有些已成为常用方法,但至今尚无一种标志物有足够的敏感性与特异性可用于普查以发现早期胰腺癌。血清CA19-9是胰腺癌的最重要标志物之一。CA19-9诊断胰腺癌的敏感性为79％～81％,特异性为82％～90％。CA19-9水平的监测亦是判断术后肿瘤复发、评估放化疗效果的重要手段。但是,约3％～7％的胰腺癌患者因为Lewis抗原阴性血型结构,不表达CA19-9,故此类胰腺癌患者检测不到CA19-9水平的异常。某些良性疾患所致的胆道梗阻及胆管炎,亦可导致患者CA19-9水平的升高。因此,联合应用其他肿瘤标记物包括CEA、CA125、CA50及CA242等,有助于提高诊断的敏感性及特异性。

2. 影像学诊断

(1) B超扫描:虽然超声显像是胰腺癌首选的无创性检查项目,可发现直径>2 cm的局限性肿瘤。可探查胰管及胆总管是否扩张,胆囊是否肿大及肝内腹膜后是否淋巴结转移等,但由于受肠道气体的干扰和操作者技术及经验水平的影响,敏感性及特异性不高,诊断价值有限。内镜超声(EUS)其探头可紧贴胃后壁对胰腺做全面检查,诊断率大大提高。可准确描述病灶有无累及周围血管及淋巴结转移,在诊断门静脉或肠系膜上静脉是否受累方面,敏感性及特异性优于对肠系膜上动脉的检测。EUS的准确性受操作者技术及经验水平的影响较大。

(2) CT检查:临床上,CT检查是疑有胰腺肿瘤患者的首选影像学检查。CT扫描可显示胰腺肿块的位置、大小、密度以及有无主胰管中断、狭窄、管壁僵硬、病灶局部扩散、血管受侵及淋巴结转移等情况。应用对比剂加强扫描,包括薄层(<3 mm)、平扫、动脉期、实质期、门静脉期及三维重建等可以更准确地显示肿瘤大小、部位及有无淋巴结转移特别是与周围血管的结构关系等。

(3) 磁共振成像(MRI)检查:磁共振成像(MRI)检查能发现与CT大多相似的征象,但因成像原理及比例变化,对胰腺癌似无整体优越性。在排除及检测肝转移病灶方面,敏感性及特异性优于CT。磁共振胰胆管水成像(MRCP)亦可立体显示肝内外胆管及胰管系统的整体情况,对判断病变范围及手术切除率有一定帮助。

(4) PET/CT检查:PET/CT是胰腺CT或MRI的重要补充,在排除及检测远处转移方面具有一定优势。对于原发病灶较大、疑有区域淋巴结和其他器官有转移者,尤其是CA19-9显著升高的患者中,应推荐应用。

(5) 腹腔镜探查:不建议常规应用。对于瘤体较大、疑有腹腔种植或远处转移的患者,可行腹腔镜探查,以避免不必要的开腹探查。

(6) 细胞学检查:有多种途径,如经胰管内镜或纤维十二指肠镜插入胰管,在静脉注射胰泌素后收集胰液,离心沉淀,涂片经细胞学检查,阳性率86％左右。另外用细针穿刺细胞学检查,以0.7～0.9 mm直径带芯细针在内镜超声定位下直接穿刺活检。其阳性率可达87％～100％。在有条件的医院中已成为常用检测方法,但在个别患者中可发生出血及胰瘘,大多可经保守治疗治愈。

(三) 鉴别诊断

胰腺癌应与慢性胰腺炎、胰腺囊肿、胰腺囊腺瘤或囊腺癌及胰岛素瘤等鉴别。慢性胰腺炎一般多有急性胰腺炎病程,可长期迁延不愈,CA19-9大多正常。胰腺囊肿在影像学上表现多为边界清楚的单房囊性低密度病变,而胰腺囊腺癌的多房性是其特点。胰腺囊性肿瘤多见于女性,好发年龄为40～50岁,女性以良性居多,男性则多为恶性病变,肿瘤大多位于胰腺体尾部，胰头部少见。胰腺囊腺瘤或囊腺癌的临床症状很少，一般表现为上腹部闷胀，轻度腹痛和餐后痛加重等。多在出现腹块时就诊。B超与CT均具可靠的诊断价值。胰岛素瘤典型的症状是空腹或劳累时的发作性低血糖表现，主要为乏力、精神恍惚、嗜睡或运动失调等。胰岛素瘤的Whipple三联症对诊断颇有价值，即空腹或体力活动时低血糖发作；发病时血糖<2.8 μmol/L；提高血糖水平可缓解症状。

三、外科治疗

外科手术目前是唯一对胰腺癌有治愈可能的治疗措施。外科手术治疗的基本原则是完整彻底根治性切除肿瘤，重建胰胆道、胃肠道或处理胰腺残端。姑息性切除可减轻患者的痛苦，改善患者的生活质量，以延长生命。胰腺由于位于腹膜后方，早期胰腺癌缺乏特异症状，相当多患者就诊时以已属中晚期，失去了根治性切除的机会。胰头癌手术切除率一般在20%左右，而胰体尾部癌切除率更低，约为5%。

术前评估胰腺癌可切除性的标准：

可切除(resectable)胰腺癌：①无远处转移；②影像学检查显示肠系膜上静脉或门静脉形态结构正常；③腹腔动脉干、肝动脉、肠系膜上动脉周围脂肪境界清晰。

可能切除(borderline resectable)胰腺癌：①无远处转移；②肠系膜上静脉或门静脉局限受累，狭窄、扭曲或闭塞，但其远近端正常，可切除重建；③肿瘤包裹胃十二指肠动脉或肝动脉局限性包裹，但未浸润至腹腔动脉干；④肿瘤紧贴肠系膜上动脉，但未超过180°。

胰腺癌术式主要有传统的胰十二指肠切除术、全胰腺切除及胰体尾+脾切除。

(一) 胰十二指肠切除术

胰十二指肠切除术，是胰头癌首选的根治性手术。由Whipple于1935年首创，因而命名为Whipple手术。手术范围包括胰头、远端1/3胃、全部十二指肠、胆总管下段、Treitz韧带以下约15 cm的空肠。

Whipple手术的程序一般可分为探查、切除与重建几个步骤。全面准确的探查是决定可否切除的关键。包括胰腺肿瘤的部位与大小，是否存在肝脏与腹膜转移，结肠中动脉根部、小肠系膜根部或腹腔动脉旁淋巴结是否转移或肿瘤侵犯。是否侵犯下腔静脉、右肾及右肾静脉，门静脉、肠系膜上静脉等。

胰十二指肠切除术的切除顺序一般先从切断胃开始，离断胃十二指肠动脉，切断胆管，颈部离断胰腺以及十二指肠及近端空肠。在各组部位切除时，同时清扫相应的脂肪与淋巴组织，包括肝十二指肠韧带，胰头前后、肠系膜上动脉右半侧、横结肠系膜根部、幽门上下淋巴组织应一并清除。随后重建消化道，包括胰肠、胆肠及胃肠吻合。

胰十二指肠切除术手术死亡率为5%左右。现代麻醉学的发展，熟练的外科手术操作、ICU的围手术期处理等已使Whipple术后并发症发生率明显降低。

(二) 全胰腺切除术

全胰腺切除是胰腺癌的另一种根治性手术方式。该手术不仅彻底切除了胰腺内多中心癌灶，还可最大限度清除四周的淋巴结组织。由于切除了全胰腺，术后不发生胰瘘。手术技术上并不比Whipple复杂，也不增加手术死亡率。经过几十年的研究表明，全胰腺切除术使患者彻底丧失了胰腺的内外分泌功能，严重的消化功能不良及永久性自身胰岛素缺失，患者生活质量明显降低。为此，应慎重选择。全胰腺切除仅适用于多中心癌灶、远端胰腺萎缩以及残胰无法行胰肠吻合者。

（三）胰头癌扩大切除术

胰头癌扩大切除术是在Whipple或全胰腺切除的基础上，扩大淋巴结清扫范围的手术，如联合血管切除术，将癌肿侵犯的大血管一并切除的手术方式。如将受累的肠系膜上静脉、门静脉或肝动脉的病变血管联合切除，再行血管吻合重建术和消化道重建。该术可提高胰头癌的切除率，但手术死亡率及术后并发症发生率较高，临床应酌情选用。

（四）根治性手术

胰体尾癌的根治性手术是胰体尾部切除及脾切除，并清扫周围区域性淋巴结的手术。肿瘤侵犯左侧肾上腺、胃底、左肾、十二指肠或横结肠时，可联合脏器切除。

（五）姑息性手术

胰腺癌经手术探查证实已不能根治性切除时，为了缓解症状，提高生活质量，延长生命则可根据病变情况施行相应手术。对黄疸的患者，可行胆囊或胆总管空肠吻合术。十二指肠梗阻的患者，可行结肠前胃空肠吻合。有条件者可行术中放疗。关腹前用钛夹标记于肿瘤四周以利术后放疗示踪定位。有作者提倡切除或切断大小内脏神经、腹腔神经节或腹腔神经丛节后纤维以缓解疼痛。但由于肿瘤广泛浸润腹膜后组织，手术操作十分困难。亦可用无水酒精注射破坏腹腔神经节以解除疼痛。一般止痛效果可达4个月，80%患者疼痛可得以缓解。

（六）术后并发症

1. 早期并发症

（1）术中出血：主要原因是解剖游离时损伤受肿瘤侵犯的门-肠系膜上静脉、动脉所致。破裂处可用无损伤血管钳阻断两端后予以缝合，或用人工血管置换。难以控制的脾血管损伤，可将脾摘除。

（2）术后出血：早期出血，术后24 h以内发生，多因术中止血不确切、术后结扎线（吻合钉）脱落等技术性因素或凝血功能异常等所引起，关腹前仔细检查手术野能有效预防，早期大量出血建议及早手术止血。迟发性出血，24 h以后发生，多继发于胰瘘、腹腔内感染、脓肿等导致的手术区域缝线脱落或者血管内膜损伤引起的假性动脉瘤、动脉破裂等，胃肠吻合口溃疡。前哨出血，犹如地震前征象，指大出血前发生的需要积极处理的出血。发生于术后7～10 d，因出血量少，容易被忽视，一般12～24 h内可能发生大出血；迟发性大量出血的患者中，80%可观察到哨前哨出血。对于临床出现的大量出血，应及时行高选择性腹腔血管造影或内镜止血，必要时应采取手术止血。

（3）感染：术后切口、腹腔、肺和尿路均可发生感染。阻塞性黄疸并发胆道感染手术时可污染手术野；或渗血形成血肿而继发腹腔感染；胰胆瘘引流不畅也可致腹腔感染。应用有效的广谱抗生素，保持引流通畅，及时行B超、CT检查和诊断性穿刺引流，有助控制感染。文献报告10%的手术死亡是由于腹腔感染导致腹膜炎、腹腔脓肿和败血症所致。

（4）胰瘘：胰瘘与吻合方式的选择、术者的经验及胰腺本身质地有关。术中妥善放置引流，避免胰液腐蚀大血管。发生胰瘘经抗感染支持疗法和生长抑素治疗，多能自行愈合。胆瘘发生率低于胰瘘，其处理方法相同，术后很少发生胃肠吻合口瘘。

（5）胃潴留：术后胃排空功能恢复较慢，需减压3～4 d。保留幽门的手术胃潴留发生率可高达50%。可能是十二指肠供血不足，胃窦幽门部迷走神经切断所致。排除机械性因素保守治疗均能治愈。

（6）心血管和肺部并发症：胰腺癌手术后约10%发生心、肺并发症。应加强术前准备，术后严密监护，及时处理。

（7）血管栓塞：约4%患者发生术后腹腔内大血管栓塞。门-肠系膜上静脉或肠系膜上动脉栓塞多有急腹症症状。

（8）肾衰：肾衰多继发于术中休克或胆汁淤积性肾病。应用血液透析和全静脉营养提高了肾衰的疗效。胰腺癌伴阻塞性黄疸发生肾衰的死亡率很高。术中、术后及时补充血容量是预防肾衰的重要措施，需紧急处理。

2. 晚期并发症

（1）胃空肠吻合口溃疡：发生率为2.4%～5%，可能与残胃酸度高有关，多数内科治疗有效。

（2）黄疸：因肝内广泛转移和淋巴结压迫肝门而发生，少数患者可因胆肠吻合口狭窄或肝动脉缺血所致。

（3）糖尿病：许多胰腺癌患者术前已有糖尿病。手术切除以及术后由于炎症、堵塞胰管空肠吻合口而导致胰腺实质萎缩所致，应根据血、尿糖含量给予胰岛素。

四、手术不能根治性切除胰腺癌的综合治疗原则

手术不能根治性切除的胰腺癌主要包括两大类，即局部进展期（locally advance pancreatic cancer）和转移性胰腺癌（metastatic pancreatic cancer）。尽管根治性切除是延长胰腺癌患者生存期的最有效手段，但大部分胰腺癌在初诊时即为局部进展期或伴有远处转移而无法行手术切除。对于局部进展期患者，建议尽可能积极开展转化性化疗，待肿瘤降期后，再选择手术。对于转移性胰腺癌，积极的内科治疗手段有利于减轻症状、延长生存期和提高生活质量。近年胰腺癌在内科治疗上已经取得了一些进步，但仍存在化疗药物较少、有效率不高、毒副作用大、靶向药物缺失等问题；而且晚期胰腺癌患者往往迅速出现明显的体重下降、疼痛、黄疸、体力下降等肿瘤相关症状而无法耐受化疗。因此，应该在胰腺癌患者的诊疗过程中加强开展临床研究，多学科合作，建立以患者为中心，个体化的综合治疗方案。

（一）胰腺癌的一线化疗

1. 吉西他滨单药　吉西他滨（gemcitabine）的应用是胰腺癌化疗史上一个里程碑式的突破，无论对于局部进展期或远处转移的患者来说，相比于氟尿嘧啶（5-FU），吉西他滨存在显著的临床获益。《2017年最新版 NCCN 指南》(第1版)推荐：对于一般状况良好的局部进展期和远处转移胰腺癌患者，吉西他滨可作为一线用药；同时，对于一般状况较差的局部进展不可切除和远处转移的患者，吉西他滨可以明显减轻临床不适症状（1类推荐）。1995年，Burris 等进行了一项对比吉西他滨和 5-FU 治疗 126 例晚期胰腺癌患者的Ⅲ期临床研究，发现吉西他滨组的获益率明显高于 5-FU（23.8% $vs.$ 4.8%，$P=0.002$），总生存期为 5.65 个月 $vs.$ 4.41 个月（$P=0.003$），两组的1年总生存率也有较大的差异（18% $vs.$ 2%，$P=0.009$）。美国 FDA 因而批准将吉西他滨用于晚期胰腺癌的治疗。随后，在全美 823 家医院开展的一项Ⅲ期临床研究，入组 3 023 例胰腺癌晚期患者，在可评估的 2 471 例患者中，经 4 个周期化疗后，整体症状改善率达 18.4%；在 982 例有效率可评估的胰腺癌患者中，客观有效率为 12%；在 2 300 例随访的患者中，中位生存期为 4.8 个月。且吉西他滨可以改善

晚期患者的生活质量,患者接受率较高。因此吉西他滨成为治疗晚期胰腺癌的首选治疗用药。

由于吉西他滨是一种前体药,只有在体内经过磷酸化后才能发挥抗肿瘤作用。临床实验发现,吉西他滨采用固定剂量率(fixed dose rate infusion,FDR)的给药方式,能使其最大程度的进入细胞并发挥作用。在一项 Tempero 开展的 II 期随机对照试验中,92 例局部进展期患者或远处转移的胰腺癌患者分别给予 2 200 mg/m², 30 分钟输注或 15 000 mg/m²、10 mg/m²/min 输注,d1、d8、d15,4 周为一个周期,结果显示 FDR 组细胞内药物浓度大约是对照组的 2 倍,中位生存期为 8.0 个月 $vs.$ 5.0 个月);1 年生存率为 28.8% $vs.$ 9%;2 年生存率为 18.3% $vs.$ 9%。随后在一项 III 期随机对照研究 ECOG - 6201 中,832 例局部进展期的胰腺癌患者分别采用吉西他滨 FDR 给药和常规 30 min 给药,中位生存期为 6.2 个月 $vs.$ 4.9 个月($P=0.4$),尽管结果并没有达到方案规定的优势标准,但在 2017 最新的 NCCN 指南中,已经认为固定剂量率 10 mg/(m²·min)是一个可供选择的标准的输注方式。

2. 吉西他滨联合用药

(1) 白蛋白结合紫杉醇联合吉西他滨(AG 方案):白蛋白结合紫杉醇(nab-paclitaxel,商品名 Abraxane)是采用纳米技术研发的新型紫杉醇类,可以减少过敏等不良反应,并且白蛋白结合紫杉醇微粒可以利用肿瘤的嗜白蛋白特性,通过与肿瘤细胞分泌的 SPARC 蛋白结合,吸附并进入肿瘤细胞。发表于 2013 年的一项来自美国华盛顿大学的 III 期临床试验研究表明,白蛋白结合紫杉醇联合吉西他滨可显著改善晚期胰腺癌晚期患者的总生存期。这项试验要求转移性胰腺癌患者的 Karnofsky 功能评分在 70 分以上(0~100,分数越高,表示功能状态越好),随机接受白蛋白结合紫杉醇(125 mg/m²),后用吉西他滨(1 000 mg/m²),每周 1,8,15 天用药,每 4 周一个疗程,或者单用吉西他滨(1 000 mg/m²),治疗方案为第一周期 8 周,其中 7 周每周接受吉西他滨单药治疗,剂量为 1 000 mg/m²,第 2 周期及后续周期为每 4 周的第 1、第 8、第 15 天给予吉西他滨治疗,患者治疗至疾病进展。主要观测终点为总生存期;次要终点为无进展生存期和总反应率。此项临床研究共有 861 例患者入组,其中白蛋白结合紫杉醇联合吉西他滨组 431 例患者,吉西他滨单药组 430 例。联合用药组中位总生存期为 8.7 个月,与之相比吉西他滨单药组为 6.6 个月($P=0.000\ 1$;HR=0.72)。白蛋白结合型紫杉醇-吉西他滨组和吉西他滨单药组第一年的生存率分别为 35% $vs.$ 22%,第 2 年分别为 9% $vs.$ 4%。研究发现,白蛋白结合型紫杉醇-吉西他滨组和吉西他滨单药组中位无进展生存期分别为 5.5 个月 $vs.$ 3.7 个月(HR=0.69);独立检查反应率分别为 23%、7%。最常见的 3~4 级不良反应为嗜中性粒白细胞减少症、疲乏、神经末梢感觉病变。两组中发热性中性粒细胞减少发生率分别为 3% 和 1%。在白蛋白结合型紫杉醇-吉西他滨组,3~4 神经病变改善为 1 级或以下的中位时间为 29 d。后续更新的 MPACT 试验数据报道,白蛋白结合紫杉醇-吉西他滨化疗方案可以使患者长期生存,大约有 3% 的患者在 42 个月时仍存活,而对照组却无一人生存。与长期生存相关的因素还有高的 KPS 评分和没有肝脏转移。因此在 2013 年的 NCCN 指南中,将白蛋白结合紫杉醇-吉西他滨化疗方案从 2B 级推荐上升为 1 类推荐,从此变为一般情况良好的晚期转移胰腺癌患者的一线化疗方案(一般情况良好指 KPS≥70,因此 ECOG=2 的患者也可以应用此方案)。将该试验数据外推,也可将白蛋白结合紫杉醇-吉西他滨化疗方案用于局部进展期的胰腺癌患者(2A 级推荐)。同时,该方案也可作为新辅助治疗/临界可切除患者的可选化疗方案。

(2) 吉西他滨联合顺铂(GP):GP方案是临床上较早使用的晚期胰腺癌化疗方案。理论上,吉西他滨可以抑制核酸的切除修复,进而促进顺铂与DNA形成复合物,而顺铂可以增加吉西他滨的磷酸盐整合进DNA,两者在药理学上有协同作用。但3项Ⅲ期临床试验数据表明,相比于吉西他滨单药,GP方案并不能使晚期胰腺癌患者取得生存期获益,且肿瘤的反应率也没有增加。然而,研究发现一些特定的患者,比如携带BRCA突变的乳腺癌或卵巢癌患者,具有胰腺癌遗传表现的患者,可以从GP方案中获益。在2010年一项由约翰霍普金斯大学医学院发起的回顾性研究中发现,拥有家族性遗传的胰腺癌、乳腺癌、卵巢癌的晚期患者(即使只有1位亲属),应用GP方案后都拥有较好的预后。因此对于存在家族遗传性胰腺癌(例如,*BRCA*或者*PALB2*突变)的晚期患者,吉西他滨联合顺铂是个可供选择的治疗方案。因此,在《2017年NCCN版指南中》,推荐对于涉及DNA修复突变的有遗传综合征的患者,GP方案可以作为FOLFIRINOX的后续治疗方案。

(3) 吉西他滨加卡培他滨:卡培他滨(capecitabine)是一种可以在体内转变成5-FU的抗代谢氟嘧啶脱氧核苷氨基甲酸酯类药物,2009年报道的一项入组533例晚期胰腺癌患者的Ⅲ期临床试验发现吉西他滨联合卡培他滨相比吉西他滨单药拥有更长的无进展生存期和更好的客观反应率,而总生存时间并没有达到统计学显著性差异。另一项发表于2007年的小型Ⅲ期临床试验表明,吉西他滨联合卡培他滨的组合没有总生存时间的优势。尽管该试验事后比较发现在一般状况良好的亚群,总生存期有明显的提高。2周一次的FDR给药吉西他滨和卡培他滨可能在疗效和毒性方面都有改善。

吉西他滨联合多西他赛及卡培他滨的(GTX)方案目前只为一般状况良好的晚期胰腺癌患者的2B类推荐。2008年一项报道显示,在35名胰腺癌远处转移的患者应用GTX方案,总反应率为29%;还有31%的患者表现出轻微反应或疾病稳定,所有患者中位生存期为11.2个月,出现部分反应的患者的中位生存期13.5个月。然而这个方案存在严重的毒性反应,14%的患者存在3~4级的白细胞计数减少,14%出现3~4级血小板计数减少,9%出现3~4级贫血。在约翰霍普金斯大学西德尼-基梅尔肿瘤综合中心的试验中,也发现了相同的结果,中位生存期为11.6个月,≥3级的血液学或非血液学毒性反应分别占41%和9%。

吉西他滨联合卡培他滨及奥沙利铂(GEMOXEL)方案:在2015年发表的一项Ⅱ期临床试验中,相比吉西他滨单药组,该方案显示出有统计学差异的疾病控制率($P=0.04$),无病生存期($P<0.001$),和总生存期($P<0.001$)。

根据一项来自AIO的随机对照的Ⅲ期临床研究表明,在晚期胰腺癌患者中,吉西他滨单药治疗后应用卡培他滨联合厄洛替尼与卡培他滨单药治疗后用吉西他滨联合厄洛替尼,两者的中位生存期没有统计学差异。最新版的《2017年NCCN指南》将卡培他滨单药治疗和持续注射5-FU列为治疗局部进展期胰腺癌的2B类推荐。目前,卡培他滨的推荐剂量为每天2次,口服1 000 mg/m²,该改良剂量较Cartwright临床试验中的剂量低,因为考虑高剂量的卡培他滨会引起较严重的毒副反应。

综上,《NCCN指南》认为以吉西他滨为基础的化疗,联合卡培他滨可以作为一般状况好的局部进展期或远处转移胰腺癌患者的化疗方案(2A类推荐)。我们也期待吉西他滨联合卡培他滨在胰腺癌辅助化疗方面取得进展。

(4) 吉西他滨和其他氟尿嘧啶:2014年一项荟萃分析指出,在包含>2 000名患者的8

项随机对照试验的分析中发现,在吉西他滨中加入一种氟尿嘧啶,可以大大提高患者的总生存时间。在一项Ⅱ期临床试验中,98名有远处转移的胰腺癌患者随机被分配到FIRGEM方案组(在5-FU/四氢叶酸的前后注射伊立替康,交替使用固定剂量率吉西他滨)和吉西他滨固定剂量率单药组,实现了在第6个月时达到45%的无进展生存的主要目标,FIRGEM组无进展生存期为5个月,吉西他滨单药组无病生存期只有3.4个月(HR=0.59;95%CI:0.38~0.90)。但FIRGEM组血液学不良反应较对照组高。因此研究者认为FIRGEM方案可应用于远处转移的胰腺癌患者。但在ECOG E2297的临床试验中,在晚期胰腺癌患者中,应用吉西他滨单药或吉西他滨联合口服5-FU/四氢叶酸,总生存期并无统计学差异。

3. FOLFIRINOX 在2003年,法国报道了Ⅰ期试验来评估FOLFIRINOX(5-FU/四氢叶酸加奥沙利铂,伊利替康联合化疗方案)在治疗存在远处转移的实体瘤患者的可行性。在他们的试验中包含了2名胰腺癌患者,这个方案显示出一定得抗肿瘤疗效。随后一项Ⅱ期临床试验在晚期胰腺癌患者中显示出>30%的临床有效率。2011年的一项大型Ⅲ期临床试验(PRODIGE)将324例体能状态(performance status,PS)评分为0~1的转移性胰腺癌患者随机分FOLFIRINOX组和吉西他滨单药组,FOLFIRINOX组纳入171例患者,草酸铂85 mg/m² 静脉滴注2 h,随后亚叶酸钙400 mg/m² 静脉滴注,后伊利替康180 mg/m² 静脉滴注90 min,静脉注射5-FU 400 mg/m²,最后5-FU 400 mg/m² 持续滴注46 h;吉西他滨组按照1997年Burris的描述使用。结果显示,两组的PFS分别为6.4个月和3.3月($P<0.0001$);生存期分别为11.1个月和6.8个月($P<0.001$);有效率分别为31.6%和9.4%($P<0.0001$)。Ⅲ期临床试验PRODIGE的入选标准十分严苛,例如患者有异常的胆红素值都会被剔除该试验。2016年一个关于FOLFIRINOX系统性回顾研究,包含了11个临床试验和315名局部进展期胰腺癌患者,显示合并中位生存期24.2个月(95%CI:21.7~26.8)。2015年一项观察性研究包含101名局部进展期不可切除的胰腺癌患者,使用FOLFIRINOX做诱导治疗,约有29%的患者的肿瘤缩小>30%,约有50%的患者肿瘤缩小到可以进行手术。在所有接受手术的患者中,55%的患者手术达到R0切除。但目前仍需要临床前瞻性对照研究来证实这个结论。由于PRODIGE临床实验突显出FOLFIRINOX方案的优势,2011年时就将FOLFIRINOX作为一般状况良好(ECOG评分0~1分)的晚期转移性胰腺癌患者的一线治疗。同时,对于局部进展不可切除的胰腺癌患者,根据外推法FOLFIRINOX可作为2A类推荐治疗方法。FOLFIRINOX也可作为临界可切除的新辅助治疗方案。

但在PRODIGE的临床试验中,FOLFIRINOX方案较吉西他滨对照组,毒副反应显著增加,尤其是3~4毒副反应的发生率远高于对照组。约有45.7%的患者存在中性粒细胞减少,12.7%的患者出现腹泻,9.1%出现血小板减少症,9.0%出现感觉性神经病变。尽管毒性反应很大,但到目前为止还没有出现因毒性反应而死亡的病例报道。在治疗第6个月时,相比于吉西他滨对照组,使用FOLFIRINOX方案的患者很少出现生活质量下降(31% vs. 66%,$P<0.01$)。目前已经有更多的研究分析发现:尽管FOLFIRINOX方案有很大的毒副作用,但其在实际应用中相比吉西他滨单药,可以改善晚期患者的生活质量。

目前,已经有研究发现可以通过一些方法,减轻FOLFIRINOX方案的毒副作用。2012年来自纪念斯隆-凯特琳癌症中心的团队发现,在筛选出一般状况良好的局部进展期或远处转移的晚期胰腺癌患者后,给予原剂量的80%,并给予密切的监护和对症支持治疗,就可以在不改变 FOLFIRINOX 方案活性的基础上,将其毒副反应控制在临床可接受的范围内。在这个剂量下,有远处转移患者的中位生存期为 12.5 个月,局部进展期的胰腺癌患者的中位生存期为 13.7 个月。改良 FOLFIRINOX 方案使 5-FU 和伊利替康的毒性各减少 25%,但其疗效与标准方案的疗效相当。

4. 替吉奥　替吉奥(S-1)是一种氟尿嘧啶衍生物生物口服抗癌药。它包括替加氟(FT)和两类调节剂:吉美嘧啶(CDHP)及奥替拉西(Oxo)。其中 FT 是 5-FU 的前体药物,在二氢嘧啶脱氢酶作用下在体内转化为 5-FU;CDPH 能抑制活化的 5-FU 的分解代谢,有助于血液中和肿瘤组织内的 5-FU 长时间处于有效浓度;Oxo 能阻断 5-FU 的磷酸化,进而降低 5-FU 的毒性反应。S-1 与 5-FU 相比具有以下优势:能长时间维持有效血液浓度并提高抗癌活性;减少了毒副作用;给药方便,患者依从性高。日本国立癌症中心医院 GEST 试验目的是为了考察 S-1 单药对比吉西他滨单药治疗的非劣效性,以及吉西他滨联合 S-1 较吉西他滨单药治疗在总生存期方面的优势。吉西他滨单药组 277 人,在第 1、第 8、第 15 天接受吉西他滨 1 000 mg/m^2 静脉滴注,每 4 周一个疗程;S-1 单药组 280 人,第 1~第 28 天口服 S-1,每 42 天重复;吉西他滨联合 S-1 组 275 人,第 1 天和第 8 天接受吉西他滨 1 000 mg/m^2 静脉滴注,第 1~14 天口服 S-1,每 21 天重复。其中 S-1 用量根据患者体表面积计算,体表面积<1.25 m^2 口服 80 mg/d;体表面积 1.25~1.5 m^2 口服 100 mg/d;体表面积≥1.5 m^2 口服 120 mg/d;主要研究终点为总生存期,吉西他滨组 OS 为 8.8 个月,S-1 组为 9.7 个月,吉西他滨联合 S-1 为 10.1 个月。S-1 不劣于吉西他滨(HR=0.96;97.5%CL:0.78~1.18;非劣性 P<0.001),但未证实吉西他滨联合 S-1 方案较吉西他滨单药有生存期的优势(HR=0.88;97.5%CL:0.71~1.08;P=0.15)。次要研究终点为无进展生存时间,吉西他滨组 PFS 为 4.1 个月,S-1 组为 3.8 个月,吉西他滨联合 S-1 为 5.7 个月。S-1 不劣于吉西他滨(HR=1.09;97.5%CL:0.90~1.33;非劣性 P=0.02);联合组较吉西他滨单药能明显延长 PFS(HR=0.66;97.5%CL:0.54~0.80;P<0.001)。客观缓解率 S-1 组为 21%,联合组 29.3%,均较吉西他滨组 13.3% 有了显著提高。S-1 组的毒性反应较吉西他滨低,而吉西他滨联合 S-1 组的血液毒性较吉西他滨组高。该研究证明在亚裔人群中,S-1 单药在总生存期上不劣于吉西他滨,且耐受性良好,给药方便,可以作为晚期胰腺癌的一线方案。由于考虑到不同人种的药代动力学和药效动力学差异,NCCN 指南没有将 S-1 列入晚期胰腺癌治疗的一线方案。

5. 氟尿嘧定联合奥沙利铂　根据一项随机Ⅲ期临床研究 CONKO-003,一种氟嘧啶(口服卡培他或者 5-FU/四氢叶酸)联合奥沙利铂的化疗方案可以作为一种的针对局部进展或远处转移的胰腺癌患者的一线化疗方案。虽然该试验包含已经使用 1 种化疗方案的患者,但最新版《NCCN 指南》认为,仍可根据外推法将该方案列为治疗晚期胰腺癌患者一线治疗方案(2B 级推荐)。

对于晚期胰腺癌患者,上述化疗方案对于延长总生存期和提高生活质量都起到了一定作用。但是目前需要解决的一个新问题就是:在完成一组化疗后,在肿瘤进展前的无治疗间歇期如何有效的管理患者。目前的方法包括:①停止治疗;②减少化疗药的用量并继续维持原方案;③选用不同的方案维持治疗。最近一项Ⅱ期临床试验(PACT-12)得到了一个有趣的结论。对于存在远处转移的患者,在应用了一线化疗方案后,使用舒尼替尼作为维持治疗,可以使患者得到获益。该试验入组 55 名患者,随机分配到舒尼替尼维持治疗组和观察组.中位总生存期分别为 10.6 个月和 9.2 个月（HR=0.71；95%CI：0.4～1.26；P=0.11）。由于样本量较小,所得结论需进一步证实。但在舒尼替尼组,1 年及 2 年的生存率为 41%和 23%,而对照组只有 36%和 7%,这就说明,有些患者可以从舒尼替尼作为维持治疗中获益较大。直到现在,抗血管生成药在治疗胰腺癌中并没有得到成功的试验。但 PACT-12 这个临床试验说明抗血管生成药可能在胰腺癌中发挥某些作用。目前仍需相关临床试验进一步验证其在胰腺癌中作用的。

（二）胰腺癌的二线化疗

在一线化疗后,部分患者仍会出现疾病进展。但体力状态良好的患者或肿瘤负荷较小的晚期胰腺癌患者,仍会从二线化疗方案获益。但目前缺乏有力的临床证据和有效的二线化疗方案。因此,十分需要进一步开展临床试验,探究可能使患者获益的二线化疗方案。

2013 年,一个的关于胰腺癌临床试验的综述得出结论,根据目前十分有限的数据,在以吉西他滨作为一线化疗方案后,应用序贯化疗较最佳支持治疗能使患者获益更多。因此,对于晚期的胰腺癌患者,若其一线化疗方案选用的是以吉西他滨为基础的治疗方案,那其二线方案可以选择以氟尿嘧啶为基础的化疗方案;反之,若其一线化疗方案选用的是以氟尿嘧啶为基础的治疗方案,那其二线方案可以选择以吉西他滨为基础的化疗方案。在 2008 年,由德国 CONKO 胰腺癌研究小组发起一项Ⅲ期临床试验（CONKO-003）,目的是探索晚期胰腺癌吉西他滨单药化疗失败后,OFF（奥沙利铂+氟尿嘧啶+甲酰四氢叶酸）方案与 FF 方案（氟尿嘧啶+甲酰四氢叶酸）相比,哪个方案能使胰腺癌患者最大获益。该项研究在德国 19 家医学中心总共随机入组 168 例一线吉西他滨单药化疗失效的晚期胰腺癌患者,随机分成 2 组,其中 OFF 组 77 例,FF 组 91 例。该试验的最终结果发表在 2014 年,OFF 方案最终显示出的中位生存期为 5.9 个月（95%CI：4.1～7.4）,然而对照组 FF 方案的中位生存期为 3.3 个月（95%CI：2.7～4.0）,HR 有一个显著的提高（HR=0.66；95%CI：0.48～0.91；P=0.01）,差异均有统计学意义。进一步亚组分析发现：在转移的胰腺癌患者中,KPS 评分 70～80 分及对于一线吉西他滨化疗持续时间大于 6 个月的患者能更好地从 OFF 方案中获益。而在常见不良反应方面（贫血、消化道反应、白细胞计数减少等）,两者无明显差别。NCCN 指南推荐 OFF 方案作为晚期胰腺癌一线吉西他滨化疗失败后,二线标准治疗方案之一。然而,另一项Ⅲ期临床试验 PANCREOX 却得出相反的结论。对比了胰腺癌的二线治疗中 mFOLFOX6 和 FU/LV 方案,PFS（3.1 个月 vs. 2.9 个月；P=0.99）,OS（6.6 个月 vs. 9.9 个月；P=0.02）结果显示增加奥沙利铂的使用,导致了更多的不良反应,并且没有带来生存获益。

最近一项 NAPOLI-1 临床试验报道,417 例转移性胰腺癌患者,在以吉西他滨为基础的一线化疗方案进展后,分别给予伊立替康单药、伊立替康与 5-FU/LVF 联合组,或 5-FU/LVF 单药（对照组）。伊立替康加 5-FU/LVF 联合治疗组和对照组患者的中位生存期分别为 6.1 个月和 4.2 个月（HR=0.57；P=0.042）。而与 5-FLU/LVF 比,伊立替康单药没有显著改善患者的生存时间。在伊立替康与 5-FU/LVF 联合组,出现 3～4 级不良反应包括：中性粒细胞减少（27%）,乏力（14%）,腹泻（13%）,恶心呕吐（11%）。2015 年 10 月 22 日,美国 FDA 批准伊立替康脂质体注射液（onivyde）与氟二氧嘧啶及甲酰四氢叶酸合并用于治疗既往以吉西他滨为基础化疗药物治疗过的晚期（转移性）胰腺癌患者。《2017 年最新版指南》将该组合作为 1 级推荐,作为状态良好的以吉西他滨为基础化疗的晚期胰腺癌患者的二线化疗方案。

胰腺癌目前的有效药物和方案还较少,大多数指南依据都是来自国外欧美人群,很多方案在中国人群中是否依然有效,值得进一步研究探索。此外,《NCCN 指南》本身也提示并非适用于百分之一百的患者,临床医生需要根据患者具体病情,确定符合规范的个体化治疗方案。

(三) 局部进展期同步放化疗

30%～40%的患者在初诊时即为局部晚期。局部进展期胰腺癌(locally advanced pancreatic cancer)应符合以下标准:①无远处转移征象;②胰头及钩突部肿瘤,肿瘤包绕肠系膜上动脉或腹腔干,范围>180°,或侵犯空肠动脉第一支;肠系膜上静脉和门静脉受侵或闭塞无法重建;③胰体尾肿瘤,肿瘤包绕肠系膜上动脉或腹腔干,范围>180°,占全部胰腺癌的 30%～50%。在过去的 20 年间,多项临床研究结果已经证实局部晚期胰腺癌进行同期放化疗,优于单纯放疗和最佳支持治疗,可以更好地控制肿瘤相关的疼痛、梗阻和恶病质症状,并且在生存方面也存在一定得提高。同步放化疗的治疗模式起始于 GITSG 的一项临床研究,在该研究中,5-FU 联合分段放疗(总剂量为 40 Gy),与单纯放疗及 5-FU 联合分段放疗(总剂量为 60 Gy)的治疗方式进行比较,其中 5-FU 联合分段放疗(总剂量为 40 Gy)较单纯放疗总生存期延长了 2 倍(44.2 周 *vs.* 22.9 周)。近年来,开展了大量关于同步放化疗对局部晚期胰腺癌的临床研究,但对提高患者的生存是否获益,文献中存在不同的结果,故目前放疗的作用存在争议。

ECOG4201 Ⅲ期随机对照临床试验将患者分为 2 组,一组使用吉西他滨化疗联合同步放疗(入组 34 人),但把放射剂量降低为总量 50.4 Gy(1.8 Gy/次),一组为吉西他滨单纯化疗(入组 37 人),结果表明同步放化疗组的中位生存期长于单纯化疗组(11 个月 *vs.* 9.2 个月,$P=0.017$)。其中,同步放化疗组的 4～5 级不良反应明显增加,但两组的生存质量评价无明显差异。虽然取得了阳性结果,由于试验获益率较低,所以提前结束。该试验无进展生存期无明显差异,两组患者总生存期的置信区间也存在重叠,故有评论认为该试验尚不能确定同步放化疗在局部进展期胰腺癌治疗中的地位。来自法国的 GERCOR 回顾性研究,181 例患者先进行 4 个周期的化疗(3 个月),其中 53 例患者发生疾病进展,128 例没有进展,然后把 128 例患者分为同步放化疗组(72 例)和化疗组(56 例)。最终结果显示:同步放化疗组患者的 PRS 和 OS 均较对照组提高,PFS 为 10.8 个月 7.4 个月($P=0.005$);OS 分别为 15.0 个月、11.7 个月($P=0.0009$)。该研究提示。加入放疗的这部分患者出现明显生存时间获益。Moureau-Zabotto 等也发现在 50 例体力评分为 0～2 分的局部进展期患者经 4 个周期的诱导性化疗后,病程无进展的患者继续予以氟尿嘧啶及奥沙利铂同步化疗,结果显示患者 1 年生存率 52.1%。因此,指南推荐,先行诱导性化疗数周后,对无进展的胰腺癌患者可以采取同步放化疗的策略。

自 2000 年以来,先进的放疗技术相继问世,包括三维适形放疗及调强适形放疗技术(IMRT)。适形放疗技术有定位准确、治疗精确度高的优点,能最大限度地将照射剂量集中到靶区内以杀灭肿瘤细胞,而周围正常组织和器官则可少受或免受不必要的照射。精确放疗,尤其是调强放疗,与常规放疗相比,可减少肝脏、肾脏、胃和小肠的平均剂量,治疗耐受性好,80% 为 <2 级的急性上消化道毒性。Bai 等运用氟尿嘧啶或吉西他滨与调强放疗(IMRT)联合放化疗治疗局部进展期胰腺患者,逐渐增加调强放疗 GTV 的放疗计量 DT

60 Gy/(5周/25次),结果显示 IMRT 技术与氟尿嘧啶联合同步放疗可以明显改善患者体力状况评分,1年生存率为35%,且近1/2的患者疼痛明显缓解。

(四)介入治疗

由于胰腺癌的供血多为乏血供和多支细小动脉供血等特征,理论上经动脉高压灌注可以提高肿瘤内药物浓度,但临床研究较少,治疗效果有限,推荐证据不足。可以采取超选择性供血动脉灌注化疗或栓塞做特殊治疗;对肝转移性病变可根据供血特征分别行供血动脉灌注化疗或化疗栓塞;但尚缺乏高级别的循证医学证据,需要进行大样本多中心临床研究以明确介入治疗的指征和意义。

1. 适应证　①梗阻性黄疸(胆管引流术或内支架置入术);②不宜手术或者不愿意手术、接受其他方法治疗或术后复发的患者;③控制疼痛、出血等疾病相关症状;④灌注化疗作为特殊形式的新辅助化疗。

2. 禁忌证

(1) 相对禁忌证:①造影剂轻度过敏;②KPS 评分<70 分或 ECOG 评分>2 分;③有出血和凝血功能障碍性疾病不能纠正及有出血倾向者;④白细胞计数<4.0×10^9/L,血小板计数<80×10^9/L。

(2) 绝对禁忌证:①肝肾功能严重障碍:总胆红素>51 μmol/L、ALT>120 U/L;②有明显出血倾向者:凝血酶原时间<40%或血小板计数<50×10^9/L;③中等或大量腹腔积液、全身多处转移;④全身情况衰竭者。

五、晚期胰腺癌患者的治疗方法

(一)局部晚期胰腺癌的治疗

根据美国 SEER 等机构的统计资料,初次诊断时局部晚期胰腺癌占26%~45%,中位生存时间为8~12个月,5年生存率为8.7%。这些患者除了生存期短,往往还有疼痛、黄疸、营养不良等表现。对局部晚期的胰腺癌患者,治疗目标必须明确即改善生活质量,延长生存期。

1. 体力状况较好的患者　建议临床试验;FOLFIRINOX 方案;吉西他滨单药;AG 方案;其他以吉西他滨为基础的联合化疗;卡培他滨(2B);持续注射 5-FU(2B);氟尿嘧啶+奥沙利铂(2B);同步放化疗(无远处转移且前期应用足够的疗程化疗)。具体用量如下(注:FOLFIRINOX 只能用于 ECOG 0~1 分的患者,AG 可以用在 KPS≥70 的患者)。

(1) FOLFIRINOX 方案:每周期 d1,静脉注射奥沙利铂 85 mg/m^2,伊立替康 180 mg/m^2,亚叶酸钙 400 mg/m^2,5-FU 400 mg/m^2,之后 46 h 持续静脉输注 5-FU 2 400 mg/m^2,每2周重复(Category1)。

(2) 吉西他滨单药:吉西他滨 1 000 mg/m^2,每周1次,连续给药7周,休息1周,之后连续3周,休息1周,每4周重复(Category1)。注:对晚期肿瘤患者(包括局部晚期胰腺癌患者及体力状态较好的转移性胰腺癌患者),NCCN 委员会推荐吉西他滨固定剂量率。用法:吉西他滨输注(10 mg/m^2/min)可用于替代标准吉西他滨 30 分钟输注方案(Category 2B)。

(3) AG 方案(吉西他滨+白蛋白结合型紫杉醇):每周期 d1、d8 和 d15 给予白蛋白结合型紫杉醇 125 mg/m^2,GEM 1 000 mg/m^2,每4周重复1次(Category1)。

(4) 吉西他滨+厄洛替尼:d1、d8、d15、d22、d29、d36 和 d43 静脉给予 GEM 1 000 mg/m^2,

休息1周,为第1周期;第2周期开始,d1、d8和d15给药,每4周重复,厄洛替尼每日口服100 mg/d(Category1)。

(5) 吉西他滨+替吉奥胶囊:每周期d1和d8,静脉注射GEM 1 000 mg/m²;d1～14口服S-1 60～120 mg/d,每3周重复。

(6) 替吉奥胶囊单药:每周期d1～28口服S-1 80～120 mg/d,bid,每6周重复。

(7) GEMCAP方案(吉西他滨联合卡培他滨):

1) 方案一:NCCN中提到的该方案使用方法:GEM固定剂量率:10 mg/m²·min,静脉滴注,每周1次,连用3周,每28天一个疗程;卡培他滨:1 000 mg/m²,口服,一天两次。【注:这一剂量少于Cartwright在其研究中所述的1 250 mg/m²,口服,一天两次的剂量,但可以减少高剂量所造成药物毒性(包括腹泻,手部及足部症状)】

2) 方案二:Cunningham及其研究伙伴的临床Ⅲ期研究中使用的方法为:GEM 1 000 mg/m²,静脉滴注,每周1次,连续3周,每4周一个疗程。CAP 1 660 mg/(m²·d),口服(830 mg/m²,一天2次),连续3周,之后休息1周(4周一个疗程)。

(8) 吉西他滨+顺铂:(特别是对于可能为遗传性肿瘤的患者)吉西他滨1 000 mg/m²,30 min内静脉滴入,d1、d8和d15;顺铂30 mg/m²,2 h内静脉滴入,d1～d3;28 d为1个周期。

(9) GEMOX方案(吉西他滨联合奥沙利铂):本方案可以作为体力状态好的晚期胰腺癌患者,包括局部晚期胰腺癌患者及转移性胰腺癌患者。GEM固定剂量率:10 mg/(m²·min),静脉滴注,每周1次,连用3周,每28天一个疗程;奥沙利铂:100 mg/m²,2 h内输完,第二天给药,每14天一个疗程。

(10) OFF方案(奥沙利铂联合亚叶酸钙联合氟尿嘧啶方案):适用于体力状态良好的转移性胰腺癌患者和局部晚期胰腺癌患者。亚叶酸钙:0.2 g/m²,静脉注射,30分钟输注,d1、d8、d15、d22给药;氟尿嘧啶:2 g/m²,24 h持续静脉注射,分别于d1、d8、d15、d22给药;奥沙利铂0.85 g/m²,静脉注射,2～4 h给药,在d8、d22,亚叶酸钙与氟尿嘧啶给药之前使用。(Category 2B)

2. 体力状况较差的患者　吉西他滨;姑息治疗或最佳对症治疗;同步放化疗。

(二) 支持治疗

晚期患者常常合并严重的疼痛、重度营养不良、代谢紊乱及其他多种并发症。因此对症支持治疗在胰腺癌晚期的治疗中尤为重要。

1. 严重的肿瘤相关腹痛　胰腺癌所致的疼痛主要原因有:①胰腺癌对周围神经的直接浸润;②胰腺周围神经炎症或纤维化;③胰腺的肿物或炎症致包膜张力增加,刺激感觉神经纤维;(4)胰头肿块或炎症致胰管内压力增高。40%～80%晚期胰腺癌患者以腹痛为第一症状,几乎所有患者在临终前均因难以缓解的腹痛而备受折磨。临床上中晚期胰腺癌患者疼痛治疗首先采用保守姑息治疗方法,药物治疗癌痛作为目前基础的必不可少的镇痛手段,需遵循WHO"癌痛三阶梯治疗",按时、尽量无创、足量给药,以减轻患者的痛苦。即根据癌痛程度,按顺序由弱到强或由一级到三级逐级选择给药。第一阶梯:应用非阿片类药物,以阿司匹林为代表药物,主要是治疗轻中度疼痛;第二阶梯:应用弱阿片类药物,主要用于中度疼痛,以可待因为代表;第三阶梯:应用强阿片类药物,以吗啡为代表,多需联用非阿片类药物,可产生增效,并减少阿片类药物不良反应等作用。根据WHO癌痛三阶梯治疗原则,通过系统和规范治疗,90%以上的癌痛可获良好控制。缺点为:吗啡类药物不良反应大,有成瘾性,可能导致患者便秘、恶心、呕吐、呼吸抑制和精神状态的改变,但通过联合用药可减少不良反应。

当患者对于止痛药不敏感或出现不可承受的副反应时,可以考虑腹腔神经阻滞术。常见的神经阻滞治疗癌痛方法有4种:①胰周神经切断术:适用于病变位于胰头部,无胰管扩张、囊肿及结石者可行胰头神经丛切除术,该术打断胰腺的痛觉传导通路,保留了其他腹部脏器神经支配的完整性,故其他不良反应较少,腹痛均会得到不同程度的缓解,部分患者有疼痛复发,但因剖腹和开胸难以推广,近年随着内镜发展,手术创伤小,时间缩短,恢复快,因此用腔镜行内脏神经切除,腹腔神经切除得以推广。②化学性腹腔内脏神经去术:国外由Copping在1969年首次采用乙醇或氯化钠治疗,结果显示用乙醇作化学性内脏神经节损毁术可以减少疼痛,但易复发,死亡率为3.1%,并发症35%,国内杨秀疆等采用内镜超声下引导腹腔神经节注射无水乙醇治疗29例癌痛患者,结果显示其治疗癌痛疗法确切,且并发症很少。③经皮穿刺腹腔神经丛阻滞术(NCPB):国内外多采用在B超、X线、CT、MRI导向下的腹腔神经丛阻滞术(neurolytic celiac plexus block,NCPB),取得了较好的临床效果,较其他方法相比,NCPB迄今仍为处理胰腺癌顽固性疼痛的重要措施。④胸腔镜直视下胸内脏神经切除术:尽管NCPB较开腹手术微创,但由于操作技巧问题和阻断疗效不确切,人们尝试在内脏神经层面来控制胰腺癌疼痛。

在以往治疗过程中,若放疗没有作为主要的治疗方法,可以考虑姑息性放疗(伴或不伴化疗)来缓解患者疼痛。

2. 营养不良　营养不良甚至恶病质在胰腺癌终末期患者中极为多见。应首先对患者进行恶液质的诊断与分期:①恶病质前期,即体重下降≤5%并存在厌食或糖耐量下降等;②恶病质期,即6个月内体重下降>5%,或基础BMI<20者体重下降>2%,或有肌肉减少症者体重下降>2%;③难治期,即预计生存<3个月,PS评分低,对抗肿瘤治疗无反应的终末状态。在判定全身营养状况和患者胃肠道功能状况基础上制订营养治疗计划。生命体征平稳而自主进食障碍者,如患者有意愿时应予营养治疗,其中存在胃肠道功能者以肠内营养为主;无胃肠道功能者可选择胃肠外营养,一旦肠道功能恢复,或肠内营养治疗能满足患者能量及营养素需要量,即停止胃肠外营养治疗。营养治疗同时应监测24 h出入量、水肿或脱水、血电解质等。生命体征不稳和多脏器衰竭者原则上不考虑系统性的营养治疗。糖皮质激素类药物和醋酸甲地孕酮能够增加食欲。酌情选用能够逆转恶病质异常代谢的代谢调节剂,目前使用的药物包括鱼油不饱和脂肪酸(EPA)、二十二碳六烯酸(DHA)和沙利度胺等。对于因手术切除或肿瘤浸润胰腺实质而导致的脂肪泻、消瘦的患者,可以适当补充胰酶。

3. 消化道梗阻

(1) 胆道梗阻:有大约75%的患者会出现胆道梗阻,胆道梗阻的临床症状主要为:皮肤和巩膜黄染、小便色黄,上述症状多呈进行性加重。可行经皮或内镜下胆道支架植入;经胆道排泄支架植入;开放性胆肠旁路。

(2) 胃肠道梗阻:胰腺癌晚期随肿瘤进展及周围腹膜后淋巴结转移的发生,十二指肠降部及水平部常发生狭窄或梗阻,直接引起进食障碍或频繁呕吐。在患者一般情况良好,开腹或腹腔镜下胃空肠吻合+J管放置、可以考虑肠内支架;患者一般情况较差,如伴有腹水、腹腔粘连或转移时,行姑息性手术风险较大,可采取经内镜放置肠内支架或经皮胃造瘘术进行胃减压。

4. 中医中药　中医药是胰腺癌综合治疗的组成之一，与西医药相比，并非着眼于直接杀灭癌细胞，而是注重于"扶正"调理。中医药有助于增强机体的抗癌能力，降低放、化疗的毒性，改善临床症状，提高患者生活质量，并有可能延长生存期，可以作为胰腺癌治疗的重要辅助手段。

(1) 中医药治疗胰腺癌的适应证：①早期胰腺癌根治术后的巩固治疗；②中晚期胰腺癌姑息性手术、放化疗后的巩固或维持治疗，或与放化疗的联合应用；③晚期胰腺癌无法手术或放化疗患者的治疗。

(2) 辨证论治：目前尚无胰腺癌的辨证分型统一标准，最常见的证型有湿热毒盛型、气滞血瘀型、脾虚湿阻型和阴虚内热型，治疗上宜辨病与辨证相结合，实行个体化诊疗，以提高临床疗效。治疗以清热利湿解毒、行气活血化瘀、益气养血为主要治疗法则，软坚散结法亦为重要的治疗法则。

祖国医学作为胰腺癌综合治疗重要手段之一，其显著性疗效已得到公认，但目前胰腺癌的中医药治疗，尚停留在经验医学的阶段，没有统一的辨证分型标准，客观上制约了中医药治疗胰腺癌的发展。中医中药治疗胰腺癌疼痛具有一定的疗效，具有方便、不良反应较少等优点，但目前报道较少，尚缺乏大例数、多中心的前瞻性研究。

5. 心理疏导　胰腺癌患者的抑郁伴发率高达 98%，显著高于其他消化道肿瘤，为加重胰腺癌癌痛的重要因素绝大多数中晚期癌症患者常并发焦虑、抑郁等不良心理疾病的发生，单靠止痛药不能起到很好的镇痛效果，常需联用抗抑郁、抗焦虑、抗惊厥等药物，才能增强止痛效果。研究显示，抗抑郁治疗可增强阿片类药物的镇痛效果，有助于改善患者情绪和兴趣，提高生活质量和延长生存期。

六、胰腺癌内科治疗的前沿进展

(一) 分子靶向治疗

由于分子靶向药物具有选择性高、不易耐药、广谱有效、安全性佳的特点，分子靶向药物是近年来研究的热点。胰腺癌常伴有表皮生长因子受体(EGFR)的表达，临床研究探讨了 EGFR 小分子络氨酸激酶抑制剂(厄洛替尼)和单克隆抗体(西妥昔单抗)对治疗胰腺癌的价值。加拿大国家癌症研究所临床研究协作组(NCIC-CTG)的一项随机对照临床研究比较了吉西他滨+厄洛替尼和吉西他滨单药治疗晚期胰腺癌的疗效，入组 569 例进展期或远处转移的患者，结果显示吉西他滨+厄洛替尼对比吉西他滨单药组的有效率分别为 8.6% 和 8.0%；总生存期为 6.24 个月和 5.91 个月($P=0.038$)，因此厄洛替尼已经被美国 FDA 批准用于转移性胰腺癌的一线治疗。但该方案也只延长了胰腺癌患者两周的生存时间。吉西他滨联合厄洛替尼组患者的生存和皮疹的严重程度有关，与 EGFR 的表达水平无关。因此需要进一步研究疗效预测指标，以判断何种患者可以从厄洛替尼中获益。针对 EGFR 的单克隆抗体西妥昔单抗(Cetuximab)和针对 VEGF 的单克隆抗体贝伐珠单抗(Bevacizumab)治疗晚期胰腺癌结果均为阴性。索拉菲尼(sorafenib)是抗 Raf-1，VEGFR-2 PDGFR 的多靶点酪氨酸激酶抑制剂，但在随机、双盲、安慰剂对照、多中心Ⅲ期 BAYPAN 临床试验中，仍然是阴性结果，没有证实其在晚期胰腺癌治疗中的作用。因此，目前晚期胰腺癌尚缺少有效的分子靶向用药，大部分的研究还处于初期或临床试验阶段。分子靶向药物的临床试验效果也均不理想。可能的原因主要有：①不同个体的胰腺癌、同一个体胰腺癌的不同发展阶段、不同病灶均存在很大异质性；②同一胰腺癌中存在大量突变，尤其是在一些关键的信号通路，须阻断这些通路才能抑制肿瘤生长，而目前的靶向治疗并未考虑到肿瘤中可能存在的很多代偿旁路或支路。随着分子生物学的不断发展和对胰腺癌驱动基因的不断了解，分子靶向治疗必将为胰腺癌的治疗开辟广泛的应用前景。

（二）免疫治疗

胰腺癌的细胞免疫疗法尚处于起步阶段，主要是通过输注从患者自身提取制备的各种个体化免疫细胞和疫苗从而达到杀伤胰腺癌细胞的目的，初步研究结果令人鼓舞。基于对肿瘤免疫机制的研究，人们对胰腺癌的免疫治疗进行了探索。例如Ⅰ期研究中，CD40激动剂抗体与吉西他滨联合治疗转移性胰腺癌表现出了很好的抗肿瘤活性，且耐受性良好。但是，被批准用于转移性黑色素瘤的抗CTLA-4应用在转移性胰腺癌的Ⅱ期试验中被认为治疗无效。尽管肿瘤的免疫治疗在近年来取得了较大的发展，但将其应用于临床的道路还很漫长。在治疗的过程中，针对免疫调节机制，将多种免疫治疗策略与传统的手术放化疗相结合的同时，对肿瘤患者实施个体化治疗，可能会取得较好的疗效。相信在不久的将来，免疫治疗可以使胰腺癌的生存率得到很大的提高。

（三）基因治疗

基因治疗是指通过对人体遗传物质（核苷酸）进行修正、补充或改造以纠正或扰乱某些病理生理过程达到治疗疾病的目的，或将遗传物质导入人体组织或细胞所进行的疾病治疗。胰腺癌的基因治疗仍处于初始阶段，主要包括以下几个方面：抑癌基因治疗（p16），癌基因治疗（K-ras反义抑制剂ISIS-2503），抗血管生成基因治疗（阻断VEGF/VEGFR信号通路），免疫基因治疗等。胰腺癌的基因治疗目前处于起始阶段，要真正应用于临床，造福患者，还需要更多的研究和试验。

第三节 胰腺壶腹部肿瘤

一、概述

壶腹部位于胰管与胆总管末端汇合处，是一段仅有1.5cm的狭小区域，局部解剖结构复杂。壶腹部2cm内的区域称为壶腹周围组织，包括胰头部、胆总管末端与十二指肠。壶腹部癌（carcinoma of the ampulla of Vater）是指发生于壶腹部，包括：十二指肠乳头内胆管、乳头内胰管、胆胰管壶腹、十二指肠大乳头区域的癌，构成壶腹周围癌（peri-ampullary carcinoma）的一部分。壶腹部癌比较少见，其发生率占所有消化道癌的0.2%，约占壶腹周围癌的7%，明显低于胰头癌及胆管癌。但小肠恶性肿瘤80%以上起源于壶腹部，所以WHO在2010版消化系统肿瘤中从小肠章节中分出，单列章节。虽该病的许多临床表现与胰头癌及胆管下段癌相似，但其自然病程、手术切除率及预后均与其他两种癌明显不同，故在总结治疗效果时，应将其区别对待。

二、病理学

早期壶腹部癌可以确切判断其发生部位，日本胆道癌处理规约中，将壶腹部癌分为4

型:肿瘤型(露出型和非露出型)、混合型(肿瘤溃疡型和溃疡肿瘤型)、溃疡型和息肉型。其中60%以上为肿瘤型。早期癌可局限于胆胰管壶腹,乳头黏膜正常,从而增加了早期诊断的困难。

组织学上,由于壶腹部表面被覆主胰管及胆总管末端上皮,周围被胰腺及十二指肠组织包绕,故壶腹部癌进一步可分为两种亚型:肠型及胰胆管型。其中大多数为肠型,约占72%,其组织形态特点与结肠腺癌相似,但坏死并不常见。与腺瘤有关的壶腹肠型腺癌一般体积小,预后好。胰胆管型与胰腺导管腺癌或肝外胆管癌相似,肿瘤组织由简单的腺管或分枝腺管和丰富的促纤维增生性间质组成。腺管由单层立方或柱状细胞构成,通常没有假复层结构。和肠型腺癌相比,肿瘤细胞的核更圆、细胞异型性更大、核分裂象更多见。少数病例表现为肠型和胰胆管型的混合性腺癌。多数肠型腺癌表达CK20,而仅有50%病例表达CK7。胰胆管型相反。可作为亚型鉴别诊断的指标。多数壶腹部癌还表达CEA和CA19-9。

肿瘤首先在壶腹部腔内蔓延,进而向深部扩展,突破Oddi括约肌,浸润至十二指肠及胰腺。随着肿瘤的增大,瘤体表面形成溃疡。少数发生在十二指肠大乳头的肿瘤早期即可形成溃疡。据统计,79%的非露出型壶腹部癌未侵及至十二指肠肌层,而70%无溃疡的露出型肿瘤已侵及十二指肠(30%)及胰腺(40%),93%的溃疡型肿瘤已发生了十二指肠(40%)及胰腺(53%)浸润。说明多数露出型溃疡肿瘤已扩散至周围器官。

淋巴结转移是壶腹部癌最主要的转移方式。当瘤体局限在Oddi括约肌内时,淋巴管内即可见到瘤栓;当肿瘤侵至十二指肠肌层及胰腺时,淋巴结转移率可达55%~78%。胰头后方淋巴结是最常见的转移部位,其次为胰头前方淋巴结,有时尚可发生肠系膜根部淋巴结的转移。血行转移与淋巴结转移同期发生,转移率仅次于淋巴结转移。当肿瘤浸润胰腺时,静脉内瘤栓和神经浸润的发生率可近50%。晚期肿瘤还可发生肝脏转移和腹膜种植性转移。

42%~91%壶腹部癌组织内可见到腺瘤成分。腺瘤部分多存在于癌肿周边,并可见到两者间的移行。目前认为,壶腹部腺瘤为癌前病变,部分壶腹部癌系由腺瘤恶变而来。

统一的临床病理分期既是合理选择治疗方法的基础,也是评价治疗效果的依据。目前,国际上被多数国家广泛采用的分期方法是美国抗癌联合会(AJCC)肿瘤TNM分期(表27-2)。

表27-2 胰腺壶腹部肿瘤TNM分期

T	原发肿瘤		N	区域淋巴结
Tx	原发肿瘤无法评估		Nx	区域淋巴结无法评估
T0	无原发肿瘤证据		N0	无区域淋巴结转移
Tis	原位癌		N1	有区域淋巴结转移
T1	局限于Vater壶腹或Oddi括约肌		M	远处转移
T2	侵及十二指肠		M0	无远处转移
T3	侵及胰腺		M1	有远处转移
T4	侵及胰腺周围软组织,或除胰腺外的其他邻近器官或结构		分期	

0 期	Tis N0 M0	ⅡB 期	T1-3 N1 M0
ⅠA 期	T1 N0 M0	Ⅲ 期	T4 任何 N M0
ⅠB 期	T2 N0 M0	Ⅳ 期	任何 T 任何 N M1
ⅡA 期	T3 N0 M0		

续 表

三、临床表现

壶腹部癌起病隐匿,早期缺乏典型的临床表现。黄疸是壶腹部癌最主要的症状。出现较胰头癌早。因肿瘤组织坏死、脱落,可使胆道暂时再通,故黄疸可时轻时重,出现波动。但在黄疸下降时,血清胆红素、碱性磷酸酶等指标也不会降至正常。随着肿瘤的进展,黄疸进行性加深,波动性消失,临床上出现周身瘙痒,粪便颜色变浅乃至陶土样便以及胆囊胀大、肝大等胆道梗阻的症状和体征。有些患者可因胆道梗阻而诱发急性胆管炎。

在黄疸出现之前,因胆管、胰管梗阻,内压升高,胆汁、胰腺排除不畅,患者常感觉上腹部饱胀不适,腹痛、食欲减退等症状,少数患者因胰管梗阻,可诱发急性或慢性胰腺炎,出现持续的上腹部隐痛不适。因这些症状多不具特异性,故难与其他疾病相鉴别。往往在腹部胀痛不适持续1~2个月后,才出现显性黄疸。因此,黄疸虽是壶腹部癌的最主要表现,但并非是其最初的症状。对腹部胀痛不适的患者多加重视,避免临床上的漏诊和误诊。

此外,患者尚可伴有消化道出血、消瘦、乏力等症状,疾病晚期,出现腹部脏器及远隔器官转移时,还可扪及腹部肿块、腹水、淋巴结肿大等体征。

四、实验室检查

血清碱性磷酸酶(ALP)、谷氨酰胺转肽酶(γ-GT)值升高可发生在血清胆红素升高之前,是发现胆道梗阻最灵敏的指标。壶腹部癌患者几乎均伴有异常升高的 ALP 及 γ-GT。约3/4患者谷草转氨酶升高。约60%的患者血清总胆红素>17 μmol/L,约50%的患者血清总胆红素>34 μmol/L,约1/3 的患者血清淀粉酶增高。

肿瘤标记物的检测也具有一定的价值,其中 CEA 的阳性率约为70%,CA19-9 在部分患者中也可升高。抑癌基因 $p53$ 可能与壶腹部腺瘤恶变为腺癌有关,p53 蛋白染色阳性可能对壶腹癌诊断有一定价值。

此外,血淀粉酶及大便隐血检查虽可为诊断提供一定的线索,但其特异性及敏感性均较差,不能作为确诊依据。

钡剂上消化道造影,在壶腹部肿瘤较大时可有阳性表现,为十二指肠扩张或局部充盈缺损,表现为反"3"字征。

超声影像是目前普遍使用的筛查方法,肿瘤早期即可发现胆管、胰管扩张。因肠内气体干扰,难以观察到壶腹部肿物。应用内镜超声(EUS)则可避免气体影响,探头直接接触壶腹部观察,不但对于壶腹部肿瘤的良恶性判断,而且对于恶性肿瘤的分期、淋巴结转移、胰腺受侵犯等情况可做出精确的判断。尤其对于直径<1 cm 的肿瘤,其诊断准确率甚至高于 CT、MRI 等方法。EUS 对于壶腹部癌诊断价值很高,同时对指导分期和治疗作用明显,可作为首选的辅助检查。

薄层动态增强CT(MDCT)可清晰显示病变部位、大小和周围组织的关系,发现有无肝脏及腹腔转移,还可明确门静脉、肠系膜上动静脉、下腔静脉等周围血管受侵犯情况,对壶腹部癌的分期、手术可切除性做出有效的评估。

增强型磁共振成像(MRI)对于区分壶腹部肿瘤的性质、大小及和周围组织的关系作用类似于增强CT。磁共振胰胆管成像(MRCP)可显示完整胆管、胰管情况,是对于增强CT或者增强MRI的有效补充。

PET/CT显像对壶腹部恶性肿瘤的诊断具有重要临床价值,大多数病灶表现为FDG摄取增高,尤其在发现周围组织浸润及远处转移方面具有明显优势。但由于检查费用昂贵,在临床使用中受到很大的限制。

内镜下逆行胰胆管造影,不仅可直接观察十二指肠乳头部病变,行组织活检,同时可做胰胆管造影,观察肿瘤情况,了解近段胆管解剖,放置胆管内支架,作为胆管梗阻患者短期或长期减黄的姑息治疗。

五、治疗

壶腹部癌患者术前大部分伴有梗阻性黄疸,目前对于术前减黄仍存在较大争议,部分学者认为术前减黄能减轻患者肝肾功能损害,缓解内毒素血症,术后并发症发生率及死亡率有所下降。但最近多项多中心前瞻性研究表明,术前减黄未能显著降低术后并发症发生率和死亡率。对于术前一般情况较差的患者,应尽力改善其术前一般情况,为减少术后并发症、死亡率及成功完成手术做好准备。

壶腹部癌的治疗目前仍以外科手术治疗为主,手术方式分为根治性切除手术和姑息性手术,应根据肿瘤的性质、部位、侵犯程度而定。根治性切除手术主要包括:胰十二指肠切除术(PD)、保留幽门的胰十二指肠切除术(PPPD)及肿瘤局部切除术,姑息性切除术主要包括:胆空肠内引流术、胃空肠吻合术、T管外引流术等。

壶腹部癌的最佳根治性手术方式仍为胰十二指肠切除术,因其在发病早期即可得到诊断,故手术切除率高。部分壶腹部癌伴有胰腺浸润的病例,其淋巴结转移范围较广,肠系膜上血管周围淋巴结转移率可达23%,胰内神经丛转移率达10%~45%,手术切除时应注意清扫周围淋巴结。与传统的Whipple术相比,保留幽门的胰十二指肠切除术(PPPD)因保留了胃的正常容量和生理功能,手术创伤相对小,有利于改善患者术后生活质量和营养状况,在临床中得到越来越广泛的应用。

与根治性手术相比,局部切除术具有手术操作简单、创伤小、恢复快、手术并发症及死亡率低等特点,有研究表明,只要病例选择合适,可达到根治目的,取得与PD同样的治疗效果。局部切除主要适用于下列情况:①瘤体直径<2.0 cm;②无壶腹乳头外浸润,无淋巴结转移的早期壶腹部癌;③高龄、一般情况差、合并严重内科疾病,无法耐受胰十二指肠切除术者。由于手术范围有限,局部切除术后复发率较胰十二指肠切除术高,有报道指出,局部切除与胰十二指肠切除术比较1、2、5年内复发率分别为:26.7%、53.3%、66.7%和0、16.6%、27.8%。所以对于选择局部切除的病例,应严格把握手术适应证。

随着内镜技术的提高,内镜下乳头切除术(EP)被推荐为壶腹部良性肿瘤的首选方式。关于壶腹部肿瘤的EP手术适应证尚无国际统一标准,部分中心的标准为:壶腹部腺瘤大小应<0.5 cm、无恶变表现、无导管浸润、术中冰冻病理提示为良性肿瘤。EP常见术后并发症

包括：出血、穿孔、急性胰腺炎、胆管炎、乳头狭窄等、其总体发生率为 23%，死亡率约为 0.4%。

当肿瘤浸润至周围器官或伴有远处转移无法切除时，为减轻黄疸，改善生活质量，可行姑息性胆汁引流（内引流和外引流）和胃空肠吻合术，为术后综合性治疗创造条件，延长生存期。随着影像、内镜及微创技术的发展，消化道、胆道腔内支架置入技术应用，取得了很好的临床疗效，有取代姑息性外科手术的趋势。

根治术后的辅助治疗包括全身化疗、局部放疗和两者联合使用。化疗方案目前仍无统一共识。对于 IB 期以上的患者建议术后辅助化疗，一般根据不同亚型来采用不同的化疗方案，肠型腺癌和十二指肠癌化疗方案相近，胰胆管型腺癌则依据胰腺癌化疗方案使用。

六、预后

壶腹部癌的手术切除率为 80%～90%，5 年生存率 20%～60%，平均高于 35%，治疗效果均明显高于胰腺癌。壶腹部癌术后复发率为 25%～40%。

壶腹部癌影响预后的因素主要为：TNM 分期，肿瘤病理特征和是否可以根治性切除。与其他消化道恶性肿瘤类似，壶腹部癌 TNM 分期越早提示肿瘤预后越好，反之越差。有报道指出，肿瘤局限于 Oddi 括约肌内者其 5 年生存率可达 85%，而浸润胰腺者仅为 24%。

肿瘤病理特性，即壶腹部癌的 2 个亚型：肠型及胰胆管型。文献报道肠型的预后明显好于胰胆管型，肿瘤的大小对于预后无明显差异。

行根治性切除的患者，预后明显好于无法手术切除的患者。有文献统计，根治性切除患者术后的转移复发形式依次为：血行转移（17%），肠系膜上血管周围淋巴结转移（12%），腹膜转移（4%）。无法手术的患者平均生存期和无法手术切除的胰腺癌患者近似，约 6 个月。

第四节　胰腺神经内分泌肿瘤

一、概述

胰腺神经内分泌肿瘤（pancreatic neuroendocrine neoplasm，p-NEN）是一类起源于胰腺神经内分泌细胞的肿瘤，不同于常见的胰腺导管腺癌，p-NEN 仅占胰腺所有肿瘤的 1% 左右。由于该病的发病率相对较低，大部分 p-NEN 又缺乏特异性症状，故容易被误诊漏诊。然而，随着影像学检查、血液生化检测以及免疫组化技术的不断提高，p-NEN 的临床检出率也不断上升。

二、流行病学

根据 SEER（Surveillance Epidemiology and End Results）数据库的统计显示，p-NEN 的发病率呈明显上升，近 10 年来上升了近 5 倍。在亚洲人群中，有台湾地区及日本的资料表明，p-NEN 的发病率为（0.13～2.3）/10 万，其中无功能 p-NEN 占到全部 NEN 的 50% 以上。在我国，由于全国性的疾病登记系统仍不完善，对于 p-NEN 的流行病学调查并不清晰，因此也缺乏完善的数据。

三、分类

p-NEN 的肿瘤异质性强,根据不同的标准,p-NEN 可分为以下几类:①根据有无激素过量引起的特异性临床症状,临床上可被分为功能性和非功能性两类;②根据分化程度可分为高/中分化的神经内分泌瘤(neuroendocrine tumor,NET)和低分化的神经内分泌癌(neuroendocrine carcinoma,NEC)及混合性腺神经内分泌癌(mixed adenoneuroendocrine carcinoma,MANEC);③根据有无遗传背景分为散发性 p-NEN 以及遗传性 p-NEN。其中,遗传性的 p-NEN 包括多发性内分泌腺瘤综合征Ⅰ型和Ⅱ型(MEN1 综合征和 MEN2 综合征)以及 von Hippel-Lindau 综合征(VHL 综合征)等。

四、临床表现

p-NEN 发生于胰腺的神经内分泌细胞,胰腺的神经内分泌细胞包括:A、B、D、PP 等,为机体分泌多种激素包括:胰岛素、胰高血糖素、生长抑素、血管活性肠肽等。因此,肿瘤是否分泌过多的特异性激素导致 p-NEN 的临床表现纷繁复杂。

(一) 功能性 p-NEN

功能性 p-NEN 因肿瘤细胞异常分泌某种激素,可导致特异性的症状,包括:Whipple 三联征、面部潮红、腹痛、腹泻、多汗、头晕、乏力等,常见的类型有胰岛素瘤和促胃液素(胃泌素)瘤,其他功能性神经内分泌肿瘤包括胰高血糖素瘤,生长抑素瘤,血管活性肽瘤(VIP 瘤)等,详见表 27-3。

表 27-3 功能性神经内分泌肿瘤的临床表现

肿瘤类型	所占比例(%)	分泌激素	主要症状
胰岛素瘤	70	胰岛素	低血糖等(Whipple 三联征)
胃泌素瘤	15~20	胃泌素	难治性消化道溃疡、上腹部疼痛、腹泻等卓艾综合征
胰高血糖素瘤	1~3	胰高血糖素	游走性坏死性红斑、糖耐量受损、体重下降
生长抑素瘤	0~1	生长抑素	糖尿病、胆石症、腹泻(症状可能不典型)
ACTH 瘤	罕见	ACTH	库欣综合征
VIP 瘤	2~4	VIP	大量腹泻、低钾血症、脱水

注:ACTH:促肾上腺皮质激素(adrenocorticotropic hormone);VIP:血管活性肠肽(vasoactive intestinal peptide);卓艾综合征,ZES(Zollinger-Ellison syndrome)

(二) 非功能性 p-NEN

非功能性 p-NEN 约占所有 p-NEN 的 40%~91%。患者在血液和尿液中可能有相应激素水平的升高,但是并不足以表现出特异的临床症状。该类患者就诊通常因为体检或因肿瘤压迫引起的相关症状,包括:腹痛、消化道梗阻和黄疸等。晚期患者可出现转移相关的症状,如肝功能异常、肝大、骨痛等。

五、诊断方法

p-NEN 的诊断方法主要有影像及功能影像检查、血生化检验和病理诊断。其中病理诊断为金标准。

(一) 影像及功能影像

常规影像手段包括：腹部B超、胰腺增强CT、MRI及超声胃镜(EUS)等。B超因为肠气等因素影响，针对胰腺肿瘤诊断的敏感性较低，而CT联合MRI诊断p-NEN的灵敏度可达75%～79%。EUS对于胰腺肿瘤的敏感性较高，尤其当肿瘤较小时。因此，如怀疑患者可能为胃泌素瘤或者胰岛素瘤，而常规检查未能发现肿瘤时，应当采用EUS仔细检查。此外，超声内镜引导下胰腺肿瘤的细针穿刺活检是p-NEN获取病理的重要方法。

功能影像包括：生长抑素受体显像(somatostatin receptor scintigraphy, SRS)，^{18}F-FDG PET/CT以及Ga68 PET/CT。

SRS：对于分化好的G1/G2的p-NEN，其的灵敏度和特异性可分别达到90%和80%。SRS可用于全身检查，可检查原发病灶、肝转移及其他远处转移。然而，SRS对于直径<1cm的p-NEN分辨率有限，因而漏诊率较高。此外，由于胰岛素瘤的生长抑素受体表达水平相对较低，故也不推荐用SRS检查。另外，对于NEC患者，SRS也不常规推荐使用。

^{18}F-FDG PET/CT：与SRS相反，^{18}F-FDG标记的PET/CT对于分化好的肿瘤敏感性较低，但是对于侵袭性强、分化差的NEC具有一定的诊断价值，可作为辅助诊断的方式。

^{68}Ga PET/CT：^{68}Ga(镓-68)标记生长抑素类似物的PET/CT，较SRS以及^{18}F-FDG PET/CT更为灵敏，对于G1/G2的p-NEN的检测具有很高的特异性。对于初诊的G1/G2的p-NEN，建议采用^{68}Ga-PET/CT明确分期。然而，^{68}Ga PET/CT检查费用普遍较高，并且国内只有极少数中心具备该项检查设备，是其临床应用不够广泛的原因。

(二) 生化检验

血浆嗜铬粒蛋白(chromogranin A, CgA)是p-NEN最重要的血清标记物之一，CgA广泛存在于神经内分泌细胞的嗜铬性颗粒内，因其半衰期长而成为评估整个神经内分泌系统活性的重要指标。CgA可用于协助诊断、评估疗效以及患者的随访。然而，血浆CgA水平可受生长抑素类似物(SSA)影响，所以在测定及解读CgA时需要问清病史。对于那些长期使用SSA的患者，应在注射SSA后相同的时间间隔来测定CgA的水平。

其他生化检查包括神经元特异性烯醇化酶(NSE)、血清胰岛素水平、空腹血清胃泌素(FSG)以及胰高血糖素等。p-NEN引起库欣综合征患者，除了仔细询问病史并进行体格检查外，应当检测24h尿皮质醇、午夜血浆或唾液皮质醇以及地塞米松抑制试验。

(三) 病理分型

p-NEN应当按组织分化程度和细胞增殖活性进行分级。肿瘤的增殖活性分级推荐采用核分裂象数和(或)Ki-67阳性率两项指标，详见(表27-4)。如核分裂象数与Ki-67标记率出现不一致，应采纳分级较高的结果。

表27-4　2010 WHO神经内分泌肿瘤分级

分级	核分裂象数[a](/10HPF)	Ki-67阳性率[b](%)
G1	<2	≤2
G2	2～20	3～20
G3	>20	>20

注：a. 核分裂活跃区至少计数50个高倍视野；b. 用MIBI抗体，在核标记最强的区域计数500～2 000个细胞的阳性百分比

在手术切除的标本中,核分裂象数和(或)Ki-67标记率均可使用。然而,在活检小标本中,尤其是EUS-FNA的标本中,若计数不足50个高倍视野,依据Ki-67标记率评估分级更为可靠。

国际上规定NET G1(Ki-67阳性率≤2%);NET G2(Ki-67阳性率3%~20%);NEC G3(Ki-67阳性率>20%)。目前有中国学者认为,需重新定义那些Ki-67>20%并且分化较好的p-NET,称为NET G3。

六、治疗

(一)内科治疗

1. **生长抑素类似物** 生长抑素类似物(somatostatin analogs,SSA)推荐作为非功能性和功能性NET G1/G2的一线治疗。SSA的作用主要有两方面,控制临床症状和控制肿瘤生长。SSA可以有效控制功能性NEN的临床症状,SSA是功能性NEN或有类癌综合征患者的一线治疗方案。目前上市的SSA制剂有奥曲肽长效缓释剂(LAR)和兰瑞肽,两者控制症状的疗效是相同的。

2. **干扰素α(IFNα)** 干扰素α对部分患者有控制症状的作用,但其毒性反应较大,通常作为二线治疗。目前主要在生长素抑制素类似物不能控制临床症状时联合干扰素α治疗。

3. **靶向药物** 依维莫司和舒尼替尼被批准用于p-NET的治疗。可以用作一线治疗或继SSA治疗后的二线治疗。虽然靶向药物可以作为p-NET的首选方案,但共识建议由于其潜在毒性不宜在一线治疗广泛推广。

依维莫司属于mTOR抑制剂,在p-NET的治疗中可单独使用或联合生长抑素类似物。

酪氨酸激酶抑制剂——舒尼替尼和帕唑帕尼,也在p-NET中体现了显著的抗肿瘤功效。舒尼替尼也批准为目前国际p-NET的标准药物选择。但是,没有足够的数据支持在p-NET或非胰腺NEN中使用其他靶向药物。

靶向药物与SSA联合治疗在功能性p-NEN中是标准治疗。

4. **化疗** 系统性化疗建议用于肿瘤负荷大或进展期的p-NET和NEN G3患者,在肿瘤负荷高的患者即使没有进展也可以考虑系统性化疗。NEN G3包括Ki-67>20%的分化良好或中度的NET(NET G3),以及Ki-67>20%的大细胞癌或小细胞癌(NEC G3)。目前没有提供化疗的Ki-67分界值,化疗也可用于NET G1或G2患者,主要在肝转移无法切除的p-NET G1/G2患者。

与靶向药物相比,含有以下因素的患者建议首选化疗:肿块大,症状明显,肿瘤在≤6—12个月内快速进展,患者可能有机会实现手术(新辅助化疗)。

细胞毒性药物包括:链脲霉素与氟尿嘧啶(STZ/5FU)为基础的治疗,多柔比星与链脲佐菌素作为替代选择,然而,由于心脏毒性,多柔比星的使用受限于其累积剂量。STZ的化疗失败后,替代化疗选项如下:替莫唑胺+卡培他滨,奥沙利铂为基础的化疗+5-FU或卡培他滨。在p-NET中有数据支持优先使用替莫唑胺+/-卡培他滨,因为反应率和低毒性。

在NEC G3中,基于顺铂的化疗(顺铂+依托泊苷)是标准的一线治疗。有肝转移的高级别NEC G3,无论原发肿瘤部位,建议早期予顺铂/依托泊苷联合化疗。低分化NEC目前没有推荐的二线疗法,但最近回顾性研究显示替莫唑胺单独使用或联合卡培他滨±贝伐单抗是有效的。氟尿嘧啶类药物联合奥沙利铂或伊立替康(包括 FOLFOX 和 FOLFIRI)也有令人鼓舞的结果,因此可能成为未来的一个选择。

(二)外科治疗

手术是 p-NEN 的主要治疗手段。患者接受手术的风险获益比是决定是否手术及制定个体化手术计划的最重要的评估依据。不同 p-NEN 手术方式的选择主要依据肿瘤的数量、大小、部位,以及肿瘤与主胰管的位置关系等。p-NEN 手术除常规的术前准备外,对功能性 pNENs 患者,术前应检测血清激素水平,并控制激素过量分泌引起的症状。此外,NCCN 指南推荐所有可能需要脾切除的患者接受术前三价疫苗(即,肺炎球菌,流感嗜血杆菌 b,脑膜炎球菌 c 群)。

1. 未有远处转移的、局部可切除的 p-NEN ①胰岛素瘤和直径＜2 cm 的非功能性 p-NEN,在能够完整保留主胰管的前提下可考虑行肿瘤摘除术或局部切除术。＞2 cm、或有恶性倾向的 p-NEN,无论是否有功能,均建议手术切除,并清扫区域淋巴结,甚至包括联合脏器切除。胰头部的肿瘤可行根治性胰十二指肠切除,亦可行保留器官的各种胰头切除术;胰体尾部的肿瘤应行远端胰腺切除术,可保留或联合脾切除;位于胰体的肿瘤可行节段性胰腺切除术。②对于可切除的局部复发病灶、孤立的远处转移灶或初始不可切除的 p-NEN,经综合治疗后转化为可切除的病灶时,如果患者体力状况允许,应考虑手术切除。③偶然发现的≤2 cm 的非功能 p-NEN,是否均需手术切除尚有争议。

2. 有远处转移的或局部不可切除的 p-NEN ①如原发灶以及转移灶可做到 R0 切除,则建议手术治疗。②功能性 p-NEN 的减瘤术:对于功能性 p-NEN 患者,减瘤手术(切除＞90%的病灶,含转移灶)有助于控制激素的分泌,缓解激素过量分泌的相关症状。减瘤术时应尽可能保留正常的组织和脏器。③针对非功能性 p-NEN,减瘤术或姑息性原发灶切除是否能够延长患者的生存尚有争议,如为预防或治疗出血、急性胰腺炎、黄疸、消化道梗阻等严重危及生命和生活质量的并发症,可行姑息术。④肝移植通常需要严格的患者筛选。

(三)其他治疗

其他的局部治疗手段有射频消融(RFA),选择性肝动脉栓塞(TAE),化疗栓塞(TACE),选择性内放射治疗(SIRT)和肽受体放射性核素治疗(peptide receptor radionuclide therapy,PRRT),具体选择根据当地的医疗水平,病灶数量大小和肝脏受累部位进行。肿瘤直径＜5 cm 的病灶应用 RFA 的疾病控制率达 70%～80%,控制时间长达 1 年。TAE 或 TACE 可以用于所有类型的 NET G1/G2 患者的肝转移治疗。PRRT 疗法能通过靶向放疗来破坏肿瘤细胞,相比较普通放疗,对其他健康组织的影响更小,对肿瘤细胞的针对性更强,对比化疗则副作用更轻。对部分晚期无法手术的病患有很好的疗效。然而,在我国 PRRT 治疗仍处于实验阶段。

(四)反应评估和随访

随访应包括生化指标和常规影像学检查。R0/R1 切除的 NET G1/G2 患者,建议每 3～6 个月行影像学检查(CT 或 MRI),NET G3 患者每 2～3 个月行影像学检查。对于生长抑素受体表达阳性的患者,生长抑素受体显像或 68Ga PET/CT 也应包含在随访中,建议每 18～24 个月检查一次。在肿瘤快速进展时,有必要重新活检肝转移重新评估肿瘤增殖活性。如果 CgA 不升高可用 NSE 替代生物标志物。

第五节 胰腺实性假乳头状肿瘤

一、流行病学

胰腺实性假乳头状瘤 1959 年由 Frantz 首先报道，对该肿瘤曾有过多种不同命名，如实性乳头状上皮瘤、实性-囊性肿瘤、乳头状囊性肿瘤、实性囊性乳头状腺泡细胞瘤和 Frantz 瘤等。WHO 于 1996 年统一将其命名为胰腺实性假乳头状瘤（solid-pseudopapillary tumor，SPT），并于 2010 重新命名为胰腺实性假乳头状瘤（solid-pseudopapillary neoplasm，SPN）。近十年来报道的病例数明显增加，目前国内外文献已有上千例的报道。

二、病因学和发病机制

与胰腺最常见的导管腺癌不同，SPN 的发生发展与 $p16$，$K\text{-}ras$，$p53$ 及 $SMAD4/DCP4$ 的突变或缺失无关。SPN 的组织起源目前尚不清楚。有研究发现 SPN 的细胞免疫化学类型与卵巢表面细胞存在相关性，加上胚胎早期胰腺原基和生殖脊非常接近，从而推测 SPN 并非来源于胰腺组织，而有可能来源于胚胎发生过程中生殖脊-卵巢原基相关细胞，因此女性患者多见。也有研究认为 SPN 可能起源于胰腺干细胞，在干细胞发育过程中发生分化不成熟而导致肿瘤的发生。

三、临床诊断

（一）临床表现

SPN 往往好发于女性，男女发病率 1∶9，女性以 20～30 岁为好发年龄，偶见于老年妇女和男性。一般无特异性临床表现，肿瘤较小时多无症状。上腹部疼痛是最常见的症状，其次为呕吐、腹胀、消化不良等症状。肿瘤往往呈膨胀性生长，即使位于胰头部，黄疸也很少见。大部分患者完全没有症状，多在体检或其他手术时偶然发现的。远处转移少见。

（二）诊断

1. 实验室检查　肿瘤标志物（CA19-9，CEA，CA125 等）等常常在正常范围内，极少数情况下，CA19-9、CA125 可轻度上升，但肿瘤标志物的上升并不提示 SPN 为恶性。

2. 影像学检查　B 超常常是怀疑胰腺疾病时的首选检查。B 超检查表现为：胰腺区的单发低回声实性肿块，或周边低回声而中央无回声的囊实性病变，肿物边界清楚，部分肿物的无回声区伴有分隔，内部血流不丰富。CT 检查对于 SPN 的诊断最有价值。平扫表现为，肿瘤囊性部分和实质部分均为低密度影。动脉期和静脉期扫描，肿瘤实质部分呈轻度强化，囊性部分无强化。部分肿瘤可合并有钙化灶。MRI 可进一步显示 SPN 内部的出血、囊性变、肿瘤包膜等。对于诊断有困难的病例，可以行超声内镜检查，必要时可行以 EUS-FNA 明确病理诊断。

四、治疗和预后

目前 SPN 唯一确定有效的治疗手段为手术切除。手术方式依据肿瘤的大小、部位等来决定,包括肿瘤剜除术、保留幽门的胰十二指肠切除术、胰十二指肠切除术、胰腺中段切除术、保留脾脏的胰体尾切除术、胰体尾联合脾切除术等术式。另外,淋巴转移极少有报道,故无需做广泛的淋巴结清扫。即使已合并肝脏或腹腔等远处转移,肿瘤部分切除或者合并转移灶的切除,术后仍可获得较长的生存时间。由于手术切除率很高,很少有患者需要进行辅助治疗。对于手术不能切除的,可尝试行放化疗。手术完整切除,5年生存率可高达95%。

文献有报道,10%～15%患者存在恶性潜能。目前尚缺乏预测恶性 SPN 的指标,有文献报道 Ki67＞25%提示预后差,这一结果有待更多的临床研究证实。

第六节 胰腺其他肿瘤

一、胰母细胞瘤

胰母细胞瘤(Pancreatoblastoma,PB)是一种较为罕见的胰腺恶性肿瘤,目前国内外共报道病例近300例。PB多发生于儿童,偶见于成人,平均发病年龄5岁(0～68),男女之比约为1.14∶1。PB无特异性临床表现,最常见的是上腹部包块、腹痛、体重减轻、饱胀和呕吐,而消化道出血、阻塞性黄疸、腹泻较少见,极少数患者合并有 Beckwith-Wiedemann 综合征、Cushing 综合征。PB具有恶性肿瘤的典型临床特征,常表现为局部浸润、转移和(或)复发,部分可发展为血管和神经周围浸润。首诊时约17%的患者发生远处转移,其中发生肝脏转移约88%,淋巴结转移主要在门静脉、脾门周围、肺、后纵隔淋巴结、骨骼侵犯比较少见。

PB可发生于胰腺各个部位,但以胰头最为常见。据 Dhebri 等统计153例PB,发生于胰头部位的占39%。肿块多呈膨胀性生长,质软,大多外被完整包膜,部分瘤体表现为分叶状,切面呈棕色或黄色,常伴有中心性坏死,少数肿瘤因钙化明显切面呈砂砾状结构。PB病理特点:①具有包膜;②明显的腺管样结构,有鳞状小体和含有酶原颗粒的细胞结构;③瘤细胞由多源性胰腺细胞组成,同时表现为腺样分化、内分泌分化和腺管分化。

根治性切除手术是PB治疗的最主要方法。不能切除、发生转移病灶或术前为使肿瘤病灶缩小时可选择化疗。化疗方案目前没有统一的共识,常用的化疗方案有ⅣA(异磷酰胺、长春新碱、放线菌素 D)、CDDP－Doxo(顺铂、多柔比星)、PVB(顺铂、长春新碱、博来霉素)、VAC(长春新碱、放线菌素 D、环磷酰胺)、VCAD(长春新碱、环磷酰胺、多柔比星)、OPEC(长春新碱、环磷酰胺、顺铂、足叶乙苷)等。若肿瘤无手术机会且对于化疗不敏感,可选用放疗;对于术后复发的患者也可选择放疗。

二、胰腺腺泡细胞癌

腺泡细胞癌是由形态学上与腺泡细胞相似并能产生外分泌酶的肿瘤细胞组成的上皮恶性肿瘤,缺乏重要的内分泌和导管成分。胰腺腺泡细胞癌(Acinar Cell Carcinoma of Pancreas,ACC)约占成人胰腺外分泌肿瘤的1%～2%,小儿胰腺外分泌肿瘤的15%。成人好发于60岁左右,儿童多见于8～15岁的患者,在20岁和40岁之间比较罕见。男性与女性的比例约为3.6∶1。

ACC 常见的非特异性症状包括体重减轻(52%)、腹痛(32%)、恶心和呕吐(20%)、黑便(12%)、无力、厌食或腹泻(8%)。与导管腺癌相反，ACC 很少导致胆管梗阻和黄疸。由于循环脂肪酶水平升高，10%~15%的患者发生脂肪酶超分泌综合征，大量的脂肪酶被肿瘤释放到血流中，水平达到 10 000 U/dl，临床表现包括皮下脂肪坏死和多关节炎。

ACC 患者没有特异性的实验室异常指标，除了与血清脂肪酶升高相关的脂肪酶过度分泌综合征。ACC 患者血清肿瘤标记物不一定升高，少数病例显示血清甲胎蛋白水平升高，血清糖蛋白标记物如 CA19-9 通常不升高。ACC 肿块平均直径为 10 cm，很容易被影像学检查查出。CT 和磁共振成像表现为分化良好的、巨大的、圆形或椭圆形肿块，均匀强化密度低于周围的胰腺组织或表现为囊性区。

手术切除是早期 ACC 患者的首选治疗。虽然大多数 ACC 在发现时都比较大，可能会表现为不可切除，然而因为膨胀性生长的特性，如果可行还是建议行手术切除。多因素分析中，年龄<65 岁，分化良好和切缘阴性是腺泡细胞癌的独立预后因素。对于不可切除及存在远处转移的 ACC，化疗联合或不联合放疗可作为选择。因为缺乏前瞻性的数据指导，ACC 的化疗经常采用在胰腺导管腺癌及结直肠癌中有效的方案。

三、原发性胰腺淋巴瘤

胰腺淋巴瘤占恶性淋巴瘤结外病变的 1.2%~2.2%，占胰腺恶性肿瘤的 0.16%~4.9%，原发性胰腺淋巴瘤(Primary Pancreatic Lymphoma, PPL)则更为罕见，目前多为个案报道。PPL 多见于中老年人，男女比例约为 7∶1，平均年龄 60 岁。Behrns 等 1994 年首先提出 PPL 的诊断标准：起源于胰腺组织或十二指肠及胰周淋巴组织，然后浸润胰腺，无远处淋巴结转移、无肝脾浸润，但有时很难确定 PPL 的具体起源。根据病理组织学，PPL 分为霍奇金病及非霍奇金淋巴瘤两大类，其中以非霍奇金淋巴瘤多见。病理分期参照淋巴瘤 Ann Arbor 分期。

PPL 无特异性临床表现，在术前很难与胰腺导管腺癌等常见恶性肿瘤鉴别。临床表现以腹痛、腹块、黄疸和体重下降最常见，而淋巴瘤常见的发热盗汗等症状较少见。目前对于 PPL 尚缺乏特异性的生化指标。对于 CA199>200 U/ml 的患者一般提示胰腺癌可能，而 PPL 患者除非出现胆道梗阻，CA199 值多处于正常范围内，故对于排除诊断有一定价值。影像学检查能为 PPL 诊断提供帮助：如侵入或包绕胰腺的均质性的巨大肿物，明显的区域淋巴结异常，特别是出现了位于肾静脉下的淋巴结异常，可能为 PPL 的典型影像学表现；增强 CT 检查中大多数 PPL 表现出均质强化，可与胰头癌鉴别。化疗是 PPL 目前治疗的主要措施，必要时可辅以放疗或手术治疗。

（虞先濬　倪泉兴）

主要参考文献

[1] Maker AV, Carrara S, Jamieson N B, et al. Cyst fluid biomarkers for intraductal papillary mucinous

neoplasms of the pancreas: a critical review from the international expert meeting on pancreatic branch-duct-intraductal papillary mucinous neoplasms. J Am Coll Surg, 2015,220(2):243-253.

[2] Maker AV, Carrara S, Jamieson NB, et al. Cyst fluid biomarkers for intraductal papillary mucinous neoplasms of the pancreas: a critical review from the international expert meeting on pancreatic branch-duct-intraductal papillary mucinous neoplasms. J Am Coll Surg, 2015,220(2):243-253.

[3] Amato E, Molin M D, Mafficini A, et al. Targeted next-generation sequencing of cancer genes dissects the molecular profiles of intraductal papillary neoplasms of the pancreas. J Pathol, 2014,233(3):217-227.

[4] Fong ZV, Castillo CF. Intraductal Papillary Mucinous Adenocarcinoma of the Pancreas: Clinical Outcomes, Prognostic Factors, and the Role of Adjuvant Therapy. Viszeralmedizin, 2015,31(1):43-46.

[5] Winter JM, Jiang W, Basturk. O, et al. Recurrence and Survival After Resection of Small Intraductal Papillary Mucinous Neoplasm-associated Carcinomas (<20-mm Invasive Component): A Multi-institutional Analysis. Ann Surg, 2016,263(4):793-801.

[6] NCCN. NCCN Guidelines Pancreatic Adenocarcinoma (version 1.2017). USA: NCCN, 2017.

[7] Von Hoff DD, Ervin T, Arena FP, et al. Increased survival in pancreatic cancer with nab-paclitaxel plus gemcitabine. New England Journal of Medicine, 2013,369(18):1691-1703.

[8] Goldstein D, EI-Maraghi. RH, Hammel P, et al. nab-Paclitaxel plus gemcitabine for metastatic pancreatic cancer: long-term survival from a phase III trial. J Natl Cancer Inst, 2015,107(2).

[9] Gourgou-Bourgade S, Bascoul-Mollevi C, Desseigne F, et al. Impact of FOLFIRINOX compared with gemcitabine on quality of life in patients with metastatic pancreatic cancer: results from the PRODIGE 4/ACCORD 11 randomized trial. J Clin Oncol, 2013,31(1):23-29.

[10] Stein SM, James ES, Deng Y, et al. Final analysis of a phase II study of modified FOLFIRINOX in locally advanced and metastatic pancreatic cancer. Br J Cancer, 2016,114(7):737-743.

[11] Uesaka K, Boku N, Fukutomi A, et al. Adjuvant chemotherapy of S-1 versus gemcitabine for resected pancreatic cancer: a phase 3, open-label, randomised, non-inferiority trial (JASPAC 01). Lancet, 2016,388(10041):248-257.

[12] Siegel RL, Miller KD, Jemal A. Cancer statistics, 2016. CA Cancer J Clin, 2016,66(1):7-30.

[13] Chen W, Zheng R, Baade PD, et al. Cancer statistics in China, 2015. CA Cancer J Clin, 2016,66(2):115-132.

[14] Ahn DH, Bekaii-Saab T. Ampullary cancer: an overview. Am Soc Clin Oncol Educ B, 2014: 112-115.

[15] Chang DK, Jamieson NB, Johns AL, et al. Histomolecular phenotypes and outcome in adenocarcinoma of the ampulla of vater. Clin Oncol, 2013,31(10):1348-1356.

[16] Askew J, Connor S. Review of the investigation and surgical management of resectable ampullary adenocarcinoma. HPB, 2013,15(11):829-838.

[17] Burge ME, O'Rourke N, Cavallucci D, et al. A prospective study of the impact of fluorodeoxyglucose positron emission tomography with concurrent non-contrast CT scanning on the management of operable pancreatic and peri-ampullary cancers. HPB, 2015,17(7):624-631.

[18] Gingras MC, Covington KR, Chang DK, et al. Ampullary Cancers Harbor ELF3 Tumor Suppressor Gene Mutations and Exhibit Frequent WNT Dysregulation. Cell Rep, 2016,14(4):907-919.

[19] Milan SA, Yeo CJ. Neuroendocrine tumors of the pancreas. Curr Opin Oncol, 2012,24(1):46-55.

[20] Ricci C, Casadei R, Taffurelli G, et al. The role of lymph node ratio in recurrence after curative surgery for pancreatic endocrine tumours. Pancreatology, 2013,13(6):589-593.

[21] Ito T, Sasano H, Tanaka M, et al. Epidemiological study of gastroenteropancreatic neuroendocrine tumors in Japan. J Gastroenterol, 2010,45(2):234-243.

[22] Tsai HJ, Wu CC, Tsai CR, et al. The epidemiology of neuroendocrine tumors in Taiwan: a nationwide cancer registry-based study. PLoS One, 2013,8(4):e62487.

[23] Falconi M, Eriksson B, Kaltsas G, et al. ENETS Consensus Guidelines Update for the Management of Patients with Functional Pancreatic Neuroendocrine Tumors and Non-Functional Pancreatic Neuroendocrine Tumors. Neuroendocrinology, 2016,103(2):153-171.

[24] Farrell JM, Pang JC, Kim GE, et al. Pancreatic neuroendocrine tumors: accurate grading with Ki-67 index on fine-needle aspiration specimens using the WHO 2010/ENETS criteria. Cancer Cytopathol, 2014,122(10):770-778.

[25] James PD, Tsolakis AV, Zhang M, et al. Incremental benefit of preoperative EUS for the detection of pancreatic neuroendocrine tumors: a meta-analysis. Gastrointest Endosc, 2015,81(4):848-856.

[26] Luster M, Karges W, Zeich K, et al. Clinical value of 18F-fluorodihydroxyphenylalanine positron emission tomography/computed tomography (18F-DOPA PET/CT) for detecting pheochromocytoma. Eur J Nucl Med Mol Imaging, 2010,37(3):484-493.

[27] Sadowski SM, Neychev V, Millo C, et al. Prospective Study of 68Ga-DOTATATE Positron Emission Tomography/Computed Tomography for Detecting Gastro-Entero-Pancreatic Neuroendocrine Tumors and Unknown Primary Sites. J Clin Oncol, 2016,34(6):588-596.

[28] Yang J, Kan Y, Ge BH, et al. Diagnostic role of Gallium-68 DOTATOC and Gallium-68 DOTATATE PET in patients with neuroendocrine tumors: a meta-analysis. Acta Radiol, 2014,55(4):389-398.

[29] Ilhan H, Fendler WP, Cyran CC, et al. Impact of (68) Ga-DOTATATE PET/CT on the surgical management of primary neuroendocrine tumors of the pancreas or ileum. Ann Surg Oncol, 2015,22(1):164-171.

[30] Modlin IM, Gustafsson BI, Moss SF, et al. Chromogranin A-biological function and clinical utility in neuro endocrine tumor disease. Ann Surg Oncol, 2010,17(9):2427-2443.

[31] Vinik AI, Woltering EA, Warner RR, et al. NANETS consensus guidelines for the diagnosis of neuroendocrine tumor. Pancreas, 2010,39(6):713-734.

[32] Rindi G, Wiedenmann B. Neuroendocrine neoplasms of the gut and pancreas: new insights. Nat Rev Endocrinol, 2011,8(1):54-64.

[33] Kulke MH, Shah MH, Benson AB, et al. Neuroendocrine tumors, version 1. 2015. J Natl Compr Canc Netw, 2015,13(1):78-108.

[34] 程东峰,沈柏用,韩宝三,等.胰腺实性假乳头肿瘤组织起源分析.外科理论与实践,2009,14(3):329-334.

[35] Ji S, Xu J, Zhang B, et al. Management of a malignant case of solid pseudopapillary tumor of pancreas: a case report and literature review. Pancreas, 2012,41(8):1336-1340.

[36] Yang F, Yu X, Bao Y, et al. Prognostic value of Ki-67 in solid pseudopapillary tumor of the pancreas: Huashan experience and systematic review of the literature. Surgery, 2016, 159(4):1023-1031.

[37] Balasundaram C, Luthra M, Chavalidthamrong D, et al. Pancreatoblastoma: A Rare Tumor Still Evolving in Clinical Presentation and Histology. JOP, 2012,13(3):301-303.

[38] Schimdt CM, Matos JM, Bentrem DJ, et al. Acinar cell carcinoma of the pancreas in the United States: prognostic factors and comparison to ductal adenocarcinoma. J Gastrointest Surg, 2008, 12(12):278-286.

[39] Haji AG, Sharma S, Majeed KA, et al. Primary pancreatic lymphoma: Report of three cases with review of literature. Indian J Med Paediatr Oncol, 2009,30(1):20-23.

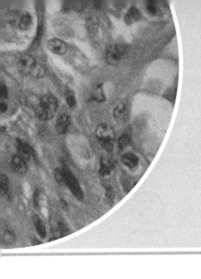

第二十八章 胃 癌

胃癌是一种严重威胁人类生命和健康的恶性肿瘤。虽然近十多年来其发病率在部分国家和地区有逐渐下降的趋势,但仍然是当前国内外高发的常见恶性肿瘤之一。其致病因素众多,化学致癌物质(如N-亚硝基化合物、多环芳香烃)、环境因素(如土壤、水质)、不良生活和饮食习惯(如吸烟、快食、烫食、高盐饮食)、癌前期疾病(如慢性萎缩性胃炎、胃息肉、胃溃疡、胃黏膜巨皱襞症、胃手术后残胃等)、癌前期病变(如肠上皮化生、上皮不典型增生等)、真菌感染(如幽门螺杆菌感染)及遗传因素、体质因素(如免疫功能低下)等多种因素可能均与胃癌的发生有关。目前认为,胃癌发生发展的实质是在化学、物理和生物等多种因素参与下,经过多阶段演变过程,多个癌基因的激活或(和)抑癌基因的失活而使细胞生长发育失控,最终导致细胞增殖和分化上的失衡而形成肿瘤。

胃癌的诊断和治疗依然是世界各国,尤其是中国所面临的重要问题之一。尽管随着科普知识的普及、检测技术的提高和临床医生的重视,我国早期胃癌的诊断率在很多大城市有了逐年的提高,然而在众多的中小型城市和农村,我国的胃癌仍以进展期为主,早期胃癌诊断率仅10%,胃癌平均总体的5年生产率也仍徘徊在40%~50%,远较日本和韩国为低。

当前胃癌诊断除应用胃镜及影像学方法外,超声内镜、CT、MRI检查在术前分期中已越来越多地被采用,PET/CT检查的开展也成为评估患者全身状况的有效方法,为临床治疗决策的制订提供依据。

外科手术仍是胃癌治疗中最重要的方法,根治性D2手术已成为手术的"金标准"。随着手术器械的改善和治疗理念的更新,微创手术也已逐步发展成熟。手术、化疗、放疗等多种治疗方法的综合应用及多学科团队的协作对提高胃癌患者的生存起到了积极的作用,也成为当前胃癌研究的热点。

第一节 流行病学

胃癌是人类常见的恶性肿瘤,2012年全世界约有95.16万新发胃癌病例,占全部恶性肿瘤(不包括皮肤癌)病例的6.75%,居常见恶性肿瘤发病的第5位,仅次于肺支气管、乳腺、结直肠、前列腺等部位的肿瘤。其中男性63.13万,居第4位;女性32.03万,居第5位。而同年约有72.31万人死于胃癌,居常见肿瘤死亡数的第3位,仅次于肺支气管癌和肝癌。其中男性46.90万人,居第3位;女性25.41万人,居第5位。

值得一提的是，统计资料同时表明胃癌的发病率和死亡率在发达国家和发展中国家存在着明显的差异（图28-1）。71.15%的新发病例和75.84%的死亡病例均发生在发展中国家。不同的国家和地区胃癌的发病率也相差甚为悬殊（图28-2），东亚是胃癌发病率最高的

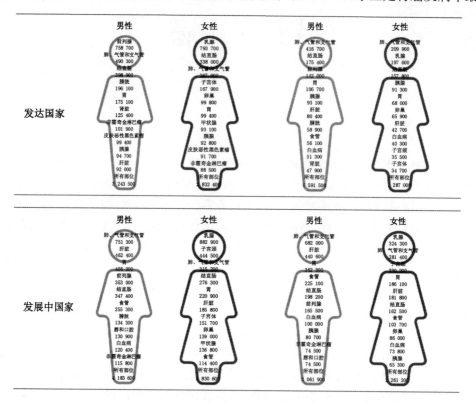

图28-1 不同性别和经济条件下全世界常见恶性肿瘤的新发病例数和死亡病例数（2012年）

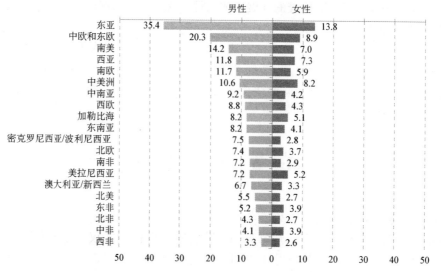

图28-2 不同性别和地区的胃癌发病率（2012年）（年龄标化率/10万人）

地区,特别是韩国、蒙古国、日本和中国,其次是中欧和东欧地区,随后是南美地区,北美和大部分的非洲地区(包括东非、中非和西非)胃癌的发病率最低。发病率最高的地区和最低的地区可相差8.3倍。

我国是胃癌的发病大国。根据对全国72所癌症机构的数据收集和资料分析显示,2015年我国有67.91万新发胃癌病例,占全部恶性肿瘤新发病例的15.82%,仅次于肺癌,居第2位。其中男性新发病例47.77万,女性20.14万。同年有49.80万人死于胃癌,占全部恶性肿瘤死亡病例的17.70%,其中男性33.93万,女性15.87万,也仅次于肺癌,位居第2。

我国胃癌的发病率和死亡率同样存在着较大的地区差异(图28-3、28-4),而即使在同一地区,也存在城乡间的差异。最新的统计数据表明,我国东部和西南地区各省市胃癌发病最高,东北和南部地区各省市发病最低,两者差距最高可达7.4倍。同样西南和东部地区各省市的胃癌死亡病例也是最多,东北和南部地区死亡最低,两者差距最高也可达7.8倍。2015年我国广大的乡村地区胃癌新发病例44.4万,远较城市胃癌新发病例23.52万为多,其胃癌死亡病例数33.51万也远较城市胃癌死亡数16.29万为多。

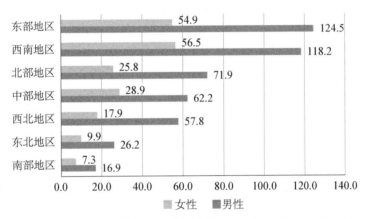

图28-3 中国不同地区2015年胃癌年龄标化后新发病例数(千人)

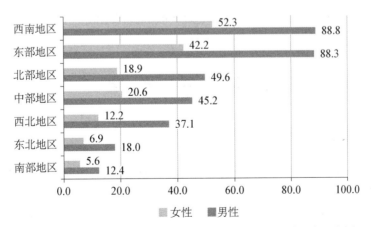

图28-4 中国不同地区2015年胃癌年龄标化后死亡病例数(千人)

胃癌的发病率和死亡率随年龄的增长呈对数性递增。通常胃癌的发病率在30岁以下较低,45岁以后迅速上升,60岁以后到74岁达到发病高峰。胃癌死亡率也是如此,通常在

30 岁以下较低,45 岁迅速上升,60 岁后达到高峰,占总死亡的 76.10%(图 28-5、28-6)。在世界各地,男性胃癌的发病率和死亡率均明显高于女性,如我国的统计资料显示,2015 年男性胃癌新发病例是女性的 2.37 倍,男性胃癌死亡病例是女性的 2.14 倍。

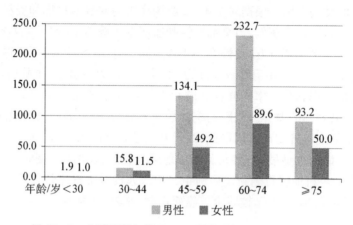

图 28-5 中国不同年龄组 2015 年胃癌新发病例数(千人)

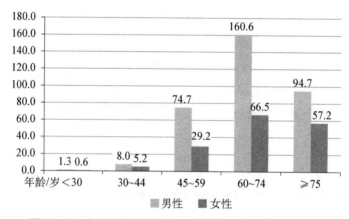

图 28-6 中国不同年龄组 2015 年胃癌死亡病例数(千人)

第二节 病 理 学

一、胃癌的病理类型

胃癌绝大部分为腺癌,按其分化程度可分为高分化腺癌、中分化腺癌和低分化腺癌。按组织学形态,又可将其分为腺癌、鳞癌和未分化癌等。胃恶性淋巴瘤、类癌在胃癌分期中不包括在内。2010 年出版的 WHO 胃肠道肿瘤分类对胃癌的病理组织学分型如下。

1) 腺癌(adenocarcinoma):包括乳头状腺癌、管状腺癌、黏液腺癌、差黏附性癌(包括印戒细胞癌及其变异型)和混合型腺癌。

2) 腺鳞癌(adenosquamous carcinoma)。

3) 伴淋巴样间质癌(髓样癌)。

4) 肝样腺癌。

5) 鳞状细胞癌(squamous cell carcinoma)。

6) 未分化癌(undifferentiated carcinoma)。

其中,腺癌最为常见,占绝大多数;其他则为少见类型,占整个胃癌的 5%,包括腺鳞癌、鳞癌、肝样腺癌、伴淋巴样间质癌、绒毛膜癌与癌肉瘤、壁细胞癌、黏液表皮样癌、潘氏细胞癌、未分化癌、腺神经内分泌癌、胚胎样癌、卵黄囊肿瘤及嗜酸细胞腺癌等。

二、早期胃癌的大体形态和生物学行为

早期胃癌(early gastric cancer,EGC)是指胃癌癌肿仅限于黏膜及黏膜下层者,而不管癌肿的大小和有无淋巴结转移。这是日本内镜协会于 1962 年提出的定义,有些学者认为任何癌灶伴有淋巴结转移即应视为进展期。

(一) 常见分型

目前国内、外常用的早期胃癌的大体分型多参照 1962 年日本内镜协会提出的方案,一般将其分为以下 3 型。

1. Ⅰ型(隆起型,protruded type)　癌瘤高出周围正常黏膜 2 倍以上或呈息肉样隆起者。

2. Ⅱ型(浅表型,superficial type)　癌瘤与周围黏膜不成明显的隆起或凹陷改变,根据癌灶高低程度又可分为 3 型。

(1) Ⅱa 型(浅表隆起型,elevated type):癌灶较周围黏膜稍有隆起,但不超过黏膜厚度的 2 倍。

(2) Ⅱb 型(浅表平坦型,flat type):癌灶几与周围黏膜等高,无隆起或凹陷,仅有黏膜色泽改变。

(3) Ⅱc 型(浅表凹陷型,depressed type):癌灶较周围黏膜稍有凹陷,但凹陷不超过黏膜厚度。

3. Ⅲ型(凹陷型,excavated type)　癌灶较周围黏膜明显凹陷,如为溃疡,癌组织不得超越黏膜下层。

除上述 3 型外,尚有很多混合型病变,一般将主要病变写在前面,顺次表达,如Ⅱc＋Ⅲ、Ⅱa＋Ⅱc 等。

(二) 特殊类型

另外,还有几种特殊型早期胃癌需要我们关注。这些所谓特殊类型早期胃癌是指早期胃癌在其组织发生的经过、生长方式的特性及大体形态上独具特点,包括以下几种类型。

1. 微小胃癌和小胃癌　凡癌灶直径＜5 mm 者称微小胃癌(microgactric carcinoma,MGC),癌灶直径为 5.1～10 mm 者称小胃癌(small gastric carcinoma,SGC)。

2. 浅表广泛型和浅表局限型早期胃癌　凡癌灶直径＞4 cm 的黏膜内癌和直径＞5 cm 仅有部分黏膜肌层破坏的黏膜下层癌称为"浅表广泛型"早期胃癌(superficial spreading type),简称 Super 型。凡癌灶直径＜4 cm 有广泛的黏膜肌层破坏的黏膜下层癌称"浅表局限型"早期胃癌(penetrating growth type),简称 Pen 型,又称"穿凿型"早期胃癌。Pen 型的癌灶虽较小,但其向胃壁深部浸润的倾向较强,并较早发生淋巴结转移,曾有作者报道 Super 型的淋巴结转移率为 8.3%,而 Pen 型为 33.3%。前者的五年生存率为 100%,而后者仅 62.5%。

3. **多发性早期胃癌(multiple EGC)** 指在同一胃内发生 2 个或 2 个以上早期胃癌的病例。随着现代诊断技术的进展、组织学检查的日益精细及早期胃癌的病例的增多,文献对多发性胃癌的报道逐渐增多,且多认为早期胃癌中多发癌的发生率比进展期癌中多发癌的发生率高,多发性早期胃癌的发生率可达 6%~22%。多发性早期胃癌由于肉眼不易辨认而常导致手术时遗漏和残留,从而引起淋巴结转移和肝内血行播散,因此,为避免漏诊漏治,病理科医生应仔细检查手术切除的胃标本,临床外科医生则应严格规范切除范围。

三、进展期胃癌的大体形态和生物学行为

胃癌从黏膜浸润至胃壁肌层或以下深层者称进展期胃癌(advanced gastric cancer, AGC)。目前国内、外医学界最普遍应用的进展期胃癌分型法仍是 Borrmann 提出的分型法。一般分化较好的乳头状腺癌、管状腺癌或乳头管状腺癌,多属 Borrmann Ⅰ 型或 Ⅱ 型,而分化较差的腺癌、未分化癌以及印戒细胞癌则多属 Ⅲ 型或 Ⅳ 型。

(一) Borrmann Ⅰ 型(结节蕈伞型)

癌肿呈息肉状或肿块状向胃腔内突出,故又称息肉样型或肿块型癌。肿块基底宽,其表面黏膜有浅表糜烂或溃疡,癌肿周围浸润不明显,生长缓慢,转移较迟,预后较好。此型最少见。

(二) Borrmann Ⅱ 型(局部溃疡型)

癌肿呈周边隆起中央凹陷的环堤状溃疡,周围浸润不明显,故又称局限溃疡型,预后亦较好。

(三) Borrmann Ⅲ 型(浸润溃疡型)

癌肿有明显溃疡,溃疡边缘呈斜坡状,并向周围黏膜浸润,此型又称浸润溃疡型。

(四) Borrmann Ⅳ 型(弥漫浸润型)

癌肿沿黏膜下、肌层或浆膜下弥漫性浸润,边界不清,黏膜皱襞变平或消失,胃壁增厚,僵硬,累及整个胃壁时即为"革袋胃"或"革囊胃",故又称弥漫浸润型胃癌。其组织学类型多为低分化腺癌及印戒细胞癌,预后最差,5 年生存率仅为 5%~7%。

四、胃癌的生物学行为分型

(一) Lauren 分型

1. **肠型胃癌** 此型胃癌可见明显的腺癌结构,即分化较高的乳头状或管状腺癌。腺上皮可有较清楚或不太清楚的刷状缘,癌细胞呈高柱状排列整齐,极性清楚。此型胃癌常常边界清楚。Lauren 当初报道此型占 53%。

2. **弥漫型胃癌** 此型胃癌一般不形成明显的腺管或腺腔结构。癌细胞细小呈圆形,分散地或以窄条索状浸润胃壁,细胞可分泌黏液,也可无分泌功能。此型胃癌边界不清,许多低分化腺癌及印戒细胞癌属于此型。Lauren 报道此型占 33%。

Lauren 分型是 1965 年由 Lauren 提出的分型方案,因其有着重要的地理病理学意义而沿用至今。肠型胃癌多见于胃癌高发区,老年人发病率高,男女之比>1,与环境因素关系密切,好发于胃窦部,大体形态上趋于息肉型,恶性程度较低,手术预后较好;弥漫型胃癌则多见于胃癌低发区,年轻人发病率高,男女之比<1,与环境因素关系不密切,好发于贲门部,大

体形态上趋于溃疡型,恶性程度较高,预后不良。

（二）生长方式分型

近十余年来国内外常根据胃癌的生长方式进行分型,包括以下几种类型。

1. 膨胀型　癌细胞聚集成团块,膨胀式生长,与周围组织界限比较清楚。此型多见于分化高的腺癌,预后较好。

2. 浸润型　癌细胞散在或呈条索状向周围浸润,与周围组织分界不清。此型以分化差的癌多见,预后最差。

3. 中间型　难以划分为上述两型者,或在同一肿瘤内有2种类型,预后介于两型之间。

除上述两种最常用的胃癌分型外,近年来逐渐提出的胃癌功能分型和分子分型也越来越受到临床的关注。功能分型的研究提示,胃癌中除了不足10%的病例癌细胞未显示功能外,绝大多数胃癌细胞或多或少保留了其起源上皮的生物学功能,为开展依据基因功能表达进行分子分型或分期提供了参考,而今后肿瘤治疗的方向是基于分子差异的个体化治疗。

五、胃癌的扩散和转移

胃癌上皮细胞癌变后,不断增生发展并向周围组织或间质内浸润称之为扩散。癌肿向远处扩散称为转移。胃癌往往因生物学特性的差异及宿主状态不同,而出现不同形式、不同途径的扩散和转移。

（一）直接浸润

胃癌细胞可在胃壁内沿水平方向和垂直方向同时或以一种方向为主发生浸润扩展,如贲门癌向上浸润至食管下端、幽门癌向下浸润至十二指肠即为水平方向的浸润。向垂直方向的浸润即为向胃壁深层的扩散,由肌层直至浸润至浆膜外,进而侵入邻近组织器官,如肝、胰、脾、横结肠、肠系膜、腹壁等,这对预后有着更为重要的意义。

（二）淋巴转移

淋巴转移是胃癌的主要播散途径,指癌细胞通过渗透及癌栓的方式转移至附近及远处淋巴结。胃癌较早地转移至贴近胃壁的第1站淋巴结,进而至第2、第3站淋巴结后可延伸至小肠系膜淋巴结、髂血管旁淋巴结、腹股沟淋巴结、纵隔淋巴结,并可通过胸导管而至左锁骨上淋巴结。通过圆韧带淋巴管转移至脐部。胃癌尚有2.3%～32%的跳跃式淋巴结转移。

（三）血行转移

癌细胞在增殖过程中破坏了小静脉或毛细血管,使癌细胞进入血流而运送到身体远隔部位形成远处转移。胃癌血行转移最常见部位为肝、肺,少见部位如脑、肾上腺、软组织、皮肤等。

（四）腹腔种植

癌细胞浸出浆膜层后,由于胃肠蠕动或与其他脏器摩擦,使癌细胞脱落而植入腹腔形成种植性转移,癌细胞可植入腹腔、肠壁、肠系膜、膀胱、子宫等。例如,癌细胞广泛播散于腹腔内,可形成癌性腹膜炎(peritonitis carcinomatous)。由于重力原因,癌细胞可在男性直肠膀胱陷窝或女性子宫直肠陷窝发生种植。故临床医生应对胃癌患者手术前常规作直肠指检,以了解有无盆腔种植。

胃癌的卵巢转移称为 Krukenberg 瘤,常为双侧卵巢同时受累。其发生原因多与腹膜种植相关,也有认为是淋巴引流或血行转移所致。

第三节　临床病理分期

美国抗癌协会 2017 年出版的《AJCC 癌症分期手册》(第 8 版)对胃癌的 TNM 分期如表 28-1 所示。

表 28-1　胃癌的 TNM 分期

分期	评估	分期	评估
T(原发肿瘤)		N0	区域淋巴结无转移
Tx	原发肿瘤无法评估	N1	1~2 个区域淋巴结有转移
T0	无原发肿瘤的证据	N2	3~6 个区域淋巴结有转移
Tis	原位癌:上皮内肿瘤,未侵及固有层	N3a	7~15 个区域淋巴结有转移
T1	肿瘤侵犯固有层、黏膜肌层或黏膜下层	N3b	16 个或 16 个以上区域淋巴结有转移
T1a	肿瘤侵犯固有层或黏膜肌层	M(远处转移)	
T1b	肿瘤侵犯黏膜下层	M0	无远处转移
T2	肿瘤侵犯固有肌层	M1	有远处转移
T3	肿瘤穿透浆膜下结缔组织,而尚未侵犯脏腹膜或邻近结构	G(组织学分级)	
T4	肿瘤侵犯浆膜(脏腹膜)或邻近结构	GX	分级无法评估
T4a	肿瘤侵犯浆膜(脏腹膜)	G1	高分化
T4b	肿瘤侵犯邻近结构	G2	中分化
N(区域淋巴结)		G3	低分化
Nx	区域淋巴结无法评估	G4	未分化

注:肿瘤可以穿透固有肌层达胃结肠韧带或肝胃韧带或大小网膜,但没有穿透这些结构的脏层腹膜。在这种情况下,原发肿瘤的分期为 T3。如果穿透覆盖胃韧带或网膜的脏层腹膜,则应当被分为 T4 期。胃的邻近结构包括脾、横结肠、肝脏、膈肌、胰腺、腹壁、肾上腺、肾脏、小肠及后腹膜。经胃壁内扩展至十二指肠或食管的肿瘤分期取决于包括胃在内的这些部位的最大浸润深度。pN0 指所有被检查的淋巴结均为阴性,而不论被切除和检查的淋巴结数目有多少

需要关注的是,与 2010 年出版的《AJCC 癌症分期手册》(第 7 版)相比较,第 8 版对胃癌的 TNM 分期有了一些新的规定。

首先,新的分期对食管胃结合部的癌有了新的解剖学定义。累及食管胃结合部的癌其上皮中心在食管胃结合部下方、不超过近侧胃 2 cm 以内者均归为食管癌,上皮中心超过 2 cm 或上皮中心在 2 cm 以内但肿瘤未累及食管胃结合部者属于胃癌(图 28-7、28-8)。

其次,新分期将 TNM 分期细分为临床 TNM 分期(cTNM)、病理 TNM 分期(pTNM)和新辅助治疗后病理 TNM 分期(ypTNM),显示了其中的不同,便于胃癌各种研究方法开展时有统一的分期标准可作为对照(表 28-2~28-4)。

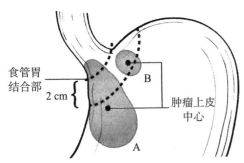

图 28-7 上皮中心超过食管胃结合部 2 cm (A)或在 2 cm 以内但并未累及胃食管结合部者(B)均属于胃癌

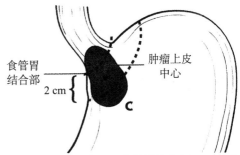

图 28-8 上皮中心距食管胃结合部 2 cm 以内且累及食管胃结合部者(C)属于食胃癌

表 28-2 胃癌的临床分期(cTNM 分期)(AJCC, 2017 年, 第 8 版)

T	N	M	Stage
Tis	N0	M0	0
T1	N0	M0	Ⅰ
T2	N0	M0	Ⅰ
T1	N1, N2, or N3	M0	ⅡA
T2	N1, N2, or N3	M0	ⅡA
T3	N0	M0	ⅡB
T4a	N0	M0	ⅡB
T3	N1, N2, or N3	M0	Ⅲ
T4a	N1, N2, or N3	M0	Ⅲ
T4b	Any N	M0	ⅣA
Any T	Any N	M1	ⅣB

表 28-3 胃癌的病理分期(pTNM 分期)(AJCC, 2017 年, 第 8 版)

T	N	M	Stage
Tis	N0	M0	0
T1	N0	M0	ⅠA
T1	N1	M0	ⅠB
T2	N0	M0	ⅠB
T1	N2	M0	ⅡA
T2	N1	M0	ⅡA
T3	N0	M0	ⅡA
T1	N3a	M0	ⅡB

续 表

T	N	M	Stage
T2	N2	M0	ⅡB
T3	N1	M0	ⅡB
T4a	N0	M0	ⅡB
T2	N3a	M0	ⅢA
T3	N2	M0	ⅢA
T4a	N1	M0	ⅢA
T4a	N2	M0	ⅢA
T4b	N0	M0	ⅢA
T1	N3b	M0	ⅢB
T2	N3b	M0	ⅢB
T3	N3a	M0	ⅢB
T4a	N3a	M0	ⅢB
T4b	N1	M0	ⅢB
T4b	N2	M0	ⅢB
T3	N3b	M0	ⅢC
T4a	N3b	M0	ⅢC
T4b	N3a	M0	ⅢC
T4b	N3b	M0	ⅢC
Any T	Any N	M1	Ⅳ

表28-4　胃癌新辅助治疗后的病理分期(ypTNM 分期)(AJCC, 2017 年, 第8版)

T	N	M	Stage
T1	N0	M0	Ⅰ
T2	N0	M0	Ⅰ
T1	N1	M0	Ⅰ
T3	N0	M0	Ⅱ
T2	N1	M0	Ⅱ
T1	N2	M0	Ⅱ
T4a	N0	M0	Ⅱ
T3	N1	M0	Ⅱ
T2	N2	M0	Ⅱ
T1	N3	M0	Ⅱ

续表

T	N	M	Stage
T4a	N1	M0	Ⅲ
T3	N2	M0	Ⅲ
T2	N3	M0	Ⅲ
T4b	N0	M0	Ⅲ
T4b	N1	M0	Ⅲ
T4a	N2	M0	Ⅲ
T3	N3	M0	Ⅲ
T4b	N2	M0	Ⅲ
T4b	N3	M0	Ⅲ
T4a	N3	M0	Ⅲ
Any T	Any N	M1	Ⅳ

第三,新分期对部分 pTNM 的四期划分做了更改,如在 pTNM 中将 T1N3b 由原来的ⅡB 期升为ⅢB 期,将 T4aN2 和 T4bN0 由原来的ⅢB 期降为ⅢA 期(表 28-5),可能更有利于预后的判断。

表 28-5　AJCC 第 7 版和第 8 版中胃癌 pTNM 分期的变化

	TNM	第 7 版	第 8 版
分期上升	T1N3bM0	ⅡB	ⅢB
	T2N3aM0	ⅢA	ⅢB
	T3N3bM0	ⅢB	ⅢC
分期下降	T4aN2M0	ⅢB	ⅢA
	T4aN3aM0	ⅢC	ⅢB
	T4bN0M0	ⅢB	ⅢA
	T4bN2M0	ⅢC	ⅢB

第四节　临床表现

一、症状

早期胃癌大多无明显的症状,随着病情的进展,可逐渐出现上腹部饱胀不适或隐痛、反酸、嗳气,偶有呕吐。上消化道出血的发生率约为 30%,多数为少量出血,表现为黑粪,大出血的发生率为 7%~9%,表现为大量呕血和黑粪。但大量出血并不提示为晚期病变,因为早期胃癌亦可发生大出血。病灶位于贲门部者可出现进行性吞咽困难;位于幽门部者可出现幽门梗阻,表现为食后上腹部饱胀、呕吐恶臭的宿食。胃癌常伴有胃酸低下或缺乏,约有10%病员出现腹泻,多为稀便,每日 2~4 次。当肿瘤侵及胰腺、后腹壁腹腔神经丛时,上腹部呈持续性剧痛,并放射至腰背部。进展期胃癌常伴有消瘦、乏力、食欲缺乏、体重减轻等,晚期胃癌常伴有贫血、下肢水肿、发热、恶病质等。当肿瘤发生转移时可出现相应的症状,如咳嗽、咯血、呼吸困难、腰背痛等。

二、体征

绝大多数胃癌患者无明显体征,部分患者可在上腹部发现轻压痛,有时可扪及肿块,女性患者在中下腹扪及肿块时常提示为 Krukenberg 瘤可能,癌细胞经肝圆韧带转移至脐部时可扪及结节,经胸导管可转移到左锁骨上淋巴结,有盆腔种植时,直肠指检于膀胱(子宫)直肠窝内可扪及结节。有幽门梗阻时,上腹部可见胃型,并可闻及震水声。肝门淋巴结转移或肝转移时可引起梗阻性黄疸,表现为皮肤和巩膜的黄染,肝转移时,还可扪及肿大的肝脏,并可触及结节状肿物等。肠或肠系膜转移导致肠腔缩窄可出现肠梗阻的体征。晚期患者或伴有腹盆腔种植转移者可出现腹水。当幽门窦、胃体部的进展期胃癌向周围脏器浸润时,常可扪及上腹部结节状、质硬的肿块,当肿块固定而不能推动时多提示手术切除的可能较小。肿瘤穿孔时可引起弥漫性腹膜炎,出现腹肌板样僵硬、腹部压痛等腹膜刺激症状,此时也大多提示肿瘤晚期,丧失了手术根治的机会。

第五节 诊断和鉴别诊断

一、胃癌的诊断

(一) X 线诊断

X 线检查曾是诊断胃癌的有效方法之一,但常规的 X 线钡餐检查对早期胃癌的诊断常存在一定困难。应用气钡双重对比造影及加压法,可观察胃黏膜微细改变,包括局限性隆起、胃小区和胃小沟的破坏消失、浅在龛影、周围黏膜中断和纠集等,使 X 线的误诊率<6%。在如今胃镜、CT 等日益普及的情况下,X 线检查的使用虽越来越少,但在某些胃癌中(如贲门癌),仍可用于肿瘤定位及明确范围,从而有助于制定手术切除的范围和决定术式。

1. 早期胃癌的 X 线表现 通常有以下几种类型。

(1) 隆起型(Ⅰ型):X 线表现为黏膜面上呈现隆起的结节或软组织块影,在充盈及加压像上可见大小不等的充盈缺损,一般其直径>30 mm 者常提示为隆起型胃癌的可能。

(2) 表浅隆起型(Ⅱa 型):气钡造影可见黏膜表面呈圆形、椭圆形或不规则的轻微隆起,隆起高度≤5 mm,其直径为 10~30 mm,<10 mm 者常难以检出。由于病灶低平,常需仔细加压检查后才能显示出表面凹凸不平、边缘常有切迹或呈分叶状的充盈缺损。

(3) 表浅凹陷型(Ⅱc 型):X 线表现为大小不等、不规则形、边缘多较清晰的表浅糜烂,其深度≤2 mm,因而钡斑浅淡,其周围部分黏膜皱襞向凹陷部纠集、增粗或中断。

(4) 凹陷型(Ⅲ型):X 线表现为大小不等、不规则形凹陷,边缘大部都清晰,少数可模糊不清,因凹陷或糜烂度深浅不一,故钡斑或浓或淡,凹陷周围黏膜皱襞向凹陷部纠集、缩窄而突然中断,或肥大、增粗融合而呈结节状改变,如凹陷较深,其周围纠集黏膜皱襞可呈现双重轮廓征,如病灶累及大小弯侧,可见胃壁僵硬,伸展不良等改变。

2. 进展期胃癌的 X 线表现　通常有以下几种类型。

（1）巨块型:呈边界锐利的局限性充盈缺损,其隆起表面凹凸不平或有小溃疡。

（2）溃疡型:呈周围隆起、中央凹陷的环堤状溃疡,边缘不整,常有指压征,溃疡周围与正常黏膜间的境界清楚,侧面观可呈半月征。

（3）弥漫浸润型:大部胃壁肥厚僵硬,胃腔缩小变形、狭窄,累及全胃时呈典型的革袋胃。

（4）混合型:为以上各型的混合表现。

（二）CT 检查

CT 检查是一种常用的胃癌检查方法,对于胃癌的定位、范围的确定、术前分期(包括浸润深度、周围器官的侵犯、淋巴结的转移)均有着极大的临床价值,在肿瘤的定性诊断和鉴别诊断方面也有一定意义,特别在术前帮助判断肿瘤能否切除有肯定价值。

胃癌的 CT 检查主要通过对胃壁厚度、肿瘤的浸润深度、周围器官的侵犯、淋巴结的肿大、腹腔其他脏器的改变来诊断胃癌。

正常的胃壁厚度为 5 mm 以下,在肿瘤情况下,局部胃壁增厚、肿块、伴不规则改变、局部强化。通常 Borrmann Ⅰ 型表现为胃壁的局部肿块;Borrmann Ⅱ 型和 Ⅲ 型表现为肿块和溃疡;Borrmann Ⅳ 型表现为弥漫的胃壁增厚。

肿瘤向周围的侵犯主要表现是肿瘤与邻近器官间的脂肪层的消失,肿瘤与相关器官融合成块等,需结合其他改变综合分析。

胃周围淋巴结的正常大小有不同报道(8～15 mm)。对于直径<10 mm 的淋巴结很难确定是否转移。如淋巴结较大、呈圆或椭圆形、有融合多为转移性淋巴结。在胃的 CT 上腹部检查中,可同时观察肝、腹膜等器官的转移。

螺旋 CT 对胃癌的诊断具有很高价值,如果采用合理的检查技术,进展期胃癌的检出率可达 100%。进展期胃癌的形态学改变,包括原发病灶和淋巴结转移灶等均可发现。同时螺旋 CT 对胃癌的 T 分期正确性可达 80% 以上。

（三）电子纤维胃镜检查

电子纤维胃镜检查是目前最为常用的胃癌诊断方法。通过胃镜可直接观察胃黏膜的色泽和形态改变,包括局部黏膜隆起、凹陷、糜烂、出血等改变,了解肿块或溃疡的部位和范围等,并可做活组织检查而获得病理确诊,还可以进行早期胃癌的 ESD、EMR 治疗及术后吻合口狭窄扩张、放置鼻饲营养管等一系列针对并发症的处理。

1. 早期胃癌的胃镜下表现　通常有以下几种类型。

（1）隆起型:病变呈息肉样隆起,表面凹凸不平,黏膜发红,糜烂或出血,与周围正常黏膜的移行部分界不清,如隆起病灶直径>2 cm,基部无蒂或广基者常提示为恶性。此型多发于幽门窦部、贲门及胃体上部。

（2）表浅型:病变与周围黏膜几乎等高,亦可稍高或低于周围黏膜,主要是黏膜色泽的改变。此型仅凭肉眼诊断常有困难。

（3）凹陷型:凹陷区与周围正常黏膜的分界线清楚,黏膜呈不规则的高低不平、发红或褪色,并常有污秽的渗出物或出血,向凹陷区纠集的黏膜可骤然变细、增粗或突然中断。此型多发于幽门前区、大弯侧及贲门部。

2. 进展期胃癌的胃镜下表现 胃镜对典型的巨块型、溃疡型或混合型进展期胃癌常不难作出诊断,但对于弥漫浸润型胃癌,由于癌细胞沿黏膜下胃壁内蔓延扩展而黏膜通常保持完好无损,因此易于造成漏诊,常需结合 X 线、CT、超声胃镜等其他检查确诊。Shan GD 等分析 55 例皮革样胃的内镜活检结果,发现首次胃镜活检后没有一例病例得到确诊,2 次活检后有 41 例得到确诊,有 12 例在经 3 次胃镜活检后才得到确诊,还有 2 例最终经手术活检确诊。

(四)内镜超声检查

内镜超声检查(endoscopic ultrasonography,EUS)具备内镜和超声双重功能,可在内镜直视下对消化道管壁或邻近脏器进行断层扫描,既可通过内镜直接观察黏膜的病变形态,通过活检孔对靶组织进行活检及细胞学检查,又可进行超声扫描,获得消化道管壁各层次的组织学影像特征及周围邻近重要脏器的超声影像。EUS 对判断病变的浸润深度、有无邻近脏器的侵犯以及周围有无肿大淋巴结等准确性较高,因而对消化系肿瘤可进行准确的术前分期,为确定治疗或手术方案、评估预后疗效评定等提供依据。EUS 现已被称为胃肠道内镜学中最为精确的影像技术。文献报道 EUS 对胃癌术前 T、N 分期的准确率分别可达 70%~88%和 65%~77%。在皮革样胃癌的诊断中,EUS 有更大的价值。Shan GD 等报道 EUS 在皮革样胃中具有典型的图像,有利于 T 和 N 分期诊断,这些图像包括正常胃在超声影像下的 5 层结构的不规则增厚、紊乱、中断或破坏,常伴有腹水、胃周淋巴结的肿大或肿瘤局部外侵表现等。此外,通过 EUS 还可以进一步进行超声定位下的胃壁肿瘤或胃周淋巴结的细针穿刺(EUS-FNA),从而获得病理诊断。对常规活检易导致 1/3 的黏膜下病变漏诊的病例来说,这无疑成为诊断皮革样胃癌的适宜操作。

(五)MRI 检查

由于快速 MRI 技术的发展,目前 MRI 已为胃癌术前分期提供了与 CT 相当的图像质量。文献报道 MRI 对胃癌 T 分期的判断准确率可达 73.3%~88%,其中 T1 为 75%~100%,T2 为 63%~80%,T3 为 78.6%~96%,T4 为 40%~100%,并且对淋巴结和肝脏转移的判断准确率也较高。通过与螺旋 CT 的对比研究,发现 MRI 对胃癌 T 分期的判断准确率高于或不低于螺旋 CT,但对 N 分期的判断准确率和对淋巴结转移的敏感度仍低于螺旋 CT。

(六)腹腔镜检查

通过腹腔镜对腹腔的直视检查可以鉴别其他影像学方法难以检出的较小的网膜和腹膜的种植灶,还可以进行腹腔冲洗液的脱落细胞学检查。有作者研究报道诊断性腹腔镜检查对胃癌远处转移的敏感度、特异度和准确率分别为 89%、100% 和 95.5%,成功避免了 37.8%的患者施行不必要的剖腹探查术。也基于此,美国《NCCN 胃癌指南》建议行新辅助化疗等治疗的胃癌患者应常规接受诊断性腹腔镜检查。然而腹腔镜探查也存在一定的盲区,有时对胃窦癌外侵是否累及胰头、胃体癌外侵是否累及胰体尾、贲门癌外侵是否累及膈肌等及判断能否手术切除仍不能完全准确,需要临床医生综合判断。

(七)PET/CT 检查

PET/CT 借助最常用的显像剂 [18]F-氟代脱氧葡萄糖(^{18}F-fluorodeoxyglucose,[18]F-FDG)可以同时对胃癌的原发病灶、淋巴结转移、远处组织和器官转移作出判断,对肿瘤的分期和治疗计划的制定有着重要的参考价值,而通过进一步测定和比较治疗前后 ^{18}F-FDG 摄取量的变化,区分出化疗反应型与非化疗反应型可用于判断疗效。文献报道,PET 对胃癌诊断的敏感度和特异度分别为58%～94%和78%～100%,其中对黏液腺癌、印戒细胞癌、低分化腺癌及弥漫型胃癌(Lauren分型)的检出率较之管状腺癌、中分化腺癌及肠型胃癌为低。虽然PET/CT对进展期胃癌的检出率已达到CT的诊断水平,但仍然存在着对胃癌诊断的敏感度受病理类型影响、对区域淋巴结转移和腹膜转移的诊断敏感度低于CT等诸多不足。相信随着PET/CT技术的不断完善,这些缺陷将逐渐减少,PET/CT在胃癌诊治中的应用也会日趋增多。

(八)细胞学和病理检查

1. **脱落细胞学检查** 胃脱落细胞学检查是一种简单、有效的定性检查方法。但是由于脱落细胞较少,细胞形态变化大,诊断较困难,需有丰富的临床经验。

食道和胃的脱落细胞可经线网气囊法、加压冲洗法、胃镜刷片法等获得,腹腔的脱落细胞可经开腹探查冲洗或腹腔镜探查冲洗获得。通常胃腔内脱落细胞检查的阳性率约在92%以上,早期胃癌的阳性率约75%。由于脱落细胞的检查有一定的漏误诊率,在临床上多以病理活检切片检查确诊。

2. **胃黏膜活组织检查** 胃的黏膜活检主要通过胃镜检查时进行。随着胃镜检查的普及,胃活检已经成为病理科的常规检查。由于活检的组织小、组织挤压变形明显,为减少漏诊,一般要求多点活检,且活检肿瘤要取边缘区,不要取坏死区,多处病灶活检要分别放置和标记。

二、胃癌的鉴别诊断

胃癌的诊断在临床上主要需与以下其他几种疾病相鉴别。

(一)浅表性胃炎

通常表现为胃区隐痛或胀痛,常伴有食欲缺乏、饱胀、恶心呕吐、返酸等不适。发病多与天气转变、情绪激动、饮食不节、过度劳累及受寒等因素有关。常反复发作,不伴有极度消瘦、神疲乏力等恶病质征象。做胃镜或钡餐检查很容易与胃癌相区分。

(二)功能性消化不良

常出现饭后上腹饱满、嗳气、反酸、恶心、食欲缺乏等症状,借助上消化道X线检查、纤维胃镜等检查可以明确诊断。

(三)慢性胆囊炎和胆石症

疼痛多与吃油腻东西有关系,疼痛常位于右上腹并可放射到背部,伴发热,伴有黄疸的典型病例与胃癌不难鉴别,对不典型的病例应进行B超或内镜下逆行胆道造影检查可以加以鉴别。

(四)慢性胰腺炎

早期胃癌的上腹部疼痛与慢性胰腺炎者相似。慢性胰腺炎有反复发作史,发作时可出现黄疸。病程长者可有脂肪泻、肉质泻及糖尿等。一部分患者血清淀粉酶增高,X线腹部平片可发现胰腺钙化阴影。钡餐检查胃无异常所见,经用药物治疗和饮食疗法,症状可缓解。

(五)胃溃疡

胃溃疡与胃癌的鉴别如表28-6所示。

表 28-6 胃溃疡与胃癌的鉴别诊断

	胃溃疡	胃癌
年龄	多发于 40 岁左右	40～60 岁常见
病史	病史长,反复发作病史	病史相对较短,且呈逐渐加重
症状	上腹部疼痛有规律性,常与饮食有关,抗酸药物可缓解	疼痛无规律性,持续性加重,食欲减退,消瘦,乏力
体征	无并发症时一般情况好,上腹部可有轻压痛,无肿块,左锁骨上无肿大淋巴结	短期内出现消瘦、贫血,晚期可表现为恶病质,上腹部可触及包块或腹水,左锁骨上肿大淋巴结
胃液分析	胃酸高或正常	胃酸减低或缺乏
大便潜血	胃溃疡发作时阳性,治疗后转阴性	持续阳性
钡餐检查	溃疡一般小于 2.5 cm,龛影呈圆形或椭圆形,边缘光滑、整齐,四周黏膜皱襞呈放射状向龛影集中,胃壁柔软,蠕动波可通过	溃疡一般大于 2.5 cm,龛影不规则,四周黏膜皱襞乱或消失,胃壁僵硬,蠕动波不能通过。常可见"半月征"
胃镜	溃疡呈圆形或椭圆形,边界清楚,溃疡表面光滑、清洁	溃疡多不规则,边界不明显,溃疡基底凹凸不平,常有出血糜烂或坏死物覆盖
病理活检	溃疡改变	典型的胃癌形态

(六) 胃息肉

胃息肉来源于胃黏膜上皮,为肿瘤、炎症、再生或错构瘤样病变,可发现于任何年龄,但以中老年为多见,较小的腺瘤可无任何症状,较大者可引起上腹部饱胀不适、隐痛、恶心呕吐,有时可见黑粪。胃腺瘤需与隆起型早期胃癌相鉴别,需进一步经胃镜活检予以确诊。

(七) 胃平滑肌瘤及肉瘤

胃平滑肌瘤可发生于任何年龄,多见于中年以上患者,且肿瘤多为单发。平滑肌瘤在早期位于胃壁内,当其扩展时肿瘤向胃腔突出形成黏膜下肿块,或向胃外突出形成浆膜下肿块,偶可向两侧突出形成哑铃状肿块。临床上无特征性症状,常见上腹饱胀不适、隐痛或胀痛等。当肿瘤表面形成溃疡时可出现消化道出血症状。约有 2% 可恶变成平滑肌肉瘤,临床表现为上腹部疼痛、不适、恶心、呕吐、胃纳减退、消瘦、发热、上消化道出血等。瘤体一般较大,常在 10 cm 以上,呈球形或半球形。胃镜检查和活检可区别上述两种病变与胃癌。

(八) 胃间质瘤

胃间质瘤是一种独立的、具有潜在恶性倾向的侵袭性肿瘤。其恶性程度目前较经典的是根据肿瘤大小以及有丝分裂指数(MI)来评估,如肿瘤直径<2 cm,M<5/50 高倍视野通常认为倾向良性。肿瘤大小不等,直径 0.8 cm～20 cm,可单发或多发。向腔内生长呈息肉样,常伴有溃疡形成,向浆膜外生长则形成浆膜下肿块。临床上消化道出血与触及肿块是最常见的症状和体征。超声胃镜结合病理活检(特别是穿刺活检)以及免疫组化检测 CD117

或 DOG-1 表达阳性、*c-kit* 原癌基因突变等结果是与胃癌的主要鉴别要点。

（九）胃原发性恶性淋巴瘤

胃原发性恶性淋巴瘤约占胃恶性肿瘤的 0.5%~8%，多见于青壮年。临床表现与胃癌极为相似，除上腹部饱胀、疼痛、恶心等非特异消化道症状外，还可见贫血、乏力、消瘦等，有 30%~50% 患者可见持续高热或间歇热。钡餐检查提示淋巴瘤的表现有：①胃黏膜纹较广泛增粗；②胃内多发肿块且伴有溃疡；③病变较广泛但胃蠕动和收缩均存在；④类似皮革样胃，但胃腔缩小不明显；⑤病灶巨大而患者健康状态仍然较好。胃镜检查见巨大的胃黏膜皱襞、单发或多发的息肉样结节且表面黏膜糜烂或溃疡时应首先考虑为胃淋巴瘤的可能。胃镜下组织学活检将有助于诊断。

（十）肥厚性胃窦炎

大多由幽门螺杆菌感染而引起，可引起胃窦狭窄、蠕动消失，但黏膜正常，多有环形皱襞，胃壁仍保持一定伸展性。而浸润型胃癌黏膜平坦或呈颗粒变形，尤其是胃壁僵硬，低张造影亦不扩张，两者鉴别不难。

除上述疾病之外，胃癌还需与胃黏膜脱垂、胃巨大皱襞症、胃类癌、胃底静脉瘤、假性淋巴瘤、异物肉芽肿等病变相鉴别。当上腹部摸到肿块时尚需与横结肠或胰腺肿块相区别，有肝转移者需与原发性肝癌鉴别。

三、胃癌诊断中值得注意的几个问题

胃癌的诊断由于其症状的不典型性、检查方法的局限性经常容易造成误诊。为了及时、正确地做好诊断，临床医生需要注意以下几点。

1) 早期胃癌通常没有症状，或症状轻微、时隐时现，对偶有胃区不适、隐痛、恶心、返酸、嗳气、腹胀等上消化道症状的患者，不要轻易忽视，而应进行胃的相关检查，最好是胃镜检查，待确定了诊断再进行治疗，而不是先治疗。日本的经验告诉我们：胃镜的普查和有症状患者的全面检查是早期胃癌发现的主要方法。对没有症状的人群尚需普查，有症状的患者如再被医生耽搁，是不应该的。

2) 胃镜是胃癌的最好检查方法，其主要优点是能够发现较小的病变、能够进行病理活检，定性价值肯定，早期胃癌的发现率较高。而 X 线检查容易漏诊较小的病变，定性诊断低于胃镜检查，但肿瘤定位肯定。在小病变时，两者结合使用在术前诊断上相辅相成。对于选定切口、设计切除范围也有重要的临床价值。

3) 在解读经胃镜病理活检的报告时，需注意病理报告为非癌性病变时，不能排除恶性可能。如胃镜或临床高度怀疑为恶性病变时，反复的胃镜检查是必要的。

4) 胃镜检查发现的小病变如经多次活检仍未能证实为恶性肿瘤时，可行正规抗溃疡治疗后复查。临床上经常可以见到经正规抗溃疡治疗后溃疡可以愈合，但随后症状再次出现，检查发现胃病变再出现，病理检查为胃癌。因此愈合后的溃疡最好应在 1~3 个月内复查，如有症状需短期内复查。对于中年以上的患者特别重要。

第六节 治 疗

和其他实体肿瘤一样，胃癌的治疗应根据病期的早晚、患者的全身情况、年龄等多种因素综合判断，最终施行以外科手术治疗为主，辅以化疗、放疗、免疫治疗、靶向治疗、中医中药等治疗的综合治疗。目前，胃癌根治术是唯一有效且可能将胃癌治愈的方法，因此一旦确诊，便应争取手术根治，术后再根据病理分期、肿瘤的生物学特性和患者的全身情况，辅以综合治疗。近十年来，也有不少学者和不少研究主张对进展期胃癌进行新辅助化疗和（或）放疗，创造根治手术切除的机会，甚至对不能手术的患者都有进行化疗（包括腹腔化疗）或放疗或中西医结合为主的综合治疗，以达到缓解症状、减轻痛苦、延长生命的目的。

一、手术治疗

（一）手术指征

对临床检查无明显远处转移征象、主要脏器无严重疾患、全身营养状况尚好、免疫功能尚佳、可以承担手术者均应首选手术治疗，以期达到根治或缓解症状、减轻痛苦的目的。

（二）手术分类

1. 根据手术性质分类

（1）根治性切除术：又称治愈性切除术，通常包括胃肿瘤及其区域淋巴结的完整切除。对一些很少发生淋巴结转移的早期胃癌，也有作者将内镜下黏膜切除（EMR）、内镜黏膜下切除术（ESD）归类于根治性切除术的范畴。

（2）姑息性切除术：又称非治愈性切除术。

（3）减症手术：包括胃空肠吻合术、胃或空肠食管吻合术、空肠造瘘术。

2. 根据区域淋巴结清除范围分类

（1）D0术：未全部清除第1站淋巴结的根治性切除术。

（2）D1术：全部清除第1站淋巴结的根治性切除术。

（3）D2术：全部清除第1、第2站淋巴结的根治性切除术。

（4）D3术：全部清除第1～3站淋巴结的根治性切除术。

（5）D4术：全部清除第1～4站淋巴结的根治性切除术。

目前，D2为主的根治术已是国际胃癌手术的主流。

（三）切口选择

胃癌术前除了对患者进行常规的全身情况评估、纠正主要脏器功能的不足、进行必要的家属谈话告知、选择合适的麻醉及进行常规的术前准备（如备血、肠道准备、皮肤准备等）外，选择合适的切口非常重要。通常，胃癌的手术切口有以下几种选择。

1. 上腹正中切口　最常用的切口，主要用于胃窦癌、胃体癌和部分体型较瘦患者的高位胃体癌。

2. 双侧肋缘下切口　目前临床上较少使用的切口，其对较肥胖患者的胃窦癌、胃体癌、未侵犯贲门的高位胃体癌非常适用。由于有了良好的暴露，在处理胃短血管、进行胃食道吻合时非常安全、方便。

3. **胸腹联合切口** 贲门癌行近侧胃大部切除的最佳切口,其优点有:提供了良好的暴露,使处理胃短血管非常安全可靠;可以游离食管下段,保证了肿瘤上切缘的足够距离,避免了上切缘阳性;使胃食道吻合方便可靠。但缺点是创伤较大,开胸、关胸费时,术后容易出现血胸、气胸及胸腔积液等并发症。此切口也可用于全胃切除术。

4. **左肋缘下横切口** 常用于贲门癌行近侧胃切除及部分不适合开胸的贲门癌伴食管下端受累者,其优点是在不开胸情况下仍能很好显示腹部手术范围,视野同样开阔,尤其是处理及清扫脾周围淋巴结时甚感方便,但缺点是断食管下端置荷包钳时不甚方便,因肋弓影响,越高处断食管越受影响,再者手术切口横断诸如腹外斜肌、腹直肌、前锯肌等,手术创伤大,术后患者常感左侧腹肌皮肤麻木,甚至弯腰后直立时牵扯感。另外,切口常需安置悬吊拉钩拉开,所以术后患者清醒后常感左侧切口疼痛。目前这种切口已使用较少。

5. **经胸切口** 部分医生使用该切口行贲门癌手术。由于该切口的限制,对胃左血管根部淋巴结清扫非常不易,同时其下切缘容易有肿瘤残留,因而我们并不提倡选此切口。

(四)胃癌手术的胃切除范围

胃癌的胃切除一般根据胃癌的大小与部位来决定。依据胃的切除的大小可将其分为胃局部切除术、胃大部切除术和全胃切除术。具体切除范围和适应证如下。

1. **胃局部切除** 在胃癌的手术中,胃局部切除通常不属于根治性切除。临床上多用于2种情况:晚期肿瘤的姑息性切除和早期肿瘤的局部切除(包括 EMR 和 ESD)。对于晚期肿瘤,由于已无法完全切除肿瘤,此时手术的安全性是第一重要的,只要切除主要肿瘤,达到减少肿瘤负荷、减少出血、穿孔、梗阻的机会就可以了,不必过分强调根治性切除;对于早期肿瘤,有部分医生采用胃的局部切除,其临床价值尚待进一步的研究和评估,因为早期胃癌的诊断是要靠病理诊断,同时早期胃癌的多原发机会达 6%~22%。

2. **胃大部切除** 胃大部切除是胃癌切除的主要形式。根据切除胃的部位又分为近侧胃大部切除和远侧胃大部切除。胃大部切除的范围往往是根据肿瘤的情况来决定的,可以是胃的 50%~80%。胃的近侧大部切除适于贲门及胃体高位肿瘤;胃的远侧大部切除适于胃窦、胃角癌和远侧胃体癌。

3. **全胃切除** 全胃切除是将全部胃切除的手术,主要用于肿瘤病变超过两个分区以上的胃癌。以往曾有医生建议在保证切缘和淋巴结清扫的情况下,尽量保留部分胃,认为有利于减少手术并发症和改善术后生活质量。但随着食管胃结合部癌发病的日益增多,目前更多的医生建议对大多数的贲门癌和全部的胃体癌均应考虑施行全胃切除,以减少近侧胃切除术后较难治愈的反流性食管炎,从而提高生活质量。

(五)胃癌手术的切缘

胃癌的手术切缘是胃癌手术中的重要部分,能否保证手术切缘阴性是根治性手术的标准之一。临床上强调:根治性手术要千方百计保证切缘阴性,即使手术较复杂、损伤较大也要尽力去做;如果手术是姑息性的,手术的安全性升为第一性的,要求在安全的前提下也尽量保证切缘阴性。

胃癌的切缘与肿瘤的浸润距离有关,不同的肿瘤大小、肿瘤类型、肿瘤生长方式的浸润距离是不同的。这里的浸润是包括肿瘤沿组织间隙的扩散、肿瘤侵犯胃壁的血管、淋巴管、神经等。多数研究显示:中、高分化腺癌、内生为主、局限性肿瘤一般浸润距离≤3 cm;低分化、未分化、黏液腺癌、印戒细胞癌、溃疡型、浸润性生长者,浸润距离较长,可达到 3~5 cm。

因此临床上对第一种情况,需要选择3～4 cm切缘;对第2种情况采用5～6 cm切缘。

文献报道近侧胃大部和全胃切除的近切缘阳性率为11%～31%,这在经腹行全胃或贲门癌时较常见,往往与手术者为了留有足够的腹段食管进行吻合有关。因此,对于侵犯贲门的胃癌,若不能保证有足够的近切缘,宜选择胸腹联合切口进行手术。远侧胃大部和全胃的远切缘阳性率为4.3%～12.1%,除了肿瘤的情况外,有时和手术者希望多保留一些幽门下十二指肠以便行胃切除后的毕Ⅰ式重建有关。因此我们建议:①在切除过程中最好不要考虑重建问题;②肿瘤下缘距幽门<3 cm尽量不要行毕Ⅰ式吻合;③一般胃窦癌侵犯浆膜、局部复发率较高的情况下,以行毕Ⅱ式吻合为佳。如果局部复发时,Ⅱ式吻合很少会由于肿瘤压迫造成梗阻,而Ⅰ式吻合在复发时非常容易造成梗阻且很难处理。

在手术过程中,避免切缘阳性主要有直接观察和冰冻病理检查。一般标本切下后,应及时检查标本看切缘是否满意,如肿瘤边缘清楚且距离>2 cm即可;如肿瘤边界不清楚、正常组织边缘小于2 cm,最好进行术中冰冻病理检查,确定切缘是否阳性。

(六)胃癌手术的淋巴结清扫

胃癌手术的切除根据淋巴结清扫的站数分为D1、D2、D3、D4,其分别清扫第1～4站淋巴结。一般根治术的要求是清扫范围超过淋巴结转移范围一站,即肿瘤有第2站转移,手术清扫到第3站淋巴结。在临床上,有时根据肿瘤和机体的情况,在手术中进行选择性扩大或缩小原有清扫范围称之为改良根治术,如在D2的基础上扩大清扫数组淋巴结,称为扩大D2。

不同分期的胃癌的淋巴结转移的概率和转移的站数是不同的,临床上应根据肿瘤的大小、浸润深度、淋巴结的情况和转移的站数,选择胃癌的清扫范围。通常认为Ⅰ期胃癌手术采用D1、D2、D3清扫的结果相同,由于在临床上有时无法准确判断分期,因此多建议采用D2-或D2清扫术,而Ⅱ期胃癌淋巴结多转移至第1站,D2、D3清扫的结果也相同,故仍建议采用D2清扫术。至于Ⅲ期胃癌,理论上应清扫第3站淋巴结,但临床上多采用扩大的D2清扫来代替D3手术。日本和我国部分医生认为D3的清扫可以改善三期的胃癌生存率5%～10%,因此建议应积极进行扩大清扫。但也有研究显示:该手术并发症高,生存率改变不明显,且有作者认为这种生存的改善与扩大清扫造成的分期位移有关。Ⅳ期胃癌的手术是姑息性手术,应根据患者的综合情况决定手术方式。

对于胃癌淋巴结的清扫范围,东西方的学者在近10余年来一直存在着争议。以日本为首的亚洲学者主张对进展期胃癌应根据淋巴引流特征作广泛的淋巴结清扫,提倡将D2术作为胃癌的标准术式,通过最大限度的清除转移淋巴结来降低复发转移的机会。而欧洲学者则依据已有的多个当地临床随机研究结果,认为D2手术对胃癌术后的生存率并不优于D1术,且死亡率和手术并发症发生率均有所增加。如2004年发布的荷兰胃癌手术协作组前瞻性随机对照多中心的研究报道将接受根治性切除的711例胃癌病例分为两组,380例接受D1术,331例接受D2术,两组并发症发生率分别为25%和43%,手术死亡率分别为4%和10%,差异均有显著性,11年的随访结果提示D2手术在生存率方面与D1手术相比并未显示优势(30% vs. 35%)。然而随着研究的不断深入,特别是D2手术技术在西方的日益成熟。近年,西方的研究结果也肯定了D2手术的价值,如上述荷兰的研究随访15年的结果显示虽然接受D1手术和D2手术的患者15年生存率没有统计学差异(21% vs. 29%, $P=0.34$),但胃癌相关死亡率在D1手术组要明显高于D2手术组(48% vs. 37%),局部复发率在 D1 手术组也明显高于 D2 手术组(22% vs. 12%)。因此,目前《日本胃癌治疗指南》和美国《NCCN 胃癌指南》均推荐将 D2 清扫术作为胃癌淋巴结清扫的标准手术。

(七)胃癌常用的手术方式及要点

由于 D2 手术已得到了东、西方大多数国家的认可,本章节的胃癌手术方式我们均以 D2 手术来介绍。

1. 远侧胃癌根治性手术

(1)适应证:胃窦部癌或胃体下部癌均可行此手术。

(2)手术步骤

1)切口:经上腹正中切口,切开进腹。

2)探查:进腹后探查病变,探查程序由远至近,首先要探查盆腔是否有转移结节,女性须同时探查两侧卵巢有无转移,然后探查大网膜和肝脏,再继续探查脾脏、腹膜后淋巴结、大小肠及其系膜等,最后探查原发病灶及其所属各站的淋巴结情况,明确肿瘤的部位、大小、胃壁的浸润深度与范围、活动度、有无多原发病灶、能否游离切除等。肿瘤累及后壁时有时需打开胃结肠韧带,确定病灶是否侵及胰腺、横结肠系膜及大血管等。通常,探查发现的腹盆腔或肝结节,灰白色往往是转移灶,粉红及鲜红隆起海绵物常为血管瘤,而紫色及白色囊样物常为囊肿。早期浅表性胃癌往往难以探查明确,常需术前或术中胃镜定位。一般情况下术中尽量不要切开胃壁,因有时切至病灶处更加难以诊断。

3)留取腹腔冲洗液和保护切口:对 T3 及以上的患者,宜留取腹腔冲洗液用于脱落细胞学检查。常用生理盐水 200 ml 左右分别冲洗盆腔、两侧结肠旁沟和膈下后吸出、送检。在明确肿瘤可切除时,延长切口,并放置手术切口保护圈保护切口、防止癌细胞切口种植。为防止医源性播散,对已浸润出浆膜的肿瘤还需涂用医用胶水或覆盖纱布进行局部封闭。放置腹腔撑开器暴露术野。

4)游离和清扫:提起胃结肠韧带,用电刀沿横结肠上缘无血管区向两侧切开和游离大网膜,左右分别至结肠脾曲和肝曲处,同时游离横结肠系膜前叶至胰腺下缘。如果肿瘤累及后壁浆膜或与胰腺包膜有粘连,应向上一并剥离切除胰腺包膜。在此过程中,应避免结肠中动脉和胰腺的损伤,而在游离接近脾曲处时,也应注意勿过度牵拉,以免脾包膜撕裂出血。

在胰腺上缘处解剖出胃网膜右动、静脉,在其根部分别予以结扎、切断。清扫幽门下组淋巴结和肠系膜血管根部淋巴结(第 6 组和第 14 组)。此处需注意融合成团的淋巴结可能与胰头组织相似,应仔细辨认,莫将部分胰头误认为幽门区淋巴结切除,以免造成术后胰漏等并发症。

接着,可从十二指肠降部下端开始,切开十二指肠侧腹膜,向上达胆总管右侧,锐性+钝性分离胰头、十二指肠后方的疏松结缔组织,清扫胰十二指肠后淋巴结(第 13 组)。

沿十二指肠上缘切开覆盖肝十二指肠韧带表面的腹膜,自上向下剥离肝十二指肠韧带,在肝门处可一并显露肝动脉、门静脉、胆总管,在韧带左侧解剖暴露胃右动脉,在其根部结扎切断,清扫幽门上淋巴结(第 5 组)和肝十二指肠韧带内淋巴结(第 12 组)。但如果胆总管区域无淋巴结则不必在其表面过度清扫,以免损伤胆总管。

游离十二指肠球部 4～5 cm,幽门下 2～3 cm 常作为十二指肠切断处。注意勿在十二指肠下方附近用止血钳大块、盲目地钳夹组织,以免损伤胰十二指肠动脉。本文作者常在此处先期切断十二指肠,以便在以后的清扫时可将胃翻起、更好地暴露术野。

沿肝脏下缘向上切开小网膜直至贲门右旁(注意此处常有变异的血管分支,需要结扎),向下解剖小网膜囊后叶直至腹腔动脉干及其分支处,依次暴露肝总动脉、胃左动脉、脾动脉起始段、腹腔动脉及冠状静脉、门静脉和脾静脉起始段,清扫肝总动脉淋巴结(第8组)、胃左动脉旁淋巴结(第7组)和腹腔动脉周围淋巴结(第9组),并依次在根部结扎、切断冠状静脉、胃左动脉。期间需要特别注意的是冠状静脉变异较多,需要仔细解剖方能在根部汇入处结扎、切断,否则极易造成较多量的出血。另外,胰腺中部上方常为脾动脉源自腹腔动脉的起始部,需注意操作电刀时勿过深,以免损伤脾动脉主干,在分离胰腺近体、尾处也须注意脾动脉的走行。这一区域的清扫常被视为D2手术的关键,手术是否规范、解剖是否清晰均体现在此区域的手术操作。

继续沿小弯紧贴胃壁游离胃小弯周围的淋巴脂肪组织直至贲门右侧、食管右下方和膈肌脚表面,清扫小弯淋巴结(第3组)和贲门右淋巴结(第1组)。

于左上腹安放腹腔牵开器,用纱布垫小心托起并暴露脾脏。紧贴脾脏下缘和脾门进一步游离大网膜,根部结扎、切断胃网膜左动、静脉,并沿胃大弯游离清扫胃大弯淋巴结(第4组,通常为4sb和4d组)。至此,清扫手术完成。

5) 断胃:在清扫结束后,即考虑如何断胃。其实,断胃的方法是和消化道重建的方式密切关联的,主要包括十二指肠切端和胃切端两个断端的不同处理方式。通常在幽门下2～3cm处作为十二指肠切断处,而小弯侧距肿瘤近侧5cm以上、大弯侧距肿瘤近侧8cm以上作为胃的切断处。十二指肠断端肠管内可放置管状吻合器钉座与残胃作毕Ⅰ式吻合,也可行十二指肠残端关闭后残胃与空肠的毕Ⅱ式吻合或Roux-en-Y吻合。

十二指肠残端的闭合方法有多种,可以将十二指肠近段游离后距幽门下方3cm置闭合器,旋紧后一次闭合成功,也可应用侧侧吻合器,卡紧后击发一次成功,也可以按以往钳夹后,用丝线或可吸收线褥式缝合并加固缝合。无论选择何种方式,在关闭十二指肠时均需注意以下几个问题:①要保证切缘阴性,一般幽门下3cm即可,但有时浸润较深时可在切断后可送冰冻切片检查以证实无肿瘤残留;②十二指肠壁薄,在应用国产闭合器时,注意勿夹持过紧,以免影响黏膜及肌层的自然收缩力,避免挤压过度;③十二指肠余留至少平胰头上方1cm,这样容易包埋,如不足1cm则不需包埋缝合,再加固一层褥式缝合也可;④一般不行十二指肠造瘘术,只有在十二指肠残端有癌残留或关闭不满意时,才考虑十二指肠造瘘;⑤十二指肠壁分离过程中,保护好浆膜面,以免破损,致术后十二指肠残端漏发生。而胃断端关闭时同样需要注意:①保证切缘阴性,特别是浅表广泛型胃癌和多发性胃癌;②当伴有幽门梗阻时常出现胃壁增厚、水肿,在使用闭合器时,也要注意勿夹持过紧,以免挤压过度造成胃壁碎裂,有时还需使用较长的闭合钉仓;③根据术者习惯及吻合方法选择先关闭胃小弯或胃大弯,未闭合的胃壁留以置吻合器用,吻合完毕后可用闭合器关闭之。笔者习惯先关闭残胃大弯侧,然后将关闭的大弯侧顶角与十二指肠或空肠用管状吻合器吻合,再关闭残胃小弯侧,这样可以使吻合口延续性好、血供更好、吻合口张力更小,增加毕Ⅰ式吻合的机会,避免了原先残胃后壁与十二指肠或空肠吻合的结构盲端和可能的供血不良。

6) 消化道重建:标本离断移除后,予碘伏稀释液和生理盐水冲洗术野,严密止血后,进行消化道重建。远侧胃癌根治切除后常用的重建方式有以下几种:①毕Ⅰ式吻合;②毕Ⅱ式吻合;③残胃空肠Roux-en-Y吻合(图28-9)。

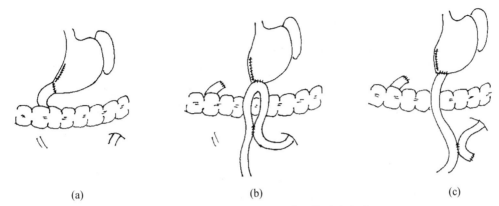

(a)　　　　　　　　　　　(b)　　　　　　　　　　　(c)

图 28‑9　远侧胃癌根治术后常用的重建方式

注：(a) 毕Ⅰ式吻合；(b) 毕Ⅱ式吻合；(c) 残胃空肠 Roux-en-Y 吻合

毕Ⅰ式吻合：要求在切断十二指肠前即在断端远侧部位放置荷包钳，做荷包缝合后距荷包钳近侧 0.5～0.8 cm 断十二指肠，随后将吻合器钉座置入十二指肠中，收紧结扎荷包，修剪多余组织，待吻合。将残胃提起，消毒胃腔后，将吻合器沿残胃小弯侧切端处伸入胃腔，拧出吻合器杆，使其在关闭的残胃大弯侧顶角处穿出胃壁，与前述十二指肠内所置钉座相接，旋转至刻度范围，击发完成吻合。通常此操作需要在听到"咔嚓"声响后，待 10 s 后放松吻合器旋钮，缓慢松开 2～3 圈后逐渐将整个吻合器缓慢摇摆拉出。吻合完成后需即刻检查吻合器的切除双圈是否完整无损以及吻合口的血供、张力、通畅程度、有无出血等情况，如有需要，可予可吸收缝线间断缝合加固。需要放置胃管减压和鼻饲营养管者可在此时将胃管置于残胃腔和吻合口附近，将营养管置于吻合口以远的十二指肠肠腔内。随后用闭合器关闭残胃小弯侧切端。笔者常再用 4—0 可吸收缝线浆肌层间断缝合加固上述所有的残胃切端以减少创面出血。至此，毕Ⅰ式吻合重建全部完成。毕Ⅰ式吻合最常用于无幽门上、下淋巴结转移的胃角部位癌，而为保证远侧切缘阴性、减少日后吻合口复发，原则上胃窦部癌应尽量做毕Ⅱ式吻合。由于毕Ⅰ式吻合最能保持生理性通畅且手术简单、费时少，术后往往恢复较快。

毕Ⅱ式吻合：毕Ⅱ式吻合是远侧胃癌手术的主要重建术式，以襻式吻合最为常用。其操作是在距曲氏（Treitz）韧带 15～20 cm 的空肠肠腔内放入吻合钉座，做荷包缝合，然后与经残胃小弯侧切端放入胃腔的吻合器在关闭的残胃大弯侧顶角处相接，完成吻合器吻合。通常襻式吻合的空肠输入襻对大弯侧，输出襻对小弯侧。需要放置胃管减压和鼻饲营养管者同样可在此时将胃管置于残胃腔和吻合口附近的空肠输入襻内，将营养管置于吻合口以远的空肠输出襻内。随后用闭合器关闭残胃小弯侧切端，并在上述吻合口下方 10 cm 处将空肠输入、输出襻肠管再行侧侧吻合（Braun 式吻合），此吻合可以通过手工缝合，也可以通过侧侧吻合器吻合，原则上行毕Ⅱ式吻合的患者均应行侧侧吻合，以免术后输出襻梗阻或食物在吻合口周围肠管内、外循环，造成无法处理的术后并发症，通常吻合口宽度以 2～3 cm 为宜。也有医生在做襻式吻合时习惯将空肠与残胃后壁做吻合的，但一般要求关闭的胃残端与吻合口处的距离应＞2 cm，以免血供受影响。毕Ⅱ式吻合适用于所有不符合毕Ⅰ式吻合要求的远侧胃大部切除后重建者,虽然操作较复杂,手术耗时稍多,术后并发症稍多,但吻合口复发时发生梗阻机会少,再切除机会大。

Roux-en-Y吻合:适应证同毕Ⅱ式吻合手术。在操作中先将空肠在距离曲氏韧带15～20 cm处切断,同时一并切断空肠系膜(但需保护两侧血管弓),随后将远端肠管置入吻合器钉座,上提后与插入胃腔的吻合器在关闭的残胃大弯侧顶角处相接行残胃-空肠端侧吻合,将近端肠管在上述吻合口下方30 cm处行近端空肠与远侧空肠的端侧吻合(手工缝合)或侧侧吻合(吻合器吻合,同时需闭合器关闭空肠残端),同样在吻合前需放置好胃管和营养塑管,吻合后缝合关闭系膜间隙。笔者体会此种吻合方式可能更有利于减少术后返酸、反流等并发症的发生。

7) 洗创、置管和关腹:聚维酮碘(碘伏)稀释液和生理盐水冲洗腹腔后,于术野放置双套引流管经右上腹壁开孔引出固定。清点器械敷料无误后逐层缝合关腹,手术结束。

2. 贲门癌根治术　贲门癌日见增多,如何进行合理规范的根治术是外科医生需要掌握的。贲门癌常位于贲门口、贲门下方的胃前后壁和胃底部位,由于病灶位置较高,以往常采用开胸及胸腹联合切口,手术可由胸科、腹科医生单独完成,近年来由于肝拉钩或万向拉钩的引进,开胸手术逐渐减少,取而代之的是经腹贲门癌根治术,优点为创伤小、暴露清、淋巴结清扫较单纯开胸手术更彻底。目前只有肿瘤侵犯食管下段或经X线钡餐提示食管膈肌裂孔处已有浸润的癌才需行开胸手术,所以贲门癌术前CT及胃肠钡餐检查十分重要,可以明确病变的部位及周围组织是否有浸润,从而决定手术的体位及切口。值得一提的是,文献报道由于近侧胃大部切除术后行食管残胃吻合重建,这一吻合使得术后半数以上的患者可出现不同程度的反流性食管炎,有些甚至经久难愈,致患者生活质量显著下降,因此这一手术已得到逐步限制。目前多数临床医生主张对病变范围较广、T3及以上的贲门癌施行全胃切除术来代替近侧胃大部切除术,尽管如此,近侧胃大部根治切除作为一种基本的术式仍需要每个临床医生熟练掌握。

(1) 适应证:早期贲门和胃底区癌肿。

(2) 手术步骤

1) 切口:可选用经腹直切口、肋缘下斜切口或胸腹联合切口。

2) 探查:探查步骤同远侧胃癌根治手术。其中,探查食管下端有无侵犯最为重要,因为这将决定是否需要行胸腹联合切除手术。如果扪及食管下端壁软,无肿瘤浸润所致的僵硬感且位于膈肌下方,则基本上经腹手术即可完成。

3) 留取腹腔冲洗液和保护切口:步骤同远侧胃癌根治手术。

4) 游离和清扫:紧贴横结肠游离大网膜,操作步骤同远侧胃癌根治术。找到幽门下区的胃网膜右动、静脉后,保留此血管(注意千万不能损伤,否则必须行全胃切除),清扫幽门下淋巴结,随后沿此血管向胃大弯近侧解剖分离使血管骨骼化(注意勿损伤血管弓),切除横结肠与胃网膜右动脉之间的大网膜至胃中线部(或胃网膜左右血管交界处),清扫胃大弯的淋巴结。左上腹放置腹腔牵开器(即肝拉钩)后,纱布垫托起脾脏,在脾曲上方继续分离脾脏下极和脾门处的大网膜,并沿脾脏清扫脾门淋巴结,紧贴脾脏结扎、切断胃网膜左动、静脉和数支胃短血管直至脾脏上极。在此过程中沿脾门清扫脂肪淋巴结时要特别小心,避免将脾脏损伤,因脾脏有较多的韧带及粘连束,有时即便稍一牵拉也会引起脾包膜或脾实质的撕裂,而一旦撕裂出现破口则很难止血,以至常在试行局部止血情况下,仍有少数病例须行脾切除。小的破口可尝试电凝止血或涂用医用胶水或填压可吸收止血纱布止血,通常压迫 4～5 min 即可止血。血管结扎在靠近脾脏实质外 1 cm 处比较安全,以避免过于靠近脾脏造成结扎时牵拉出血。在清扫大网膜的同时,与远侧胃癌手术一样,需将横结肠系膜前叶一并切除,直至胰腺被膜的表面并提起后清扫至胰腺上缘脾动脉搏动处。在断扎胃短血管至脾脏上极后,可顺势打开左侧膈肌脚、清扫贲门左淋巴结。至此完成了第 2、第 4、第 10 组淋巴结的清扫。

幽门上和胃小弯的清扫与远侧胃切除的手术步骤类似,清扫第 3、第 5、第 7、第 8、第 9 组淋巴结,期间需断扎胃右动、静脉,胃左动脉,胃冠状静脉。暴露脾动、静脉后需要清扫脾动、静脉表面的淋巴脂肪组织(第 11 组),断扎胃后血管。

最后清扫右侧膈肌脚表面和贲门右淋巴结(第 1 组),游离食管下段,此过程中有时需同时将膈肌裂孔切开。在食管表面找到质硬的两侧迷走神经,切断并结扎,将食管下段充分游离约 5 cm。至此清扫过程全部完成。

5) 断胃和消化道重建:在食管下段距离贲门肿瘤上缘 3～5 cm 处上荷包钳,做荷包缝合后,在荷包钳远侧切断食管,将吻合器钉座置于食管内,收紧并结扎荷包线,修剪多余的食管壁及黏膜待吻合。在距肿瘤远侧 5 cm 的胃大、小弯连接处用闭合器关闭胃大弯侧胃壁后,切断胃体,移去标本。即刻检查切缘是否满意,如无把握需送上切缘冰冻切片检查。

残胃腔消毒后,自残胃小弯侧切端放入吻合器,使之在关闭的残胃大弯侧顶角处与前述食管内所置的吻合器钉座相接,行食管-残胃端端吻合。同样检查吻合是否满意,吻合口有无出血、有无张力、血供如何等等,需要时可在吻合口周围缝合加固数针,以便减少张力和加强止血,但缝合过程中应避免将膈肌与食管壁过多缝合,以免术后发生呃逆或打嗝。随后可以放置胃管和营养管过幽门,再用闭合器关闭残胃小弯侧切端、4—0 可吸收线间断浆肌层缝合加固所有残胃切端即完成消化道重建。需要注意的是,在将吻合器钉座放入食管下端时,不主张标本未切除时就切开胃壁置入,因为此举不符合无瘤操作原则,另外在做吻合时也应检查残胃有无扭转,这对于所留残胃较大者尤应重视。一般认为,自吻合口至幽门在残胃大弯侧的长度尚能余留 20～25 cm 者术后发生反流的机会相对较小。

为了减少术后反流性食管炎的发生,近侧胃大部切除术后的消化道重建除了上述食管残胃吻合(倒毕 I 式)外,还有食管-残胃空肠间置(包括空肠单腔间置和空肠袋间置)和双通道吻合等其他术式(图 28-10),也有用直线切割器代替管状吻合器做吻合的。空肠袋间置术的主要手术要点有:①在小弯与大弯侧分别距幽门环 5～8 cm 与 10～15 cm 的连线处横断胃体;②距 Treitz 韧带约 20 cm 处切取带血管蒂空肠约 25 cm,置结肠后制成空肠"袋";③用切割吻合器做空肠侧侧吻合,食管与空肠"袋"底部做端侧吻合,空肠"袋"远端与残胃做端端吻合。双通道吻合术的主要手术要点有:①在小弯与大弯侧分别距幽门环 5～8 cm 与 10～15 cm 的连线处横断胃体;②距曲氏韧带约 20 cm 处断空肠,将食管与空肠断端近侧做端侧吻合,将距断端远侧 25～30 cm 处空肠与残胃近大弯侧前壁做侧侧吻合;③将空肠断端近侧肠管与距上述吻合口 30 cm 以远的远侧空肠再做侧侧吻合。复旦大学附属肿瘤医院对近侧胃大部切除后食管残胃吻合与双通道吻合两种重建手术术后并发症的随机对照研究,初步结果显示后者术后返酸、反流的症状明显少于前者。

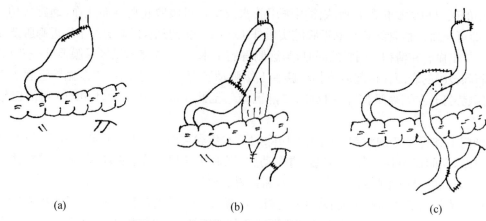

图 28-10 近侧胃癌根治术后常用的重建方式

注:(a) 食管残胃吻合(倒毕Ⅰ式);(b) 食管-残胃空肠袋间置吻合;(c) 双通道吻合

6) 洗创、置管和关腹:操作步骤同远侧胃癌切除术。

3. 全胃切除术 施行全胃切除术主要依据肿瘤的部位、浸润胃壁的深度与范围以及胃周淋巴结转移情况等决定。

(1) 适应证:①全胃癌、贲门胃底区癌侵及胃体、胃体癌及胃窦区癌侵及胃体者;②进展期贲门胃底癌,尤其是疑有幽门上或幽门下淋巴结转移者;③多发性胃癌;④皮革样胃癌;⑤残胃癌或残胃复发癌。值得一提的是,对姑息性全胃切除术应持谨慎态度,若肿瘤已有广泛转移,单行全胃切除术并不能改善预后,且可能增加术后并发症发生率。

(2) 手术步骤

1) 切口:上腹正中切口,上起自剑突,下达脐孔,其间距短者可切去剑突或绕脐向下延长切口 3~5 cm。对肥胖患者估计显露不佳者,或病灶外侵累及邻近脏器、特别累及膈肌者,应做经第 7 肋间的胸腹联合切口。

2) 探查、留取腹腔冲洗液和保护切口、游离和清扫以及断胃:各步骤参见远侧胃癌根治术和贲门癌根治术中相关内容,最终标本离断时将完成第 1~12 组淋巴结清扫,十二指肠于幽门下 2 cm 用闭合器或直线切割器关闭后浆肌层间断缝合加固。

3) 消化道重建:全胃切除术后的消化道重建一直为临床关注的重点,迄今文献报道的重建方式已多达 70 余种,但尚无一种方式可被广泛接受而成为公认的最佳术式。综合各家的研究结果,理想的全胃切除术后消化道重建方式应基本达到以下要求:①具有胃"储存器"作用,并能向肠腔作梯度性排空;②能维持食物通过十二指肠,接近正常的生理性排空过程;③能有效防止反流性食管炎与倾倒综合征的发生;④操作相对简单,创伤小,手术并发症少。目前,全胃切除术后采用最多的消化道重建方式主要有以下 3 种基本类型:食管空肠 Roux-en-Y 吻合术、肠段间置术及襻式空肠代胃术。

(a) 食管空肠 Roux-en-Y 吻合术:经典的 Roux-en-Y 术,即距曲氏韧带 15~20 cm 处横断空肠,经结肠前(张力较大时可经结肠后)行食管与远端空肠的端侧吻合,再距食管空肠吻合口约 50 cm 行空肠端侧吻合术。通常空肠的盲段以 3~5 cm 为妥。储袋式 Roux-en-Y 术,即在完成食管与远端空肠端侧吻合的基础上将空肠盲襻做成各种储袋,其类型多样,依据术者的习惯有双腔型、环形、"P"及"8"字形等,其目的是为了扩大食管下空肠的容量,模拟代胃,增加食入量并延缓食物排空(图 28-11)。Roux-en-Y 吻合术的优点是操作简单、并发症少,其中的储袋式吻合还有一定的食物储存作用,因此在临床上应用普遍。但该术式的不足也明显存在,主要因十二指肠被旷置,导致胆汁、胰液与食物混合异步化,并使胃肠道激素分泌紊乱,在一定程度上影响患者的消化道吸收功能。

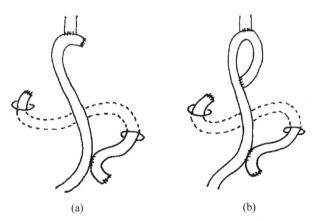

图 28-11　全胃切除术后常用的重建方式

注:(a) 食管空肠 Roux-en-Y 吻合;(b) 食管空肠 P 襻吻合

(b) 肠段间置术:间置空肠主要是空肠间置术,即留取距曲氏韧带 15~20 cm 处的一段带血管蒂的空肠肠段,在结肠前(或后)插入食管与十二指肠间分别作端端吻合。所插入的空肠肠段可做成各种形状,如单腔空肠段、双腔空肠段、三腔空肠段及"P"形空肠段等。通常,为防止反流性食管炎,插入的空肠段应在 35~40 cm 为妥。该术式的优点是食物排空经十二指肠,符合生理,可减少倾倒综合征发生,缺点是吻合口较多,操作较复杂、费时,疗效也有待进一步评估。

(c) 襻式空肠代胃术:襻式空肠代胃术是将空肠不切断而直接插入食管与十二指肠间代胃的一系列手术。经典的术式 Schlatter 法(图 28-12),即在距曲氏韧带 50 cm 处行食管空肠端侧吻合,并在距该吻合口 35~40 cm 处行空肠空肠 Braun 侧侧吻合。为减少反流,可将两个吻合口之间的输入襻空肠阻断(结扎或闭合)。这类手术的主要缺点是缺乏储袋功能,并旷置了十二指肠。国内郝希山等改良一种术式称为"功能性空肠间置代胃术",其要点为:①将食管与距曲氏韧带 40 cm 处空肠作端侧吻合;②将输出襻肠段在距食管空肠吻合口 35 cm 处与十二指肠残端行端侧吻合;③在空肠十二指肠吻合口下方 5 cm 处之输出襻与距 Treitz 韧带下方 20 cm 处输入襻之间作空肠空肠 Braun 式侧侧吻合;④分别于空肠十二指肠吻合口远侧 2 cm

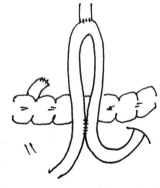

图 28-12　全胃切除术后 Schlatter 吻合法

处及距食管空肠吻合口 5~7 cm 输入之肠段处用丝线作适度结扎(图 28-13)。此术式不切断空肠,保留了神经肌肉的完整性,可避免肠道功能紊乱,防止反流,又具有食物流经十二指肠、而后进入十二指肠远端,防止了倾倒,促进了消化液和胃肠激素的分泌,最大限度地维持了胃肠道生理功能。复旦大学附属肿瘤医院王亚农等在此基础上又加入了空肠单储袋和双储袋两种术式,增强了食物储存的功能(图 28-14、28-15)。缺点与"功能性空肠间置代胃术"一样,术式较为复杂和费时,且有增加术后肠粘连的风险。

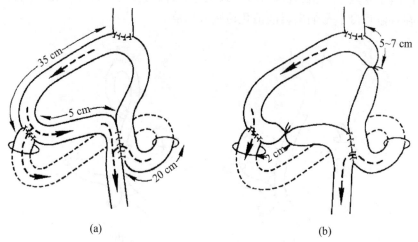

图 28-13 功能性空肠间置代胃术

注:(a) 肠襻结扎前;(b) 肠襻结扎后

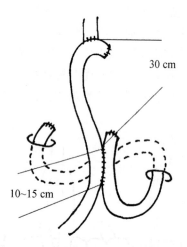

图 28-14 全胃切除术后的重建方式:食管空肠 Roux-en-Y 吻合＋空肠单储袋成形术

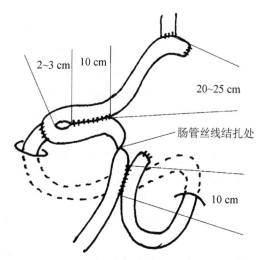

图 28-15 全胃切除术后的重建方式:间置空肠代胃＋空肠双储袋成形术

4) 洗创、置管和关腹:操作步骤同远侧胃癌切除术。

需要说明的是,目前临床上所采用的各种重建的术式各有利弊,结论也不一致。如十二指肠食管吻合术操作简便,亦符合正常生理通道,但往往因张力过大而容易发生吻合口瘘;Roux-en-Y 吻合减少了肠液的反流,但其储存功能较差,食糜会过早地排入空肠;食管空肠襻式吻合操作简单,但十二指肠液的反流发生率高达 33.3%～71.4%;间置空肠、双腔或三腔肠管代胃及各种储袋术虽改善了食物的储存功能,但操作复杂、手术时间冗长,常不为术者乐于接受。因此,根据病员的具体情况、术者的重建经验选择最为合适的重建方法是目前最常采用的策略。至于全胃切除术后消化道重建中对十二指肠经路的必要性、储袋的代胃作用、空肠不切断的优点等主要问题的争议,还有待于应用循证医学的研究方法、开展多中心、大数据的随机双盲对照研究才能获得更多的结论。

(八)胃癌的其他手术方式

胃癌除了以上常见的手术方式外,针对不同的部位和不同的分期以及选用不同的手术器械,还有其他多种手术方式。

1. 早期胃癌的内镜手术 通常认为早期胃癌也可发生淋巴结转移。文献报道黏膜内癌淋巴结转移率多数在 2%～9.8%,少数可达 21%,而黏膜下层癌淋巴结转移率多数在 12%～24.3%,少数可达 30%,且多数作者认为淋巴结转移在早期胃癌中与浸润深度、肿瘤大小、分化程度及淋巴管有无累及等多种因素有关。复旦大学附属肿瘤医院统计 2000～2011 年收治手术的 899 例早期胃癌,发现黏膜内癌淋巴结转移为 6.1%,黏膜下层癌可达 29.0%。因此 D2 根治术一直作为早期胃癌的标准手术,并取得良好的疗效。然而,随着早期胃癌发现的逐年增多,近十年来在追求手术根治和延长患者生存期的前提下,一些微创手术(包括内镜手术、腔镜手术等)也得到了开展并逐渐成为常规的治疗方法。大量的临床数据表明,只要指征掌握适当,这些微创手术并不增加术后肿瘤的复发率,相反绝大多数患者在术后短期内其体力、营养状况、免疫功能等指标均可较早恢复或接近术前水平。

(1) 经内镜黏膜切除术(endoscopic mucosal resection,EMR):此法为高频电凝电切与局部黏膜下注射相结合的方法,其治疗早期胃癌的标准适应证为:①癌肿局限于黏膜;②单一性病灶;③直径<2 cm 的隆起型病灶或直径<1 cm 的平坦型或凹陷型病灶;④癌肿无溃疡或溃疡瘢痕;⑤癌肿细胞分化良好。随着临床研究的不断深入,也有扩大用于分化良好、无溃疡形成、直径<5 cm 的黏膜内病灶或直径<1 cm 的差分化癌者。具体操作方法为:用生理盐水 20 ml+1:1 000 肾上腺素 2 ml 制成局部注射液,取 4～5 ml 经内镜注射针注入癌周黏膜下,使病灶局部隆起呈息肉状,然后再用圈套器套住癌灶并收紧后将癌灶切下。若术后病理提示肿瘤已浸润黏膜下浅层 SM1(<0.5 mm)但无血管、淋巴管累及时可追加胃切除或密切随访;若浸润达 SM1 且伴血管、淋巴管累及或浸润达黏膜下深层 SM2 时则加行胃癌 D2 根治术。

(2) 经内镜黏膜下切除术(endoscopic submucosal dissection,ESD):ESD 是较 EMR 切除范围更深更广的内镜手术,通常具体的操作步骤为:用 50% 葡萄糖 40 ml+1:1 000 肾上腺素 1 ml 制成局部注射液,通过内镜注射针刺入癌灶周边黏膜下层注入高渗葡萄糖及肾上腺素液约 30 ml,使癌灶及周边黏膜隆起,用高频电刀沿病灶周围 0.5 cm 处做点状切口线标志后环形切开黏膜至黏膜下层,采用边凝边切的方法将肿瘤完整切下。此法切除组织较大,且可深达肌层,在早期胃癌的适应证为:①黏膜内癌,无溃疡,无论肿瘤大小;②黏膜内癌,溃疡直径≤3 cm;③最低限度的黏膜下层癌(从黏膜肌层起≤500 μm),直径≤3 cm。有作者认为随着长期的随访数据的积累和新技术的应用,包括 ESD 在内的各种内镜切除将在早期胃癌的治疗中具备越来越宽的指征。但尽管如此,早期胃癌内镜治疗后仍需高度重视术后肿瘤的局部复发和淋巴结转移问题。笔者临床治疗中曾遇不少早期胃癌 ESD 手术后出现局部复发和淋巴结转移予以再手术的病例。Lee HL 等基于文献依据分析了 ESD 扩大指征的利与弊,认为可疑的黏膜下浸润、肿瘤较大、伴有溃疡、未分化等因素可能导致胃癌的微转移,增加肿瘤复发的危险。因此,除严格掌握手术指征外,早期胃癌 ESD 术后定期的胃镜检查、特别是超声胃镜和 CT 检查对于及时发现局部复发和胃周淋巴结转移尤为重要。

2. **胃癌的局部切除手术** 前文已述,有部分医生在早期胃癌中采用胃的局部切除,其临床价值有待进一步的研究和评估。随着腹腔镜手术的开展和技术的不断成熟,目前胃癌的局部切除手术大多借助腹腔镜行胃楔形切除术。这是 Kiajima 首先于 1993 年介绍的术式,通常经胃镜将癌灶部胃悬吊后,插入腹腔镜用自动缝合器切除癌灶及其周围部分正常胃壁。此法适用于位于胃前壁直径<2 cm 的早期胃癌。其优点为创伤小、失血少、恢复快、并发症少、术后生活质量高,但其远期疗效也有待于进一步证实。

3. **保留功能的胃癌手术** 对于早期胃癌的手术治疗,除了考虑手术切除的彻底性外,为提高患者术后的生存质量,也应考虑争取保留胃的部分生理功能。近 10 余年来,不少作者相继开展了保留幽门的胃部分切除术(PPG)和附加保留胃幽门迷走神经分支的 PPG(PPG-VP)。

(1) 保留幽门的胃部分切除术(pylorus-preserving gastrectomy,PPG):1967 年由 Maki 首先提出用于治疗胃溃疡的一种改良的远侧胃大部切除手术方式。该手术由于保留了胃幽门括约肌及其功能,具有预防碱性反流性残胃炎或食管炎、减少术后倾倒综合征、延长残胃食物排空时间、改善消化吸收功能的优点。由于 PPG 在治疗早期胃癌时不清扫幽门上淋巴结,仅清除胃大小弯侧、幽门下和胃左淋巴结,因此适用于黏膜内癌且术前无证据显示淋巴结转移者。

(2) 保留胃幽门迷走神经分支的 PPG(PPG-VP):该术式主要保留了迷走神经的肝支、腹腔支,使得保留的幽门括约肌功能更为健全,除可具有 PPG 手术的优点外,还能明显地减少术后胃滞留等排空障碍,降低胆结石和腹泻的发生率,避免了营养不良。其适应证为:①肿瘤局限于黏膜层,术前无任何证据显示淋巴结转移;②病灶不适合行 EMR、ESD 或腹腔镜下局部切除;③肿瘤大小和组织学类型不受限制。

4. **胃癌的扩大根治术** 胃癌扩大根治术是指胃原发癌或转移灶直接侵及胃周脏器(T4)或淋巴结转移达 N2 以远,尚可行根治切除者。切除范围包括次全胃或全胃合并大小网膜与横结肠系膜前叶联合部分胃周脏器切除和(或)D2 加或 D3 淋巴结清扫。适应证为部分Ⅲ期(多为Ⅲb 期)与无远处转移的Ⅳ期胃癌患者。

扩大根治术的标准:①切除端无肿瘤残留;②足够范围的淋巴组织清扫(D>N);③受累脏器与组织能获整块切除;④无远处转移。

(1) 联合脏器切除术

1) 胰腺、脾脏联合切除术:主要有以下两种手术方式。

(a) 保胰、脾动脉的脾切除术:以往日本的胃癌治疗规约多次修订版中均规定行胃上部癌 D2 清扫术时必须清扫第 10、第 11 组淋巴结。因此,胃上部癌行 D2 清扫术时应联合左半胰、脾动脉、脾静脉及脾切除术,但此手术后胰瘘、腹腔感染、糖尿病等严重并发症的发生率较高。Wang 等作者报道,84 例进展期胃癌患者被随机分为保胰胃癌根治术组(38 例)和联合胰体尾切除组(46 例),结果两组并发症发生率分别为 23.7% 和 52.2%,术后 5 年生存率则相反,分别为 42.4% 和 35.6%,研究结果提示对于胃中、上区域的进展期胃癌不应常规联合胰体尾切除术。所以,对于癌肿未浸润胰腺且仅怀疑脾门或脾动脉旁淋巴结转移者,通常不提倡联合胰腺切除,左半胰切除联合脾切除的适应证仅限于胃癌直接侵及胰腺者。

(b) 脾切除术：胃癌根治术联合脾脏切除的主要目的是为了清扫脾门转移的淋巴结，这一术式曾被西方学者视为高危手术。随后的研究发现，发生脾门淋巴结转移的多属胃底贲门区癌，其发生率为 9.8%~14%，且主要发生在已浸润至浆膜(T3)或浆膜外(T4)的晚期肿瘤。临床上，胃癌直接浸润至脾脏较为罕见，作预防性脾切除的疗效并未优于保脾术，所以一般不主张常规施行该手术。Sano 等近期报道了一项关于近侧胃癌全胃切除术时联合脾脏切除术的随机对照研究(JCOG 0110 研究)，结果建议在未累及胃大弯的近侧胃癌行全胃切除术时避免行联合脾脏切除术，因为该手术并不增加术后生存，相反增加术后并发症和术中出血量。通常，目前较为公认胃癌手术联合脾脏切除的指征为：①胃底贲门区或胃体大弯侧的Ⅲb 期、Ⅳ期癌肿；②肿瘤直接浸润脾脏或脾脏发生转移；③脾门淋巴结转移。

2) 联合胰头十二指肠切除术(PD 手术)：这是胃癌联合脏器切除手术中对适应证、并发症、手术死亡率、疗效等等争议最大的手术。随着胰腺手术技术的日趋提高及围手术期处理的不断完善，胃癌联合胰头十二指肠切除术已不再成为困难，手术并发症和死亡率也逐步下降。有作者报道只要病例选择合理，这种手术仍能达到根治目的，并显著提高术后生存率，值得推广，如詹文华报道胃癌联合胰头十二指肠切除术后并发症发生率 28.5%，中位生存期达 29.7 个月，同期作姑息性手术切除者中位生存期仅为 2.7 个月。但也有作者持相反意见，如韩国的 Min 等报道胃癌联合胰头十二指肠切除术预后极差，不建议推广此类手术。因此，目前认为该手术的指征主要为：①胃窦区癌肿直接浸润至十二指肠或胰头组织；②幽门下转移淋巴结侵犯胰头；③淋巴结转移限于第二站以内，且无肝、腹膜等远处转移；④手术可达到原发病灶和淋巴结的完全切除(R0)；⑤患者能耐受手术。

(2) 腹主动脉旁淋巴结清扫术：有研究发现 T3 以上进展期胃癌患者腹主动脉旁淋巴结转移率可达 30%，特别是贲门癌与侵及食管的胃癌更容易转移到腹主动脉旁。较为接受的腹主动脉旁淋巴结清扫术的指征为：①全身情况能耐受手术；②胃癌浸润至浆膜(T3 或部分 T4)，但无腹膜广泛播散或肝脏转移；③第 2 站淋巴结转移明显并超过 3 枚，或转移淋巴结较大且明显融合；④腹主动脉旁淋巴结转移数量在≤3 枚；⑤术者有较为丰富的扩大淋巴结清扫的经验。有作者报道若能严格掌握手术指征，在 D2 根治术基础上加做腹主动脉旁淋巴结清扫并不会显著增加手术并发症和死亡率，且可改善 5 年生存率。如詹文华等报道 73 例进展期胃癌在 D2 或 D3 根治术基础上加做腹主动脉旁淋巴结清扫(PALD 组)，其平均生存期为 56±3 个月，而非 PALD 组 85 例仅 42±4 个月，中位生存期分别为 62±6 个月和 29±3 个月，差异有统计学意义。近期日本胃癌大会更报道腹主动脉旁淋巴结转移数量在 3 枚以内者加做清扫手术才有获益。复旦大学附属肿瘤医院近年尝试开展对胃癌伴腹主动脉旁淋巴结转移的患者施行 D2 根治术后辅以术后放疗的研究，其结果是否能达到上述加做腹主动脉旁淋巴结清扫同样的获益值得期待。

5. 胃癌的姑息性手术　通常，胃癌的姑息性手术包括以下几种类型。

(1) 姑息性切除：姑息性切除是指肿瘤晚期而无法根治性切除时，尽量切除肿瘤原发灶的手术。可分为：近侧胃大部切除、远侧胃大部切除、全胃切除。姑息性切除的手术切缘一般不强求须距肿瘤边缘 5 cm 以上，但也不应切缘有明显的癌残留。淋巴结一般只清扫第 1 站淋巴结，但对明显肿大但切除又无困难的第 2 站淋巴结亦可予以摘除。切除后的消化道重建尽量采取简便易行的吻合方法，切忌选择操作时间冗长、复杂的重建方法。对于姑息性切除一直存在争议，主要在手术是否可以延长生命、改善生活质量。多数的研究显示，合理的姑息性切除可以延长6~12月生存时间。次全胃大部切除的1年生存率为28.5%,全胃切除生存时间为3~12月,少数患者可达3年以上。除了延长生命以外,姑息性切除还可以减少疼痛、减少出血、减少穿孔的机会、减少梗阻、减少肿瘤负荷,提高患者生活质量,增加化疗的耐受性,增加治疗效果。因此如果患者一般情况允许,肿瘤尚可切除,应尽量争取切除。但如果患者一般情况较差、肿瘤需联合脏器切除、患者经济情况较差,则不宜强行进行姑息性切除。姑息性切除的手术并发症和手术死亡率均较高,有报告可分别达20%~40%和10%~15%,需要特别注意。

(2) 胃空肠吻合术:手术探查后,如果胃远端肿瘤不能切除,而临床上已有梗阻或很快形成梗阻的情况下,胃空肠吻合是最佳选择。80%的患者可以获得症状的缓解,延长生存时间5~9月。通过改善进食,还能使患者获得其他治疗的可能性。

(3) 剖腹探查术:剖腹探查术是指打开腹腔后发现肿瘤无法切除的情况。这里有两种情况需要注意:一是术前尽量对切除的可能性作全面评估,避免不必要的手术探查;二是术前的检查有时也会有偏差和误导,造成失去手术的机会。因此,临床医生应在患者一般情况许可的情况下,尽量争取手术探查,增加切除的机会。如不能切除,也应争取行胃空肠吻合、腹腔泵置放、腹腔化疗等处理。目前,随着腔镜手术的普及,探查手术变得更为简单,而对一些晚期肿瘤,探查手术后排除腹腔转移、开展放化疗等综合治疗或明确腹腔转移、开展腹腔化疗等积极治疗,使得原本一些较为晚期的胃癌患者获得了更多转化治疗的可能性。

(4) 胃、空肠造瘘术:胃、空肠造瘘术是在肿瘤不能切除情况下,解决消化道进食的方法。因该方法不能解决肿瘤问题,同时手术并发症较高、术后护理困难、术后平均生存时间短(通常平均生存4个月左右),加之内镜下或X线下营养管置入或支架放置技术的不断成熟,单纯的胃、空肠造瘘术在临床上已很少再做。

6. **胃癌的腹腔镜手术**　随着腹腔镜手术设备和技术的快速发展,胃癌的腹腔镜手术在近10余年间得到了迅猛的发展,大有取代胃癌常规开腹手术的趋势。手术的方式也由原来单纯的胃癌局部切除术逐步发展至早期胃癌腹腔镜下根治术,并至目前开展的进展期胃癌腹腔镜下根治术。

腹腔镜下胃癌的局部切除术包括腹腔镜下楔形切除术(laparoscopic wedge resection, LWR)和腹腔镜下胃内黏膜切除术(intragastric mucosal resection, IGMR)两种。与EMR、ESD一样,这两种手术均属于对癌灶的局部切除,并不清扫胃周淋巴结。目前认为其适应证为:①黏膜内癌难以采用内镜下胃黏膜切除术;②黏膜内癌隆起型直径<25 mm或凹陷型直径<15 mm;③无溃疡;④黏膜内癌位于胃内除前壁外的任何位置均行IGMR,黏膜内癌位于除胃后壁以外的任何部位均行LWR。

腹腔镜下胃癌局部切除术面临的最大挑战是部分cT1N0的患者可能有未检测到的转移淋巴结而漏治。对此有学者提出在前哨淋巴结(sentinel node, SN)导航下对cT1N0的患者行LWR,一旦术中发现SN阳性,转行腹腔镜下胃癌D2根治术。术后若发现切缘阳性、癌细胞浸润静脉或淋巴系统时也需要行胃癌D2根治术。

腹腔镜早期胃癌根治术由于技术上的成熟和较好的疗效,早在2002年即已在日本的《胃癌治疗规约》中被接受为Ⅰa期胃癌的标准治疗方案之一。2016年,Kim等报道了韩国KLASS-01研究的随访结果,其结果显示在早期远侧胃癌中腹腔镜手术的远期疗效并不差于开放手术,且手术同样安全。尽管腹腔镜远侧胃切除并D2淋巴结清扫术治疗早期胃癌的有效性和安全性已经得到很好的临床验证,但对于进展期胃癌是否适合开展腹腔镜手术,因缺乏符合循证医学要求的多中心随机对照临床研究结果一直存在争议。随着近年来国内、国外对此开展的临床研究的增多,初步的结果已显示其治疗的可行性和安全性。如2016年ASCO大会上进一步报道了韩国关于局部进展期胃癌腹腔镜手术对比开放手术的安全性和疗效的KLASS-02研究,其安全性的相关数据显示腹腔镜手术在并发症率、快速康复等关键数据上具有一定的优势。国内李国新教授等报道的一项前瞻性多中心随机对照研究(CLASS-01),共纳入1056例进展期胃癌患者,结果显示:腹腔镜胃癌手术组(LG组)平均手术时间比开腹胃癌手术组(OG组)长30分钟。与OG组相比,LG组的术中出血量少12 mL,其差异有显著统计学意义。早期术后恢复过程中,术后至患者下地行走时间、首次肛门排气时间、进流质饮食时间、住院时间等指标,均为LG组短于OG组,其差异均有统计学意义。两组的术中并发症发生率(4.8% vs. 3.5%)、术后总体并发症发生率(15.2% vs. 12.9%)并无统计学差异。此外,LG组术后并发症致死2例,而OG组无死亡病例,但两组无统计学意义。该研究表明,LG与OG治疗进展期胃癌的安全性无明显差异,而且与OG相比,LG可减少术中出血量、缩短术后至患者下地活动时间、加快肠道功能恢复和减少住院时间。此研究的长期结果仍在随访中。

新近的日本广岛第89届日本胃癌年会和北京世界胃癌大会也对进展期胃癌的腹腔镜根治手术对比常规开腹手术在安全性、并发症、预后等方面予以了肯定的结论,提示在同样重视根治切除范围的前提下,腹腔镜手术有着创伤小、恢复快等更多优势。

另外,需要一提的是,随着达芬奇机器人手术系统的问世,尤其是近年来在国内的逐步开展,为胃癌的微创外科治疗开辟了一个新的途径。该系统手术以其智能化、高清晰的3D视野、灵活的操作系统弥补了腹腔镜技术的某些不足,在手术过程中更能体现手术者的意志,使手术变得更具艺术性,但由于设备较为昂贵、也需要更为严格的专业培训,加之目前对机器人胃癌根治术尚缺乏明确的手术适应证与操作上的规范,因此大多数学者仍然建议可先从相对早期的胃癌患者开始,不断积累经验,最终实行规范化的操作,以求得最佳的手术效果。

(九)胃癌术后的常规观察和处理

1. **术后监护** 全麻患者采取平卧位,每30分钟测呼吸、脉搏、血压,至平稳后改每小时测1次,并注意保持呼吸道通畅,呼吸道分泌物应及时吸出,以免发生窒息,开胸患者给予鼻导管吸氧,氧流量每分钟5~6 L,并给化痰药雾化吸入,每日2次。硬膜外麻醉每30分钟测血压、脉搏、呼吸1次,平稳后改每2小时测1次。

2. **保持胃肠减压管通畅** 每天记录胃肠减压的吸出量,并注意其性状,如无液体吸出而病员又有腹胀时,常提示胃管有堵塞,应及时调整胃管深度,并用少量生理盐水冲洗使其通畅。通常胃管术后2 d左右即可拔除,全胃切除手术后若无异常一天即可拔除。对术前伴有梗阻、胃肠减压引流量较多者可适当延长拔管时间。

3. **保持腹腔引流管通畅** 每天观察腹腔引流液的性状变化并记录引流量。通常第1、第2天引流量较多且呈血性,以后逐渐减少并至淡血性、浆液性,清澈无异常气味。一般3~4 d后即可拔除。但如果出现引流量突然增多,或颜色变红、变浑,或含有黄绿色胆汁样液或脓性分泌物等异常,应予适当延期拔管,排除出血、吻合口漏、胰瘘、乳糜漏、腹腔感染等各种并发症后才能拔管。复旦大学附属肿瘤医院所置引流管多为双套管,便于局部冲洗引流。

4. **保持胸腔引流管通畅** 开胸患者放置胸腔闭式引流,应观察其水柱的波动情况,并记录引流量,注意有无出血。胸管一般于术后 2～3 d 拔除,引流量较多时也可适当延长拔管时间。通常,拔管前可予床旁胸片检查了解胸腔积液和肺扩张情况。

5. **注意水及电解质平衡和营养支持** 胃癌术后患者不能即刻进食,需及时给予静脉输液。根据出量及检测血钾、钠、氯化物及二氧化碳结合力等结果,计算每日需要的补液量,并给予脂肪乳剂、复方氨基酸、血浆、白蛋白等营养支持,以利吻合口愈合。

6. **术后止痛及抗生素应用** 目前术后镇痛大多采用镇痛泵,应用麻醉药持续少量注入,使患者在术后 2 d 内疼痛减轻,但吗啡等止痛药有尿潴留不良反应,故应用止痛泵者应注意留置导尿。鉴于胃肠道手术属污染创口,一般需术中和术后 2 d 常规应用抗生素预防感染,常用甲硝唑及头孢二代抗生素等。

7. **术后饮食护理** 通常术后 2～3 d 肠蠕动开始恢复,此时可经术中放置的鼻饲营养管滴注流质饮食,滴注无不适者 2 d 后可口服少量流质,术后 1 周可进少量半流质,并逐渐增加饮食量,2 周后逐步过渡至普食。

近几年来,随着我国加速康复外科(enhanced recovery after surgery, ERAS)的逐步兴起和推广,原本胃癌手术后需要 7～10 d 才能康复出院的时间已缩短至 3～6 d。这是一种将围手术期有循证医学证据的措施整合在一起,将麻醉、护理和外科等学科的最新研究证据完美结合的集成创新理念,是采取优化的临床路径,强调减少创伤应激、促进器官功能早期康复、减少并发症和缩短患者住院时间的临床实践过程。其核心措施包括:①多模式止痛;②术后早期下床活动;③术后早期进食饮水;④避免或减少使用鼻饲管;⑤控制性输液,避免过多或过少的液体输注。因此,有胃癌患者术后当天即开始下床活动,术后一天开始口服液体或少量清流质并逐天增加,术中也尽可能不放置胃肠减压管、鼻饲管、导尿管和腹腔引流管等等,这些措施已得到国内很多胃癌专家的共识,相信随着实践的增多,有更多的经验可以总结和推广。但无论如何,根据当地的实际医疗环境、结合患者的具体情况和医者的临床经验,选择最适合的术后观察和处理才最为重要。

(十) 胃癌的手术并发症及其处理

1. **吻合口漏** 多因吻合口张力过大、局部血运不佳、吻合口周围感染、吻合口有癌残留等影响愈合,或因患者全身营养情况差、低蛋白血症及严重贫血所致,也可因缝合技术差,如缝合过稀和过密引发。CT 检查、泛影普胺碘剂造影对消化道漏的诊断很有帮助。近侧胃大部切除术吻合口漏的发生率远较远侧胃大部切除术高。一般认为,术后 2～3 d 内发生的吻合口漏多因缝合技术缺陷所致,7～12 d 内发生的漏常因局部血运不佳或感染所致。近侧胃大部切除行胸腔内吻合者,吻合口漏的主要临床表现为发热、脉速、胸痛、气急、咳嗽等,X 线检查可见液气胸,诊断一经确立,除禁食、纠正水电解质紊乱、抗感染等一般处理外,应立即做胸腔引流。待病情稳定后可考虑置鼻饲营养管或做空肠造瘘以保证足够的营养支持。远侧胃大部切除术后的吻合口漏以毕 I 式术者多见,症状有发热、脉速、腹胀、腹痛,腹部常有局限性或弥漫性压痛、反跳痛等腹膜刺激症状,明确诊断后应及时处理。症状较轻时可先尝试 B 超或 CT 引导下穿刺引流,病情严重时需急诊探腹,用大量生理盐水冲洗腹腔,于漏口旁置双套管引流。首次手术时未置营养管者,同时做空肠造瘘以利术后营养支持,术后应保持胃肠减压管通畅,以减少胃肠内容物漏入腹腔。其他支持疗法同前。毕 II 式术后十二指肠残端漏的处理基本与此相同。对于胃癌切除术中考虑有吻合口漏或十二指肠残端漏高危发生风险者,建议适当延长术后双套引流管的拔管时间。复旦大学附属肿瘤医院曾遇多例吻合口漏或十二指肠残端漏病例经双套管冲洗引流获得痊愈而避免二次探腹手术。

2. **吻合口梗阻** 远侧胃大部切除术后,残胃排空功能一般在术后 2~4 d 恢复,如 1 周后仍有排空障碍,即应考虑有吻合口梗阻之可能。发生原因多因吻合口内翻过多致吻合口狭窄,或因患者有低蛋白血症致吻合口水肿。主要临床表现为食后上腹部饱胀不适、嗳气、呃逆、呕吐,吐出不含胆汁的胃液,24 h 胃肠减压引流量超过 1 000 ml 常可作为吻合口梗阻的诊断依据。处理:①记出入水量,纠正水和电解质紊乱;②输血、血浆或白蛋白,纠正低蛋白血症。③自胃管内注入高渗盐水 200 ml,氢化可的松 100 mg,以减轻吻合口水肿;④经胃镜插入细塑料营养管,通过吻合口后灌注高营养液;⑤经上述保守疗法症状无好转持续 3 周以上者,可考虑行吻合口扩张。

3. **输入襻梗阻** 发生于毕Ⅱ式者,常因输入襻肠管过长而导致内疝、粘连或因空肠系膜压迫输入襻肠管所致。多发生于术后 3 周以内,患者可有突发性上腹部绞痛、恶心、呕吐不含胆汁的胃液,腹部可见局限性肠型,伴压痛及肌紧张。但也可有慢性发病者,开始时仅为上腹部隐痛、不适、恶心,之后疼痛逐渐加剧,并呕吐不含胆汁的胃液,腹部有肌卫、压痛、反跳痛,严重者可导致肠壁坏死、十二指肠残端漏、急性胰腺炎,患者常伴有高热、脉速、白细胞增高,并可出现中毒性休克。诊断一经确立,应立即进行手术治疗,解除内疝、扭转、粘连等梗阻原因,输入、输出襻之间加 Braun 吻合。如有肠管坏死则应予切除,有十二指肠残端漏及腹膜炎者予置双套管引流。

4. **输出襻梗阻** 多由手术原因所致,诸如炎症、水肿、粘连、吻合口狭窄、内疝等,主要表现为高位小肠梗阻症状,呕吐出大量混有食物的胆汁,若由炎症、水肿所致,经 3~4 周保守治疗可缓解;如由粘连、受压、内疝等机械原因引起,则须手术分离粘连、解除内疝等导致梗阻的原因。

5. **吻合口出血** 吻合口出血可分即时性出血及延迟性出血。即时性出血是指术后于胃肠减压管内连续不断地吸出鲜血,这多为吻合时黏膜下止血不完善所致。延迟性出血系指术后 24 h 内已将术中残留于胃内的陈旧血液吸净,但于术后 1 周左右重新出现呕血或黑粪,多因吻合口缝线脱落或因炎症累及血管所致。吻合口出血多数可经保守治疗而愈,常用的方法为:于 100 ml 冰盐水中加入去甲肾上腺素 4~8 mg,自胃管注入残胃后夹住胃管 30 min,再放开胃肠减压管观察吸引液,如仍有出血,可重复注入 2~3 次,一般均能奏效。如有较大的活动性出血,经上述处理及静脉应用对羧基苄胺、酚磺乙胺(止血敏)、巴曲酶(立止血)、奥美拉唑(洛赛克)、生长抑素(思他宁)等止血药后仍未缓解,观察胃肠减压管内吸出新鲜血液每小时超过 100 ml 时,应考虑手术或内镜下止血,可拆除吻合口前壁缝线后仔细检查,发现出血点后予以缝扎止血。

6. **残胃排空延迟** 多因术后自主神经系统功能紊乱而使残胃处于无张力状态。患者常有上腹部饱胀、恶心、反胃等症状,体检时上腹部饱满、肠鸣音消失。X 线钡餐检查见残胃扩张无蠕动,大量钡剂潴留于残胃内。处理:①禁食;②胃肠减压,使残胃处于空虚状态以利胃蠕动恢复;③尝试予 5% 高渗盐水洗胃有利于吻合口水肿的消退或新斯的明 0.5 mg 肌肉注射,每日 2 次,有助于胃蠕动恢复;④放置鼻饲营养管:由于多数患者需要 2 周以上的时间才能恢复(有些甚至需要数月),通常建议经内镜放置鼻饲营养管以利于加强营养支持;⑤尝试针灸等中医治疗。

7. Roux-en-Y 滞留综合征 据统计 Roux-en-Y 吻合术后有 25%～30% 患者发生滞留综合征,主要表现为食后上腹部饱满感、疼痛、恶心、呕吐、残胃排空延缓。其确切病因尚不完全清楚,一般认为由于迷走神经切断,致使胃肠肌张力降低,胃壁松弛,胃腔扩张无力迅速排空。另外经动物实验证明,当切断空肠行 Y 形吻合后,空肠壁上出现异位起搏点,促使空肠产生逆蠕动,故滞留综合征时,残胃及空肠段内均有滞留,但并无吻合口或小肠梗阻。也有作者发现此综合征的发生与 Roux 肠段的长度有关,肠管越长,其发病率越高,肠管若在 40 cm 以内则很少发生排空障碍。残胃排空迟缓随着时间的推移会逐渐消除,对残胃滞留症状严重而长期不消退者,则须行次全胃切除,仅保留少量胃底做 Roux-en-Y 吻合术。

8. 微小胰管瘘 此为胃癌根治术后较为常见并发症,其原因多系肿瘤后壁侵及胰腺被膜以及胰头区周围淋巴结融合成团,为达到根治目的,手术范围广、创面大所致。术后早期可无任何表现,多发生在术后 1 周以后,尤其是开始进食后,从引流管中发现有米汤样物渗出,量多少不等,一般每日不超过 100 ml,体温高或不高,此种情况下可以先给予减少胰液分泌的药物,如奥曲肽(善宁)及生长抑素(思他宁)等,保持引流通畅。如术后 10 d 以上可考虑用局部生理盐水双套管冲洗,如量不多可以不冲洗,待 2 周后,逐渐退拔引流管即可,也有在 1 个月后退拔引流管者,基本上通过保守治疗均能痊愈。

综上所述,胃癌术后可以发生各种并发症,只要及时发现、正确处理,大多数并发症都能得到有效控制并最终获得治愈。

二、化学治疗

虽然外科手术能使胃癌患者获得根治的机会,但毕竟临床上只有不足 60% 的患者才有机会得到治愈性切除,而且术后一半以上的患者还是可能出现远处转移或局部复发,因此化疗至今仍然是胃癌治疗的主要方法之一。近 10 余年来,肿瘤的化疗发生了很大的变化,新药的发现、新的药物应用途径、新的联合化疗等使胃癌的化疗效果得到了很大的提高。目前,化疗药物在进展期胃癌中的疗效已获得肯定,但开展多中心、大样本的随机对照研究以及不同方案的随机对照研究,仍需要较长时间的观察和总结。一般来说,临床上选择化疗方案,需要根据患者的一般情况、药物的毒性耐受性以及临床医生的经验综合而定。

(一) 胃癌常用的化疗药物和化疗方案

自上世纪中期化疗问世以来,用于胃癌的化疗药物至今已达数十种。这些化疗药物包括以下几种类型:①抗代谢药:如氟尿嘧啶(5-FU)、喃氟啶(FT-207)、替吉奥(S-1)、卡培他滨(CAPE 或 Xeloda)、培美曲塞(pemetrexed);②烷化剂:如卡氮芥(BCNU)、顺铂(DDP)、奥沙利铂(L-OHP);③抗生素类:如丝裂霉素(MMC)、阿霉素(ADM)、表柔比星(EPI-ADM);④植物类:如足叶乙苷(VP-16)、伊立替康(CPT-11)、紫杉醇(PTX)、多西紫杉醇(TAX)。随着时间的推移,经过临床的不断实践,目前有些药物因疗效不稳定、副反应大而逐渐退出胃癌的化疗,如卡莫司汀、替加氟、丝裂霉素等,另外一些新药陆续进入临床,如紫杉醇、多西紫杉醇、氟尿嘧啶口服制剂、伊立替康及奥沙利铂等,单药或联合治疗胃癌,显示出较好的抗瘤活性。

目前,胃癌常用的化疗方案有以下几种。

1. 单一用药方案

(1) 卡培他滨(希罗达):是一种对肿瘤细胞有选择性活性的口服细胞毒性制剂,单药治疗胃癌的有效率达 19%,治疗晚期胃癌一线有效率为 24%。常用剂量为每日 2 500 mg/m²,分早晚 2 次,于饭后 30 min 口服,连用 2 周后停用 1 周。病情继续恶化或产生不能耐受的毒性应停止治疗,主要不良反应为黏膜炎、胃肠道反应和手足综合征、肝功能损害,骨髓抑制较轻。

(2) 替吉奥(S-1):是一种新一代的口服氟尿嘧啶类药物,它由氟尿嘧啶的前体药物替加氟以及两种生化调节剂吉美嘧啶、奥替拉西钾组成,两种生化调节剂通过发挥对酶的抑制作用,使氟尿嘧啶的有效浓度保持更长时间,并减小对胃肠道的毒副作用。S-1 单药治疗转移性胃癌时客观有效率约 32%~49%。常用剂量为每日 80 mg/m²,分早晚 2 次,于饭后 30 min 口服,连用 2 周后停用 1 周。

(3) 紫杉类药物:包括紫杉醇、多西紫杉醇,单药治疗晚期胃癌有效率在 20% 以上,是晚期胃癌一线方案化疗失败后的有效挽救药物。

紫杉类药物作用机制独特,是目前唯一能通过结合微管,促进微管聚合,抑制微管蛋白解聚而发挥抗有丝分裂作用的药物,由于与其他药物无交叉耐药,近年来用于治疗胃癌,无论单药或联合用药,均取得较好疗效。紫杉醇主要在肝脏中代谢,肾功能不全一般不影响 PTX 化疗。常用剂量为 150~250 mg/m²,第 1 天;或 90 mg/m²,第 1、第 8 天。21 d 为一周期。国内多用 135~175 mg/m²。严重的过敏反应、神经毒性是其独特副反应,严重的过敏反应可能是致死性的,应严格按操作规范行预处理。

多烯紫杉醇的抗瘤谱比紫杉醇广,与其有不完全交叉耐药,与 DDP、5-FU 无交叉耐药,对 P 糖蛋白高表达的许多肿瘤也具有活性。一个单药使用多烯紫杉醇的 II 期临床研究显示,作为晚期胃癌一线治疗的有效率为 17%~24%,总生存期 7.5~8 个月,作为二线治疗的有效率为 20%~24%,可见多烯紫杉醇在胃癌治疗的挽救中显示了无与伦比的优势。国内外有许多学者建议采用每周疗法,常用剂量一般单药剂量为 35~40 mg/m²,一周 1 次,连用 6 周,停 2 周。推荐在使用多西紫杉醇前每日开始口服地塞米松 8 mg,每 12 小时 1 次,连用 3 d。水肿综合征(血管水肿、液体潴留综合征)是其独特副反应。

(4) 伊立替康:是一种半合成水溶性喜树碱衍生物,为特异性 DNA 拓扑异构酶 I 抑制剂,与拓扑异构酶 I 结合后抑制 DNA 复制及 RNA 的合成,系一广谱抗肿瘤药物,近年来广泛用于多种常见肿瘤的治疗,特别是对胃肠道癌和肺癌有较好的抗肿瘤作用,患者耐受性好。伊立替康单药有效率为 18%~23%。对 ADM、VLB 耐药者仍有细胞毒作用。推荐剂量为 300~350 mg/m²,静脉滴注 30~90 min,每 3 周 1 次。迟发性腹泻是其较为独特的不良反应,需要引起警惕,以免造成水电解质紊乱。

2. 联合用药方案 20 世纪 80 年代,胃癌的联合化疗中曾经广泛应用 FM(即 5-Fu+MMC)和 FAM(即 5-FU+ADM+MMC)等第 1 代联合方案,其早期报道的有效率可达 40%~50%,但后来经多中心研究发现其有效率不足 20%,而且 MMC 存在着延迟性和积累性的骨髓抑制,显著而持久,因此这些方案现已完全淘汰。80 年代后期设计出更加强烈的第 2 代联合化疗方案,包括 EAP(即 VP-16+ADM+DDP)、ELF(即 VP-16+CF+5-FU)、ECF(即 EPI+DDP+5-FU)、FAMTX(即 5-Fu+ADM+MTX)及 PF(即 DDP+5-Fu)等方案,虽经多中心试验,最终确定的以 ECF 方案和 PF 方案作为基础的方案取得了较好的疗效,但这些方案依然存在缓解率低、缓解期较短、延长生存期有限且毒性大、难以耐受等不足。随着具有突出疗效的新药(包括紫杉类药物、奥沙利铂、伊立替康、卡培他滨等)

不断问世,将其与传统有效单药组合的第 3 代联合化疗方案,包括 TCF 或 DCF(即 TAX/TXT+CDDP+5-FU)、FOLFIRI(即 CPT-11+5-FU+CF)、FOLFOX(即 L-OHP+CF+5-FU)、XP(即 Xeloda+DDP)、SP(即 S-1+DDP)、SOX(即 S-1+L-OHP)、XELOX(即 Xeloda+L-OHP)等方案,成为当今胃癌化疗临床应用和研究的主流。以下介绍部分目前常用的联合化疗方案。

(1) ECF 方案

1) EPI-ADM:35 mg/m^2,每周 1 次静注。

2) CDDP:40 mg/m^2,每周 1 次静滴。

3) 5-FU:425 mg/m^2,每周 1 次静滴。

这一方案连续应用 8 周,治疗有效率约 50%～60%,不良反应少,患者易于接受。

(2) PF 方案

1) DDP:80～100 mg/m^2,第 1 天静滴。

2) 5-Fu:500 mg/m^2,第 1～5 天静滴。

每 4 周重复 1 次。该方案曾在日本等国常用,其有效率为 40%～50%,不良反应主要为胃肠道毒性,但反应较轻。

(3) DCF 方案

1) DTX(泰索帝):75 mg/m^2,第 1 天静滴。

2) CDDP:75 mg/m^2,第 1 天静滴。

3) 5-FU:750 mg/m^2,第 1～5 天静滴。

每 3 周重复 1 次。Ajani 等报道了对进展期胃癌应用 DCF 方案和 DC 方案(即 DTX+CDDP)的多国多中心的 II 期随机对照研究结果,发现两组的客观缓解率(objective response rate,ORR)分别为 43% 和 26%,中位疾病进展时间(time-to-progression,TTP)分别为 5.9 个月和 5.0 个月,差异均有显著性,提示 DCF 方案疗效优于 DC 方案,且毒性可以耐受和控制。随后在第 41 届 ASCO 年会上,Ajani 等在上述 II 期研究的基础上再报告了 III 期临床研究的最终分析结果,显示 DCF 方案优于 CF 方案(即 CDDP+5-FU),两组的缓解率(RR)分别为 37% 和 25%,中位 TTP 分别为 5.6 个月和 3.7 个月,差异均有显著性。鉴于这一全球范围的随机多中心 III 期临床试验结果,美国 FDA 批准了 DCF 方案可用于以前未接受过化疗的晚期胃癌患者。

(4) FOLFOX 方案

1) 5-Fu:2 600 mg/m^2,第 1 天 24 h 静滴。

2) CF(即 LV):200 mg/m^2,第 1 天静滴。

3) L-OHP:85 mg/m^2,第 1 天静滴。

每 2 周重复 1 次。FOLFOX 方案是含奥沙利铂类联合方案中的典型方案,Al-Batran 等报道了 FOLFOX 方案组(FLO 组,即 5-FU+LV+L-OHP)与 FLP 方案组(即 5-FU+LV+PDD)一线治疗进展期胃腺癌的 III 期临床研究,发现两组的无进展生存期(progression-free survival,PFS)分别为 5.8 个月和 3.9 个月,其中 65 岁的患者中两组的缓解率分别为 41.3% 和 16.7%;$P = 0.012$,PFS 分别为 6.0 个月和 3.1 个月,差异有显著性,且 FLO 组的不良反应明显少于 FLP 组,提示在老年进展期胃癌患者中,使用 FOLFOX 方案更为有效和安全。

(5) FOLFIRI 方案

1) CPT-11：80 mg/m², 第 1 天静滴。

2) CF：500 mg/m², 第 1 天静滴。

3) 5-FU：2 000 mg/m², 第 1 天 24 h 静滴。

每周重复 1 次,共 6 周。Pozzo 等报道了使用 CPT-11+CF/5-FU(即 FOLFIRI 方案)与 CPT-11+PDD 两种方案治疗进展期期胃癌的Ⅱ期随机对照研究结果,发现两组的总缓解率分别为 42.4%和 32.1%,且 CPT-11+CF/5-FU 组不良反应小,提示 FOLFIRI 方案有生存与安全的优势。

(6) XP 方案

1) CAPE：1 000 mg/m², 第 1~14 天每天 2 次口服。

2) CDDP：80 mg/m², 第 1 天静滴 3 h。

每 3 周重复。Kang 等报道了一项包括中国在内的多国、多中心随机Ⅲ期临床研究,比较了 XP 方案与 FP 方案(5-FU+CDDP)一线治疗 316 例进展期胃癌的疗效及安全性,发现两组的 PFS 分别为 5.6 个月和 5.0 个月,中位总生存时间分别为 10.5 个月和 9.3 个月 (P=0.008),总缓解率分别为 41%和 29%(P=0.03),认为 XP 方案的 PFS 不低于 FP,总缓解率明显优于 FP,两方案的安全性相似,希罗达(Xeloda)可以减少住院时间和简化方案,应该成为进展期胃癌治疗的新选。

(7) SP 方案

1) S-1：80 mg/m², 第 1~14 天每天口服。

2) DDP：70 mg/m², 第 8 天 24 h 静滴。

每 3 周重复 1 次。Lee 等报道了病理分期为ⅢB-Ⅳ(M0)的胃癌患者术后使用 SP 方案与 FP 方案(5-FU+DDP)的对照研究,发现作为术后辅助化疗,SP 方案更为简便和容易承受。Ye JX 等用荟萃分析研究了以往报道的 CAPE 和 S1 各自为基础用于胃癌化疗的相关文献,发现两者无论在有效率还是安全性方面几乎一致。进一步随机对照的Ⅱ期临床研究还在进行中,最终结果预期在不久的将来可以公布。

(8) XELOX 方案

1) CAPE：1 000 mg/m², 一天 2 次, 第 1~14 天每天口服。

2) L-OHP：130 mg/m², 第 1 天静滴。

每 3 周重复 1 次,共 6 个周期。在 Noh SH 报道的一个名为 CLASSIC 试验的开放、随机对照的多中心三期临床试验中,研究者将Ⅱ期、Ⅲ期进展期胃癌行 D2 根治术后的 1 035 例患者分为手术+术后 XELOX 方案化疗组(520 例)与单纯手术组(515 例)两组进行对照研究,经过 5 年的随访,结果显示两组的无疾病生存率分别为 27%和 39%,预计 5 年的无疾病生存率分别为 68%和 53%,预计 5 年的总生存率分别为 78%和 69%,因此建议Ⅱ期或Ⅲ期胃癌 D2 根治术后宜行 XELOX 方案辅助化疗。

(9) SOX 方案

1) S-1：80 mg/m², 第 1~14 天每天口服。

2) L-OHP：130 mg/m², 第 1 天静滴。

每 3 周重复 1 次。近年一份关于 SOX 方案对比 SP 方案和 S1 单药在进展期胃癌的一线治疗中非劣效性研究的荟萃分析显示,SOX 方案优于 S1 单药,且不差于 SP 方案。

随着对胃癌的研究深入和化疗药物的不断研制开发,相信越来越多的化疗药物和不同的化疗方案组合将在不久的未来用于临床并通过Ⅲ、Ⅳ期临床的验证,显示出其更好的治疗前景。

(二)早期胃癌的化疗

早期胃癌在根治术后一般不必予以化疗,除非病理报告明确提示已有淋巴结转移者。以往不少胃癌专著建议除淋巴结转移外出现以下情况之一者也需考虑辅助化疗:①病理类型恶性度高;②侵犯血管或淋巴管;③浅表广泛型癌灶面积$>5 cm^2$;④多发癌灶;⑤青年胃癌患者(40岁以下)。然而这些因素均因缺乏大样本的循证依据而未得到美国《NCCN胃癌指南》的明确推荐。尽管如此,由于多数学者认为在早期胃癌中,肿瘤的恶性程度、浸润深度、脉管累及均与淋巴结转移密切相关,因此对黏膜下层累及的早期胃癌患者,即使淋巴结无转移,但若为低分化癌或脉管累及,均应慎重考虑术后化疗的可能性。Gold 等在分析ⅠA~ⅡA期胃癌根治术后行辅助化疗的生存情况后,发现在ⅠB-ⅡA期中存在4个疾病相关生存率(disease-specific survival,DSS)的不良预后因素,即①年龄>60岁;②肿瘤直径$>5 cm$;③近端胃;④分化较差,其5年DSS分别为100%(0项)、($86±4.3$)%(1项)、($76±3$)%(2项)、($72±2.8$)%(3项)和($48±4.9$)%(4项)($P<0.001$),认为ⅠB-ⅡA期胃癌中具备≥ 2项不良因素者5年DSS$\leq 76\%$,需行术后辅助化疗。这些类似的结论值得我们进一步借鉴和研究。

(三)进展期胃癌的化疗

2015年的《NCCN胃癌指南》告诉我们,T2以上的进展期胃癌无论手术与否均有化疗的指征。这些进展期胃癌的化疗主要包括以下方面:①胃癌术前的新辅助化疗;②胃癌获得根治性切除后的辅助性化疗;③对胃癌姑息性切除或未能切除者进行的姑息性化疗;④局部灌注化疗,包括肝脏的介入化疗和腹腔化疗等。

1. 新辅助化疗 由于新辅助化疗可以增加进展期胃癌的手术切除率及改善预后而受到越来越多的重视。其主要优点在于:①杀灭癌细胞,缩小肿瘤,降低临床分期,增加手术切除的机会;②杀灭手术区域以外的亚临床转移灶,预防肿瘤血源性播散;③获得肿瘤的体内药敏资料,为术后选择辅助化疗方案提供依据;④对肿瘤迅速进展者可以避免进行不必要的手术;⑤肿瘤对化疗的反应可以作为判断患者预后的指标之一。

2005年美国临床肿瘤学会公布了辅助性胃癌全身化疗试验(MAGIC试验)的最终结果。这是第一个评价胃癌围手术期化疗效果的大规模随机临床试验。在这项多机构参与的试验中,503例Ⅱ、Ⅲ期胃癌患者随机接受了外科手术、手术+手术前后各3个周期ECF方案的化疗。结果显示:与外科手术组比较,化疗+手术组术中可见肿瘤体积更小,术后病理分期大部分为T1和T2,完全切除率也较高(79% vs. 69%,$P=0.018$),手术+化疗组患者的无疾病进展时间明显延长($P=0.0001$,HR:0.66;95%CI:0.53~0.81),5年生存率明显提高(36% vs. 23%),提示新辅助化疗在胃癌治疗中具有重要的临床意义。鉴于此,更多的药物和化疗方案将用于进展期胃癌的新辅助化疗中。

需要注意的是,新辅助化疗的应用对象主要是进展期的胃癌患者,早、中期胃癌的应用意义不大,伴有腹腔广泛转移和肿瘤远处转移的极晚期患者因绝大多数缺乏根治手术的机会,也不纳入新辅助化疗的范畴内,因此准确的术前分期对病例的选择至关重要。另外,新辅助化疗的疗效好坏还与手术能否根治切除密切相关。为正确指导术后化疗和评估预后,对手术切除标本的病理组织学的准确判断也不容忽视。目前,新辅助化疗大多采用联合化疗方案,一般进行2~4个疗程即能判断疗效。给药途径以静脉或口服为主,也有采用介入治疗,即术前经皮选择性或超选择性动脉内插管将化疗药物直接注入肿瘤血管床,可以大大增加肿瘤区域的化疗药物浓度,而减轻毒副反应,有报道疗效优于静脉全身化疗者。

2. 术后辅助化疗 微小的亚临床转移灶是胃癌术后复发的根源。通常,理论上认为术后辅助化疗可以清除残存的肿瘤细胞,起到预防肿瘤复发和转移的作用。目前,胃癌术后的辅助化疗虽被大多数学者认可并广泛应用,但仍存在争议。持相反观点的学者认为如果肿瘤已彻底切除,则应用辅助化疗不但无益,反而增加了患者的痛苦和经济负担。2016年,Fujitani等在国际著名杂志《柳叶刀肿瘤学》(Lancet Oncology)上报道了多中心随机对照Ⅲ期试验REGATTA研究的最终结果。这项研究的关键是探讨存在一个单一不可治愈因素的进展期胃癌在姑息性胃切除术加化疗对比单纯化疗能否取得更大的生存获益。之前发布的中期结果显示最终结果为阳性的可能性仅有13.2%,因此研究中止了。此次发表的研究的最终数据及一部分事后分析,显示胃大部切除术序贯化疗不仅不存在生存获益,对于某些亚型的患者,总生存情况比单用化疗更差(2年总生存率25.1% vs. 31.7%)。虽然研究设计本身存在缺陷,但肯定的术后辅助化疗方案、确切的疗效还有待于不断地探索和证实,有效化疗的周期与持续时间、不良反应与耐药性及合理的多药配伍联合给药等,也均有待于在进一步更为完善的多中心、前瞻性、随机化的临床研究中加以解决。

尽管如此,目前无论是大样本的荟萃分析,还是一国或多国进行的多中心胃癌辅助化疗的研究结果,多数都提示对于Ⅱ、Ⅲ期胃癌在施行根治性手术后,无论辅以单药(如S-1、ACTSGC方案)还是多药联合化疗(如XELOX、CLASSIC方案等)都能降低肿瘤的复发率、延长无病生存期并最终提高患者3年和5年生存率。如Sakuramoto等报告的ACTS试验采用术后口服S-1单药1年,与单纯手术比较,3年生存率分别为80.5%与70.1%,复发率分别为25.1%与35.5%。这也是第一个Ⅱ、Ⅲ期胃癌D2清扫术后辅助化疗有效的临床研究。

3. 姑息性化疗 姑息性化疗是对胃癌姑息性切除或未能切除者进行的化疗,其目的是杀伤或抑制肿瘤细胞、减轻患者痛苦、延长生存期。由于是姑息性的,因此在选择化疗方案时除了考虑疗效外,更多的还应考虑患者的全身情况和化疗的耐受情况,即安全性问题。通常,姑息性化疗仅适用于全身状况良好、主要脏器功能基本正常的无法切除、复发或姑息性切除术后的患者。在姑息性化疗中,单药方案与联合化疗方案均可选择,但以有效且毒副反应小为首选,同时结合患者的体质状况、基础疾病及患者意愿来最终制订姑息化疗方案。由于患者大多为晚期,不必过分强调治疗的彻底性,也不必过分限定所应完成的化疗周期。化疗期间应密切观察化疗反应、患者的全身情况以及肝肾功能、血常规等主要指标的变化,以便及时调整用药剂量或更改化疗方案。一般认为,姑息性化疗的有效率为30%~50%,有效时间6~9个月。

4. 腹腔化疗 腹膜转移复发是晚期胃癌患者死亡的主要原因之一,通常认为它是导致20%~40%胃癌患者死亡的直接原因。接近20%的胃癌患者在术前或术中诊断有腹膜转移,超过50%的T3或T4期胃癌患者在根治术后发生腹膜转移,转移程度越高,生存期越短。因此如何及早发现腹膜转移、制定合理有效的多学科综合治疗方案、延长胃癌腹膜转移患者的生存时间并改善生活质量是当前研究的热点之一,腹腔化疗就是基于此开展的预防和治疗腹膜转移的主要方法。

根据所使用的技术方法,腹腔化疗可分为以下几种类型:①腹腔直接化疗:即在手术结束时根据肿瘤侵犯浆膜或残留的情况在关腹前给予腹腔内一次性的化疗;②腹腔置管化疗:即在手术结束时直视下放置腹腔化疗管或借助 B 超、CT 引导放置腹腔化疗管进行的腹腔化疗,通常为避免腹腔感染,置管化疗一般不宜超过 1 月;③腹腔泵化疗:即术中放置腹腔泵进行的腹腔化疗,通常可维持数月至半年以上,若无炎症或渗液,腹腔泵可长期放置于患者体内;④持续性腹腔热灌注化疗(continous hyperthemic peritoneal perfusion,CHPP):即借助腹腔热灌注化疗仪所进行的持续性化疗。其作用机制有:一是肿瘤细胞与正常细胞对温度的耐受性不同,肿瘤细胞热耐受性差,其在 43℃ 1 h 即可造成不可逆损害,而正常细胞可耐受 47℃ 1 h;二是腹腔化疗可造成腹腔内药物浓度升高,而药物浓度越高,抗癌作用越强;三是化疗药物与热疗具有协同作用,加热可以促进药物与细胞的结合、增强化疗药物的活性、改变肿瘤细胞的通透性、抑制细胞修复,增加对肿瘤细胞的杀伤作用。鉴于此,临床使用 CHPP 治疗仪将输入温度设定为 44~52℃,输出温度设定为 42~52℃,对化疗药物(如 MMC 8 mg/m^2、DDP 200 mg/m^2)进行加热,使其在腹腔内温度维持在 42~43℃,持续 60~96 min 完成灌注化疗。

根据化疗的目的,腹腔化疗又可分为预防性和治疗性两种。胃癌腹膜转移防治中国专家共识认为,虽然腹腔内热灌注化疗(hyperthermic intraperitoneal chemotherapy,HIPEC)作为预防性手段的临床证据不足,仍需进一步探索,但已有的一些循证学依据显示在具有风险因素的患者中,还是可以考虑术中预防性应用 HIPEC。如一项关于 HIPEC 随机对照试验的 Meta 分析显示,胃癌根治术后用 MMC(RR:0.75;95%CI:0.65~0.86;$P<0.00001$)或 5-FU(RR:0.69;95%CI:0.52~0.90;$P<0.00001$)进行腹腔内热灌注的化疗组(HIPC 组)较单纯手术的对照组生存时间均明显提高,HIPC 降低胃癌浆膜浸润患者腹膜转移的风险(RR:0.45;95%CI:0.28~0.72;$P=0.001$)。Yonemura 等报道的随机分组研究也显示,在有浆膜侵犯的胃癌术后,给予 CHPP 组的 5 年生存率高于对照组($P=0.016$);对于Ⅳ期患者,CHPP 组的 5 年生存率更明显高于对照组($P=0.001$)。CHPP 有控制腹水、减少局部复发、延长生命的作用。

在治疗性腹腔化疗中,近年由日本发起的全身化疗联合腹腔灌注化疗的大规模多中心的 PHOENIX-GC 研究再次使胃癌伴腹膜转移的治疗成为研究热点。由于腹膜转移被认为是全身系统性疾病的局部反应,因此全身系统化疗仍为核心治疗方案,腹腔灌注化疗为补充。Ishigami 等在Ⅲ期随机对照临床研究 PHOENIX-GC 中,将 183 例胃癌腹膜转移患者以 2:1 的比例随机分配至 IP 组(PTX 腹腔灌注联合 S-1/PTX 全身化疗:第 1、第 8 天 PTX 腹腔灌注 20 mg/m^2,静滴 50 mg/m^2,S-1 第 1~14 天口服,80 mg/(m^2·d),3 周重复)或 SP 组(S-1/顺铂全身化疗:顺铂静滴 60 mg/m^2,第 8 天,S-1 第 1~21 天口服,80 mg/(m^2·d),5 周重复)。结果显示,IP 组和 SP 组的中位生存时间(OS)分别为 17.7 月和 15.2 月(HR:0.72;95%CI:0.49~1.04;$P=0.080$)。腹水量是影响预后的重要因素。将基线腹水因素进行校正后,采用 COX 回归分析模型进行敏感性分析,HR 为 0.59(95%CI:0.39~0.87;$P=0.0079$)。特别是在中量腹水的患者中,IP 组的生存获益显著(13.0 个月 vs. 6.8 个月,HR:0.38;95%CI:0.39~0.87;$P=0.027$)。该项研究仍在进行中,有望在不久的将来对胃癌的腹腔化疗有个更为全面的指导性结论。

(四) 胃癌化疗的注意事项

1. 化疗的禁忌证 包括以下几种情况：①患者全身情况较差，恶病质，Karnofsky 评分低于 50；②有严重的贫血、白细胞减少和血小板明显降低（WBC 计数 $<3.0\times10^9/L$，BPL 计数 $<50\times10^9/L$）；③胃肠道有大出血、梗阻、穿孔；④严重的肝肾功能损害；⑤合并严重的全身感染。

2. 化疗的停药指征 包括以下几种情况：①全身情况恶化，Karnofsky 评分 <50；②化疗严重的不良反应，如呕吐、腹泻（5 次/天）；③感染发热超过 38℃以上；④白细胞和血小板计数明显减少（WBC 计数 $<3.0\times10^9/L$，BPL 计数 $<70\times10^9/L$）；⑤严重的心肌损害、肝肾功能损害等；⑥出现出血、梗阻、穿孔等严重并发症。

三、放射治疗

作为肿瘤治疗主要武器之一的放射治疗，在胃癌的治疗中已有多年的历史，但由于种种原因过去一直没有显示出明显的优势，这些原因包括：①胃癌是放射敏感性较差的恶性肿瘤；②胃周围有肝、胰、肾、肠等脏器包绕，而这些脏器均是放射耐受性较差的器官；③放射治疗设备和技术的限制等等。20 世纪 90 年代以后，由于放射源的发展、放射设备的更新、精确放疗的发展、定位准确性的提高以及放射生物学的发展、治疗方法的改进，尤其在联合化学治疗等多种联合治疗模式的开展，胃癌的放射治疗取得了较为迅速的进展，目前放疗已逐渐成为进展期胃癌的有效治疗手段之一。

（一）术前放疗

虽然目前胃癌患者术前开展放射治疗并不普及，但已有的治疗经验告诉我们术前放疗有其特殊优势：首先，从理论上来看，手术前的肿瘤组织血供和氧合性较好，对放射治疗较敏感，因此，对于一些局部病变范围较广而失去了手术治疗机会的患者，通过术前放疗或放疗联合化疗可以降低肿瘤负荷，从而有可能使其从不能手术变为能够手术。其次，实际临床中对一些患者施行术前放疗或联合化疗后，确能提高手术的切除率和 R0 切除率。如 Ajani 等报道的 RTOC9904 二期临床试验结果，术前对局部进展期胃癌给予同步放化疗（先行 5-FU、顺铂和紫杉醇化疗，然后予以 45 Gy 总剂量放疗，同时以 5-FU 化疗每周 5 次、紫杉醇每周 1 次），可提高 R0 切除率达 70%～91%，降低肿瘤分期，延长中位生存期达 22.1～33.7 个月，部分患者（26%）术后病理分期可达 pCR 或 pPR，患者预后有明显改善。复旦大学附属肿瘤医院近年开展了术前联合放化疗提高局部晚期胃癌根治性手术机会的探索性研究，发现 40 例初治时经过开腹探查排除腹腔种植、脱落细胞（+）、临床诊断为 cⅢB、cⅢC 期的局部晚期不可切除或潜在可根治性切除的胃癌患者中，有 36 例完成了 1 周期 SOX 化疗＋45 Gy 放疗＋1 周期 SOX 化疗的术前序贯治疗，随后 25 例（69.4%）获得手术切除，其中 24 例（66.7%）达到 R0 根治切除，病理学肿瘤完全消退率（pCR）5 例（13%），术后并发症 5.7%（1 例术后腹腔感染，1 例肺炎），无手术死亡，无消化道漏，证实了术前放疗联合化疗能够提高手术的 R0 切除率且不增加手术的风险。进一步的Ⅲ期临床试验仍在进行中。

（二）术中放疗

胃癌的术中放疗主要应用于 2 种情况：①胃癌根治性切除后消除肉眼不能察觉的肿瘤残存；②胃癌的姑息性切除后。术中放疗可以最大限度地保护正常器官，而给予可疑的残存肿瘤以最大的放射剂量，达到最好的效果。具体方法是在肿瘤标本切下后，将可疑的残留区暴露出来，同时将周围器官尽量保护起来，给予 40 Gy 的放射治疗。多数学者认为一次 40 Gy 的剂量相当于分割治疗的 60 Gy 的照射。文献报道术中放疗可以提高患者的 5 年生存率，或提高姑息性放疗的生存时间。

术中放射治疗主要是针对手术中不能完全切除的姑息性切除或是有癌残留或淋巴结转移和周围浸润的患者。术中放射治疗优点是能在直视的状态下照射肿瘤，使肿瘤靶区在得到一个较高剂量照射的同时不影响周围正常组织，能减少放疗的毒性反应，从而改善患者尤其是中晚期胃癌患者的生存期。Abe 与 Takahashi 等随机对 27 例均为临床Ⅳ期胃癌患者进行术中放射治疗，同时对 18 例Ⅳ期胃癌患者进行单纯手术治疗，结果显示，5 年生存率分别为 14.7% 和 0，显示术中放射治疗组有明显的优势。然而，目前临床上单纯进行手术加术中放射治疗的治疗方案并不多，而主要是与术前、术后或术前加术后的多种放化疗联合治疗模式。有文献报道，Weese 等对临床Ⅲa 期和Ⅳ期的胃癌患者给予新辅助化疗（氟尿嘧啶、甲酰四氢叶酸、多柔比星和顺铂等），并在术中对瘤床照射 10 Gy，术后再加用外照射放疗，结果 15 例患者中 10 例获得了无瘤生存，中位生存期为 27 个月。一些回顾性研究也表明，术中放射治疗联合多种模式的辅助治疗并不增加手术的并发症，相反能提高胃癌患者的局控率，使肿瘤明显消退，甚至长期生存或治愈，值得进一步探索研究。然而，术中放疗存在设备较为昂贵且需要符合手术室的相关配置要求、术中需要多学科团队协作、又增加手术时间及风险等等诸多原因，因此目前实际开展依然较少。

（三）术后放疗

自上世纪 70 年代起，一些研究报告已陆续证明了术后放化疗能消灭残留的肿瘤病灶，提高局控率和延长生存期。其中具有里程碑意义的研究当属 Macdonald 等的临床Ⅲ期试验（SWOG9008/INT0116），该试验是将 556 例胃癌高危术后患者随机分为术后同步放化疗、化疗组和单纯手术组，化疗采用氟尿嘧啶，连续 5 天为 1 个周期；同步放、化疗始于第 1 周期化疗的第 28 天，放射治疗的前 4 d 和后 3 d 合并化疗氟尿嘧啶与四氢叶酸，放射治疗剂量 25 次 45 Gy，每次 1.8 Gy，每周 5 次，放射治疗后再行 2 个周期化疗，化疗方案同放射治疗前。结果术后放化疗组与单纯手术组的中位生存期分别为 36 个月和 27 个月，前者较后者提高了 33%。2012 年，JCO 杂志上更新了 INT0116 研究的结果，长达 11 年的随访显示辅助放化疗比单纯手术显示出良好效果且没有产生长期毒性反应。但最大的质疑在于 INT0116 研究中 D2 手术的比例仅有 10%。于是针对这一问题，Lee 等报道的 ARTIST 试验做了进一步的研究，选取接受 D2 手术的样本患者，在此基础上再比较放化疗与化疗之间的差别。2015 年，ARTIST 更新的研究报道显示，经过 7 年的随访报道，就整体而言放化疗与化疗在 OS 及 DFS 上差异不大。分析造成这两种互为矛盾结论的原因，可能在于这两项研究均存在一定的局限性，如 INT0116 研究的局限性在于手术自控问题，而 ARTIST 研究的 I/Ⅱ期患者所占比重达到 60%，而且研究覆盖例数存在较大不足，同时这 2 项研究存在患者手术上的差别，入组患者疾病弥漫分布程度也存在差异。后期的 ARTIST 研究中弥漫型患者更多。以上这些差异均有可能对化疗作用的研究产生影响。

值得一提的是，2004 年美国临床肿瘤学会 ASCO 会议已提出将中晚期胃癌术后同步化放疗作为标准的治疗方案，这一方案在此后得到了更多作者的支持，相信随着研究的深入，放化疗将达到最大的优化。

当然，在胃癌的放射治疗中，除了严格掌握放疗指征、合理选择放疗方案以外，设定准确的放疗范围和合适的放射剂量也极其重要,因其不仅对放疗有重要影响,而且能最大限度地保护正常组织,减少放疗并发症,提高患者对放化疗的耐受性。目前,美国《NCCN 胃癌指南》推荐的辅助放疗的总剂量为 45~50.4 Gy。另外,进一步筛选和使用有效的热疗增敏剂、探索和应用新的放疗技术(如调强适形放射治疗,IMRT)、发现和正确处理各种放射治疗损伤(如胃穿孔、胃溃疡、肠管坏死、吸收不良等)也是胃癌放疗中今后研究的重点。

四、分子靶向药物治疗

目前,胃癌的分子靶向药物治疗已经进入临床应用阶段。2010 年,Bang 等发表了 ToGA Ⅲ期的临床研究报告,针对人表皮生长因子-2(Her-2)表达阳性、无法手术切除的局部晚期、复发或转移的 594 例胃癌患者,给予曲妥珠单抗(trastuzumab,又名 herceptin)、氟尿嘧啶类药物与顺铂联合治疗,结果发现联合曲妥珠单抗治疗组较之单纯化疗组总生存期延长 2.7 个月(13.8 个月 vs. 11.1 个月,$P=0.0048$),无进展生存期从 5.5 个月提高到 6.7 个月($P=0.0002$),联合治疗组患者的临床反应率从 34.5%提高 47.3%($P=0.0017$)。这项研究成为首个在胃癌治疗中有效的靶向治疗。随着 Her-2 阳性患者在多种肿瘤中使用曲妥珠单抗靶向治疗的有效开展,2015 年美国《NCCN 胃癌指南》强化了曲妥珠单抗作为胃癌标准治疗的地位。然而,由于胃癌 Her-2 阳性人群通常占比低于 15%,因此实际临床中胃癌的靶向治疗与其他实体瘤尚有很大差距。

近年在胃癌的靶向药物治疗方面,还有 Hecht 等报道的阿帕替尼治疗晚期胃癌的Ⅲ期研究和 Pavlakis 等报道的一项由国际多中心共同完成的瑞格非尼用于难治性晚期胃癌的Ⅱ期临床研究(名为 INTEGRATE)。前者是一项关于阿帕替尼在二线以后治疗转移性胃癌、胃食管交界癌患者的多中心随机双盲安慰剂对照Ⅲ期试验,研究显示与安慰剂相比,阿帕替尼单药能将中位 OS 延长 1.8 个月,中位无进展生存(PFS)延长 0.8 个月,且不良事件可控。后者研究中的瑞格非尼则是一种多激酶抑制剂,美国 FDA 已经批准用于治疗转移性结直肠癌和晚期胃肠间质瘤。作者在研究中发现瑞格非尼可延缓难治性晚期胃癌肿瘤进展,其中中位治疗持续时间在瑞格非尼组和安慰剂组分别为 1.8 个月和 0.9 个月,中位 PFS 分别为 2.6 个月和 0.9 个月(HR 为 0.40)。研究还发现,瑞格非尼在生存时间方面与安慰剂相比,可能具有潜在的优势(5.8 个月 vs. 4.5 个月,$P=0.147$)。INTEGRATE 研究证实瑞格非尼在晚期胃癌中具有一定的治疗前景且安全性尚可。上述这些研究均显示了胃癌分子靶向治疗的有效性,为今后临床上探索更为有效的分子靶向药物治疗提供了有益的经验。

需要说明的是,胃癌的治疗除了上述提及的手术、化疗、放疗、靶向等治疗外,还有免疫、中医中药等其他多种治疗方法,尤其是免疫治疗近年尤为受到关注,由于研究时间尚短、且缺乏大数据的临床随机对照,研究结果还有待于进一步观察和总结。

五、胃癌的多学科综合诊治

随着基础医学和临床医学的发展,如今针对肿瘤的治疗已不再片面强调进行某一单一疗法或局限在某一临床科室中完成。相反,在多学科中进行最合理的综合诊治已成为必然趋势。胃癌的综合治疗仍是以外科手术为主要治疗手段,在此基础上积极辅以化疗、放疗、靶向治疗、免疫治疗等形成规范化的综合治疗,这一模式涉及放射诊断科、超声诊断科、核医学科、内镜室、病理科、麻醉科、外科、化疗科、放疗科等多个学科,并贯穿于诊断、治疗、随访的各个环节。因此,为进一步提高胃癌的临床疗效、形成有利的工作机制、凝练专业化的医疗团队,努力探索各相关学科间的充分协作、最大限度地综合各学科的优势,并根据患者个体情况制定最合理的综合诊治方案,是今后我们的工作重点。

在胃癌的多学科综合诊治中,我们应重视并做好以下几个方面。

(一)充分利用各学科的资源,完善检查,努力提高早期胃癌的诊断率,并选择最合理的术式

在胃癌的各种检查中,都不可避免地存在着优点和缺陷,造成诊断的偏差,尤其是在早期胃癌的诊断中。因此,充分利用现有的诊断设备和技术,联合放射诊断科、超声诊断科、内镜中心、病理科等多个科室,开展包括 X 线气钡双重对比造影、螺旋 CT、电子胃镜、色素胃镜、变焦放大胃镜窄带显像的电子染色、超声胃镜定位深部穿刺或活检、免疫组化染色等多项检测方法,可以提高早期胃癌诊断的敏感性与准确性。复旦大学附属肿瘤医院胃外科近年收治的早期胃癌患者比例由本世纪初期的 15% 左右上升至接近 30%,可能与各学科多项检测手段的合理应用有关。诊断明确后,应根据肿瘤部位、大小、形态、病理类型、分化程度、浸润深度、有无胃周淋巴结转移及患者的全身情况,综合分析,并严格掌握各种手术指征,最终选择 ESD、腹腔镜下胃癌手术、开腹根治术或局部切除术等手术中最为合理的术式。

(二)充分利用各学科的资源,扬长避短,力求提高胃癌分期的准确性

准确的分期是合理治疗的前提。由于目前各种检查的缺陷,目前胃癌分期的准确率总体徘徊在 80% 左右,因此开展多种检查方法,扬长避短,可以提高胃癌分期的准确性。如判断肿瘤的范围,可选择上消化道造影、电子胃镜、CT 等检查;判断肿瘤的 T 分期和 N 分期,可选择 CT、MRI、超声胃镜等检查;判断肿瘤有无腹、盆腔转移,可选择超声检查、CT 或腔镜探查;判断肿瘤有无肝、肺、卵巢、骨等远处转移,可选择超声检查、CT、PET/CT 和同位素骨扫描等等。当一种检查不能明确分期时,需要采用两种或两种以上的检查。

(三)充分利用各学科的资源,有理有据,制订最合理的治疗方案

根据分期,遵循循证医学的原则,制订出包括术前、术中和术后分阶段、序贯性的综合治疗方案,是取得胃癌治疗最好疗效的关键。综合治疗方案应在诊疗之初即开始制订,在治疗过程中根据患者实际变化情况不断予以修正、更改。通常,根据胃癌病灶大小、浸润深度、淋巴结转移和远处转移情况,结合癌灶的生物学行为(包括生长方式、大体形态、组织类型等)以及患者的全身状况来制订综合治疗的方案。如对浸润至黏膜层的局限早期胃癌,行选择性 D2 手术后的 5 年生存率可达 95% 以上,故无须再行化疗。但对恶性程度较高、有淋巴管浸润、病灶虽不大的早期胃癌,由于其侵袭性强并易于转移播散的特性,至少须行 D2 手术。对Ⅱ期胃癌如仅浸润浅肌层,又无脉管、淋巴管内癌栓,淋巴结无转移者,可考虑行 D2 根治术,术后密切观察或辅以替吉奥或卡培他滨等单药方案化疗。对进展期胃癌已浸润全层并伴有 N2 转移者,有条件的医疗机构可考虑术前新辅助化疗或放化疗后,再行根治手术,术后继续完成全身辅助化疗等。

(四)充分利用各学科的资源,探索开拓,努力寻求和开展转化研究

转化研究是指将医学生物学基础研究成果迅速、有效地转化为可在临床实际中应用的理论、技术、方法和药物,在实验室与病房之间架起相互沟通的桥梁。对临床医学而言,转化医学是指一类医学研究,能够很好地将基础研究与解决患者实际问题结合起来,将基础研究的成果"转化"为实际患者的疾病预防、诊断和治疗及预后评估,实现从实验室与临床研究的双向转化。在胃癌的治疗中,就是要求能充分利用多学科的资源,将基础研究与临床诊治完美地结合起来,来获得最佳的治疗效果。比如,在获得了一部分胃癌患者在分子水平上的发生、发展机制后,运用靶向药物进行相关治疗,可以取得更好的疗效。放化疗的联合应用研究,可以使原本无法手术的患者获得根治切除并长期生存。腹腔转移的基础与临床的转化型研究,也可能使一部分晚期患者得到生存获益。相信在胃癌未来的诊治中,有更多的转化型研究值得我们去探索发现。

第七节 预 后

随着早期胃癌发现率的提高、手术方法的改进、综合治疗的深入应用以及新技术、新药物的不断开发应用,胃癌的整体治疗水平呈现出不断上升的趋势,但各国的水平差异较大,比如日本胃癌协会2017年报道的对手术切除的118 367例胃癌病例的回顾性分析,显示患者的中位年龄为67岁,ⅠA、ⅠB、Ⅱ、ⅢA、ⅢB和Ⅳ期的比例分别为44.0%、14.7%、11.7%、9.5%、5.0%和12.4%,术后30 d内死亡率为0.5%,术后总的5年生存率为71.1%,病理分期ⅠA、ⅠB、Ⅱ、ⅢA、ⅢB和Ⅳ期的5年生存率分别为91.5%、83.6%、70.6%、53.6%、34.8%和16.4%。美国国家癌症数据库(NCDB)对2004~2008年的7 306例胃癌的研究分析显示,Ⅰ(T1/2N0)、ⅡA(T1/2N+)、ⅡB(T3/T4aN0)、Ⅲ(T3/T4aN+)、Ⅳ(T4b & M+)期的5年生存率分别为56.7%、47.3%、33.1%、25.9%和5.0%。相比之下,一份对欧洲2000~2002年常见肿瘤年龄标化后的5年生存率研究中显示胃癌的平均5年生存率仅为24.9%(23.7%~26.2%),远较日本为低。

我国的胃癌生存率数据尚缺乏全国多中心的大样本的统计资料,通常单个治疗中心的数据显示疗效介于日本与美国之间。复旦大学附属肿瘤医院对2000~2013年收治手术的7 918例胃癌的资料统计显示,术后总的5年生存率为52.5%,其中ⅠA、ⅠB、ⅡA、ⅡB、ⅢA、ⅢB、ⅢC和Ⅳ期的5年生存率分别为97.8%、93.7%、73.8%、63.3%、55.6%、39.5%、19.8%和7.8%,根治切除的患者术后总的5年生存率为64.0%。

大多数的学者认为在诸多影响预后的因素中,癌肿浸润深度与淋巴结转移情况是影响预后最重要的因素,其次是肿瘤的病理类型及其生物学行为,手术类型、淋巴结清除范围、患者的年龄、性别等对预后也有一定影响。日本和韩国的胃癌生存率普遍较高,与早期胃癌占比50%以上有相当大的关系。复旦大学附属肿瘤医院收治手术的7 918例胃癌中ⅠA和ⅠB期仅占23.6%。因此,除了注重规范化的手术和合理的综合治疗外,提高早期胃癌在整个胃癌治疗中的构成比,也是改善胃癌预后的关键,值得我们为之努力。

第八节 展 望

随着胃癌基础和临床研究的不断深入及各学科间的协作日益加强,基于肿瘤部位、分期及其生物学特性而进行的综合治疗目前已成为胃癌诊治的基本策略,并取得了很大的进步,但尽管如此,仍有50%以上的患者由于复发或转移死于胃癌。因此,进一步减少胃癌的危害、提高胃癌的疗效仍是今后相当长的一段时间内需要我们努力的方向,具体的工作将包括以下几方面:①积极探索胃癌的发病原因和发病机制,从病因上阻断胃癌的发生和发展;②加强健康和癌症知识的教育,提高人们对胃癌的认识,开展对高危人群进行普查及对有胃癌相关症状的患者进行胃镜检查,提高早期胃癌的发现率,重视胃癌的早期发现、早期治疗;③对于中期胃癌,强调手术治疗的规范性及综合治疗的合理应用;④对无法手术根治的晚期胃癌,要通过各种辅助治疗手段,力争延长患者的生存时间,改善其生活质量。新概念、新理念、新技术、新方法的不断涌现,各种基因治疗、靶向治疗、免疫治疗等研究的日益兴起,将引领我们进一步整合各相关学科的研究力量,加强各相关学科的互相合作,探求胃癌诊治中的新突破,为胃癌患者带来更为光明的治疗前景。

(蔡 宏 王亚农)

主要参考文献

[1] Lindsey A, Freddie B, Rebecca L, et al. Global cancer statistics,2012. CA Cancer J Clin,2015,65(2):87-108.

[2] Chen W, Zheng R, Baade PD, et al. Cancer Statistics in China,2015. CA Cancer J Clin,2016,66(2):115-132.

[3] 朱正纲,刘炳亚. 胃癌基础与临床新进展. 上海:上海科学技术出版社,2013.

[4] American Joint Committee on Cancer. AJCC Cancer Staging Manual. 8th Edition. Springer International Publishing AG Switzerland,2017:203-220.

[5] Shan GD, Xu GQ, Li YM. Endoscopic ultrasonographic features of gastric linitis plastica in fifty-five Chinese patients. J Zhejiang Univ Sci B,2013,14(9):844-848.

[6] Kim EY, Lee WJ, Choi D, et al. The value of PET/CT for preoperative staging of advanced gastric cancer: comparison with contrast-enhanced CT. Eur J Radiol,2011,79(2):183-188.

[7] de Steur WO, Dikken JL, Hartgrink HH. Lymph node dissection in resectable advanced gastric cancer. Dig Surg,2013,30(2):96-103.

[8] 郝希山,李强,尹健,等. 全胃切除术后不同代胃术式的评价. 外科理论与实践,2003,8(1):34-36.

[9] 詹文华. 循证医学和全胃切除后消化道重建. 中国实用外科杂志,2004,24(9):514-516.

[10] Sung CM, Hsu CM, Hsu JT, et al. Predictive factors for lymph node metastasis in early gastric cancer. World J Gastroenterol,2010,16(41):5252-5256.

[11] 李小毅,王常珺,钟定荣,等. 166例早期胃癌的诊治分析. 中华医学科学院学报,2011,33(3):325-329.

[12] Li H, Lu P, Lu Y, et al. Predictive factors of lymph node metastasis in undifferentiated early gastric cancers and application of endoscopic mucosal resection. Surg Oncol,2010,19(4):221-226.

[13] Lee HL, Choi CH, Cheung DY. Do we have enough evidence for expanding the indications of ESD for EGC? World J Gastroenterol,2011,17(21):2597-2601.

[14] Sano T, Sasako M, Mizusawa J, et al. Randomized controlled trial to evaluate splenectomy in total gastrectomy for proximal gastric carcinoma. Ann Surg,2017,265(2):277-283.

[15] Min JS, Jin SH, Park S, et al. Prognosis of curatively resected pT4b gastric cancer with respect to invaded organ type. Ann Surg Oncol,2012,19(2):494-501.

[16] Kim W, Kim HH, Han SU, et al. Decreased morbidity of laparoscopic distal gastrectomy compared with open distal gastrectomy for stage I gastric cancer: short-term outcomes from a multicenter randomized controlled trial (KLASS-01). Ann Surg,2016,263(1):28-35.

[17] Hu Y, Huang C, Sun Y, et al. Morbidity and mortality of laparoscopic versus open d2 distal gastrectomy for advanced gastric cancer: a randomized controlled trial. J Clin Oncol,2016,34(12):1350-1257.

[18] 江志伟,黎介寿. 快速康复外科——优化的临床路径. 中华胃肠外科杂志,2012,15(1):12-13.

[19] 江志伟,黎介寿. 我国加速康复外科的研究现状. 中华胃肠外科杂志,2016,19(3):246-249.

[20] 中华研究型医院学会机器人与腹腔镜外科专业委员会. 胃癌胃切除手术加速康复外科专家共识(2016版). 中华消化外科杂志,2017,16(1):14-17.

[21] Lee SS, Jeung HC, Chung HC, et al. A pilot study of S-1 plus cisplatin versus 5-fluorouracil plus cisplatin for postoperative chemotherapy in histological stage ⅢB-Ⅳ(M0) gastric cancer. Invest New Drugs,2012,30(1):357-363.

[22] Ye JX, Liu AQ, Ge LY, et al. Effectiveness and safety profile of S-1-based chemotherapy compared with capecitabine-based chemotherapy for advanced gastric and colorectal cancer: A meta-analysis. Exp Ther Med,2014,7(5):1271-1278.

[23] Tsuburaya A, Morita S, Kodera Y, et al. A randomized phase Ⅱ trial to elucidate the efficacy of capecitabine plus cisplatin (XP) and S-1 plus cisplatin (SP) as a first-line treatment for advanced gastric cancer: XP ascertainment vs. SP randomized PII trial (XParTS Ⅱ). BMC Cancer,2012,12:307.

[24] Noh SH, Park SR, Yang HK, et al. Adjuvant capecitabine plus oxaliplatin for gastric cancer after D2 gastrectomy (CLASSIC):5-year follow-up of an open-label, randomised phase 3 trial. Lancet Oncol,2014,15(12):1389-1396.

[25] Hamada C, Yamada Y, Azuma M, et al. Meta-analysis supporting noninferiority of oxaliplatin plus S-1 to cisplatin plus S-1 in first-line treatment of advanced gastric cancer (G-SOX study):indirect comparison with S-1 alone. Int J Clin Oncol,2016,21(4):668-675.

[26] Wang Z, Zhang X, Hu J, et al. Predictive factors for lymph node metastasis in early gastric cancer with signet ring cell histology and their impact on the surgical strategy: analysis of single institutional experience. J Surg Res,2014,191(1):130-133.

[27] Gold JS, Al Natour RH, Saund MS, et al. Population-based outcome of stage ⅠA-ⅡA resected gastric adenocarcinoma: who should get adjuvant treatment? Ann Surg Oncol,2013,20(7):2304-2310.

[28] Fujitani K, Yang HK, Mizusawa J, et al. Gastrectomy plus chemotherapy versus chemotherapy alone for advanced gastric cancer with a single non-curable factor (REGATTA): a phase 3, randomised controlled trial. Lancet Oncol,2016,17(3):309-318.

[29] GASTRIC (Global Advanced/Adjuvant Stomach Tumor Research International Collaboration) Group, Paoletti X, Oba K, et al. Benefit of adjuvant chemotherapy for resectable gastric cancer: a meta-analysis. JAMA,2010,303(17):1729-1737.

[30] Diaz-Nieto R, Orti-Rodríguez R, Winslet M. Post-surgical chemotherapy versus surgery alone for resectable gastric cancer. Cochrane Database Syst Rev,2013 Sep 2,(9):CD008415.

[31] Sun J, Song Y, Wang Z, et al. Benefits of hyperthermic intraperitoneal chemotherapy for patients with serosal invasion in gastric cancer: a meta-analysis of the randomized controlled trials. BMC Cancer,2012,12:526.

[32] Ishigami H, Fujiwara Y, Fukushima R, et al. Phase Ⅲ study of intraperitoneal paclitaxel plus s-1/

paclitaxel compared with s-1/cisplatin in gastric cancer patients with peritoneal metastasis: PHOENIX - GC trial. ASCO 2016, Abstract No. 4014.

[33] Smalley SR, Benedetti JK, Haller DG, et al. Updated analysis of SWOG-directed intergroup study 0116: a phase Ⅲ trial of adjuvant radiochemotherapy versus observation after curative gastric cancer resection. J Clin Oncol, 2012,30(19):2327-2333.

[34] Lee J, Lim DH, Kim S, et al. Phase Ⅲ trial comparing capecitabine plus cisplatin versus capecitabine plus cisplatin with concurrent capecitabine radiotherapy in completely resected gastric cancer with D2 lymph node dissection: the ARTIST trial. J Clin Oncol, 2012,30(3):268-273.

[35] Park SH, Sohn TS, Lee J, et al. Phase Ⅲ trial to compare adjuvant chemotherapy with capecitabine and cisplatin versus concurrent chemoradiotherapy in gastric cancer: final report of the adjuvant chemoradiotherapy in stomach tumors trial, including survival and subset analyses. J Clin Oncol, 2015,33(28):3130-3136.

[36] Kim S, Kim JS, Jeong HY, et al. Retrospective analysis of treatment outcomes after postoperative chemoradiotherapy in advanced gastric cancer. Radiat Oncol J, 2011,29(4):252-259.

[37] Hecht JR, Bang YJ, Qin SK, et al. Lapatinib in combination with capecitabine plus oxaliplatin in human epidermal growth factor receptor 2-positive advanced or metastatic gastric, esophageal, or gastroesophageal adenocarcinoma: trio-013/logic — a randomized phase Ⅲ trial. J Clin Oncol, 2016, 34(5):443-451.

[38] Pavlakis N, Sjoquist KM, Martin AJ, et al. Regorafenib for the treatment of advanced gastric cancer (INTEGRATE): a multinational placebo-controlled phase Ⅱ trial. J clin oncol, 2016, 34(23): 2728-2735.

[39] Katai H, Ishikawa T, Akazawa K, et al. Five-year survival analysis of surgically resected gastric cancer cases in Japan: a retrospective analysis of more than 100,000 patients from the nationwide registry of the Japanese Gastric Cancer Association (2001-2007). Gastric Cancer, 2017 Apr 17. doi: 10.1007/s10120-017-0716-7.[Epub ahead of print].

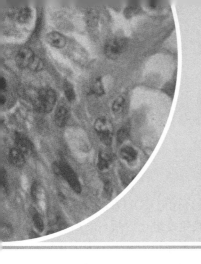

第二十九章
胃肠间质瘤

自1983年Mazur和Clark提出胃肠间质瘤(gastrointestinal stromal tumor，GIST)概念以来，很长一段时间内对GIST的组织发生、生物学行为和治疗策略并不十分明确。直到1998年Hirota等发现GIST中存在*KIT*基因功能获得性突变，导致KIT蛋白(CD117)过度表达，才对GIST的发病机理有了真正的认识。在此基础上，GIST的基础和临床研究有了长足的突破。

GIST特指一种组织学由梭形细胞、上皮样细胞或多形性细胞呈束状或弥漫片状排列为特征，存在*KIT*或血小板衍生生长因子受体α(platelet-derived growth factor receptor alpha，*PDGFRA*)基因功能获得性突变，表达CD117，向Cajal细胞分化的具有广谱生物学行为的胃肠间叶源性肿瘤(gastrointestinal mesenchymal tumor，GMT)。约占全部胃肠道肿瘤的1%～3%，全部软组织肉瘤的5%，GMT的80%。过去诊断为食管、胃、小肠和结直肠的平滑肌肿瘤(包括平滑肌瘤、平滑肌肉瘤和平滑肌母细胞瘤)实际上绝大多数为GIST。国外大宗的流行病学研究提示，其年新发病率为(0.65～1.45)/100 000，即我国每年新发病人数为9 000～20 000。

第一节　病理诊断

一、大体形态

GIST呈膨胀性或浸润性生长，肿瘤境界清楚，部分有假包膜。大多数起源于消化道的肌层，部分可向消化道腔内生长，表现为黏膜下肿块，黏膜正常，但有时可破坏黏膜，形成溃疡，故有些患者可以以消化道出血为首发症状；部分向消化道外生长，表现为腹盆腔肿块。病灶大多为单个，结节状，圆形或椭圆形，有的呈分叶状，大小不一，质地柔软。切面灰白、灰红或暗褐色，较大者可伴有出血、坏死、囊性变或钙化。

二、组织形态

肿瘤主要由梭形细胞和上皮样细胞构成，依据梭形细胞和上皮样细胞的比例可将GIST分为梭形细胞型(占60%～70%)(上皮样细胞<10%)、上皮样细胞型(约占20%)(上皮样细胞>50%)和混合型(约占10%)(上皮样细胞10%～50%)。核分裂数多少不一，与肿瘤生物学行为及术后的复发危险度分级有关。瘤细胞之间含有数量不等的胶原纤维,约5%病例有较明显黏液样间质,间质内有炎症细胞浸润和较丰富薄壁血管,可见出血、囊性变、坏死,甚至钙化。

三、免疫组织化学

94.7%的GIST表达CD117,94.4%的GIST表达DOG1,联合标记CD117和DOG1可协助诊断,大多数病例同时表达CD117和DOG1,但不可完全依赖免疫组化诊断GIST,有时候这两组蛋白可表达不一致。免疫表型为CD117(－)/DOG1(＋)者在组织学上多为上皮样型,分子检测常为PDGRFA基因突变。免疫表型为CD117(＋)/DOG1(－)的病例须排除其他肿瘤,如恶性黑色素瘤、透明细胞肉瘤、血管肉瘤、孤立性纤维瘤、副神经节瘤和精原细胞瘤等。对于免疫表型为CD117(－)/DOG1(－)的病例,需加做分子检测,如有KIT或PDGFRA基因突变时则可诊断为GIST,如无KIT或PDGFRA基因突变时则需考虑是否有其他类型肿瘤的可能性,不可轻易诊断为野生型GIST。

四、分子病理学

80%～85%的GIST存在KIT基因突变,5%～10%的GIST存在PDGFRA基因突变,10%～15%的GIST中未检出KIT和PDGFRA基因突变,现把这部分患者归为野生型。

(一)KIT基因突变

KIT基因位于染色体4q11—12,共有21个外显子。在未经靶向药物治疗的GIST中,以KIT外显子11突变(编码受体的细胞内近膜区)最常见(50%～77%),其次为外显子9突变(3%～18%)(编码受体的细胞外区),还有一部分发生外显子13或17突变(编码受体的细胞内区)。一般在未接受靶向治疗的GIST患者中KIT基因突变的位点只存在单个外显子中。

KIT基因编码的蛋白是一跨膜的酪氨酸激酶受体。正常生理条件下其与配体干细胞因子(stem cell factor,SCF)结合后形成二聚体,发生自身磷酸化,激活有丝分裂活化蛋白激酶和磷脂酰纤维醇-3激酶,经一系列链式反应,最终刺激细胞增殖,增强细胞存活能力。正常的KIT蛋白由外显子11编码的近膜结构域通过形成α螺旋结构对激酶结构域起着空间抑制作用。当此部位的基因发生突变后,可能破坏了近膜结构域的空间结构,削弱或丧失了对激酶结构域的抑制功能,或者使得某些与此部位结合的具有抑制KIT蛋白磷酸化或信号转导的蛋白失去了结合位点,导致KIT蛋白激活;外显子9突变可导致KIT蛋白不依赖配体即可发生二聚化,同时增加KIT蛋白对SCF的敏感性,并可诱导KIT蛋白与其他酪氨酸激酶受体分子形成异二聚体。总之,KIT基因的这种功能获得性突变会导致酪氨酸激酶不依赖配体发生自身磷酸化,通过联级效应激活下游的信号传导通路,改变正常的增生及凋亡等过程,从而促进肿瘤的发生。

原发性基因突变类型不仅是药物疗效的预测因子,同时也是患者的预后因子。Dematteo等分析大样本的经手术治疗后的原发性GIST发现,KIT外显子11的557或558缺失突变者或KIT外显子9突变者的预后较差,而KIT外显子11点突变或插入突变者的预后较好。KIT外显子13突变的胃GIST要较其他类型的胃GIST预后差;KIT外显子

13 或 17 突变者的小肠 GIST 和其他突变类型的小肠 GIST 生物学行为相似。

在一线靶向药物治疗失败的病例中,某些患者可在进展病灶中检测到继发性基因突变,常见位点包括 *KIT* 外显子 13(如 V654A),外显子 14(如 T670I 或 S709F),外显子 17(如 D816A/G/H/V,D820A/E/G/Y,N822H/K 或 Y823D),外显子 18(如 A829P)。

(二) PDGFRA 基因突变

PDGFRA 基因位于 4q12,其结构和组成与 *KIT* 基因相似且位置邻近,可能源于同一祖系基因。该基因的编码产物 PDGFRA 蛋白也属于酪氨酸激酶受体家族,作用与 KIT 蛋白类似。

2003 年,Heinrich 和 Hirota 相继报道在 7%～20% 无 *KIT* 基因突变的 GIST 中存在 *PDGFRA* 基因突变。主要见于来源于胃的上皮样细胞型 GIST,核分裂少见,预后佳。外显子 18 突变常见,主要集中在 841～847 位点,可有缺失和(或)点突变并存,其中 Val842Asp 突变占该外显子突变的 73%;另有一部分肿瘤存在外显子 12 或外显子 14 突变。一般认为 *PDGFRA* 突变者的预后要较 *KIT* 基因突变者好。

(三) 野生型

野生型 GIST 多指形态学符合 GIST,但分子检测无 *KIT* 和 *PDGFRA* 基因突变者。10%～15% 的成人 GIST 和 85% 的儿童 GIST 为野生型 GIST,现发现野生型 GIST 存在其他基因位点的改变。目前已知的野生型 GIST 主要分为琥珀酸脱氢酶(succinate dehydrogenase,SDH)缺陷型和非 SDH 缺陷型,后者包括 *BRAF* 突变 GIST、Ⅰ 型神经纤维瘤病(neurofibromatosis 1,NF1)样 GIST 和未能明确发病机制的野生型 GIST 等。最新研究发现,*FGFR1* 与 *NTRK3* 突变可能成为另一种野生亚组的发病机制。

1. SDH 缺陷型　SDH 复合物 Ⅱ 由 SDHA、SDHB、SDHC 和 SDHD 4 个亚单位组成,在细胞线粒体代谢中发挥重要作用。SDH 异常导致细胞线粒体功能障碍,引起细胞内伪乏氧状态,进而诱导血管生成和细胞增殖。其又分为两种:Carney 三联征(GIST、副神经节瘤和肺软骨瘤)和 Carney-Stratakis 综合征(家族性 GIST 和副神经节瘤)。前者 SDH 各亚单位均无突变,但存在 SDHB 免疫表型的缺失;而后者存在 SDHB、SDHC 或 SDHD 亚单位编码基因的祖系突变。

SDH 缺陷型 GIST 占 GIST 的 5%～7.5%。均发生于胃,多见于儿童和青年人(<20岁),偶见于成年人,女性多见。组织学上常呈多结节状,瘤细胞呈上皮样,免疫组化标记 CD117 和 DOG1 均可为阳性,但 SDHB 表达缺失,分子检测无 *KIT* 或 *PDGFRA* 基因突变。约半数病例显示为 SDH 亚单位之一(SDHA、SDHB、SDHC 或 SDHD)的功能丧失性胚系突变。临床上常以综合征的形式表现,常见淋巴管侵犯和(或)区域淋巴结转移。其危险度评估不同于非 SDH 缺陷型 GIST,不能简单地依据肿瘤大小和核分裂数评估危险度,核分裂数少的可发生肝转移,核分裂数多的却可不发生转移。针对 SDHB 缺失 GIST,Linsitinib 作为胰岛素样生长因子-1 受体高选择性的小分子抑制剂,正在进行前瞻性的临床研究。

2. 非 SDH 缺陷型

(1) NF1 突变:位于染色体 17q11.2 的 *NF1* 基因发生突变,可导致 NF1,是一种常染色体显性遗传疾病,患者具有特征性的多发性皮肤结节、多发性皮肤色素斑以及多发性虹膜棕黄色圆形小结,部分 NF1 可合并 GIST。其 GIST 主要发生于小肠,多为多灶性,肿瘤直径多较小,病程发展缓慢。其免疫组化 CD117 强阳性,但基因检测 *KIT* 无突变。其对伊马替尼的疗效较差,中位生存时间为 21 个月。

(2) *BRAF* 突变:*BRAF* 基因第 15 号外显子 V600E 点突变在野生型 GIST 中的检出率为 4%～13%。此种类型的 GIST 患者可能会从选择性 BRAF 抑制剂中获益。

综上,基于诊断和治疗的需要(后面章节阐述),对于原发性 GIST 检测基因突变的位点,至少应包括 *KIT* 基因的第 9、第 11、第 13 和 17 号外显子以及 *PDGFRA* 基因的第 12 和第 18 号外显子,可酌情增加检测 *PDGFRA* 的第 14 号外显子。由于大多数 GIST(65%～85%)的基因突变发生在 *KIT* 基因第 11 或 9 号外显子,因此可以优先检测这两个外显子。对于继发耐药的患者,宜增加检测 *KIT* 基因的第 14 和 18 号外显子。上述位点未检测到基因突变者,有条件的中心可以加做 *KIT* 和 *PDGFRA* 基因其他外显子检测,或加做 *BRAF* 和 *SDH* 基因检测,或选择下一代测序技术进行筛查。

第二节 临床表现

一、流行病学特点

男女发病比例相当,可发生在任何年龄,包括新生儿,但 20 岁以下少见,发病高峰在 60～69 岁。可见于消化道的任何部位:以原发于胃的多见,占 60%～70%;小肠 20%～30%;十二指肠 5%;结直肠<5%;食管和阑尾<1%。位于消化道外的 GIST 为胃肠道外 GIST(extra-gastrointestinal stromal tumor,EGIST),包括大网膜、肠系膜或腹膜后间隙,真正原发性 EGIST 极少见(<1%),大部分可能来源于隐匿病灶的转移或 GIST 过度壁外生长后播散在腹腔,因而其镜下表现和免疫组化同 GIST,但是其生物学行为较差。

二、症状

通常与肿瘤的部位、大小和生长方式有关。早期一般无症状,偶有食欲缺乏、消瘦、腹部不适等非特异性消化系统表现,常在体检、胃镜检查或接受其他手术时偶尔发现。当肿瘤增大可出现某些临床症状:如食管 GIST 可有吞咽困难;胃 GIST 可有上腹部不适、疼痛或上消化道出血;十二指肠 GIST 可见出血、肠梗阻或梗阻性黄疸;空回肠 GIST 可出现腹腔出血、腹痛、肠梗阻、黑便或穿孔等;直肠 GIST 可出现排便困难、大便带血等。

11%～47% 的 GIST 以转移为首发症状,主要为肝或腹盆腔转移。GIST 的淋巴结转移少见(0～10%),肺转移、骨转移及腹腔外转移更少见。

三、体征

肿瘤较小时,常无体征。胃、十二指肠或小肠 GIST 增大时,可表现为腹部肿块,当肿瘤和周围器官发生粘连,则多为固定肿块。有时肿瘤巨大,可发生出血、坏死,因而质地较脆,易发生破裂,进行体检时应轻柔。直肠 GIST 进行肛检时,可及直肠占位,由于肿块多起源于直肠肌层,因而直肠黏膜面多光滑、完整,但是偶有肿块破坏黏膜,指套可带血,触及溃疡面。通过肛指检查,可判断肿块和周围脏器的关系,是否能完整切除,有无保肛机会等。

第三节 辅助检查

诊断 GIST 的辅助检查包括消化内镜、CT、MRI 及正电子发射断层扫描（PET/CT），不仅有助于分期、评估治疗疗效，同时也是随访的主要手段。

一、消化内镜

对于食管、胃、十二指肠和直肠的黏膜下肿瘤（submucosal tumors，SMT）应常规行内镜超声（endoscopic ultrasonography，EUS）检查，主要由于 GIST 多起源于肌层，可向消化道内或消化道外生长。普通的消化内镜多可见一黏膜下隆起，但往往和肿瘤的实际大小相差较大，只有极少部分的 GIST 可破坏黏膜层，因而通过内镜活检明确诊断的 GIST 极少。故现常常通过 EUS 明确病变的层次、特征、边缘、质地均一性、有无完整包膜、囊性变或出血坏死，甚至帮助判断肿瘤的起源。肿瘤早期可表现为黏膜下球形或半球形质硬可推动的隆起，表面黏膜光滑，色泽正常，基底宽，不均质中等偏低回声，有时其间可存在片状高回声区、不规则无回声区或囊状无回声区。进展期肿瘤可浸润黏膜层，表现为胃肠壁充血，其上可见多个细小颗粒状突起伴不同程度的糜烂出血，顶部中心凹陷或呈溃疡样，覆白苔及血痂，触之易出血。现 EUS 只限于对食管、胃、十二指肠和直肠病变进行检查，对小肠的病变尚无法进行 EUS。

二、CT 检查

主要表现为消化道腔内、腔外的占位，肿块内可见坏死或囊性变形成的多灶性低密度区，偶见钙化，多血供丰富，强化后密度均一。若肿块边界与邻近结构界限模糊则提示肿瘤浸润。

肝脏是最常见的转移部位，门静脉期，肝转移灶表现为低于周围正常肝组织的低密度结节，呈环周强化，中央低密度提示坏死，周边强化部分代表肿瘤的活性部分；亦可表现多血供结节，即门静脉期等密度，动脉期高密度。肠系膜转移灶往往表现为中央呈低密度改变的肿块。网膜转移灶直径常<2 cm，强化均匀，"网膜饼"较少见。

三、MRI 扫描

除了能反映肿瘤的部位、大小、和周围组织有无侵犯，还能很好地反映肿瘤内部出血、坏死、囊性变等特征。肿瘤的实质部分常表现为 T1WI 低信号，T2WI 高信号，增强扫描明显强化。肿瘤出血区域依据出血时间的长短在 T1WI 和 T2WI 图像中由高信号向低信号变化。由于 MRI 检测肝转移瘤较 CT 敏感，可更清晰地描述转移瘤的组织结构和构成特征，因而 MRI 对诊断肝转移较 CT 更有优势。

四、PET/CT 检查

目前应用 [18]F-氟脱氧葡萄糖（FDG）作示踪剂行 PET/CT 评估 GIST 病灶越来越受到关注。研究表明 FDG 与 GIST 具有很高的亲和力，可显示腹腔内转移情况，能清楚显示大网膜上直径<1 cm 的转移灶,有助于提高分期的准确性,减少不必要的开腹手术。但由于费用较高,在国内还不能作为常规检查项目。但是对于潜在的靶向药物非敏感性的 GIST 患者,通过在靶向治疗前及治疗后 1 周进行 PET/CT 检测,通过对比 SUV 值,可以早期预测靶向治疗疗效。但有部分 GIST 病灶可不摄取或低摄取 FDG,基线评估仅显示为腹腔占位,因而对这部分患者不适宜应用 PET/CT 进行疗效评估。

第四节 临床病理分期

目前,关于 GIST 的临床病理分期主要为美国癌症联合委员会(AJCC)分期(第 7 版,2010)(表 29-1)。

一、原发肿瘤(T)

TX 表示原发肿瘤无法评价;T0 表示未见原发肿瘤;T1 表示肿瘤最大径≤2 cm;T2 表示肿瘤最大径>2 cm 但≤5 cm;T3 表示肿瘤最大径>5 cm 但≤10 cm;T4 表示肿瘤最大径>10 cm。

二、区域淋巴结(N)

N0 表示无区域淋巴结转移;N1 表示有区域淋巴结转移。

三、远处转移(M)

M0 表示无远处转移;M1 表示有远处转移。

四、组织分级(G)

Gx 表示组织分级无法评估;G1 表示低级,核分裂象≤5/50 HPF;G2 表示高级,核分裂象>5/50 HPF。

表 29-1 AJCC 分期

胃 GIST 分期	T	G	N	M
ⅠA 期	T1/2	G1	N0	M0
ⅠB 期	T3	G1	N0	M0
Ⅱ 期	T1/2	G2	N0	M0
	T4	G1	N0	M0
ⅢA 期	T3	G2	N0	M0
ⅢB 期	T4	G2	N0	M0
Ⅳ 期	任何 T	任何 G	N1	M0
	任何 T	任何 G	任何 N	M1

续　表

非胃 GIST				
分期	T	G	N	M
ⅠA 期	T1/2	G1	N0	M0
Ⅱ 期	T3	G1	N0	M0
ⅢA 期	T1	G2	N0	M0
	T4	G1	N0	M0
ⅢB 期	T2～4	G2	N0	M0
Ⅳ 期	任何 T	任何 G	N1	M0
	任何 T	任何 G	任何 N	M1

第五节　诊断和鉴别诊断

与其他胃肠道肿瘤一样，由于 GIST 无特异性的症状和体征，其临床诊断主要依靠消化内镜、EUS、CT、MRI 和 PET/CT 等检查。这些检查方法能从不同的方面判断肿瘤的大小、部位、形态、密度和周围器官组织间的关系等。但最终的确诊仍然依赖病理诊断。

一、活检原则

由于活检有引起肿瘤的破溃、出血，潜在增加肿瘤播散的危险性，同时也有穿刺获取组织不足难以诊断的可能，对于术前活检应持慎重的态度。对于考虑要行靶向治疗的患者推荐行活检；对于可以完整切除，且不涉及联合脏器切除或影响器官功能的原发性 GIST，建议直接手术切除。

二、活检适应证

活检适应证如下。
1）需要联合多脏器切除者，或术后可能明显影响相关脏器功能者，如胃食管结合部、十二指肠、直肠的病变。
2）无法切除或估计难以获得 R0 切除的病变。
3）GIST 的鉴别诊断（如需排除淋巴瘤、神经内分泌肿瘤）。
4）首诊考虑为转移性 GIST 患者。
5）临床特点不典型的 GIST 复发病例。

三、活检方式

（一）内镜活检

由于 GIST 多起源于消化道肌层，只有一部分累及黏膜层的 GIST 患者可通过消化内镜获得病理。

（二）经自然消化道穿刺

绝大多数的胃或直肠 GIST 无法通过普通内镜活检取得病理，可尝试超声内镜引导下细针穿刺活检（fine needle aspiration，FNA），由于组织量较少，建议多点穿刺活检，以取得较多的组织，便于同时进行基因诊断。此法较经皮穿刺可以减少肿瘤针道转移和破裂种植的风险。

（三）超声或 CT 引导下经皮空芯针穿刺

对于无法经自然消化道取得组织的小肠 GIST 或初诊伴有肝转移的 GIST 可考虑经皮穿刺活检。

（四）术中冰冻活检

除非以上的方法都不能获得肿瘤组织，不推荐常规进行术中冰冻活检。

四、鉴别诊断

（一）平滑肌肿瘤

虽然既往大多数诊断为消化道来源的平滑肌肿瘤按照现有的诊断标准应重新诊断为 GIST，但是仍然存在来源于消化道的平滑肌肿瘤，特别是食管。平滑肌肿瘤在临床表现、EUS 或影像学上较难和 GIST 相鉴别，诊断主要依赖组织病理学，结合免疫组化标记和分子病理学。免疫组化提示 α-SMA（+）、MSA（+）、波形蛋白（desmin）（+）、CD117（-）、CD34（-）。基因检测无 KIT 或 PDGFRA 基因突变。

（二）纤维瘤病

部分患者为 Gardner 综合征患者，可伴有肠息肉病。肠系膜纤维瘤病多位于小肠系膜，部分位于结肠系膜、大网膜或后腹膜。镜下由纤维母/肌纤维母细胞组成，条束状排列，间质可伴有黏液样变性，部分病例可见胶原纤维，类似疤痕疙瘩。免疫组化显示 β-联蛋白（catenin）（+）、肌动蛋白（actin）（+）、CD34（-）、偶可见 CD117（+）。

（三）胃肠道型神经鞘瘤

最常见部位为胃，其次为结肠。镜下肿瘤由交叉条束状排列的梭形细胞组成，细胞之间可见多少不等的胶原纤维，有时可见模糊的栅栏状排列，于肿瘤周围可见淋巴细胞组成的淋巴细胞套。免疫组化提示瘤细胞弥漫强阳性表达 S-100、Leu-7、GFAP 和 PGP9.5 等神经标记，可表达 CD34，但 CD117（-）。

（四）胃肠道血管球瘤

瘤细胞呈规则的圆形，胞质淡染或嗜伊红色，胞界清晰，可通过 PAS 染色清晰显示。免疫组化显示肌动蛋白（+）、Ⅳ型胶原（+）、CD34（-）。

第六节 治 疗

一、原发性 GIST

（一）基本原则

1. R0 切除　外科手术是原发性 GIST 的首要治疗选择。R0 切除是原发性 GIST 外科治疗的基本要求,能否实行 R0 切除是影响 GIST 患者预后最重要的因素,R0 切除后原发性 GIST 患者 5 年存活率为 54%,中位生存时间为 66 个月。R0 手术要求完整切除肿瘤,保证切缘无瘤。由于扩大切除并不能提高生存率,如果 GIST 累及邻近器官,考虑要行联合脏器切除术,可行术前治疗以求避免复杂的联合脏器切除或有严重并发症发生的手术治疗。

2. 无瘤操作　因 GIST 质地较脆,血供丰富,易破溃和血道转移引起肿瘤种植和复发,术中应严格遵循无瘤操作的原则,减少医源性播散。术中忌过度探查和挤压肿块而引起肿瘤破溃,注意保护肿瘤假性包膜的完整性。如判断可行 R0 切除,即用纱布垫覆盖肿瘤并缝于胃壁或系膜上或用生物胶喷洒至肿瘤表面。瘤体与周围脏器有粘连或浸润时,不要勉强分离,一般情况良好且判断联合切除可达到根治目的的,可行联合脏器切除,以达到 R0 切除的目的。切除过程中尽量先结扎静脉,或用索带结扎两端系膜,起到预防肝转移及血道播散的作用。

3. 淋巴结清扫　GIST 很少发生淋巴结转移(0~5%),淋巴结清扫不能提高患者的生存率,降低患者的局部复发率,因而无须常规行淋巴结清扫。但是对于儿童型 GIST、Carney 三联征,或年龄<40 岁的年轻患者,淋巴结转移率可达 20%~59%,故对这些患者可考虑行瘤体周围淋巴结清扫术。如果术中发现有肿大淋巴结,可考虑行淋巴结清扫术。

4. 术中冰冻　理论上术中冰冻明确肿瘤性质能为外科医生选择术式提供重要的依据,但由于 GIST 的诊断常需参考免疫组化检查结果,故术中冰冻往往只能提示为梭形细胞肿瘤,难以进一步区分肿瘤的性质,对于可完整切除的肿瘤,并不主张行术中冰冻。

5. R1 切除后处理　R1 切除是指切除肿瘤标本的镜下切缘有肿瘤残留,由于没有证据说明再次手术可能有生存获益,一般不主张再次补充手术,可考虑术后给予观察或甲磺酸伊马替尼治疗,但对这部分患者的靶向治疗时限没有定论。但是对于仅行肿瘤摘除术,无切缘的患者,当评估行补充广泛切除术并发症发生率较低的情况下,应该考虑再次补充广泛切除。

(二)基于肿瘤部位的手术方式

1. 食管的局限性 GIST　因为其复发分险通常较高,而且不易随访或随访过程中肿瘤增大对手术切除和术后脏器功能影响更为严重,因此,应重视以外科手术为主的治疗措施。主要方式有摘除术和食管切除术。对于边界清楚、直径<5 cm 的病灶,行摘除术完全可以达到完整切除的目的;对于直径>5 cm 的病灶,建议行食管切除术。

2. 胃的局限性 GIST　60% 的 GIST 发生于胃,理论上可以发生于胃的任何部位,但以胃中上部最多见。应根据肿瘤的具体解剖部位、肿瘤大小、肿瘤与胃壁解剖类型(腔内型、腔外型、壁间型)及手术后可能对胃功能造成的影响综合分析后决定具体术式。开腹切除目前仍是局限性胃 GIST 最常用的手术方法。

(1) 直径≤2 cm 的局限性胃 GIST:亚临床 GIST 的发生率可能比我们想象的要高,Kawanowa 一项研究发现 100 例因胃癌接受全胃切除术的患者,经连续切片证实,其中 50 例合并 GIST,90% 的位于近端胃,其表达 CD117,*KIT* 基因也可检测到有突变。故认为部分小的 GIST 为惰性的生物学行为,可能不需要积极处理。一般认为直径≤2 cm 的无症状胃 GIST,应根据肿瘤在 EUS 下是否合并边界不规整、溃疡、强回声和异质性等因素选择治疗方式。如无上述因素,应定期行 EUS 随访,时间间隔通常为 6~12 个月。对于不能坚持随访者,应与患者讨论是否行早期干预;如在随访中发现肿瘤增大,应考虑手术切除。如合并以上不良因素,或患者伴有出血或腹痛等临床症状,应积极行手术切除。但是对于位于食管胃结合部位的小 GIST,由于这个区域的小 GIST 一旦增大,会进一步降低保留贲门的概率,因而可适当放宽手术适应证。内镜下切除小 GIST 虽有报道,但是其有存在切缘阳性、潜在穿孔、肿瘤破裂的风险,因而对其应用仍存在争议。

(2) 直径>2 cm 的局限性胃 GIST:评估无手术禁忌证、能达到 R0 切除者,可直接行手术切除。临界可切除或虽可切除但手术风险较大,需要行联合脏器切除或严重影响脏器功能者,术前宜先行甲磺酸伊马替尼治疗,待肿瘤缩小后再行手术。

1) 局部或楔形切除术:胃 GIST 的手术不同于胃癌手术,切缘距离肿瘤 1 cm 即可,广泛切除并不提高生存率。位于胃体大弯侧的 GIST,可以采用直线切割闭合器直接闭合切除。对于胃小弯侧及近胃窦或贲门侧的内生型 GIST,应该采用电刀或超声刀剖开胃部,直视下操作,既可以保证切缘完整,同时避免切除过多胃壁,而导致缝合后损伤功能。理论上,只要切缘距幽门(贲门)1~2 cm 距离就不会影响括约肌的功能。对于特殊部位的 GIST,可采用非常规方式,如胃体上部后壁腔内生长型 GIST,可以采取沿胃体前壁纵轴方向剖开胃壁,经胃腔用直线切割闭合器切除肿瘤,腔内可吸收线全层加固胃壁,最后用直线切割闭合器闭合胃前壁开口,可吸收线全层加固。切除胃小弯侧的 GIST,应尽量避免损伤迷走神经,以减低术后胃排空障碍的发生率。

2) 近端胃切除术:贲门部的肿瘤无论大小,均有可能行近端胃切除术。如果在探查过程中不能明确肿瘤与贲门的关系,建议距离肿瘤 1 cm 打开胃壁,明确肿瘤与贲门的关系,对无法行肿瘤局部或胃楔形切除,且预计残胃容量≥50%的患者可行近端胃切除术。近端胃切除术后,患者因贲门被切除,无法控制消化液反流至食管形成反流性食管炎,需在术后长期服用质子泵抑制剂(PPI)类药物,且患者的睡眠、饮食均会受到影响。可尝试以下消化道重建方法,以减少或避免胃食管反流等并发症:①食管-残胃前壁吻合。可以在残胃残端形成类似胃底结构(His 角),平卧时可以接纳、缓冲反流向残胃近端的消化液。②食管与胃黏膜单层套入式吻合。该方法也可以达到防止反流的效果,吻合后胃黏膜宽松,高于食管黏膜,从而保护食管黏膜不受胃液浸蚀。吻合口套入,接近正常生理食管胃连接状态,使远端食管(长约 3 cm)埋藏在胃壁中,吻合口突出于胃腔内形成黏膜瓣环,起到瓣膜作用。③管状胃-食管消化道重建。首先于胃小弯侧,幽门上 3 cm 用直线型切割闭合器切除病灶,保留胃右血管。管状胃管宽度约为 5 cm,长度与胃大弯侧残胃相当,最后吻合管状胃与食管下端,该术式被认为是残胃-食管吻合的理想术式。④间置空肠吻合。可以距离屈氏韧带 15 cm 处切断空肠,将远端空肠和食管吻合,同时距离吻合口 25 cm 处行残胃前壁空肠吻合,再在距离吻合口 40 cm 处行近端空肠和远端空肠的侧侧吻合。

3) 远端胃切除术:对于发生于胃体的巨大 GIST 及发生于远端 1/3 胃的 GIST,远端胃切除是比较合理的术式。根据肿瘤大小、残胃大小及患者基础疾病(是否有 2 型糖尿病)等综合因素选择消化道重建方法。若条件允许,由于毕Ⅰ式吻合符合患者的生理状态,可优先考虑。另还可考虑毕Ⅱ式吻合及 Roux-en-Y 吻合。

4) 全胃切除:全胃切除虽然也是治疗胃 GIST 的手术方式之一,但随着术前治疗的应用,现较少行全胃切除术。但是有些患者虽然经积极有效的靶向治疗,由于肿瘤体积、部位和周围器官的关系等原因,或者有些患者本身就是对靶向治疗原发性耐药者,可能仍无法避免全胃手术。全胃切除后消化道重建方式一般采取 Roux-en-Y 吻合。

3. 十二指肠GIST　十二指肠是腹部脏器毗邻解剖关系最为复杂的空腔脏器,应尽量保护Vater壶腹和胰腺功能并行符合生理的消化道重建。从保护器官功能的角度,争取行局部手术切除肿瘤,尽量避免胰十二指肠切除术。

根据肿瘤大小、肿瘤位置、肿瘤与十二指肠乳头区及胰腺的关系,同时还需考虑患者的一般情况,可采用不同的手术方式。位于非乳头区域直径在1~2 cm的GIST,或十二指肠系膜缘直径≤1 cm的GIST,影像学评估与胰腺分界清楚,可行十二指肠楔形切除术。位于非乳头区直径>2 cm的GIST,根据肿瘤所在位置,可行切除十二指肠第1段至第2段近端(乳头上区节段切除)和切除十二指肠第2、第3段交界至第4段(乳头下区节段切除)的节段性十二指肠切除术,若觉得切缘可疑时,须行术中冰冻以保证切缘阴性。位于乳头区的较大GIST,肿瘤未侵犯胰腺,可采用保留胰腺的十二指肠全切除术;如侵犯胰腺应行胰十二指肠切除术或保留幽门的胰十二指肠切除术。

4. 空回肠GIST　孤立且游离的GIST可采用节段小肠切除术完成肿瘤的完整切除。大网膜包裹肿瘤时应同时切除大网膜。空肠起始段的GIST,如包膜完整、无出血坏死,在保证阴性切缘的前提下可适当减少切缘距离,尽量避免过于靠近根部切断小肠系膜,从而可避免由于损伤腹膜后自主神经及其功能而导致的术后长期进食困难。末端回肠GIST应将回盲部同时切除。累及其他小肠肠段时可联合切除相关的肠段,如残留肠管过短可保留受累肠管之间的正常肠管,以防发生短肠综合征。如术前判断累及其他脏器者,需行联合脏器切除时,可行术前靶向治疗。

5. 结肠GIST　结肠GIST罕见,可行结肠部分切除,如果有淋巴结转移,建议行根治性的右半结肠、横结肠、左半结肠或乙状结肠切除术。

6. 直肠GIST　直肠GIST的手术目标为R0切除基础上,尽量保留肛门功能,必要时应充分进行术前靶向治疗。由于涉及重要的器官功能,手术方式多样灵活,主要取决于肿瘤距离肛门的距离、肿瘤大小及肿瘤与周围器官的关系。对于距肛门齿状线8~10 cm以上(或腹膜返折以上)的病灶,因不涉及肛门功能建议行根治性的Dixon手术。距肛门齿状线8~10 cm以内(或腹膜返折以下)的病灶,手术方式的选择不应仅根据肿瘤大小来确定,同时还需结合肿瘤距肛门齿状线距离、肿瘤和周围器官的关系、骨盆条件、内生型或外生型来综合决定,可行局部切除或Dixon、Hartmann术;当有潜在行Miles术可能时,应行术前靶向治疗,在肿瘤缩小且达到手术要求时,尽量行保肛手术,必要时可行含正常切缘的经肛门直肠肿物局部切除,这时距离肿瘤1 cm的切缘也是可以接受的。但如果在靶向治疗和手术技能充分利用后,仍达不到保肛要求时,为达到根治性目的时,可与患者充分沟通后,行Miles手术。

7. EGIST　由于EGIST通常不累及胃肠道,罕有消化道出血、梗阻等典型的临床表现,故患者大多数因发现腹部肿块就诊,就诊时多已属晚期,往往瘤体巨大,并与邻近脏器粘连或浸润。且由于瘤体质地较脆,缺乏消化道壁的覆盖,部分还可合并瘤体内出血及坏死,极易于术中破裂导致医源性腹腔播散。因此,在手术过程中应该尽量避免过多接触翻动瘤体,防止肿瘤破裂。对于腹膜后EGIST,术前需要完善必要的检查,充分评估可切除性和提高手术安全性,如行增强CT血管重建,评估肿瘤与腹腔内重要血管毗邻关系;行静脉肾盂造影、肾图以了解双侧肾脏功能,行术前输尿管插管防止输尿管损伤等。由于大部分EGIST可能来源于隐匿病灶的转移,因而术中应仔细探查,以免遗漏原发灶的可能。如累及邻近器官时,应考虑整块切除可见的病灶和黏连的组织,注意防止黏连松解过程中肿瘤的破裂。对于估计无法根治性切除或切除存在较大风险的 EGIST,如条件允许可行超声或 CT 引导下的穿刺活检,取得病理学证据后使用术前治疗,根据治疗情况决定是否手术切除。

8. 局部晚期 GIST　影像学评估 GIST 侵犯周围脏器,但无远处转移者为局部晚期 GIST。若术前评估能达到 R0 切除且手术风险不大,不致严重影响相关脏器功能,预计术后发生并发症的风险较低者,可直接行手术切除。但是如果术前评估为不可切除,或不确定手术能否达到 R0 切除,或需要行联合多脏器手术,或预计术后发生并发症的风险较高,应考虑术前行靶向治疗。一旦达到手术要求,其手术原则同前,包括 R0 切除,无瘤原则等。

（三）原发性 GIST 术前治疗

1. 目　的　对于局部晚期的原发性 GIST,通过术前靶向治疗可缩小肿瘤体积,提高 R0 切除率;缩小手术范围,减少联合脏器切除率,最大限度地保留器官功能,降低术后并发症发生率,提高患者术后生存质量。现已有两个临床研究证实了甲磺酸伊马替尼术前治疗的有效性和安全性。

2. 适宜人群　靶向治疗的疗效和肿瘤的基因突变类型有关。拟行术前治疗的患者都需要行基因检测分析突变类型。原发性耐药基因 $PDGFRA\ D842V$ 突变患者不适宜行术前靶向治疗。由于术前治疗的目标在于通过靶向治疗使得肿瘤体积的缩小,野生型患者的客观缓解率（CR+PR）仅为 23.08%～37.3%,KIT 外显子 9 突变者为 34.48%～37.5%,KIT 外显子 11 突变者为 63.6%～67.74%。因而 KIT 外显子 11 突变者最可能从术前治疗中获益。

3. 术前用药的剂量和时限　术前甲磺酸伊马替尼的推荐剂量依据基因突变类型,对于 KIT 外显子 11 突变者及野生型患者推荐剂量为 400 mg/d,而 KIT 外显子 9 突变者,考虑到中国患者的耐受性,推荐剂量为 600 mg/d。

4. 疗效判断及手术时机　在行术前治疗前应行影像学基线评估。术前治疗期间,每 3 个月使用 Choi 标准或参考 RECIST 标准进行疗效评价。由于 KIT 外显子 9 突变者及野生型患者的客观缓解率较低,因而须及早进行疗效评估,以避免延误手术治疗时机。PET-CT 检查可对肿瘤应答作出早期评估,有条件者可考虑使用。当靶向药物的疗效达到最佳后,即前后两次 CT 对比,肿瘤体积无进一步缩小,或外科医生判断为可行 R0 切除或保留器官功能的手术,通常 6～12 个月,可进行手术。

5. 术前治疗停药的时间和术后恢复药物治疗时间　因甲磺酸伊马替尼可导致水肿,因而建议术前 1～7 d 停药,某些水肿严重的患者,可适当给予利尿剂。患者术后可经口进食时即可恢复服药。术后甲磺酸伊马替尼的治疗剂量参考辅助治疗,即 400 mg/d,治疗时限现建议为加上术前治疗时间共为 3 年。

（四）术后辅助治疗

1. 危险度分级　原发性 GIST 术后的预后因素主要包含肿瘤大小、核分裂数、肿瘤部位和肿瘤有无破裂。现国内常用的复发风险分级主要有 AFIP(表 29-2)和 NIH 改良的危险度分级(表 29-3)。前者基于 1 600 病例长期的随访数据,依据肿瘤部位、肿瘤大小和核分裂数分为极低危、低危、中危和高危。后者主要是综合多个回顾性研究,依据肿瘤部位、肿瘤大小、核分裂数和有无肿瘤破裂将原发性 GIST 分为极低危、低危、中危和高危。

表 29-2　AFIP 标准

分组	肿瘤参数		复发率(危险度)			
	大小(cm)	核分裂数(/50HPF)	胃 GIST	空回肠 GIST	十二指肠 GIST	直肠 GIST
1	≤2	≤5	0	0	0	0
2	>2 且≤5	≤5	1.9%(极低危)	4.3%(低危)	8.3%(低危)	8.5%(低危)
3a	>5 且≤10	≤5	3.6%(低危)	24%(中危)	34%(高危)	57%(高危)
3b	>10	≤5	12%(中危)	52%(高危)	34%(高危)	57%(高危)
4	≤2	>5	0	50%(高危)		54%(高危)
5	>2 且≤5	>5	16%(中危)	73%(高危)	50%(高危)	52%(高危)
6a	>5 且≤10	>5	55%(高危)	85%(高危)	86%(高危)	71%(高危)
6b	>10	>5	86%(高危)	90%(高危)	86%(高危)	71%(高危)

表 29-3　NIH2008 改良标准

风险类别	肿瘤大小(cm)	核分裂数(/50HPF)	原发部位
极低危	<2.0	≤5	任意部位
低危	2.1~5.0	≤5	任意部位
中危	2.1~5.0	>5	胃
中危	<5	6~10	任意部位
中危	5.1~10.0	≤5	胃
高危	任意	任意	肿瘤破裂
高危	>10.0	任意	任意部位
高危	任意	>10	任意部位
高危	>5.0	>5	任意部位
高危	2.1~5.0	>5	非胃
高危	5.1~10.0	≤5	非胃

2. 辅助治疗适应证　目前推荐具有中高危复发风险的患者作为辅助治疗的适应人群。对于不同基因突变类型患者,辅助治疗的获益存在差异。因此,基因突变分析对于辅助治疗的临床决策非常关键,辅助治疗前需进行 KIT 和 PDGFRA 基因突变检测。KIT 外显子 11 突变患者可以从辅助治疗中获益;KIT 外显子 9 突变和野生型 GIST 能否从辅助治疗中获益有待进一步研究。不建议对 PDGFRA D842V 突变患者进行辅助治疗。

3. 辅助治疗剂量和时限　推荐甲磺酸伊马替尼辅助治疗的剂量为 400 mg/d。治疗时限的长短决定于危险度分级;对于中危患者,应至少给予甲磺酸伊马替尼辅助治疗 1 年;高危患者及非胃的中危患者辅助治疗时间 3 年;发生肿瘤破裂的患者,可以考虑延长辅助治疗时间。

（五）腹腔镜下手术

由于 GIST 患者并不需常规行淋巴结清扫术，胃局部切除或小肠肠段切除即可，随着腹腔镜在腹腔肿瘤手术中的逐渐开展，均为腹腔镜技术在 GIST 手术治疗中的应用提供了理论和实践基础。即往认为过大的肿瘤由于抓持困难而容易导致肿瘤破裂播散，行腹腔镜手术的肿瘤直径不宜>5 cm。但现认为只要术中操作轻柔，必要时结合手助技术，保证避免肿瘤破裂和播散，肿瘤大小并不是判断是否选择腹腔镜切除的指征。腹腔镜下 GIST 手术术式的选择同开腹手术，同时也需严格遵循无瘤操作和 R0 切除的原则。现有报道显示如果病例选择合适，中转开腹的比例<3%～5%，随访 18～60 个月，其术后局部复发和远处转移率与开腹手术比较无显著性差异，因而腹腔镜下治疗 GIST 具有和开腹手术相同的安全性和可行性，且有令人满意的短期疗效。但现缺乏大宗病例的前瞻性随机对照研究，对于腹腔镜下 GIST 切除后的长期生存等远期疗效尚不明了。

二、复发转移性 GIST

（一）一线治疗

甲磺酸伊马替尼是复发/转移/不可切除 GIST 的一线治疗药物，它是选择性的 III 型酪氨酸激酶抑制剂，作用靶点包括 c-Abl、Bcr-Abl、PDGFR 及 KIT。通过与三磷酸腺苷（ATP）-KIT 膜内激酶区的结合位点结合抑制信号传导，阻断细胞膜内信号的活化，抑制细胞增殖和凋亡的恢复。

1. *治疗剂量*　对于甲磺酸伊马替尼的应用及剂量推荐基于基因检测，KIT 外显子 11 突变、非 D842V 的 PDGFRA 突变和野生型患者初始推荐剂量为 400 mg/d。西方国家 KIT 外显子 9 突变患者的推荐治疗剂量为 800 mg/d，鉴于中国患者多无法耐受甲磺酸伊马替尼 800 mg/d 治疗，因此对于 KIT 外显子 9 突变的 GIST 患者可给予甲磺酸伊马替尼 600 mg/d。PDGFRA 外显子 18 D842V 突变为原发性耐药基因，故对于此类患者不建议甲磺酸伊马替尼治疗。

2. *治疗时限*　如甲磺酸伊马替尼治疗有效，应持续用药，否则患者在停药后，肿瘤可出现 PD，因而对于甲磺酸伊马替尼的应用应直至疾病进展或出现不能耐受的毒性。

3. *临床疗效*　由于甲磺酸伊马替尼治疗后 SD 和 PR 的患者生存时间基本相同，因此 SD 也提示 GIST 患者对甲磺酸伊马替尼治疗有效。KIT 外显子 11 突变者对甲磺酸伊马替尼治疗的临床获益率（CR+PR+SD）最高（>90%），其次为外显子 9 突变者（>70%），野生型患者仅为 40%。长期随访发现，11 号外显子突变者中位总生存时间为 66 个月，野生型患者为 40 个月，而 9 号外显子突变者为 38 个月。

4. *不良反应*　不良反应的发生率和剂量呈正相关。常见不良反应为水潴留、恶心、肌痉挛、皮炎、湿疹、呕吐、腹泻、疲劳、骨骼肌肉痛、中性粒细胞减少、血小板减少、贫血、消化不良、头痛等。多较轻微，对症处理即可缓解，一般无须停药。最严重不良反应为消化道或腹腔内出血（5%），主要发生在治疗最初的 1～2 个月间，多因肿瘤迅速缩小而组织尚未修复，导致出血，所以对瘤体较大，囊内出血或黏膜破坏的患者，应密切观察，加以防治。如果血红蛋白下降>2 g/dL，应暂时停药。长期服药者会因维生素 B_{12} 缺乏、铁缺乏、叶酸缺乏等导致贫血，可针对病因处理。外周水肿者多数不需要特殊治疗，可控制钠盐的摄入，应用利尿药。皮疹者应避免曝晒于日光下，可应用抗组胺药和局部应用糖皮质激素，偶尔需要用全身糖皮质激素,但较为严重的罕见病例如 Stevens-Johnson 中毒性表皮坏死松解症型药疹、多形性红斑或 DRESS 可能需要中断或终止治疗。恶心、呕吐者可用苯海拉明等治疗。腹泻者可用易蒙停等。

5. 剂量调整　如果出现严重非血液学不良反应(如严重水潴留),应停药,直到不良反应消失,然后再根据该不良反应的严重程度调整剂量。

(1) 严重肝毒性时剂量的调整:如胆红素升高＞正常范围上限 3 倍或转氨酶＞正常范围上限 5 倍,宜停药,直到上述指标分别降到正常范围上限的 1.5 或 2.5 倍以下。甲磺酸伊马替尼剂量可从 400 mg/d 减少到 300 mg/d,从 600 mg/d 减少到 400 mg/d,或从 800 mg/d 减少到 600 mg/d。

(2) 中性粒细胞减少或血小板减少时剂量的调整:首次出现中性粒细胞计数＜1.0×10^9/L 和(或)血小板计数＜50×10^9/L 时应停药,当中性粒细胞计数≥1.5×10^9/L 和(或)血小板计数≥75×10^9/L 时可恢复用药,剂量为 400 mg/d。如果再次出现中性粒细胞计数＜1.0×10^9/L 和(或)血小板计数＜50×10^9/L,治疗中断后,恢复的治疗剂量减至 300 mg/d。

6. 疗效评估

(1) CT:临床上常应用 CT 评估甲磺酸伊马替尼治疗 GIST 的疗效,在最早的关于 GIST 的靶向治疗的Ⅱ期及Ⅲ期临床研究都是应用 RECIST 标准评价疗效,RECIST 主要依据肿瘤大小及有无新发病灶作为评判标准,而不参考肿瘤代谢、肿瘤密度及瘤体内血管改变。由于 GIST 表现多样,可为巨大的肿瘤,周围和瘤体内血管强化明显,伴有瘤体内坏死、出血及囊性变等。对靶向治疗有反应的病灶,早期可表现为密度降低、强化血管数量下降等,而无肿瘤体积的改变,甚或由于肿瘤囊性变出现体积增大的现象,肿瘤大小的改变可能要到治疗后 6~12 个月才出现,而原先 CT 没发现的小病变会因为囊性变,密度降低而被发现,这些现象都有可能造成疾病进展的假象。而有时肿瘤进展的早期表现为在原囊性变的病灶内出现新的实质结节,而病灶大小无变化,导致没有早期发现肿瘤进展。因而原有的 RECIST 标准来评估 TKI 治疗后的疗效有其缺陷。

现多用 Choi 标准,它不仅考虑肿瘤大小,还考虑肿瘤密度的改变。其预测甲磺酸伊马替尼对 GIST 治疗疗效和 PET 的相关性优于 RECIST 标准。具体标准如下(表 29-4)。

表 29-4　Choi 标准

疗效	定　义
CR	所有病灶消失,无新病灶
PR	CT 显示肿瘤缩小≥10％或肿瘤密度(Hu)下降≥15％,无新病灶,不可测量疾病无明显进展
SD	不符合 CR、PR 或 PD 的标准,未出现因肿瘤进展导致的症状恶化
PD	CT 显示肿瘤增大≥10％且肿瘤密度(Hu)未达到 PR 标准;出现新病灶;出现新的肿瘤内结节或原肿瘤内结节增大

(2) PET/CT:根据肿瘤在靶向治疗前后 SUV 的变化可以快速准确地反应肿瘤对甲磺酸伊马替尼治疗的敏感性。服用甲磺酸伊马替尼 1 周后,PET/CT 即能够检测到 95％的肿

瘤对伊马替尼有反应,而 CT 仅能发现 44%。因而 PET/CT 是目前评价 GIST 对伊马替尼反应的最好方法,但由于费用昂贵难以在临床工作中普及。现主要应用于对于野生型、*KIT* 外显子 9 突变者等对靶向治疗效果相对欠佳者的早期疗效判断。

(二) 一线治疗后的选择

一线治疗后根据治疗后的疾病转归及治疗前的病灶状态,可分为:PR/SD、肿瘤 PD。其后续治疗的原则不同。

1. PR/SD 现多个小样本的回顾性研究提示当肿瘤获得 PR 或 SD 的状态下,手术治疗可使患者获益。而我们医院牵头的全国多中心随机对照临床研究也证实,对于这类患者手术可延长 OS。因而当外科医师评估为对于所有复发或转移病灶均可切除的情况下,可考虑行手术切除复发或转移灶。由于大样本的回顾性研究提示,R0/R1 切除者的疗效优于 R2 切除,因而手术的原则为控制手术风险下,尽可能手术切除全部病灶或完成较满意的减瘤手术。肠系膜和腹膜种植 GIST 应尽量选择肿瘤剔除术,避免切除过多的肠管和壁腹膜。除非肿瘤能够全部切除,手术范围不建议过大,应尽可能避免联合脏器切除,保留脏器功能。尽量避免并发症发生风险过高的手术方式,因为手术只是起到减瘤的作用,患者的长期获益可能还是依赖于靶向治疗,而严重的术后并发症的发生(如消化道瘘),可使患者无法在术后短期恢复应用靶向治疗,则潜在残留的肿瘤可能很快进展。

术前的影像学评估往往会低估肿瘤负荷,有些小的转移病灶在术前的影像检查中不能发现,术中需对全腹盆腔进行探查,避免遗漏。复发或转移性 GIST 常较原发性 GIST 血供更丰富,有时打开腹腔还未进行充分地探查时,就可发现肿瘤出现自发性出血,因而术前应充分备血,手术应尽量沿着肿瘤包膜分离,使包膜完整,可减少出血。当肿瘤无法完整切除时,肿瘤的囊内出血有时对于常规的止血方法都无效,往往只有依赖填塞止血。对于复发的患者,由于手术次数过多,腹盆腔黏连,解剖结构可发生变异,应注意耐心分离粘连,辨认解剖结构,考虑肿瘤可能压迫输尿管,术前逆行置管,可减少输尿管损伤机会。

肝脏是 GIST 最常见的转移部位,对于单个病灶或多个病灶但范围尚局限者仍可选用手术切除。转移灶边界较清楚者可沿肿块边缘切除;若有局限于一叶的多个转移灶宜行肝叶切除。对不能切除的肝转移灶,由于转移瘤血管丰富且供血主要来源于肝动脉,肝动脉栓塞是积极有效的姑息治疗手段。治疗原则是应用颗粒样物质选择性地注射到供给肿瘤血液的主要动脉分支;如果肝脏病变弥漫,通常采取半肝栓塞,以减少栓塞后综合征(腹痛、发热等)和避免大的肝脓肿形成。对无法切除的直径<5 cm 的病灶可考虑行射频消融治疗(radiofrequency ablation,RFA)。

由于手术窗的时间很短,因而手术时机的选择是关键,理论上应选在药物疗效最佳,肿瘤缩小至最小时进行手术,这样能使得手术范围最小,并发症发生的概率最低,同时保留脏器功能的可能性最大。但是随着治疗时限的延长,患者可出现继发性耐药,从而导致肿瘤进展,因而现认为对于术前治疗的最佳疗程为 6~12 个月,或者至肿瘤不再缩小时即行手术治疗,在术前治疗的后期,评估应更加谨慎,间隔时间不应大于 3 个月。术后应继续进行原剂量靶向药物治疗。

2. PD 根据 PD 出现的时间分为原发性耐药和继发性耐药。前者指在治疗的 6 个月内无 PR 或 SD,多见于 *KIT* 外显子 9 突变、*PDGFRA* 外显子 18 D842V 突变和野生型患者。这类患者多无继发性基因突变检出。后者指病灶在出现 SD 或 PR 后,在治疗过程中出现肿瘤进展,多是由于肿瘤获得继发性基因突变,而导致对甲磺酸伊马替尼耐药,但是在野生型患者中未发现继发性耐药基因检出。继发性基因突变位点多位于 KIT 外显子 13、14、17 和 18,同时也发现在同一患者或同一病灶中可检出多个继发基因突变类型。另一种解释认为由于基因扩增而导致继发性耐药的发生。同时也发现药物诱导 ATP 结合盒(ATP-binding cassette,ABC)蛋白(ABCG2 和 ABCB1)上调也可导致药代动力学性耐药,甲磺酸伊马替尼是这些药物转运蛋白的底物,ABCG2 和 ABCB1 过度表达可降低细胞内的甲磺酸伊马替尼浓度,这也是对于部分甲磺酸伊马替尼耐药的患者给予高剂量甲磺酸伊马替尼后可获得肿瘤控制的机制之一。

(1) 局限性 PD:主要指甲磺酸伊马替尼治疗期间,部分病灶出现 PD,而其他病灶仍然 SD 甚至 PR。鉴于分子靶向药物治疗后总体控制满意,在手术可以完整切除局灶 PD 病灶的情况下,建议可以考虑选择全身情况良好的患者实施手术治疗,术中在将 PD 病灶切除的前提下,应尽可能切除更多的转移灶。对于部分无法实施手术的 GIST 肝转移患者,也可给予动脉栓塞与 RFA。对于后续靶向治疗可考虑换用苹果酸舒尼替尼或予以甲磺酸伊马替尼加量。

(2) 广泛性 PD:对于低剂量甲磺酸伊马替尼治疗后出现广泛 PD 者,建议换用苹果酸舒尼替尼或甲磺酸伊马替尼加量治疗。

1) 苹果酸舒尼替尼:是一种新的多靶点酪氨酸激酶抑制剂,对于 PDGFR、血管内皮生长因子受体(vascular endothelial growth factor receptor,VEGFR)、KIT、FMS 样酪氨酸激酶-3(FMS-like tyrosine kinase-3,FLT3)、集落刺激因子受体(colony-stimulating factor receptor,CSF-1R)和神经胶质细胞系衍生的中性粒细胞因子受体(glial cell-line-derived neurotrophic factor rearraged during transfection,RET)是一种强效抑制剂。这些激酶与肿瘤的生长、病理性血管生成和肿瘤转移密切有关。苹果酸舒尼替尼通过破坏这些信号传导,达到抑制肿瘤细胞分裂和生长的作用。

前瞻性随机对照Ⅲ期临床研究发现对于甲磺酸伊马替尼耐药或无法耐受的 GIST 患者,改用苹果酸舒尼替尼后,约 65% 的患者可以取得 PR(7%)或 SD(58%)的疗效,TTP 时间为 27.3 周。现认为 37.5 mg/d 连续服用与 50 mg/d(连续服用 4 周,停 2 周)方案均可作为选择,前者中位 PFS 为 34 周,OS 为 107 周。基因分层分析发现苹果酸舒尼替尼二线治疗原发 KIT 外显子 9 突变和野生型 GIST 患者的生存获益优于 KIT 外显子 11 突变患者;治疗继发性 KIT 外显子 13、14 突变患者疗效优于继发 KIT 外显子 17、18 突变者。

苹果酸舒尼替尼常见不良反应为腹泻、厌食、皮肤褪色、黏膜炎、乏力、味觉改变、便秘、高血压、皮疹、手足综合征、肌痛、甲状腺功能减退等,经减量或中断治疗,对症治疗后均可获得缓解。当患者中性粒细胞计数 $<1.0\times10^9$/L 和(或)血小板计数 $<50\times10^9$/L 时应停药;黏膜炎者给予支持治疗,避免刺激性食物,严重者需减量;由于苹果酸舒尼替尼可抑制 VEGFR,因而高血压较常见,需监测血压,抗高血压治疗;部分患者可出现左室射血分数下降,需停药或内科治疗,特别是既往有心血管疾病史患者更易出现心血管方面的不良反应;62% 的患者可出现 TSH 下降,甲状腺功能不全,需每 3~6 个月监测 TSH,服用甲状腺素片;应用润肤剂可预防手足综合征,如果症状严重可停药或减量。

2) 甲磺酸伊马替尼加量:在两项大型临床研究中发现,服用 400 mg/d 甲磺酸伊马替尼治疗的患者,肿瘤 PD 后,甲磺酸伊马替尼加量至 800 mg/d,有 30% 的患者可以取得 PR 或

SD,中位 PFS 为 3 个月。

3) 瑞格菲尼:是复发转移性 GIST 的三线治疗药物。它是一多激酶抑制剂,可抑制多种蛋白激酶,包括调节血管生长的 VEGFR-1、VEGFR-2、VEGFR-3 和 TIE2,肿瘤生长相关的 KIT、RET、RAF-1、BRAF 和 BRAF V600E 及肿瘤微环境相关的 PDGFR 和 FGFR。在一项前瞻性随机对照的Ⅲ期临床研究中,服用瑞格菲尼的患者中位 PFS 为 4.8 个月,PR/PD 为 75.9%。原发性 KIT 外显子 11 突变及外显子 9 突变者都能从瑞格菲尼治疗中获益。

瑞格菲尼常见不良反应为手足综合征、高血压、腹泻、疲劳、口腔黏膜炎、秃头症、声音嘶哑、厌食、皮疹等,通过对症处理或调整药物剂量多可缓解。

第七节 随 访

对于所有 GIST 患者均应建立完整的病例档案,进行系统随访。

一、术后患者的随访

尽管中高危 GIST 患者术后给予了辅助治疗,但是在辅助治疗中亦存在复发风险,而停药后的 1~2 年是复发的高峰,故随访可以早期发现肿瘤的复发或转移。推荐全腹盆腔的增强 CT 或 MRI 扫描作为常规随访项目。低危患者,术后每 6 个月行腹盆腔增强 CT/MRI 检查,持续 5 年。中、高危患者,术后每 3 个月行腹盆腔增强 CT/MRI 检查,持续 3 年;之后每 6 个月复查一次腹盆腔增强 CT/MRI;5 年之后每年复查一次。如怀疑局部胃肠道内 GIST 复发,可行胃镜及结肠镜检查;由于肺部和骨转移的发生率不高,故每年可行 1 次肺部 CT 检查,如出现相应症状,可行 ECT 骨扫描。

二、转移复发/不可切除或术前治疗患者

不可手术的患者,密切随访可以评估肿瘤治疗的疗效,监测药物的不良反应,针对不同药物疗效的患者可以积极地改变治疗策略。治疗前必须进行增强腹盆腔 CT/MRI 作为基线和疗效评估的依据。开始治疗后,至少应每 3 个月随访,复查腹盆腔增强 CT/MRI。对于 KIT 外显子 9 突变或野生型患者,由于疗效较 KIT 外显子 11 突变者差,可通过对比治疗前后 PET/CT 的 SUV 值,来早期确认其对治疗的反应,以便及时调整治疗策略。对于不良反应严重的患者可进行血药浓度的监测,来指导药物剂量的调整。

(周 烨 师英强)

主要参考文献

[1] Miettinen M, Wang ZF, Lasota J. DOG1 antibody in the differential diagnosis of gastrointestinal

stromal tumors: a study of 1840 cases. Am J Surg Pathol, 2009,33(9):1401-1408.
[2] 王坚,喻林,刘绮颖. 胃肠间质瘤病例诊断和分子检测. 中国实用外科杂志,2015,35(4):369-374.
[3] Losata J, Miettinen M. Clinical significance of oncogenic KIT and PDGFRA mutations in gastrointestinal stromal tumors. Histopathology, 2008,53(3):245-266.
[4] Dematteo RP, Gold JS, Saran L, et al. tumor mitotic rate, size, and location independently predict recurrence after resection of primary gastrointestinal stromal tumor (GIST). Cancer, 2008,112(3): 608-615.
[5] Losota J, Corless CL, Heinrich MC, et al. Clinicopathologic profile of gastrointestinal stromal tumors (GISTs) with primary KIT exon 13 or exon 17 mutations: a multicenter study on 54 cases. Mod Pathol, 2008,21(4):476-484.
[6] Stratakis CA, Carney JA. The triad of paragangliomas, gastric stromal tumours and pulmonary chondromas (Carney triad), and the dyad of paragangliomas and gastric stromal sarcomas (Carney-Stratakis syndrome): molecular genetics and clinical implications. J Intern Med, 2009,266(1):43-52
[7] Pasini B, McWhinney SR, Bei T, et al. Clinical and molecular genetics of patients with the Carney-Stratakis syndrome and germline mutations of the genes coding for the succinate dehydrogenase subunits SDHB, SDHC, and SDHD. Eur J Hum Genet, 2008,16(1):79-88.
[8] Mussi C, Schildhaus HU, Gronchi A, et al. Therapeutic consequences from molecular biology for gastrointestinal stromal tumor patients affected by neurofibromatosis type 1. Clin Cancer Res, 2008, 14(14):4550-4555.
[9] Agaram NP, Wong GC, Guo T, et al. Novel V600E BRAF mutations in imatinib-naïve and imatinib-resistant gastrointestinal stromal tumors. Genes Chromosomes Cancer, 2008,47(10):853-859.
[10] Edge SB, Byrd DR, Compton CC, et al. AJCC cancer staging manual (ed 7). New York: Springer, 2010.
[11] Sepe PS, Brugge WR. A guide for the diagnosis and management of gastrointestinal stromal cell tumors. Nat Rev Gastrenterol Hepatol, 2009,6(6):363-371.
[12] Agaimy A, Wunsch PH. Lymph node metastasis in gastrointestinal stromal tumours (GIST) occurs preferentially in young patients ＜or＝40 years: an overview based on our case material and the literature. Langenbecks Arch Surg, 2009,394(2):375-381.
[13] Kawanowa K, Sakuma Y, Sukurai S, et al. High incidence of microscopic gastrointestinal tumors in the stumoach. Hum Pathol, 2006,37(12):1527-1535.
[14] Lok KH, Lai L, Yiu HL, et al. Endosonographic surveillance of small gastrointestinal tumor originating from muscularis propria. J Gastrointestin Liver Dis, 2009,18(2):177-180.
[15] 中华医学会外科学分会胃肠外科学组. 胃肠间质瘤规范化外科治疗专家共识. 中国实用外科杂志, 2015,35(6):110-115.
[16] Wang D, Zhang Q, Blanke CD, et al. Phase II trial of neoadjuvant/adjuvant imatinib mesylate for advanced primary and metastatic/recurrent operable gastrointestinal stromal tumors: long-term follow-up results of Radiation Therapy Oncology Group 0132. Ann Surg Oncol, 2012,19(4):1074-1080.
[17] McAuliffe JC, Hunt KK, Lazar AJ, et al. A randomized, phase II study of preoperative plus postoperative imatinib in GIST: evidence of rapid radiographic response and temporal induction of tumor cell apoptosis. Ann Surg Oncol, 2009,16(4):910-919.
[18] Heinrich MC, Owzar K, Corless CL, et al. Correlation of kinase genotype and clinical outcome in the North American Intergroup phase III trial of imatinib mesylate for treatment of advanced gastrointestinal stromal tumor: CALGB 150105 study by Cancer and Leukemia Group B and Southwest Oncology Group. J Clin Oncol, 2008,26(33):5360-5367.
[19] Joensuu H. Risk stratification of patients diagnosed with gastrointestinal stromal tumor. Hum Pathol, 2008,39(10):1411-1419.

[20] DeMatteo RP, Ballman KV, Antonescu CR, et al. Adjuvant imatinib mesylate after resection of localized, primary gastrointestinal stromal tumour: a randomised, double-blind, placebo-controlled trial. Lancet, 2009,373(9669):1097-1104.

[21] Joensuu H, Wardelmann E, Sihto H, et al. Effect of KIT and PDGFRA mutations on survival in patients with gastrointestinal stromal tumors treated with adjuvant imatinib: an exploratory analysis of a randomized clinical trial. JAMA Oncol,2017,3(5):602-609.

[22] CSCO 胃肠间质瘤专家委员会. 中国胃肠间质瘤诊断治疗共识(2013 年版). 临床肿瘤学杂志,2013,18(11):1030-1036.

[23] Heinrich M, Rankin C, Blanke CD, et al. Correlation of long-term results of imatinib in advanced gastrointestinal stromal tumors with next generation sequencing results analysis of phase 3 SWOG intergroup trial S0033. JAMA Oncol,2017,3(7):944-952.

[24] Van den Abbeele AD, Gatsonis C, de Vries DJ, et al. ACRIN 6665/RTOG 0132 phase II trial of neoadjuvant imatinib mesylate for operable malignant gastrointestinal stromal tumor: monitoring with 18F-FDG FET and correlation with genotype and GLUT4 expression. J Nucl Med, 2012,53(4):567-574.

[25] Gronchi A, Fiore M, Miselli F, et al. Surgery of residual disease following molecular-targeted therapy with imatinib mesylate in advanced/metastatic GIST. Ann Surg, 2007,245(3):341-346.

[26] Du C, Zhou Y, Song C, et al. Is there a role of surgery in patients with recurrent or metastatic gastrointestinal stromal tumours responding to imatinib: A prospective randomised trial in China. Eur J Cancer, 2014,50(10):1772-1778.

[27] Bauer S, Rutkowski P, Hohenberger P, et al. Long-term follow-up of patients with GIST undergoing metastasectomy in the era of imatinib-analysis of prognostic factors (EORTC-STBSG collaborative study). Eur J Surg Oncol, 2014,40(4):412-419.

[28] 王亚农,周烨. 手术治疗晚期胃肠间质瘤临床价值. 中国实用外科杂志,2015,35(4):395-399.

[29] Ye YJ, Gao ZD, Poston GJ, et al. Diagnosis and multi-disciplinary management of hepatic metastases from gastrointestinal stromal tumour (GIST). Eur J Surg Oncol, 2009,35(8):77-792.

[30] Liegl B, Kepten I, Le C, et al. Heterogeneity of kinase inhibitor resistance mechanisms in GIST. J Pathol, 2008,216(1):64-74.

[31] Burger H, van Tol H, Brok M, et al. Chronic imatinib mesylate exposure leads to reduced intracellular drug accumulation by induction of the ABCG2 (BCRP) and ABCB1 (MDR1) drug transport pumps. Cancer Biol Ther, 2005,4(7):747-752.

[32] Demetri GD, van Oosterom AT, Garrett CR, et al. Efficacy and safety of sunitinib in patients with advanced gastrointestinal stromal tumour after failure of imatinib: a randomised controlled trial. Lancet, 2006,368(9544):1329-1338.

[33] George S, Blay JY, Casali PG, et al. Clinical evaluation of continuous daily dosing of sunitinib malate in patients with advanced gastrointestinal stromal tumour after imatinib failure. Eur J Cancer, 2009,45(11):1959-1968.

[34] Heinrich MC, Maki RG, Corless CL, et al. Primary and seconday kinase genotypes correlate with the biological and clinical activity of sunibinib in imatinib-resistant gastrointestinal stromal tumor. J Clin Oncol, 2008,26(33):5352-5359.

[35] Torino F, Corsello SM, Longo R, et al. Hypothyroidism related to tyrosine kinase inhibitors: an emerging toxic effect of targeted therapy. Nat Rev Clin Oncol, 2009,6(4):219-228.

[36] Blanke Cd, Rankin C, Demetri GD, et al. Phase III randomized, intergroup trial assessing imatinib mesylate at two dose levels in patients with unresectable or metastatic gastrointestinal stromal tumors expressing the kit receptor tyrosine kinase: S0033. J Clin Oncol, 2008,26(4):626-632.

[37] Zalcberg JR, Verweij J, Casali PG, et al. Outcome of patients with advanced gastro-intestinal stromal

tumours crossing over to a daily imatinib dose of 800 mg after progression on 400 mg. Eur J Cancer, 2005,41(12):1751-1757.

[38] Demetri GD, Reichardt P, Kang YK, et al. Efficacy and safety of regorafenib for advanced gastrointestinal stromal tumours after failure of imatinib and sunitinib (GRID): an international, multicenter, prospective, randomised, placebo-controlled phase 3 trial. Lancet, 2013, 381(9863): 295-302.

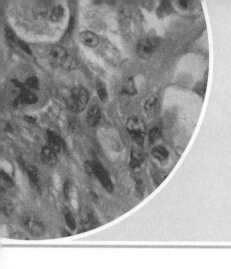

第三十章
小 肠 肿 瘤

一、概述

小肠是消化道最重要的组成部分,占整个消化道长度的75%,成人的小肠全长5~7 m,包括十二指肠、空肠和回肠。小肠的黏膜面有许多环形的皱襞,可增大面积,小肠黏膜面占消化道面积的90%有利于营养物质的吸收。然而小肠原发性肿瘤的发生率仅占消化道肿瘤的不足5%,主要包括腺癌、神经内分泌肿瘤、间质瘤及淋巴瘤等。统计资料显示小肠恶性肿瘤的年发病率为(0.2~0.96)/10万,上海市统计为0.61/10万。统计资料显示原发性小肠恶性肿瘤的发病率有逐年上升的趋势。美国的数据显示,1973年美国小肠肿瘤的发病率为1.18/10万,2004年上升为2.27/10万。法国报道在1976~2001年小肠肿瘤发病率也呈增加趋势。

小肠肿瘤恶性多见,国内外资料均提示60%~80%的原发性小肠肿瘤为恶性。小肠常见良性肿瘤包括腺瘤、平滑肌瘤、错构瘤、神经源性肿瘤等;常见恶性肿瘤主要有腺癌、神经内分泌肿瘤、间质瘤、淋巴瘤等,以上4种恶性病变占小肠恶性肿瘤近95%,其中小肠腺癌占35%~50%,神经内分泌肿瘤占20%~40%,淋巴瘤占14%~20%,间质瘤占11~13%。

尽管小肠肿瘤的发病率明显低于胃及大肠,但由于小肠肿瘤发病隐匿,临床早期缺乏典型的症状和体征,没有特异性,且缺乏有效的检查手段,临床上容易漏诊误诊从而延误疾病治疗。文献报道术前诊断的正确率仅为21%~56%。由于肿瘤部位及性质不同,临床症状可缺如或轻微,腹痛、腹块、出血是最常见的临床表现,严重者可出现肠梗阻,出血性休克等。因此,小肠肿瘤是临床变异很大的肿瘤。文献报道小肠肿瘤发现时多病期较晚,Dabaja等分析217例小肠腺癌病例,发现就诊时,35%已发生远处转移,39%已有淋巴结转移。

小肠恶性肿瘤的起源及发病具有独特的生物学特性,确切病因尚不清楚,除某些小肠黏膜内苯并芘类致癌化合物的影响及机体免疫功能的减退与小肠癌的发病有关外,作为癌前期疾病的小肠腺瘤,特别是绒毛状腺瘤与小肠癌的发生密切相关。克隆恩病、某些遗传性疾病(如家族性息肉病、Lynch综合征、Gardner综合征、Pentz-Jegher综合征等)可能也与小肠肿瘤发生有关。此外,慢性消化性溃疡病、胆囊切除术后、Meckel憩室、乳糜泻,以及红肉、吸烟、嗜酒等与小肠腺癌及类癌的发生也有密切关系。基因突变、遗传不稳定性也是重要的发病机制之一。文献报道咖啡、鱼、水果和蔬菜的摄入有助于降低小肠腺癌发生的风险。

二、病理学分类及播散途径

凡构成小肠肠管组织的任何细胞都可以发生良、恶性肿瘤,因此小肠肿瘤有多种病理类型。目前已知的病理类型达40余种。小肠良性肿瘤中,最常见的为腺瘤,其他依次为平滑肌瘤、脂肪瘤、血管瘤、淋巴血管瘤、纤维瘤、神经纤维瘤和神经鞘瘤等。恶性肿瘤中以腺癌最常见,其他依次为神经内分泌肿瘤、恶性淋巴瘤、恶性间质瘤、脂肪肉瘤、纤维肉瘤、血管肉瘤和恶性神经鞘瘤等。

小肠肿瘤不论其为良性或恶性,其发病率多由近及远逐渐增多。如良性肿瘤分别位于十二指肠(21%)、空肠(30%)、回肠(49%);恶性肿瘤分别位于十二指肠(22%)、空肠(29%)、回肠(49%)。小肠恶性肿瘤的分布具有一定的规律性,部位越高腺癌的发病率越高,而部位越低,淋巴瘤及神经内分泌肿瘤越易发生,肉瘤则可分布于整个小肠的不同肠段。根据不同部位易发生的肿瘤,有助于协助判断病理类型。

小肠恶性肿瘤的播散途径包括直接浸润、淋巴转移、血行转移及种植性播散。肿瘤穿透肠壁后可直接浸润邻近脏器,如十二指肠癌累及胰腺、肝脏、结肠及腹膜后组织等。当肿瘤侵及黏膜下淋巴网时可转移至肠旁淋巴结、肠系膜血管旁及血管根部淋巴结及腹主动脉旁淋巴结。肿瘤可随淋巴转移至左锁骨上淋巴结。血行转移常见部位为肝脏,其次是肺、骨、脑等。当癌肿穿透肠壁浆膜层后,脱落的癌细胞可直接植入腹膜、卵巢及盆腔,形成种植性播散。

三、临床表现

小肠肿瘤种类繁多,临床表现不一。由于小肠的扩张性较好,内容物为液体,因此多数小肠肿瘤可以较长时间没有症状,只有在体检、内镜检查或X线造影时才能发现。无论是良性还是恶性肿瘤,明显的症状往往发生于肿瘤长大,出现并发症之后。

(一)常见症状

1. 腹痛 腹痛是最常见的症状,占70%~86%。腹痛程度轻重不等、性质不一,其部位与肿瘤位置相应。十二指肠肿瘤常出现类似溃疡病的上腹部疼痛,进食及止酸药物不能缓解;而空、回肠肿瘤则表现为脐周或下腹部隐痛及胀痛,进食及肠蠕动增强时疼痛加重,若发生梗阻或穿孔则腹痛加重。

2. 腹部肿块 可在30%~65%的病例中出现。空肠肿块多位于上腹部及脐旁,回肠肿瘤多位于下腹部及右下腹,十二指肠肿块常无法扪及肿块,但当肿块为外生型时,可扪及较固定的右上腹块。一般良性肿瘤表面平滑、边界清、活动度较大,恶性肿瘤多数边界不清、表面不平滑、质硬、活动度较小。有时可出现肠型。若肿块时隐时现,出现时伴腹部阵发性痛,在成人应首先考虑为肿瘤引起的肠套叠。

3. 消化道出血 占小肠肿瘤的半数病例。多表现为长期大便隐血阳性,严重者出现贫血。也有间歇性出血,曾有报道间歇性出血10年以上者。血便可呈现暗红色与鲜红色,量可中等及大量,严重者可致失血性休克。外生性肿瘤偶可破裂造成腹腔内出血。

4. 肠梗阻 因肿瘤引起肠腔狭窄、堵塞、肠管受压、套叠和扭转可致肠梗阻,占小肠肿瘤的20%~40%。肠梗阻的严重程度不等。肠梗阻的发生与肿瘤生长方式有关,如内生肿瘤多引起肠腔堵塞或套叠;沿肠壁浸润生长者常导致肠腔环形狭窄,见于腺癌或恶性淋巴瘤,腔外型生长易引起小肠套叠、扭转,见于平滑肌肿瘤、恶性淋巴瘤。高位小肠梗阻可表现为上腹不适或疼痛、嗳气、恶心、呕吐等,低位小肠梗阻可表现为脐周疼痛、痉挛性绞痛、腹胀、气过水音、呕吐等。另外,良性肿瘤多呈现缓慢性、复发性,发作时腹痛、腹部扪及包块,包块消失后腹痛缓解;如为恶性肿瘤则表现呕吐、腹胀、腹痛性梗阻,并呈现进行性,尤以小肠腺癌进展较快,易发生完全性梗阻,另外,十二指肠肿瘤也可出现梗阻性黄疸等。

5. 肠穿孔　占小肠恶性肿瘤的10%左右。常发生于晚期病例,以平滑肌肉瘤和恶性淋巴瘤居多。穿孔至游离腹腔引起急性腹膜炎。若穿孔前已被大网膜或周围肠管包裹,穿孔后可形成腹腔脓肿,向腹腔穿破引起腹膜炎,或向周围有腔脏器穿破形成内瘘。

6. 其他　贫血、体重下降、腹泻、发热、黄疸、腹水等多见于小肠恶性肿瘤。小肠类癌发生肝转移者出现类癌综合征的临床表现。

(二) 良性肿瘤症状

良性肿瘤常无症状,随着肿瘤生长,也可出现各种症状。如腺瘤可长期慢性出血,少数病例可因肠套叠而发生肠梗阻。位于十二指肠部位可出现呕血、大便隐血阳性,脂肪瘤也可引发肠套叠肠梗阻,神经源性肿瘤、纤维瘤及血管瘤可出现出血、梗阻、肠套叠等。

(三) 恶性肿瘤症状

1. 十二指肠腺癌　早期症状多不典型,仅有上腹不适、疼痛、乏力、贫血等症状,腹痛多为上腹部隐痛、烧灼样痛或钝痛,酷似十二指肠溃疡;有时肿瘤侵犯胰腺和腹膜后,疼痛可放射至腰背部。黄疸与发生部位有关,多为轻到中度,并可有间歇性缓解或波动,随着病情进展,可有皮肤瘙痒、陶土色便等。重度黄疸常预示癌肿已广泛侵犯乳头周围组织,为晚期表现。肠梗阻易发生在缩窄型癌肿,表现为餐后上腹部不适、恶心、呕吐等。乳头部以上癌肿呕吐物不含胆汁,类似幽门梗阻症状。另外,还可出现呕血或大便隐血阳性,还可表现乏力、体重减轻、贫血等症状。

2. 空、回肠腺癌　空、回肠腺癌除具有腹痛、乏力、贫血等全身症状外,主要临床表现有梗阻,空肠癌梗阻好发于屈氏韧带附近,呈现高位梗阻症状。还可出现出血(常为黑便)以及大便习惯改变,严重者出现腹块、癌性穿孔等。

3. 恶性淋巴瘤　症状与其他小肠肿瘤类似,但小肠淋巴瘤出血较胃淋巴瘤少,腹泻及内脏穿孔则较胃淋巴瘤多。据报道,60%左右的病例出现腹块,40%发生不全性肠梗阻,15%~20%发生穿孔。

4. 肉瘤　包括恶性间质瘤及平滑肌肉瘤。肿瘤常较大,中央部缺血可产生坏死及溃疡,也可有肠道出血,并有恶心、食欲缺乏、肠梗阻等。发生在回肠的间质瘤常较空肠部位易触及,有时会时隐时现,或并肠蠕动出现腹痛等。

5. 神经内分泌肿瘤　之前称类癌,30%病例出现于回肠,位于黏膜下生长,可出现腹块及出血,平均症状出现至诊断时可达20个月,有时在切除阑尾时发现,疼痛占27%,恶心、呕吐占10%,出血、腹块各占10%,腹泻占5%。如出现类癌综合征,可表现颜面潮红、气管痉挛及皮肤改变等,严重者出现四肢厥冷、血压下降等休克表现。

四、诊断及鉴别诊断

(一) 诊断

小肠肿瘤术前诊断率较低,正确诊断率仅21%~53%。其原因是缺少特征性症状,且常易被急腹症的症状、体征掩盖,多数病例首诊即为急腹症如出血、穿孔等征象,往往难以详细采集病史及进一步检查。同时缺乏小肠肿瘤的特异性诊断方法,加之部分医师对本病认识不足,因此误诊率较高。国内曾有统计误诊率高达70%～90%。因此对于任何腹部出现的腹痛、出血、穿孔、肠套叠、肠梗阻等均应考虑小肠肿瘤的可能,尤其是出现以下症状和体征时应警惕小肠肿瘤:①不明原因的脐周或右下腹痛,进食后加重,呕吐,排便后缓解;②成人肠套叠;③间歇便血或腹泻,但胃镜或结肠镜检查未见异常;④不明原因的肠梗阻。

目前,小肠肿瘤尚无理想的检查方法。能根据小肠肿瘤的病理类型和分布部位的特点,结合临床表现采用相应的检查手段并正确判断检查结果,无疑有益于提高术前确诊率。Dabaja等回顾性分析发现,通过上消化道内镜检查诊断小肠腺癌患者的比例为28%,手术为26%,钡剂造影为22%,CT扫描为18%,超声检查为3%,体检为3%。小肠肿瘤常用的诊断方法有如下几点。

1. 实验室检查　小肠肿瘤伴有慢性出血症状者可表现为便中隐血试验阳性和血红蛋白降低。十二指肠癌中的乳头周围癌堵塞Vater壶腹引起梗阻性黄疸时,血中胆红素及碱性磷酸酶增高,尿中胆红素增高,尿胆原缺如。小肠腺癌患者,外周血肿瘤标记物如CEA、CA199、CA50等可能正常或升高。小肠神经内分泌肿瘤患者发生类癌综合征时,24 h尿中5-羟吲哚乙酸含量可升高。

2. 小肠钡剂造影　由于小肠蠕动较快、钡剂充盈不连续、影像迂回重叠等原因,肿瘤不易显影,X线钡餐造影检查敏感性较低,诊断小肠肿瘤的敏感性约为50%。如采用低张钡剂造影,或经胃管向十二指肠注入钡剂及空气,能较好地显示病灶部位小肠黏膜改变,可提高诊断率。气钡双重造影可使十二指肠肿瘤诊断率提高,但水平部和升部癌肿易漏诊。X线可表现为部分黏膜增粗、紊乱、皱襞消失、肠壁僵硬,也可见充盈缺损、十二指肠狭窄等。近端空肠的双重对比造影较易检出病变,但对远端小肠癌易误诊。采用钡灌肠通过回肠末端可显示远端回肠肿瘤。

3. 纤维内镜检查　应用纤维内镜可使十二指肠肿瘤及末端回肠肿瘤的诊断率提高,病变部位的黏膜破溃、表面有坏死、糜烂,必要时可取活检行病理检查。纤维结肠镜检查经回盲瓣可窥视末段回肠。上消化道内镜检查可以发现十二指肠降部以上小肠肿瘤,且可活检明确诊断。但限于技术,不易发现十二指肠降部以下的小肠肿瘤。近年来,双气囊小肠镜的临床应用在一定程度上弥补这一缺陷。双气囊小肠镜可用于范围广泛的小肠检查,双气囊小肠镜的优势在于可以活检组织进行病理学确诊,并且能够检测到胶囊内镜漏诊的小肠肿瘤。但胶囊内镜操作简单,可以完整地探查整个小肠,便于门诊进行。检查过程中安全且患者无痛苦,属于无创性检查,能在合并较严重多器官功能障碍的老年人及更大范围内应用,最佳适用脏器是小肠。但有潜在肠梗阻的患者,不建议行胶囊内镜检查。对于不明原因消化道出血(常规胃肠镜检查未见明确出血灶),胶囊内镜检查具有优势,诊断小肠肿瘤的敏感性为88.9%～95%,特异性为75%～95%。

4. 选择性肠系膜上动脉造影　小肠肿瘤合并活动性出血时,选择性肠系膜动脉造影可发现造影剂自血管渗入肠腔,对出血的定位及定性诊断能起重要作用,在急性出血期确诊率可达50%～90%。选择性肠系膜上动脉造影能显示血管的分布及血管的变形、推移、富于新生血管及血管狭窄、闭塞、动静脉分流等,有助于诊断。

5. B超检查　较大肿瘤易发现,而较小的肿瘤常难以发现,但通过B超可明确有无肝转移。能显示肿瘤的部位、大小、形态、内部结构等。必要时可在B超引导下穿刺活检。

6. **腹部CT和MRI检查** CT扫描已成为小肠肿瘤最主要的诊断方法。CT扫描诊断小肠肿瘤的准确率约为47%。随着灌肠螺旋CT及MRI的应用,小肠肿瘤的诊断率显著提高。有文献报道,多排螺旋CT小肠造影诊断小肠肿瘤的敏感性为85%~95%,特异性为90%~96%。

磁共振注气小肠灌肠检查诊断小肠肿瘤的敏感性、特异性、准确性分别为86%(19/22),98%(126/128),97%(145/150)。CT和MR主要用于诊断原发肿瘤以及所属肠周淋巴结、肝等部位有无转移。女性可检查卵巢是否有转移灶。

7. **腹部放射性核素扫描** 应用放射性核素^{99m}Tc标记的红细胞进行显像,在出血期即可应用,观察不同时期的变化,对急(慢)性出血病例均有诊断意义。通过放射性核素在肠道内聚积,推断胃肠道出血部位。

8. **PET/CT检查** 近年报道PET/CT检查可用于小肠肿瘤的定位和诊断,或有助于发现相对较小或较早期的病灶,也有助于发现其他更小的远处转移灶。

9. **腹腔镜检查** 经腹腔镜观察各段小肠,取肠系膜淋巴结和部分肠壁行病理检查,尤其在恶性淋巴瘤与克罗恩病鉴别困难时有一定价值。

10. **剖腹探查** 对有些原因不明的消化道出血,反复经各种特殊检查阴性,在排除出血来自胃、十二指肠和结、直肠部位,而高度怀疑为空、回肠肿瘤出血时,应考虑有剖腹探查的指征。手术探查时需慎防遗漏较小的肿瘤或血管瘤,同时也宜尽量争取在出血间歇期进行。

(二)鉴别诊断

小肠肿瘤由于症状不特异,有效诊断方法少,常难与胆道系统癌肿、肠结核、克罗恩病、肠系膜肿瘤、阑尾脓肿等鉴别。①胆道系统癌肿也可早期出现黄疸,难以与十二指肠壶腹部癌鉴别。但胆道系统癌肿可并有发热、黄疸症状出现早,梗阻症状不易缓解,不易出现呕吐等,胰胆管造影、CT及MRI等检查有助于鉴别区分。②肠结核患者可有结核病史,或饮用未经消毒的含有结核杆菌的牛乳或乳制品史。好发部位也以回盲部为多,但病变范围较广泛,往往在较长一段的肠管出现病变,腹痛多为胀痛,且易伴腹泻。粪便多为糊状,罕见脓血便。增生型结核则以便秘为主要表现。实验室检查结核菌素试验强阳性,粪便浓缩找到结核杆菌。X线显示回盲部激惹征象。另外,患者多为年轻人,并有消瘦等全身结核病征象。③克罗恩病为贯穿肠壁各层的增殖性病变,可侵犯肠系膜和局部淋巴结,病变局限于小肠(主要为末端回肠)和结肠,两者可同时累及,常为回肠和右半结肠病变。本病的病变呈节段分布,与正常肠段相互间隔,界限清晰,呈跳跃区(skip area)的特征。临床症状有明显发作与缓解交替观象。患者较消瘦,体检腹壁常较薄,X线征象在回盲末端有边缘不齐的线条状阴影,肠曲病变呈现节段分布,间以扩张的肠曲。肠梗阻与肠瘘等并发症也较小肠肿瘤多见。④肠系膜肿瘤常无出血、肠梗阻等症状。肿块增大但症状不明显,甚至无明显腹痛,行钡剂造影肠管可无异常,B超及CT检查常发现肿物呈实质性,较小肠肿瘤的全身症状少,如贫血、体弱等少见。⑤阑尾脓肿有时难与位于回肠的肿瘤鉴别,但阑尾脓肿常有发热史,腹痛较固定,白细胞计数增高,病程在1个月内逐渐加重。用抗菌药物后,肿块可以缩小,发热可减轻。B超及CT检查常可见此区域有液性物,并有脓肿外壳包绕。查体肿块活动度小,触痛明显,无贫血及肠梗阻等征象。

五、治疗原则

小肠肿瘤治疗原则是以早期手术切除为主要治疗方法。诊断一旦确立，应早期手术切除。术中根据肿瘤部位、大小、形态及与周围的关系，可初步判定肿瘤性质，最终的诊断仍需依据病理学检查。因小肠肿瘤良恶性之间有时难以区别，常难以决定手术范围。一般来讲，如能术中活检证实为良性，采取局部切除或楔形切除即可；如不能确定良恶性，则应按恶性肿瘤处理，宁可多切除一段肠管，也要保证避免术后病理提示恶性而发生难以再手术的局面。

小肠肿瘤因影像学检查及内镜均不能达到满意的诊断结果，患者往往因出血、穿孔、肠梗阻等征象就诊，常须在急诊手术时决定治疗问题，此时应将局部切除范围与全身情况统一考虑。如全身情况不好，则不宜采取过长的手术时间或过多的操作，以免全身情况恶化，有时甚至发生休克。小肠不同癌肿要有不同的处理原则，癌应注重清扫范围，间质瘤要考虑良恶性，淋巴瘤要顾及全身状况，神经内分泌肿瘤要根据大小及浸润范围决定。

（一）良性肿瘤的治疗

小肠良性肿瘤的治疗方式有所不同，例如血管瘤可采用栓塞治疗而避免外科手术。血管瘤应该切除，否则长至一定体积时可引起肠梗阻。近年来，由于微创手术的开展，某些小肠良性肿瘤已可通过内镜治疗或腹腔镜治疗。微创外科治疗将成为今后治疗小肠肿瘤的主要手段。

小肠良性肿瘤也可以引起肠套叠、出血、穿孔等严重情况，而且某些绒毛状腺瘤、平滑肌瘤有恶变倾向，故一旦明确诊断则应予以切除。但有时 CT 及消化道钡剂造影，甚至内镜检查也会提供假象，手术探查时也未发现任何肿块，所以一般 2 cm 以下的肿瘤，剖腹探查要慎重。手术切除肿物要根据部位、大小、形态、病理类型决定。较小的浆膜下脂肪瘤、平滑肌瘤、神经鞘瘤，行浆膜下局部切除即可，但要保证一定的切缘。带蒂的管状腺瘤，做基底肌层切除即可。绒毛状腺瘤连同基底部肠壁部分切除或楔型切除，缝合肠壁全层。对于某些难以排除癌的病灶，如条件许可，应行距肿瘤 10 cm 的肠段切除，同时行系膜淋巴结清除，这样可避免日后病理证实为癌而再二次手术的痛苦。十二指肠腺瘤的处理要根据不同情况决定，对于单发、较小、长蒂、无恶变的腺瘤可采用内镜切除；如果肿瘤较大，则不宜采用。也可用电灼或圈套切除，但较易发生出血及穿孔。对于基底较宽，远离十二指肠乳头的腺瘤，可采用经十二指肠切除肿物。在游离十二指肠后，选定切开部位，沿肿瘤基底缝合后，切开十二指肠黏膜，在肌层表面切除肿瘤。十二指肠乳头附近的腺瘤，应先自乳头插入导管，将肿瘤和乳头一并切除，并行 Oddi 括约肌成形和胆、胰管成形术，可减少术后胆、胰管开口狭窄，避免术后胰腺炎和十二指肠瘘的发生。壶腹部腺瘤也可行胃大部切除。十二指肠较大腺瘤切除后，由于缺损常难以缝合，可以制作一段带系膜的肠瓣加以缝合修复。十二指肠良性肿瘤尽量行局部切除，避免行胰十二指肠切除，除非肿瘤巨大或疑有恶变时才实施。位于空肠及回肠的良性肿瘤，如开腹手术，需根据肿瘤大小和在肠壁的位置确定切除范围，如不增加手术风险，局部切除、楔型切除、肠段切除均可。原则上不增加手术并发症即可。一般位于肠系膜对侧带蒂的小肿瘤可行肠壁楔形切除，位于肠系膜缘或较大肿瘤宜行肠段切除。距回盲瓣 5 cm 以上的回肠良性肿瘤，可保留回盲瓣，不足 5 cm 则行回盲部切除。如发生肠套叠的肠段粘连严重，不宜勉强复位，应将套叠肠段连同肿瘤一并切除。肿瘤较大、有坏死或合并溃疡、区域肠系膜淋巴结肿大、难与恶性肿瘤鉴别者,按恶性肿瘤处理。

(二) 恶性肿瘤的治疗

1. 十二指肠癌　十二指肠恶性肿瘤以腺癌多发,沿肠壁浸润,且十二指肠癌65%发生在乳头周围,20%发生在乳头上部。因此,一般情况下均须行胰十二指肠切除术,手术应尽量争取R0切除,R1或R2切除者预后差。扩大的腹膜后淋巴结清扫术并未增加生存率。十二指肠第四段肿瘤行肠段切除即可。较小的外生性十二指肠恶性肿瘤也可行十二指肠部分切除术。十二指肠腺瘤顶部癌变,且限于黏膜和黏膜下时,可经内镜将恶变的腺瘤切除,术后每隔3~6个月内镜复查1次。病灶小且靠近幽门的病变可行胃大部切除术,但切缘必须距肿瘤2 cm以上。近年来,保留幽门的胰十二指肠切除术对维持患者胃肠道生理功能有帮助。另外,在此基础上,国外近年采用保留胰腺的十二指肠切除术已引起重视,但是否适合恶性肿瘤的治疗仍有争议,对于有梗阻难以切除的癌肿,合并有腹膜后淋巴转移时,行短路手术也可以起到姑息作用,有梗阻性黄疸行内引流或放置记忆合金支架也可缓解黄疸症状。

2. 空肠、回肠癌　空、回肠恶性肿瘤仍以手术切除为主,切除范围包括肿瘤两侧各10 cm的肠管,清除区域淋巴结。空肠癌如紧邻屈氏韧带,则切除方法为充分游离十二指肠外侧缘,切除屈氏韧带,游离十二指肠水平部,切除包括肿瘤在内的十二指肠段及其淋巴引流区组织,将空肠远端在肠系膜血管后方拉至右侧,与十二指肠降部行端端吻合。空肠癌则距肿瘤10~15 cm切除肠管及其所属淋巴结。这样才能达到根治癌的目的。回肠癌的切除也须行系膜的扇形切除,同时结扎肠系膜血管,并将小肠系膜一同结扎,以免术后小肠淋巴液漏出。注意在切断血管后,应行双重结扎,避免结扎点脱离、腹腔内大出血。同时在切除系膜时,要保护好肠系膜上动脉,避免损伤。肠管及标本切除后,选择两侧肠管行端端吻合,要注意血供良好,无张力。距回盲瓣20 cm以内的回肠癌,因血供主要来源于回结肠动脉,其淋巴引流也伴随动脉达其根部,所以回肠末端癌必须行根治性右半结肠切除术,回肠与横结肠吻合,以利于清除该区引流淋巴结。腹腔内转移不应视为手术禁忌,如情况允许仍应清除原发灶。空、回肠癌一般情况下均能切除,所以应尽量避免姑息性捷径手术,应努力切除肿瘤,尤其是出现小肠出血及肠梗阻时,更应以切除肿瘤达到治疗目的。如已有梗阻而肿瘤不能切除时,可行短路手术,可以取得对症治疗的疗效。

3. 小肠间质瘤　小肠间质瘤的恶性程度较胃间质瘤高,术后极易复发,尤其是首次治疗时更应慎重,防止肿瘤破溃最为关键,一旦肿瘤破溃,基本上均会散落在手术区及术野,成为日后复发的根源,所以对于小肠间质瘤来讲,无论术前准备、手术探查,还是手术操作及术后处理均有其特殊性。手术探查时,要避免过多触摸肿瘤,尤其空肠及回肠游离度较大,有时开腹后即可发现肿瘤,超过5 cm大小的肿瘤往往血供丰富,颜色可呈樱桃色、李子色,有一层完整包膜,光滑,圆或椭圆,可附于肠壁,也可呈蒂状游离于肠壁外,由肠壁肌层生长出的间质瘤可以压迫肠管形成肠梗阻,也有凸入肠腔形成腔内出血性病灶。超过10 cm的肿瘤,张力已很高,包膜近似破溃,此时应避免再触及肿瘤,否则稍一触摸即可发生破溃,污染腹腔。所以对于小肠间质瘤要尽量避免过多的探查或不探查,以目视为主,一旦发现肿瘤应将其外围10 cm的两侧肠管提起,拉至手术区再决定行何种手术,避免直接触摸肿瘤。

小肠间质瘤的切除范围要根据肿瘤大小、有无坏死决定,肿瘤直径>5 cm一定要按恶性处理。由于小肠间质瘤恶性程度高,对直径>3 cm的肿瘤即可按恶性处理。肿瘤在3 cm

以下时才考虑局部或楔形切除。由于近年来病理科医生认为胃肠间质瘤均有潜在恶性可能，所以在不排除恶性情况下，应尽量多切除，但对于1 cm左右，偶然发现的小肠间质瘤，局部切除或楔形切除即可，即仍按以往"良性平滑肌瘤"切除。

小肠间质瘤肠切除的范围与小肠癌一样，基本在肿瘤两侧各10 cm，这样也包括了所属的区域淋巴结，小肠间质瘤以血行转移为主，但也有淋巴结转移的病例，所以应在距肿瘤两侧10 cm切除，包括所属小肠系膜呈扇形切除后，将两切端对拢，在无张力情况下行端端吻合，吻合术后再将系膜对拢缝闭，重建小肠系膜，手术难度不大，但要在结扎两侧血管时注意结扎稳妥可靠，缝闭小肠系膜时，缝针不要过深，以免形成小肠系膜血肿。

复发性小肠间质瘤治疗常较困难，由于常为多发性，难以根治，小肠壁可散在大小不等、密集分布的肿瘤，颜色也不尽相同，较大者色暗红、易出血，小者则如黄豆大小、黄色，最多时可达上百枚，对于此类病例治疗除切除较大肿瘤或肠切除外，还应尽可能将肉眼所看到的肿瘤摘除干净。术后可用药物预防复发。

小肠间质瘤从广义来讲归为胃肠间质瘤。小肠间质瘤可发生于十二指肠、空肠上段以及回肠。由于发生部位不同，治疗也有所区别，发生于十二指肠的间质瘤根据肿瘤大小决定治疗方案，可以局部切除、楔形切除或胰十二指肠切除，空肠上段或十二指肠水平部也是肿瘤常见发生部位，此部位的肿瘤常较小，有时甚至在其他手术时发现。该部位的肿瘤手术一般以肠段切除为主，但有时十二指肠水平部比较固定，切除术后肠端端吻合时发生困难，吻合后有张力，或吻合后壁时缝合困难，有时会发生十二指肠悬韧带重建部位卡压吻合口的现象，应防止类似情况发生。空肠及回肠处的间质瘤活动度较大，便于手术切除肿瘤及肠吻合。除较大肿瘤以外，一般情况下手术并不困难，无论肿瘤大小，防止肿瘤破溃仍是重要环节。

4. 淋巴瘤　小肠淋巴瘤的治疗尚存在争议，关键是如何应用手术、化疗、放疗的综合措施。理论上讲，外科应作为治疗的主要措施，但外科治疗应根据无瘤生存率及总生存率判断，同时也要考虑局部控制率、手术死亡率等因素。外科对进展期淋巴瘤的作用可能不作为主要手段，化疗较多应用于进展期病例，但问题是有些小肠淋巴瘤的出血或穿孔往往系化疗引起的，所以有学者认为预防性切除可能更能保证化疗的安全性。外科手术也需要考虑会引起的肠瘘、吻合口瘘、出血、脓肿等并发症。如发生并发症则必然延误日后的化疗。外科手术的死亡率约占5%。化疗期间肠穿孔的手术死亡率更高。因为弥漫性腹膜炎及多发穿孔所造成严重的中毒症状，常难以治愈，因为20%的小肠淋巴瘤系多发。D'Amore和他的同事报道109例小肠非霍奇金淋巴瘤的疗效，得出结论为外科手术加化疗可明显改善小肠淋巴瘤患者的生存率，并主张小肠淋巴瘤应首选外科手术，这样可减少局部复发危险性10倍。List的报道也证实类似结论，因为高分级的小肠淋巴瘤采用化、放疗的并发症（出血、穿孔）明显高于手术切除者。因此，目前认为小肠淋巴瘤手术切除后，化疗可减少复发。虽然有少数学者认为进展期病例外科手术并无太大意义，但对于低分级小肠淋巴瘤，外科手术仍系主要治疗手段。

小肠淋巴瘤临床上常与小肠癌及间质瘤难以区分，除影像学诊断原发灶表现类似外，最大区别可出现多发病灶或淋巴结转移灶，尤其是小肠系膜增厚或融合成团的淋巴结手术中可见肿块位于空、回肠间，尤以回肠多见，色泽可呈红色，组织有水肿样改变，肿块边界清，系膜淋巴结可扪及肿大，小肠淋巴瘤切除范围可小于小肠癌，将原发灶切除即可，将系膜两侧切开,呈扇样切除,并将保留端两侧系膜血管予以认真可靠结扎,因系膜多增厚,须结扎两次,防止线结滑脱。因小肠系膜淋巴结有时为炎症性增生,所以不主张过多切除小肠系膜,如有淋巴结转移,也系小肠淋巴瘤自身病变所致,日后给予化疗即可,外科手术原则上是小肠出血或穿孔时考虑手术。

小肠淋巴瘤出血及穿孔是较严重的并发症,尤其发生在化疗期间,如出现出血,除观察生命体征外,还要注意出血量。如出血量较大则应即刻手术,过多的检查可能会延误抢救治疗的时间。出血量少时可行保守治疗并应用止血药物。如出现小肠穿孔,一旦腹部 X 线平片、B 超、CT 及腹腔穿刺证实,则应立即行剖腹探查术,术中要仔细找寻穿孔部位,有时往往为多发性肠管穿孔,所以不要仅找到一个穿孔部位即行治疗,应全面从十二指肠处探寻共有几个部位穿孔,复旦大学肿瘤医院曾遇一小肠淋巴瘤穿孔病例,共有 4 个部位穿孔,其中包括十二指肠水平段,如不认真探查,很容易遗漏。肠穿孔修补较为困难,因肠管水肿严重,端端吻合时要注意在吻合处基本保证吻合组织健康,否则很难生长愈合。急诊手术时要避免手术时间过长,人为地延长手术时机会增加毒素吸收,造成术后休克难以纠正,所以应明确出血、穿孔部位,尽快完成手术,清洗腹腔,尽早关腹。穿孔病例须多放引流管引流,有时甚至行上下左右共 4 根引流管,这样可以保证膈下、盆腔等处无积液及脓肿出现,便于术后早期恢复。小肠淋巴瘤无论是出血及穿孔,均为凶险病征,须在手术前与患者家属认真沟通,此项尤为重要。

约有 20% 的小肠淋巴瘤系多发性,在手术时要仔细探查自曲氏韧带以下至回肠末端,避免有肿瘤遗漏,如决定多个肿瘤切除,要考虑切除肠管的长度及范围,避免过多切除后造成短肠现象。因淋巴瘤系全身疾病,所以不主张过度的外科治疗。

5. 神经内分泌肿瘤　小肠神经内分泌肿瘤在小肠肿瘤中并不少见,约占所有小肠恶性肿瘤的 20%,小肠神经内分泌肿瘤多发生于回肠,并可伴有类癌综合征表现。神经内分泌肿瘤可多发,并常发现远处转移,肝转移多见。小肠神经内分泌肿瘤也可出现肠梗阻,影像学诊断提示有部分梗阻现象,也有患者以阑尾炎收入院手术。手术过程中应仔细探查肝及盆腔,了解肠系膜有无转移病灶、是否为多发。神经内分泌肿瘤肿块常呈质硬、棕褐色黏膜下肿块,多位于末端回肠,肿块有时界线不甚清晰,局限性增厚,有时与炎症病变较难区别,但神经内分泌肿瘤更加质硬,肿块大小不等,直径<1 cm 者少见,>3 cm 时转移发生率可达 75%~90%,许多病例在手术时即存在转移灶,须考虑原发灶与转移灶的处理问题。

手术切除包括所有肠管病灶及相应系膜,手术相对不复杂,按小肠癌切除范围即可,由于有报道直径<1 cm 的神经内分泌肿瘤也可发生远处转移,所以对于神经内分泌肿瘤的手术范围来讲,即使肿瘤再小,也应按癌处理。

近阑尾的神经内分泌肿瘤往往以阑尾肿块切除,但要明确位于阑尾的根部、中部及尖端,神经内分泌肿瘤大小,侵犯组织深度等,有时末端回肠及阑尾肿瘤往往需行右半结肠切除术,这是临床医生要考虑的问题。

对于有远处转移的手术治疗仍有争议,无症状的患者可采取观察。肝转移时也可尝试积极手术或切除其他部位肿瘤,争取延长生存期。也可以用介入化疗或全身化疗,但效果并不理想。30%~60% 的病例用干扰素治疗有效,并能减轻类癌综合征症状。但只有 15% 的患者治疗后肿瘤缩小,并相应延长生存期。类癌虽少见消退,但 50% 的病例可以在相当一段时间内趋于稳定。

（三）综合治疗

对于小肠肿瘤也应考虑综合治疗，尤其是穿透浆膜层及远处转移的癌肿，术后要应用化疗。肠管一般不耐受放射线，放射剂量很难达到治疗量，因此小肠肿瘤不提倡放疗。伊马替尼可用于大部分的小肠恶性间质瘤的治疗（详见胃肠道间质瘤章节），也可在间质瘤术后应用伊马替尼防止复发。淋巴瘤对化疗敏感，应首选化疗，神经内分泌肿瘤则视全身及局部情况决定。总之，小肠肿瘤的综合治疗应因病而异。

六、术前准备要点及术后并发症的处理

（一）术前准备

1. 术前谈话　小肠肿瘤在术前要告知家属及患者有关小肠肿瘤切除的有关知识，其中包括手术切除小肠的长度，术后营养状况以及术后如何配合恢复等情况，由于小肠是机体主要营养吸收脏器，所以小肠过多切除可能会造成短肠综合征及营养不良状况，尤其是反复多次手术的患者，更易形成此情况，手术粘连松解时会造成小肠壁多处损伤，无法修复而切除过多小肠。另外要缓解患者的心理紧张情绪，注意放松，有利于术后恢复。

2. 调整营养水电解质平衡　小肠肿瘤患者有时会并有营养不良，或水电解质紊乱，小肠肿瘤手术前要注意调整全身状况，可以通过肠内营养以及口服安素、瑞能等配方制剂加以恢复，还可以经静脉输入小分子链的氨基酸及脂肪乳剂等。钾、钠、氯等离子水平要调整至基本正常状态。因为术后的低钾、低钠等状态有时很难恢复，尤其是严重营养不良者，更须注意。

3. 输血　小肠肿瘤有时病程较长，易造成慢性失血，长期贫血，术前要根据检验结果将血红蛋白调整为 100 g/L 以上。可用成分输血及血浆，也可输白蛋白，或用促红细胞生成素等，有时小肠肿瘤大出血急诊手术时，只要条件允许，也要尽量调整在 80 g/L 以上再行手术。

4. 肠道准备　术前应行肠道准备，包括口服抗生素，还可口服舒泰清、杜秘克等不同清肠药物，使肠道细菌减低至最低水平。但对于有明显梗阻症状者可考虑不服泻药，以避免肠道准备时加重梗阻症状、甚至造成穿孔等急腹症。

5. 麻醉　麻醉可选择硬脊膜外麻醉、静脉麻醉及全身麻醉，近年多主张全身麻醉，以使手术过程更安全，且腹部松弛，易于手术操作。

（二）并发症及处理

1. 吻合口瘘　小肠肿瘤术后吻合口瘘并不多见，但某些营养不良及低蛋白血症的患者可以发生。另外，某些小肠特异性炎症或肠结核误认为小肠肿瘤切除术可发生吻合口瘘。吻合口瘘的原因还有肠粘连，不全梗阻造成局部肠管扩张如吻合口压力增大，可致瘘的发生。胰十二指肠肿瘤切除术后，由于吻合周围炎症及胆胰液的刺激也可发生吻合口瘘，所以，为防止吻合口瘘，术中应放置双套管，对引流液的颜色及量观察，了解是否有含胆汁的液体流出，量有多少，口服造影剂及亚甲蓝也可观察到瘘口的情况。如有瘘的发生，要了解瘘口大小，小的破损口经保守治疗可以恢复，较大的瘘口则需综合措施治疗。原则上，发生小肠瘘后，要观察全身情况，是否有高热，局部压痛如何，血化验是否正常等。除观察全身情况外，还须加强营养，可用静脉肠外高营养，维持静脉营养。根据配方，调整每日的用量，一般可给 10~15 d 后，观察疗效。在静脉营养的同时保证电解质平衡。抗生素主要针对革兰阴

性杆菌及某些阳性菌调整。

近年来小肠瘘通过保守治疗的逐日增多,在充分引流的基础上,临床还可以用善宁、生长抑素(思他宁)等药物治疗,可以充分减少肠道引流量,为进一步应用生长激素等药物创造条件。

小肠瘘的发生是较复杂的临床问题,虽近年患者生存率提高,但临床仍有许多复杂的瘘形成,有些可持续1年以上,临床上须认真对待此并发症。

2. 吻合口出血　小肠肿瘤术后可发生吻合口出血,出血可以是肠管吻合处小动脉出血及肠黏膜渗血,发生出血时可表现为便血,严重者可出现血压下降等休克症状。一般发现小肠出血须给予全身静脉输液,并可给血浆代用品等。静脉和肌肉同时应用止血药,还可考虑应用凝血酶原复合物等。如出血不止,在有条件的情况下可以行动脉造影或栓塞止血;如果出血仍不止,保守治疗无效、血压无法维持,则尽早再次手术止血。

吻合口出血须与胃应激性溃疡出血鉴别,如认为是应激性溃疡出血,可按抑酸止血处理,避免不必要的手术造成患者痛苦。

3. 肠梗阻　术前小肠肿瘤引起的梗阻较多见,但术后肠梗阻并不常见,主要是小肠游离度较大,蠕动范围也广,很少形成真正的肠梗阻状态。如手术后7~10天出现梗阻,多系麻痹性肠梗阻,经胃肠减压、静脉输液、抗生素应用等综合措施,常可在1周内缓解。肠扭转,肠坏死性的完全性梗阻少见,如出现此种情况往往腹痛等症状加剧,患者局部及全身症状明显,需要及时手术以免导致不可逆休克。术后1个月以后有时可出现粘连性肠梗阻,对此原则上以保守治疗为主,极少经腹手术治疗,因为即使手术在分解粘连带后,仍可出现粘连。复杂粘连松解术中,可应用 Miller-Abbott 管(M-A 管)行肠排列,经回盲部造瘘放至空肠上段或经鼻放至回盲部,术后3周逐渐拔除。

七、预后

小肠良性肿瘤除个别死于肿瘤并发症或手术并发症外,绝大多数手术疗效好。小肠恶性肿瘤切除率虽不低,但因诊断困难,漏诊、误诊较多,发现时往往病情较晚,因此疗效并不满意。一般认为腺癌预后最差,肉瘤其次,恶性淋巴瘤、恶性间质瘤再次之,类癌预后最好。部位越高,预后越差,可能与高位腺癌发生率高、十二指肠肿瘤手术难度较大等因素有关。小肠腺癌的部位、大小和TNM分期是独立预后因素,其中TNM分期是最重要的预后因素。文献报道小肠腺癌的5年生存率约14%~33%,Ⅰ期5年生存率50~60%,Ⅱ期39%~55%,Ⅲ期10%~40%,Ⅳ期3%~5%。总的来讲,晚期小肠腺癌的预后比结直肠癌差,但是优于胃癌和胰腺癌,中位生存期一般超过12个月。

有报道切除术后5年生存率腺癌约为20%、淋巴瘤约35%、平滑肌肉瘤约40%、类癌约60%。近几年经靶向药物治疗后,生存率较前改善。据复旦大学附属肿瘤医院统计,1998年1月~2004年12月109例胃肠间质瘤1、3、5年总生存率为87.6%、56.1%、45.7%;其中小肠间质瘤稍差,1、3、5年生存率分别为81.8%、33.5%、26.8%。

八、几种常见的小肠肿瘤的临床诊治

(一)小肠腺癌

小肠腺癌约占小肠肿瘤40%,小肠腺癌的发病率有地域差异,北美及西欧高发,亚洲低发。十二指肠是小肠腺癌的好发部位(55%~82%),其次空肠(11%~25%)和回肠(7%~

17%)。近年来,小肠腺癌发病率呈上升趋势,主要因为十二指肠腺癌的增长。

原发性十二指肠腺癌占全消化道恶性肿瘤的0.3%,占小肠恶性肿瘤的17.1%,为十二指肠恶性肿瘤的第1位,占62.2%。多见于中年,平均年龄为50岁左右,男女发病率大致相等。病灶多位于降部,按其发生部位分为乳头上部(壶腹上部即第1部)癌、乳头周围区(壶腹部周围区即第2部)癌和乳头下部(壶腹下部即第3部)癌。其中乳头周围区癌最多见,占65%,乳头上部癌占21%,乳头下部癌占13.6%。原发性空肠、回肠腺癌少见,分别占小肠恶性肿瘤的6%、10.9%,空肠癌大部分发生于空肠上段近屈氏韧带处,回肠癌则大部分发生于回肠下段近回盲瓣处。好发年龄为30~59岁,平均42.8岁。

1. **临床表现及诊断** 小肠腺癌最初临床表现并不特异,诊断往往被延误。十二指肠腺癌患者早期多无明显症状,中晚期患者可出现腹痛、肠梗阻、消化道出血、腹部肿块,若肿块压迫胆总管下段,引起胆道阻塞.出现黄疸,早期呈波动性,后期呈持续性并逐渐加深。空回肠腺癌临床症状和体征一般出现较迟,确诊时往往已发生转移。Dabaja等回顾分析217例小肠腺癌患者,66%患者诊断时表现为腹痛。小肠腺癌患者通常因为急腹症,如肠梗阻(40%)或肠出血(24%)就医而被诊断。因为小肠腺癌的诊断还存在一定的困难,早期病例较少,所以疗效也较差。文献报道小肠腺癌的5年生存率为14%~33%,Ⅰ期5年生存率50%~60%,Ⅱ期39%~55%,Ⅲ期10%~40%,Ⅳ期3%~5%。为了提高5年生存率,必须重视早期诊断、早期治疗,优化改进检查手段尤为重要。CT扫描及MRI造影显像、双气囊小肠镜等可以更有效地诊断早中期患者。

2. **小肠腺癌的TNM分级及肿瘤分期** 如表30-1、30-2所示。

表30-1 小肠腺癌的TNM分级

原发肿瘤(T)		
	Tx	原发肿瘤不能评估
	T0	无原发肿瘤证据
	Tis	原位癌
	T1	肿瘤浸润固有层、粘膜肌层或粘膜下层
	T1a	肿瘤浸润固有层或粘膜肌层
	T1b	肿瘤浸润粘膜下层
	T2	肿瘤浸润肌层
	T3	侵犯润非腹膜覆盖区的肌肉周围组织小于等于2 cm(肠系膜或腹膜后[a])
	T4	肿瘤穿透脏层腹膜或直接侵犯其他器官或结构,包括: —其他小肠肠段,侵犯肠系膜或腹膜后组织超过2 cm —穿透浆膜侵犯腹壁 —侵犯胰腺(仅指十二指肠肿瘤)
区域性淋巴结(N)		
	Nx	区域淋巴结无法评估
	N0	无区域淋巴结转移
	N1	1~3个区域淋巴结转移
	N2	4个及以上区域淋巴结转移

远处转移（M）
- Mx 远处转移无法评估
- M0 无远处转移
- M1 有远处转移

注：a空肠和回肠的非腹膜覆盖的肌肉旁组织指肠系膜，对于十二指肠，非腹膜覆盖的肌肉旁组织指腹膜后任何无浆膜覆盖的区域

表 30-2 小肠腺癌的 TNM 肿瘤分期

分期	T	N	M
0	Tis	N0	M0
1	T1，T2	N0	M0
2A	T3	N0	M0
2B	T4	N0	M0
3A	任何 T	N1	M0
3B	任何 T	N2	M0
4	任何 T	任何 M	M1

注：T 表示原发肿瘤；N 表示区域性淋巴结；M 表示远处转移；Tis 表示原位癌

3. 治疗策略

小肠腺癌的手术治疗包括根治术、姑息性切除术、短路手术。如无远处转移、转移性淋巴结未侵及系膜根部大血管，应行根治性切除术，即肿块连同邻近肠管、系膜及区域淋巴结一并整块切除，切除肠管两端各距肿块边缘长度 10～15 cm，末段回肠腺癌应进行根治性右半结肠切除术。为达到更准确的疾病分期和较好的预后，通常推荐十二指肠腺癌手术清扫淋巴结 5 个以上，空回肠腺癌清扫淋巴结 9 个以上，文献报道对Ⅱ期空回肠腺瘤患者，术中清扫淋巴结数≥10 个，5 年生存率显著升高(61.8% vs. 32.9%，$P<0.001$)。对于腹腔内存在较广泛播散病灶或有远处转移的患者，不推荐切除原发肿瘤，但患者若出现肠梗阻、穿孔或者不可控制的出血，需考虑姑息性切除，尽可能争取切除原发病灶及侵犯的肠管，术后酌情给予辅助治疗。如果远处转移病灶和原发肿瘤可以分期或者同期切除，手术治疗的价值目前仍不确定。对晚期无法切除者行姑息性短路手术以缓解症状，延长生命，提高生存质量。十二指肠完全梗阻者行胃空肠吻合术，但胆总管下段或十二指肠乳头梗阻者可行胆总管空肠 Roux-Y 手术。

对于局部晚期小肠腺癌患者，可考虑术前进行新辅助化疗，以缩小肿块、杀灭肉眼无法发现的转移细胞，利于后续的手术治疗。然而新辅助化疗的地位尚缺乏足够证据支持。通常认为，对于原发肿瘤不可切除或者后腹膜淋巴结受侵，应考虑先行 2～3 个月新辅助化疗后再评估根治手术的可能性。新辅助化疗方案参照姑息化疗方案。

小肠腺癌根治术后是否需行辅助化疗尚有争议。一些回顾性研究显示小肠腺癌根治术后行辅助化疗并无生存获益。然而 Overman 等分析 1990～2008 年行根治性手术的 54 例小

肠腺癌患者,30例(56%)患者接受了辅助化疗,发现辅助化疗可提高DFS(HR：0.27；95% CI：0.07~0.98；$P=0.05$),但并不能提高OS(HR：0.47；95%CI：0.13~1.62；$P=0.23$);在复发高危组(淋巴结转移率≥10%者)中,辅助化疗可提高OS($P=0.04$),但并不能提高DFS($P=0.15$)。Ecker等回顾分析美国国家癌症数据库(National Cancer Data Base,NCDB)4 746例小肠腺癌术后的患者发现辅助化疗能够延长Ⅲ期患者的中位生存时间(42.4个月 vs. 26.1个月,$P<0.001$),作者发现20年间(1985~2005年)小肠腺癌术后辅助化疗比例上升了16%(8%升至24%)。法国的治疗指南也推荐对于ⅡB期和Ⅲ期小肠腺癌患者应用12个周期FOLFOX方案辅助化疗,对于低分化和清扫淋巴结<10个的ⅡA期小肠腺癌患者可酌情给予术后辅助化疗,对于Ⅰ期和其他ⅡA期的小肠腺癌不推荐辅助化疗。

绝大多数关于晚期小肠腺癌化疗的报道都是小样本、回顾性的,而且化疗药物比较陈旧,但总的来讲姑息性化疗的中位生存期为8~18个月,客观有效率为5%~37%。姑息化疗相比最佳支持治疗(中位生存期仅4~7个月),能够延长晚期小肠腺癌患者总生存期(11~15个月)。常用的化疗药物包括5-FU、卡培他滨、奥沙利铂、顺铂、吉西他滨和伊立替康等。5-FU药物联合铂类目前是最有效的化疗方案。法国的AGEO研究,表明一线FOLFOX方案是最有效的含铂化疗方案,一线采用FOLFOX方案化疗的晚期小肠腺癌患者的中位无进展生存期(progression-free survial,PFS)为6.9个月,中位OS为17.8个月。日本Nakanoko等回顾性研究也发现,Ⅳ期小肠腺癌患者接受姑息化疗中位总生存期为11个月,而未接受化疗的Ⅳ期小肠腺癌患者仅3.3个月。有两项前瞻性Ⅱ期临床研究,分别采用一线改良FOLFOX和CapeOX方案治疗晚期小肠腺癌患者,客观有效率(objective response rate,ORR)分别为48.5%和52.0%,PFS分别为7.8个月和11.3个月,OS分别为15.2个月和20.4个月。因此,目前推荐FOLFOX方案或CapeOX方案用于晚期小肠腺癌的一线化疗方案。发生于十二指肠乳头的进展期壶腹部腺癌,也可选择吉西他滨为基础的化疗方案。

晚期小肠腺癌患者二线化疗的研究较少。法国AGEO研究回顾28例一线采用含铂化疗方案失败后的小肠腺癌患者,发现二线采用FOLFIRI方案化疗的疾病控制率为52%,中位无进展生存期(PFS)和中位总生存期(OS)分别为3.2个月和10.5个月。这似乎提示晚期小肠腺癌一线含铂类方案失败后二线可选择FOLFIRI方案。

尽管已有靶向药物应用于晚期小肠腺癌的个案报道,但目前仍缺乏抗血管生成药物和抗EGFR药物用于晚期小肠腺癌的确切疗效数据。

(二)原发性小肠恶性淋巴瘤

小肠是结外淋巴瘤的好发部位,弥漫大B细胞淋巴瘤最多见,T细胞淋巴瘤及滤泡性淋巴瘤也比胃中常见。发病部位以回肠最多。小肠淋巴瘤常以腹痛、体重下降为主要表现,可伴有恶心呕吐、腹胀、大便性状改变,肠套叠和穿孔是小肠淋巴瘤的常见并发症。临床表现缺乏特异性,诊断具有一定挑战性,早期及术前正确诊断较为困难,往往延误诊治,影响临床治疗方案的确定。具体治疗以手术加辅助化疗和放疗,根治性切除后预后较好。

1. **发病情况** 原发性小肠恶性淋巴瘤占小肠肿瘤的15%~20%,占胃肠道淋巴瘤的20%~30%。多发病于50~60岁,男女之比为(1.5~2)∶1。分布部位以回肠最多见(40%~65%),尤其是回肠末端,可能与该处正常淋巴组织分布最丰富有关,其次是空肠

(20%～25%)、十二指肠(6%～8%)、其他(8%～9%)。目前,病因尚未完全明了,可能与下列因素有关:①病毒感染,如 EB 病毒;②免疫抑制;③遗传因素;④环境因素,如某些杀虫剂或农药接触者恶性淋巴瘤的发病率明显增高。

2. 病理特点　原发性小肠恶性淋巴瘤为起源于小肠壁黏膜下层淋巴组织的恶性肿瘤,组织病理学上几乎 90%的发性小肠恶性淋巴瘤是 B 细胞来源的非霍奇金淋巴瘤,仅少数为 T 细胞淋巴瘤和霍奇金淋巴瘤,其中弥漫型大 B 细胞淋巴瘤(DLBCL)是最常见的类型,并且某些组织亚型与发病部位有一定的关联性,如套细胞淋巴瘤(MCL)多见于末端回肠、空肠和结肠,肠道相关 T 细胞淋巴瘤(EATL)多见于空肠,而滤泡淋巴瘤(FL)多见于十二指肠,形成分布上的区域变化。

原发性小肠恶性淋巴瘤大体标本所见,多数为单一病变,多发病变占 15%～20%。肿瘤可分为多发性、孤立性或混合性 3 种。通常病理类型可见以下 5 种。

(1) 息肉型:回肠末端多见,有短蒂的息肉状物,也有广基的蕈状物。
(2) 溃疡型:在肠黏膜面可见圆形、卵圆形或不规则形的边缘隆起、底部不平的溃疡。
(3) 浸润型:瘤细胞向黏膜、黏膜下、肌层浸润生长,形成许多圆形或不规则形的斑块状浸润病灶。
(4) 动脉瘤样型:瘤细胞在肠壁弥漫浸润,致使一般肠管明显扩张所致。
(5) 缩窄型:较少见,肿瘤浸润肠壁,受累肠管较短,使肠管壁增厚,呈环状狭窄。

3. 临床表现　小肠原发性恶性淋巴瘤的发病年龄多为中年,病程长短不一,平均半年左右。主要临床表现有:

(1) 腹痛:癌细胞在肠壁浸润性生长,轻者表现为触痛、胀痛或隐痛,重者因肠道梗阻引起阵痛,个别病例因肠穿孔引起绞痛,因急腹症而就诊。
(2) 腹部肿块:由于小肠系膜游离,肿块一般较活动,质较硬,表面呈结节状,伴轻度压痛。有时触及多个结节,常为转移的淋巴结。
(3) 不全肠梗阻:由于肠壁被癌细胞浸润,局部丧失蠕动功能,再加上肠壁僵硬,肠管狭窄,或者肿块向外浸润造成粘连,而引起肠管不全梗阻。
(4) 出血:常见间断发生的柏油样便或便血,或长期反复大便潜血阳性致贫血貌出现。
(5) 肠穿孔:肠穿孔少见,表现为腹痛、发热、呕吐等急性腹膜炎的症状。
(6) 全身症状:一般出现不规则的腹痛伴消瘦、贫血、乏力、食欲缺乏、低热、体重急剧下降。

4. 诊断及分期　小肠淋巴瘤通常分为原发性和继发性两种,原发性小肠淋巴瘤的病变只局限于小肠黏膜下淋巴组织,没有全身其他淋巴结或淋巴组织浸润的淋巴瘤,且满足 Dawson 标准:①无浅表淋巴结肿大;②无纵隔淋巴结肿大;③白细胞计数及分类正常;④肝脾无异常发现;⑤病变以消化道为主,只转移至区域淋巴结。如果不符合上述条件则认为是继发性淋巴瘤,即全身恶性淋巴瘤的一部分。

小肠恶性淋巴瘤同小肠其他恶性肿瘤一样,诊断比较困难,除上述临床表现外,还可以通过 B 超、CT/MRI 等协助诊断,有条件的情况下可行小肠镜或双气囊小肠镜活检诊断,但由于胃肠道淋巴瘤发生于黏膜下层,而活检时难以取到,故活检阳性率不高;且病理活检取材过少,与腺样结构较少的低分化腺癌和无腺样结构的未分化癌难以区别。内镜下活检病理与术后病理符合率仅 60%左右。因此,小肠淋巴瘤的确诊依赖于术后的病理检查。因此必要时需剖腹探查手术。对于急症入院的患者有手术指征时应果断行剖腹探查术,不应过分追求术前确诊率,延误手术时机。

小肠原发性恶性淋巴瘤可按照 Ann Arbor 分期分为 4 期(表 30 - 3)。

表 30 - 3　原发性小肠淋巴瘤的分期(Ann Arbor 分期)

分期	病变范围	分期	病变范围
ⅠE	肿瘤局限于肠管	ⅢE	小肠淋巴瘤伴有膈上病变
ⅡE	小肠淋巴瘤伴有膈下淋巴结转移	ⅣE	小肠淋巴瘤伴有远处转移(肝、骨髓等)

5. 治疗原则　对小肠恶性淋巴瘤的治疗,应根据全身状况、局部病变情况、临床分期、肿瘤发展趋向等,制定综合治疗方案。国际上对原发性小肠淋巴瘤的治疗尚无统一标准,较为认可的治疗方案为:先对原发病灶进行手术切除治疗,再辅以化疗或放疗。①早期患者行手术加辅助化疗;②进展期患者联合应用化疗和放疗;③根据病理类型和分期选择不同的化疗方案,应注意化疗时肠穿孔和出血的并发症出现,尤其是对于肿瘤负荷较大的患者。

外科手术一直是原发性小肠淋巴瘤的主要治疗手段,切除病灶可缓解症状,并可减少穿孔、出血、梗阻或肠套叠等并发症。目前首选或单用手术治疗原发性小肠淋巴瘤有所减少。接受手术切除的患者多数是因为术前诊断不明确或者是急腹症手术。手术切除是取得明确的病理诊断和临床分期的重要手段,有助于指导临床治疗。对有手术指征的原发性小肠淋巴瘤患者应果断行剖腹探查术,以免延误手术时机。手术切除及清扫范围应视肿瘤部位、大小、侵袭范围等综合因素决定。近年来多主张手术切除的范围宜根据患者的全身情况而定,不宜追求根治性,以尽量减少手术危险性及并发症,从而不致延误术后化疗的及时进行。局限性原发性小肠淋巴瘤以彻底的手术切除为首选,术后复发或病变局限而不能切除者,可应用局部放疗或化疗。对于早期原发性小肠淋巴瘤仅仅局限于黏膜下层的,有可能通过手术切除实现长期无病生存。行原发性小肠淋巴瘤根治性切除手术时,肠管切缘应距肿瘤边缘>10 cm,自根部离断小肠血管,并清扫周围的淋巴结,当肿瘤侵犯周围脏器时,可一并切除,避免复发。术中应避免挤压瘤体以降低术后转移的发生率。对回肠末端的恶性淋巴瘤,常需做右半结肠切除术。难以根治性切除的原发性小肠淋巴瘤可以降低肿瘤负荷为目的将主灶肿瘤切除,术后对不能完全切除或有区域淋巴结转移的患者,应行相关辅助治疗。对于肿块部位有肠梗阻者,即便有多发转移,仍应争取姑息性切除或短路手术以缓解梗阻。

但该病确诊时以晚期肿瘤患者居多,手术切除率较低,放化疗是综合治疗的重要组成部分。恶性淋巴瘤对放射治疗和化疗较敏感,在手术风险大,手术不能改善预后者或手术不能完全切除或有区域淋巴结转移情况下,可考虑行单纯放、化疗或辅助放化疗,可以明显延长患者的生存期。但原发性小肠淋巴瘤的放疗一直存在争议,因为腹部放疗的相关并发症较严重,包括放射性肠炎、肠穿孔等。多数文献认为放疗在肠道淋巴瘤治疗中也占有一定的地位,单纯行手术治疗的原发性小肠淋巴瘤患者术后行辅助放疗可降低局部复发率。随着影像学技术的发展,肠道病灶的定位更加精确,三维适形放疗的应用及合理的剂量控制,放射性肠炎、肠穿孔等并发症的发病率也在降低。化疗是淋巴瘤的重要治疗手段,在不同的情况下选择化疗的原则存在差异,具体见淋巴瘤相关章节。

6. 预后　在临床上,由于小肠恶性淋巴瘤在诊断上还存在一定的困难,某些因急腹症行剖腹探查时而被确诊的病例,病情均较晚,预后较差,5年生存率为35%左右。根治性切除术后辅以化疗等综合治疗后5年生存率可达50%～95%。近年来,随着恶性淋巴瘤的免疫学、分子生物学研究取得的进展,原发性小肠淋巴瘤的诊断方法和治疗手段都有相应的改进,但还需对其治疗模式以及预后改善的相关问题进行进一步研究。

(三)小肠腺瘤

1. 发病情况　小肠腺瘤占小肠良性肿瘤的20%～30%,绝大部分发生在十二指肠,与小肠腺癌的发生关系密切,属癌前期疾病。

2. 病理　根据组织学结构分成3种类型。

(1)管状腺瘤:多发生于十二指肠,其次为回肠,空肠较少,可以单发或多发。多发的病例可集中在一段肠管或全部小肠,甚至整个胃肠道。多数有蒂,也可以广基无蒂,大小不等,一般直径<1 cm。

(2)绒毛状腺瘤:较管状腺瘤少见,最多发生于十二指肠内,但仅占十二指肠肿瘤的1%～3%。体积较管状腺瘤大,直径为0.5～8.5 cm,但大多数仍直径<5 cm,与癌变关系密切。常呈乳头状或绒毛状突出于黏膜表面,质脆,多数无蒂,基底较广,与正常黏膜分界不清。表面可有糜烂或溃疡。

(3)Brunner腺瘤:十分罕见,发生于十二指肠黏膜下层的Brunner腺,为上皮增生性息肉样病变,也有人认为是错构瘤。多为单发,呈息肉状有蒂,多数发生在Vater乳头之近侧,直径<1 cm,亦有报道直径达12 cm,极少恶变。

3. 临床表现及诊断　很多病例无症状,有症状者以出血为主,表现为黑便或大便潜血阳性,也可引起肠套叠而发生间歇性梗阻。十二指肠病变有时可表现为不明显的上腹不适、嗳气及呕吐。X线钡餐检查可表现为充盈缺损或龛影,纤维内镜可明确诊断。

4. 治疗与预后　管状腺瘤带蒂者可经小肠切开、腺瘤切除,较大而无蒂者或因肠套叠影响肠管血运时可做肠段切除。绒毛状腺瘤位于十二指肠内,如经内镜活检为良性,可做十二指肠切开,包括基部黏膜在内的腺瘤切除。位于十二指肠乳头部的腺瘤,局部切除后需做胆总管及胰管的再植。对活检结果已有恶变的十二指肠绒毛状腺瘤应考虑做胰十二指肠切除术。位于空肠或回肠的病例以做肠段切除为宜。良性绒毛状腺瘤局部切除术后复发率在30%左右,需做定期复查。

Brunner腺瘤可做十二指肠切开腺瘤切除,如为较大的广基腺瘤应切除部分十二指肠壁,术中应注意十二指肠乳头结构的损伤。因为恶变少见,一般不需进行胰十二指肠切除术。手术预后良好。

(四)其他小肠肿瘤

如小肠间质瘤、神经内分泌肿瘤等详见有关章节。

(郑洪途　徐　烨)

主要参考文献

[1] Zaaimi Y, Aparicio T, Laurent-Puig P, et al. Advanced small bowel adenocarcinoma: Molecular characteristics and therapeutic perspectives. Clin Res Hepatol Gastroenterol, 2016, 40(2): 154-160.

[2] Bilimoria K Y, Bentrem D J, Wayne J D, et al. Small bowel cancer in the United States: changes in epidemiology, treatment, and survival over the last 20 years. Ann Surg. 2009, 249(1): 63-71.

[3] Aparicio T, Zaanan A, Svrcek M, et al. Small bowel adenocarcinoma: epidemiology, risk factors, diagnosis and treatment. Dig Liver Dis, 2014, 46(2): 97-104.

[4] 沈镇宙, 师英强. 肿瘤外科手术学. 第2版. 南京: 江苏科学技术出版社, 2008.

[5] Warth A, Kloor M, Schirmacher P, et al. Genetics and epigenetics of small bowel adenocarcinoma: the interactions of CIN, MSI, and CIMP. Mod Pathol, 2011, 24(4): 564-570.

[6] Zaanan A, Costes L, Gauthier M, et al. Chemotherapy of advanced small-bowel adenocarcinoma: a multicenter AGEO study. Ann Oncol, 2010, 21(9): 1786-1793.

[7] Boudiaf M, Jaff A, Soyer P, et al. Small-bowel diseases: prospective evaluation of multi-detector row helical CT enteroclysis in 107 consecutive patients. Radiology, 2004, 233(2): 338-344.

[8] Ross A, Mehdizadeh S, Tokar J, et al. Double balloon enteroscopy detects small bowel mass lesions missed by capsule endoscopy. Dig Dis Sci, 2008, 53(8): 2140-2143.

[9] Hartmann D, Schmidt H, Bolz G, et al. A prospective two-center study comparing wireless capsule endoscopy with intraoperative enteroscopy in patients with obscure GI bleeding. Gastrointest Endosc, 2005, 61(7): 826-832.

[10] Pennazio M, Santucci R, Rondonotti E, et al. Outcome of patients with obscure gastrointestinal bleeding after capsule endoscopy: report of 100 consecutive cases. Gastroenterology, 2004, 126(3): 643-653.

[11] Khan K, Peckitt C, Sclafani F, et al. Prognostic factors and treatment outcomes in patients with Small Bowel Adenocarcinoma (SBA): the Royal Marsden Hospital (RMH) experience. BMC Cancer, 2015, 15: 15.

[12] Faivre J, Trama A, De Angelis R, et al. Incidence, prevalence and survival of patients with rare epithelial digestive cancers diagnosed in Europe in 1995-2002. Eur J Cancer, 2012, 48(10): 1417-1424.

[13] Moon Y W, Rha S Y, Shin S J, et al. Adenocarcinoma of the small bowel at a single Korean institute: management and prognosticators. J Cancer Res Clin Oncol, 2010, 136(3): 387-394.

[14] Overman MJ, Hu CY, Kopetz S, et al. A population-based comparison of adenocarcinoma of the large and small intestine: insights into a rare disease. Ann Surg Oncol, 2012, 19(5): 1439-1445.

[15] Reynolds I, Healy P, Mcnamara DA. Malignant tumours of the small intestine. Surgeon, 2014, 12(5): 263-270.

[16] Sobin Lh, Gospodarowicz M, Wittekind C. TNM classification of malignant tumours. 7th ed. New York: Wiley Blackwell, 2009.

[17] Novak J, Fabian P. Comments on the TNM classification of malignant tumours (7th edition). Klin Onkol, 2011, 24(2): 149-150.

[18] Tran T B, Qadan M, Dua M M, et al. Prognostic relevance of lymph node ratio and total lymph node count for small bowel adenocarcinoma. Surgery, 2015, 158(2): 486-493.

[19] Wilhelm A, Muller SA, Steffen T, et al. Patients with Adenocarcinoma of the Small Intestine with 9 or More Regional Lymph Nodes Retrieved Have a Higher Rate of Positive Lymph Nodes and Improved

Survival. J Gastrointest Surg, 2016,20(2):401-410.

[20] Nicholl MB, Ahuja V, Conway WC, et al. Small bowel adenocarcinoma: understaged and undertreated? Ann Surg Oncol, 2010,17(10):2728-2732.

[21] Schwameis K, Schoppmann SF, Stift J, et al. Small bowel adenocarcinoma-terra incognita: A demand for cross-national pooling of data. Oncol Lett, 2014,7(5):1613-1617.

[22] Agrawal S, Mccarron EC, Gibbs JF, et al. Surgical management and outcome in primary adenocarcinoma of the small bowel. Ann Surg Oncol, 2007,14(8):2263-2269.

[23] Halfdanarson TR, Mcwilliams RR, Donohue JH, et al. A single-institution experience with 491 cases of small bowel adenocarcinoma. Am J Surg, 2010,199(6):797-803.

[24] Wu TJ, Yeh CN, Chao TC, et al. Prognostic factors of primary small bowel adenocarcinoma: univariate and multivariate analysis. World J Surg, 2006,30(3):391-398,399.

[25] Overman MJ, Kopetz S, Lin E, et al. Is there a role for adjuvant therapy in resected adenocarcinoma of the small intestine. Acta Oncol, 2010,49(4):474-479.

[26] Ecker BL, Mcmillan MT, Datta J, et al. Efficacy of adjuvant chemotherapy for small bowel adenocarcinoma: A propensity score-matched analysis. Cancer, 2016,122(5):693-701.

[27] Czaykowski P, Hui D. Chemotherapy in small bowel adenocarcinoma: 10-year experience of the British Columbia Cancer Agency. Clin Oncol (R Coll Radiol), 2007,19(2):143-149.

[28] Fishman PN, Pond GR, Moore MJ, et al. Natural history and chemotherapy effectiveness for advanced adenocarcinoma of the small bowel: a retrospective review of 113 cases. Am J Clin Oncol, 2006,29(3):225-231.

[29] Gibson MK, Holcroft CA, Kvols LK, et al. Phase II study of 5-fluorouracil, doxorubicin, and mitomycin C for metastatic small bowel adenocarcinoma. Oncologist, 2005,10(2):132-137.

[30] Locher C, Malka D, Boige V, et al. Combination chemotherapy in advanced small bowel adenocarcinoma. Oncology, 2005,69(4):290-294.

[31] Koo DH, Yun SC, Hong YS, et al. Systemic chemotherapy for treatment of advanced small bowel adenocarcinoma with prognostic factor analysis: retrospective study. BMC Cancer, 2011,11:205.

[32] Nakanoko T, Koga T, Taketani K, et al. Characteristics and Treatment Strategies for Small Bowel Adenocarcinoma in Advanced-stage Cases. Anticancer Res, 2015,35(7):4135-4138.

[33] Xiang XJ, Liu YW, Zhang L, et al. A phase II study of modified FOLFOX as first-line chemotherapy in advanced small bowel adenocarcinoma. Anticancer Drugs, 2012,23(5):561-566.

[34] Overman MJ, Varadhachary GR, Kopetz S, et al. Phase II study of capecitabine and oxaliplatin for advanced adenocarcinoma of the small bowel and ampulla of Vater. J Clin Oncol, 2009,27(16):2598-2603.

[35] Zaanan A, Gauthier M, Malka D, et al. Second-line chemotherapy with fluorouracil, leucovorin, and irinotecan (FOLFIRI regimen) in patients with advanced small bowel adenocarcinoma after failure of first-line platinum-based chemotherapy: a multicenter AGEO study. Cancer, 2011, 117(7): 1422-1428.

[36] Tsang H, Yau T, Khong PL, et al. Bevacizumab-based therapy for advanced small bowel adenocarcinoma. Gut, 2008,57(11):1631-1632.

[37] De Dosso S, Molinari F, Martin V, et al. Molecular characterisation and cetuximab-based treatment in a patient with refractory small bowel adenocarcinoma. Gut, 2010,59(11):1587-1588.

[38] Loftus EJ, Tremaine WJ, Habermann TM, et al. Risk of lymphoma in inflammatory bowel disease. Am J Gastroenterol, 2000,95(9):2308-2312.

[39] Yunos AM, Jaafar H, Idris FM, et al. Detection of Epstein-Barr virus in lower gastrointestinal tract lymphomas: a study in Malaysian patients. Mol Diagn Ther, 2006,10(4):251-256.

[40] Yaranal PJ, Harish SG, Purushotham B. Primary Intestinal Lymphoma: A Clinicopathological Study. Indian J Cancer, 2014,51(3):306-308.

第三十一章
遗传性结直肠癌

遗传性结直肠肿瘤包括遗传性非息肉病性结直肠癌(hereditary nonpolyposis colorectal cancer,HNPCC)和遗传性结肠息肉病(hereditary colorectal polyposis)两大类。前者又称为 Lynch 综合征(Lynchsymdrom,LS);后者又可分为腺瘤性息肉病综合征和错构瘤息肉病综合征两类。腺瘤性息肉病综合征包括家族性腺瘤性息肉病(familial adenomatous polyposis,FAP)及其亚型。错构瘤息肉病综合征包括遗传性色素沉着-消化系息肉病综合征(Peutz-Jeghers syndrome,PJS)、家族性幼年性结肠息肉病(familial juvenile polyposis coli,FJPC)、PTEN 错构瘤肿瘤综合征(PTEN hamartoma tumor syndrome,PHTS)、遗传性混合息肉病综合征(hereditary mixed polyposis syndrome,HMPS)等一系列疾病。由于遗传病因特殊、临床病理特点突出,遗传性结直肠肿瘤是目前临床肿瘤学研究的热点。

一、Lynch 综合征

Lynch 综合征是一种常染色体显性遗传病,外显率约为 80%,与 DNA 错配修复(mismatch repair,MMR)基因的突变有关。50%~80% 的 Lynch 综合征患者会发生结直肠癌,约占所有结直肠癌的 3%。

(一) 遗传学基础

目前的研究表明,Lynch 综合征是由于 MMR 基因突变所致。MMR 基因发生截断,导致该基因不能翻译出成熟的蛋白,从而不能纠正 DNA 复制的错误。其中临床最常见的有以下 4 种基因:MSH2、MLH1、PMS2、MSH6。主要以 MSH2 及 MLH1 突变为主,占 80%~90%。MSH6 占 7%~10%,PMS2 则小于 5%。近些年的研究还发现了 1%~3% 的 Lynch 综合征患者携带有 EPCAM 基因突变/缺失(图 31-1)。

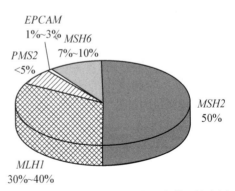

图 31-1 Lynch 综合征患者突变基因的比例

绝大部分的 Lynch 综合征患者能够检测到微卫星不稳定(microsatellite instability,MSI)现象。MSI 通常指的是人类基因组中短(少于 10 个碱基)的重复序列,通常会在微卫星中引起这些重复序列片段的丢失或增加,造成微卫星长度改变,从而出现新的微卫星等位基因,即表现为肿瘤组织与其相对应的正常组织 DNA 结构性等位基因的大小发生改变。在关键基因编码区域的 MSI 是引起 DNA MMR 缺陷相关癌症的主要原因。LS 患者表现了高度的 MSI 及其引起的癌基因突变。现 MSI 的检测已开始应用在 Lynch 综合征的分子诊断中。自发现 LS 患者基因组存在 MSI 后,Aahonen 等在 86% 以上的 LS 肿瘤中发现 MSI,但在散发型肠癌中仅有 10%～15% 存在 MSI,提示了 MSI 与 LS 的相关性。若 *MLH*1 或 *MSH*2 无法进入激活状态,会出现高水平的 MSI;而 MSH6 基因发生突变则只会引起 MMR 活性的下降及轻度的 MSI。微卫星状态可分为微卫星高度不稳定(MSI-H)、微卫星低度不稳定(MSI-L)及微卫星稳定(MSS)3 类。如选取贝斯塔遗传标记(bethesda markers):BAT-26、BAT-25、D2S123、D5S346 和 D17S250 这 5 个位点作为标志,若有 2 个以上位点表现为 MSI(+),即为 MSI-H;若 1 个位点表现为 MSI(+)则为 MSI-L。如在以上 5 个位点基础上再选取 BAT-40、BAT-34ca、TGFβRⅡ、ACTC 等作为检测位点,则大于 30%～40% 的标志物阳性为 MSI-H,小于 30% 的标志物阳性为 MSI-L,没有标志物阳性则为 MSS。

(二) 临床病理特征

Lynch 综合征患者具有较明显的异于其他结直肠癌的临床病理特征:①发病年龄早,中位年龄约 44 岁,较散发性大肠癌提前约 20 年;②肿瘤多位于近端结肠,约 70% 位于脾曲近侧;③同时或异时性多原发大肠癌明显增多,结肠不全切除后 10 年内约 40% 再发;④结直肠外恶性肿瘤发生率高,包括子宫内膜癌、卵巢癌、胃癌、小肠癌、肾盂输尿管癌等一系列相关肿瘤;⑤大肠癌具有特殊的病理特点:低分化腺癌和黏液腺癌常见;低分化腺癌常有一个清晰的边界,且伴有大量的淋巴细胞浸润或类似克罗恩反应的淋巴样细胞的聚集;肿瘤多呈膨胀性生长,而不是浸润性生长;90% 的大肠癌细胞呈双倍体或近双倍体等;⑥呈现家族聚集和垂直遗传的常染色体显性遗传特征;⑦预后较好。这些临床病理特点可能与一些细胞信号通路参与其肿瘤的形成和发展过程有关。临床病理特征中以肠外肿瘤为许多研究的热点话题。起初,当确立 Lynch 综合征这一疾病时,子宫内膜癌即为主要的肠外肿瘤。随着 1994 年 Watson 及 Lynch 相关报道,发现胃癌,小肠癌,肝胆系统肿瘤,肾盂输尿管癌及卵巢癌的发病率也在此综合征的家族中明显增多。随后 2008 年的相关研究将胶质母细胞瘤亦纳入肠外肿瘤谱中。最新的一系列相关研究证实,胰腺癌、乳腺癌、前列腺癌、肾上腺皮质瘤也是 Lynch 综合征相关的肠外肿瘤。

此外,不同基因突变型及临床表型的不同亦是研究热点。相比于 *MLH*1,*MSH*2 突变家族中更易出现肠外肿瘤而结直肠肿瘤的发生率则较低。*MSH*6 突变则与胃肠道肿瘤及子宫内膜癌密切相关,发病年龄则相对较晚(表 31-1)。

表 31-1 不同基因突变型及临床表型

突变基因	临床表型
*MLH*1	结直肠肿瘤为主,肠外肿瘤少于 *MSH*2 突变
*MSH*2	较多的肠外肿瘤
*MSH*6	较多的子宫内膜癌;肿瘤常常表现为 MSI-L
*PMS*2	较多的大肠息肉;恶性肿瘤较少
EPCAM	MSH2 蛋白表达缺失;肠外肿瘤风险低;子宫内膜癌较多

(三)诊断

Lynch 综合征患者具有家族聚集性,有其较为突出的临床特征,学者们根据最新的研究成果不断的完善临床诊断标准(表 31-2)。

表 31-2 各临床诊断标准的具体要求及特点

标准	年份	具体要求	特点
Amsterdam Criteria I	1990	①家族中至少有 3 例结直肠癌患者;②必须有至少两代人发生结直肠癌;③家族中患者至少有 1 例的发病年龄低于 50 岁;④除外家族性遗传性息肉病及其他遗传性结直肠癌;⑤肿瘤需经组织病理学证实	特异性高;但该标准未将肠外肿瘤列入其中,由此产生较高的漏诊率;且此项标准较严格,不适合小家系的筛查
Amsterdam Criteria II	1998	①家族中至少有 3 例 Lynch 综合征相关的肿瘤患者,包括结直肠癌、子宫内膜癌、小肠癌、输尿管癌及肾盂肾癌,其中至少一例为结直肠癌;②必须有至少两代人发生结直肠癌;③家族中患者至少有 1 例的发病年龄<50 岁;④除外家族性遗传性息肉病及其他遗传性结直肠癌;⑤肿瘤需经组织病理学证实	该标准未将胃癌、肝癌等肠外肿瘤列入其中,由此产生一定的漏诊率;且与 I 型标准一样,此项标准较严格,也不适合小家系的筛查
Bethesda Guideline	2004	①50 岁之前就发生结直肠癌的患者;②任何年龄段的患者,发生同时和异时性多原发性的结直肠癌,或者是与 Lynch 综合征相关的肿瘤;③60 岁以下,结直肠癌标本中检测到高度微卫星不稳定(MSI-H)现象或特征性组织学表现;④一级亲属中至少有一个发生肿瘤且与 Lynch 综合征相关;⑤不论发病年龄,至少有 2 个一级或二级亲属发生结直肠肿瘤或 Lynch 综合征相关肿瘤	作为错配修复基因蛋白检查/微卫星不稳检查的筛查标准,具有较好的敏感性及特异性;但也存在 28% 的 Lynch 综合征患者漏诊

Lynch 综合征最终的确诊依赖于对 *MMR* 基因的检测,携带有基因种系突变被公认为诊断 Lynch 综合征的"金标准"。但在大量的研究中发现,即使是符合最严格的 Amsterdam Criteria Ⅰ型(ACI)标准的家系中,亦有很大一部分无法检测到 *MMR* 基因突变抑或是 MSI。Lindor et al 定义此类家系为"X 型家族性结直肠癌"(familial colorectalcancer type X),符合 ACI 标准家系中有 40% 家族为此类情况。Llor et al 也报道了相似的情况。进一步研究发现,此类家族的患者相比于确诊为 Lynch 综合征 I 型的患者,发病年龄较晚,结直肠癌的例数较少,肠外肿瘤极少,左半结肠居多以及淋巴细胞浸润现象较少等特点。

(四) 治疗

1. **手术治疗** 对于 Lynch 综合征患者结直肠癌的手术治疗,目前临床上有颇多争议,主要的争论焦点在于是应行预防性结肠次全切除或全结直肠切除(具体而言,如癌灶位于结肠,应行预防性全结肠切除+回肠直肠吻合,术后终身对直肠行肿瘤筛检;如癌灶位于直肠,则行全结直肠切除+回肠肛管吻合;如肛管亦有累及则行全大肠切除+回肠造瘘),还是仅行患病区域的标准根治术(所谓部分大肠切除方式)。具体各手术方式的优点详见表31-3。各手术方式患者的预后情况详见表31-4。

表31-3 各手术方式的优点及支持依据

手术方式	优点及支持依据
预防性结肠次全切除或全结直肠切除(扩大切除)	1) 可以避免或减少异时多原发结直肠癌的风险,并且避免了 HNPCC 患者终生对残留结肠进行结肠镜检查及漏诊的风险。Lynch 综合征患者患多原发结直肠癌或肠外恶性肿瘤的概率很高。Lynch 综合征结肠癌患者行结肠区段切除术后,10年、20年、30年内再发结肠癌的概率分别为 16%、41%、62% 2) 研究表明扩大切除术可大大降低异时性腺瘤及癌的发生;对于异时性腺瘤发生情况而言,区域切除组远远高于扩大切除组(23.4% vs. 9.6%);对于异时性癌发生情况而言,区域切除组远远高于扩大切除组(23.5% vs. 6.8%);异时性癌再次手术切除难度较大
区域部分大肠切除(区域切除)	1) HNPCC 患者预后较好,即使发生异时性多原发结直肠癌,再次手术切除也能取得良好的预后,如果能够进行密切的结肠镜随访,及时对所发现早期癌或腺瘤进行处理,也是一种治疗的选择;还可改善患者因为全结肠切除后造成的生活质量下降 2) 术后并发症尤其是吻合口漏发生率节段性切除手术较低,而扩大切除组最高可达 53% 3) 虽然区域性切除组发生异时性腺瘤及癌较多,但事实上散发性结直肠癌患者在术后两年内发生异时性腺瘤及癌的比例也高达 25% 和 4%;且即使发生异时性癌,再次手术切除后并不影响总生存 4) 术后的生活质量及肠道功能状态比较中,区域切除患者明显优于扩大切除患者

表31-4 各手术方式患者的预后情况

作者	年份(年)	病例数(SC/TC)	异时性腺瘤(SC)	异时性腺瘤(TC)	异时性肠癌(SC)	异时性肠癌(TC)	10年OS(SC)	10年OS(TC)
Mecklin	1993	54(37/17)	27.0%	11.8%	21.6%	11.8%	未报道	未报道
Kalady	2010	296(253/43)	22.0%	11.0%	25.0%	8.0%	未报道	未报道
Natarajan	2010	106(69/37)	未报道	未报道	33.3%	10.8%	76.8%	86.5%
Parry	2011	382(332/50)	未报道	未报道	22.0%	0.0%	97.0%	98.0%

区域切除(SC)及扩大切除(TC)的10年生存情况

续 表

作者	年份(年)	病例数(SC/TC)	异时性腺瘤(SC)	异时性腺瘤(TC)	异时性肠癌(SC)	异时性肠癌(TC)	10年OS(SC)	10年OS(TC)
Stupart	2011	60(39/21)	17.9%	4.8%	21.0%	9.5%	62.0%	76.0%
Kalady	2012	50(50/0)	39.4%	未报道	15.2%	未报道	未报道	未报道
总体		948(780/168)	23.4%	9.6%	23.5%	6.8%	90.7%	89.8%

就我们中心既往临床经验，我们认为对于初发结直肠癌的 Lynch 综合征患者应综合考虑其临床分期、预后、患者预期寿命、随访条件及个人意愿等，向患者提出预防性手术的建议供选择，在患者知情同意的前提下才考虑行预防性手术切除治疗。此外，由于国内越来越多的小家系的出现，单靠临床标准来诊断往往不足，故应尽可能行术前肿瘤组织的 MSI 或错配修复基因蛋白检测，来支持 Lynch 综合征的诊断，进而帮助外科手术方式的选择。

对于肠外肿瘤，比如我国高发的胃癌、肝癌等，女性患者易患的子宫内膜癌、卵巢癌，是否要行预防性切除，目前尚有争议。SchmeMr 研究发现预防切除患者肿瘤发生率明显低于未切除患者，可以看到预防性子宫及双侧附件切除术是 Lynch 综合征女性患者尤其是无生育要求及绝经期患者的一个可供考虑的选择。

2. 辅助化疗　欧洲肿瘤学会（European Society for Medical Oncology，ESMO）认为 Lynch 综合征行化疗应与一般人群散发性的结直肠癌一致。Lynch 综合征的放化疗效果对比散发性结直肠癌是否更明显，目前尚无定论。有研究表明，以氟尿嘧啶为基础的辅助化疗对于 MSI-H 的Ⅱ、Ⅲ期结直肠癌患者效果不明显，在 Lynch 综合征患者中的效果，还需进一步的研究。有学者认为高度微卫星不稳定（MSI-H）可作为结直肠癌的独立判定因素，Fallik 伊立替康的治疗对 MSI-H 的结直肠癌更有效果，但有学者认为未经化疗的 MSI-H 的患者优于 MSS 或 MSI-L 患者，但化疗后 MSS 或 MSI-L 患者延长了生存率，对于 MSI-H 的患者并未延长。总之，目前对于 Lynch 综合征的辅助治疗（化疗、放疗）仍然参考散发性肠癌相同策略进行。

3. 阿司匹林的应用　阿司匹林在结直肠癌的预防及预后上有着显著的效果，有试验显示出非类固醇消炎药和阿司匹林可降低散发结直肠腺瘤性息肉或结直肠癌的发生率。阿司匹林也可以用来预防 Lynch 综合征患者家系中的肿瘤发生，但其作用机制不是通过抑制环氧化酶（COX）表达发生作用而是通过调节 MMR 基因的表达发生作用。有国外学者对有 hMLH1、hMSH2 和 hMSH6 缺陷的结直肠癌细胞株进行培养，发现用阿司匹林和舒林酸处理的细胞株能减少 MSI 表型的发生，使得细胞遗传选择上保持微卫星的稳定。国内也有学者建议使用阿司匹林来进行个体化针对性的治疗 Lynch 综合征患者。目前较权威的一项临床试验 CAPP2（注册号 ISRCTN59521990）于 2011 年在 Lancet 杂志上公布了最新的研究结果，该研究入组了 861 例 Lynch 综合征患者，随机分组为试验组每日服阿司匹林 600 mg（平均服用时长 25 个月）及对照组（安慰剂），通过平均 55.7 个月的随访发现，试验组（427 例）较于对照组（434 例）恶性结直肠癌的发生例数明显减少（18 vs. 30，$P<0.05$）。该研究表明了阿司匹林对于预防 Lynch 综合征患者出现结直肠癌的发生有一

定作用。

(五)随访及监测

定期的肠镜检查是检查 Lynch 综合征患者结直肠肿瘤情况的最佳方式,尤其是那些已知是 MMR 突变基因携带者但尚未发现结直肠肿瘤的患者。有研究显示,肠镜筛查不仅可以减少结直肠肿瘤的发生,还可以显著降低存在 MMR 突变基因的 Lynch 综合征患者的死亡率。美国癌症综合网的相关建议:MMR 突变基因携带者 20~25 岁开始,即行结肠镜检查,每隔 1~2 年进行一次;对子宫内膜癌和卵巢癌,则由妇科肿瘤专家进行监测,向患者进行相关知识宣教,便于尽早诊治。而德国 Lynch 综合征联盟建议:Lynch 综合征患者家系所有成员,从 25 岁或者不迟于家族中最小发病年龄 5 年开始每年都进行全结肠肠镜检查,以及一般体格检查、腹部超声检查;35 岁开始还应进行胃镜检查,女性患者进行妇科检查包括子宫附件超声检查、子宫内膜活检等。相关部位及随访监测策略详见表 31-5。

表 31-5 相关部位及随访监测策略

不同器官	随访监测策略
结直肠癌	预防结直肠癌主要依靠肠镜检查,18 岁起两年一次,40 岁后一年一次。Järvinen et al. 一项跨度为 15 年的研究,比较 133 例(每 3 年肠镜检查 1 次)与 119 例(无肠镜检查)的 Lynch 综合征家族成员,发现肠镜检查组比无检查组降低了 62%的结直肠癌风险,并且检查组中无死亡病例,而无检查组中有 9 例死于结直肠癌
妇科肿瘤(子宫内膜癌,卵巢癌)	数据量有限,目前无针对卵巢癌的较好的随访监测策略。1978 年,Lynch 提出了预防性全子宫双附件切除被用于 35 岁以上无生育要求的 MMR 基因突变携带者。随后 Schmeler et al. 在 2006 年报道了相关经验,证实预防性切除的重要性。Ketabi et al 基于 19 334 例子宫内膜癌患者数据结果阐述了此项预防性切除需针对明确携带有 MMR 基因突变者。但临床上较多的仍以每年一次的 B 超检查及子宫内膜活检为主要的监测手段
上泌尿系统肿瘤(肾盂输尿管癌)	自 30 岁起每年需行尿脱落细胞学检查(需要非常有经验的病理学家)及超声波检查

二、FAP

临床上腺瘤性息肉综合征主要见于 FAP。FAP 的发病率为 1/(7 000~22 000)。依据遗传病因和临床表型的不同,FAP 又可分为经典型家族性腺瘤性息肉病(classical FAP,CFAP)、轻表型家族性腺瘤性息肉病(attenuated FAP,AFAP)、MYH 相关性息肉病(MYH-associated polyposis,MAP)、Gardner 综合征(Gardner syndrome,GS)、Turcot 综合征(Turcot syndrome,TS)等亚型。

(一)临床病理诊断

1. 不同分类与遗传学基础　如表 31-6 所示。

表 31-6　各分类与遗传学基础

分类	遗传学基础
CFAP	APC 基因突变引起的常染色体显性遗传病；APC 突变检出率为 80%～93%；突变类型：CFAP 大片段缺失率<15%，罕见大片段重复，>90% 点突变为截短突变（无义突变，缺失/插入，可变剪接），APC 无义突变中，97% 为 CGA>TGA；突变热点：密码子 1309（11%，5 bp 缺失），密码子 1061（7%，5 bp 缺失），密码子 213（3%，C>T 替换），密码子 1068（2%，4 bp 缺失），突变区域集中在基因 5′端，基因 3′端到密码子 1700 突变很少见（1%）
AFAP	与 FAP 相同，但 APC 基因突变位点不同；APC 突变检出率约为 25%。突变热点：密码子 175、169、167、157、1596、1581、1403。此外，更多研究显示突变主要集中在基因 5′端，外显子 9，基因 3′端
MAP	MAP 由 MUTYH 生殖细胞系双等位基因突变所致，该基因位于染色体 1p34.1，包含 16 个外显子 1 650 bp，编码 1 个高度保守的 DNA 转葡萄糖激酶。Al-Tas-sail 等估计在英国人中 MYH 基因突变的发生率为 2%，Isidro 等检测的突变率高达 39.6%，而有的研究未能发现任何突变
GS	遗传学基础亦是 APC 基因的突变（多为密码子 1403 和 1578 的截短突变）
TS	既往研究认为与 APC 基因的突变有关，但近年来研究发现其与 MMR 基因突变有着密切关联

2. 不同分类与临床病理特征　如表 31-7、31-8 所示。

表 31-7　CFAP 与 AFAP 临床特征的区别

分型		腺瘤息肉数	发病年龄	平均癌变年龄	癌变率
CFAP	严重型	>1 000 枚	20 岁前	34 岁	100%
	中间型	100～1 000 枚	10～30 岁	42 岁	
AFAP		<100 枚	30～50 岁	50～55 岁	69%

表 31-8　不同分类及临床病理特征

分类	临床病理特征
CFAP	以结直肠内生长成百上千枚不同大小的息肉为特征，大多数患者息肉生长于儿童时期，后多因息肉增大和数量增多至引起结直肠出血甚至贫血、排便习惯改变、便秘、腹泻、腹痛、可触及的腹部肿块、体重减轻等症状到医院就诊而被发现。单枚息肉的恶变倾向很小，但当大量息肉密集时，恶变倾向可达 100%。以管状腺瘤、绒毛状腺瘤和管状绒毛腺瘤多见，直径一般<1 cm，多数是宽基底，>2 cm 的腺瘤通常有蒂。可伴发结肠外表现，如：胃息肉、十二指肠息肉、硬纤维瘤、先天性视网膜色素上皮增生等
AFAP	息肉数目少（通常为 10～100 枚），且呈右半结肠分布趋势；息肉发生晚（平均 34 岁）、恶变晚（平均 57 岁）、恶变率稍低（60%），如不治疗，患者死于大肠癌时间晚（平均 59 岁）；常伴胃及十二指肠腺瘤（50%～66%），伴发硬纤维瘤较少（10%）

续 表

分类	临床病理特征
MAP	息肉主要发生在左半结肠(71%),双等位基因突变携带者中有27%有同时多发肿瘤。伴有MUTYH基因突变的MAP一般有>10个遍布全结肠的息肉;2/3的患者<100个息肉,约1/3患者息肉数>100个,有的甚至达到1 000个,但并非像FAP样的铺地毯式分布。MAP也伴有一些肠外表现,如乳腺癌、胃癌、骨瘤、先天性视网膜色素上皮肥大和十二指肠息肉已有报道,但发生率较低
GS	结直肠息肉数量多(>100个),分布广泛;胃和十二指肠息肉多见,但小肠息肉少见;息肉生长多年后常在青壮年发病,且恶变率高;骨瘤合并牙齿畸形和软组织肿瘤(皮脂腺囊肿、硬纤维瘤、脂肪瘤等)为其合并症,并可伴随其他瘤变(如甲状腺瘤、肾上腺瘤及肾上腺癌等)
TS	发病率低,临床上非常罕见;发病早(平均17岁),预后不良,多在发病数年内死于脑肿瘤;结肠腺瘤性息肉数目多(100个左右),体积较大,全结肠分布,癌变率高且年龄较轻(20岁前恶变率100%);神经胶质瘤多发于大脑的连个半球,少数出现在小脑、脑干及脊髓。其病理组织形态多种多样,如:成胶质细胞瘤、成神经管细胞瘤、星形细胞瘤、多形性成胶质细胞瘤等;可有结肠外伴随病变,如胃十二指肠、小肠肿瘤、脂肪瘤、甲状腺癌、卵巢囊肿,皮肤咖啡牛乳色斑等

3. 不同分类与临床诊断标准 如表31-9所示。

表31-9 各分类与临床诊断标准

分类	临床诊断标准
CFAP	Stefan等提出的临床诊断标准为:①患者结直肠腺瘤性息肉多于100枚,具有较早的发病年龄;②常伴有肠外表现如先天性视网膜色素上皮肥大、骨瘤、硬纤维瘤等;③常染色体显性遗传(几代中均有患者);Aretz等提出的诊断标准为:结直肠腺瘤性息肉多于100枚和较早的发病年龄(通常在10~20岁长出息肉,在20岁后出现胃肠道症状)
AFAP	无同一标准,Nielsen等提出的:①至少有两个患者在30岁前有10~99枚息肉或患者在30岁后有10~99枚息肉,且一级亲属中有生长少数息肉,患结直肠癌者;②上述情况中,患者及亲属中没有人在30岁前结直肠腺瘤性息肉数多于100枚
MAP	临床上对于无显性遗传家族史,但息肉数目多于10个,或具有一些相关肠外表现的患者,即应考虑MAP;对MYH基因则应进行MYH全基因测序
GS	具备结直肠多发息肉、骨瘤和软组织肿瘤这3大特征者即可确诊为GS
TS	无明确的临床诊断标准,以临床表现(尤其是脑肿瘤)为参考

4. 基因型与表型相关性 如表31-10所示。

表31-10 基因型与表型

基因型(突变位点)	表 型
密码子1250.1464处的突变	结直肠息肉最多,数量可达几千枚,表现为严重型FAP
位于基因5′端(密码子1.157),3′端(密码子1595-2843),外显子9的可变剪接区域(密码子312-412)突变	AFAP相关,结直肠息肉数通常<100枚

续表

基因型(突变位点)	表型
突变位于密码子 400,1500	具有典型的胃肠道表现,伴随/不伴随 Gardner 综合征和肝母细胞瘤风险
突变位于基因 3′端到密码子 1550 处;1445-1580	硬纤维瘤相关,此区域突变的患者,手术治疗后并发硬纤维瘤的累积风险为 85%,而未行手术治疗的患者仅为 10%Friedl 等在 269 位伴随硬纤维瘤且检测出 APC 胚系突变的 FAP 患者中,发现 61%突变集中在密码子 1445-1580 处。
密码子 279-1 309	十二指肠腺瘤相关
密码子 463-1444	先天性视网膜色素上皮细胞肥大相关
密码子 1051-2843	腹周围占位性病变相关
密码子 1250-1464	发病中位年龄 14.8 岁;16.6 岁
密码子 179-1249(除密码子 312-412)	发病中位年龄 15.9 岁;23.9 岁
密码子>1550	发病中位年龄 32.2 岁;43.7 岁
密码子 0-178 和 312-412	发病中位年龄 35.6 岁;43.7 岁

(二) FAP 治疗方式

1. 手术治疗 各种 FAP 临床亚型的共同特征就是结直肠腺瘤性息肉,由于其恶变率高,因此,目前临床上对于 FAP 的结直肠息肉仍主要采取外科手术治疗。FAP 的手术方式大致有 3 类:全结直肠切除+回肠储袋肛管吻合术(ileal pouch—anal anastomosis, IPAA),全结肠切除+回肠直肠吻合术(ileorectal anastomosis, IRA),全结直肠切除+回肠末端造口术。随着内窥镜技术的发展和内镜的广泛应用,各种内镜下治疗成为 FAP 重要的临床治疗手段。目前没有手术治疗时间的指南,通常腺瘤直径>5 mm,伴随重度不典型增生时,即建议行预防性结肠切除。

对于全结直肠切除+回肠末端造口术而言,以前认为该术式彻底,无直肠病变复发和癌变之虑,但现在报道认为此术式既不能治愈 FAP,又不能免除定期监测,而且有 20%~30%的并发症,回肠造瘘给患者带来诸多不便,加以盆腔内解剖易损伤神经而影响膀胱功能和性功能,对年轻人实属不宜。目前,仅在伴有局限性低分化直肠癌,由于硬纤维瘤等因素无法使用回肠储袋或回肠储袋功能低下,有 IPAA 禁忌证如克罗恩病(Crohn disease, CD)、肛门括约肌功能低下等时采用。事实上,许多中心仅对同时合并有低位直肠癌或肛管癌的患者中应用此类术式。

目前,主要采用的术式是 IPAA 和 IRA,手术方式选择和直肠息肉生长情况,是否考虑生育后代,硬纤维瘤的发生风险,APC 基因突变位点等多种因素相关(具体适应证参见表 31-11)。

表 31-11　IPAA 及 IRA 推荐适应证

手术方式	推荐适应证
IPAA	①对于 CFAP,直肠癌风险很高,首选 IPAA 治疗;②对于 AFAP 患者直肠腺瘤数量达 15~20 枚或更多时,需考虑行 IPAA;③密码子 1250 后突变的患者 IRA 术后直肠癌发生概率高达 42%,故建议选择 IPAA;④Nieuwenhuis 等认为突变位于密码子 1250-1464 处患者直肠癌风险很高,推荐首选 IPAA;⑤对于具有硬纤维瘤家族史或突变位于密码子 1444 后的 FAP 患者,IRA 后行 IPAA,将增加硬纤维瘤发生率,且手术不易进行,这类患者首选 IPAA
IRA	①对于大多数 AFAP 患者,发生严重直肠息肉的风险较低,IRA 为首选治疗方式;②突变在密码子 1250 前选择 IRA;③行 IPAA 的女性其生育力显著下降,Olsen 等的研究显示,IPAA 术后女性患者比正常对照组生育能力降低 50%,因此考虑生育后代的女性建议选择 IRA

临床上,对于 IPAA 和 IRA 这两种手术方式的选择往往还需考虑到患者术后功能、生活质量及并发症等因素。Aziz 等选择 12 项既往研究、共入组 1 002 名 FAP 患者进行这两种术式的不良影响、术后功能和生活质量的荟萃分析,研究发现 IRA 组在肠蠕动频率、夜间排便数、术后 30 d 内再次手术显著少于 IPAA 组,紧急便意感强于 IPAA 组(表 31-12)。

表 31-12　12 项研究荟萃分析结果

指标	OR 值	95%CI	比较结果
肠蠕动频率	1.62	1.05~2.20	IRA 好
夜间排便数	6.64	2.99~14.74	IRA 好
尿失禁垫	2.72	1.02~7.23	IRA 好
30 d 内再次手术	2.11(IPAA 23.4% vs. IRA 11.6%)	1.21~3.70	IRA 好
紧急便意感	0.43	0.23~0.80	IPAA 好

由于 FAP 患者中同时合并十二指肠息肉概率较高,且与胃息肉几乎不癌变不同,十二指肠息肉癌变概率可达 5%,对于十二指肠息肉的诊断分级(表 31-13)及处理(表 31-14)较为重要。

表 31-13　FAP 十二指肠息肉 Spigelman 评分表

项目	1 分	2 分	3 分
息肉数量	1—4	5—20	大于 20
息肉大小(mm)	1—4	5—10	大于 10
组织学	管状	管状绒毛状	绒毛状
异型性	低级别	中度不典型	高级别

注:总分为 0~12 分。Stage 0 0 分;stage Ⅰ 1~4 分;stage Ⅱ 5~6 分;stage Ⅲ 7~8 分;stage Ⅳ 9~12 分。stage Ⅰ 为轻型,stage Ⅲ~Ⅳ 为严重型

表 31-14　FAP 十二指肠息肉随访及处理策略

诊断分级	处理策略
Spigelman 0 和 I	胃镜每 5 年一次
Spigelman stage II	胃镜每 3 年一次
Spigelman stage III	胃镜每 1～2 年一次 超声胃镜 塞来昔布 800 mg qd
Spigelman stage IV	超声胃镜 考虑手术治疗：保留胰腺/幽门的十二指肠切除

2. 药物治疗　环氧合酶（cyclooxygenase，COX）是前列腺素合成过程中的一个重要限速酶，催化花生四烯酸最终生成一系列内源性前列腺素。人体中环氧合酶-1（cyclooxygenase-1，COX-1）在正常组织中表达，而 COX-2 在炎症细胞因子、肿瘤促进因子、生长因子和癌基因的诱导下表达，参与多种病理生理过程（包括肿瘤的发生和发展）。COX-2 抑制剂用于结直肠息肉和结直肠癌的预防和治疗是目前肿瘤学研究的热点。研究显示：COX-2 在上述所有遗传性结直肠肿瘤中均有高表达。多个随机对照临床试验证实，舒林酸（sulindac）及塞来昔布（celecoxib）对减少 FAP 患者息肉有着显著效果。特异性 COX-2 抑制剂如塞来昔布及罗非昔布（rofecoxib）的研制是为了降低因抑制 COX-1 而产生的胃肠道损伤。Steinbach G 报道了以塞来昔布 400 mg 口服 bid 对比安慰剂，对于降低息肉负荷有着非常显著的作用（38% vs. 4.5%，$P=0.003$）。2001 年，美国 FDA 正式批准将塞来昔布用于 FAP 患者的辅助治疗。具体相关研究结果参见表 31-15、31-16。

表 31-15　药物防治 FAP 结直肠息肉相关研究（安慰剂对比）

研究者	研究药物	研究年份	结　果
Cruz-Correa M	舒林酸	2002	1）明显减少息肉数量（$P=0.039$） 2）明显减少高级别腺瘤的发生（$P=0.004$）
Giardiello FM	舒林酸	1993	1）明显减少息肉数量及息肉大小（$P=0.014$ 及 $P<0.001$） 2）但无一例息肉完全消退
Steinbach G	塞来昔布	2000	降低息肉负荷有着非常显著的作用（38% vs. 4.5%，$P=0.003$）
Higuchi T	罗非昔布	2003	1）明显减低息肉数量（6.8% vs. 3.1%，$P=0.004$） 2）明显减小息肉大小（16.2% vs. 1.5%，$P<0.001$） 3）无明显副作用（$P=0.922$）
Hallak A	罗非昔布	2003	1）明显减少息肉负荷 2）无一例演变为结直肠高级别瘤变/癌 3）无一例不良反应

表 31 - 16 药物防治 FAP 上消化道息肉相关研究（安慰剂对比）

研究者	研究药物	病例数	结　　果
Nugent	舒林酸	24	1) 可控制及改善息肉情况,但 $P=0.12$ 2) 一例出现十二指肠溃疡停药
Seow-Cheon	钙片＋/－舒林酸	18	治疗效果无明显的差异
Richard	舒林酸	8	1) 治疗效果无明显的差异 2) 一例患者出现十二指肠癌,另一例出现十二指肠息肉进展为重度不典型增生后需手术治疗 3) 一例腹痛,一例消化道溃疡停药
Phillips	塞来昔布	83	1) 十二指肠息肉级别上有明显下降($P=0.033$) 2) 十二指肠息肉数量上无明显改善 3) 一例过敏,一例消化不良停药
Wallace	雷尼替丁	26	治疗效果无明显的差异

对于药物治疗,我们得出以下结论：①非类固醇消炎药物（舒林酸）及 COX - 2 抑制剂（塞来昔布）对于控制及减少 FAP 保留直肠手术后的息肉有明显作用；②COX - 2 抑制剂（塞来昔布）对较小的十二指肠腺瘤有一定的治疗作用；③尽管药物治疗可改善息肉情况,但仍然有一部分患者出现了息肉癌变,原因并不明确；④药物治疗的时,内镜的随访以及必要时的内镜下治疗是非常重要的手段；⑤联合药物治疗以及膳食补充在动物实验及小样本的临床试验中被证实有一定作用。

(三) 随访及监测

治疗家族性腺瘤性息肉病固然重要,但筛查、随诊、预防也不可忽视。FAP 患者及有 FAP 家族史者要制定良好的随诊计划,其中最重要的是结肠镜随诊,进行肠镜监测的 FAP 患者大肠癌发生率为 3%～10%,远远低于未行肠镜检测,因出现症状而就诊的患者,其大肠癌的发生率为 50%～70%。目前,对于基因检测和肠镜筛查的最佳年龄各地区有所不同,通常情况,CFAP 家族中儿童在 10 岁左右进行基因检测,有些则考虑后代在婴儿至 5 岁左右是否患有肝母细胞瘤风险,而选择在出生时进行基因检测。肠镜筛查始于 10～12 岁,携带胚系突变患者每隔 2 年行一次乙状结肠镜检查,发现息肉后开始每年进行结肠镜监测直至手术治疗,未行基因检测或未检测出基因突变的 FAP 家族,两年行一次结肠镜检查至 40 岁,无息肉者可改为 3～5 年进行一次肠镜检查。也有学者提出应从 12 岁起,每年需用内镜检查 1 次所有亲属的大肠,一旦发现息肉立即停止。没有发现息肉的到 25 岁以后每隔两年检查 1 次,到 35 岁以后每隔 3 年检查 1 次,到 50 岁以后方可按照正常人的检查方案进行检查。

AFAP 患者结肠镜检始于 18～20 岁,可在 18 岁左右进行基因筛查。但 Newton 统计的 52 名 AFAP 患者中,尽管息肉出现年龄比 CFAP 晚 10 年左右,但仍有 3 名患者在 20 岁或更早就出现息肉病变并行预防性结肠切除治疗,认为 AFAP 家庭成员从 18～20 岁开始进行监测,将使一部分患者因息肉病变严重而不得不在首次内窥镜筛查时就行手术治疗,因此建议 AFAP 患者从 12～14 岁开始进行肠镜监测。AFAP 息肉多分布在右半结肠,较少累及直肠,所以优先选择结肠镜而非乙状结肠镜用于监测,一旦检出腺瘤,需每年肠镜监测直至手术。

由于 MAP 的临床特征尚不十分明确,其筛查和监控方案也没有统一的意见。基因检测对 MAP 的诊断是最重要的,一些专家建议对于有 FAP 和 AFAP 表现但 APC 基因变异阴性的患者应接受 MYH 基因分析,年龄因素不太重要。MAP 的发病年龄晚于经典的 FAP。虽然有一些早期发病的个案报道,但一般认为这样患者可能存在其他的诱发因素。所以,较多采用比较谨慎的监控方案:从 20 岁开始,每年或每 2 年进行一次结肠镜检查。临床上往往参考 FAP 的监测计划。欧洲胃肠监测专家小组建议,MAP 患者从 18~20 岁开始每 2 年进行一次结肠镜检查,25~30 岁始进行胃镜检查,预测性遗传学检查也应在上述年龄段开始检查。目前,MAP 已建立的有意义的遗传型为 Y179C 纯合子,其检出越早发展为结直肠癌的危险性越大,比检出 Y179C/G396D 复合物杂合子和 G396D 纯合子的结直肠癌发生率明显高。目前,还没有明确的肠外肿瘤可以提示 MAP。总之,MAP 预后和监测检查计划目前还没有完全建立,有待进一步完善。

三、错构瘤息肉病综合征

1904 年,Albrecht 首次使用错构瘤(hamartoma)这一术语,意指在发育中出现错误而形成的肿瘤。此种息肉可以是以异常和紊乱方式排列的正常组织,也可以是一种或几种组织的非肿瘤性、局限性的肿瘤样增生。既往曾认为错构瘤极少恶变,但现在研究发现:错构瘤的恶变比率较高。临床常见的遗传性错构瘤息肉病综合征虽少见,但种类繁多、临床病理特点突出。

(一) PJS

PJS 又称黑斑息肉病,是一种由 LKB1/STK11 基因突变引起的常染色体显性遗传病。临床较少见,发病率约为 1/25 000,以皮肤黏膜色素斑、胃肠道错构瘤息肉和家族遗传性为三大临床特征。PJS 是错构瘤息肉病综合征的主要代表。

1. **遗传学基础** 研究证实:PJS 的遗传学基础是 LKB1/STK11 基因突变。LKB1/STK11 被定位于 19p13.3,基因全长为 2 158 bp,编码区长约 1 302 bp,由 9 个外显子组成;编码一种丝氨酸/苏氨酸激酶 LKB1/STK11。目前已发现的 LKB1/STK11 突变类型繁多,包括无义突变、错义突变、大小片段缺失、移码突变、剪接位点突变和碱基插入等。几乎所有的突变都能引起 LKB1/STK11 基因异常剪接的位点突变,造成 mRNA 剪接异常,出现错误的翻译信息;使 STK11 蛋白激酶功能发生异常。无义突变和移码突变使蛋白翻译的终止信号提前出现,产生截断蛋白导致 STK11 蛋白激酶失活。但并非所有 PJS 患者都有 LKB1/STK11 基因的突变,LKB1/STK11 基因的胚系突变仅可在 60%家族性和 50%散发性 PJS 患者中检测出。因此,有学者认为:LKB1/STK11 基因突变位点和形式的多样性不仅与遗传背景有关,也可能与 PJS 患者生存的环境有关。

2. **临床病理特点** PJS 以皮肤黏膜色素斑、胃肠道错构瘤息肉和家族遗传性为三大临床特征。PJS 息肉的特点如下:①息肉数目多,大小不一,全消化系分布,最好发于空肠上段;②息肉可引起急慢性腹痛、肠套叠、肠扭转、肠梗阻、胃肠道出血等并发症;以肠套叠最常见,肠套叠发生和 STK11 状态无关;③约有 60%患者有明确或可疑家族史,部分可出现隔代遗传,真正散发性 PJS 非常罕见;④随着患者年龄的增长,息肉恶变的风险增加;⑤可伴发肠外肿瘤,如乳腺癌、女性生殖系统肿瘤、睾丸支持细胞瘤、神经结神经胶质瘤等。

3. 临床诊治现状

(1) 诊断标准:2003年全国遗传性大肠癌协作组制定的PJS的诊断标准为:消化系多发错构瘤性息肉伴皮肤、黏膜色素沉着,可有或无家族史。被诊断为PJS者应进行行 *LKB1/STK11* 和(或)*FHIT* 基因的检测。典型PJS病例诊断不难,但临床医生如不熟悉PJS临床病理特点、不重视家族史的调查,仍可造成漏诊。临床上PJS需要注意与Cronkhite-Canada综合征相鉴别,后者也可表现为消化系息肉和黏膜色素沉着,但其还有脱发、指(趾)甲萎缩脱落的特征性临床表现。Cronkhite-Canada综合征发病晚,是一种获得性、非遗传性疾病,可能与感染、缺乏生长因子、砷中毒有关,精神紧张、过度劳累也是其高危因素。

(2) 治疗:由息肉而引起的各种并发症是PJS患者反复住院治疗的主要原因。目前,手术配合内镜治疗是PJS息肉的主要治疗方式。但分子靶向治疗则将是PJS息肉治疗的方向。对于小息肉、细蒂息肉可采用内镜下电灼烧除或圈套摘除,但由于PJS最好发于空肠上段,而该区域是传统胃镜、结肠镜的检查盲区,因此,双气囊电子小肠镜对于PJS息肉的诊断和治疗具有非常大的优势。另外,内镜也可以在术前、术中和术后3个阶段对手术进行辅助配合。术前内镜检查有助于了解息肉的范围、大小以及对是否需要外科处理做出初步评价。术中内镜检查可了解外科手术探查的"盲区"(如十二指肠水平部)有无息肉、是否梗阻、有无癌变(通过肉眼观察和活检);同时可对确定肠管切开部位进行指导;对小息肉进行镜下处理(但可能延长手术时间)。术后内镜检查一般在术后3～6个月内进行,对小息肉进一步处理、了解有无新发病灶并及时处理。手术主要是针对由息肉引起的肠梗阻、套叠、出血、癌变等并发症。处理肠套叠时注意不能强拉硬拽,为防止肠管破裂,应逐步将套叠的肠管从套叠的鞘中挤出,这样可以减少肠管的切除,最大限度保留肠管。针对小肠息肉多发的特点,手术时应要有计划的做切口,小肠切口要小,尽可能减少肠道切口,摘除息肉后应及时修补切口,以免遗漏而造成医源性肠瘘。由于小肠息肉大多有蒂,距离切口10～15 cm的范围的息肉,都可从一个切口中拉出。较大的息肉完全可以从小切口中挤出。较大的息肉有其独立的滋养血管,在进行摘除时应注意在基底部彻底缝扎止血,以免术后继发出血。对于病变密集的肠段,可选择小肠部分切除。已经发生恶变的肿瘤,按照恶性肿瘤的原则进行处理。

(二) FJPC

FJPC是一种由 *BMPR1A* 和 *SMAD4* 基因突变而引起的常染色体显性遗传病,发病率约为1/100 000,以结直肠多发幼年性息肉为特征。"幼年性"一词指的是息肉的形态,而不是发病年龄。多数FJPC息肉呈典型的错构瘤特征,但少数可合并腺瘤性息肉。

1. 遗传学基础　研究证实,FJPC的遗传学基础是 *BMPR1A* 和 *SMAD4* 基因突变。其中 *BMPR1A* 突变约占30%。*BMPR1A* 被定位于10q22.3,其突变生成的无功能产物可造成TGFβ/SMAD细胞信号通路中SMAD蛋白复合物失活,从而影响其下游基因的表达,导致肿瘤形成。目前已知的FJPC中 *BMPR1A* 的突变主要有以下4种:①第1外显子中44-47的TGTT片段缺失,导致35-36密码子的终止;②第7外显子中G-C的交换导致Gln239终止;③第7外显子G-A的交换导致Trp271终止;④第8外显子中961的C碱基的丢失。另有60%多的FJPS患者是由 *SMAD4* 的突变引起。*SMAD4* 是一种抑癌基因,被定位于18q21.1,共有15个外显子,其突变主要位于8个外显子中。其突变类型主要包括丢失、插入、替换等。这些突变都可引起SMAD4蛋白的功能缺失,从而影响TGFβ/SMAD

细胞信号通路下游基因的表达,导致肿瘤的发生。

2. 临床病理特点　根据其临床表现的不同,FJPS 可以分为 3 型:婴儿型、结肠型和胃肠道弥漫型,各型 FJPS 有其特殊的临床病理特点。①婴儿型:较少见,多在出生后数周内出现黏液性腹泻、呕吐、便血等症状,从而继发贫血和营养不良;也可出现肠梗阻、直肠脱垂和肠套叠。如不手术,常死于因消化系出血、肠梗阻及腹泻引起的营养不良。②结肠型:最常见,息肉数目多为 50~200 个,多位于乙状结肠和直肠,右半结肠较少。以便血、黏液便及结肠息肉脱垂为主要症状。发病年龄早(平均 6 岁),恶变率较高。③胃肠道弥漫型:息肉分布于全消化系,以反复上消化道出血为主要症状;多在儿童和青少年发病,恶变率较高。约有 11%~15% 的 FJPS 患者可并发先天性畸,如杵状指(趾)、肥大性肺性骨关节病、脑积水、唇裂、腭裂、先天性心脏病、肠旋转不良、脐疝、隐睾和美克尔憩室等。另外,FJPS 也可伴发结直肠外肿瘤,如胃癌、十二指肠癌、胰腺癌等。

3. 临床诊治现状

(1) 诊断标准:目前尚无通用的 FJPS 诊断标准,临床上多采用 Jass 诊断标准。结直肠幼年性息肉数目≥5 枚;全胃肠道有幼年性息肉;不论幼年性息肉数目,有家庭史者。

(2) 临床治疗:FJPS 治疗的关键是清除胃肠道息肉、防止并发症发生。和 PJS 的治疗一样,手术结合内镜治疗是目前主要的临床治疗手段。对于小的、带蒂息肉应尽可能行内镜下灼除或圈套,对于反复便血、严重贫血或者营养不良、息肉出现严重并发症,无法用内镜摘除时,需考虑手术治疗。手术原则是切除全部病变肠管,但应尽可能保留肛门括约肌功能。

(三) PHTS

PHTS 是一组由 *PTEN* 基因突变而引起的常染色体显性遗传病。其中具有结直肠息肉病表现的有:Cowden 综合征(Cowden syndrome, CS)又称多发性错构瘤综合征(mutiple hamartoma syndrome, MHS)和 Bannayan-Riley-Ruvalcaba 综合征(BRRS)。

1. CS

(1) 遗传学基础:研究证实,CS 是一种少见的常染色体显性遗传病,发病率约为 1/200 000,其遗传学基础是 *PETN* 基因突变。*PETN* 被定位于 10q23.3,含 9 个外显子和 8 个内含子。正常情况下,*PTEN* 作为肿瘤抑制基因参与细胞的凋亡调控。而 *PTEN* 的突变将造成其蛋白产物丧失对于细胞生长和凋亡的调控功能,从而导致肿瘤的发生。目前已知的 CS 中 *PTEN* 的突变有 100 多种,包括点突变、移码突变、错义突变、无义突变、碱基替换等类型。

(2) 临床病理特点:CS 是一种包括结直肠多发性错构瘤息肉病、面部小丘疹、肢端角化病和口腔黏膜乳头状瘤的综合征。具有鲜明的临床病理特点:息肉主要分布于左半结肠,多呈半球形、群生状,可与其他类型息肉并存。食管、胃、小肠可伴发丘疹样息肉。面、颈部多发性扁平隆起性小丘疹。口腔黏膜、牙龈多见细小的圆石样丘疹、疣状小丘疹。70%~80% 的病例伴有甲状腺和乳腺病变,如:甲状腺肿、甲状腺炎、非髓性甲状腺癌、乳腺纤维腺瘤、乳头乳晕畸形、双侧性乳腺癌等。累计所有源自 3 个胚层的器官,全身各系统都可出现性质各异、程度不等的病变,如:卵巢囊肿、子宫肌瘤、膀胱癌、骨囊肿、病理性骨折、手指畸形、意向震颤、运动协调障碍、思维迟钝、动静脉畸形、房间隔缺损、二尖瓣闭锁不全、视网膜神经胶质瘤、白内障、耳聋、急性骨髓性白血病、糖尿病、甲状旁腺瘤、肾上腺囊肿、自身免疫性溶血、重症肌无力、T 细胞系统免疫不全等。

(3) 临床诊断：根据本征的特征：结直肠多发性错构瘤息肉伴面部小丘疹、肢端角化病和口腔黏膜乳头状瘤，CS 不难确诊。国际 Cowden 协会于 1996 年首次提出了一套 CS 诊断操作指标，并于 2000 年进行了修订，这套方案已被美国 NCCN 采纳。

2. BRRS　BRRS 是一种由 PTEN 突变引起的、罕见的常染色体显性遗传病，以结直肠息肉病、大头畸形、脂肪瘤病、血管瘤病和生殖器着色斑病为主要的临床特征。过去认为 BRRS 与 CS 不同，但现在越来越多的证据表明 BRRS 与 CS 有等位基因，约有 60% 的 BRRS 家族和孤立性病例存在 PTEN 的胚系突变。因此，BRRS 和 CS 可能是同一种疾病的不同表现。

(四) HMPS

HMPS 是一种罕见的常染色体显性遗传病，其特征是腺瘤性息肉和幼年性息肉混合存在。于 1997 年才被首次报道，且病例数很少。所以，该病目前的相关资料较少。

1. 遗传学基础　关于 HMPS 的遗传学基础目前尚未明确，曾有学者将其致病基因定位于 6q，15q14-22，15q13-14 等位置，但越来越多的学者将 HMPS 的遗传学基础确定为 BMPR1A 的胚系突变。由于 BMPR1A 的胚系突变也是 FJPS 的遗传学基础，因此，有学者认为 HMPS 应属于 FJPS 的变异亚型。

2. 临床病理特点　HMPS 也有其特殊的临床病理特点，息肉数目少（<15 枚），全结直肠分布。具有腺瘤性息肉和增生性息肉相重叠的混合性组织学特点。主要病理类型有管状腺瘤、绒毛状腺瘤、扁平息肉、增生性息肉和不典型幼稚息肉。患者患结直肠癌的风险增加，但并不增加患结肠外肿瘤的概率。

(刘方奇　徐　烨)

主要参考文献

[1] 韩英. 遗传性大肠癌的临床研究现状及进展. 临床内科杂志, 2007, 24(8): 519-520.
[2] 顾国利, 周晓武, 王石林. 遗传性非息肉病性大肠癌的研究进展. 世界华人消化杂志, 2007, 15(29): 3115-3312.
[3] Kuiper RP, Vissers LE, Venkatachalam R, et al. Recurrence and variability of germline EPCAM deletions in Lynch syndrome. Hum Mutat, 2011, 32(4): 407-414.
[4] Shen XS, Zhao B, Wang ZJ. Clinical features and hMSH2/hMLH1 germ-line mutations in Chinese patients with hereditary nonpolyposis colorectal cancer. Chin Med J (Engl), 2008, 121(14): 1265-1268.
[5] Meyer LA, Broaddus RR, Lu KH. Endometrial cancer and Lynch syndrome: clinical and pathologic considerations. Cancer Control, 2009, 16(1): 14-22.
[6] Watson P, Vasen HF, Meckin JP, et al. The risk of extra-colonic, extraendometrial cancer in the Lynch syndrome. Int J. Cancer, 2008, 123(2): 444-449.
[7] Kastrinos F, Muklerjee B, Tayòb N, et al. Risk of pancreatic cancer in families with Lynch syndrome. JAMA, 2009, 302(16): 1790-1795.
[8] Win AK, Young JP, Lindor NM, et al. Colorectal and other cancer risks for carriers and noncarriers

from families with a DNA mismatch repair gene mutation: a prospective cohort study. J Clin Oncol, 2012,30(9):958-964.

[9] Bauer CM, R ay AM, Halstead-Nussloch BA, et al. Hereditary prostate cancer as a feature of Lynch syndrome. Fam Cancer, 2011,10(1):37-42.

[10] Raymond VM, Everett JN, Furtado LV, et al. Adrenocortical carcinoma is a Lynch syndrome-associated cancer. J Clin Oncol, 2013,31(24):3012-3018.

[11] Evaluation of Genomic Applications in Practice and Prevention (EGAPP) Working Group. Recommendations from the EGAPP Working Group: genetic testing strategies in newly diagnose individuals with colorectal cancer aimed at reducing morbidity and mortality from Lynch syndrome in relatives. GenetMed, 2009,11(1):35-41.

[12] Herrdiz M, Mufioz-Navas M. Recognition and management of hereditary colorectal cancer syndromes. Rev EspEnferm Big, 2009,101(2):125-132.

[13] Koornstra JJ, Mourits MJ, Sijmons RH, Leliveld AM, Hollema H, Kleibeuker JH. Management of extracolonictumours in patients with Lynch syndrome. Lancet Onc01. 2009;10(4):400-408.

[13] Fallik D, Borrini F, Beige V, et al. Mieresatellite instability is a predictive factor of the tumor response to irinotecan in patients with advanced colorectal cancer. Cancer Res, 2003, 63 (18): 5738-5744.

[14] Baron JA, Cole BF, Sander RS, et al. A randomizedtrial of aspirin to prevent eoloroetaladenonma. N End J Med, 2003,348(10):891-899.

[15] Benamouzig R, Deyra J, Martin A, et al. Daily soluble aspirin and prevention of eolorectal adenoma TecliiTence: one-year of the APACe trial. Gastroenterology, 2003,125(2):328-336.

[16] Steinbach G, Lynch P, Phillips R, et al. The effect of celecoxib: acyclooxygenase-2 inhibitor in familial adenomatous polyposis. N Engl J Med, 2000,342(26):1946-1952.

[17] Stupart DA, Goldberg PA, Algar U, et al. Surveillance colonoscopy improves survival inacohort of subjects with asing lemismatchrepairgenemutation. Colorectal Dis, 2009,11(2):126-130.

[18] Wachsmannova-Matelova L, Stevurkova V, Adamcikova Z, et al. Different phenotype manifestation of familial adenomatous polyposis in families with APC mutation at codon 1309. Neoplasma, 2009,56(6):486-489.

[19] Sieber OM, Segditsas S, Knudsen AL, et al. Diseases everity and genetic pathways in attenuated familial adenomatous polypos is vary greatly but depend on the site of the germline mutation. Gut, 2006,55(10):1440-1448.

[20] Nielsen M, Hes FJ, Nagengast FM, et al. Germline mutations in APC and MUTYH are responsible for the majority of familieswith attenuated familial adenomatous polyposis. Clin Genet, 2007,71(5):427-433.

[21] Lefevre JH, Parc Y, Svrcek M, et al. APC, MYH, and the correlation Genotype-Phenotype in colomctal polyposis. Ann Surg Oncol, 2009,16(4):871-877.

[21] Nieuwenhuis MH, Vasen HF. Correlations between mutation site in APC and phenotype of familial adenomatous polyposis (FAP): A review of the literature. Crit Rev Oncol Hematol, 2007,61(2):153-161.

[22] Smud D, Augustin G, Kekez T, et al. Gardner's syndrome: Genetic testing and colonoscopy are indicated in adolescents and young adults with cranialosteomas: A case report. World J Gastroenterol, 2007,13(28):3900-3903.

[23] Lipton L, Tomlinson I. The genetics of FAP and FAP-like syndromes. FamCancer, 2006,5(3):221-226.

[24] Fotiadis C, Tsekouras DK, Antonakis P, et al. Gardner's syndrome: A case report and review of the

literature. World J Gastroenterol, 2005,11(34):5408-5411.

[25] Lebrun C, Olschwang S, Jeannin S, et al. Turcot syndrome confirmed with molecular analysis. Eur J Neurol, 2007,14(4):470-472.

[26] Sjursen W, BjΦrnevoll I, Engebretsen LF, et al. Ahomozygote splice site PMS2 mutation as cause of Turcot syndrome gives rise to two different abnormal transcripts. FamCancer, 2009,8(3):179-186.

[27] Sarin S, Bernath A. Turcot syndrome(gliomapolyposis): a case report. South Med J, 2008,101(12):1273-1274.

[28] Nieuwenhuis MH, Vasen HF. Correlations between mutation site in APC and phenotype of familial adenomatous polyposis (FAP): A review of the literature. Crit Rev Oncol Hematol, 2007,61(2):153-161.

[29] Sieber OM, Tomlinson IP, Lamlum H. The adenomatous polyposis coli (APC)tumour suppressor—genetics, function and disease. Mol Med Today, 2000,6(12):462-469.

[30] Knudsen AL, Bisgaard ML, Billow S. Attenuated familial adenomatous polyposis (AFAP). A review of the literature. Fam Cancer, 2003,2(1):43-55.

[31] Cai SR, Zhang SZ, Zheng S. Clinical features of familial adenomas polyps in Chinese and establishment of its immortal lymphocyte cell lines. World J Gastroenterol, 2007, 13 (20):2858-2861.

[32] 苏芳,王涛,王邦茂.衰减型家族性腺瘤性息肉病.中国消化内镜杂志,2008,2(8):20-26.

[33] Sieber OM, Segditsas S, Knudsen AL, et al. Diseases everity and genetic pathways in attenuated familial adenomatous polyposis vary greatly but depend on the site of the germline mutation. Gut, 2006,55(10):1440-1448.

[34] Aretz S. The Differential Diagnosis and Surveillance of Hereditar-Y Gastrointestinal Polyposis Syndromes. DtschArzteblInt, 2010,107(10):163-173.

[35] Aretz S, Vasen HF, Olschwang S. Clinical utility gene card for: Familial adenomatous polyposis (FAP) and attenuated FAP (AFAP). Eur J Hum Genet, 2011,19(7):1018-4813.

[36] Kerr SE, Thomas CB, Thibodeau SN, et al. APC germline mutations in individuals being evaluated for familial adenomatous polyposis: a review of the Mayo Clinic experience with 1591 consecutive tests. J Mol Diagn, 2013,15(1):31-43.

[37] Newton KF, Mallinson EK, Bowen J, et al. Genotype-phenotype correlation in colorectal polyposis. Clin Genet, 2012, 81(6):521-531.

[38] Friedl W, Caspari R, Sengteller M, et al. Can APC mutation analysis contribute to therapeutic decisions in familial adenomatous polyposis? Experience from 680 FAP families. Gut, 2001,48(4):515-521.

[39] Nieuwenhuis MH, Mathus-Vliegen LM, Slors FJ, et al. Genotype-Pheuotype correlations as a guide in the management of familial adenomatous polyposis. Clin Gastroenterol Hepatol, 2007, 5(3):374-378.

[40] Vasen HF, Mfislein G, Alonso A, et al. Guidelines for the clinical management of familial adenomatous polyposis (FAP). Gut, 2008,57(5):704-713.

[41] Burr RW, Barthel JS, Dunn KB, et al. NCCN clinical practice guidelines in oneology. Coloreetal cancer screening. J Natl Compr Canc Netw, 2010,8(1):8-61.

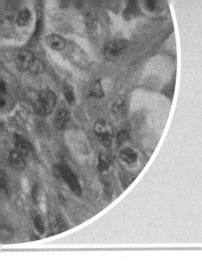

第三十二章 结肠癌

第一节 流行病学

根据美国SEER数据库的资料显示,结肠癌的发病率约为30/10万,约占大肠癌的2/3,部位以右半结肠居多,男性发病率高于女性(表32-1)。2001~2010年,在各年龄段,结肠癌的发病率基本呈下降趋势(表32-2)。

表32-1 结肠癌发病率及占大肠癌的比例(美国,2006~2010年)

	全部人群		男性		女性	
	发病率(/10万)	%	发病率(/10万)	%	发病率(/10万)	%
右半结肠	18.9	42	20.1	38	17.9	46
左半结肠	10.3	23	12.5	24	8.6	22

表32-2 结肠癌发病率变化趋势(美国,2001~2010年)

	年龄	年代	变化率	年代	变化率	年代	变化率
右半结肠	0~49岁	2001~2010	-0.2			2006~2010	-0.2
	50~64岁	2001~2010	-2.8a			2006~2010	-2.8a
	65+岁	2001~2008	-2.7a	2008~2010	-6.7a	2006~2010	-4.7a
左半结肠	0~49岁	2001~2010	1.3a			2006~2010	1.3a
	50~64岁	2001~2008	-2.3a	2001~2008	-2.3a	2006~2010	-4.7a
	65+岁	2008~2010	-7.0a	2008~2010	-7.0a	2006~2010	-7.4a

我国以左半结肠发病率为高,但也有报道高发区女性右半结肠癌的发病率较高。据我国结肠癌病理研究协作组(NCG)对3 147例结肠癌发生部位的统计资料,脾曲及脾曲以下的左半结肠癌占全部结肠癌的82.0%,其中直肠癌的发病率最高,占66.9%,明显高于欧美及日本等国,后者直肠癌仅占结肠癌的35%~48%。其他肠段的结肠癌依次为乙状结肠(10.8%)、盲肠(6.5%)、升结肠(5.4%)、横结肠(3.5%)、降结肠(3.4%)、肝曲(2.7%)、脾曲(0.9%)。但近年来国内外的资料均提示右半结肠的比例似有增高的趋势,这一倾向可能

与饮食生活习惯等变化有关。根据全国肿瘤防办近期资料,上海市结肠癌发生率有明显提高,结肠癌比直肠癌多。

第二节 病因及预防

一、病因

一些结肠癌流行病学研究表明:社会发展状况、生活方式及膳食结构与结肠癌密切相关,并有现象提示影响不同部位、不同年龄组结肠癌发病的环境、遗传因素可能存在差异。环境(尤其是饮食)、遗传、体力活动、职业等,是影响结肠癌发病的可能病因因素。

(一)饮食因素

流行病学研究表明,有70%～90%的肿瘤发病与环境因素和生活方式有关,而其中40%～60%的环境因素在一定程度上与饮食、营养相关联,故在肿瘤发病中饮食因素被看做是极为重要的因素。

(二)体力活动

在职业体力活动的分析中发现,长期或经常坐位者患结肠癌的危险性是一些体力活动较大职业的1.4倍,并与盲肠癌的联系较为密切。病例对照研究结果,中等强度体力活动对防止结肠癌(尤其是结肠癌)起保护性作用。

(三)遗传因素

据估计在至少20%～30%的结肠癌患者中,遗传因素可能起着重要的作用,其中1%为家族性多发性息肉病及5%为遗传性无息肉结肠癌综合征患者。遗传性家族性息肉病中80%～100%的患者在59岁以后可能发展为恶性肿瘤。此外,家族性结肠多发性息肉病患者发生左侧结肠癌占多数,而遗传性非息肉综合征患者多患右侧结肠癌。通过全人群的病例对照谱系调查(1 328例结肠癌先证者家系和1 451例人群对照家系),结果表明:各不同先证者组别一级亲属结肠癌曾患率显著高于二级亲属。结肠癌先证者诊断时年龄与其一级亲属结肠癌发病风险有关,先证者年龄越轻,家族一级亲属发生结肠癌的相对危险度越大,年龄≤40岁结肠癌先证者一级亲属的相对危险度是年龄>55岁组的6倍。对于有结肠癌家族史的家族成员(一级亲属),尤其是对结肠癌发病年龄在40岁以下者的家族成员,应给予高度重视。

(四)疾病因素

肠道慢性炎症和息肉、腺瘤及患广泛溃疡性结肠炎超过10年者:发生结肠癌的危险性较一般人群高数倍。有严重不典型增生的溃疡性结肠炎(UC)患者演变为结肠癌的机会约为50%,显然,溃疡性结肠炎患者发生结肠癌的危险性较一般人群要高。我国的资料提示发病5年以上者患结肠癌的风险性较一般人群高2.6倍,而与直肠癌的关系不密切。对于病变局限且间歇性发作者,患结肠癌的危险性较小。克隆恩病也是一种慢性炎症性疾病,多侵犯小肠,有时也累及结肠。越来越多的证据表明克隆恩病与结肠和小肠腺癌的发生有关,但其程度不及溃疡性结肠炎。

(五) DNA 复制随机错误

有学者在《科学》杂志发表文章指出，29%的癌症相关突变归因于环境因素，5%来自遗传因素，66%源自DNA复制随机错误，他们称之为"上帝掷骰子"，这种说法可能会改变人类对肿瘤病因的传统观念。

二、癌变机制

根据结直肠癌在第一或第二级亲属中的发病情况，估计有15%~30%的结直肠癌可归咎于遗传易感性，属于遗传性结直肠癌。而绝大部分结直肠癌（70%~85%）为散发性，与遗传性结直肠癌相比，散发性结直肠癌的病因和发病机制更为复杂（图32-1）。

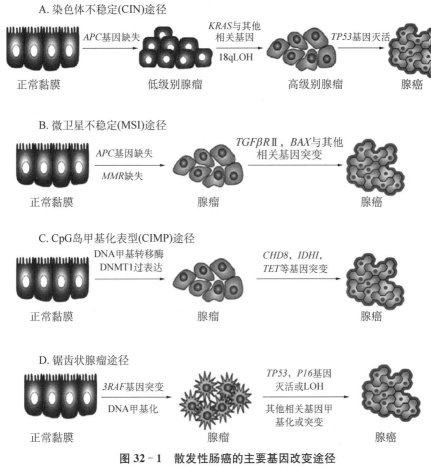

图 32-1 散发性肠癌的主要基因改变途径

三、预防

在肿瘤发生之前，消除或减少大肠黏膜对致癌剂的暴露，抑制或阻断上皮细胞的癌变过程，从而防止肿瘤的发生，这些措施包括饮食干预、化学预防和治疗癌前病变。《中国结直肠癌预防共识》强调了肠镜筛查及腺瘤治疗的重要性（表32-3）

表 32-3 《中国结直肠癌预防共识意见》(2016，上海)

类别	内容	证据等级	推荐等级
散发性结直肠腺瘤(CRA)的一级预防	高膳食纤维可能降低结直肠癌的患病风险	Ⅱb	B
	减少红肉和加工肉类的摄入可能降低结直肠癌患病风险	Ⅱb	B
	长期吸烟是结直肠癌发病的高危因素	Ⅱb	B
	长期大量饮酒是结直肠癌发病的高危因素	Ⅱb	B
	肥胖是结直肠癌发病的潜在高危因	Ⅱa	B
	合理体育锻炼可降低结直肠癌的患病风险	Ⅱa	B
	CRA 的筛查可发现结直肠肿瘤的高危人群，降低结直肠癌的发病率	Ⅰ	A
	阿司匹林、环氧合酶 2 抑制剂等 NSAID 可减少 CRA 初发(Ⅱa)，但存在潜在的不良反应(Ⅰ)	Ⅱa	B
	叶酸干预可预防散发性 CRA 的发生	Ⅱa	B
	维生素 D 的摄入和循环 25(OH)维生素 D 水平在一定程度上与 CRA 的发生呈负相关	Ⅱb	B
散发性结直肠腺瘤的二级预防	摘除 CRA 可明显降低结直肠癌的发病率，但摘除后再发率较高	Ⅰ	A
	改善生活习惯和调整饮食结构可能降低腺瘤摘除后再发率	Ⅱb	B
	阿司匹林和环氧合酶 2 抑制剂等 NSAID 具有减少腺瘤再发的作用	Ⅰ	A
	阿司匹林和环氧合酶 2 抑制剂等 NSAID 在发挥预防作用的同时，具有一定的不良反应	Ⅰ	A
	钙剂具有减少 CRA 再发的作用	Ⅰ	A
	维生素 D 对 CRA 的再发有一定的预防作用；联合应用钙剂和维生素 D，预防 CRA 再发的作用更明显	Ⅱa	B
	对于腺瘤再发预防，叶酸的作用尚未定论	Ⅰ	A
IBD 相关性结直肠癌的预防	UC 是结直肠癌的癌前疾病，尤其与病程超过 10 年的全结直肠病变，以及反复炎性反应者关系更为密切(B)；要重视对 IBD 患者的定期内镜筛查(A)	Ⅱa	B
	氨基水杨酸(5-ASA)仅在 UC 炎性反应控制和延长缓解期时应用有预防癌变的作用，在 CD 中的作用尚未明确	Ⅱb	B
	硫唑嘌呤能够提高黏膜愈合质量，可能具有一定预防 IBD 癌变的作用	Ⅱb	B
	原发性硬化性胆管炎是 IBD 癌变的独立危险因素，但目前不推荐使用熊去氧胆酸预防 IBD 癌变	Ⅱb	B
	全结直肠切除适用于癌变、伴有高级别上皮内瘤变者，伴低级别上皮内瘤变的患者可推荐内镜监测	Ⅱb	B
家族性结直肠肿瘤的预防	林奇综合征(LS)等家族性结直肠肿瘤患者和家族成员应进行遗传学检测；患者、基因突变携带者和未行基因检测的家系成员，应接受结肠镜随访和肠外肿瘤监测；结肠镜检查并内镜下切除息肉可降低 LS 患者因结直肠癌死亡的风险	Ⅱb	B

续 表

类别	内　　容	证据等级	推荐等级
	结肠切除术是 LS 患者基本的治疗方式,结肠部分切除术后患者仍应每 1～2 年进行 1 次肠镜随访	Ⅱb	B
	从 10～12 岁开始,对 FAP 患者、基因突变携带者和未行基因检测的家系成员每 1～2 年进行 1 次结肠镜筛查	Ⅱb	B

注:引自中华消化杂志 2016 年 11 月第 36 卷第 11 期

第三节　诊　　断

一、症状及体征

结肠癌多见于中老年人,30～69 岁占绝大多数,男性多于女性。早期症状多不明显,中晚期患者常见的症状有腹痛及消化道激惹症状,腹部肿块,排便习惯及粪便性状改变,贫血及慢性毒素吸收所致症状及肠梗阻、肠穿孔等。

（一）腹痛及消化道激惹症状

多数患者有不同程度的腹痛及腹部不适,如腹部隐痛、右侧腹饱胀、恶心、呕吐及食欲不振等。进食后症状常加重,有时伴有间歇性腹泻或便秘、易与右下腹常见的慢性阑尾炎、回盲部结核、回盲部节段性肠炎或淋巴肿瘤相混淆。结肠肝曲癌可表现为右上腹阵发性绞痛,类似慢性胆囊炎。一般认为,右半结肠癌疼痛常反射至脐上部;左半结肠癌疼痛常反射至脐下部。如癌瘤穿透肠壁引起局部炎性粘连,或在慢性穿孔之后形成局部脓肿时,疼痛部位即为癌肿所在的部位。

（二）腹部肿块

一般形状不规则,质地较硬,表面呈结节状。横结肠和乙状结肠癌早期有一定的活动度及轻压痛。升、降结肠癌如已穿透肠壁与周围脏器粘连,慢性穿孔形成脓肿或穿破邻近脏器形成内瘘时,肿块多固定不动,边缘不清楚,压痛明显。

（三）排便习惯及粪便性状改变

为癌肿坏死形成溃疡及继发感染的结果。因毒素刺激结肠产生排便习惯改变,排便次数增加或减少,有时腹泻与便秘交替出现,排便前可有腹部绞痛,便后缓解。如癌肿位置较低或位于直肠,可有肛门坠痛、排便不畅或里急后重等直肠刺激症状。粪便常不成形,混有黏液、脓血,有时含血量较大常被误诊为痢疾、肠炎、痔出血等。

（四）贫血及慢性毒素吸收症状

癌肿表面坏死形成溃疡可有持续性小量渗血,血与粪便混合不易引起患者注意。但可因慢性失血、毒素吸收及营养不良而出现贫血、消瘦、无力及体重减轻。晚期患者有水肿、肝大、腹水、低蛋白血症、恶病质等现象。如癌肿穿透胃、膀胱形成内瘘也可出现相应的症状。

（五）肠梗阻和肠穿孔

因肠腔内肿块填塞、肠管本身绞窄或肠腔外粘连、压迫所致。多表现为进展缓慢的不完全性肠梗阻。梗阻的早期患者可有慢性腹痛伴腹胀、便秘,但仍能进食,食后症状较重。经泻药、洗肠、中药等治疗后症状多能缓解。经过较长时间的反复发作之后梗阻渐趋于完全性。有些患者以急性肠梗阻的形式出现,在老年人的急性结肠梗阻中约半数以上由结肠癌所引起。当结肠发生完全性梗阻时,因回盲瓣阻挡结肠内容物逆流至回肠而形成闭襻性肠梗阻。从盲肠至梗阻部位的结肠可以极度膨胀,肠腔内压不断增高,迅速发展为绞窄性肠梗阻,甚至肠坏死穿孔,引起继发性腹膜炎,有些患者既往症状不典型,很难在术前明确诊断。位于盲肠、横结肠、乙状结肠的癌肿在肠蠕动剧烈时可导致肠套叠。

结肠癌患者不一定具备上述典型症状,其临床表现与癌肿部位、病理类型及病程长短有一定关系。以结肠脾曲为界可将结肠分为左、右两半部,两半部无论从胚胎起源、血液供应、解剖生理功能、肠内容物性状及常见癌肿类型均有所不同,故临床表现、诊断方法、手术方法及预后均有明显差异。右半结肠胚胎起源于中肠、肠腔较大,肠内容物呈液态,主要功能之一为吸收水分,癌肿多为肿块型或溃疡型,表面易出血、继发感染产生的毒素易被吸收。常见的3种主要症状为右侧腹前及消化道激惹症状、腹部肿块、贫血及慢性毒素吸收后的表现,而出现肠梗阻的机会较少。左半结肠胚胎起源于后肠,肠腔较细,肠内容物呈固态,主要功能为贮存及排出粪便,癌肿多属浸润型易致肠腔环形绞窄。常见的3种主要症状为排便习惯改变,血性便及肠梗阻。肠梗阻可表现为突然发作的急性完全性梗阻,但多数为慢性不完全性梗阻,腹胀很明显,大便变细形似铅笔,症状进行性加重最终发展为完全性梗阻。当然,这种区分并非绝对,有时仅有1~2种临床表现。

体征体格检查所见可因病程不同而异。早期患者可无阳性体征;病程较长者腹部可触及肿块,也可有消瘦、贫血、肠梗阻的体征。如患者间断出现腹部"气串样"肿块,同时伴有绞痛和肠鸣音亢进,应考虑结肠癌引起成人肠套叠的可能性。如发现左锁骨上淋巴结肿大、肝大、腹水、黄疸或盆腔内肿块多属晚期表现。肝、肺、骨的转移局部均有压痛。直肠指诊为不可忽略的检查方法,低位乙状结肠癌可经腹部、直肠双合诊触及。同时应注意盆腔内有无转移性肿块。女患者可行腹部、直肠、阴道三合检查。

二、肠镜诊断

纤维结肠镜检查纤维结肠镜的应用是结肠肿瘤诊断的一项重要进展,提高了早诊率,除肉眼观察及活检做病理诊断外,还能对不同部位的病灶进行内镜下治疗。对X线检查难以确定者,镜检可进一步确诊。除可证实有症状患者,亦用于对高危人群无症状者筛查。

三、实验室诊断

(一)大便隐血(FOBT)试验

是结肠癌早期发现的主要手段之一。1967年Greegor首先将FOBT用作无症状人群结肠癌检查,至今仍不失为一种实用的筛检手段。FOBT有化学法和免疫法。化学法包括联苯胺试验和愈创木酚试验等,但特异性不够理想。免疫法有免疫单扩法(SRID)、乳胶凝集法(LA)、对流免疫电泳(CIE)、免疫酶标法(ELISA)及反向间接血凝法(RPHA)等,其中以RPHA较适合于大批量筛检用。RPHA敏感性63.6%,低于联苯胺法的72.7%,而特异度RPHA为81.9%,高于联苯胺法的61.7%,故RPHA作为初筛可明显减少复筛人群量,且不必控制饮食,易被普查人群所接受。近年报道的免疫斑点法(dot-ELISA)为未来发展的一种免疫新技术,相对操作较简便,敏感性高,重复性较好,确具临床应用的前景。

(二)血清癌胚抗原(CEA)测定

最初于1965年Gold自人结肠癌与胰腺癌组织中提取到γ细胞膜糖蛋白,并发现也存在于内胚层衍生的消化道腺癌及2~6个月胚胎肝、肠及胰腺组织中,故而命名为CEA,且认为属于可特异地测定结肠癌,亦被后继的工作证实。在结直肠癌组织中CEA含量明确高于正常组织,显示其作为诊断的依据,但经日渐广泛应用及进一步分析,发现在胃癌(49%~60%)、肺癌(52%~77%)、乳癌(30%~50%)、胰腺(64%)、甲状腺(60%)及膀胱等肿瘤也存在CEA,故CEA实为一种恶性肿瘤相关性抗原,以结肠癌阳性的比例最大,尤在肝转移者阳性率更高。有报道在20例结直肠癌中对比门静脉及周围静脉CEA水平,门静脉者明显高于周围血中的CEA水平,说明肝脏有清除CEA作用,但其机制仍未清楚。近些年来临床已广泛应用CEA测定,其临床意义归纳为两方面。

1. 预测预后　术前CEA可预测预后,CEA升高者复发率高,预后较正常CEA值者为差。术前增高者术后复发率为50%,CEA正常者为25%。CEA的正常值标准,根据不同标准的敏感度、特异度及其预测值所得的正确指数看,以>5 μg/L正确指数最高(0.43),较其他水平为更合适。故以酶标法≤5 μg/L为正常值标准更为恰当。

2. 术后随访预测复发或转移　术前CEA增高者,根治术应在6周内或1~4个月内恢复正常,仍持高不下者可能有残留,有认为在表现复发症状前10周到13个月,CEA已升高,故根治术后对CEA值增高者要严密检查与追踪随访,必要时有主张作第2次手术探查。CEA主导的第2次剖腹探查术为当前最佳提高复发性结直肠癌生存率的方法。

(三)基因检测随着肿瘤分子遗传学的研究

体外基因扩增技术聚合酶链式反应(PCR)的发展与应用,为肿瘤基因诊断提供了可能,目前已开展的有以聚合酶链式反应-限制片段长度多态分析(PCR-RFLP)方法,可检测到单分子DNA或每10万个细胞中仅含1个靶DNA分子的样品。在结肠癌已有以下2方面的研究与应用。

1. 测定结直肠癌及癌旁组织　*Ki-ras*基因的突变率有助于了解肿瘤恶性程度,为预测其预后提供参加。*ras*基因存在不少人类肿瘤,为一潜在的肿瘤标志。单个点突变可使*ras*基因变成癌基因。该法可进一步研究与推广应用,对鉴别小块组织癌变与否有帮助。

2. 粪便中检测突变*Ki-ras*基因　该检测方法可用于高度可疑而一般方法未能发现人群的监测,对早期发现结直肠癌具有实际应用前景。

四、影像学诊断

影像学诊断影像检查的目的在检测浸润与转移。

(一)CT扫描

对结肠腔内形态变化的观察,一般气钡灌肠检查优于CT,然CT有助于了解癌肿侵犯程度,CT可观察到肠壁的局限增厚、突出,但有时较早期者难鉴别良性与恶性,CT最大优势在于显示邻近组织受累情况、淋巴结或远处脏器有无转移,因此有助于临床分期。Moss等提出的CT分期法。

1. 第1期　消化道管壁厚度正常(一般为5 mm),息肉样病变向腔内突出。

2. 第2期　管壁局部增厚,呈均匀的斑块或结节状表现,无壁外扩展。

3. 第 3 期　管壁局部增厚,周围组织已有直接侵犯;可有局限或区域性淋巴结受累,但无远处转移。

4. 第 4 期　有远处转移(如肝、肺、远处淋巴结)。

因之 CT 检查有助于了解肿瘤范围,有助于术前分期,估计范围和拟订治疗方案,也是估计预后的指标之一,故 CT 检查已作为常规检查方法之一。但有材料提出 CT 术前分期正确率为 48%～72%,估计淋巴结转移正确率为 25%～73%,似难作为分期的常规检查,但对肝脏或转移结节检出率较有意义。

(二) MRI

MRI 可弥补 CT 诊断的不足,MRI 对于结肠癌肝转移的诊断较为重要。

(三) 超声切面显像诊断

直接检查肠道原发肿块部位、大小、与周围组织关系等;检查转移灶:包括腹膜后、肠系膜根部淋巴结、转移结节或肿块,盆腔有无转移结节;肝脏有无占位性实质性肿块。

(四) 核素诊断

用作定位的核素诊断,从某特定核素物质集聚状况在原发或转移肿瘤部位、大小等,常用的有骨扫描以进行骨转移的诊断。PET/CT 对于肿瘤的转移诊断灵敏度较高,目前在诊疗计划的制订中,PET/CT 的作用得到越来越多的肯定。但是也存在一些缺点,比如价格相对昂贵,对较小的病灶及黏液性肿瘤存在假阴性。放化疗后,肿瘤发生代谢变化早于形态学改变。自 2000 年以后,大量研究阐明 PET/CT 是新辅助放化疗后疗效及预后的重要预测因子。虽然国际性的《肿瘤临床指南》并没有将 PET/CT 推荐用于新辅助放化疗的疗效监测,但是国际上许多肿瘤中心已经将 PET/CT 评价疗效作为临床常规并广泛使用。

五、病理学诊断

(一) 大体类型

1. 隆起型　凡肿瘤的主体向肠腔内突出者,均属本型。肿瘤可呈结节状、息肉状或菜花状隆起,境界清楚,有蒂或广基。切面,肿瘤与周围组织分界常较清楚,浸润较为浅表、局限。若肿瘤表面坏死、脱落,可形成溃疡。该溃疡较浅使肿瘤外观如盘状,称盘状型,是隆起型的亚型。盘状型的特点是肿瘤向肠腔作盘状隆起,呈盘形或椭圆形,边界清楚,广基,表面略呈凹陷之溃疡状,溃疡底部一般高于周围肠黏膜。切面,肿瘤与周围组织分界较清楚,肿瘤底部肠壁肌层虽见肿瘤浸润,但多未完全破坏而仍可辨认。

2. 溃疡型　是最常见的大体类型。此型肿瘤中央形成较深之溃疡,溃疡底部深达或超过肌层。根据溃疡之外形及生长情况又可分为下述两类亚型。

(1) 局限溃疡型:溃疡呈火山口状外观,中央坏死凹陷,形成不规则的溃疡,溃疡边缘为围堤状明显隆起于肠黏膜表面的肿瘤组织。切面,肿瘤边界尚清楚,但向肠壁深层浸润,局部肌层多破坏消失,肿瘤常侵及浆膜或浆膜外组织。由于瘤块受肠蠕动的牵引及主瘤区增生纤维组织的收缩作用,肌层破坏的两侧断端可呈八字形上提,致溃疡底部亦随之提高,此时从正面观甚难与盘状型区别,但切面如见到肌层消失且断端"八"字形上提,则甚易确定区分。

(2) 浸润溃疡型:此型溃疡外观如胃溃疡状。肿瘤主要向肠壁浸润性生长使肠壁增厚,继而肿瘤中央坏死脱落形成凹陷型溃疡。溃疡四周为覆以肠黏膜的肿瘤组织,略呈斜坡状隆起。切面,肿瘤组织边界不清,如溃疡较深,局部肌层可完全消失。浸润溃疡型与隆起溃疡型的主要区别在于后者外观呈火山口状,溃疡周围有围堤状隆起之癌组织。

3. **浸润型** 此型肿瘤以向肠壁各层呈浸润生长为特点。病灶处肠壁增厚,表面黏膜皱襞增粗、不规则或消失变平。早期多无溃疡,后期可出现浅表溃疡。如肿瘤累及肠管全周,可因肠壁环状增厚及伴随的纤维组织增生使肠管狭窄,即过去所谓的环状缩窄型,此时在浆膜局部可见到缩窄环。切面肿瘤边界不清,肠壁因肿瘤细胞浸润而增厚,但各层结构依稀可辨。

4. **胶样型** 当肿瘤组织中形成大量黏液时,肿瘤剖面可呈半透明之胶状,称胶样型,此类型见于黏液腺癌。胶样型的外形不一,可呈隆起巨块状,也可形成溃疡或以浸润为主。

上述隆起型、盘状型、局限溃疡型和浸润型、浸润溃疡型可以视为肿瘤的两种不同发展阶段。隆起型较多见于早期阶段的肿瘤,浸润较浅,随着肿瘤体积增大,中央形成深浅不一的溃疡,同时向肠壁深层浸润,遂呈现盘状或局限溃疡型的外观。浸润溃疡型则常为浸润型的后期表现。

上述4种大体类型中,以溃疡型最为常见。据我国3 147例结肠癌病理分析,溃疡型占51.2%,依次为隆起型32.3%,浸润型10.1%,胶样型5.8%。大体类型与组织学类型有一定的相关性:隆起型中高分化腺癌的比例较高,约占30%,与低分化癌之比为3∶1;溃疡型中高分化癌与低分化癌的比为1∶1.16;而浸润型中以低分化癌为多见,两者比为1∶1.84。胶样型则全部为黏液癌。

大体类型与肿瘤发生的部位亦有一定的相关性。右半结肠的肿瘤以隆起型及局限溃疡型为多见,而左半结肠癌则以浸润型为多见,且常可导致肠管的环形狭窄。

(二)组织学类型

有关结肠癌的组织学分型国内外较为统一。我国参照WHO的结肠癌分型原则并结合国内的经验提出下述分型原则:

1. **乳头状腺癌** 肿瘤组织全部或大部分呈乳头状结构。乳头可细长或较粗短,其向肠壁浸润的部分,常可见乳头突出于大小不等的囊状腺腔中。通常乳头的间质较少。乳头表面被覆的上皮多为单层,也可复层,癌细胞的分化程度不一。有人提出根据癌细胞的分化程度可进一步分为高分化和低分化乳头状腺癌,作者认为两者的生物学行为差异并不显著,似无进一步分型的必要。文献报告,乳头状腺癌在结直肠的发生率为0.8%~18.2%,平均为6.7%。

2. **管状腺癌** 是结肠癌中最常见的组织学类型,占全部结肠癌的66.9%~82.1%。以癌组织形成腺管状结构为主要特征。根据主腺管结构的分化和异形程度,又可分为3级:

(1) 高分化腺癌:癌组织全部或绝大部分呈腺管状结构。上皮细胞分化较成熟,多呈单层衬于腺管腔内,核大多位于基底部,胞质内有分泌现象,有时呈现杯状细胞分化。

(2) 中分化腺癌:癌组织大部分仍可见到腺管状结构,但腺管外形不规则且大小形态各异,或呈分支状;小部分肿瘤细胞呈实性团巢或条索状排列。癌细胞分化较差,异形性较明显。其形成腺管结构者,上皮可排列成假复层,核位置参差不齐且重叠,可直达胞质顶端,胞浆分泌黏液减少。中分化腺癌是管状腺癌中常见的亚型,约占管状腺癌的70%。

(3) 低分化腺癌:此型管状腺癌的腺管结构不明显,仅小部分(1/3以下)呈现腺管状结构,且细胞异形更为明显。其不形成腺管结构的区域,与未分化癌无法区别。此型管状腺癌的生物学行为及预后与未分化癌相似。

3. 黏液腺癌　此型癌肿以癌细胞分泌大量黏液并形成"黏液湖"为特征。在组织学上常可见到两种类型：一种为扩大的囊状腺管状结构，囊内为大片黏液，囊腺管内壁衬以分化良好的单层柱状黏液上皮，有的上皮因囊内充满黏液而呈扁平状，甚至脱落消失。此型黏液腺癌常可伴有部分乳头状腺癌或高分化管状腺癌区。另一种组织学表现为大片黏液湖中漂浮成堆的癌细胞，细胞分化较差，核较大且深染者可呈印戒状。

4. 印戒细胞癌　肿瘤由弥漫成片的印戒细胞构成，不形成腺管状结构。当肿瘤内黏液形成较少时，细胞核可呈圆形，胞质呈粉红色而缺乏印戒细胞特征，但黏液染色可检出胞浆内之黏液。印戒细胞癌亦可伴有少量细胞外黏液。

近年来有学者提出将黏液腺癌和印戒细胞癌均归类为黏液腺癌（或黏液癌），将上述黏液腺癌2种组织学结构分别命名为高分化和中分化黏液（腺）癌，印戒细胞癌则为低分化黏液（腺）癌。吕氏等将全国结肠癌协作组收集的459例结直肠黏液癌病理资料按上述分类进行分析后，发现3组的5年生存率有显著性差异。有作者在实际工作中也发现，前述黏液腺癌中的第2种类型与印戒细胞癌有时混杂存在且互相移行则不易区分，故认为这种分类法还得进一步探索。黏液腺癌在结肠癌中所占的百分比国内外差异较大。郑树等收集了国内近10年来报道的7组资料（包括NCG的资料），共计7 000余例，黏液癌（包括印戒细胞癌，下同）的发病率为13.4%～26.5%，平均为19.0%，远远高于日本及欧美的4%～10%。黏液癌较多见于青年结肠癌患者，据国内资料统计，在年龄＜30岁组的青年结肠癌患者中，黏液癌的发病率34.3%～47.7%，其中尤以印戒细胞癌为多见；而在＞30岁组的患者中仅占12.3%～19.3%。

5. 未分化癌　癌细胞弥漫成片或呈团块状浸润性生长，不形成腺管或其他组织结构。癌细胞通常较小，胞质少，大小形态较一致，有时与淋巴肉瘤不易区分，此时可作网状纤维染色及白细胞共同抗原(LCA)、CER及角蛋白(Keratin)等免疫组化标记进行鉴别。未分化癌在结肠癌中占2%～3%。

6. 腺鳞癌　亦称腺棘细胞癌，此类肿瘤细胞中的腺癌与鳞癌成分混杂相间存在。如果鳞状上皮成分分化成熟，则称腺癌伴鳞状化生，而不应称为腺鳞癌。

7. 鳞状细胞癌　结肠癌中以鳞状细胞癌为主要成分者颇为罕见，如发生于直肠下端，需排除肛管鳞状细胞癌累及直肠之可能。腺鳞癌和鳞癌在结肠癌中所占的比例均少于1%。

上述各种不同组织类型的结肠癌具有不同的生物学特性。高分化癌（包括乳头状腺癌）以推进性的生长方式居多，其肿瘤浸润的前缘常有较明显的宿主防御性反应，如淋巴细胞增多，纤维组织增生等。低分化的癌则多呈浸润性生长，肿瘤前缘宿主的防御性反应不明显。作者发现黏液腺癌的间质中淋巴细胞浸润极少或缺如，血管也少，且间质多呈胶原化透明变性，故认为这类间质可能系肿瘤诱导而形成，并非机体的防御反应表现。

（三）临床病理分期

如今广泛使用的是AJCC和UICC制定的TNM分期，2009版（第7版）在前一版基础上做出了较大的调整，详细地反映临床和病理情况并强调肿瘤局部浸润深度、淋巴结转移数目和部位对预后的影响（表32-4～32-7），但笔者认为Ⅲ期的分类过于复杂，实用性有待改善。

表32-4 T:原发肿瘤

Tx		原发肿瘤不能评估
T0		无原发肿瘤证据
Tis		原位癌;上皮内或浸润固有层
T1		肿瘤浸润黏膜下层
T2		肿瘤浸润肌层
T3		肿瘤浸润浆膜下层或非腹膜覆盖的结肠周围或直肠周围组织
T4		肿瘤穿透脏腹膜和(或)直接侵犯其他器官或结构
	T4a	肿瘤穿透脏腹膜
	T4b	肿瘤直接侵犯其他器官或结构

表32-5 N:区域淋巴结

Nx		区域淋巴结无法评估
N0		无区域淋巴结转移
N1		1~3个区域淋巴结转移
	N1a	1个区域淋巴结转移
	N1b	2~3个区域淋巴结转移
	N1c	1个或多个肿瘤结节,即:浆膜下层、非腹膜覆盖的结肠或直肠周围软组织的卫星肿瘤结节
N2		4个及以上区域淋巴结转移
	N2a	4~6个区域淋巴结转移
	N2b	7个及以上淋巴结转移

表32-6 M:远处转移

Mx		远处转移无法评估
M0		无远处转移
M1		有远处转移
	M1a	远处转移限于1个器官
	M1b	远处转移超过1个器官或腹膜

表32-7 分期

	T	N	M
0	Tis	0	0
Ⅰ	1,2	0	0
Ⅱ	3,4	0	0

续 表

	T	N	M
ⅡA	3	0	0
ⅡB	4a	0	0
ⅡC	4b	0	0
Ⅲ	任何T	1,2	0
ⅢA	1,2	1/1c	0
	1	2a	0
	3,4a	1/1c	0
ⅢB	2,3	2a	0
	1,2	2b	0
ⅢC	4a	2a	0
	3,4a	2b	0
	4b	1,2	0
Ⅳ	任何T	任何N	1
ⅣA	任何T	任何N	1a
ⅣB	任何T	任何N	1b

第四节 治 疗

结肠癌的治疗目前还是以手术为主,根据分期结合必要的化疗,根据《NCCN指南》,推荐的治疗原则如图32-2所示。

一、外科治疗

《美国国立综合癌症网络(NCCN)指南》专家组建议:对于可切除性结肠癌,推荐的手术方法是整块切除和充分的淋巴结清扫术;在结直肠癌TNM分期标准中,根治性手术能切除的淋巴结定义为"区域淋巴结",切除范围以外的淋巴结称之为"非区域淋巴结",划归远处转移(M1a)。由于篇幅限制,本文对于结肠癌的手术方式、微创技术、姑息性切除及转移灶的切除不予介绍,仅讨论根治性手术的原则问题。

(一)淋巴结清扫

日本结直肠癌研究会制定《结直肠癌诊疗规范》以解剖学为基础,依据大量的研究,确定了结直肠淋巴结群名称及分类,肠旁淋巴结、中间淋巴结和中央淋巴结解剖部位的认定,为结直肠癌区域淋巴结清扫提供了准确的位置界定。

肠旁淋巴结范围进行如下界定:①肿瘤由1支动脉供血,并位于动脉正下方,以超越肿瘤边缘远、近端各10 cm确定其界限;②肿瘤由1支动脉供血,动脉距离肿瘤边缘<10 cm,以

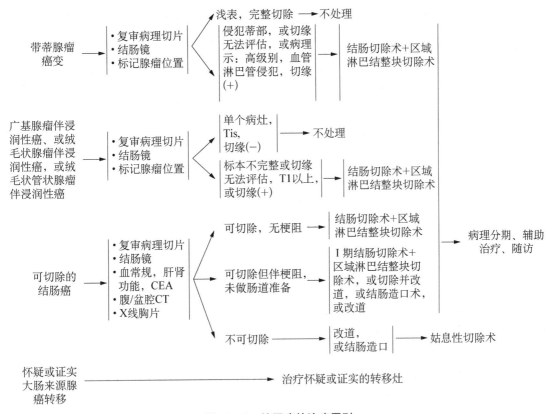

图 32-2 结肠癌的治疗原则

供应动脉侧以远 5 cm,另一侧 10 cm 确定其界限;③肿瘤由 2 支动脉供应,2 支动脉距离肿瘤边缘均不足 10 cm,以各自超越动脉 5 cm 确定其界限;④肿瘤由 2 支动脉供应,距离肿瘤边缘<10 cm 一侧,以超越动脉以远 5 cm 为界限,距离肿瘤边缘>10 cm 一侧,则以 10 cm 为界限。

肠系膜上动脉系统将肠系膜上动脉发出各结肠动脉起始部分布的淋巴结定义为中央淋巴结;沿各支动脉分布的淋巴结为中间淋巴结。肠系膜下动脉系统将肠系膜下动脉起始部至左结肠动脉起始部之间沿肠系膜下动脉分布的淋巴结被定义为中央淋巴结(肠系膜下动脉根部淋巴结)。沿左结肠动脉、乙状结肠动脉分布淋巴结(左结肠淋巴结,乙状结肠淋巴结),左结肠动脉起始部至乙状结肠动脉最下支沿肠系膜下动脉走行淋巴结(肠系膜下动脉干淋巴结)被定义为中间淋巴结。

2010 年卫生部公布的《结直肠癌诊疗规范》指出,区域淋巴结必须包括肠旁、中间和系膜根部淋巴结 3 站,其系膜根部淋巴结含义等同于中央淋巴结。在前述研究基础上,肠系膜上动脉系统所属结肠实施区域淋巴结清扫的范围应包括以下 3 站(图 32-3):

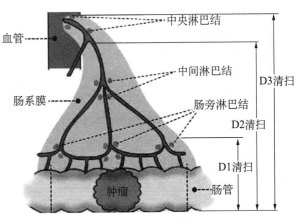

图 32-3 结肠癌区域淋巴结清扫

①肠旁淋巴结清扫(D1),根据实际肿瘤血管供血情况不同,切除两端相应长度的肠管;②中间淋巴结清扫(D2),清扫沿肿瘤供血有关的主要和次要动脉分布的淋巴结;③中央淋巴结清扫(D3),清扫肠系膜上下动脉发出与肿瘤供血有关的结肠动脉起始部分布的淋巴结。

(二) CME理论

1. CME的概念及意义　与直肠周围存在的解剖平面相似,在结肠周围也存在由胚胎发育形成的明确的解剖学平面。脏腹膜由直肠向上延伸,覆盖左侧的乙状结肠和降结肠,直至胰腺的后方,包被十二指肠、胰头、盲肠、升结肠及右侧肠系膜根。基于以上解剖学特点,Hohenberger等于2009年首次提出CME的概念,即在直视下连续锐性分离,将脏层筋膜层从壁层分离,获得被脏层筋膜层完全包被的整个结肠系膜,保证安全地暴露并结扎供血动脉起始部。手术范围由肿瘤的位置和潜在淋巴转移模式确定。CME并血管高位结扎可作为最佳的肿瘤学清扫技术,它只是一个新的术语,并不是一项新的技术。但却是非常重要的。它强调对手术医生在手术观念和技术上的进一步强化,使结肠癌手术标准化。CME肿瘤学优势主要体现在以下两点:①沿胚胎学层面行全结肠系膜切除。保证获得由完整结肠系膜包被的肿瘤标本,防止因结肠系膜内血管及淋巴引流暴露而增加肿瘤播散的概率。有研究提出,结肠癌切除手术标本的系膜完整性与预后有关。②根部结扎供养血管。结肠癌淋巴结转移的第1站是肠旁淋巴结,证据表明,其转移范围距肿瘤10 cm以内。第2、第3站分别为沿着供养动脉走行分布的系膜淋巴结和沿肠系膜上下动脉周围分布的血管根部淋巴结。从根部结扎血管可以保证对以上3站淋巴结的清扫,从而获得最多的淋巴结检出数量。研究认为,淋巴结检出数量是评价肿瘤预后的因素之一。Hohenberger等回顾性分析了"埃朗根结直肠癌数据库"中1978~2002年期间的1 329例R0切除的结肠癌病例。按第6版TNM分期为Ⅰ~Ⅲ期初次和单发肿瘤患者,依据手术技术的革新时间和是否实施CME分成3组进行比较;结果显示,实施CME后,结肠癌5年局部复发率从第1组的6.5%下降到第3组的3.6%,5年总生存率从82.1%提高到89.1%;该研究同时显示了淋巴结检出数量与患者预后的相关关系,即在682例N0患者中,淋巴结检出数<28枚者5年肿瘤相关生存率为90.7%,而>28枚者5年肿瘤相关生存率为96.3%,差异有统计学意义;在383例淋巴结阳性的患者中,如果检出淋巴结大于或等于28枚,患者的5年肿瘤相关生存率可由64.6%提高到71.7%,但差异无统计学意义;多因素分析提示,检出少于28枚淋巴结是结肠癌患者预后危险因素之一。CME并血管高位结扎可以明显提高Ⅲ期患者的疗效,对于其他分期患者的疗效有待进一步研究。

2. CME的手术要点

(1) 进入正确平面:肿瘤位于右半结肠时,手术由右侧向中央方向进行,游离胰头、十二指肠(Kocher手法)和肠系膜直至肠系膜上动脉的根部,充分暴露供养血管。分离覆盖在十二指肠和胰腺钩突上的肠系膜,充分暴露肠系膜上静脉及其后的肠系膜上动脉。肿瘤位于左半结肠时,需游离至结肠脾曲。将降结肠和乙状结肠系膜从后腹膜平面完整游离,保留后腹膜(肾前筋膜)覆盖的肾前脂肪、输尿管、卵巢及其血管。切除大网膜,完全暴露小网膜囊和横结肠的两层系膜,在胰腺下缘分离横结肠两层系膜。如此可严格地保护结肠系膜的完整性。

(2) 断扎相关血管

1) 右半结肠和横结肠癌:完全游离右半结肠系膜和肠系膜根之后,顺时针方向扭转肠管,可以轻松暴露肠系膜上动脉和静脉。依次从肠系膜上动静脉的根部结扎回结肠及右结肠(如果存在)血管。对于盲肠和升结肠癌,仅从根部结扎中结肠动脉的右支。对于包括"肝曲和脾曲"在内的横结肠癌,其淋巴结转移具有多样性,需由根部结扎中结肠动静脉和胃网膜右动静脉。结肠肝区癌需要在接近脾处横断横结肠。肿瘤位于横结肠包括脾曲时,可保留升结肠近端,游离结肠及系膜至近乙状结肠处。游离覆盖在肠系膜上静脉的肠系膜,在已经暴露的肠系膜上静脉的右前方暴露肠系膜上动脉。当判断位于胰头区域的淋巴结可能被浸润时,需要根部结扎胃网膜右血管。常规保护胰十二指肠上动脉。

2) 降结肠癌:对于降结肠癌,由根部结扎肠系膜下动脉和位于胰腺下方的肠系膜下静脉。根据肿瘤的位置,在横结肠远端和降结肠近端之间横断近端肠管,远端横断端通常位于直肠的上 1/3。

(3) 多脏器切除:如果肿瘤浸润结肠外组织或器官,则解剖平面应该扩展到下一个胚胎平面,超过被浸润的器官或组织,以"整块"形式切除。为了确定是否被肿瘤浸润而尝试分离粘连固定的组织,可能会导致肿瘤在腹膜腔内播散或局部复发。

以上手术要点的描述多适用于开腹手术。目前,腹腔镜手术中多采用中间入路,先清扫中央淋巴结和断扎供养血管,同时逐步游离正常的平面。无论何种手术方式,只有在正确平面中操作才能减少出血可能。

二、放射治疗

结肠癌术后,主要的失败部位在腹腔。MGH 的回顾性分析提示,选择性的 T4 病例中,区域性放疗可能提高局控和无病生存率。Ⅲ期的 INT0130 研究未显示 5-FU/左旋咪唑联合局部放疗有生存得益。与局部晚期直肠癌中放化疗已成为标准的辅助治疗模式不同,放疗(区域或全腹腔)在结肠癌治疗中的辅助作用未得到明确,也不作为常规进行推荐。放射治疗结肠癌仅限于局部肿瘤外侵无法 R0 切除或晚期结肠癌骨或其他部位转移引起疼痛时作姑息止痛治疗。术中局部肿瘤外侵明显,手术无法切净应予以银夹标记,可考虑术中局部照射再配合术后放疗。除晚期结肠癌姑息止痛治疗之外,结肠癌的放疗应基于 5-Fu 之上的同步放疗。

三、化学治疗

(一)辅助化疗

1. **辅助治疗原则** 对于Ⅲ期结肠癌,FOLFOX 疗效优于 5-FU/CF。对于Ⅲ期结肠癌卡培他滨/奥沙利铂的疗效优于 5-FU 推注/LV。FLOX 是除外 FOLFOX 或者 CapeOx 之外的另一种选择,但是优先选择 FOLFOX 或者 CapeOx。

ACCENT(the Adjuvant ColonCancer ENdpoinTs)数据库 2009 年报告的数据汇集了 1978~1999 年 18 项Ⅲ期随机对照研究,在对 5-FU 单药辅助化疗对比单独手术研究的 4 922 例患者分析发现,无论化疗组还是手术组,患者术后死亡的高峰时间均在术后 2 年左右;手术组患者术后 1 年肿瘤复发率最高,随后迅速下降,术后第 4 年进入平台期,辅助化疗组术后复发高峰期出现在术后第 1~3 年,并在第 4 年与手术组患者曲线相接近;Ⅲ期患者术后 4 年内无复发生存(DFS)率获益明显优于Ⅱ期患者,但两者在术后 5~6 年数据相似;5-FU 单药辅助化疗对比单纯手术降低术后 1~2 年内的复发风险 39%,8 年总生存(OS)率改善7%（Ⅱ期患者改善5%，Ⅲ期患者改善10%）；3年DFS率可作为5年OS率的预测指标。

MOSAIC研究对比FOLFOX4与LV5FU2辅助化疗Ⅱ/Ⅲ期结肠癌的生存获益，5年DFS率改善5.9%（Ⅲ期改善7.5%，Ⅱ期改善3.8%）；6年总OS率改善2.5%（Ⅲ期改善4.2%，Ⅱ期未获改善，高危Ⅱ期改善1.7%）。XELOXA（16968）研究结果报告XELOX辅助化疗对比5-FU/LV治疗Ⅲ期结肠癌，改善5年DFS率6.3%，5年OS率改善3.4%。

鉴于MOSAIC、NSABP-CO7、XELOX研究中，奥沙利铂联合氟尿嘧啶类药物对比单独使用氟尿嘧啶改善Ⅲ期结肠癌无复发生存率，同时对高危Ⅱ期结肠癌显示出DFS的改善趋势，NCCN指南将含有奥沙利铂的方案作为Ⅲ期与高危Ⅱ期结肠癌辅助化疗的Ⅰ类证据并作为首选推荐方案。

对Ⅲ期结肠癌，卡培他滨疗效似乎与推注5-FU/CF类似。

尚无证据显示增加奥沙利铂至5-FU/LV方案中可以使Ⅱ期患者生存获益。FOLFOX应用于高危Ⅱ期是合理的，但不适用于预后良好或低危的Ⅱ期患者。

不同亚组获益均不明显的矛盾报告和迄今报道的荟萃分析，都表示淋巴结阴性结肠癌即或二期结肠癌的治疗方案一直存在争议。当前一项对来自SEER医疗数据库的24 847位二期结肠癌患者的数据分析显示，尿嘧啶辅助化疗与患者的5年总生存获益无相关性，即使是对伴有一项或多项不良预后因素的二期结肠癌患者而言，结果亦如此（HR：1.03；95%CI：0.94~1.13）。

在这种情况下，QUASAR试验作为唯一支持辅助化疗效果的随机试验十分引人注目。在这项试验中，"无明确化疗指征"的患者被随机分到5-FU/LV（氟尿嘧啶/亚叶酸钙）组或者观察组。大多数入组的患者为二期结肠癌患者。试验结果显示，5-FU/LV组患者较观察组患者获得了具有显著统计学意义的总生存率收益。

二期结肠癌危险分级已成为制定辅助化疗方案时的推荐策略。肠梗阻、肠穿孔、紧急入院、肿瘤分期T4期、切除少于12个淋巴结及较差的组织学分型被认为是二期结肠癌的高危因素，也是辅助治疗中应充分考虑的因素。在MOSAIC试验中，一项对二期结肠癌患者的亚组分析显示，在FOLFOX4（奥沙利铂；亚叶酸钙；氟尿嘧啶）治疗组和LV5FU2（亚叶酸钙；氟尿嘧啶）治疗组，患者的无病生存率分别为83.7%和79.9%（HR：0.84；95%CI：0.62~1.14）。在FOLFOX4治疗组和LV5FU2治疗组中，三期结肠癌患者的六年总生存率分别为72.9%和68.7%。然而，在两治疗组中，二期结肠癌患者的总生存率无差异。美国临床肿瘤学会对二期结肠癌患者的临床实践指南指出随机对照试验没有检测出辅助化疗可为二期结肠癌患者带来生存收益。对于高危二期结肠癌患者，应用FU治疗方案的绝对收益为2%~4%，并且，FU治疗方案应以患者的疾病特点、分子预测、预后因素、并发症、患者的治疗偏好及化疗相关风险为基础，实行个体化治疗。

二期结肠癌辅助化疗获益仅为3%~5%，在二期患者中需要准确的高危复发风险因子对确定辅助化疗人群是非常重要的。目前，高危复发风险因子的确定来源于三方面因素：临床病理因素、分子病理因素与基因层面的指标。

结合《ASCO、ESMO、NCCN指南》中所推荐意见，归纳二期结肠癌临床病理的高危因素包括：肿瘤分化程度低、T4、淋巴结检出＜12枚、侵犯脉管或神经、合并肠梗阻或穿孔、切缘阳性或可疑阳性。

分子病理因素中，微卫星高度不稳定性（MSI-H）/错配修复通路缺失（dMMR）被认为与Ⅱ期结肠癌氟尿嘧啶辅助化疗获益具有明显负相关性，同时 MSI 与 MMR 检测的一致率可达90%以上，因此，基于 PCR 方法的 MSI 检测或基于免疫组化方法的 MMR 检测被 NCCN 指南与我国卫计委结直肠癌诊疗规范明确推荐用于拟行氟尿嘧啶单药辅助化疗之前，MSI-H 或 dMMR 患者预后较好，氟尿嘧啶单药辅助化疗无法获益。但基于欧洲的数据分析未能得出一致性的结论，《ESMO 指南》仅仅把 MSI 作为结肠癌预后因素，并为推荐为氟尿嘧啶辅助化疗疗效的预测因子进行检测。2013年，ASCO 年会报告 MSI 对奥沙利铂联合氟尿嘧啶方案辅助化疗无预测意义，提示 MSI 或 MMR 的预测作用仍暂时局限于氟尿嘧啶单药的辅助化疗，而 ERCC-1 对奥沙利铂疗效预测的数据尚未得出一致性的结论。

尚未证实增加奥沙利铂至 5-FU/LV 方案中可以使70岁或以上的老年患者受益。

与年轻患者不同，老年结肠癌患者的治疗需考虑体力状态评估、合并疾病情况、化疗耐受情况、治疗意愿及患者对预期寿命的期望等多方面因素。治疗决策的关键在于充分的临床试验证据，但遗憾的是，参与药物临床试验的老年患者比例明显低于年轻患者，美国西南部肿瘤协作组（SWOG）数据显示，美国65岁以上结肠癌患者占70%，而参与 SWOG 临床试验患者中该比例仅为40%；同时数据显示年龄>70岁的患者仅有14%参与临床试验，这造成了老年结肠癌患者临床治疗数据相对缺乏，也直接影响了老年患者的临床治疗决策。

结直肠癌多发于老年患者，在已确诊的新发病例中，有40%的患者超过75岁。这一人群在临床试验中不具备明显的代表性，并且对"老年患者"的年龄划定仍存在争议。尽管没有证据表明 5-FU 化疗方案对老年患者具有差异性治疗效果，但就 5-FU 与奥沙利铂联合治疗方案对这一人群的治疗价值，已出现不同的证据。2012年报道了一项对来源于4个数据库的患者的合并分析，其结果显示对于年龄>75岁的三期结直肠癌患者，辅助化疗可引起总生存率差异。亚组分析也显示使用奥沙利铂化疗方案，患者的3年总生存收益率为5%。欧洲一项超过3000例患者的汇集分析的亚组报道显示，70岁以上的二/三期老年结肠癌患者接受 5-FU 辅助化疗，对比单独手术，降低死亡率（HR 0.76），并降低肿瘤复发风险（HR 0.68）；5年总生存率提高7%。一组来自美国超过80 000例三期结肠癌的回顾性分析显示，年龄>80岁的老年结肠癌患者接受辅助化疗的5年生存率与年轻患者相似，同时对比未接受辅助化疗的80岁以上患者，5年总生存率提高19%。因此，老年结肠癌患者接受氟尿嘧啶辅助化疗获益得到肯定结论，而主要争议在于能否在奥沙利铂的联合辅助化疗中获得同样的益处。

贝伐珠单抗、西妥昔单抗、帕尼单抗或伊立替康不应该用于二期或三期患者的辅助化疗，除非是临床试验。

在这10年里，最令人失望的事情可能就是靶向治疗未能改善结肠癌术后患者的结局。5-FU-奥沙利铂联合贝伐单抗组、5-FU-奥沙利铂未联合贝伐单抗组以及 5-FU-奥沙利铂联合西妥昔单抗组、5-FU-奥沙利铂未联合西妥昔单抗组等大量随机三期试验均未得到无病生存率或总生存率的改善。关于表皮生长因子受体（EGFR）通路及血管内皮生长因子通路（VEGF）可潜在限制微小转移灶的各种假说、对上皮间质细胞转型了解上的局限性、血管生成回弹现象等问题都已到得考虑，但仍无指征显示可将 VEGF 或 EGFR 引领的靶向治疗应用于结肠癌辅助治疗。

2. 辅助治疗的常用化疗方案

(1) mFOLFOX

1) 奥沙利铂 85 mg/m²,静脉输注 2 h,第 1 天。

2) LV*400 mg/m²,静脉输注 2 h,第 1 天。

3) 5-FU 400 mg/m² 静脉推注,第 1 天,后 1 200 mg/m²/d×2 持续静脉输注。

每 2 周重复(总量 2 400 mg/m²,输注 46~48 h)。

(2) FLOX

1) 5-FU 500 mg/m² 静脉推注+LV 500 mg/m² 静脉输注,每周 1 次×6 周。

2) 奥沙利铂 85 mg/m² 静脉输注,第 1、第 3、第 5 周各 1 次。

每 8 周重复×3 周期。

(3) 卡培他滨

卡培他滨 1 250 mg/m²,每日 2 次口服,第 1~14 天。每 3 周重复,共 24 周。

(4) CapeOX

1) 奥沙利铂 130 mg/m²,静脉输注 2 h,第 1 天。

2) 卡培他滨 1 000 mg/m²,每日 2 次,第 1~14 天。

每 3 周重复,共 24 周。

(5) 5-FU/LV

1) LV 500 mg/m² 静脉输注 2 h,每周 1 次×6 周。

2) 5-FU 500 mg/m² 在 LV 输注开始 1 h 后静脉推注,每周 1 次×6 周。

每 8 周重复,共 4 个周期。

(6) 简化的双周 5-FU 输注/LV 方案(sLV5FU2):LV*400 mg/m² 静脉滴注 2 h,第 1 天。随后 5-FU 400 mg/m² 静脉推注,然后 1 200 mg/m²/d×2 d 持续静脉输注。每 2 周重复(总量 2 400 mg/m²,输注 46~48 h)。

(二) 新辅助化疗

1. 新辅助治疗用于可切除的结肠癌 《2016 年结肠癌指南》新增:临床 T4b 结肠癌可选用新辅助治疗方案。一项 FoxTROT 方案的Ⅲ期随机临床试验欲评估这种治疗对无病生存期有无改善(NCT00647530)。这项目前还在进行的研究立项阶段的前期结果在 2012 年已有报道。150 名临床 T3(肿瘤穿透固有肌层≥5 mm)或 T4 结肠癌的患者随机分为两组:一组接受 3 个周期的术前治疗(5-氟尿嘧啶/亚叶酸钙/卡培他滨),手术和术后 9 个周期相同方案的治疗;另一组接受手术和术后 12 个周期相同方案的治疗。在可接受毒性作用下,与单用术后治疗方案相比,联合术前治疗有明显的肿瘤降期结果($P=0.04$)。

2. 新辅助治疗用于可切除的转移性结肠癌 为清除肝或肺转移瘤切除术后残留的微小病灶,专家组推荐转移性结肠癌患者行全身性化疗,疗程大约是围手术期 6 个月。2012 年的一项包含 3 个随机临床试验的荟萃分析对比了 642 例肝转移的结直肠癌患者单用手术和手术联合全身化疗的疗效,pooled 分析显示化疗可使患者在无进展生存期(pooled HR:0.75;CI:0.62~0.91;$P=0.003$)和无病生存期(pooled HR:0.71;CI:0.58~0.88;$P=0.001$)上获益,但在总生存期(pooled HR:0.74;CI:0.53~1.05)上未有获益。另一项发表于 2015 年荟萃分析汇总了 10 个研究 1 896 名患者,发现术前化疗可提高可切除的肝转移结肠癌的无病生存期(HR:0.81;95% CI:0.72~0.91;$P=0.000\ 7$),但不能提高总生存期(HR：0.88；95% CI：0.77~1.01；$P=0.07$)。

最佳的化疗和手术切除的顺序仍旧不确定。患者可以先行肝转移癌切除,随后行术后辅助化疗,也可以选择围手术期化疗(新辅助治疗+术后治疗)。术前化疗潜在的好处有：早期治疗微小转移灶,判断对化疗的反应(帮助判断预后并制定术后化疗方案,对那些早期进展的患者可避免再行局部治疗。

行新辅助化疗需要多学科小组协作新辅助化疗潜在的缺点有错过手术窗口期：一是由于疾病进展；二是化疗达到完全缓解导致切除范围难以确定。事实上,最近一项针对接受术前化疗方案的结直肠癌患者的研究发现,尽管CT扫描上显示完全缓解,在原转移部位行病理检查依然可以找到肿瘤细胞。因此,为了确定最佳的术前化疗方案和最佳的手术切除时机,在术前化疗实施过程中,肿瘤专家、放疗医师、外科医师和患者应密切评估病情变化并及时沟通。其他见于报道的术前化疗的风险还有：在分别行奥沙利铂和伊立替康化疗方案时可能会引起脂肪性肝炎或肝窦受损。为了降低肝毒性,新辅助化疗疗程需要限制在2~3个月,并且患者应得到多学科小组(MDT)的密切监测。

(三) **晚期结肠癌化疗**

根据《NCCN指南》,将晚期转移性结直肠癌分为4组。

1. **伴有临床症状的不可切除的晚期转移患者** 这部分患者虽已无根治手术的机会,但存在临床症状影响生活质量,急需有效的化疗短期控制症状,但总体的治疗目标仍为姑息性。

2. **不伴有临床症状的不可切除的晚期转移患者** 这部分患者已无手术切除机会,但不伴有临床症状,以姑息性治疗为原则,可选择单药序贯或两药联合方案化疗。

3. **潜在可切除的转移性患者** 这部分患者初诊时转移灶或原发灶无法手术切除,但有望通过强有效的治疗退缩肿瘤从而获得手术的机会。采用多药联合化疗,结合靶向治疗有助于尽快获得手术切除的机会。

4. **可切除的转移性患者** 这部分患者初诊时虽有转移灶或复发病灶,但可以通过手术完整切除,对于这部分患者围手术期化疗可能提高无疾病进展时间。

目前,在弥漫转移性结直肠癌的治疗中使用着多种有效的药物,无论是联合治疗还是单药治疗：5-FU/LV、卡培他滨、伊立替康、奥沙利铂、贝伐珠单抗、西妥昔单抗、帕尼单抗阿柏西普(ziv-aflibercept)和瑞戈菲尼。这些药物公认的作用机制各异,包括干扰DNA复制和对VEGF(血管内皮生长因子)和EGF(表皮生长因子)受体活性的抑制。治疗的选择主要取决于治疗目标、既往治疗的类型和时限以及治疗方案构成中各种药物不同的毒副作用谱。尽管在《NCCN指南》中各种特定的治疗方案被按照是否适合初次治疗、第一次进展后的治疗或第二次进展后的治疗来进行分类,但重要的是要澄清这些治疗指引代表着整个治疗过程的一种延续,各线治疗的界限是模糊的而不是截然分开的。举例来说,在初始治疗中使用的奥沙利铂,因为逐渐加重的神经毒性,在治疗12周后或更早时候停用,此时方案中继续使用的其他药物仍应视为初始治疗。

治疗开始时即该考虑的原则包括在患者有效、稳定或出现肿瘤进展情况下可能出现的计划外更改治疗策略,以及针对出现某种特定毒副作用的治疗调整的计划。例如,肿瘤第一次进展后的治疗选择的决策部分取决于患者接受的既往治疗情况(也就是将患者暴露于一定范围的细胞毒药物)。而且,在考虑这些方案对具体患者的疗效和安全性时,不但要考虑药物构成,还要考虑药物的剂量、给药计划和途径,以及外科根治的潜在性和患者的身体状况。

对于适合接受高强度治疗的转移性患者(即,对该方案能够良好耐受并,而获得的高治疗反应性可能具有潜在的临床获益),专家组推荐 5 个化疗方案作为初始治疗的选择:FOLFOX(即 mFOLFOX6),FOLFIRI,CapeOX,输注 5-FU/LV 或卡培他滨,或 FOLFOXIRI,专家组并没认为其中哪一个更好。同样,可用于初始治疗的生物制剂包括贝伐珠单抗、西妥昔单抗和帕尼单抗,专家组也并没有认为哪一个应该优先推荐。

第五节 预 后

近 20 年,来结肠癌的生存率变化不大,总 5 年生存率由 70 年代的 50.6%提高到65.4%(表 32-8),早期肿瘤的改善不大,主要是区域转移的生存率改善所致,原因应该与化疗的发展相关。与预后相关的因素较多,主要如下。

表 32-8 结肠癌 5 年生存率(%)变化趋势(美国,1975～2009)

年代	全部	局部局限	区域转移	远处转移
1975～1977	50.6	85.2	55.2	5.9
1984～1986	58.3	90.2	60.3	5.8
1996～1998	62.2	90.4	68.3	9.3
2003～2009	65.4	91.2	73.0	12.9

一、部位

乙状结肠癌的 5 年生存率(69.8%)高于右半结肠癌(63.7%)、横结肠癌(65.0%)和左半结肠癌(65.1%)。但在Ⅱ期肿瘤中,不同部位的肿瘤预后无明显差别。

二、组织学类型

印戒细胞癌的 5 年生存率(36.0%)低于腺癌(65.9%)和黏液腺癌(61.8%)。但是在Ⅰ期肿瘤中,不同组织学类型的肿瘤预后无明显差别。

三、病理分期

根据 AJCC 分期,5 年生存率如下:Ⅰ期 93.2%、Ⅱa 期 84.7%、Ⅱb 期 72.2%、Ⅲa 期 83.4%、Ⅲb 期 64.1%、Ⅲc 期 44.3%和Ⅳ期 8.1%。值得注意的是Ⅲa 期的预后好于Ⅱb 期,还需进一步改进。

四、微卫星不稳(MSI)

有关 MSI 与结直肠癌患者预后的相关性研究已有 10 余年时间,目前认为高度微卫星不稳定(MSI-H)的结直肠癌患者较低度微卫星不稳定(MSI-L)和微卫星稳定(MSS)的患者具有更好的预后;微卫星不稳定性亦是结直肠癌患者术后化疗疗效预测的一个指标。

五、BRAF 基因

BRAF 为有丝蛋白激酶(MAPK)通路中的丝氨酸/苏氨酸蛋白激酶,参与调控细胞内多种生物学事件,如细胞生长、分化和凋亡等。目前研究发现 5%～9%的结直肠癌患者会出现 BRAF 基因的特异性突变(V600E),并且 BRAF 突变仅存在于那些不发生 K-ras 基因外显子 2 突变的患者中。BRAF 突变与分期无关,BRAF 基因型是总生存强有力的预后因子,突变具有更差的预后,尤其在 MSI-L/MSS 的患者中。

第六节 随 访

恶性肿瘤最显著的临床特点就是复发和转移,也是其致死的主要原因,往往发生在手术等治疗后的相当长的一段时间内。82%的Ⅲ期和74%的Ⅱ期结直肠癌患者的复发是在术后的3年内诊断。在此时间之内,患者已经脱离了住院治疗阶段,需要在随访中获得及时的诊断和治疗。随访在结直肠癌综合治疗中的作用和意义已经得到了公认。虽然如预期肿瘤复发率没有因为随访的加强而出现变化,但是研究组人群在复发后生存时间方面获得了明显的延长。原因主要是由于复发病灶的早期发现以及及时的二次根治性手术治疗。在最近的10多年内总计4篇系统综述被发表,均证实相对于无随访和最小限度随访组,强化随访能够显著改善结直肠癌患者的生存,达到7%～13%;死亡率降低9%～13%,效果和Ⅲ期结直肠癌辅助化疗相近。此后不同的机构和协会逐步推出了其随访指南(表32-9)。

表32-9 随访指南

	ASCO	NCCN	ESMO
病史及体检	每3～6个月一次,5年	每3～6个月一次,共2年,然后每6个月一次,总共5年	每3～6个月一次,共3年,然后每6～12个月一次至少至术后4～5年
CEA	每3～6个月一次,5年	每3～6个月一次,共2年,然后每6个月一次,总共5年	每3～6个月一次,共3年,然后每6～12个月一次至少至术后4～5年
胸部	CT每年一次,3年	CT每年一次,3～5年	CT每6～12个月一次,共3年
腹部及盆腔	CT每年一次,3～5年	CT每年一次,3～5年	CT每6～12个月一次,共3年

续　表

	ASCO	NCCN	ESMO
肠镜	术后 1 年推荐接受一次全结肠镜检查；根据前一次检查的结果决定具体检查频率，如果前一次检查未见异常，推荐每 5 年一次；如果术前结肠镜检查未能完成全结肠检查，建议辅助化疗结束后选择合理时间检查	术后 1 年行结肠镜检查，然后根据需要进行；如果术前因为梗阻全结肠检查者，应在术后 3～6 个月接受结肠镜检查；如果未发现息肉，3 年内重复结肠镜检查，以后每 5 年重复；如果结肠镜发现进展期腺瘤（绒毛状腺瘤、大于 1cm，或者高级别不典型增生）应该 1 年后复查结肠镜。如果未发现息肉，3 年内重复结肠镜检查，以后每 5 年重复一次结肠镜检查。50 岁以下结肠癌患者应该更加频繁复查结肠镜	结肠镜检查在术后一年推荐，然后每 3～5 年一次

第七节　"左半"和"右半"结肠癌的区别

一、左半及右半结肠的划分

以横结肠的脾曲为界，将结肠划分为左、右半结肠。所谓右半结肠包括盲肠、升结肠和近端 2/3 的横结肠，左半结肠包括远端 1/3 的横结肠、降结肠、乙状结肠和直肠。

二、左半及右半结肠癌的生物学差异

流行病学研究显示，在结直肠癌高发人群中，约 60% 为左半结肠癌；而在低发人群中则以右半结肠癌为主。从低发地区迁移到高发地区人群的结直肠癌发病率迅速达到移居地的水平，主要是远端结肠癌的患病率明显上升。

右半结肠癌患者的腹泻、梗阻、出血等症状较少，确诊时的肿瘤分期更晚。右半结肠癌患者诊断时平均年龄比左半结肠癌患者大 2 岁。多因素分析表明，并非是因为肿瘤分期影响了右半结肠癌患者的预后，而是左、右半结肠的特性影响了患者的预后。

这种地域、年龄、性别对结肠原发肿瘤生长部位的影响说明，结直肠癌的发生可能存在两个不同的机制，一个是利于近端肠癌、女性、年龄偏大、低发地区肿瘤的生成，另一个是利于远端肿瘤、年龄较轻、高发地区肿瘤的生成。

三、左半及右半结肠癌的起源差异

近端和远端结肠之间在起源研究，基因模式曝光，环境诱变剂和肠道菌群方面存在差

异。很少有人知道这些差异如何影响肿瘤的发生机制,具体治疗反应或者预后情况。有学者对通路激活和其临床意义进性了系统性研究。在该项研究中,有3 045例结肠癌患者的详细临床病理数据用于分析,这些患者参与了PETACC3辅助化疗试验。1 404例子集样本有分子数据,包括589例基因表达样本和199例DNA拷贝数分布样本。此外,来自TCGA采集的413例结肠腺癌也用于实验分析。在325例转移性患者队列中评估了抗-EGFR治疗的肿瘤副作用。可纳入考虑的结果变量是无复发生存期(RFS)和复发后生存期(SAF)。

通过分析,近端癌往往更具有黏液性,MSI-高,突变主导肿瘤发生通路,不考虑组织学类型,其表达BRAF类似和锯齿状通路信号。远端癌则通常染色体不稳定,EGFR或HER2扩增,多频繁出现过度表达的皮调节素。虽然每侧的复发风险不同,在多变量模型中复发后生存期近端较远端Ⅲ期癌更差,包括BRAF突变状态($N=285$;HR=1.95;95% CI:1.6~2.4;$P<0.001$)。只有近端癌转移性患者对抗-EGFR治疗的应答符合通路预测。

四、左半及右半结肠癌差异的意义

结直肠癌的位置与主要分子特征差异,耐药性,以及转移病灶维持重要预后的效果具有相关性。虽然明显的分子异质性仍然存在,该项研究结果利用药物疗效和预后的回顾性和前瞻性分析证实了患者分层。

由于不同部位的原发肿瘤具有不同的生物学特征,科学家逐渐意识到原发肿瘤的部位是重要的预后因素。然而,目前结肠癌(CC)起源的部位仍然不能作为辅助治疗或姑息化疗的预后参数。2016年10月27日,*JAMA Oncol*发表了一篇系统性回顾研究,旨在测定结肠癌患者的左半原发肿瘤与右半原发肿瘤的预后作用。研究人员根据固定或随机效应模型合并了左半结肠癌及右半结肠癌患者总生存的风险比数据。还进行了亚组分析和多变量随机效应模型回归分析,并校正了疾病分期、样本大小、种族、研究发表的年份、类型和质量、及辅助化疗。研究人员对66个研究进行了分析。共涉及1 437 846位患者,中位随访时间为65个月。研究结果显示,在这项分析中,合并所有95%置信区间的风险比可以得到原发性肿瘤位置的预后信息(左半结肠癌与右半相比),无论其他一般临床病理共变量情况如何。左侧原发肿瘤与显著下降的死亡风险相关(HR:0.82;95% CI:0.79~0.84;$P<0.001$),无论疾病分期、种族、辅助化疗、研究年份、参与者数量及纳入研究的质量如何。基于这些结果,结肠癌部位应当作为处于所有分期的疾病的预后因素。在决定转移性疾病的治疗强度时,应当将其作为考虑因素。未来应当将结肠癌部位作为辅助治疗研究的分层因素。

(王铭河 蔡三军)

主要参考文献

[1] Siegel R, Desantis C, Jemal A. Colorectal cancer statistics, 2014. CA Cancer J Clin, 2014, 64(2): 104-117.

[2] Hohenberger W, Weber K, Matzel K, et al. Standardized surgery for colonic cancer: complete

mesocolic excision and central ligation — technical notes and outcome. Colorectal Dis, 2009,11(4): 354 - 1364. discussion 364 - 5

[3] Greenland S, Michels KB, Robins JM, et al. Presenting statistical uncertainty in trends and dose-response relations. Am J Epidemiol, 1999,149(12):1077 - 1086.

[4] Andre T, Boni C, Mounedji-Boudiaf L, et al. Oxaliplatin, fluorouracil, and leucovorin as adjuvant treatment for colon cancer. N Engl J Med, 2004,35(8):2343 - 2351.

[5] Kuebler JP, Wieand HS, O'Connell MJ, et al. Oxaliplatin combined with weekly bolus fluorouracil and leucovorin as surgical adjuvant chemotherapy for stage II and III colon cancer: results from NSABP C - 07. J Clin Oncol, 2007,25(16):2198 - 2204.

[6] Quasar Collaborative G, Gray R, Barnwell J, et al. Adjuvant chemotherapy versus observation in patients with colorectal cancer: a randomised study. Lancet, 2007,370(9604):2020 - 2029.

[7] Reibetanz J, Germer CT. Neoadjuvant chemotherapy for locally advanced colon cancer: Initial results of the FOxTROT study. Chirurg, 2013,[Epub ahead of print].

[8] O'Connell JB, Maggard MA, Ko CY. Colon cancer survival rates with the new American Joint Committee on Cancer sixth edition staging. J Natl Cancer Inst, 2004,96(19):1420 - 1425.

[9] Bosman FT, Yan P, Tejpar S, et al. Tissue biomarker development in a multicentre trial context: a feasibility study on the PETACC3 stage II and III colon cancer adjuvant treatment trial. Clin Cancer Res, 2009,15(17):5528 - 5533.

[10] Petrelli F, Tomasello G, Borgonovo K, et al. Prognostic Survival Associated With Left-Sided vs Right-Sided Colon Cancer: A Systematic Review and Meta-analysis. JAMA Oncol, 2016, [Epub ahead of print].

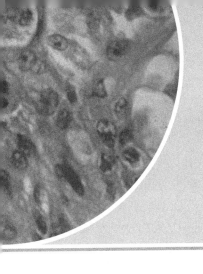

第三十三章
直 肠 癌

大肠癌作为中国最常见的恶性肿瘤之一，在国内受到广泛的关注。尽管随着生活水平的提高和生活方式的改变，结肠癌的发病率正逐年上升，但目前在中国直肠癌仍然占大肠癌的多数。直肠癌的诊治具有非常大的挑战性，由于解剖结构的关系，直肠癌手术难度大、并发症发生率高、局部复发率高，同时对生活质量影响较大。而随着多学科综合治疗理念的不断推广，中国大肠癌治疗已经从原先由个别外科医生或肿瘤内科医生独立制定治疗策略的模式向多学科协作、综合治疗的模式转变，使国内大肠癌的治疗水平与国际相接轨，治疗疗效也得到不断的提升。

在直肠癌的治疗领域，从早期直肠癌到中晚期直肠癌均存在诊断及治疗的争议，是目前研究的重点和热点之一。直肠癌患者的治疗策略通常具有3个治疗目的：生存获益、降低局部或远处的复发、改善肠道功能及生活质量。对于早期直肠癌，出于患者保肛的意愿和可能同时存在的合并症，低位的早期直肠癌采用局部切除的患者逐年增加，局部切除能够尽可能保持患者的功能和生活质量，但是其控制肿瘤的作用备受争议。而对于局部进展期直肠癌，长期以来的国内外的治疗效果较差。然而随着多学科综合治疗理念在直肠癌中的应用，特别是新辅助放化疗在局部进展期直肠癌中的广泛开展，使得这类患者的治疗效果有了显著的改善。

本文将依托于直肠癌治疗中的难点，对早期直肠癌和局部进展期直肠癌的诊断、治疗及随访进行分别阐述，以指导临床医生开展相关诊治工作。

一、直肠的解剖及淋巴引流

直肠一般长为12～15 cm，目前对具体直肠的分界仍然存在一定的争议，第6版TNM分期界定上界位于硬管直肠镜下距肛12 cm范围；下界为肛管的上缘，位于齿状线上1～2 cm。直肠位于盆隔以下长约2 cm的缩窄部分称肛管，肛管上缘为齿状线，齿状线以上的大肠黏膜由自主神经支配，无痛觉，齿状线以下的肛管为脊神经支配而有痛觉。齿状线以上的直肠淋巴管主要向上引流。它们经直肠旁淋巴结，沿直肠上动脉及肠系膜下动脉而行，经位于沿上述血管分布的淋巴结后注入位于肠系膜下动脉根部的淋巴结。腹膜返折以下的直肠淋巴引流除上述向上引流途径以外，还存在向两侧至侧韧带内的直肠下动、静脉（又名痔中动、静脉）旁淋巴结，然后再进至闭孔、髂内、髂总淋巴结的途径。

二、早期直肠癌

筛查普查在结直肠癌领域的广泛开展，使得更多的直肠癌被诊断为早期直肠癌；同时，新的诊断、分期和治疗技术，如直肠内镜超声（ERUS）、内镜黏膜下切除（ESD）、经肛内镜下切除术（TEM）等，在早期直肠癌也得到广泛的应用。以下对早期直肠癌的定义、诊断、分期及治疗进行相关的介绍。

（一）早期直肠癌的定义

对于早期直肠癌的定义存在一定的争议，从TNM分期来说，对于浸润黏膜下及浸润肌层但是没有淋巴结转移和远处转移的均称为早期直肠癌；但是由于T2直肠癌具有较高的淋巴结转移率以及局部切除对T2期直肠癌的应用具有较高的局部复发率，对于T2N0M0的直肠癌目前更倾向于是预后较好的局部期直肠癌而不能称为早期直肠癌。

因此目前通常来说，早期直肠癌指的是仅局限于黏膜下的肿瘤同时不合并淋巴结转移的直肠癌，但是这一定义并不能完全体现其临床意义及其预后价值。因此结合肿瘤浸润深度及临床应用价值，早期直肠癌指的是肿瘤局限于黏膜下层而未达固有肌层，能够采用局部切除的方法完整切除肿瘤并具有较低的复发率的一类直肠癌。

（二）诊断和分期

1. 诊断方法

（1）肛指检查：肛指检查在早期直肠癌的术前检查中具有重要作用。由于存在显著争议的早期直肠癌主要为距肛7 cm以内的直肠癌。因此，手术医生的肛指检查能够明确肿瘤的距肛距离、是否固定、活动度、形态（溃疡性、隆起型等）、肿瘤在肠腔内的位置以及肿瘤与肛提肌之间的位置关系。同时肛指对于肿瘤部位的判断以及肛门括约肌括约功能的判断亦能帮助临床医生选择合适的根治性治疗手段。

（2）全肠镜和硬管直肠镜：全肠镜的作用除了发现肿瘤和活检明确病理之外，更能帮助发现肠道内的其他合并良性或恶性肿瘤并能够在内镜下进行良性腺瘤的摘除。但是对于直肠癌而言，硬管直肠镜在定位肿瘤及选择治疗方案上具有更重要的价值，特别对于肛指难以触及的早期直肠癌，硬管直肠镜的检查能够更加精准的定位肿瘤确切的距肛距离。回顾性研究发现，对利用术前纤维肠镜进行定位的早期直肠癌患者，有接近25%的患者利用硬管直肠镜评估时确认改变了肿瘤位置。

（3）直肠内镜超声（ERUS）：ERUS在早期直肠癌的治疗前分期具有较广泛的应用价值。在早期直肠癌的诊断中，ERUS是目前鉴别T1和T2直肠癌的最准确的诊断方法。文献报道在ERUS诊断T1和T2的患者中，分别有15%～20%和15%～30%的患者出现分期不足。但对于早期直肠癌，ERUS在判断T1期的黏膜下浸润深度（sm 1/2/3）具有较低的准确性。近期有研究发现高频微探头超声能够进一步改善T1患者的黏膜下浸润深度的判断。

（4）直肠磁共振（MRI）：直肠高分辨MRI对于鉴别T2以上的肿瘤以及直肠系膜的浸润有独特的优势，对于早期直肠癌，直肠MRI难以准确区分T1及T2的差别。但是对于早期直肠癌，直肠MRI在发现直肠系膜内的肿大淋巴结有一定的优势，特别在距离原发肿瘤较远的直肠系膜内肿大淋巴结的发现上更有价值；同时直肠MRI对整个盆腔的周围关系、肿瘤与盆腔结构以及肛提肌的关系以及肿瘤与腹膜返折的关系的判断具有显著的优势，能够指导临床治疗的选择和具体手术方式的应用。

（5）CT检查：对于直肠癌而言，螺旋CT在判断直肠癌的局部分期上准确性不如ERUS和直肠MRI，但是对腹部及胸部的CT扫描能够排除直肠癌可能合并的同时性远处转移，具有一定的分期意义。

2. 病理分期　由于早期直肠癌主要指的是cT1的直肠癌,因此传统的TNM分期系统对于早期直肠癌的预后预测及治疗指导的价值有限。对于早期直肠癌的病理学亚组分期主要依据于肿瘤在黏膜下的浸润深度。

(1) Kikuchi分类:Kikuchi分类方法将直肠癌的黏膜下层分为3等分,肿瘤浸润至上1/3、中1/3及下1/3分别定义为SM1、SM2及SM3(图33-1)。SM1的直肠癌由于浸润深度较浅,通常合并淋巴结转移的机会更低,而SM3的直肠癌则有更高的机会合并淋巴结转移。

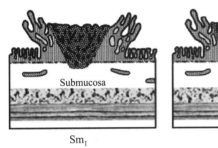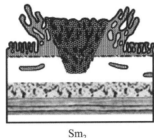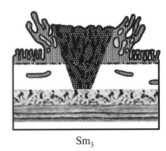

图33-1　直肠癌的Kikuchi分类

(2) 直肠癌黏膜下浸润的定量分类:更多的研究发现,对于早期直肠癌的黏膜下浸润进行更加精准的定量分类对预测淋巴结转移具有更加准确的价值。但是既往文献报道无淋巴结转移的黏膜下浸润深度为200~1 500 μm。而日本学者Kitajima从大样本发现对于无蒂的早期直肠癌,1 000 μm的浸润深度是一个判断淋巴结转移概率的一个有用的分界阈值,目前这个1 000 μm的阈值已经得到广泛的接受;而对于有蒂的早期直肠癌,其淋巴结转移的概率更低。

(三) 早期直肠癌的治疗

1. 局部切除的应用价值　直肠癌患者的治疗策略通常具有3个治疗目的:生存获益、降低局部或远处的复发、改善肠道功能及生活质量。对于T1/T2的直肠癌而言,外科手术切除发挥着最重要的治疗作用。标准根治性切除是目前控制肿瘤的最佳治疗策略,但其并发症发生率和永久性造瘘使得患者相对难以接受。目前对于T1期的早期直肠癌的个体化治疗主要通过识别临床高危因素来选择复发的高危患者或并发症发生的高危患者来确定最佳的治疗策略。

在比较局部切除和根治性切除在控制肿瘤中的效果差异时,有几个问题必须要着重考虑以下几方面。

首先,局部切除对肠壁内的肿瘤床的范围清除是否足够? 尽管目前仍然缺乏局切后复发模式的细致分析,但是通过病理分析发现肠癌浸润范围超出可触及的肿瘤边缘的情况相对较少见。因此通常认为采用局部全层切除直肠原发灶时,如果切缘足够、肿瘤无破碎时,能够较好的清除肠壁内肿瘤病灶。

其次,局部切除能否有效处理周围引流淋巴结的问题? 由于局部切除主要关注于肠壁内病灶的处理,而根治性切除既切除肠壁病灶又清扫周围淋巴结组织,因此局部切除能否采用的关键点在于选择的患者是否具有同时具有系膜淋巴结的转移。多数文献报道T1期直肠癌系膜淋巴结的转移的概率为 10%～15%，而 T2 直肠癌则上升达 17%～22%。St. Mark 医院最近开发了一个淋巴结转移预测模型，基于 T 分期和其他临床因素，如年龄、组织学类型、分化、淋巴管脉管侵犯、神经侵犯等，并进行了独立数据验证，但 T 分期仍然是最主要的预测淋巴结转移的因素，因此对 T1 期直肠癌目前没有理想的预测淋巴结转移的方法。因此在无法确定患者局部淋巴结转移状况的前提下，局部切除的应用具有很高的治疗不足的风险，具有较高的局部复发和远处转移的风险。

第三，临床分期为 T1N0 或 T2N0 的准确性有多少？选择合适的患者接受局部切除或者根治性切除必须依赖于术前影像学的临床分期。尽管目前直肠癌术前分期的准确性得到改善，但仍然存在较大缺陷，尤其是在判断淋巴结转移方面。最常用的术前分期方法为超声内镜(EUS)和直肠磁共振(MRI)。文献报道 EUS 对 T 分期判断的敏感度和特异度：T1 为 88% 和 98%；T2 为 81% 和 96%；T3 为 96% 和 91%；T4 为 95% 和 98%；对有无淋巴结转移判断的敏感度和特异度为 73% 和 76%。超声内镜的准确性高度依赖于操作者的经验和水平，同时在肿瘤狭窄时难以评估。直肠 MRI 在判断 T 分期和 N 分期的准确性分别为 66%～91% 和 65%～88%。因此由于目前尚缺乏准确判断患者是否为真正的 T1N0 或 T2N0 的术前分期手段，使得早期直肠癌的治疗选择难以抉择，权衡过度治疗和治疗不足的各自风险与获益时，更多的时候临床医生会倾向于选择根治性手术切除。

第四，局切后出现局部复发行挽救性治疗的效果如何？如果局切后能够行效果较好的挽救性治疗，那么局部切除不失为一种较好的治疗措施。文献报道行局部切除的患者出现后期复发后的挽救性手术通常需要性盆腔多脏器的联合起初，并发症发生率为 34%，R0 切除率为 79%～94%；即使行挽救性治疗后五年无复发生存率最高也仅为 53%～59%。但是需要指出的是，如果患者行局部切除后，术后病理提示患者具有不适合局部切除的高危因素而直接行挽救性的根治性切除，其五年生存率仍然能够达到 79%，提示局切后的即刻挽救性根治性切除的必要性和可行性。

总的来说，对于 T2 期直肠癌患者的治疗意见基本较为一致。由于 T2 的直肠癌本身淋巴结概率在 20% 以上，同时多个临床研究基本得出一致结果，T2 期直肠癌局部切除后的局部复发率较根治性手术显著升高，5 年生存率显著降低。局部切除在 T2 直肠癌中的应用仅限于具有严重合并症无法耐受根治性手术的患者。而对于 T1 直肠癌患者的治疗尚无公认的共识，目前尚无前瞻性随机对照临床研究在开展。目前证据级别最高的研究仅为两个小样本的前瞻性单组临床研究 RTOG89-02 和 CALBG8984(Level IIa)，发现 T1 直肠癌患者局切后局部复发率均低于 7%，CALBG 报道五年生存率为 87%。提示在高选择的 T1 期直肠癌中行局部切除可能具有与根治性切除相类似的疗效。该研究结果也与其他证据级别更低的多中心队列研究(Level IIb)或单中心队列研究(Level III)相一致。因此，目前对于早期直肠癌采用局部切除的治疗手段需要根据患者个体因素综合考虑，才能在保证肿瘤治疗效果的同时改善生活质量。

2. 局部切除的手术方式　在早期直肠癌中，可采用的局部切除的手术方式有多个，主要包括传统的经肛局部切除(TAE)、内镜下黏膜下切除(ESD)和经肛内镜显微切除(TEM)。

(1) 传统的(TAE)：是低位早期直肠癌的有效手术方法，由于其对肛门的牵开暴露有较高的要求，因此通常仅能对距离肛门 6 cm 以内的病变进行治疗，中上段直肠病变距离肛门较远，已经超越了经肛手术能及的极限。近年来文献报道 TAE 手术由于手术视野小、暴露困难,术后局部复发率较高,目前仅推荐适用于距肛 5～6 cm 以内的低位直肠肿瘤。

(2) ESD 切除:目前在早期结直肠肿瘤中广泛开展,其通过黏膜下注水抬起肿瘤进行黏膜下的肿瘤整块切除。Saito 等报道了前瞻性多中心的 1 111 例结直肠肿瘤行 ESD 切除的短期随访结果,完整切除率达到 88%,穿孔率为 4.9%,术后出血率 1.5%。ESD 对于带蒂的腺瘤癌变具有显著的优势,然而对于隆起溃疡型的早期直肠癌以及黏膜下浸润深度较深的早期直肠癌,ESD 切除难以通过注水实现满意的黏膜下抬起以及难以保证足够的基底切缘,使得其在早期直肠癌中应用受到一定的限制。

(3) TEM:是另一种局部切除的手段,适用于距肛 6～18 cm 的结直肠良性肿瘤和早期恶性肿瘤。该方法具有创伤小、住院时间短、花费低、疗效确切的巨大优势,而且能够最大限度地保留肛门功能,但是有部分研究分析了 TEM 手术的学习曲线,发现 TEM 手术的学习曲线较长,其中转手术率、操作时间及并发症发生率与外科医生的操作经验有显著的关系,因此推荐在病例集中的中心选择有经验的医生进行操作,同时 TEM 手术的系统是一套独立的手术系统,国内仅少数肛肠外科中心配备并开展此类手术。

有部分研究比较了 TAE 和 TEM 在治疗直肠大腺瘤和早期直肠癌中的预后。Moore 等比较了 82 例 TEM 切除和 89 例 TAE 切除直肠肿瘤的预后,发现 TEM 手术具有更低的切缘阳性率(10% $vs.$ 29%,$P=0.001$)、标本破碎率(6% $vs.$ 35%,$P<0.001$)和局部复发率(5% $vs.$ 27%,$P=0.004$)。同样的,Graaf 等比较了 43 例 TAE 和 216 例 TEM 治疗直肠腺瘤的疗效,发现 TEM 具有更高的切缘阴性率(88% $vs.$ 50%,$P<0.001$)、更低标本破碎率(1.4% $vs.$ 23.8%,$P<0.001$)和更低的局部复发率(6.1% $vs.$ 28.7%,$P<0.001$)。尽管这些研究在病例选择上存在一定偏移,但提示了 TEM 手术在早期直肠癌治疗中的前景。

在 2010 年,国外出现了另外一种经肛门手术成为对 TEM 有力的补充,即经肛门微创手术(TAMIS)。TAMIS 是在单切口腹腔镜手术(single incision laparoscopic surgery, SILS)技术基础上利用目前现有的常规腹腔镜设备和器械进行的微创手术,由于 TAMIS 不再受到专门直肠镜和器械的限制,能够治疗的病变范围和适应证更广。TAMIS 手术不但可以用于治疗直肠良性肿瘤、早期直肠癌(T1 期)、黏膜下肿瘤,还可以用于部分全身合并症较多无法耐受大手术的进展期直肠癌(T2、T3 期),以及直肠狭窄、吻合口瘘、直肠阴道瘘等疾病的治疗。目前这一技术应用范围较少,早期的研究发现其具有与 TEM 相类似的手术安全性和并发症发生率,但仍然需要在更多样本量的研究中进一步证实。

3. 早期直肠癌的根治性切除　对于早期直肠癌,由于肿瘤已经浸润达黏膜下,存在一定的淋巴结转移概率,而局部切除难以进行淋巴结清扫,因此是否需要行根治性手术是需要和每一个早期直肠癌患者讨论的问题,在权衡手术根治性、治疗创伤、术后并发症及术后功能恢复等多个因素后选择合适的治疗方案。相对于局部切除而言,文献报道根治性手术较局部切除具有更低的局部复发率和无复发生存率,但总的 5 年生存率类似。目前缺乏前瞻性对照的Ⅲ期临床研究比较根治性手术和局部切除的疗效差异,对于高位的直肠癌、合并复发高危因素的早期直肠癌及局部切除后局部复发的患者是早期直肠癌行根治性切除的理想患者。根治性切除的手术方式及原则基本与局部进展期相似,将在以下进行介绍。

三、局部进展期直肠癌

局部进展期直肠癌是目前直肠癌治疗领域另一个关注重点和治疗难点。相对于早期直肠癌而言,更多的患者就诊时已经为局部进展期,治疗难度大、预后相对较差,手术操作复杂,对患者的功能影响大;而且多数局部进展期直肠癌患者均需要接受术前的新辅助治疗,对医生和患者提出了更高的挑战。

(一)局部进展期直肠癌定义

局部进展期直肠癌(Locally Advanced Rectal Cancer,LARC)不是一个固定不变的定义,同样存在争议及与时俱进的更新。在无良好的影像学检查技术之前,LARC的概念更加模糊,指代了依靠肛指检查肿瘤较固定难以推动而无远处转移的直肠癌患者;随着影像学检查的优化,LARC代表的患者群出现增加的趋势。LARC是一个相对的概念,对应于早期直肠癌(单纯依靠外科全系膜切除甚至局部切除就能获得很低的局部复发率和很好的五年生存率)和晚期直肠癌(合并全身远处器官转移)而言。

目前,对于LARC的定义既需要参考影像学检查中原发肿瘤局部侵犯深度或系膜淋巴结肿大情况,又需要参考患者局部或远处复发风险进行综合考虑。《中国抗癌协会大肠癌专业委员会的局部进展期直肠癌诊治共识》定义LARC为影像学或病理检查原发肿瘤侵出肠壁肌层直至周围有名结构(c/pT3～4b)或系膜内及真骨盆范围内出现淋巴结转移(c/pN1-2)而无远处转移(M0)的距肛12 cm以内的直肠癌患者。

(二)局部进展期直肠癌的诊断及临床分期

1. **病理诊断** 直肠癌可通过术前活检获得病理诊断,常用方法包括肠镜活检、硬管直肠肛门镜活检或扩肛活检等。虽然有部分来自腺瘤恶变的早期直肠癌通过活检获得恶性证据会比较困难,但对于LARC而言,通过活检获得明确病理诊断的概率非常大;同时LARC患者通常需要接受术前新辅助放化疗,明确的病理诊断(包括病理类型)有利于制定最合适的治疗策略。因此推荐对每一例LARC的直肠癌患者获得明确病理后再进行治疗。

2. **局部进展期直肠癌的临床分期**

(1) T分期:对于LARC而言,治疗开始前准确的影像学评估及分期是开展后续治疗的最关键因素之一。目前,最常用的分期方法是直肠MRI和直肠内镜超声(EUS)。多个荟萃分析或综述分析了不同影像学技术在直肠癌T分期和N分期中的准确性。文献报道在T分期方面,对于T1～2的肿瘤,EUS分期的准确性较传统低分辨率MRI更高,与现代高分辨率MRI准确性相当;而对于T3～4的肿瘤,由于MRI图像上直肠的解剖结构清晰,对肿瘤肠壁外侵犯、系膜浸润深度判断的敏感性高,对肿瘤侵犯盆底周围器官、结构和骨骼显示较佳,使其具有EUS或者螺旋CT无法比拟的优势。

(2) 环切缘(CRM)的判断:环切缘的判断在LARC的治疗前分期及选择治疗策略上具有重要价值。无论是EUS或者CT目前都无法清楚显示直肠的系膜边缘,而采用专门的扫描方案的直肠MRI能够清楚的显示直肠的系膜边缘、肿瘤外侵程度及其与环切缘的关系。欧洲的MERCURY研究证明高分辨率MRI采用特定的直肠MRI扫描方案界定了肿瘤边缘距离系膜边缘1 mm作为环切缘阳性的判断标准,而且其判断直肠环切缘侵犯情况的准确度达到94%;后期的随访再次证实了MRI判断的环切缘阳性具有显著的预后预测价值。

(3) N分期:对于周围淋巴结转移的判断,目前没有一个最佳的大小阈值来作为判断淋巴结转移的标准。无论是直肠MRI、螺旋CT还是EUS均不具备令人满意的敏感度

(55%～69%)，尤其是对直径<5 mm 的淋巴结准确性更低。但与 CT 或 EUS 相比较，MRI 在判断淋巴结转移时具有以下优势：①MRI 除可发现系膜内淋巴结外，尚可发现系膜外的盆腔淋巴结转移，而后者常常是预后不良的重要因素之一；②MRI 不仅可以明确淋巴结的形态和大小，同时结合内部信号及特定造影剂等有助于进一步区分转移淋巴结与良性淋巴结。

（4）M 分期：对于所有的直肠癌而言，在临床分期时都必须进行全身相关检查以排除盆腔外的远处器官的转移，除直肠癌特定的盆腔相关影像学检查外，胸部 X 线检查、腹部 CT 或者 MRI 是最基本的检查手段。由于直肠癌患者较结肠癌患者具有更高的肺转移发生率，推荐对直肠癌患者行胸部 CT 检查以替代胸部 X 线检查；作为排除远处转移的检查手段，腹部 CT 或 MRI 具有同等的准确性，但对已发现的肝转移病灶的评估，MRI 优于 CT 检查。尽管目前报道 PET/CT 在发现远处转移灶的敏感性高于 MRI 或 CT，但目前不推荐临床常规应用。而骨扫描、头颅影像学检查等只在具有临床症状时推荐应用。

3. 局部进展期直肠癌的新辅助放化疗后的临床分期　对于接受新辅助放化疗后的直肠癌患者的临床分期，关注焦点主要在放化疗的疗效评估上。EUS、CT 和 MRI 均可应用于放化疗后的评估，目前最常用的方法仍然是直肠 MRI。直肠 MRI 在区分 ypT0～2、ypT3 或 ypT4 上具有目前最高的准确性，能够帮助外科医生选择是否需要更大范围的手术。然而目前各种影像学方法在判断放化疗后少量肿瘤细胞的残留及影像学完全缓解（cCR）方面均无良好的准确性，同时由于在准确鉴别放化疗后系膜内纤维组织增生和肿瘤残留存在缺陷，导致放化疗的分期通常表现为分期过度。尽管有研究报道 PET/CT 在放化疗有效的患者中出现显著的 SUV 值下降，但 PET/CT 在判断放化疗疗效方面的作用尚不肯定。

4. 局部进展期直肠癌术后的病理分期　由于局部进展期直肠癌大部分推荐术前新辅助放化疗的应用，目前对直肠癌的术后病理分期主要作用在于判断术后患者预后。接受过新辅助放化疗的患者术后是否需要辅助化疗目前仍然存在一定争议。但是对于为接受新辅助放化疗的患者，直肠癌的病理分期能够指导医生选择术后辅助治疗。目前可采用的分期主要为国际抗癌联盟（UICC）和美国癌症协会（AJCC）的 TNM 分期方法（表 33-1）。对于新辅助放化疗后的患者亦可使用此分期标准，但必须在分期前添加 yp，使用 ypTxNxMx 的分期表述。

表 33-1　美国癌症协会（AJCC 第 7 版）推荐的 TNM 分期方法

原发肿瘤（T）	
Tx	原发肿瘤无法评价
T0	无原发肿瘤证据
Tis	原位癌：局限于上皮内或侵犯黏膜固有层
T1	肿瘤侵犯黏膜下层
T2	肿瘤侵犯固有肌层
T3	肿瘤穿透固有肌层到达浆膜下层，或侵犯无腹膜覆盖的结直肠旁组织
T4a	肿瘤穿透腹膜脏层
T4b	肿瘤直接侵犯或粘连于其他器官或结构

续 表

区域淋巴结(N)
- Nx　　　　区域淋巴结无法评价
- N0　　　　无区域淋巴结转移
- N1　　　　有1～3枚区域淋巴结转移
  - N1a　　有1枚区域淋巴结转移
  - N1b　　有2～3枚区域淋巴结转移
  - N1c　　浆膜下、肠系膜、无腹膜覆盖结肠/直肠周围组织内有肿瘤种植(TD, tumor deposit),无区域淋巴结转移
- N2　　　　有4枚以上区域淋巴结转移
  - N2a　　4～6枚区域淋巴结转移
  - N2b　　7枚及更多区域淋巴结转移

远处转移(M)
- M0　　　　无远处转移
- M1　　　　有远处转移
  - M1a　　远处转移局限于单个器官或部位(如肝,肺,卵巢,非区域淋巴结)
  - M1b　　远处转移分布于一个以上的器官/部位或腹膜转移

解剖分期/预后组别

期别	T	N	M	Dukes	MAC
0	Tis	N0	M0	—	—
Ⅰ	T1	N0	M0	A	A
	T2	N0	M0	A	B1
ⅡA	T3	N0	M0	B	B2
ⅡB	T4a	N0	M0	B	B2
ⅡC	T4b	N0	M0	B	B3
ⅢA	T1～2	N1/N1c	M0	C	C1
	T1	N2a	M0	C	C1
ⅢB	T3～4a	N1/N1c	M0	C	C2
	T2～3	N2a	M0	C	C1/C2
	T1～2	N2b	M0	C	C1
ⅢC	T4a	N2a	M0	C	C2
	T3～4a	N2b	M0	C	C2
	T4b	N1～2	M0	C	C3
ⅣA	任何T	任何N	M1a	—	—
ⅣB	任何T	任何N	M1b	—	—

注:①cTNM是临床分期,pTNM是病理分期;前缀y用于接受新辅助(术前)治疗后的肿瘤分期(如ypTNM),病理学完全缓解的患者分期为ypT0N0cM0,可能类似于0期或1期。前缀r用于经治疗获得一段无瘤间期后复发的患者(rTNM)。Dukes B期包括预后较好(T3N0M0)和预后较差(T4N0M0)两类患者,Dukes C期也同样(任何TN1M0和任何TN2M0)。MAC是改良Astler-Coller分期。②Tis包括肿瘤细胞局限于腺体基底膜(上皮内)或黏膜固有层(黏膜内),未穿过黏膜肌层到达黏膜下层。③T4的直接侵犯包括穿透浆膜侵犯其他肠段,并得到镜下诊断的证实(如盲肠癌侵犯乙状结肠),或者位于腹膜后或腹膜下肠管的肿瘤,穿破肠壁固有基层后直接侵犯其他的脏器或结构,例如降结肠后壁的肿瘤侵犯左肾或侧腹壁,或者中下段直肠癌侵犯前列腺、精囊腺、宫颈或阴道。④肿瘤肉眼上与其他器官或结构粘连则分期为cT4b。但是,若显微镜下该粘连处未见肿瘤存在则分期为pT3。V和L亚分期用于表明是否存在血管和淋巴管浸润,而PN则用以表示神经浸润(可以是部位特异性的)

(三)局部进展期直肠癌的新辅助治疗

近年来,多学科综合治疗的理念在直肠癌的治疗中越来越受到重视。在根治性手术的基础上,放化疗已成为局部晚期直肠癌不可或缺的治疗部分。而随着多项大型临床Ⅲ期直肠癌术前放疗研究结果的报道,局部进展期直肠癌的规范化治疗指南已由术前新辅助放疗/放化疗取代术后辅助化放疗。2004年德国CAO/ARO/AIO-94临床研究和英国MRC CR07两个关键的临床试验奠定了局部晚期直肠癌术前新辅助放化疗的基础,新辅助治疗是目前的局部进展期直肠癌治疗的规范。相对于术后放化疗,术前放化疗有其临床和生物学上的优点。主要包括:放疗后肿瘤降期退缩,可提高切除率;对低位直肠肿瘤,肿瘤的退缩可能增加保留肛门括约肌机会;降低术中播散的概率;肿瘤乏氧细胞少,对放疗较术后放疗敏感;小肠的蠕动度较术后大,未坠入盆腔,治疗的毒性反应较低。目前欧洲较多的肿瘤中心对T3N(1~2)M0或者T4N(0~2)M0的患者采取术前新辅助放疗/放化疗。新辅助放疗的方式主要有两种,一为短程快速大分割放疗,多采用5 Gy/次,25 Gy/5次,通常放疗结束后一周内手术。另一种为常规分割,45~50.4 Gy,1.8 Gy/次,通常手术在放疗结束后6~8周进行。总体来看,短程放疗和长程化放疗在局部控制、长期生存方面并未显示出明显的差异,但长程放疗由于放疗与化疗联合,并且放疗与手术的间隔时间较长,肿瘤可获得足够的退缩时间,近期疗效相对更好。

多个前瞻性Ⅲ期临床研究证实对局部进展期直肠癌,以氟尿嘧啶为主的化疗药物与放疗的联合能够进一步改善局控率;相比术后放化疗而言,不良反应更小,耐受性好。然而,目前的证据主要支持氟尿嘧啶单药与放疗的联合以改善局控率及提高肿瘤退缩率;对于奥沙利铂+氟尿嘧啶与放疗的联合多数研究均未得出肯定的临床获益,同时合并了显著增高的不良反应,因此目前不推荐临床应用。

(四)局部进展期直肠癌的术后辅助放化疗

术后辅助放化疗的最大的优势在于其对病例的选择基于术后病理分期,能够更准确的选择合适的病例,其作为局部进展期直肠癌的主流策略之一应用近20余年,但2004年以后在西方发达国家逐步被术前新辅助治疗所代替。较早期欧美国家的多个前瞻性临床试验证实了对局部进展期直肠癌而言,与单纯手术组相比,术后辅助放化疗显著降低了局部复发率,但对DFS和OS的改善仍然存在争议。

辅助放化疗的主要缺点是放疗对小肠和盆腔组织的毒性反应、放射敏感性相对较差以及会阴伤口的严重疤痕等。然而,目前在我国由于医疗技术水平和医患认识水平的差异,未能进行新辅助放化疗而直接手术的直肠癌患者仍然占多数,其中许多患者接受了术后的辅助放化疗。

同时,由于目前术前分期的准确性仍然有待进一步改善,因此部分术前分期过低的直肠癌患者可能直接接受了TME手术,而术后病例证实其为局部进展期直肠癌,这部分患者亦可能为辅助放化疗的适应证者,而在这部分患者中,pT3N0的患者是否需要辅助放化疗目前仍然存在争议。研究发现对于pT3N0的直肠癌患者可以分成若干的危险度组,对于上段pT3N0的直肠癌,取样淋巴结在12个以上同时能够施行较好的TME手术时,其单纯手术的10年累积局部复发率<10%,对这部分患者可考虑不给予辅助放疗/放化疗。

(五)局部进展期直肠癌的手术治疗

1. 全系膜切除(TME)的原则 1982年英国的Heald医生在中低位的直肠癌手术中引

入了全直肠系膜切除(total mesorectal excision，TME)的概念，即在中低位的直肠癌手术中，强调在骶前间隙中直视下利用锐性手段，将直肠及其完整的系膜游离至盆底肌水平，按此原则切除的中低位直肠癌标本包括了病变所在的肠段及其完整的直肠系膜。Heald医生认为直肠癌的外周浸润和周围的微转移病灶主要局限于直肠深筋膜之内，除非肿瘤已经突破深筋膜或者盆底肌。只有全系膜切除，才能最大程度降低系膜中散在肿瘤组织在骶前间隙残留的可能性，降低局部复发率。如今，TME概念已经受到广泛的认可，成为直肠癌根治术中依循的经典原则。

2. 切缘与根治　直肠癌手术肿瘤根治的一个关键点在于远端切缘是否有足够的长度，是否能保证切缘阴性。一系列研究显示，2 cm远端切缘足以提供完全的肿瘤根治和良好的长期生存，因而这一标准得到了广泛认可，成为目前保肛手术下切缘标准的主流。NCCN指南指出对于实施TME手术的患者1～2 cm的远端切缘距离是可以接受的，但必须进行术中冰冻病理检查以明确切缘阴性。

20世纪80年代，英国利兹大学的病理学医生Quirke等系统地研究了直肠癌环周浸润与术后局部复发的关系，并提出了"环周切缘"(circumferential resection margin，CRM)的概念，即肿瘤浸润最深处与直肠系膜切除边界间的最短距离，当该距离<1 mm时被认为存在环周切缘阳性。研究发现，环周切缘阳性(<1 mm)是影响直肠癌术后局部复发的主要因素，同时也适用于接受新辅助治疗的患者，是术后作治疗决策时的重要指标之一。目前环周切缘也成为评价TME手术效果及手术满意度的重要指标。

3. 局部进展期直肠癌的手术方式　局部进展期直肠癌的手术方式多样，但基本在经腹会阴直肠癌根治术(APR)与直肠前切除这两个基本手术方式的基础上演变而来，如柱状切除术、经括约肌间切除术、翻出术、拉出术等手术方式。而由于新辅助放化疗的应用，部分直肠癌患者肿瘤退缩显著，使得原先仅用于早期直肠癌的局部切除成为进展期直肠癌患者控制肿瘤、保留良好生活质量的一种新的选择。

(1) 经腹会阴直肠癌根治术(APR)：APR手术自1908年提出之后，一直作为治疗低位直肠癌的标准手术方式。Miles认为，根治性手术的范围应当包括全部盆腔结肠、髂总动脉以下全部结肠系膜和淋巴结、肛周皮肤、脂肪组织和肛提肌群。这在当时具有划时代的意义，因为他引进了癌细胞经淋巴管转移的概念，并变为了R0的切除，大大降低了患者的局部复发率，提高了患者的长期生存率。目前在国内外各级医院，对于距肛8 cm以内，尤其是距肛5 cm以下的低位直肠癌，APR手术目前仍作为标准术式开展，但随着保肛手术技术的发展，距肛距离已经不再是一个独立的评估指标，需结合患者多方面因素。

(2) 直肠前切除术：研究显示，低位直肠癌的引流方向是向上，向侧方的，肿瘤下方的肠段存在保留的可能，这为保肛手术的根治效果提供了重要依据。随着管型吻合器的发明，低位肠段吻合的难度大大降低，对于肿瘤根治性切除后，肛提肌上方残余直肠大于2 cm的患者，采用吻合器的直肠前切除手术目前仍为首选，其长期生存和无病存活率均不亚于APR手术。近年临床实践证明，在齿状线上方如保留1 cm的直肠壁，术后排便功能可基本保持正常。

目前直肠前切除术主要应用于肿瘤距齿状线5 cm以上，远端切缘距癌肿下缘1～2 cm以上的直肠癌患者。随着超低位前切除术的开展，肿瘤下缘距齿状线3 cm或距肛缘5 cm左右的直肠癌，在确保游离后肿瘤下切缘阴性的前提下，也可以行前切除术获得根治的效果。

(3) 柱状 APR 手术：传统 APR 按照 TME 游离直肠，随着远端直肠系膜的缩小，手术平面靠近直肠肌管，进而使手术标本形成狭窄的"腰部"。如肿瘤位于该狭窄部位，则此处环周切缘阳性率及术中肠管穿孔发生率较高。2007 年，Holm 等提出了柱状 APR 的手术方式，在俯卧位下行广泛的会阴部切除，使标本成为无狭窄腰部的圆柱状，以增加远端直肠癌周组织的切除量，柱状 APR 更强调切除全部的肛提肌，最大限度减少藏匿其中肿瘤残留。

柱状 APR 较传统 APR 相比，通过改变体位扩大手术切除范围来降低 CRM 阳性率，减少局部复发率，并且由于会阴手术视野开阔，减少了术中肠管穿孔的发生，同时降低了手术难度。研究表明，柱状 APR 可降低环周切缘阳性率，改善患者预后。而不会增加患者的死亡率。

然而柱状 APR 术后盆底留有较大缺损。如果采用直接缝合的方法，术后有较高可能发生会阴口撕开、感染、血肿及盆底疝，其并发症高达 62.5%，尤其对于术前放化疗者更增加了上述危险性。Bullard 等于 2006 年报道直肠癌特别是行术前新辅助放化疗者，APR 术后一期缝合会阴部伤口愈合更为困难，建议对难愈性会阴伤口采用其他替代方法，如转移肌皮瓣以及生物材料修补重建盆底。

目前柱状 APR 手术主要适用于术前接受了新辅助治疗、分期为 T3、T4 期低位直肠癌，尤其是肿瘤侵犯肛提肌的患者。

(4) 经括约肌间切除术：1994 年，Rudolf Schiessel 教授提出了直肠内括约肌切除保留肛门的术式，即经括约肌间切除（intersphincteric resection，ISR），对于肿瘤浸润深度在内括约肌以内的患者，在保证 TME 的前提下部分或全部切除肛门内括约肌。通过牺牲一部分内括约肌使肿瘤远端肠管切缘达到 1 cm，从而避免切除肛门。

ISR 与 APR 术的适应证并不一致，所以行 ISR 与 APR 术的患者存在一定异质性。故尚无法理想比较 ISR 与 APR 术的优劣。但大多观点认为，ISR 手术肿瘤学效果与 APR 手术比较并无差异，甚至更好。一项系统综述显示：ISR 手术 R0 切除率为 97.0%，围手术期死亡率为 0.8%，总并发症发生率为 25.8%，局部复发率为 6.7%（中位随访时间 56 个月），5 年中存活率为 86.3%、无病存活率为 78.6%。其根治效果和长期预后不亚于 APR 术。值得注意的是一般情况下行 ISR 的患者分期较早。

ISR 术后排便功能的影响与手术的切除范围以及是否行术前放疗密切相关。术中切除肛门内括约肌越多，术后肛门功能恢复越差。术前放疗不利术后肛门功能恢复。其他包括肿瘤远端与肛门直肠环的距离、吻合口与肛缘的距离、高龄或本身肛门括约肌松弛等因素都会影响 ISR 术后排便功能。

关于进展期直肠癌，新辅助治疗后行 ISR 的可行性及肿瘤学疗效尚有待多中心、大样本的前瞻性研究结果。

(六) 局部进展期直肠癌的非手术治疗

多个研究证实通过新辅助放化疗后达到病理完全患者（pathological complete remission，pCR）的患者，5 年的局部复发率、无复发生存率及总生存时间较未达到 pCR 的患者均有显著的改善。因此 pCR 的实现是新辅助放化疗的重要优势之一。尽管新辅助放化疗结合 TME 手术能够获得较佳的根治性，但是放化疗后 TME 手术具有较高的并发症、长期的生活质量的影响以及部分患者需要永久性造口等缺陷。因此越来越多的研究关注于对新辅助放化疗后的 LARC 患者进行分层,对 pCR 的患者探索非手术治疗的价值。然而目前最准确的 pCR 的判断需要对 TME 手术的标本评估才能获得,而在 TME 手术切除之前的各种临床判断方法,包括肛指检查、内镜检查及活检、影像学检查(CT、MRI、EUS 及 PET/CT),均难以准确预测 pCR。然而,即使存在不能准确预测 pCR 的缺点,放化疗后的临床评估仍然具有重要价值,在临床评估达到临床完全缓解(cCR)的患者是目前研究中最接近 pCR 的预测指标,从而建立了 LARC 新辅助放化疗后的非手术治疗(non-operative modality,又名 Watch-and-Wait Approch)这一创新性的治疗策略。在实践中也发现 cCR 的患者采用非手术治疗部分患者能够达到传统标准根治术相当的治疗效果且极大地改善了患者生活质量。巴西的 Habr-Gama 2004 年和 2006 年报道了 99 例新辅助放化疗后达到 cCR 并持续超过 12 个月的患者,采用非手术治疗的策略,5 年总的复发率仅 13%;其中局部复发 5%,全身转移 8%,且 5%的局部复发患者均能够行挽救治疗;5 年总生存时间和无复发生存时间分别达到 93% 和 85%。其他来自荷兰和美国的研究也进一步证实了新辅助放化疗后 cCR 患者行非手术治疗的良好治疗效果。

《中国抗癌协会大肠癌专业委员会局部进展期直肠癌诊治共识》指出:cCR 患者非手术治疗取得的成功依赖 3 个要素:①严苛的 cCR 判断标准;②非常密切的随访方案;③及时的挽救性手术;采用非手术治疗的 cCR 患者的随访较常规根治性手术的随访要更加密切,要求随访的手段于非手术治疗方案开始前的评估手段一致,包括临床肛指检查、直肠 MRI 检查、全身 CT 检查、内镜检查及可疑部位的活检;而随访间隔要求前两年内每 2~3 个月进行一次盆腔相关检查,每 3~6 个月进行胸部腹部 CT 检查,两年后可根据情况适当延长随访间隔;以期通过以上手段的重复检查保证患者达到持续的 cCR,并早期发现复发病灶及其行挽救性治疗。文献报道采用非手术治疗开始的 1~2 年内的局部复发 85%~90% 能够行挽救性治疗,仍能获得 80% 以上的持续无复发生存。

(七)直肠癌的治疗后随访

直肠癌的治疗后进行随访的主要目的是通过对局部复发、远处转移及第二原发肿瘤的早期发现并积极处理,从而改善患者总生存时间。其他随访的目的还包括处理后期并发症、改善医患交流和沟通以及改善生活质量等。尽管随访具有重要价值,但是选择合适的随访方案是有争议的,如随访的间隔、随访时所用的检查手段以及随访的经济成本效益均有需要讨论之处。两个系统综述及 Meta 分析汇总了 5 个前瞻性随机对照临床研究的随访方案,得出了一致的结论:与随意或不密切的随访相比,按照特定随访方案进行一定密度的随访能够显著降低结直肠癌的死亡率。

目前没有公认的规范的随访计划,依据于美国 NCCN 指南的推荐随访方案如下。

1)临床评估及体格检查术后前 2 年每 3~6 个月一次,然后每 6 个月一次直至 5 年。

2)CEA 检查前两年每 3~6 个月一次,然后每 6 个月一次直至 5 年(特别对 T2 以上的肿瘤)。

3)胸部、腹部及盆腔 CT 每年一次×3 年(特别对复发高危患者)。

4)术后 1 年内应完成一次肠镜检查,如果有异常 1 年后再次复查肠镜,如果有大的腺瘤,处理后第 3 年复查肠镜,然后 5 年一次。若术前因梗阻未行肠镜检查的,术后 3~6 月内应行肠镜检查。

5)对于行直肠前切除的患者,建议术后每 6 个月行直肠镜检查直至五年(注:该直肠镜检查在国内可用肠镜仅检查直肠部位而替代)。

特别对于新辅助放化疗的直肠癌患者而言,术后 5 年以后仍然有一部分患者会出现局部复发和远处转移,因此对新辅助放化疗的患者术后五年仍然需要一定频度的定期随访。

除定期随访监测肿瘤复发转移之外,对于治疗相关的后期反应,特别是对患者日常生活的影像,也应在随访中密切注视。除术前放化疗和术后化疗给患者带来生活质量影响之外,手术对患者的影响仍然是最显著的。

直肠癌自身及治疗相关的远期反应包括:慢性腹泻或大便失禁(造瘘患者),术后或放疗后引起的泌尿生殖功能障碍,例如性功能障碍、勃起功能障碍、阴道干燥、性交疼痛和尿失禁等,如果这些症状持续不缓解,应建议患者去泌尿科或妇科就诊。其他比较常见的直肠癌患者术后长期困扰还包括:外周神经病变、乏力、失眠、认知功能障碍,情感或者社交障碍。

(八) 总结和展望

直肠癌的治疗是结直肠癌治疗领域的重要热点之一。在多学科综合治疗模式下,直肠癌的治疗效果得到显著的提升、生活质量亦得到显著的改善。但是在该领域,目前还存在许多有争议与亟待改善之处,如进一步提高术前分期的准确性,更好的保留患者的肛门功能,提高新辅助治疗的病理完全缓解率,更加个体化的选择新辅助放化疗或者局部切除的患者,进一步降低术后远处转移的发生等等。希望在中国的医生学者们能够更加深入的参与到直肠癌的研究中去,在这些争议之处多提供中国直肠癌的治疗成果。

(彭俊杰　蔡三军)

主要参考文献

[1] Bretagnol F, Rullier E, George B, et al. Local therapy for rectal cancer: still controversial? Dis Colon Rectum, 2007, 50(4):523-533.

[2] Thumbe V, Iqbal M, Bhalerao S. Accuracy of digital rectal examination in the estimation of height of rectal lesions. Tech Coloproctol, 2007, 11(2):111-113.

[3] Puli SR, Reddy JB, Bechtold ML, et al. Accuracy of endoscopic ultrasound to diagnose nodal invasion by rectal cancers: a meta-analysis and systematic review. Ann Surg Oncol, 2009, 16(5):1255-1265.

[4] Puli SR, Bechtold ML, Reddy JB, et al. How good is endoscopic ultrasound in differentiating various T stages of rectal cancer? Meta-analysis and systematic review. Ann Surg Oncol, 2009, 16(2):254-265.

[5] You YN, Baxter NN, Stewart A, et al. Is the increasing rate of local excision for stage I rectal cancer in the United States justified?: a nationwide cohort study from the National Cancer Database. Ann Surg, 2007, 245(5):726-733.

[6] Greenberg JA, Shibata D, Herndon JE, et al. Local excision of distal rectal cancer: an update of cancer and leukemia group B 8984. Dis Colon Rectum, 2008, 51(8):1185-1191.

[7] Peng J, Chen W, Sheng W, et al. Oncological outcome of T1 rectal cancer undergoing standard resection and local excision. Colorectal Dis, 2011, 13(2):e14-19.

[8] Saito Y, Uraoka T, Yamaguchi Y, et al. A prospective, multicenter study of 1111 colorectal

endoscopic submucosal dissections (with video). Gastrointest Endosc, 2010,72(6):1217-1225.

[9] Moore JS, Cataldo PA, Osler T, Transanal endoscopic microsurgery is more effective than traditional transanal excision for resection of rectal masses. Dis Colon Rectum, 2008,51(7):1026-1030.

[10] de Graaf EJ, Burger JW, van Ijsseldijk AL, Transanal endoscopic microsurgery is superior to transanal excision of rectal adenomas. Colorectal Dis, 2011,13(7):762-767.

[11] Albert MR, Atallah SB, deBeche-Adams TC, Transanal minimally invasive surgery (TAMIS) for local excision of benign neoplasms and early-stage rectal cancer: efficacy and outcomes in the first 50 patients. Dis Colon Rectum, 2013,56(6):301-307.

[12] Valentini V, Aristei C, Glimelius B, et al. Multidisciplinary Rectal Cancer Management: 2nd European Rectal Cancer Consensus Conference (EURECA-CC2). Radiother Oncol, 2009,92(2): 148-163.

[13] Valentini V, Glimelius B. Rectal cancer radiotherapy: towards European consensus. Acta oncologica, 2010,49(8):1206-1216.

[14] Bipat S, Glas AS, Slors FJ, et al. Rectal cancer: local staging and assessment of lymph node involvement with endoluminal US, CT, and MR imaging — a meta-analysis. Radiology, 2004,232 (3):773-783.

[15] Al-Sukhni E, Milot L, Fruitman M, et al. Diagnostic accuracy of MRI for assessment of T category, lymph node metastases, and circumferential resection margin involvement in patients with rectal cancer: a systematic review and meta-analysis. Ann Surg Oncol, 2012,19(7):2212-2223.

[16] Taylor FG, Quirke P, Heald RJ, et al. One millimetre is the safe cut-off for magnetic resonance imaging prediction of surgical margin status in rectal cancer. The Br J Surg, 2011,98(6):872-879.

[17] Patel UB, Taylor F, Blomqvist L, et al. Magnetic resonance imaging-detected tumor response for locally advanced rectal cancer predicts survival outcomes: MERCURY experience. J clin oncol, 2011, 29(28):3753-3760.

[18] Barbaro B, Fiorucci C, Tebala C, et al. Locally advanced rectal cancer: MR imaging in prediction of response after preoperative chemotherapy and radiation therapy. Radiology, 2009,250(3):730-739.

[19] EdgeS B, ComptonC. AJCC Cancer Staging Manual. 7th ed. New York: Springer-Verlag, 2010.

[20] Gérard JP, Azria D, Gourgou-Bourgade S, et al. Clinical outcome of the ACCORD 12/0405 PRODIGE 2 randomized trial in rectal cancer. J clin oncol, 2012,30(36):4558-4565.

[21] Aschele C, Cionini L, Lonardi S, et al. Primary tumor response to preoperative chemoradiation with or without oxaliplatin in locally advanced rectal cancer: pathologic results of the STAR-01 randomized phase III trial. J clin oncol, 2011,29(20):2773-3780.

[22] O'Connell MJ, Colangelo LH, Beart RW, et al. Capecitabine and oxaliplatin in the preoperative multimodality treatment of rectal cancer: surgical end points from National Surgical Adjuvant Breast and Bowel Project trial R-04. J clin oncol, 2014,32(18):1927-1934.

[23] Rodel C, Liersch T, Becker H, et al. Preoperative chemoradiotherapy and postoperative chemotherapy with fluorouracil and oxaliplatin versus fluorouracil alone in locally advanced rectal cancer: initial results of the German CAO/ARO/AIO-04 randomised phase 3 trial. Lancet Oncol 2012,13(7):679-687.

[24] West NP, Finan PJ, Anderin C, Evidence of the oncologic superiority of cylindrical abdominoperineal excision for low rectal cancer. J clin oncol, 2008,26(21):3517-3522.

[25] Martin ST, Heneghan HM, Winter DC. Systematic review of outcomes after intersphincteric resection for low rectal cancer. Br J Surg, 2012,99(7):603-612.

[26] Kuo LJ, Hung CS, Wu CH, et al. Oncological and functional outcomes of intersphincteric resection for low rectal cancer. J Surg Res, 2011,170(1):e93-98.

[27] Ito M, Saito N, Sugito M, et al. Analysis of clinical factors associated with anal function after

intersphincteric resection for very low rectal cancer. Diseases of the colon and rectum, 2009,52(1): 64 - 70.

[28] Maas M, Nelemans PJ, Valentini V, et al. Long-term outcome in patients with a pathological complete response after chemoradiation for rectal cancer: a pooled analysis of individual patient data. Lancet Oncol, 2010,11(9):835 - 844.

[29] Maas M, Beets-Tan RG, Lambregts DM, et al. Wait-and-see policy for clinical complete responders after chemoradiation for rectal cancer. J Clin Oncol, 2011,29(35):4633 - 4640.

[30] Smith JD, Ruby JA, Goodman KA, et al. Nonoperative management of rectal cancer with complete clinical response after neoadjuvant therapy. Ann surg, 2012,256(6):965 - 972.

[31] Downing A, Morris EJ, Richards M, et al. Health-related quality of life after colorectal cancer in England: a patient-reported outcomes study of individuals 12 to 36 months after diagnosis. Clin Oncol, 2015,33(6):616 - 624.

[32] Lange MM, Marijnen CA, Maas CP, et al. Risk factors for sexual dysfunction after rectal cancer treatment. Eur J Cancer, 2009,45(9):1578 - 1588.

[33] Jansen L, Herrmann A, Stegmaier C, Health-related quality of life during the 10 years after diagnosis of colorectal cancer: a population-based study. J Clin Oncol, 2011,29(24):3263 - 3269.

[34] Mols F, Beijers T, Lemmens V, Chemotherapy-induced neuropathy and its association with quality of life among 2-to 11-year colorectal cancer survivors: results from the population-based PROFILES registry. J Clin Oncol, 2013,31(21):2699 - 2707.

[35] Wright P, Downing A, Morris EJ, et al. Identifying Social Distress: A Cross-Sectional Survey of Social Outcomes 12 to 36 Months After Colorectal Cancer Diagnosis. J Clin Oncol, 2015,33(30): 3423 - 3430.

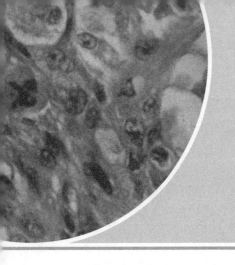

第三十四章 肾 癌

第一节 概 述

一、流行病学

肾癌的发病率约占所有恶性肿瘤的 3%,发达国家的发病率普遍高于发展中国家。男女发病率约为 2∶1,发病高峰在 60 岁至 70 岁之间。中国癌症数据统计(年份跨度:2000~2011 年)显示,我国肾癌总体发病率已经达到 6.68 人/10 万人,死亡率为 2.34 人/10 万人。年龄标化的发病率,中国城市于 2011 年接近 5 人/10 万人,中国农村接近 2 人/10 万人(图 34-1)。

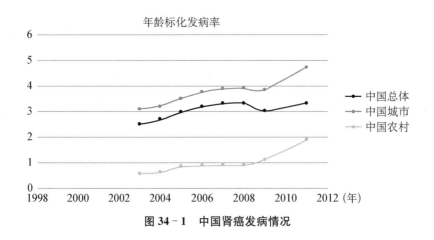

图 34-1 中国肾癌发病情况

肾脏肿瘤中约 90% 的为恶性肿瘤,其中几乎 80% 的肾癌均为透明细胞癌,其次为乳头状肾细胞癌和嫌色细胞癌。剩下一些少见类型的肾癌例如 $XP11.2$ 基因易位相关肾癌、集合管癌、肾髓样癌,以及家族遗传性肾癌等。

二、遗传性肾癌研究进展

大部分肾细胞癌是散发性的,然而有 5%~8% 的肾细胞癌具有家族遗传背景。这些遗传性肾癌的患者大部分具有典型的遗传性综合征的临床表现,少部分患者的临床表现不典型或者不明确甚至不为人所熟知。遗传性肾癌的共同特征为发病较早,肿瘤为双侧或者多灶性,除了肾癌外同时拥有该综合征的其他表现。临床上遇到如下人群可能是遗传性肾癌的潜在患者:①年龄≤46岁的患者;②双侧/多发肾脏肿瘤;③肾癌家族史(至少一位一级亲属,至少两位二级亲属);④肾癌合并其他肿瘤病史(嗜铬细胞瘤,GIST,神经系统血管母细胞瘤,胰腺神经内分泌肿瘤等等),肺囊肿,气胸;⑤不寻常的皮肤病变(平滑肌肉瘤,血管纤维瘤等);⑥个人或家族有肾癌相关综合征病史。

目前研究较透彻的遗传性肾癌综合征包括VHL综合征(von Hippel-Lindau),遗传性乳头状肾细胞癌,BHD综合征(Birt-Hogg-Dube),遗传性平滑肌瘤病和肾细胞癌(HLRCC)还有结节性硬化。剩下的少见综合征包括SDH(succinate dehydrogenase)功能缺失相关的遗传性肾癌,遗传性镰状细胞血红蛋白病和肾髓质癌,Cowden综合征,甲状旁腺功能亢进-颌骨肿瘤综合征,BAP1相关遗传性肾癌,3号染色体易位相关性肾癌,MiT家族易位性肾癌。

遗传性肾癌患者因年龄较轻,往往双肾均可能发生肿瘤,其外科治疗以最大化保留肾功能为原则。常用的治疗方法为保留肾单位的手术、冷冻消融、射频消融等。在对患者本人治疗的同时,还需要对患者及家属提供必要的遗传咨询及建议。

三、主要致病因素

(一)吸烟

肾癌公认的外部致病因素之一是吸烟,相对于非吸烟人群,吸烟者患肾癌的概率将上升1.4~2.5倍。任何种类的烟草都可能增加患癌风险,而且该风险随着总吸入量和烟龄正比升高。同样的,随着戒烟时间的延长患肾癌的相对风险会降低。据称,20%~30%的男性肾癌和10%~20%的女性肾癌与吸烟有关。

(二)肥胖

肥胖是肾癌的另外一个主要危险因素。BMI每上升$5\ kg/m^2$,男女性肾癌的发生率就会分别上升1.24和1.34倍。目前在欧美国家,肥胖的发生率与日俱增,这可能是肾癌发病率逐年上升的间接原因之一。在美国约40%的肾癌可能和肥胖相关。肥胖引起肾癌的可能原因可能是脂质过氧化引起DNA损伤,IGF-1表达量升高,循环雌激素水平上升和引起局部炎症等。

复旦大学附属肿瘤医院泌尿外科的医生在对500多名患者的长期观察中就发现,肾癌中最常见的透明细胞癌的发生与中心性肥胖相关。透明细胞癌的患者的内脏脂肪面积平均比患其他类型肾脏肿瘤的患者大$25\ cm^2$。内脏脂肪除了储存能量外,还担负了一部分内分泌的功能,它们所分泌的很多细胞因子或许是造成这一系列结果甚至发生肾癌的原因。

(三)高血压

高血压为肾癌第三大主要危险因素。除了高血压本身,有研究者称利尿剂和其他抗高血压药物也可能是肾癌的诱发因素之一。高血压引起肾癌的可能机制是高血压能引起肾单位损伤,诱导局部炎症,或者通过引起肾脏代谢、功能变化从而提高肾小管对致癌物质的敏感性。

(四)其他因素

其他致癌因素例如病毒感染、芳香类化合物,含铅化合物,三氯乙烯等都可以增加肾癌风险,然而其结果并不十分明确。也有少量研究提示工作涉及金属、化学制剂、橡胶、印刷行业、石棉、镉的工人有轻度增加的肾癌风险,但是相关的数据尚缺乏说服力。有病例对照研究显示在经济条件欠发达的地区人们的肾癌发病率较高,但是具体原因不明。常见的西方化的饮食例如高脂肪、低蔬菜水果摄入、碳酸类饮料、咖啡和茶可能会引起肾癌,可是这些研究结果有时会相互矛盾。当然,家族史可能是肾癌的发病因素之一,据称如果1级或者2级亲属中有肾癌患者,那么其患肾癌的风险将上升2.9倍。其他的可能发病因素还包括放射性物质接触、儿时曾患肾母细胞瘤、化疗、终末肾病等。

四、临床表现及诊断

无症状肾癌的发现率逐年升高。既往血尿、腰痛、腹部肿块的"肾癌三联征"临床出现率<15%。30%的病例为转移性肾癌,可由于肿瘤转移所致的骨痛、骨折、咳嗽、咯血等症状就诊而发现。在男性患者,如果肿瘤巨大或左侧肾肿瘤伴有肾静脉瘤栓,可压迫生殖静脉导致回流障碍,引起患侧睾丸精索静脉曲张。另外,10%~40%的中晚期患者可出现副瘤综合征,表现为高血压、贫血、体重减轻、恶病质、发热、红细胞增多症、肝功能异常、高钙血症、高血糖、血沉增快、神经肌肉病变、淀粉样变性、溢乳症、凝血机制异常等变化。

肾癌的临床诊断主要依靠影像学检查。B超检查腹部脏器已是体检中的常规项目,其能发现直径为1 cm的肾脏占位,根据内部回声可初步鉴别肾癌、肾血管平滑肌脂肪瘤、肾囊肿等。CT或MRI检查是对肾癌的重要检查,其诊断正确率均在95%~98%,它们可早期发现肾脏肿瘤并可判断其性质和分期。腹部CT平扫和增强扫描及胸部X线片是术前临床分期的主要依据。腹部X线片可为开放性手术选择手术切口提供帮助;核素肾图扫描或静脉肾盂造影可评价对侧肾功能情况;腹部MRI检查可排除下腔静脉是否存在瘤栓;如若怀疑有骨、脑转移,可分别行核素骨扫描和头部CT(或MRI)检查。实验室检查作为对患者术前一般状况、肝肾功能以及预后判定的评价指标,确诊则需依靠病理学检查。

五、WHO病理分类和基因分型

2016版WHO肾脏肿瘤组织学分类的命名基于细胞质特征及免疫表型(如透明细胞肾细胞癌和嫌色细胞肾细胞癌)、病理结构特征(如乳头状肾细胞癌)、细胞类型(如肾嗜酸细胞瘤)、细胞质形态及病理结构特征(透明细胞乳头状肾细胞癌)、与胚胎结构的相似性(后肾腺瘤)、肿瘤解剖部位(集合管癌和肾髓质癌)、与原发肾脏疾病相关(获得性囊性肾病相关性肾癌)、特殊的分子改变(如MiT家族易位肾癌和琥珀酸脱氢酶缺陷相关的肾癌)、家族遗传性(遗传性平滑肌瘤病肾细胞癌综合征相关性肾癌)等,具体如表34-1所示。

表34-1 2016 WHO肾细胞肿瘤分类

肾细胞癌	Renal cell tumors	国际肿瘤学分类编号(ICD-O)
透明细胞肾细胞癌	Clear cell renal cell carcinoma	8310/3
低度恶性潜能多房囊性肾细胞瘤	Multilocular cystic renal neoplasm of low malignant potential	8316/1

续 表

肾细胞癌	Renal cell tumors	国际肿瘤学分类编号(ICD-O)
乳头状肾细胞癌	Papillary renal cell carcinoma	8255/1
遗传性平滑肌瘤病肾细胞癌综合征相关性肾细胞癌	Hereditary leiomyomatosis and renal cell carcinoma (HLRCC)-associated renal cell carcinoma	8311/3
嫌色细胞肾细胞癌	Chromophobe renal cell carcinoma	8317/3
集合管癌	Collecting duct carcinoma	8319/3
肾髓质癌	Renal medullary carcinoma	8510/3
MiT家族易位性肾细胞癌	MiT Family translocation carcinomas	8311/3
琥珀酸脱氢酶缺陷相关的肾细胞癌	Succinate dehydrogenase (SDH)-deficient renal carcinoma	8312/3
黏液性管状和梭形细胞癌	Mucinous tubular and spindle cell carcinoma	8480/3
管状囊性肾细胞癌	Tubulocystic renal cell carcinoma	8316/3
获得性囊性肾癌相关性肾细胞癌	Acquired cystic disease associated renal cell carcinoma	8316/3
透明细胞乳头状肾细胞癌	Clear cell papillary renal cell carcinoma	8323/1
未分类的肾细胞癌	Renal cell carcinoma, unclassified	8312/3
乳头状腺瘤	Papillary adenoma	8260/0
嗜酸细胞瘤	Oncocytoma	8290/0

六、ISUP分级与免疫组化标记

(一) ISUP分级系统

以往在临床上应用最广泛的肾癌分级系统是Fuhrman分级系统,通过同时评价细胞核的大小、形态以及核仁突出情况来分级的系统。近年来研究表明,对于透明细胞肾细胞癌和乳头状肾细胞癌,单独评价核仁的大小就可以把肿瘤分为1~4级,是更有力的预后因素。这套基于核仁突出情况的分级系统称为肾癌ISUP分级系统,取代以前的Fuhrman分级系统。肾癌ISUP分级系统的4个分级以及与Fuhrman分级的对比如表34-2所示。ISUP分级系统适用于透明细胞肾细胞癌和乳头状肾细胞癌。由于目前尚无证据表明该系统对嫌色细胞肾细胞癌分级具有预后意义,共识指出无须对嫌色细胞肾细胞癌进行ISUP分级。

表34-2 肾癌Fuhrman分级和ISUP分级的对比

分级	Fuhrman分级	ISUP分级
G1	直径10 μm圆形,一致核仁不明显或没有	400倍下瘤细胞无核仁或核仁不明显
G2	15 μm,不规则,有核仁。光镜×400倍	400倍下瘤细胞可见清晰的核仁,但在100倍下核仁不明显或不清晰

续表

分级	Fuhrman 分级	ISUP 分级
G3	20 μm,明显不规则,大核仁。光镜×100 倍	100 倍下可见清晰的核仁
G4	≥20 μm,怪异或分叶,大核仁。染色质凝块,梭形细胞	瘤细胞显示明显多形性的核、瘤巨细胞、肉瘤样或横纹肌样分化

(二)诊断肾癌的免疫组化标志物

诊断肾癌的免疫组化标志物如表 34-3 所示。

表 34-3 诊断肾肿瘤的免疫组化标志物

肿瘤类型	阳性	阴性
透明细胞肾细胞癌	波形蛋白(vimentin)、角蛋白(keratin)、EMA、CD10、RCCm、Pax2、Pax8、CAIX	CK7、Ksp-钙黏着蛋白(cadherin)、parvalbumin
乳头状肾细胞癌	keratin、CK7、AMACR、RCCm	CD117、Ksp-钙黏着蛋白(cadherin)、parvalbumin、WT1
嫌色细胞肾细胞癌	E-钙黏着蛋白(cadherin)、Ksp-钙黏着蛋白(cadherin)、CD117、EMA、CK、CK7	波形蛋白(vimentin)、CAIX、AMACR
集合管癌	EMA、CK7、HMWCK、Pax2、Pax8	CD10、RCCm、CK20、p63
透明细胞(管状)乳头状肾细胞癌	CK7、Pax2、Pax8、CAIX	AMACR、RCCm、CD10
易位性肾细胞癌	TFE3、TFEB、CD10、RCCm	CK(常弱表达或阴性)
嗜酸细胞腺瘤	Ksp-钙黏着蛋白(cadherin)、CD117、Parvalbumin、S100A1	CK7、MOC31、EpCam、EA-BA、CD82
后肾腺瘤	S-100、WT1、CD57	AMACR、RCCm
具有肉瘤样特征的肾细胞癌	CK7、Pax2、Pax8、CD10、波形蛋白(vimentin)、AMACR	
血管平滑肌脂肪瘤	HMB45、Melan-A、SMA	CK、CD10、RCCm、Pax2、Pax8
尿路上皮癌	CK、CK7、CK20、p63、GATA3、thrombomodulin、uroplakin III	RCCm、CD10、Pax2、Pax8

第二节 手术治疗

一、外科治疗原则

(一)Ⅰ期肿瘤(T1a)

T1a 期肾脏肿瘤以保留肾单位的手术治疗为主,主要原则为保证肿瘤切除的同时最大化保留肾功能。其主要适应证为:肾癌发生于解剖性或功能性的孤立肾,根治性肾切除术将会导致肾功能不全或尿毒症的患者,如先天性孤立肾、对侧肾功能不全或无功能者以及双侧肾癌等,还推荐应用于家族遗传性肾癌患者。根据手术医生的经验、肿瘤位置及大小,可选择开放或者腔镜手术。若 T1a 期肾脏肿瘤因位置内生、与集合系统及重要血管关系密切,可选择肾癌根治术进行治疗。对于一些 T1a 期肿瘤还可以选择消融治疗或者积极随访观察。积极随访策略尤其适用于预期生存时间较短、有其他严重合并症的患者,这些患者往往不适于有创操作。研究显示对于偶然体检发现的小肾癌,延迟手术时间并不会过多影响治疗结果,因此对于特殊患者进行积极随访具有一定理论依据及可行性。据统计,消融等介入治疗方法,在远处转移的概率上和常规手术相似,但是局部复发率略高,因此只能作为次于手术的选择。

(二) Ⅰ期肿瘤(T1b)

对于直径为 4~7 cm 的肿瘤,由于肾部分切除术及肾癌根治术具有相似的治疗结果,因此 T1b 期肿瘤患者若符合条件,均可选择肾部分切除术。我科层通过回顾性分析 T1b 期肾癌 30 例的手术过程及疗效,结果如下:1 例因术中切穿肾盂,开放血流后出血不能控制,中转开放性肾切除术;29 例成功完成 NSS,动脉阻断时间 14~30 min,中位 17 min;术中出血量 20~100 ml,中位 40 ml,无输血。术后 3 个月肾功能无明显变化。随访 36~72 个月,中位 56 个月,患者均存活,肿瘤无复发。因此临床 T1b 期肾癌选择性肾部分切除术治疗安全、有效,肿瘤位置及相对肿瘤大小是肾部分切除术的重要影响因素。

(三) Ⅱ 及Ⅲ期肿瘤

对于这部分患者,不适宜选用保留肾单位的手术,因此最佳治疗方法为肾癌根治术,特别是对于下腔静脉存在癌栓的患者更应行根治性手术。对于需要取出癌栓的患者,往往需要心血管外科的医生联合手术治疗。《美国 NCCN 指南》建议,肾癌根治术为 T2、T3 期肿瘤最佳选择,肾部分切除术仅适用于小的、单侧的 T2a 期肿瘤。我科曾报道过对于直径 >12 cm 的巨大肾癌进行经腹肾根治术的临床分析,证实对于这部分患者进行手术是安全、有效的,术后并发症可控,肿瘤能得到良好控制。

(四) Ⅳ 期肿瘤

Ⅳ 期肿瘤患者仍可能从手术获益。例如,CT 上显示的肿大淋巴结可能是反应性增生引起的而非转移性的,因此局部个别淋巴结肿大并不是术前否定手术方案的理由。另外,部分患者的肿瘤及转移灶都是可切除的:①发现时原发灶可切除,而且只有单个转移灶;②肾根治术后复发的单个转移灶。特别是对于肺、骨、脑的孤立转移灶可以选择局部治疗,例如手术、放疗等。在靶向治疗时代,还可以使用新辅助靶向治疗,在原发灶缩小后再行手术以提高手术成功率。

二、手术的应用解剖

肾脏为后腹膜器官,位置相当于第 12 胸椎至第 3 腰椎水平,肾前方与周围脏器毗邻,最前方有肋骨保护,而后方的上部与膈肌接触,内侧为腰大肌,外侧为腰方肌。两肾的上部内侧均有肾上腺覆盖;右肾前上部紧贴肝右叶下面,下部与结肠肝曲相邻,内侧与十二指肠降部相接;左肾前上部与胃底及脾脏相邻,中部有胰尾横过,下部与结肠脾曲相接;两肾内侧之间则为下腔静脉和腹主动脉。肾周筋膜(Gerota 筋膜)被覆肾周脂肪表面,其结构在肾癌根治术中相当重要,肾周筋膜起自于腹膜后连接组织的中间层,分为前后两层,覆盖肾脏及其肾周围间隙内的毗邻结构。肾筋膜前后层上方与膈肌固有筋膜在肾上腺上方融合,内侧方在脊柱前面,与腹主动脉和腔静脉的结缔组织融合,于外侧与腰方肌椎状筋膜融合,向下两层分离,延续至骨盆。在骨盆,肾周筋膜后层与横筋膜融合,而前层包绕输尿管鞘,并延续至膀胱。

肾动脉进入肾门之前,一般分为前后两干支,前干支粗大,继续分为尖、上、中、下 4 个段支,分别供给肾上极、肾前段、肾后段、肾下极;后干分出一支支配后段。肾前段区最大,超过肾外侧面与后段区相邻。重要的是,虽然肾动脉分支进入肾脏后继续有分支,但这些分支没有相互吻合支,损伤分支段将导致供应区肾组织功能失活。肾静脉与肾动脉不同,肾静脉在肾内存在广泛的吻合支,肾静脉在出肾之前,常由 2～3 个属支逐渐汇合成一支粗大的肾静脉,在肾动脉之前与其伴行,垂直并汇入下腔静脉。右肾静脉较左肾静脉短 1/3～1/2,左肾静脉接受左肾上腺和性腺静脉,而右侧并不接受肾外组织器官的静脉。肾脏的淋巴分为浅深两组淋巴丛,浅组引流肾脂肪囊及肾被膜的淋巴,深组引流肾实质内淋巴,深浅两组在肾蒂处汇合成较粗的淋巴管,并注入肾门处淋巴结,再将淋巴液汇入腹主动脉和下腔静脉周围的腰淋巴干。肾脏发生癌瘤时,可侵犯肾门处的淋巴结,但也常常沿腰淋巴干远处转移,这是近年来肾癌根治术不主张区域或扩大淋巴结清扫的主要原因。左肾门淋巴结受侵时,可影响左侧精索的回流而发生左侧精索静脉曲张。

三、术前准备

术前行常规检查,评价患者的一般情况、心肺功能、肝肾功能、凝血功能,明确或排除是否合并慢性疾病,如糖尿病、高血压等,术前要求血压和血糖控制在正常范围内。

了解肿瘤大小、部位及是否合并静脉瘤栓,如合并瘤栓将进一步评估瘤栓的位置。

根据肿瘤的大小、部位及与周围脏器毗邻关系,选择经后腹腔或经腹腹入路的方式。肿瘤直径≤7～10 cm,推荐选择经后腹腔入路,直径≥10 cm 者推荐选择经腹腔入路。经后腹腔入路时,需要再根据腹部 X 线平片(或静脉肾盂造影)明确患肾位置,选择经第 11 肋、11 肋间或第 12 肋切口。

备血 300～900 ml,术前晚灌肠。经腹入路者,术前留置胃管。

通常选择硬膜外和气管内联合麻醉的方法,麻醉后留置尿管。

术前常规将患者的全身情况和局部病变告知患者或其家属,有必要讲述根治性肾切除术的特点、各种风险和可能常见的副损伤,如胸膜、血管、肠管损伤等。

经腰入路根治性肾癌切除术取侧卧位,患侧向上,健侧腰部对准腰桥并被抬高,身体的头端和足端降低以张开手术侧腰部。健侧下肢髋、膝关节屈曲,手术侧下肢伸直,两者间填以衬垫保护并妥为固定。

四、手术方式及要点

(一)经腰入路肾癌根治术

根治性肾切除术是局限性肾癌首选的治疗方法。经典的根治性肾切除范围包括:肾周筋膜、肾周脂肪、患肾、同侧肾上腺、肾门淋巴结及血管分叉以上输尿管。现代观点认为,如临床分期为Ⅰ或Ⅱ期,肿瘤位于肾中、下部分,肿瘤直径<8 cm、术前 CT 显示肾上腺正常,

可以选择保留同侧肾上腺的根治性肾切除。另外,不推荐同时行区域或扩大淋巴结清扫术,但如果术中可见淋巴引流区域肿大淋巴结,可同期行肿大淋巴结切除术。根治性肾切除术可经开放性或腹腔镜手术进行。

1. 开放性手术　可选择经腹或经腰部入路,笔者认为经腰入路,锐性解剖性分离肾癌根治术是一种可常用的安全有效的肾癌根治术式。

手术步骤:第11肋间切口适用于大多数肾癌根治手术,术野显露满意,最为常用。切口起于第11肋间隙骶棘肌外缘,沿第11肋间向前延伸,根据需要可将切口终止于腹直肌外缘。切开皮肤和皮下组织,依次切开背阔肌和腹外斜肌,下后锯肌和腹内斜肌。于第12肋尖前少许的腰背筋膜做一小切口至腹膜外脂肪层,以食指伸入切口下间隙推开筋膜下的肾周筋膜、腹膜及腹膜外脂肪,沿切口方向将腰背筋膜和腹横肌切开。剪断第12肋尖端附着的肋横韧带,于第12肋上缘切开肋间外肌。用左手食指钝性推移肋间内肌,此时多能看到肋间内肌深层的肋膈肌和其上方的胸膜反折,剪断部分膈肌脚,胸膜反折部即退缩至切口上方。此时用撑开器撑开切口两侧显露肾区。于肾区背侧,沿腰方肌外缘纵行切开侧椎筋膜与腰方肌筋膜的延续部,显露腰方肌及其前方的肾筋膜后叶,两者之间有间隙,顺此间隙向上游离肾上极(或包括肾上腺)、肾周前间隙,当肾上极与背侧间隙游离后,即可在弓状韧带水平显示肾动脉。游离并骨骼化肾动脉,近端结扎和缝扎;游离并骨骼化肾静脉,结扎和缝扎。确认无异位血管,提起肾脏及周围脂肪组织向输尿管远端游离,接近入盆腔处,切断输尿管及周围脂肪结缔组织。创面用洗必泰和生理盐水先后浸泡清洗,仔细检查创面无活动性出血,常规在术床放置引流管,逐层缝合切口各层肌肉、皮下脂肪和皮肤。手术过程要求电刀锐性(解剖性)分离,术野清晰、操作轻柔,遇血管则电凝或结扎。

2. 腹腔镜手术　相对于开放手术,腔镜治疗已经成为一种安全、有效、微创的手术方法。随着手术技术及器械的日新月异,腔镜根治性肾癌根治术与开放手术的肿瘤相关生存率无明显差异。

手术步骤:①患者采用健侧卧位,垫高腰部。②气囊扩张法建立腹膜后腔隙,可分别以分离钳及超声刀、电钩或者剪刀进一步扩大腹膜后间隙。③清除腹膜外脂肪。④沿腰大肌内侧打开腰背筋膜,沿腹壁背侧Gerota筋膜外向上进行分离,依次分离显露肾脏背侧、肾动静脉、下极、腹侧、上极,完整切除肾周围脂肪囊。⑤充分游离显露肾脏动脉1~2 cm,应用hem-o-lok分别钳夹肾动脉后予以切断,近心端应至少钳夹2道。⑥游离肾脏下极,找到输尿管后离断,远端以钛夹夹闭。⑦提起输尿管和肾下极,向上往肾门方向分离,找到肾静脉,游离清楚后予hem-o-lock阻断并切断。⑧将腹膜分离推向前方,松解肾周粘连,将肾上极与肾上腺之间的组织切断。⑨切下标本后,创面仔细止血。延长切口至5~7 cm取出标本。留置双套引流管一根自切口下方开口引出固定。清点纱布器械无误后,逐层关闭手术切口。

(二)经腹腔入路肾癌根治术

经腹腔入路可有不同的选择,肋缘下切口、旁正中切口或腹直肌切口均为常用,有时加侧腹横切口以取得更好的暴露。肋缘下切口使用肝脏拉钩拉起肋弓,几乎可以将肾脏及肿瘤完全显露,该方法是笔者常用切口。不论采取哪一种经腹切口,后腹膜均于结肠外侧沟处切开,完全游离结肠翻向健侧显露肾脏。然后游离肾静脉和其后方的肾动脉,可使用静脉拉钩牵拉肾静脉,先结扎肾动脉后,再处理肾静脉。最后按顺序游离并切除肾脏和其肿瘤。

手术要点:根据肾脏位置以及与第11、第12肋关系,选择经第12肋切口、第11肋切口或第 11 肋间切口,以求最好的术野暴露和最小的损伤。切口位置越高,损伤胸膜的机会越多,因此,熟悉胸膜与第 11、第 12 肋的关系很重要。避免损伤胸膜,切除肋骨时紧贴肋骨面,勿损伤肋骨下骨膜,否则容易损伤骨膜深面的胸膜;处理肋间内肌时宜钝性推断,忌锐性切开,剪断膈肌脚时应直视下贴近后下方处理。此时多能看到肋间内肌深层的肋膈肌和其上方的胸膜反折,剪断部分膈肌脚,胸膜反折部即退缩至切口上方。上述步骤十分重要,否则容易破损胸膜。如发生胸膜损伤,多数情况下在肾癌切除后处理,此时应在麻醉师的配合下,使肺膨胀,抽出胸膜腔内气体,用细线将胸膜及周围组织缝合。由于胸膜较薄,单纯缝合胸膜时稍有张力破口会更大。如该方法无效,则于第 7 肋间放置胸管闭式引流。游离肾脏时,通过游离肾脏后上方组织到达肾蒂,多数情况下能分别游离并结扎肾动脉和肾静脉,如肾蒂周围粘连,可孤立肾蒂适当粗细时,用肾蒂钳两把钳夹肾蒂,然后进行结扎和缝扎。关切口前,常规将切除标本剖开明确诊断,如为肾盂癌则应再补充行残余输尿管和膀胱袖口状切除。

(三) 保留肾单位手术

1. 适应证

(1) 保留肾单位手术(nephron sparing surgery,NSS)的绝对适应证:肾癌发生于解剖性或功能性的孤立肾,根治性肾切除术将会导致肾功能不全或尿毒症的患者,如先天性孤立肾、对侧肾功能不全或无功能者以及双侧肾癌等。

(2) NSS 相对适应证:肾癌对侧肾存在某些良性疾病,如肾结石、慢性肾盂肾炎或其他可能导致肾功能恶化的疾病(如高血压、糖尿病、肾动脉狭窄等)患者。NSS 适应证和相对适应证对肿瘤大小没有具体限定。

(3) NSS 可选择适应证:临床分期 T1a 期(肿瘤直径≤4 cm),肿瘤位于肾脏周边,单发的无症状肾癌,对侧肾功能正常者可选择实施 NSS。

2. 手术方式

(1) 开放性手术:麻醉成功后,取健侧 90°卧位,腰部垫枕。常规消毒铺巾,取患侧 11 肋间切口。切开皮肤、浅筋膜、腰背部各层肌肉。进入腹膜后间隙。上自动牵开器。将腹膜分离推向前方。胸膜分离推向上方。打开肾脏背侧腰背筋膜,将患肾牵拉向腹侧,找到肾动脉备用。松解肾周粘连,清除肾周脂肪组织,找到肾肿瘤。使用哈巴狗钳暂时阻断肾动脉,计时阻断肾动脉时间。在肿瘤周边 0.5 cm 处肾包膜表面行切口,将肿瘤完整切除。4-0 可吸收线将肾创面明显渗血处 8 字缝合止血,同时缝合肾盂破口。再取 1 号可吸收线连续缝合肾皮质创面。放松哈巴狗钳,检查创面和肾周无明显活动性出血。可使用医用胶水、止血棉辅助止血,必要时补充加固缝合,同时关注尿色尿量。留置引流管一根,自切口下方引出固定。清点纱布器械无误后,逐层关闭手术切口。

(2) 腹腔镜手术:麻醉成功后,取健侧 90°卧位,腰部垫枕。常规消毒铺巾,取患侧 12 肋脊角腋后线、11 肋下腋前线、髂前上脊腋中线 3 个点作为操作孔,分别置入腹腔镜 trocar。气腹满意后,清除腹膜外脂肪,打开腰背筋膜和肾周筋膜,找到肾动脉,备用。将腹膜分离推向前方,充分松解肾周粘连,定好肿瘤边界,对于内生性肿瘤可辅助使用腔镜下 B 超探头确定肿瘤边界。哈巴狗钳暂时阻断肾动脉,计时热缺血时间。沿肿瘤边缘 0.3~0.5 cm 仔细切除肾肿瘤,肾脏创面仔细止血,使用钛夹夹闭所见小动脉,4-0 可吸收线连续或间断缝合肾盂和肾创面血管。1 号可吸收线连续缝合肾皮质创面,Hemo-Lock 夹锁边加固。松开哈巴狗钳,检查肾创面无渗血,同时关注尿色尿量。检查腹膜后及肾周无明显出血,使用止血材料覆盖肾脏创面,将肾脏重新固定于腰背筋膜。将标本套入标本袋自切口取出。留置引流管一根自切口下方开口引出固定。清点纱布器械无误后,逐层关闭手术切口。

(四) 下腔静脉瘤栓的外科治疗

多数学者认为 TNM 分期、瘤栓长度、瘤栓是否浸润腔静脉与预后有直接关系。建议对临床分期为 T3bM0N0,且行为状态良好的患者行下腔静脉瘤栓取出术。不推荐对 CT 或 MRI 扫描检查提示有下腔静脉壁受侵或伴淋巴结转移或远处转移的患者行此手术。

静脉瘤栓尚无统一的分类方法,推荐采用美国梅约医学中心(Mayo Clinic)的五级分类法。0级:瘤栓局限在肾静脉内;Ⅰ级:瘤栓位于下腔静脉内,瘤栓顶端距肾静脉开口处≤2 cm;Ⅱ级:瘤栓位于肝静脉水平以下的下腔静脉内,瘤栓顶端距肾静脉开口处>2 cm;Ⅲ级:瘤栓位于肝内下腔静脉,膈肌以下;Ⅳ级:瘤栓位于膈肌以上下腔静脉内。

肿瘤仅伸至肾静脉远端,只要在肾静脉瘤栓近端结扎肾静脉即可。瘤栓如长入下腔静脉,则根据不同类型进行处理。

1. **肾周瘤栓** 瘤栓位于肾静脉开口附近的下腔静脉内。分离、结扎、切断肾动脉、输尿管,肾周筋膜外游离肾脏,仅留肾静脉与下腔静脉相连。由于瘤栓远端位于肾静脉开口附近,游离能控制下腔静脉的长度,用哈巴狗钳同时阻断对侧肾静脉及瘤栓近、远端下腔静脉,然后袖口状切开下腔静脉,即可取出瘤栓,腔静脉切口用 5-0 血管缝合线缝合。

2. **肝下瘤栓** 瘤栓上界位于肝主要静脉以下。须游离较长段下腔静脉。切开肝右三角韧带、冠状韧带,将肝右叶完全翻转向左,分离结扎肝小静脉,充分显露肝主要静脉水平之下的下腔静脉。游离肾脏,切断肾动脉及输尿管,仅留肾静脉与下腔静脉相连。用 Satinsky 钳于瘤栓上方阻断下腔静脉,用止血带阻断对侧肾静脉及瘤栓下方的下腔静脉。环状切开肾静脉开口处,必要时切开下腔静脉,轻轻分离瘤栓,将其与肾肿瘤一并切除。5-0 血管缝合线缝合腔静脉切口。在缝合下腔静脉前,先松开远端腔静脉止血带,使下腔静脉充盈,排出空气以免发生空气栓塞;冉松开近端腔静脉 Satinsky 钳,最后松开对侧肾静脉止血带。如瘤栓与下腔静脉粘连无法分离,则须切除受累的下腔静脉,并处理对侧肾静脉。

3. **肝后及肝上瘤栓** 瘤栓位于肝主要静脉以上。如瘤栓上界在右心房以下,可于右心房下阻断下腔静脉,切开下腔静脉取瘤栓。先游离肝脏,切断镰状韧带、三角韧带、冠状韧带,分离结扎肝小静脉,充分显露肝后面下腔静脉。切开下腔静脉邻近之膈肌,用血管止血带于瘤栓上方暂时阻断下腔静脉。如侧支循环未充分建立,阻断下腔静脉会导致下肢静脉内血液淤积,使回心血流量大大减少,引起体循环障碍。此时应于腹主动脉裂孔处阻断腹主动脉。用止血带套住心包内的下腔静脉。同时,阻断对侧肾静脉,用无损伤钳阻断肝门,记录肝门阻断时间。常温下肝耐受缺血时间为 15~30 min。于肝静脉水平切开下腔静脉,切口向下延长,绕过患肾静脉开口处。从下腔静脉切口插入 F20 号气囊导尿管,向上至瘤栓顶部上方,用生理盐水充胀气囊,轻轻将瘤栓拖出。瘤栓拖出后清洗下腔静脉。用 Satinsky 钳钳住下腔静脉切口,Allis 钳钳夹切口对缘之下腔静脉壁,以防下腔静脉从 Satinsky 钳下滑出。肾静脉切口及下腔静脉切口用血管缝合线缝合。间断开放 Satinsky 钳,排除下腔静脉内空气。先松开左肾静脉止血带,肝门止血带,然后松开腹主动脉、下腔静脉远侧、近侧止血带。

4. **体外循环、心肺分流、心脏停搏下取瘤栓** 如侧支循环不足以代偿阻断膈上下腔静脉,或瘤栓已延伸至右心房,则须使用心肺分流。经右心耳插管至上腔静脉,经股静脉插管至髂总静脉起始部稍上的下腔静脉,经股动脉或升主动脉插管提供动脉血循环。常规阻断门静脉,减少取瘤栓时出血。瘤栓取出后,将瘤栓上方的止血带调整至肝静脉下,开放门静脉,这样缝合下腔静脉时,可使血液经肝静脉回流。由于上述方法须阻断门静脉,且阻断时间一般≤20 min,因此,如估计手术时间较长或瘤栓已达右心房,最好采用心肺分流、心脏停搏的情况下取瘤栓。大脑常温下缺血 5~6 min 即可造成不可逆损害,常须降低体温以延长耐受缺血时间。当体温降至 18℃时,可阻断循环 45~60 min。

采用胸腹正中联合切口,从胸骨切迹至耻骨联合上,锯开胸骨,显露心包。先分离结扎肾动脉、输尿管,游离肾脏。打开心包、右心房,主动脉弓插管,开始心肺分流后,将患者体温降至 18℃,当体温接近 20℃时即可夹住主动脉,输入 500 ml 冷心脏停搏液使心脏停搏。停体外循环机,将患者体内 95% 血液引流至泵内,而不流入任何器官,从而使手术视野保持无出血状态。环绕肾静脉开口切开下腔静脉,如瘤栓扩展至右心房则同时切开右心房。瘤栓与腔静脉无粘连时则容易将瘤栓完整拖出。但多数情况下瘤栓与下腔静脉有少许粘连,可通过上、下切口分块取出,也可借助气囊导尿管将瘤栓拖出。将所有瘤栓取出后,用 5—0 血管缝线缝合下腔静脉及右心房切口。开始心肺分流,缓慢复温,随着复温,心脏纤颤可自发停止,但多数情况下需电除颤。心脏复跳后,泵内储存血液逐渐回流至体内。拔除导管后使用鱼精蛋白中和肝素,同时用血小板及冷冻血浆防止术后出血。

术前未能明确诊断,术中未在瘤栓近侧阻断下腔静脉,可导致瘤栓肺栓塞;瘤栓切除不完整,瘤细胞可在短期内发生肺部播散,因此,术前明确诊断,术中在瘤栓近端阻断下腔静脉,完整切除瘤栓是防止此并发症的关键。术中意外损伤下腔静脉或腔静脉取瘤栓手术阻断下腔静脉及对侧肾静脉时间过长,可造成术后肾衰竭,须按急性肾功衰竭处理。肝后及肝上腔静脉瘤栓取瘤栓时,为减少术中出血,须阻断肝门,此时应特别注意常温阻断时间≤30 min,否则容易发生肝功能衰竭。如手术复杂,估计手术时间长,最好在心肺分流、低温下进行。

五、并发症防治

(一) 出血

出血是较常见的并发症,损伤肾静脉及营养肾肿瘤的血管是出血的主要原因。肿瘤越大,肿瘤血运越丰富,术中越容易出血,肾静脉管壁薄、粘连、视野不清、受到牵拉时容易损伤,所以肿瘤直径≥10 cm 者常选择经腹入路或胸腹联合切口,以便充分显露及直视下操作,血管损伤的机会将会减少。

(二) 下腔静脉损伤

下腔静脉损伤可发生大出血,其损伤多发生在肾蒂周围粘连、肿瘤浸润牵拉时。出血时视野模糊,不可盲目使用带齿血管钳钳夹止血,应用手指或盐水纱布按压出血部位,此举多能暂时止血。必要时可延长手术切口,使手术视野充分暴露,术者右手持无损伤血管钳,按压止血的左手徐徐移开,看清出血点开始出血时,用血管钳准确钳夹,出血停止后,根据下腔静脉损伤程度进行不同的处理。如下腔静脉裂口很小,可用无损伤圆针细线缝合结扎;较大的撕裂口可用 Satinsky 钳部分阻断下腔静脉,裂口用 5-0 血管缝合线连续缝合。如部分断裂,则在裂口上、下方将下腔静脉游离一段,用无损伤血管钳分别钳夹,阻断血流,进行修补。

(三) 十二指肠损伤

多发生在肿瘤体积大,手术视野较小时,术中如肠壁被钳夹或结扎而当时未发现,术后可能发生肠瘘。当右肾周围有粘连,尤其是上极内侧粘连,强行钝性分离可撕破十二指肠。手术野如发现胆汁样液体,应考虑十二指肠损伤。应先切除患肾,充分显露十二指肠裂口。小裂口可用细丝线做两层横形内翻缝合;严重损伤者,应延长切口,进入腹腔,充分显露破裂的十二指肠,按肠吻合原则仔细修补。并在十二指肠处放置多孔胶管引流,术后行胃肠减压,禁食3~5 d,根据具体情况决定何时拔引流管。

(四) 结肠损伤

肾门或肾下极严重粘连,常与腹膜和结肠粘连在一起,腹膜增厚与结肠浆膜不能分离。肾肿瘤术中分离周围粘连时,可损伤结肠。结肠破裂后,可闻到粪便臭味,有黄色肠液外溢,应马上清洗局部。用细丝线内翻缝合修补伤处,腹膜后放置引流管。结肠瘘多在术后数天发生,应充分引流瘘口,控制感染,瘘口多可自愈。如经久不愈,可在结肠近端做暂时性结肠造瘘。

(五) 肝脾损伤

多因拉钩用力过大或脏器与肾粘连分离时出血,小的出血压迫或医用胶水粘连即可,大的出血可用可吸收线缝合。

六、术后处理

术后禁食至肛门排气。经腹腔途径胃肠功能恢复较慢,如出现肠胀气较重,可行胃肠减压。

术后鼓励患者深呼吸、咳嗽排痰,必要时行雾化吸入,以防肺部感染或肺不张。静脉给予抗生素预防伤口及肺部感染。

加强支持治疗,改善机体营养状况。

伤口引流物如无分泌物排出,于2~3 d后可以拔除。

七、临床经验或建议

保留肾实质切除范围应距肿瘤边缘0.5~1.0 cm,不选择肿瘤剜除术治疗散发性肾癌。对肉眼观察切缘有完整正常肾组织包绕的病例,术中可不必常规进行切缘组织冰冻病理检查。保留肾单位手术后局部复发率0~10%,而肿瘤≤4 cm者手术后局部发率0~3%。

术前须向患者说明术后潜在复发的危险。孤立肾术后急性肾衰竭发生率26%,常由于肿瘤巨大、切除肾脏一半以上或肾缺血时间>1 h,但多数能够恢肾功能。

八、预后

Ⅰ期肾癌手术治疗5年生存率高达90%以上,Ⅰ~Ⅱ期肾癌手术后1~2年内有20%~30%的患者发生转移。Ⅱ期、Ⅲ期、Ⅳ期5年生存率分别为65%~80%、40%~60%和20%。

第三节 辅助治疗、新辅助治疗研究进展

长期以来,根治性肾切除手术是局限性肾癌患者的标准治疗方案,近年来保留肾单位手

术已经成为 T1a 期(甚至部分 T1b 期)肾癌患者的推荐治疗方案。在手术完整切除肾脏肿瘤后,大部分患者可以获得治愈的机会,但仍有接近 1/3 的患者在术后会出现复发和/或转移,进展为晚期肾癌,并最终因肾癌广泛转移影响重要脏器而死亡。如何降低此类患者的复发转移率,提高治愈率,改善这些患者的生存,一直是肿瘤临床和科研工作者的研究重点,其中肾癌的术后辅助治疗和术前新辅助治疗更是重中之重。

一、术后辅助治疗

已有多种药物通过临床试验的形式尝试用于局部进展性肾癌术后辅助治疗,包括细胞因子(干扰素-a、白介素-2),肾癌肿瘤疫苗,分子靶向药物(索拉非尼、舒尼替尼、girentuximab)等。其中,以细胞因子作为肾癌辅助治疗的临床试验均未能使肾癌患者获得生存获益。

2015 年,Hass 等在 ASCO 年会上报道了首项分子靶向药物作为术后辅助治疗局限高危肾癌的Ⅲ期临床试验(ASSURE 研究)结果。该研究共入组 1 943 例 UISS 评分为中-高危的局限性肾癌患者,随机分为索拉非尼治疗组(649 例)、舒尼替尼治疗组(647 例)和安慰剂组(647 例),持续治疗 1 年,中位随访时间 5.2 年。结果显示:3 组的 5 年无疾病生存率分别为 52.8%、53.8%和 55.8%,P 值为;3 组的 5 年总生存率分别为 80.7%、76.9%和 78.7%,p 值为,均无统计学差异。然而,短短 1 年之后的 2016 年 ESMO 年会上,Ravaud 报道了另一个使用舒尼替尼术后辅助治疗高危肾透明细胞癌的 S-TRAC 研究。结果显示,经舒尼替尼治疗 1 年的受试者至术后复发的中位时间为 6.8 年,而安慰剂组为 5.6 年,总体风险降低了 24%。舒尼替尼治疗组最常见的不良反应(>20%)为疲乏、衰弱和发热,3 级及以上不良事件的发生率为 62.1%,高于安慰剂组的 21.1%。为何两个相似的Ⅲ期临床试验(相似的肿瘤患者、相似的药物、相似的治疗时间)结果却截然不同?通过比较这两个临床试验的入组标准,不难发现,S-TRAC 研究入组的所有病例都是组织学确诊的透明细胞癌,并且是 UISS 明确为高危的患者;而 ASSURE 研究还包含有其他病理类型的肾癌,以及危险分层为中危的患者。S-TRAC 研究在一定程度上依靠更严格的入组标准获得了无疾病生存上的阳性结果。该结果是现有唯一支持局限性高危肾癌术后辅助靶向治疗的循证学依据。

另一项关于靶向肾癌细胞表面抗原 CA-Ⅸ的单克隆抗体 girentuximab 术后辅助治疗高危肾癌的 RENCAREX 临床试验入组了 864 例患者随机分为 girentuximab 治疗组和安慰剂组,无疾病进展生存和总生存在整个治疗组和安慰剂组之间无统计学差异;但亚组分析显示,高表达 CA-Ⅸ的患者在接受 girentuximab 治疗后获得更长的无疾病进展生存时间(HR:0.55;$P=0.01$),因此,后续需要在高表达 CA-Ⅸ的患者中进一步开展大样本的随机对照研究以证实 girentuximab 的辅助治疗价值。

目前还有多项与靶向药物相关的肾癌术后辅助治疗临床试验正在进行中,包括阿昔替尼的 ATLAS 研究(NCT01599754)、培唑帕尼的 PROTECT 研究(NCT01235962)、依维莫司的 EVEREST 研究(NCT01120249),这些研究的结果将进一步明确靶向药物在临床高危肾癌术后辅助治疗中的价值。

综上,目前仅有舒尼替尼被证实可以延长高危肾癌患者的术后无病进展生存时间,其他药物,包括细胞因子和肿瘤疫苗,都未能降低患者的术后复发率或延长生存时间。然而,随着肾癌治疗领域出现越来越多的新药,相信不久的将来就会出现真正能够提高高危肾癌患者治愈率和延长总生存的术后辅助治疗方案。

二、术前新辅助治疗

新辅助治疗通常被用于局部晚期肿瘤,希望在术前通过药物治疗缩小肿瘤体积,使肿瘤降期,以提高肿瘤切除率,更好地保留肿瘤周围的正常组织器官。对于那些瘤体巨大、与周围脏器关系密切、伴有下腔静脉瘤栓或者孤立肾肾癌的患者,如果在术前通过新辅助治疗缩小肾脏肿瘤负荷,就有希望获得更高的手术切除率。长期以来,基于肾癌对放化疗耐药的特性,肾癌的新辅助治疗领域几乎是一个空白。近年来,肾癌分子靶向药物的应用,可以使部分肾癌的肿瘤体积缩小,具有一定的客观反应率(11%~47%),因此这些药物是术前新辅助治疗的可选药物。靶向药物作为肾癌术前新辅助治疗的可能获益主要有以下几点:①提高根治性肾切除手术的切除率和安全性;②降低下腔静脉瘤栓分级,减少手术难度;③更好地保留周围的正常组织和器官;④提高保留肾单位手术的可行性。

截至目前,肾癌新辅助靶向治疗仅有一些小样本、单中心的Ⅱ期临床研究结果,提示肾癌术前新辅助应用靶向药物具有良好的安全性,且有一定缩小肾脏肿瘤或降低下腔静脉瘤栓的作用,为临床应用新辅助靶向治疗提供了初步的循证学依据。

国内的一项回顾性研究分析了18例高危局部进展性肾癌使用索拉非尼治疗的疗效,平均术前治疗时间96 d,肿瘤直径从治疗前的7.8 cm缩小到6.2 cm,所有患者都成功进行了肾癌根治术,术中平均出血量380 ml,并发症方面除1例术后出血外,其他患者未出现手术相关并发症,也无切口不愈合的情况。

另一项使用阿昔替尼作为新辅助药物治疗局限性肾癌的Ⅱ期临床研究显示:24例患者在术前使用中位12周阿昔替尼5 mg每日2次,术前36 h停药;所有患者的肿瘤直径在术前均缩小,从10 cm缩小到6.9 cm,客观反应率达到45.8%。主要的药物治疗不良反应有高血压、乏力、口腔溃疡和手足皮肤反应。所有患者均接受了手术治疗(根治性肾切除或保留肾单位手术),术后仅1例并发出血。

以上2项研究结果均显示,使用靶向药物作为术前新辅助治疗,可以使肾脏肿瘤直径缩小,有较好的缩瘤效果。

伴有下腔静脉瘤栓的肾癌一直是外科手术治疗的难点,该手术过程中存在很高的并发症发生率(35%~70%)和手术相关死亡风险(5%~15%),因为需要在根治性肾切除时联合下腔静脉切开甚至心包切开进行瘤栓取出。通过术前靶向药物是否能降低癌栓分级也是目前泌尿外科的研究热点。一项回顾性研究纳入14例肾癌伴下腔静脉瘤栓的患者,术前进行舒尼替尼或索拉非尼治疗,治疗后6例瘤栓出现下降,中位缩短2 cm,1例瘤栓分级从药物治疗前的Ⅱ级下降至Ⅰ级;6例瘤栓长度无变化;另2例出现瘤栓长度增加。该14例患者的既定手术方案均未因术前靶向治疗而改变,提示靶向药物对瘤栓降级的效果有限,可能只有少数患者可以从治疗中真正获益。

在保留肾单位手术方面,Rini等开展了一项前瞻性Ⅱ期临床试验,共入组25例RENAL评分≥10分的局限性肾癌患者,其中13例经评定无法进行保留肾单位手术。所有患者在术前接受8周培唑帕尼800 mg治疗,结果发现治疗后肿瘤直径从7.3 cm缩小至5.5 cm,13例无法行保留肾单位手术的患者经新辅助治疗后有6例(46%)最终成功接受了保留肾单位手术。该研究提示术前新辅助靶向治疗可提高RENAL高评分患者保留肾单位手术的可能性,在临床实践中尤其适用于孤立肾肾癌患者的治疗。

由于缺乏随机对照的大样本临床试验数据,新辅助靶向药物治疗是否能够延长患者的无疾病生存或总生存,目前尚不得而知;新辅助靶向治疗的用药剂量、疗程、手术时机等重要问题都需要进一步的临床研究来明确。

(张海梁　王弘恺)

主要参考文献

[1] Chen W, Zheng R, Baade PD, et al. Cancer statistics in China, 2015. CA Cancer J Clin, 2016, 66(2): 115 - 132.

[2] Linehan WM, Srinivasan R, Schmidt LS. The genetic basis of kidney cancer: a metabolic disease. Nat Rev Urol, 2010, 7(5): 277 - 285.

[3] Reaume MN, Graham GE, Tomiak E, et al. Canadian guideline on genetic screening for hereditary renal cell cancers. Can Urol Assoc J, 2013, 7(9 - 10): 319 - 323.

[4] Adeniran AJ, Shuch B, Humphrey PA. Hereditary Renal Cell Carcinoma Syndromes: Clinical, Pathologic, and Genetic Features. Am J Surg Pathol, 2015, 39(12): e1 - e18.

[5] Hunt JD, van der Hel OL, McMillan GP, et al. Renal cell carcinoma in relation to cigarette smoking: meta-analysis of 24 studies. Int J Cancer, 2005, 114(1): 101 - 108.

[6] Renehan AG, Tyson M, Egger M, et al. Body-mass index and incidence of cancer: a systematic review and meta-analysis of prospective observational studies. Lancet, 2008, 371(9612): 569 - 578.

[7] Wang HK, Song XS, Cheng Y, et al. Visceral fat accumulation is associated with different pathological subtypes of renal cell carcinoma (RCC): a multicentre study in China. BJU Int, 2014, 114(4): 496 - 502.

[8] Trpkov K, Grignon DJ, Bonsib SM, et al. Handling and staging of renal cell carcinoma: the International Society of Urological Pathology Consensus (ISUP) conference recommendations. Am J Surg Pathol, 2013, 37(10): 1505 - 1517.

[9] Rais-Bahrami S, Guzzo TJ, Jarrett TW, et al. Incidentally discovered renal masses: oncological and perioperative outcomes in patients with delayed surgical intervention. BJU Int, 2009, 103(10): 1355 - 1358.

[10] Simmons MN, Weight CJ, Gill IS. Laparoscopic radical versus partial nephrectomy for tumors > 4 cm: intermediate-term oncologic and functional outcomes. Urology, 2009, 73(5): 1077 - 1082.

[11] 秦晓健,张海梁,叶定伟,等. 临床 T1b 期肾癌选择性保留肾单位手术分析. 中华泌尿外科杂志, 2013, 34(3): 167 - 170.

[12] 姚旭东,叶定伟,张世林,等. 经腹腔巨大肾癌根治术的临床分析. 中华医学杂志, 2010, 90(16): 1117 - 1119.

[13] Haas NB, Manola J, Uzzo RG, et al. Adjuvant sunitinib or sorafenib for high-risk, non-metastatic renal-cell carcinoma (ECOG - ACRIN E2805): a double-blind, placebo-controlled, randomised, phase 3 trial. Lancet, 2016, 387(10032): 2008 - 2016.

[14] Ravaud A, Motzer RJ, Pandha HS, et al. Adjuvant Sunitinib in High-Risk Renal-Cell Carcinoma after Nephrectomy. N Engl J Med, 2016, 375(23): 2246 - 2254.

[15] Chamie K, Donin NM, Klöpfer P, et al. Adjuvant Weekly Girentuximab Following Nephrectomy for

High-Risk Renal Cell Carcinoma: The ARISER Randomized Clinical Trial. JAMA Oncol, 2017, 3(7): 913-920.

[16] Rini BI, Plimack ER, Takagi T, et al. A Phase II Study of Pazopanib in Patients with Localized Renal Cell Carcinoma to Optimize Preservation of Renal Parenchyma. J Urol, 2015, 194(2): 297-303.

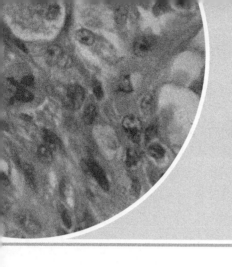

第三十五章 膀胱癌

第一节 概 述

膀胱肿瘤是泌尿系统最常见的肿瘤之一,组成膀胱的各种组织都可以发生肿瘤,上皮细胞发生的尿路上皮癌、鳞状细胞癌、腺癌,占全部肿瘤的95%以上,其中尿路上皮癌约占90%。其他组织发生的纤维瘤、平滑肌瘤、血管瘤、嗜铬细胞瘤等以及膀胱以外异位组织发生的横纹肌肉瘤、软骨瘤、皮样囊肿等均极罕见。膀胱肿瘤中最直接威胁生存的是膀胱癌。临床上膀胱癌诊断时基本上属于两大类肿瘤,一类是非肌层浸润性肿瘤,发生率高,约为80%,预后佳,其中10%~15%日后会发展成浸润性癌。另一类是肌层浸润性肿瘤,约为20%,在诊断之初就表现为浸润性生长,甚至转移,预后不佳。认识这两类生物学行为截然不同的肿瘤对于膀胱癌的诊断,治疗选择,预后评估,监测随访均具有重要意义。

第二节 流行病学

世界范围内,膀胱癌位列男性最常见实体瘤的第4位,在女性位列第七位,每年新诊断的膀胱癌患者超过350 000名。美国癌症协会统计2006年美国膀胱癌新发病例为61 420例,死亡病例为13 060例。在我国,膀胱癌目前仍是最常见的泌尿系统恶性肿瘤,2005年男性标化发病率为4.0/10万,女性为1.5/10万。近几年,我国部分城市膀胱癌的发病率呈现稳中有升的趋势。国内大城市中如北京,上海,天津,膀胱癌的发病率已位列男性常见恶性肿瘤的第六位,而死亡率位列第七位。以上海为例,2005年膀胱癌男性发病率为15.26/10万,女性为4.37/10万,与世界其他国家相比,如北美和西欧,我国仍属膀胱癌发病率较低的国家之一。膀胱癌好发年龄51~70岁,发病高峰为65岁,罕见于30岁以前。发病时80%~85%患者肿瘤局限于膀胱,15%~20%有区域淋巴结转移或远处转移。复旦大学附属肿瘤医院泌尿外科住院患者中,膀胱肿瘤占35%,发病年龄在24~90岁,发病中位年龄61岁。

第三节 病因学和分子生物学

膀胱癌的发病是一个多因素混合、多基因参与、多步骤形成的过程,异常基因型的积累加上外在环境的作用最终导致恶性表型的出现。目前比较公认的观点是病毒或某些化学致癌物作用于人体,使原癌基因激活成癌基因,抑癌基因失活而致癌。80%以上的膀胱癌发病与致癌的危险因素相关。

吸烟和职业接触芳香胺是目前明确的膀胱癌两大危险因素。吸烟者患膀胱癌的危险性是不吸烟者的2~4倍,发病危险与吸烟数量、持续时间和吸入程度有关。欧美国家约一半的膀胱癌发病与吸烟有关。吸烟的可能致癌机制为:烟雾中亚硝胺、2-萘胺和对氨基联苯使得尿液中的色氨酸代谢产物升高,尿液中的这些致癌成分长期刺激并诱导膀胱上皮细胞癌变。

长期职业接触芳香胺是另一重要的致癌危险因素,这样的高危人群,包括从事纺织、染料制造、橡胶化学、药物制剂和杀虫剂生产、油漆、皮革及铝、铁和钢等生产的从业人员。此外,经常使用有毒染料染发者也有可能增加膀胱癌患病的危险性。动物实验和流行病学研究确认,2-萘胺和联苯胺等芳香胺物质是主要的膀胱致癌物质。接触这些物质后发生膀胱癌的潜伏期为3~30年,平均为20年左右。这些致癌物质通过皮肤、呼吸道或消化道进入人体,在尿中以邻羟氨基酚类物质排出而使尿路上皮细胞发生癌变。

除了上述两大因素外,其他与膀胱癌发病有关的危险因素还包括:①饮水中的致癌物:长期饮用经氯消毒并且含有氯化副产物的自来水或砷含量高的水,可使膀胱危险性增加;②咖啡:饮咖啡者的膀胱癌危险性高于不饮者,但两者无剂量和时间趋势,流行病学研究显示咖啡与膀胱癌之间有一定相关性;③尿路疾病:尿路上皮长期受到慢性刺激或人体代谢产物使尿中致癌物水平增高,可使尿路上皮增殖后癌变,例如膀胱鳞癌与埃及血吸虫感染或膀胱结石有关;④药物:大量服用含非那西汀的止痛药以及环磷酰胺治疗者患膀胱癌危险性增加;⑤人工甜味剂:可能使男性膀胱癌危险性增加60%;⑥家族史:膀胱癌患者的直系亲属患膀胱癌的危险性约为无家族史者的2倍,年轻膀胱癌患者的直系亲属危险性更高。此外,有研究显示大量摄入液体、蔬菜和水果,可使膀胱癌的发病危险降低。我国人群膀胱癌发病的主要危险因素为吸烟、职业接触芳香胺、膀胱癌家族史、饮用酒精与咖啡以及性别。

近几年,随着分子生物学研究的快速发展,使得人们可以从分子水平研究膀胱癌的发病机制,了解相关基因及其蛋白在膀胱癌发生发展中的作用。研究者们已确认不少膀胱癌的分子事件,对膀胱癌的生物学行为也有了更深的认识。目前与膀胱癌相关的已知癌基因和可疑癌基因包括 H-ras、c-erbB-2(Her-2/neu)、c-myc、FGFR3、CDC91L1 等,已经确定的或候选的与膀胱癌相关的抑癌基因包括 RB、TP53、INK4A/ARF、PTEN 等。上述这些分子在膀胱癌的发生发展中起了至关重要的作用。

第四节 病 理 学

一、病理类型和特点

根据组织发生学,膀胱肿瘤可以分为上皮性肿瘤和非上皮性肿瘤。上皮性肿瘤占膀胱肿瘤的95%以上,以尿路上皮癌为主,占90%,其次为鳞癌和腺癌,分别占3%~7%和2%。其他少见的类型还有小细胞癌、类癌、恶性黑色素瘤等。近20%~30%的尿路上皮癌有区域性鳞状或腺样化生,是预后不良的指标。按照肿瘤生长方式分3类:一类是肿瘤和间质共同组成向膀胱腔内生长成为乳头状瘤或乳头状癌,占70%;另一类是肿瘤在上皮内浸润性生长,形成内翻性乳头状瘤或浸润性癌,占25%;非乳头和非浸润性者(原位癌)占5%。肿瘤侵犯膀胱壁以3种方式进行:肿瘤浸润呈一致密团块的包裹性浸润,占70%;孤立的凸出式浸润,占27%;沿肌肉内平行或垂直于黏膜表面的淋巴管浸润扩散,占3%。由于肿瘤实际侵犯膀胱壁的范围远比临床所见广泛,故肿瘤不能被充分切除而易复发,这是临床上膀胱肿瘤易复发的重要原因之一。膀胱肿瘤可发生在膀胱的任何部位,但以三角区和输尿管口附近最多,占一半以上,其次为膀胱侧壁、后壁、顶部、前壁。非上皮来源的恶性肿瘤主要来自间叶组织,占全部膀胱肿瘤的2%以下,如横纹肌肉瘤、平滑肌肉瘤、淋巴瘤、血管肉瘤等。

膀胱癌的转移途径包括血道、淋巴道、直接扩散、种植转移等。淋巴道转移发生最早,是最常见的转移途径,最多转移至闭孔淋巴结,其次为髂外淋巴结,骶前、髂内、髂总和膀胱周围淋巴结。晚期患者常发生血行转移,常见转移脏器为肺、肝、骨、肾上腺等处。膀胱癌可侵出膀胱壁直接侵及前列腺、尿道、子宫、阴道等处,甚至直接侵及盆壁和腹壁。种植转移常发生在术中,是术后发生切口和尿道残端复发的原因之一。

二、组织学分级

膀胱癌的组织学分级与其复发和侵袭行为密切相关。WHO 1973年出版的膀胱癌组织病理学分级系统是根据癌细胞的分化程度将其分为高分化、中分化和低分化3级,分别用G1、G2、G3表示。膀胱癌的分级与浸润性正相关,G1发生浸润的可能性为10%,G2为50%,G3为80%。1998年WHO和国际泌尿病理协会(ISUP)提出了乳头状非浸润性尿路上皮肿瘤的新分类法,并于2004年正式出版,称作WHO/ISUP 2004分级系统。它主要基于光镜下膀胱肿瘤的显微组织特征,相关形态特征的细胞类型和组织构型,将乳头状尿路上皮肿瘤分为低度恶性潜能的尿路上皮乳头状肿瘤(papillary urothelial neoplasm of low malignant potential, PUNLMP),低级别尿路上皮癌和高级别尿路上皮癌(表35-1)3类。与WHO 1973年的老系统相比,新系统最主要的改变之一是增加了PUNLMP这一新分类,该类肿瘤形态上类似于外生性尿路上皮乳头状瘤,但上皮细胞显著增生,厚度超过7层,细胞排列有序,核分裂象少见,且位于基底部。PUNLMP绝大多数不会进展为癌,但不完全属于良性病变,仍有复发的可能,需要长期随访。而浸润性尿路上皮癌一般均是高级别的癌,相当于WHO 1973年分级系统的G2和G3级别的肿瘤。

虽然WHO/ISUP 2004系统改善了WHO 1973年老系统在形态学分类标准上的模糊

和定义不清,减少病理医生在诊断时主观因素的干扰,但目前仍未被充分验证,也未得到泌尿科,肿瘤科医生的广泛接受。因此,在证明 WHO/ISUP 2004 新分类法比 WHO 1973 分类法更合理之前,可以平行运用这两套分类系统。

表 35-1　膀胱乳头状尿路上皮肿瘤分级系统(WHO 1973 和 WHO/ISUP 2004)

WHO 1973 分级	WHO/ISUP 2004 分级
乳头状瘤	乳头状瘤
尿路上皮癌 1 级,高分化	低度恶性潜能的乳头状尿路上皮肿瘤
尿路上皮癌 2 级,中分化	乳头状尿路上皮癌,低级别
尿路上皮癌 3 级,低分化	乳头状尿路上皮癌,高级别

第五节　诊　断

一、临床表现

（一）血尿

无痛性肉眼血尿是最常见的症状,有 80% 以上的患者可以出现,其中 17% 者血尿严重,但也有 15% 者可能开始仅有镜下血尿。血尿多为全程,间歇性发作,也可表现为初始血尿或终末血尿,部分患者可排出血块或腐肉样组织。血尿持续的时间,出血量与肿瘤恶性程度、分期、大小、数目、范围、形态有一定关系,但不一定成正比。原位癌常表现为镜下血尿,膀胱脐尿管癌血尿可以不明显。非尿路上皮来源的膀胱肿瘤如果病变没有穿透膀胱黏膜,可以没有血尿。

（二）膀胱刺激症状

尿频、尿急、尿痛,约占 10%,与广泛分布的原位癌和浸润性膀胱癌有关,尤其病变位于膀胱三角区时。故长期不能痊愈的"膀胱炎"应警惕膀胱癌可能,尤其是原位癌。

（三）尿流梗阻症状

肿瘤较大、膀胱颈部位的肿瘤及血块堵塞均可引起排尿不畅甚至尿潴留。肿瘤浸润输尿管口可引起上尿路梗阻,出现腰痛、肾积水和肾功能损害。

（四）晚期肿瘤表现

晚期肿瘤侵犯膀胱周围组织、器官或有盆腔淋巴结转移时导致膀胱区疼痛、尿道阴道瘘、下肢水肿等相应症状,远处转移时也可出现转移器官功能受损、骨痛及恶病质等表现。

肿瘤较大时,采用阴道或直肠双合触诊可扪及包块,但该方法不够精确,加上双合触诊未必能检查到膀胱所有部位,松弛不佳的腹壁更是难以检查清楚,近年随着影像学的进步,此项检查已少用。

二、影像学检查及器械检查

（一）B 超检查

B 超能较好地提示膀胱肿瘤大小、数目、部位和浸润情况,帮助判断膀胱癌的分期,了解局部淋巴结有无转移,是否侵犯相邻器官,并可同时检查双肾、腹部、腹膜后及盆腔。B超不易发现直径<0.5 cm 且位于膀胱前壁的肿瘤,而 83% 直径>1 cm 的肿瘤和 95% 直径>2 cm 的肿瘤可以通过 B 超发现。此外,采用经尿道和经直肠的超声检查,图像更清楚,对分期可能也有帮助,但因为是创伤性检查,临床应用不多。

(二) 尿路平片和静脉肾盂造影

临床怀疑膀胱肿瘤的患者,一般均应考虑行此检查,它对早期膀胱肿瘤诊断的阳性率不高,但可以发现和排除上尿路异常情况,判断肾盂、输尿管有无并发肿瘤,同时了解双侧肾脏的功能。较大膀胱肿瘤表现为膀胱充盈缺损,输尿管受侵可表现为肾积水,严重时肾脏不显影,但大多数膀胱内小肿瘤和原位癌不能被发现。

(三) 膀胱造影

一般不常规做,除非怀疑有膀胱憩室或输尿管反流。

(四) CT 检查

对膀胱肿瘤的诊断有一定价值,常用做膀胱癌的临床分期,有助于发现肿瘤浸润深度,邻近脏器侵犯范围和淋巴结的转移,也可用作鉴别阴性结石,乳头状肿瘤和血块。但不能发现直径<5 mm 的肿瘤和原位癌,当淋巴结直径>1.5 cm 时,常提示转移病灶。以往盆腔手术史、经尿道手术后的膀胱壁改变,与周围组织的粘连可影响诊断。

(五) MRI 检查

MRI 可三维成像,对软组织显示优于 CT,能够更准确地判断膀胱肿瘤的大小和浸润深度,分期作用优于 CT 和 B 超,准确性可达 85%。当肾功能不全导致静脉肾盂造影肾脏不显影时,还可采用 MRI 水成像使无功能肾的集合系统清晰显像,有助于发现上尿路肿瘤。近来 MRI 仿真膀胱镜技术被用于诊断膀胱癌,据报道对直径<1 cm 的肿瘤检出率达 70% 以上。但 MRI 不能区分膀胱壁各层的结构,且容易受出血影响,临床应用有一定限制。

(六) 盆腔动脉造影

一般不需要。盆腔动脉造影可以发现膀胱肿瘤血管,对于动脉插管化疗或动脉栓塞止血有一定价值。

(七) 膀胱镜检查和活组织病理检查

所有怀疑为膀胱肿瘤的患者均应接受膀胱镜检查,以确定有无肿瘤存在。膀胱镜检查可以了解膀胱内肿瘤数目、大小、位置、形态(乳头状;实性块状;扁平状)和基底情况(有蒂;广基),并对肿瘤、邻近黏膜和其他怀疑部位进行活检。膀胱黏膜充血,呈天鹅绒样的苔藓状改变,应怀疑原位癌存在,检查时出现膀胱激惹或痉挛提示可能有广泛的原位癌,应该行随机多处活检证实。表浅的 Ta 期和 T1 期乳头状肿瘤常表现为水草状突起,在水中漂浮,粉红、有细长的蒂;浸润肌层的 T2 期肿瘤表现为结节或团块状,深红或褐色,广基或短蒂,表面有坏死,相邻黏膜增厚,有充血和水肿;浸润更深的 T3 期和 T4 期肿瘤表现为无蒂的结节状隆起,表面坏死有溃疡,并覆盖脓苔或有磷酸盐类沉淀,肿瘤附近黏膜皱缩,相邻黏膜水肿,充血或出血,膀胱内尿液浑浊并混有腐肉样坏死物。膀胱镜活检时需要注意尽可能在肿瘤深部进行,对判断肿瘤分期和制定治疗计划有指导意义。此外,在切除膀胱内肿瘤的同时也可以进行选择性黏膜活检,如肿瘤对侧、膀胱顶部、三角区、前列腺尿道等处,对判断预后和早期发现原位癌有一定价值。但也有研究认为膀胱黏膜的随机活检没有必要,因为有可能破坏膀胱黏膜的完整性,容易造成肿瘤种植,从而增加复发的几率。欧洲泌尿外科协会(EAU)指南建议尿细胞学阳性或存在原位癌的患者应行随机活检。虽然膀胱镜检查是一种有创性检查手段,但其在膀胱肿瘤的诊断中占有非常重要的地位,一些无创性检查手段至今无法完全替代。

免疫荧光膀胱镜,也就是近年兴起的光动力学诊断技术。其原理是利用膀胱肿瘤细胞对某些光敏物质具有特异性的黏附作用,如光福啉(photofrin)、5-氨基乙酰乙酸(5-ALA)等,这些光敏物质可在一定波长的光源激发下产生特异性荧光,据此可显示膀胱内是否有肿瘤。此方法结合活检可准确地诊断一些普通膀胱镜难以发现的小病灶,提高了早期膀胱肿瘤的检出率,减少了术后病灶的残余和复发,有助于在随访中早期发现肉眼无法可见的病灶。此项检查的敏感性可达90%以上,但特异性低于传统的膀胱镜,仅有50%~60%,较高的假阳性率主要是由于光敏物质的结合易受到炎症、膀胱灌注、近期膀胱手术等因素的影响。

窄谱成像(NBI)膀胱镜,是一种利用窄谱光的成像技术,窄谱光穿透黏膜表层后即能被黏膜内的血红蛋白大量吸收,从而能够细微地反映毛细血管和黏膜表面变化,改善图像的对比性和可视性,能较普通白光膀胱镜提高膀胱肿瘤诊断的敏感性和准确性,而且与荧光膀胱镜光动力学诊断方法相比,NBI不需使用光敏剂,避免了光敏剂灌注的不良反应,也不受光漂白对诊断时间的限制,具有一定优势。

三、实验室检查

(一)尿液常规检查

尿液常规检查是一种简单易行的实验室检查,尤其某些膀胱肿瘤在发病开始肉眼血尿不严重,仅为镜下血尿且间歇出现时。如果离心后的尿沉渣中每高倍镜视野下红细胞数目超过5个,应引起重视。

(二)尿脱落细胞学检查

尿脱落细胞学检查对泌尿系统上皮肿瘤的诊断有重要意义,此法取材方便,无痛苦,患者易于接受,是较好的诊断方法,但也存在一定局限性,如分化较好的肿瘤细胞和正常细胞相近,细胞间粘连紧密不易脱落,所以对诊断低分级的膀胱癌敏感性差,阳性率仅有3%;而对原位癌、高分级的膀胱癌诊断阳性率较高,可达50%~90%以上。此外,炎症、结石、异物、放疗、化疗、导尿和膀胱内器械操作等可引起尿路上皮脱落和影响细胞形态而造成一定假阳性率,为5%~10%。由于细胞在膀胱内存留时间太长会发生变性,故早晨起床第1次排尿不能用做检查,通常留取清晨第2次新鲜尿液,连续送检3d。使用膀胱冲洗标本进行检查的准确性优于排泄性标本,因为冲洗可增加脱落细胞数,并得到质量较好的细胞。尿脱落细胞检查可以作为职业性膀胱癌患者的筛查方法,是接触化学致癌物人群普查的首选。

(三)尿液肿瘤标记物检查

近年来,对于膀胱肿瘤标记物的研究发展迅速,该方法是以自然排出的尿液为标本的无创性分子生物学诊断技术,对于膀胱癌的早期诊断和监测随访具有重要意义。理想的肿瘤分子标记物检测应该是敏感性高、特异性高、快速简便且费用低廉。

1. **膀胱肿瘤抗原** 膀胱肿瘤抗原(bladder tumor antigen,BTA)是膀胱肿瘤在生长过程中释放的蛋白水解酶降解基底膜的各种成分形成的胶原片段、糖蛋白和蛋白多糖等释放进入膀胱腔内形成的复合物。主要包括3种不同的实验,BTA检测是将尿标本与含人IgG包裹的乳胶颗粒相混合,再通过特定试纸观察有无凝集现象,定性测定尿中的基底膜蛋白抗原。BTA-STAT和BTA-TRAK均是检测患者尿中的补体成分H,前者也是一种定性实验,5 min即可出结果,而后者是一种定量实验,对于低级别膀胱癌诊断的敏感性较尿脱落细胞学检查更好,且随着肿瘤分期、分级的提高,敏感性和特异性也随之提高。BTA-stat与BTA-TRAK的敏感性分别为70%和66%,特异性为75%和65%。虽然BTA在临床上有比较广泛的运用,但是当合并有泌尿系良性疾病,如炎症、结石、尿路损伤或泌尿生殖系其他恶性肿瘤时可有假阳性存在,接受膀胱腔内化疗对结果也有一定影响。

2. 核基质蛋白 核基质蛋白22(nuclear matrix protein 22,NMP-22)是核基质蛋白家族成员之一,为细胞核的结构成分,在核形态维持、DNA重组、转录、复制以及RNA的加工中具有重要作用。NMP-22检测是用于测定尿中NMP复合物,尤其是测定NMP-22含量的酶联免疫法。在膀胱恶性肿瘤中,NMP通过凋亡细胞核的溶解释放入尿液中,正常人尿中仅有少量的NMP22,但在复发或浸润性膀胱癌患者的尿中NMP22水平可以很高。美国FDA批准NMP-22检测可指导泌尿外科医生决定患者是否需要作膀胱镜检查,但不能代替膀胱镜检查,其敏感性为48%~81%,特异性为60%~86%,远高于尿细胞学检查30%~40%的敏感性。然而,不同作者对于NMP-22检测的特异性报道大不相同,其正常值目前尚未完全确定。此外,NMP-22在尿石症、前列腺增生症及其他泌尿系疾病患者中有较高的假阳性,若排除上述病史其测定的特异性可提高至95.6%。值得一提的是,膀胱癌的病理分期和分级不影响NMP-22检测的特异性和敏感性。

3. Urovysion Urovysion是利用3个染色体探针,CEP17,CEP3和CEP7,通过免疫荧光原位杂交(FISH)试验,检测尿脱落细胞基因拷贝数,由于该技术是检测染色体的异常而非细胞形态的异常,因而能较好地鉴别恶性肿瘤细胞和由于炎症而导致的细胞改变。目前在美国已经有商品化的检测试剂,敏感性为70%,特异性较高,可达90%,但尚无法取代膀胱镜检查。

4. 其他分子标记物 还有透明质酸(hyaluronic acid,HA)、透明质酸酶(hyaluronidase,HAase)、端粒酶(telomerase),存活蛋白(survivin),ImmunoCyt,微卫星(microsatellites)检测等。

以上所涉及的几种膀胱肿瘤标记物在诊断的敏感性、特异性、检测方法的便捷性等方面均不令人十分满意。此外,缺乏标准化和可重复性差也妨碍了上述大部分肿瘤标志物的临床应用。尽管与尿细胞学相比有较高的敏感性,特别对于低级别肿瘤,但特异性仍不超过尿细胞学检查。故目前尚不能取代膀胱镜检查和尿细胞学,但其临床应用可减少膀胱癌高危人群监测及随访中的膀胱镜使用频率,临床价值也会随着未来研究的深入进一步提升。

四、鉴别诊断

膀胱肿瘤的主要症状是血尿,因此要与以血尿为表现的疾病作鉴别。

(一)上尿路肿瘤

肾盂、输尿管尿路上皮肿瘤出现的血尿和膀胱肿瘤相似,都表现为无痛性全程肉眼血尿。膀胱肿瘤血尿可同时伴有膀胱刺激症状,有时影响排尿,可以尿出血块或"腐肉"。但肾脏或输尿管肿瘤一般没有膀胱刺激症状,排尿通畅,尿出的血块呈条状,不含"腐肉"。通过影像学检查以及膀胱镜检查可以区分血尿的来源。需要注意的是部分膀胱肿瘤可合并有上尿路肿瘤。

（二）非特异性膀胱炎

多为女性，血尿突然发生，常伴随膀胱刺激症状。尿常规检查可见白细胞、脓细胞，中段尿培养发现细菌生长可确诊。

（三）尿石症

一般血尿较轻，以镜下血尿多见，劳动后可有加重，常伴有尿路结石的疼痛症状，根据结石部位不同症状表现有区别，膀胱结石可有膀胱刺激症状，上尿路结石可有恶心、呕吐，B超检查，腹部平片和静脉肾盂造影检查可以确诊结石。

（四）良性前列腺增生

也可以出现无痛性肉眼血尿，往往由于腺体表面静脉怒张破裂出血引起。由于常常有排尿梗阻症状，有时合并感染和结石，血尿症状和膀胱肿瘤类似，且两者也可同时存在。但良性前列腺增生的血尿常为一过性，间歇期长达数月或数年。尿细胞学检查，尿肿瘤标记物，以及膀胱镜检查可以帮助鉴别。

（五）腺性膀胱炎

临床表现和膀胱肿瘤很相似，血尿一般不严重，通过膀胱镜检查和活检可以鉴别。

（六）尿路结核

常有一般结核感染的全身表现，出现低热、盗汗、消瘦，血尿终末加重，常合并膀胱刺激症状，以尿频为主。尿中出现结核杆菌，结核杆菌培养可为阳性。膀胱镜检查和活检可以明确诊断。

（七）前列腺癌

前列腺癌侵犯尿道和膀胱可以出现血尿，但常伴有排尿困难症状。血清前列腺特异抗原(PSA)测定、直肠腔内B超加前列腺活组织检查等有助于诊断前列腺癌，有时需要行膀胱镜检查。

（八）放射性膀胱炎

盆腔脏器肿瘤放射治疗后可发生放射性膀胱炎，急性期出现在放疗后数天，主要表现为血尿和膀胱刺激症状，膀胱镜检可见到膀胱黏膜毛细血管放射状扩张，局部有溃疡和肉芽肿，慢性期一般在放疗后数年出现，可致膀胱挛缩、膀胱直肠瘘等，一般需行膀胱镜检查和活组织病理检查确诊。

（九）子宫颈癌

女性晚期宫颈癌侵犯膀胱时可出现血尿，但一般先有阴道流血，膀胱镜检查可见浸润性癌病灶，活组织检查和妇科检查可以鉴别。

第六节 分 期

目前，膀胱癌的临床和病理分期按照膀胱肿瘤的浸润深度和转移程度，多采用AJCC(美国癌症联合会)分期方法(表35-2)。

表 35-2　膀胱癌的 AJCC 分期(2017 年,第 8 版)

浸润深度或转移程度	临床分期
原位癌	Tis
非浸润性乳头状癌(黏膜层)	Ta
侵犯黏膜下层(固有层)	T1
侵犯浅肌层(不超过肌肉层一半)	T2a
侵犯深肌层(超过肌肉层一半,但未超过全肌层)	T2b
侵犯膀胱周围组织	T3a(镜下) T3b(肉眼)
邻近器官转移	T4a(前列腺、子宫阴道) T4b(盆壁、腹壁)
区域淋巴结转移	N1-3
远处淋巴结转移	M1a
远处器官转移	M1b

注:N1:真骨盆内单个淋巴结转移或膀胱周围的单个淋巴结转移;N2:真骨盆内多个淋巴结转移;N3:髂总淋巴结转移

非肌层浸润性膀胱癌包括 Ta、T1 和 Tis 期的膀胱癌,又称为表浅性膀胱癌。肌层浸润性膀胱癌是指 T2 期以上的膀胱癌。局限于黏膜(Ta-Tis)和黏膜下(T1)的非肌层浸润性膀胱癌占 75%～85%,肌层浸润性膀胱癌占 15%～25%,前者中大约 70% 为 Ta 期病变,20% 为 T1 期病变,10% 为 Tis。原位癌(carcinoma in situ,Tis)虽然也属于非肌层浸润性膀胱癌,但一般分化差,属于高度恶性肿瘤,向肌层浸润的几率较高。因此,应将 Tis 与 Ta、T1 期膀胱癌加以区别。

第七节　术前准备

一、经尿道膀胱肿瘤电切术(TURBT)

术前应积极控制尿路感染,严重血尿者应于血止后手术,特别要注意患者是否适合摆截石位、有无尿道狭窄等情况。术前谈话应告知下列重要内容:有因膀胱穿孔而致大出血、肠管损伤而改行开放手术的可能;有术后复发的可能;根据电切当中肌层是否浸润的情况及术后病理可能还需行根治性膀胱全切术;术中损伤输尿管管口;根据电切的情况有些可能在短期内还需重复 TURBT;术后可能发生 TUR 综合征;术后出血须进手术室清除血块、止血;对合并存在的前列腺增生和膀胱颈抬高须一并处理;根据术后病理情况决定术后辅助治疗方案等。检查清楚电切器械、准备大量冲洗液(等渗非电解质溶液,如 5% 葡萄糖、4% 甘露醇或山梨醇、1.1% 甘氨酸),等离子电刀可用生理盐水。麻醉选择气管插管全身麻醉,连续硬膜外麻醉或腰麻,对于极小的膀胱肿瘤,也可根据情况选择全身静脉用药,可酌情安排在门诊进行。

二、膀胱部分切除术

术前应积极控制尿路感染,改善全身情况。下腹部、外阴皮肤准备。术前谈话应告知下列重要内容:术后复发转移的可能;切口种植可能;输尿管再植可能;尿漏可能;术后可能需要放化疗等辅助治疗手段。麻醉选择连续硬膜外或腰麻。

三、根治性膀胱全切除及尿流改道术

根治性膀胱全切除术前应诊断明确(包括活检病理),避免术中打开膀胱探查可能造成肿瘤种植。术前常规行肠道准备,包括饮食、口服抗生素、泻药、清洁灌肠并补充水电解质。肠道准备的效果要以患者至少拉出淡黄色稀水样便为止。胃管可不必留置。准备充足的血源。纠正贫血、低蛋白血症和营养不良。在部分患者可考虑分期手术,先行尿流改道。与家属谈话说明尿流改道的可能术式并慎重选择术式。麻醉选择连续硬膜外或全麻。

第八节 手术方式及要点

一、经尿道膀胱肿瘤电切术(TURBT)

TURBT 可以是所有膀胱癌患者的最初处理方式,TURBT 有两个目的:一是切除全部肉眼可见的肿瘤,二是切除的组织进行病理分级和分期。TURBT 术应将肿瘤完全切除直至露出正常的膀胱壁肌层。肿瘤切除后,建议进行基底的组织活检,便于病理分期和下一步治疗方案的确定。所以应该说,TURBT 是膀胱癌患者的重要诊断方法,同时对非肌层浸润的膀胱癌患者来说,TURBT 也是主要的治疗手段。

患者摆截石位。手术台的升降,前后倾斜应灵活好用,便于各部位操作。手术者先向尿道内注入润滑剂,以大号金属探子探查尿道,然后将插入内芯的电切镜鞘插入膀胱,换入电切镜。做 12°或 30°镜从各个角度观察,仔细全面地检查膀胱内的情况,注意观察肿瘤的大小、部位、形态、是否多发,以及肿瘤与膀胱颈和输尿管口之间的关系,这项检查是确定手术策略的重要依据。

最基本的切除方法是从肿瘤顶部开始,一层一层地切到底部,最后处理基底部。一般少量出血不必怕,可在肿瘤完全切除后再止血。切割时先将切割环越过肿瘤最高处,启动切割电流,拉回切割环,向着手术者的方向切割。一般不用逆行切割的方法,但是如果肿瘤位膀胱三角区或底部有蒂、也可采用逆行切割法,自基底部切下肿瘤,可缩短手术时间,减少出血量。并且这些部位较易看清肿瘤的基底部,采用逆行切割法比较容易。手术范围应包括肿瘤 0.5~1 cm 的正常黏膜,深度应达到肌层,必要时可将肌层切除一部分。这部分最深层的标本最好单独保留,做病理分析,以确定肿瘤侵及肌层的情况。

如果是多发性浅表肿瘤,应先切除不容易到达的、远处的前壁和侧壁肿瘤,距离近的如三角区的肿瘤待最后切除,如果先切除近的肿瘤,则可能由于创面渗血使视野不清,增加手术的难度和危险性,甚至因此而遗漏应被切除的远处肿瘤。不太大的肿瘤可在完全切除后再进行止血,在基底部血管可看得很清楚。较大的肿瘤。如采用垂直切割的方法,最好在每次切到膀胱黏膜平面时即进行止血。在松软的肿瘤组织内,要凝固一个动脉几乎是不可能的,因为肿瘤组织容易移动,出血点看不清,切割环不容易对准出血处,在肿瘤基底部组织较稳定,止血较容易。寻找出血点时要注息调节灌洗液的流速与电切镜末端的位置。先凝固较大的血管,然后减慢灌洗液流速,处理小的出血点。凝固小静脉时一般不用灌洗液。

在手术即将结束时,可用切割环将创面周围黏膜与肌肉之间都轻轻电凝一下,闭合膀胱肌纤维深处的动脉有一定的难度,有时需用锥形的凝固电极插进去进行凝固。一般地说,切除膀胱肿瘤时止血并不难,但在切除膀胱内广泛的乳头状瘤变时,应切一处随即彻底止血,然后再切另一处。

切割1~2次后,要注意电流的强度是否合适。要学会调节电流的强度,以能满足切割与电凝为准。不要太强。普通切除镜需要不停注入灌洗液,以保持视野清晰,但需要定时排出灌洗液,以防膀胱过度充盈。膀胱壁变薄,容易发生穿孔。对持续冲洗设备,也要时刻注意进出水量的平衡,以防膀胱过度充盈。

根据肿瘤所处位置的不同应注意:

(一)膀胱顶部肿瘤的切除

一般部位的肿瘤是在切割环退回镜鞘时进行切割,而膀胱顶部的肿瘤最好是用侧向移动进行切割,这样操作很不方便。现在有些厂家提供一种切割环,它向末端突出。而不是向侧方突出,可以像镰刀割草一样,向侧方移动进行切割,也有人将一般切割环掰直用,使切割环向远程突出。两种方式均很方便。切割时切割环可左右或上下移动,但要注意膀胱顶部的轮廓。动作应与膀胱壁的轮廓一致。器械在尿道内可稍做内外移动。熟练操作需要经过一段时间的锻炼。这一部位的膀胱壁有腹膜覆盖。膀胱穿破即进入腹腔,特别是一些老年女患者,膀胱壁很薄,要特别谨慎。采用普通切割环来完成此项工作当然也可以,但要一小块一小块小心地切。

(二)膀胱侧壁肿瘤的切除

从手术技术上看,这个部位的肿瘤并不存在什么困难,但有时会出现闭孔神经反射,造成强烈的内收肌收缩,因此有造成膀胱穿孔的风险,特别是在侧壁、后壁与顶部交界处。操作不得手,又容易发生闭孔神经刺激。这里发生肿瘤的机会较多,操作时要特别当心,一下失误就可以将膀胱穿破。闭孔神经阻滞能避免这种肌肉收缩,但效果并不一定完全可靠,操作时仍应小心,麻醉师静脉给小剂量的氯化琥珀酸胆碱也可消除闭孔神经反射,但麻醉的风险加大,只宜时间较短,而且要有气管插管做全麻的准备。注意切割环外伸不要太多,每次切的组织不要太大,电流强度应尽量小一些,多点踩电切、电凝开关。电凝相比电切反跳的强度要比较弱一些。膀胱充水不要太多,这样膀胱壁距闭孔神经远一些,膀胱壁也稍厚一些,用斜镜鞘,每次少切、快切,均能顺利完成手术。目前,钬激光、等离子电刀可减少或避免膀胱反跳的发生。

(三)邻近男性尿道内口处肿瘤的切除

这一部位有肿瘤时须切除一部分前列腺。切除前列腺的目的是为了便于切除肿瘤,但需要提防肿瘤种植前列腺创面可能。应尽量少切一些,特别是在年轻人更是如此,尽量避免发生逆行射精。尿道内口附近的浸润癌则应切得彻底一些。有前列腺中叶增生或膀胱颈抬高时。须将隆起的中叶或抬高的膀胱颈予以切除,以便于以后做膀胱镜检查。

(四)女性尿道内口处肿瘤的切除

对于一些乳头状瘤或早期的乳头状癌,此处的肿瘤应尽量切得浅一些,过深有尿失禁的危险。但对于一些浸润性癌,此处的切除较困难,应在尿失禁的危险与肿瘤切除不彻底二者之间权衡轻重,必要时考虑做膀胱全切,经阴道可触及的浸润者,如采用经尿道切除的方法,一般均无治愈的希望。

(五)膀胱前壁肿瘤的切除

切除膀胱前壁的肿瘤在技术上在一定的难度。术者经常需要用左手从耻骨上按压腹壁,使肿瘤便于切除,也可由助手来进行这项工作。但经常由术者定准位置和告知按压力的大小,助手才能与术者配合得更好。调节手术台的高低与前后倾斜度很重要。尽量不要用术者的腰和颈部来适应术者的要求,要把调节手术台高低与前后倾斜以及耻骨上按压腹壁作为解决这一难题的重要措施。

(六)输尿管口处肿瘤的切除

术前B超检查或尿路造影如发现一侧输尿管扩张,肾积水或一侧肾脏无功能,在做膀胱镜检查前,可大致判断肿瘤已侵及输尿管口。肿瘤在输尿管口附近,也可造成尿路梗阻,输尿管口周围的非浸润性肿瘤,切除时可无损于输尿管口。如输尿管口看不到,应注意观察对侧输尿口的位置。两侧的位置一般是对称的。肿瘤切不净的危害要比以后输尿管发生反流或狭窄的危害大得多,如发生狭窄或反流,必要时以后还可以给予治疗,所以这一部位的肿瘤像其他部位的肿瘤一样,同样应当切除彻底。个别病例肿瘤已进入输尿管的膀胱壁内段,这种情况首先试用TURBT,应有意识地将输尿管壁内段切除,肿瘤切除干净时可以看到输尿管腔断端的正常黏膜。切除不干净则仍能看到管腔内有肿瘤突出,日后需要再行输尿管切除手术。

二、膀胱部分切除术

一般来说,膀胱部分切除术并非膀胱癌的标准术式,在现行条件下已运用得越来越少,但在下列情况下如肿瘤位于膀胱憩室内、较大的局限性非肌层浸润性癌(TURBT有很大的难度)、输尿管开口周围波及输尿管下端(估计TURBT不会彻底)或肿瘤位于经尿道手术操作盲区的患者,有严重尿道狭窄和无法承受截石位的患者仍应考虑行膀胱部分切除术,不能耐受或不愿接受全膀胱切除术的浸润性膀胱癌患者如TURBT有难度,也可考虑膀胱部分切除术,近来也有人主张用扩大的膀胱部分切除术来手术治疗脐尿管腺癌。行膀胱部分切除术前必须排除别处有原位癌的存在。膀胱部分切除术要求能切除肿瘤周围2cm范围的正常组织,且部分切除之后膀胱仍有足够的容量和顺应性。如果肿瘤在输尿管开口附近,有必要同时行输尿管下端切除、输尿管膀胱再吻合术。

手术取正中腹膜外切口,推开腹膜显露膀胱前壁,在膀胱侧面和后方分离,范围超过肿瘤周围。在远离肿瘤的膀胱壁上(根据术前膀胱镜检查确定)切开膀胱。轻轻牵拉展开膀胱壁,用电刀环行切开距肿瘤2cm外的膀胱壁,将肿瘤连同周围膀胱全层一并切除。小心避免挤压或夹持肿瘤,以免将肿瘤细胞扩散。留下的正常膀胱壁不应做过于广泛的剥离,以免损伤膀胱的血液循环。如输尿管开口距肿瘤直径<2cm,须切除输尿管开口后再植输尿管,并放置支架管。为防止肿瘤在伤口种植,一般不放膀胱造瘘管,只需经尿道放一根三腔气囊导尿管。分两层缝合膀胱壁(先用2-0可吸收肠线缝合膀胱黏膜、肌层,再用2-0可吸收肠

线缝合膀胱壁外膜)。同时,还需要行盆腔淋巴结清扫术,术毕在膀胱周围间隙放置负压引流管,关闭下腹切口。

与任何肿瘤切除手术一样,膀胱部分切除术最为关键的是充分切除和避免肿瘤种植。进入膀胱后浅表电灼膀胱黏膜以标记出距肿瘤 2～3 cm 外的膀胱壁切缘是必要的,可保证切除范围。肿瘤血供可用肠线先予以缝扎止血。切除膀胱壁应为全层(先膀胱外分离出切除范围或直接电刀切开至膀胱外脂肪)。膀胱壁缝合最好分两层,盆腔淋巴结清扫有助于分期及进一步治疗。

三、根治性全膀胱切除术

根治性全膀胱切除术是肌层浸润性膀胱癌的标准治疗,是提高浸润性膀胱癌患者生存率、避免局部复发和远处转移的有效治疗方法。根治性膀胱切除术的基本手术指征为 $T2-T4aN_{0-x}M0$ 的浸润性膀胱癌,其他指征还包括高危非肌层浸润性膀胱癌 T1HG 肿瘤,BCG 治疗无效的 Tis,反复复发非肌层浸润性膀胱癌,保守治疗无法控制的广泛乳头状病变等,以及保留膀胱手术后非手术治疗无效或肿瘤复发者和膀胱非尿路上皮癌。以上手术指征可独立选用,也可综合应用。但应除外有严重合并症(心、肺、肝、脑、肾等)不能耐受根治性膀胱切除术者。根治性膀胱切除术的手术范围包括:膀胱及周围脂肪组织,输尿管远端,并行盆腔淋巴结清扫术;男性应包括前列腺、精囊,女性应包括子宫、附件和阴道前壁。如果肿瘤累及男性的前列腺部尿道或女性的膀胱颈部,则须考虑施行全尿道切除。

(一)男性根治性膀胱尿道切除术

传统的根治性膀胱切除术后,几乎所有男性患者均发生勃起功能障碍,其原因主要是术中损伤了盆丛神经和海绵体的动脉血供。避免该神经及海绵体血供的损伤,保存术后性功能,无疑将提高患者术后的生存质量。目前对根治性膀胱切除术改进的一个进展,是彻底切除肿瘤的同时保留术后性功能。正常的性生理功能包括阴茎勃起、射精动作(有关肌肉的节律性收缩)及性高潮。膀胱、前列腺、精囊及尿道是否存在,并不影响性生理活动的全过程,保留性功能的根治性膀胱切除术,可使大部分患者保留术后性功能。此处即介绍保存性功能的根治性膀胱尿道切除术:①常规消毒铺巾后手术台上留置 F18 双腔气囊导尿管,下腹部正中切口,左侧绕脐向上延长,进入腹腔,探查腹内脏器后,于肚脐下方(脐尿管癌则包括肚脐)找到脐尿管或其韧带切断,钳夹提起,沿脐尿管切除前壁腹膜至顶部向膀胱两侧延长,分离切断膀胱前侧方与盆壁的联系,此时多要切断结扎输精管,输精管近端留线提起可作为后面分离膀胱与直肠的重要标志。②完成盆腔淋巴清扫术后(见下述),在右侧盲肠下方、髂血管分叉上方切开后腹膜,切口向盆腔延长,分离输尿管,于靠近膀胱处将其切断远端结扎,近端用 Allis 钳夹剪除少许送冰冻,近心端结扎留置线较长放于切口内注意保护。同法处理左侧输尿管。③Douglas 窝膀胱侧分离出后腹膜并切断,提起输精管,沿其近端向精囊方向分离。直至精囊顶部。同法处理对侧。将膀胱向前方牵引,显露精囊三角,于精囊后方、前列腺基底部后方用钳提起前列腺精囊筋膜后层并切开,在该筋膜前后层间的腔隙内紧贴前列腺钝性分离至前列腺尖部,将前列腺与直肠分开。④用拇指和食指夹持膀胱后侧韧带。用两个大弯钳钳夹、切断井缝扎后侧韧带,达精囊顶部。⑤于膀胱颈的前外侧游离,去除脂肪组织,以使盆底、耻骨前列腺韧带及阴茎背静脉复合体暴露清晰,于前列腺的前侧方打开盆底筋膜并将 Denonvillier 筋膜后层剪开,此时海绵体神经血管束可钝性向外侧推离前列腺。紧贴精囊和前列腺分别钳夹、切断及缝扎精囊门的血管蒂、前列腺的上下蒂。用同法处理另一侧，在完成前列腺侧韧带的分离后，紧贴耻骨切断前列腺韧带、将前列腺充分下压暴露阴茎背静脉复合体，钳夹切断阴茎背静脉复合体，远心端用2-0可吸收线双重缝扎，近心端于前列腺膀胱交界处丝线缝扎止血。钝性游离前列腺尖部前的尿道，剪开尿道前壁，看到留置的导尿管，将其提起剪断，继续断离尿道后壁，沿前列腺尖部紧贴前列腺将前列腺与直肠分离，膀胱上下游离面相通后，整个切除标本取出。⑥取出手术切除的标本后，直肠侧面及精囊床的小出血点尽可能压迫止血，无效时用可吸收缝线缝扎止血，慎用电凝止血。⑦需切除尿道者，取截石位，做会阴部弧形或倒"Y"形切口，于中线切开球海绵体肌，剥离尿道球部。将尿道与阴茎海绵体分离，将阴茎海绵体拉至会阴部切口处，分离到尿道舟状窝部，将阴茎复位，环绕尿道口切开皮肤，剥离末端尿道，从会阴部切口处取出前尿道标本，缝合阴茎头皮肤创缘。在耻骨联合下方相对无血管区处，先分离出球部尿道的背侧，充分显露位于其后外侧的尿道球动脉，紧贴尿道球部结扎。将尿道球部向远侧牵引，显露尿道球部近端、膜部的远端，切除尿道膜部的黏膜和平滑肌，保存其横纹括约肌。膀胱尿道全切除术时，在分离前列腺时可不切断尿道。在会阴部将尿道完全分离后，从腹部切口将标本整块取出，可避免切断尿道时污染创面。缝合会阴部切口并放置多孔橡皮管引流。

(二) 女性根治性膀胱切除术

手术步骤：①取膀胱截石位，做下腹正中切口进入腹腔，同男性处理脐尿管或韧带。在骨盆沿切开后腹膜，达卵巢漏斗韧带。分离、切断及结扎卵巢血管，将腹膜切口向圆韧带方向延长，结扎并切断圆韧带。②完成盆腔淋巴清扫术后（见下述）将子宫提起以增加显露。认清膀胱上动脉及其后方横跨输尿管的子宫动脉，将这两条动脉及其他髂内动脉前组的分支钳夹、切断及结扎。若分离有困难，可于臀上分支的远侧结扎、切断髂内动脉。③于靠近主韧带处切断输尿管，结扎远端，近心端剪少许送冰冻后结扎留置保护。同法处理对侧。④将双侧的阔韧带、输卵管和卵巢拉向中线，互相结扎在一起。用子宫颈钳钳住子宫底，供牵引之用。于阔韧带基部切开腹膜，切口横过子宫直肠上方。用手指于子宫颈后方做钝性分离，将子宫颈及阴道上部与直肠分开。分离阔韧带及主韧带，靠近盆壁将其钳夹、切断，用10号丝线做贯穿结扎，直达阴道与直肠交界处的后穹窿。⑤切开覆盖膀胱顶的腹膜，切断膀胱韧带。将膀胱与周围组织分离。助手用持纱布球的卵圆钳从阴道插至后穹窿，并向头侧抬高，将阴道壁顶起，分离阴道侧壁与直肠交界处的上缘，显露位于阴道侧的膀胱外侧韧带。钳夹、切断及结扎该韧带，直达盆腔深部、盆内筋膜壁层和脏层及反折处。沿壁层、脏层交界处切开盆筋膜，显露远侧段的阴道壁。用持纱布球的卵圆钳在后穹窿顶起阴道壁，于与直肠交界的上方切开阴道壁，去除持纱布钳，术者用中指及示指夹持阴道壁，用手掌握住子宫及膀胱并向上提起，以便将阴道切口向侧壁延长，直达阴道入口。阴道壁创缘静脉窦出血较多，宜用3-0肠线缝合止血。⑥直视下切断耻骨尿道韧带，贴近耻骨缝扎静脉丛，或将周围筋膜缝合覆盖出血点，亦可达到止血目的。⑦取会阴途径绕尿道口前缘切开，切口与阴道侧壁切口相会合，将标本从盆底分离，经腹部取出。用生理盐水冲洗创面。需保存性功能的患者，宜尽可能缩小阴道壁切除范围，必要时将部分阴道壁从直肠前壁分离。用3-0铬制肠线将阴道壁纵行缝合。肿瘤浸润膀胱三角区或尿道，须广泛切除阴道前壁者，则将阴道后壁向前反折，与阴道口前侧缘缝合。并将两侧壁靠拢缝合，形成短腔阴道。从阴道插入多孔橡皮引流管做盆腔负压引流。

(三) 盆腔淋巴结清除术

男女两性在行根治性膀胱全切术中均须行盆腔淋巴结清扫术。可以在取出膀胱前进行，也可在取下膀胱后进行，因男女手术相似。故在一起叙述。其手术过程为：①沿右髂外血管切开血管鞘，自髂总动脉分叉处纵行切开，直至旋髂动脉。在动脉外膜与淋巴组织间用剪刀或直角钳细心分离，直至完全显露髂外动、静脉。②在髂外动、静脉的远侧分别结扎、切断旋髂动、静脉。③将表浅的脂肪和淋巴组织向下牵拉，分离髂内动脉，予以结扎和切断。④将髂血管旁的淋巴组织钝性分离，直至全部清除髂血管外组淋巴结。在处理盆腔壁时须注意防止损伤与髂血管并行的生殖股神经。⑤剥离髂血管内侧的淋巴组织，其上方应重点清除髂总动脉分叉及髂内动脉周围的淋巴结。⑥在显露髂血管内侧的盆腔壁时，应清晰地看到闭孔神经和闭孔动脉挑起后结扎和切断。⑦自上而下地分离淋巴组织，直至闭孔窝。在清除淋巴组织时应分别结扎留下组织。在清除闭孔组淋巴结时特别要注意防止损伤进入闭孔窝的闭孔神经。⑧再用相同方法处理左侧。

四、尿流改道

根治性膀胱切除术后均须尿流改道，其尿流改道术式繁多，此处有代表性地介绍输尿管皮肤造口术、回肠膀胱术（Bricker 术）、膀胱重建术（Studer 术）。神经衰弱、精神病、预期寿命短、肝或肾功能受损对于有复杂操作的尿流改道术属于禁忌证。

(一) 输尿管皮肤造口术

腹膜外游离输尿管，避免将输尿管血管剥净。下腹部戳创将输尿管引出腹壁。如腹膜外分离输尿管困难，可进腹于髂血管表面找到输尿管，打开后腹膜分离输尿管下段后潜行腹膜外隧道引出腹壁。

(二) 回肠膀胱术（Bricker 术）

根治性膀胱切除术后找出两侧输尿管并进一步向上游离，将左侧输尿管通过乙状结肠系膜隧道引至右侧，确保输尿管与肠吻合时无成角、打折、扭转、不过短。于回肠末段距回盲瓣 10 cm 处取带系膜的游离回肠 15～20 cm（要求最好保留 2 支弓状血管）。吻合回肠恢复原肠道连续性。缝合关闭回肠段近端，用生理盐水反复冲洗回肠段。两输尿管相距 5 mm 分别吻合于近心端回肠段系膜对侧缘（用 4-0 可吸收线黏膜对黏膜间断缝合 6～8 针，留置支架管回肠远端引出）。右下腹（髂前上棘与脐连线中点）切除直径 2 cm 皮肤，十字切开腹外斜肌腱膜，劈分肌层并扩张两指后引出回肠远心端，将之外翻呈乳头与皮肤缝合。此时，再在腹腔内将回肠段后腹膜化并侧腹壁化，闭合肠系膜裂孔。回肠段留置粗引流管，盆腔留置粗引流管，逐层关闭切口。

(三) 膀胱重建术

膀胱重建手术术式很多。有早期的回肠代膀胱（Camey）术、去肠管化的回结肠代膀胱（Indiana）术、回盲肠代膀胱（Mainz）术及 Studer 术等，在此处介绍 Studer 术。手术步骤为：距回盲部 25 cm 截取 55～60 cm 长的回肠段，恢复自身肠道的连续性后，关闭肠系膜裂孔。闭合回肠段的近端，远心端 40～45 cm 沿系膜对侧缘打开，并将其折叠成 U 形，朝向患者的右侧。连续缝合 U 形肠袋的后板，双侧输尿管与近心端回肠输入段吻合，输尿管支架管通过近心段回肠管从新膀胱前壁引出，新膀胱的最低处与尿道行 6 针间断缝合，U 形回肠板的左边拉向患者的右侧，形成新膀胱形状。内置 F24 号导尿管支撑，同时做新膀胱造瘘。盆腔置粗引流管,逐层关闭切口。

第九节 术后处理

一、经尿道膀胱肿瘤电切术(TURBT)

术后常规持续膀胱冲洗。冲洗液一般用蒸馏水,可使残留肿瘤细胞胀破,保持冲洗通畅。正常情况下,膀胱肿瘤电切术后,第 2~3 天可拔除导尿管,如创面较大较深导尿管应适当延长至 1 周左右拔管。电切术后并发症少。如止血不满意引起血块积存。可经膀胱镜冲洗净后电凝止血处理。偶有手术者未察觉的膀胱穿孔,可导致尿外渗。患者可有腹痛、发热,一般只需留置导尿 7~10 d,尿外渗严重或并发感染者,可穿刺或手术引流。发生 TUR 综合征即低钠血症时应严密观察病情变化,酌情应用呋塞米(速尿)、高渗盐水对症处置。

术后按计划定期膀胱灌注药物、定期膀胱镜检查。

二、膀胱部分切除术

膀胱部分切除术术后负压引流管 1 周后拔除,保留导尿管 9~14 d。保持引流通畅非常重要。术后膀胱冲洗同 TURBT,如发生尿外渗,应适当延长引流时间。如有留置输尿管支架管,可于术后 2 周~1 个月拔除。应用抗生素预防感染。术后膀胱灌注药物及膀胱镜检查同 TURBT。

三、根治性膀胱切除术

术后处理见"尿流改道术"的术后处理。女性在根治性膀胱切除过程中,阴道壁切除范围要适度,不可过大,如范围广,要注意重建阴道,缝合止血要彻底,以免术后渗血。

四、尿流改道术

应用肠道尿流改道患者应禁食直到度过肠麻痹期,嘱患者早期下床活动能促进肠功能恢复。肛门有排气时,先少量饮水、进流质,再慢慢过渡到半流、普食,循序渐进,不可操之过急。保持各引流管的通畅,并注意左右输尿管支架管引流是否平衡,发现一多一少时,如果不是哪侧肾功能的问题,则应及时排除堵塞情况,双侧盆腔引流如连续 3 d 少于 50 ml,可考虑拔除,如有发热应 B 超检查排除盆腔积液,当引流液较多、不像淋巴液时。应及时通过引流液的肌酐检查鉴别是否尿漏。Bricker 术后一般 2 周左右拔双侧输尿管支架,观察患者有否腰酸痛及发热情况,过后拔除回肠段内引流管。Studer 术后一般也是 2 周左右拔输尿管支架,然后拔除新膀胱造瘘管,待膀胱造影无异常后可拔除导尿管训练排尿。

应用肠道术后应注意观察水电解质、酸碱平衡。术后早期肠道并发症有肠襻坏死、肠梗阻、血便、腹膜炎,尿路并发症有尿漏、尿路感染、附睾炎等。注意观察尿量、引流量、造口肠襻色泽、肠鸣音及腹部体征,有关并发症的临床诊断不难,应及时处理。

晚期并发症有肠造瘘口狭窄、切口或造瘘口疝、新膀胱术后尿失禁或排尿不畅、反复尿路感染、电解质紊乱等。

第十节 外科临床经验及建议

一、经尿道膀胱肿瘤电切术（TURBT）

由于膀胱肿瘤形态各异，手术方法既不相同，手术难度也有较大差别。同一病例有些部位相对安全，手术速度可以快一些；有些部位则易于穿破。应非常谨慎。要把肿瘤完全切除干净。又不要把膀胱切穿，有些部位的操作似乎像做精细的雕刻。

一般 TURBT 时首先切除肿瘤突入膀胱内的部分，使肿瘤基底部与邻近的正常黏膜相平。然后再开始向肌层深处切割，将肿瘤基底部切除干净，这样可避免早期即致膀胱穿孔。先切除突出部分，再切基底部的优点是，如在某处切穿肌层，手术也可结束，或接近结束。如穿孔发生在膀胱的腹膜覆盖以外部分，残留的肿瘤基底组织可继续切除。但应特别小心，膀胱内水压应尽量低一些，以减少冲洗液外渗。经验丰富者必要时可有意识地切至膀胱周围脂肪组织。

经尿道电切膀胱肿瘤需要澄清一个错误的概念——经尿道电切膀胱肿瘤是指用电切环将肿瘤连同其根部一起切除，包括其周边 0.5～1 cm 范围的正常膀胱组织，而不是肿瘤电烙术。很难想象保留肿瘤根部的不完全切除会获得好的治疗效果，有些医生为了避免切穿膀胱不敢做深入切除，残留部分加以电烙，这种做法是错误的。电烙组织的炭化层能保护肿瘤的根部不受损害，术后患者残存的肿瘤很快复发，且受刺激后肿瘤恶性程度会升级，加速其恶化转移。

有些患者因前列腺增生症，为解除梗阻而来医治的，当尿道膀胱镜检时发现伴有膀胱癌时，是两个问题同时处理还是分两次处理？笔者认为如膀胱肿瘤是单个或者是极少数的浅表肿瘤，可以同时做两个手术。即先切除浅表肿瘤，并完全将其冲洗出后，再做前列腺电切术，一般不会发生什么麻烦，很少发现有前列腺窝创面种植现象。但是如果膀胱肿瘤是浸润型的，采用上述措施就不适宜了，因为切除浸润性肿瘤需切到足够深度，切除较深时膀胱壁薄弱，易发生液体外渗或膀胱破裂。所以，对伴有浸润性肿瘤或较大的膀胱肿瘤，宜将手术分两步进行，即切除肿瘤后，留置导尿管 3～4 周，然后再做前列腺增生手术。

一次 TURBT 有时并非想象那么彻底，而且分期也不准确，手术后仍有较高的肿瘤阳性率，有报道 T1 期膀胱癌可达 33%～53%，分期升高至 T2 期可达 4%～25%。因此，近年二次电切（Second TUR）的价值越来越受到重视，并在国内外膀胱癌诊疗指南中获得一致推荐，已成为目前标准的治疗方法。二次电切适用于以下患者：T1 期；高级别膀胱癌；初次电切标本中未见肌层；肿瘤直径>3 cm 或肿瘤多发初次电切不彻底。二次电切一般安排在初次电切手术后的 2～6 周进行，特别强调手术需要切除初次电切时的肿瘤创面。

二、膀胱部分切除术

膀胱收缩时距肿瘤 1 cm 即相当于膀胱被牵开时距肿瘤 2 cm 的范围。切除应包括膀胱全层及膀胱周围脂肪，如疑黏膜病变应做多处膀胱黏膜活检。双层缝合膀胱时，均应使用肠线进行缝合，避免术后放疗致膀胱内丝线暴露，继发感染和结石。

此类手术一般不打开腹腔。在腹膜外进行，但如果肿瘤长在膀胱顶部（如脐尿管肿瘤）

则打开腹腔手术切除较为容易。术中应充分切除受侵的腹膜。一般认为放置膀胱造瘘管有增加伤口种植的危险,但对于大的膀胱肿瘤笔者主张术中仍应放置膀胱造瘘管,因为此类手术本身并非是根治性治疗手段,如术后发生尿漏则较为麻烦,可能更会增加切口周围肿瘤种植的危险。

三、根治性膀胱全切术

该手术需要根据肿瘤的病理类型、分期、分级、肿瘤发生的部位、有无累及邻近器官等情况,结合患者的全身状况进行选择。根据文献报道,浸润性膀胱癌患者盆腔淋巴结转移的可能性为30%~40%,淋巴清扫的范围应根据肿瘤的范围、病理类型、浸润深度和患者的情况决定。目前根治性膀胱切除术的方式可以分为开放手术和腹腔镜手术两种。与开放手术相比,腹腔镜手术具有失血量少、术后疼痛较轻、恢复较快的特点,但手术时间没有明显优于开放性手术,并且腹腔镜手术对术者的操作技巧要求较高。近来机器人辅助的腹腔镜根治性膀胱切除术可以更精确和迅速,并减少出血量。

盆腔淋巴结清扫不仅是一种治疗手段,而且为预后的判断提供重要的信息。目前主要有局部淋巴结清扫、常规淋巴结清扫和扩大淋巴结清扫三种。局部淋巴结清扫仅切除闭孔内淋巴结及脂肪组织;扩大淋巴结清扫的范围包括:主动脉分叉和髂总血管(近端),股生殖神经(外侧),旋髂静脉和Cloquet淋巴结(远端),髂内血管(后侧),包括闭孔,两侧坐骨前,骶骨前淋巴结,清扫范围向上达到肠系膜下动脉水平;常规淋巴结清扫的范围达髂总血管分叉水平,其余与扩清扫范围相同。有学者认为扩大淋巴结清扫对患者有益,可以提高术后的5年生存率,但该方法仍存在学术争议。阳性淋巴结占术中切除淋巴结的比例(淋巴结密度)可能是淋巴结阳性高危患者的重要预后指标之一。目前,国际上对于膀胱癌的盆腔淋巴结清扫并无统一的淋巴结清扫的规范,但建议一般至少需清扫至标准范围。

四、根治性膀胱切除术后尿流改道

根治性膀胱切除术后尿流改道尚无标准治疗方案,目前有多种方法可选,包括不可控尿流改道、可控尿流改道、膀胱重建等。对于手术方式的选择需要根据患者的具体情况,如年龄、伴发病、预期寿命、盆腔手术及放疗史等,并结合患者的要求及术者的经验认真加以选择。术前应告知患者有几种手术方式,并且泌尿外科医师应与患者充分沟通,意见一致后再决定手术方式。保护肾功能、提高患者生活质量是治疗的最终目标。在此对各种尿流改道做一简单评价。

(一)不可控尿流改道

回肠膀胱术(Bricker)是一种简单、安全、有效的术式。主要缺点是需要腹壁造口、终身佩戴集尿袋。经过长期随访,患者出现肾功能损害约为27%,造瘘口并发症约为24%,输尿管回肠吻合口并发症约为14%,死亡率约为1%。伴有短肠综合征、小肠炎性疾病、回肠受到广泛射线照射的患者不适于此术式。乙状结肠膀胱术在有原发性肠道疾病或严重放射性盆腔炎和不愿意接受可控性膀胱术的患者,可作为回肠膀胱术的替代术式。横结肠在进行过盆腔放疗或输尿管短的患者可选用。输尿管皮肤造口术适用于预期寿命短、有远处转移、姑息性膀胱全切、膀胱旷置、肠道疾患无法利用肠管进行尿流改道或全身状态不能耐受其他手术者。

（二）可控性尿流改道

1. 可控贮尿囊 在无原位新膀胱术适应证的情况下，可控贮尿囊为一种可选术式。可控贮尿囊必须满足肠道去管重建成高容量低压贮尿囊、抗反流和控尿、能自行插管导尿的原则。随访发现早、晚期并发症分别为12%和37%。晚期并发症主要有输尿管狭窄或梗阻、尿失禁、排尿困难和尿路结石，代谢并发症也比较常见。在多种术式中值得推荐的是使用缩窄的末端回肠做输出道的回结肠贮尿囊，使用原位阑尾做输出道的回肠结肠贮尿囊以及去带盲升结肠贮尿囊。可控贮尿囊适用于：预期寿命较长、能耐受复杂手术；双侧肾脏功能良好，可保证电解质平衡及废物排泄；无上尿路感染；肠道未发现病变；能自行导尿。笔者认为此类手术也需腹壁造口、操作又较烦琐、易出现并发症，而且随着生产工艺的进步，集尿袋的质量较前有很大进步，回肠膀胱术仍是当今尿流改道术中的主流。

2. 利用肛门控制尿液术式 利用肛门括约肌控制尿液的术式包括尿粪合流术，如输尿管乙状结肠吻合术，输尿管结肠、结肠直肠吻合术；尿粪分流术，如直肠膀胱术，直肠膀胱、结肠腹壁造口术。输尿管乙状结肠吻合术由于易出现逆行感染、高氯性酸中毒、肾功能受损和恶变等并发症，现已少用。但这种术式的改良可以减少并发症的发生，所以还被一些治疗中心选择为标准术式。采用肛门括约肌控制尿液的术式患者肛门括约肌功能必须良好。

（三）膀胱重建术或原位新膀胱术

原位新膀胱术由于患者术后生活质量高，近10年内已被很多的治疗中心当作尿流改道的首选术式。此术式的主要优点是不需要腹壁造口，患者可以通过腹压或间歇清洁导尿排空尿液。缺点是夜间尿失禁和可能需要间歇性的自我导尿。早期很少发生尿潴留，但长期随访发现一半的患者出现尿潴留。早、晚期并发症分别为20%~30%和30%，主要由输尿管与肠道或新膀胱与尿道吻合口引起。另一缺点是尿道肿瘤复发，为4%~5%，如膀胱内存在多发原位癌或侵犯前列腺尿道则复发率高达35%，建议术前男性患者常规行前列腺尿道组织活检，女性行膀胱颈活检，或者术中行冰冻切片检查，术后要定期行尿道镜检和尿脱落细胞检查。原位新膀胱术的先决条件是完整无损的尿道和外括约肌功能良好，术中尿道切缘阴性。前列腺尿道有侵犯、膀胱多发原位癌、骨盆淋巴结转移、高剂量术前放疗、复杂的尿道狭窄及不能忍受长尿失禁的患者为原位新膀胱术的禁忌证。

（四）腹腔镜

腹腔镜手术已应用于多种尿流改道术。现多采用在腹腔镜下行膀胱切除后通过小切口在腹腔外行尿流改道术。腹腔镜下尿流改道方式选择的原则与开放手术相同。腹腔镜下膀胱全切-尿流改道术在熟练掌握腹腔镜技术、掌握严格的指征并且在患者的意愿下可选择。

第十一节 放 射 治 疗

一、放射治疗概述和原则

膀胱癌的放射治疗分为根治性治疗和辅助性/姑息性放射治疗两部分。前者指T2期以内的患者，或T3期及以上，患者不愿或医疗原因无法行手术切除的部分患者，亦可选择以放射治疗作为根治性手段，但在此种情况下往往需要联合化学治疗，亦称保留膀胱的综合治疗。后者指膀胱癌手术后复发或残留,或有淋巴结转移,或因远处转移需行放疗者。再有一种情况是开始选择行根治性放射治疗,但中途评估疗效时发现不适合完成根治性放疗而转行挽救性手术治疗的,这种情况实际上是术前放疗的一种。

二、放射治疗技术

传统上,一般先予全盆腔照射 40~45 Gy,然后再缩野照射全膀胱或针对病灶照射至 60~65 Gy。也有学者建议一开始就照射全膀胱至 50 Gy,再对准病灶照射至 60~65 Gy。目前对旨在保留膀胱的综合治疗方案中,对 T2 期患者,放疗学家已达成共识,即无需照射全盆腔,因为这部分患者的膀胱外亚临床病灶在加用化疗的情况下已获解决,而膀胱内病灶经 TURBT 后肉眼已不可见,因此主张从一开始至结束均施行全膀胱照射,总剂量可至 60~65 Gy。

在全膀胱照射时应采用排空尿液的状态,以最大限度地保证病灶不被漏照;相反,部分膀胱照射时应取膀胱充盈的状态,以便保护不照的膀胱部分。膀胱癌定位 CT 扫描一般认为已足够,对部分怀疑有复发者 MRI 可能有帮助,但对刚行 TURBT 的患者因为出血水肿可能导致 MRI 的失真,须注意。放疗时野的边界问题,推荐应超出膀胱外 1.5~2.5 cm。

三、放射治疗的毒副作用及防治

包括早期反应和晚期反应。

早期反应指放疗开始直至放疗结束后 3 个月以内所发生的毒副作用。膀胱癌放疗时主要的早期毒副作用是对膀胱黏膜和直肠黏膜损伤所产生的一系列症状。一般在放疗开始一周后即可出现,并一直持续到数周至 3 个月以内。膀胱黏膜放射损伤所出现的主要症状有:尿频、尿急、尿痛、暂时性尿失禁,有时可出现血尿,可以是镜下检查红细胞充满视野,严重者亦可出现肉眼血尿。上述症状较轻时可不予处理;较明显时可予消炎、止血、地塞米松静滴,并尽可能保持下身清洁,多喝水,适当休息,注意营养。大多数患者经过上述处理后症状可以减轻,并顺利接受完全程放疗。出血较严重者应及时止血,并暂停放疗。直肠放射损伤的主要症状有:大便次数增多、水样大便、大便隐血或者大便出血。大多数患者上述症状不会太重,无须特别处理;个别症状明显者应予补液、止泻、消炎、并酌加激素治疗。多数治疗后可明显缓解,个别不缓解或加重出血者,应及时止血,并暂停放疗。

放射的早期毒副反应无法避免,但只要放疗计划合理,多数患者症状不会太重,适当处理后即可,不会影响放疗计划的完成。

晚期反应是指放疗结束 3 个月以后反复、持续出现的症状。主要也是因射线对膀胱和直肠损伤所引起的。前者主要有膀胱挛缩和膀胱瘘。患者小便完全无法控制,反复出血、盆腔感染、此种后期毒副作用一旦出现,治疗很困难,必须加以避免。方法是膀胱的剂量必须控制在安全的范围内。万一出现,只能采取手术切除或者手术修补。直肠的晚期损伤主要有直肠萎缩、坏死、出血、穿孔或直肠瘘。治疗手段也只有手术切除或者手术修补。预防是避免放射损伤的最好方法,即在设计放疗计划时,把直肠和膀胱所受到的剂量限制在可接受的范围内。目前,三维适形调强治疗技术的普遍应用应可避免上述严重的晚期毒副作用。

第十二节 化学治疗

一、化学治疗原则

膀胱尿路上皮癌对化学治疗较为敏感。早期的非肌层浸润性膀胱癌,在经尿道手术后可以使用腔内化疗或免疫治疗,以降低术后的复发率,延缓肿瘤进展。局限期的肌层浸润性膀胱癌,根治性手术前后使用化疗,可以达到降期,提高手术切除率,延长生存的目的。此外,保留膀胱的综合治疗中,全身化疗不但能杀灭微小转移灶,而且可以增加放射治疗的敏感性。晚期转移性膀胱癌,全身化疗则是唯一能延长患者生存的治疗方法。因此,在不同分期分级的膀胱癌患者治疗中,化学治疗都有其不可或缺的地位。

二、膀胱腔内化疗和免疫治疗

非肌层浸润性膀胱癌行 TURBT 治疗后,约有 50%～70%的患者复发,其中 10%～15%的患者肿瘤会向肌层进展。通过尿道插导尿管进行膀胱腔内化疗或免疫治疗,可以消灭 TURBT 后的残余肿瘤,预防复发和延缓肿瘤进展,对因病变广泛而无法完全切除的肿瘤如原位癌也有治疗作用。

根据复发风险及预后的不同,非肌层浸润性膀胱癌分为以下 3 组:①低危:单发、Ta 期、LG(低级别尿路上皮癌)、直径<3 cm,同时需满足以上所有条件。②高危:T1 期,HG(高级别尿路上皮癌),CIS,多发复发且直径>3 cm 的 Ta 期非高级别肿瘤,满足以上任一条件既符合。③中危:除外低危和高危两类的其他情况。近期在高危 NMIBC 中又分出另一类极高危 NMIBC,满足以下任一条件既符合:T1 期高级别且合并 CIS,多发或复发或直径>3 cm 的 T1 期高级别肿瘤,病理伴有 LVI(淋巴血管浸润)或微乳头样改变。

建议对低危的非肌层浸润膀胱癌,术后可只进行单次即刻膀胱灌注化疗,而无需维持膀胱灌注治疗。对中、高危的非肌层浸润膀胱癌,术后单次膀胱灌注化疗后,应进行后续化疗药物或 BCG 维持灌注。对高危的非肌层浸润膀胱癌,首选 BCG 膀胱灌注(至少维持 1 年)。膀胱灌注治疗无效的非肌层浸润膀胱癌(如肿瘤进展、肿瘤多次复发、Tis 和 T1G3 肿瘤 TURBT 及膀胱灌注治疗无效等),或极高危的非肌层浸润膀胱癌则可考虑行膀胱根治性切除术。

目前膀胱腔内灌注的药物主要有两类:免疫调节剂和化疗药物。免疫调节剂主要是卡介苗(BCG),另外还有白细胞介素-2(IL-2)、干扰素(IFN)、肿瘤坏死因子(TNF)、LAK 细胞、肿瘤浸润淋巴细胞(TIL)等。化疗药物主要有丝裂霉素、吡柔比星,表柔比星,米托蒽醌等。疗程常规设置为术后 1 周开始膀胱灌注,每周 1 次,共 8～12 次,BCG 则因为副作用较大需在术后至少两周开始灌注。3 月后膀胱镜复查正常则改为每两周 1 次,共 6 次,膀胱镜复查正常再改为每月一次,灌满 1～2 年。

尽管有多种化疗药物以不同的剂量和疗程进行了临床试验,但目前尚未证明任何一种药物的疗效优于其他药物。膀胱腔内化疗能降低 TURBT 术后肿瘤短期复发率,但不能避免肿瘤向浸润性发展,也不能提高肿瘤相关的生存率,因此不少研究通过改进灌注的方法和寻找更有效的药物来提高疗效。Colombo 等比较了 83 例中高危表浅膀胱肿瘤灌注丝裂霉素和同时加用热疗的效果,保持灌注溶液在 42℃至少 40 min,发现加用热疗后复发危险从 57.5%降至 17%。新的药物如吉西他滨、紫杉醇、戊柔比星等也已尝试用于腔内化疗,并在临床试验中显示初步的效果,但目前多数用作 BCG 治疗失败后的二线治疗,其疗效有待进一步观察。BCG 是治疗高危非肌层浸润性膀胱癌最有效的灌注药物,其确切机制仍未阐明,研究表明 BCG 在局部引起炎症反应,导致巨噬细胞和 Th1 细胞聚集,增加各种炎症因子和细胞因子的分泌,共同增强机体的免疫反应,从而杀伤肿瘤细胞。BCG 灌注比单独 TURBT 治疗显著减少 Ta、T1 期病变的复发率,并且无论是否合并 Tis,BCG 均能减少肿瘤的复发。Bohle 等的荟萃分析比较了 BCG 和丝裂霉素的治疗效果,发现无论肿瘤的危险程度,BCG 相对于丝裂霉素显著减少肿瘤的复发率。BCG 维持治疗是在诱导治疗后 3、6、12、18、24、30、36 个月时分别给予 3 周的灌注治疗,其减少肿瘤复发的机制可能在于维持局部的免疫监视以杀灭卫星灶。虽然维持治疗副作用较大,不易耐受,但有研究发现 BCG 维持治疗的副作用大部分集中在诱导阶段和维持治疗的前半年,随着治疗时间的延长并不明显增加。因此在欧美等许多国家,BCG 仍是高危患者尤其是治疗膀胱原位癌的首选药物。BCG 灌注的副作用主要为膀胱炎、血尿、发热和尿频,全身并发症较少见。

三、新辅助化疗和辅助化疗

肌层浸润性膀胱癌根治性膀胱切除术后,近 50%的患者会出现转移,最常见于术后 2 年内。大多数患者复发发生在远处部位,仅 1/3 发生于盆腔。含顺铂的化疗方案,作为新辅助化疗或辅助化疗,联合根治性膀胱切除术或根治性放疗治疗局部浸润性膀胱癌的反应率可达 40%～70%。目前常用的方案为 GC(吉西他滨＋顺铂)、MVAC(甲氨蝶呤＋长春碱＋多柔比星＋顺铂)和 CMV(甲氨蝶呤＋长春碱＋顺铂)。

新辅助化疗即在膀胱癌根治性治疗前进行的辅助化疗,其目的主要有两方面。第一,控制局部病变,使肿瘤缩小、降期,从而使某些需要膀胱全切的患者保留膀胱,某些本不能根治切除的肿瘤得以根治。第二,消除微转移灶,提高术后长期生存率。新辅助化疗也是体内良好的药敏试验,对于评价肿瘤的化疗敏感性有重要帮助。最近有研究证实,新辅助化疗对于浸润性膀胱癌的效果是肯定的,它能够使总生存率提高 5%～6.5%,死亡风险降低 14%。新辅助化疗可提高 T3～T4a 期患者的生存率,而对 T2 期患者意义不大。目前,对于新辅助化疗的方案及剂量和疗程尚无统一的意见,也不应作为所有浸润性膀胱癌患者的标准治疗,对局部肿瘤超过根治性手术范围的患者可选择性采用。笔者认为,可在根治性治疗前使用以顺铂为基础的联合方案化疗 2～3 个疗程,如吉西他滨联合顺铂,若无效则及时终止而进行手术或其他治疗,如有效可再用 1～2 疗程后进行后续治疗。新辅助化疗的不良反应较转移患者进行化疗要少,患者通常有良好的体力从而可以在化疗后进行手术或放射治疗。主要的不足之处是可能推迟患者进行后续手术或放疗的时间。

辅助化疗通常用于根治性膀胱切除术后具有高度复发风险的患者。主要优点是膀胱切除术后的标本适合进行病理评估,可以明确复发和/或转移的预后因素,从而筛选出那些最有可能从化疗中获益的患者。手术先于化疗进行,因此不会推迟手术的时间,也避免了患者拒绝手术的问题。辅助化疗能够杀灭术后微转移灶,预防和降低远处转移率,推迟肿瘤复发,但对控制局部盆腔肿瘤无益。目前,浸润性膀胱癌患者术后尚不推荐常规行辅助化疗,对于术后有高危复发转移倾向者,如 T3 期以上,盆腔淋巴结转移或 T2 期且具有高危因素如高级别癌、脉管受累或肿瘤 P53 阳性率>20%的患者,可加用 4~6 疗程的辅助化疗。目前,根治性膀胱切除术后辅助化疗的应用及临床效果仍存在一定争议,目前的研究还无法确切证实,辅助化疗对只有肌层浸润的膀胱癌患者(pT2)有何种益处。对于膀胱外侵犯的患者(pT3)而言,辅助化疗可能有用。对于淋巴结阳性(pN+)和直接侵犯到邻近器官(pT4)的患者而言,辅助化疗可能改善生存率(6),但还是需要真正的随机化临床试验来解决这些重要问题。

四、转移性膀胱癌的化疗

对于晚期转移性膀胱癌患者,手术或放疗等局部治疗仅能起到止血、止痛等姑息性效果,化疗是唯一能延长患者生存时间并改善生活质量的治疗方法,可使多数患者的预计生存时间由 3~6 个月延长至 1 年左右,少数患者可获得长期生存。

尿路上皮癌是一种化疗相对敏感的肿瘤。上世纪 70 年代就发现顺铂和甲氨蝶呤是治疗膀胱癌有效的化疗药物。随着一系列临床研究的深入,奠定了 MVAC 方案作为晚期膀胱癌一线标准化疗方案的地位,该方案总有效率可达 70%。美国纽约纪念癌症中心对 203 例转移性膀胱癌患者进行 MVAC 方案化疗,经过中位 47 个月的随访,46 例患者在单单接受化疗后就达到 CR,5 年生存率为 40%。30 例患者通过化疗与外科手术获得 CR,中位随访时间 37 个月,5 年生存率为 33%。化疗后对可切除的肿瘤进行手术甚至能使某些患者获得长期生存。但该方案毒性反应较大,主要表现为骨髓抑制、黏膜炎、恶心、呕吐、脱发以及肾功能损害等,超过一半的患者因此需要减量或无法完成整个疗程,因化疗副作用所致的死亡率可达 4%。

GC 方案是近年出现的膀胱癌化疗新方案,研究表明 GC 方案与 MVAC 方案两者在有效率、疾病进展时间、总生存时间等方面均相近,但前者毒性反应及化疗相关死亡率明显低于后者,因此该方案在临床上应用越来越多,已成为大部分膀胱癌患者新的一线治疗方案。我们中心采用 GC 方案治疗晚期尿路上皮癌 18 例,3 例(16.7%)患者 CR,7 例(38.9%)患者 PR,治疗总有效率达 55.6%,且毒副反应轻,患者耐受性良好。此外,紫杉醇类药物与铂类药物联合的方案也在临床试验中显示了较好的效果,如紫杉醇联合卡铂,多西他赛联合顺铂,有效率可达 53%~58%,可作为转移性膀胱癌化疗的二线方案。

(沈益君　顾成元)

主要参考文献

[1] Jemal A, Murray T, Ward E, et al. Cancer statistics, 2005. CA Cancer J Clin, 2005, 55(1): 10-30.
[2] Parkin DM, Bray F, Ferlay J, et al. Global cancer statistics, 2002. CA Cancer J Clin, 2005, 55(2): 74-108.
[3] 杨玲,李连弟,陈育德,等. 中国 2000 年及 2005 年恶性肿瘤发病死亡的估计与预测. 中国卫生统计,

2005,22(4):218-221.

[4] 韩瑞发,潘建刚.中国人群膀胱癌发病的危险因素的 Meta 分析.中华泌尿外科杂志,2006,27(4):243-246.

[5] Knowles MA, Williamson M. Mutation of H-ras is infrequent in bladder cancer: confirmation by single-strand conformation polymorphism analysis, designed restriction fragment length polymorphisms, and direct sequencing. Cancer Res, 1993,53(1):133-139.

[6] Jimenez RE, Hussain M, Bianco FJ, et al. Her-2/neu overexpression in muscle-invasive urothelial carcinoma of the bladder: prognostic significance and comparative analysis in primary and metastatic tumors. Clin Cancer Res, 2001,7(8):2440-2447.

[7] Mahdy E, Pan Y, Wang N, et al. Chromosome 8 numerical aberration and c-myc copy number gain in bladder cancer are linked to stage and grade. Anticancer Res, 2001,21(5):3167-3173.

[8] Shen YJ, Ye DW, Yao XD, et al. Overexpression of CDC91L1 (PIG-U) in bladder urothelial cell carcinoma: correlation with clinical variables and prognostic significance. BJU Int, 2008,101(1):113-119.

[9] Malats N, Bustos A, Nascimento CM, et al. P53 as a prognostic marker for bladder cancer: a meta-analysis and review. Lancet Oncol, 2005,6(9):678-686.

[10] Eble JN, Sauter G, Epstein JI, et al. World Health Organization classification of tumours. Lyon: IARC Press, 2004.

[11] Shen YJ, Zhu YP, Ye DW, et al. Narrow-band imaging flexible cystoscopy in the detection of primary non-muscle invasive bladder cancer: a "second look" matters? Int Urol Nephrol, 2012,44(2):451-457.

[12] 沈益君,朱一平,叶定伟,等.窄波成像膀胱软镜在膀胱肿瘤诊断中的应用.中华泌尿外科杂志,2010,31(6):394-396.

[13] 沈益君,叶定伟.膀胱肿瘤普通白光和窄带光成像比较.中华外科杂志,2016,54(1):38.

[14] 叶定伟,沈益君,姚旭东,等.静脉麻醉配合琥珀胆碱预防尿道膀胱肿瘤电切术中闭孔神经反射.临床泌尿外科杂志,2006,21(1):70-71.

[15] 沈益君,叶定伟,姚旭东,等.再次经尿道电切术治疗非肌层浸润性膀胱癌.中华外科杂志,2009,47(10):725-727.

[16] 沈益君,叶定伟,陈羽,等.膀胱癌根治术中的盆腔淋巴结清扫.中华泌尿外科杂志,2009,30(2):114-116.

[17] 沈益君,叶定伟.浸润性膀胱癌保留膀胱的综合治疗进展.中国癌症杂志,2007,17(3):265-268.

[18] Colombo R, Da Pozzo LF, Salonia A, et al. Multicentric study comparing intravesical chemotherapy alone and with local microwave hyperthermia for prophylaxis of recurrence of superficial transitional cell carcinoma. J Clin Oncol, 2003,21(23):4270-4276.

[19] Bohle A, Jocham D, Bock PR. Intravesical bacillus Calmette-Guerin versus mitomycin C for superficial bladder cancer: a formal meta-analysis of comparative studies on recurrence and toxicity. J Urol, 2003,169(1):90-95.

[20] Grossman HB, Natale RB, Tangen CM, et al. Neoadjuvant chemotherapy plus cystectomy compared with cystectomy alone for locally advanced bladder cancer. N Engl J Med, 2003,349(9):859-866.

[21] 叶定伟,戴波,方银忠,等.吉西他滨联合顺铂方案治疗晚期尿路上皮移行细胞癌18例报告.中华泌尿外科杂志,2005,26(5):331-333.

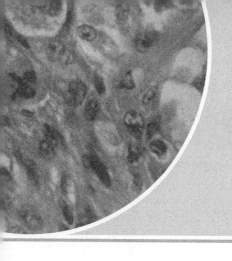

第三十六章
前列腺癌

一、流行病学

当前,前列腺癌是世界范围内最常见的恶性肿瘤之一。2002年全球有679 000例新发病例,占所有恶性肿瘤新发病例的11.7%,位列常见恶性肿瘤的第5位和男性恶性肿瘤的第2位。但是前列腺癌发病率的地区和人种分布极不均衡,在西方发达国家前列腺癌占肿瘤新发病例的19%,而在发展中国家仅占5.3%。中国属前列腺癌发病率较低的国家,2002年的标化发病率为1.6/10万,远远低于美国的124.8/10万。然而近年来国内部分发达地区的发病率有明显的上升趋势。以上海地区为例,近30年来,随着人口老龄化及生活条件的改善,其前列腺癌的发病率从1973~1975年1.6/10万升高到1997~1999年间的5.3/10万,增加了3.3倍。2000年的发病率更是达到7.7/10万,位列男性泌尿生殖系肿瘤的第1位。前列腺癌患者主要是老年人,新诊断患者的中位年龄为72岁。在美国,大于70%的前列腺癌患者年龄都超过了65岁,50岁以下者很少见,但是年龄>50岁,发病率和死亡率就会呈指数增长。2005年,上海地区前列腺癌的发病率更是升高至21.1/10万。

我国前列腺癌患者的分期构成与西方发达国家有很大差别。以美国为例,其新发病例中91%为临床局限型前列腺癌,这些患者在接受根治性治疗后5年生存率接近100%。而本中心对于北京、上海、广州的3个中心晚期前列腺癌患者内分泌治疗相关资料发现,68%的患者确诊时已属于晚期,无条件接受根治性治疗,而内分泌治疗是其主要治疗方法,这些患者的预后也相对较差。即使对于接受过前列腺癌根治术的患者而言,同西方国家相比,我国前列腺癌患者的临床病理分期相对较晚。造成这样巨大差别的主要原因是西方国家患者多是在接受筛查[直肠指检+血清前列腺特异性抗原(PSA)检测]后得以检出,而我国患者多是出现了肿瘤相关的症状和体征后就诊才得以确诊。临床局限型前列腺癌患者依靠前列腺癌根治术或前列腺癌根治性放疗可以获得很高的治愈率。而局部晚期和转移性前列腺癌的治疗主要依靠多学科综合治疗,充分发挥各种治疗手段的优势,以最大限度的提高治愈率。由于上述原因,前列腺癌的综合治疗在我国显得尤为重要。

二、病因以及发病机制

(一)年龄和种族

前列腺癌的发病情况与年龄密切相关,美国70%以上的前列腺癌患者年龄>65岁。据美国癌症协会统计:39岁以下的男性发生前列腺癌的概率为0.01%,40~59岁的概率为

2.58%(1/39),60~79 岁的概率达 14.76%(1/7)。国内也呈现高年龄组发病率高的分布，1997~1999 年上海 75 岁以上前列腺癌患者占总数的 51.2%。

除了年龄，不同种族的前列腺癌发病率的差异也很大。美国黑种人前列腺癌的发病率最高，达到 185.7/10 万，是美国白种人发病率(107.79/10 万)的 1.7 倍，比中国上海居民(2.97/10 万)高出数十倍。

(二) 遗传因素

家族史是前列腺癌的高危因素。一级亲属患有前列腺癌的发病风险是普通人的 2 倍，并且当患病亲属个数增加或亲属患病年龄降低时，本人的发病危险随之增加。值得注意的是，遗传因素的作用在年轻患者中体现更为明显。

前列腺癌家族聚集性的原因包括:基因易感性、暴露于共同的环境因素或仅由发病率高偶然引起。遗传流行病学的研究发现:单卵双生子的前列腺癌同病率明显高于双卵双生子，提示遗传因素在发病中占有重要地位。1996 年对前列腺癌高危家族的基因组研究首次将前列腺癌可疑位点定位于 1 号染色长臂，称为 HPC1 基因座。进一步的研究发现位于 HPC1 基因座的 RNASEL 基因在部分连锁家族中出现种系突变，导致其基因产物(核糖核酸分解酶)的表达异常，使前列腺细胞凋亡失控。然而 RNASEL 基因的突变仅占遗传性前列腺癌的一小部分，前列腺癌发生过程中复杂的基因作用机制仍不清楚。

重要基因的多态性是导致前列腺癌基因易感性的另一个原因，研究较多的有雄激素受体(AR)、维生素 D 受体(VDR)、细胞色素 P450(CYP)和 2 型 5α 还原酶(SRD5A2)的编码基因。以雄激素受体基因为例，其第 1 个外显子包含编码转录激活域的两个多态性三核苷酸重复序列(CAG、GGC)。较短的 CAG 重复长度会导致 AR 的转录活性升高，增加前列腺癌的患病危险。国内的研究发现:中国男性的 CAG 重复序列的长度大于西方人群；相对于 CAG 重复长度大于中位值的男性，重复较少者患前列腺癌的危险增加了 65%。

(三) 饮食因素

病因学的研究提示前列腺癌和西方生活方式相关，特别是与富含脂肪、肉类和奶类的饮食相关。美国出生的亚裔人群前列腺癌的发病危险与其在美国居住的时间和饱和脂肪酸的摄入量密切相关。国内的一项病例对照研究也证实前列腺癌患者的脂肪摄入量和脂肪所占的能量比明显高于对照者。脂肪酸过氧化过程中可产生具有致癌损伤的过氧化物。研究发现参与脂肪酸过氧化的酶 AMACR(α-甲基酰基辅酶 A 消旋酶)在前列腺癌组织中过度表达，但不存在于正常前列腺组织中。因为牛肉和奶制品是日常支链脂肪酸的主要来源，前列腺癌中 AMACR 的上调可能有助于解释西方饮食和前列腺癌的相关性。除此以外，动物脂肪可能通过影响体内激素水平、在高温烹调加工过程中产生致癌物等途径促使前列腺癌的发生。

流行病学的研究同样提示了许多有前景的预防前列腺癌的食物，如大豆和番茄。大豆被认为是亚洲国家发病率低的原因之一。其富含植物类雌激素，在动物实验中能够缩小肿瘤体积并减少 PSA 的分泌。番茄中富含一种抗氧化剂——番茄红素，摄入量大的人群相对于较小者减少了 16% 的患病危险。

(四) 激素和其他危险因素

雄激素在前列腺的发育和前列腺癌的进展过程中起关键作用。在动物实验中，雄激素和双氢睾酮能够诱发前列腺癌。然而，流行病学研究并未肯定雄激素浓度在前列腺癌患者与对照人群之间存在显著差异。这可能是由于雄激素的致病作用是在肿瘤形成前数十年间所产生的,同时目前的研究忽略了复杂的激素网络的相互作用。

胰岛素和胰岛素样生长因子(IGF)也是前列腺癌发病的相关因素。国内的流行病学资料显示:按胰岛素浓度均分为四组,浓度最高组的人群患前列腺癌的危险为最低组的2.6倍。IGF-1是一种多肽生长因子,参与调节肿瘤细胞的增殖、分化和凋亡。前瞻性研究显示:与IGF-1浓度最低的人群相比,最高组患前列腺癌的相对危险为4.3倍。

近年来,慢性炎症和前列腺癌的相关性成为关注热点。有性传播疾病或前列腺炎病史的男性的前列腺癌发病危险增高,并且遗传流行病学提示的前列腺癌高危基因是炎症反应的调控基因。当然,与许多未提及的危险因素一样,炎症的致癌机制仍有待进一步的研究验证。

(五)预防

一级预防在肿瘤的防治体系中具有重要的意义,尤其对于前列腺癌而言:老年患者有着很高的前列腺癌患病率、疾病治疗的副作用显著、经济负担重、晚期肿瘤的致命威胁。另一方面,前列腺癌巨大的地区、人种差异为发现致病因素提供了线索,也使得一级预防具备可能。目前较为确定的前列腺癌危险因素为生活方式的西方化,即过度的饱和脂肪、红色肉制品摄食,较少摄入水果蔬菜。同时,随着前列腺癌病因学研究的深入,针对前列腺内雄激素水平的5α还原酶抑制剂和针对炎症损伤的抗氧化微量元素被用于前列腺癌的预防。

前列腺癌预防试验(PCPT)是评价长期服用非那雄胺(2型5α还原酶抑制剂)能否预防55岁以上健康男性发生前列腺癌的大型临床试验。PCPT共入组了18 882例PSA≤3 ng/ml并且肛门指检阴性的男性,随机分组后接受非那雄胺(5 mg/d)和安慰剂。研究中PSA>4 ng/ml(非那雄胺组为经过调整的PSA值)或肛门指检异常的男性均需接受前列腺穿刺,加上试验结束时的前列腺穿刺,在随访7年时约60%的男性获得了病理诊断并纳入分析。非那雄胺组的前列腺癌发生率为18.4%,而安慰组为24.4%($P<0.001$)。虽然非那雄胺组的前列腺癌发生率较低,然而高级别(Gleason≥7)的前列腺癌更常见于非那雄胺组(6.4% $vs.$ 5.1%,$P=0.005$)。这个试验提出了一个难题:难道非那雄胺只是有助于预防低级别的前列腺癌?进一步的分析发现:非那雄胺显著提高了PSA和肛指检出前列腺癌的敏感性。PCPT试验设计时非那雄胺组和对照组进行前列腺穿刺活检的标准是一致的,但PSA和肛指在非那雄胺组更为敏感、能够检出更多的前列腺癌,因此PCPT试验相悖的结论很可能是由于不一致的检出率造成的。

抗氧化剂如硒和维生素E一直是肿瘤预防的候选药物。初步的试验结果显示血清微量元素水平低的男性易于发生前列腺癌,而针对此类人群的补充可能会减少前列腺的发生。目前一项前瞻性随机安慰剂对照的临床试验正在评估硒、维生素E的预防效果。

三、病理和分期

(一)病理分型

根据最新的世界卫生组织的组织学分类,前列腺原发性恶性肿瘤可分为:上皮性肿瘤、神经内分泌肿瘤、前列腺间质肿瘤、间叶性肿瘤、血管淋巴系肿瘤和其他类型。大于95%的前列腺恶性肿瘤是来源于腺泡和近端导管上皮的腺癌。大体标本上,腺癌可表现为黄白色或灰色斑片样组织,触之质硬、边界不清、难与周围组织分辨。前列腺腺癌通常为多灶的异质性病变,呈乳头样、筛孔样、粉刺样或腺泡样结构。

前列腺原发性恶性肿瘤中非常见类型包括:上皮来源的导管腺癌、尿路上皮癌、鳞状细胞癌和基底细胞癌,神经内分泌分化的腺癌、小细胞癌,间叶组织来源的平滑肌肉瘤和横纹肌肉瘤以及淋巴瘤。这些类型的前列腺恶性肿瘤多以尿路症状起病,除了导管腺癌和神经内分泌分化的腺癌外往往不伴有 PSA 升高,横纹肌肉瘤好发于年轻人群。

(二) Gleason 评分

对于前列腺腺癌而言,分化程度具有重要的预后价值,Gleason 评分即通过低中倍显微镜下评估肿瘤腺体的组织结构来量化肿瘤的分化程度,细胞核改变等高倍镜下表现不列入 Gleason 评分系统。前列腺癌组织被分为主要分级区和次要分级区,每区的 Gleason 分值为 1～5,Gleason 评分是把主要分级区和次要分级区的 Gleason 分值相加,形成癌组织分级常数。

分级标准如下。

1. Gleason 1　癌肿极为罕见。其边界很清楚,膨胀型生长,几乎不侵犯基质,癌腺泡很简单,多为圆形,中度大小,紧密排列在一起,其胞浆和良性上皮细胞胞浆极为相近。

2. Gleason 2　癌肿很少见,多发生在前列腺移行区,癌肿边界不很清楚,癌腺泡被基质分开,呈简单圆形,大小可不同,可不规则,疏松排列在一起。

3. Gleason 3　癌肿最常见,多发生在前列腺外周区,最重要的特征是浸润性生长,癌腺泡大小不一,形状各异,核仁大而红,胞质多呈碱性染色。

4. Gleason 4　癌肿分化差,浸润性生长,癌腺泡不规则融合在一起,形成微小乳头状或筛状,核仁大而红,胞质可为碱性或灰色反应。

5. Gleason 5　癌肿分化极差,边界可为规则圆形或不规则状,伴有浸润性生长,生长形式为片状单一细胞型或者是粉刺状癌型,伴有坏死,癌细胞核大,核仁大而红,胞质染色可有变化。

由于前列腺癌是异质性很强的肿瘤,因此在临床工作中,RP 术后 Gleason 评分改变非常常见。有研究发现,穿刺 Gleason 评分和 RP 术后 Gleason 评分的一致率仅为 35%～76%。本中心发现 52.3%(56/107)的升级患者穿刺 Gleason 评分为 6 分,这部分患者往往在临床上被划归为低危患者,很大一部分将选择主动监测或短距离放射治疗,导致治疗不足;Gleason 评分升级的患者其 RP 术后病理提示淋巴结转移和包膜外侵犯的比例明显高于未升级的患者($P<0.05$)。因此,对于 PSA 较高、前列腺体积较小及穿刺阳性比例较高的患者,要充分认识到其 Gleason 评分升级的可能性,及时调整治疗策略,避免治疗不足的发生。

(三) 癌前期病变

前列腺上皮内瘤变(PIN)是前列腺的癌前期病变,镜下表现为前列腺导管和腺泡上皮细胞的恶变,但病变局限于上皮内并未突破基底膜。PIN 分为高级别(HGPIN)和低级别(LGPIN),其中 HGPIN 具有重要的临床意义——25% 的 HGPIN 再次穿刺后可以发现前列腺癌,如果 PSA 升高和 HGPIN 同时存在,那么二次穿刺发现前列腺癌的概率高达 50%。许多的病理学证据提示 HGPIN 是前列腺癌的前期病变:①HGPIN 多见于包含前列腺癌的前列腺中;②HGPIN 和前列腺癌都易于发生于前列腺的外周带并互相延续;③HGPIN 和前列腺癌表达相似的生化指标并且具有许多类似的基因改变。PIN 在人群中有着与前列腺癌相似的年龄分布,9% 的 20 岁男性、22% 的 30 岁男性、40% 的 40 岁男性、70% 的 80 岁男性可发现 PIN,年轻男性的 PIN 病变大部分是 LGPIN，HGPIN 出现的概率随着年龄而不断增加。不同于前列腺癌,PIN 往往不会破坏前列腺的结构而升高血清 PSA,当然如果伴发前列腺癌则 PSA 会升高。目前而言,HGPIN 不等同于前列腺癌,仍是可逆转的病变,因此根治性治疗是不合适的。但是由于发生前列腺癌的危险增加了数十倍,因此建议严密随访,必要时需要再次穿刺(同时增加穿刺针数)。

(四) 分期

前列腺癌分期的目的是指导选择治疗方法和评价预后。通过 DRE、PSA、穿刺活检阳性针数和部位、骨扫描、CT、MRI 以及淋巴结切除来明确分期。前列腺癌的分期系统包括 Jewett-Whitmore 系统和 TNM 系统。Jewett-Whitmore 分期可以简单概括为:A 期:偶然发现的前列腺癌;B 期:可以触及但局限于前列腺内的肿瘤;C 期:包膜或邻近结构侵犯的前列腺癌;D 期:淋巴结转移或远处播散的前列腺癌。目前临床上最常采用的是 2002 年 AJCC 的 TNM 分期系统(表 36-1)。

T 分期表示原发肿瘤的局部情况,主要通过 DRE 和 MRI 来确定,前列腺穿刺阳性活检数目和部位、肿瘤病理分级和 PSA 可协助分期。

N 分期表示淋巴结情况,只有通过淋巴结切除才能准确的了解淋巴结转移情况。N 分期对准备采用根治性疗法的患者是重要的,分期低于 T2、PSA<20 ng/ml 和 Gleason 评分 ≤6 的患者淋巴结转移的机会小于 10%。

M 分期主要针对骨骼转移,ECT 骨扫描是最适合的检查。尤其对病理分化较差 (Gleason 评分>7)或 PSA>20 ng/ml 的患者,应常规行骨扫描检查。

表 36-1 前列腺癌 TNM 分期(AJCC, 2002 年)

原发肿瘤(T)		病理(pT)*	
临床			
Tx	原发肿瘤不能评价	pT2*	局限于前列腺
T0	无原发肿瘤证据	pT2a	肿瘤限于单叶的 1/2
T1	不能被扪及和影像发现的临床隐匿肿瘤	pT2b	肿瘤超过单叶的 1/2 但限于该单叶
T1a	偶发肿瘤体积<所切除组织体积的 5%	pT2c	肿瘤侵犯两叶
T1b	偶发肿瘤体积>所切除组织体积的 5%	pT3	突破前列腺
T1c	穿刺活检发现的肿瘤(如由于 PSA 升高)	pT3a	突破前列腺包膜
T2	局限于前列腺内的肿瘤	pT3b	侵犯精囊
T2a	肿瘤限于单叶的 1/2(≤1/2)	pT4	侵犯膀胱或直肠
T2b	肿瘤超过单叶的 1/2 但限于该单叶(1/2—1)		
T2c	肿瘤侵犯两叶		
T3	肿瘤突破前列腺包膜**		
T3a	肿瘤侵犯包膜(单侧或双侧)		
T3b	肿瘤侵犯精囊		
T4	肿瘤固定或侵犯除精囊外的其他邻近组织结构,如膀胱颈、尿道外括约肌、直肠、肛提肌和(或)盆壁		

续表

区域淋巴结（N）***	
临床	病理
Nx 区域淋巴结不能评价	PNx 无区域淋巴结取材标本
N0 无区域淋巴结转移	pN0 无区域淋巴结转移
N1 区域淋巴结转移	pN1 区域淋巴结转移

远处转移（M）****
Mx
M0
M1
M1a 有区域淋巴结以外的淋巴结转移
M1b 骨转移
M1c 其他器官组织转移

注：* 穿刺活检发现的单叶或两叶肿瘤，但临床无法扪及或影像不能发现的定为T1c；** 侵犯前列腺尖部或前列腺包膜但未突破包膜的定为T2，非T3；*** 不超过0.2cm的转移定为pN1mi；**** 当转移多于一处，为最晚的分期

目前对于根治性前列腺癌的标本处理方法有两种，常规切片方法和大切片技术。由于前列腺癌往往分散在整个前列腺组织中，传统取材方法是将前列腺切成20～40个组织块后进一步处理制片，破坏了前列腺的完整性；而大切片制作时是对前列腺整个切面分层取材，保留了前列腺的完整性，切片技术即减少了制片的数量，又保证了前列腺的完整性，使得病理科医生可以在显微镜下直观地观察整个前列腺标本横断面全貌，有利于勾画出肿瘤范围，定位肿瘤，观察到前列腺各区、精囊腺的累及情况和切缘，同时也有利于和影像学诸如CT、MRI等进行对照。本中心通过比较传统切片与大切片在病理诊断上的影响，发现大切片对手术切缘及精囊侵犯的阳性率检出率更高，尤其是以最新5级评分系统进行分层后，大切片组可以更准确地在Gleason 7分的患者中区分"3+4"和"4+3"的情况。

四、临床表现

由于大部分的前列腺癌产生于腺体的外周带，远离尿道，所以早期的局限性前列腺癌通常没有任何症状。肿瘤广泛浸润前列腺，侵犯尿道，或侵犯膀胱颈部后，患者会出现下尿路梗阻的症状，有逐渐加重的尿流缓慢、尿频、尿急、尿流中断、排尿不尽、排尿困难等，严重者可能会出现尿潴留、尿失禁、血尿等。晚期前列腺癌会广泛浸润周围组织器官，并易发生盆腔淋巴结转移和骨转移。转移灶早期也没有任何症状，待到广泛浸润破坏周围组织后会出现如下症状：下肢水肿（盆腔淋巴结转移致下肢淋巴、静脉回流受阻）、骨痛、病理性骨折（骨转移）、脊髓受压、截瘫（脊椎骨转移并发骨折）、贫血（广泛骨转移）、腰痛、腿痛（神经受压）、排便困难（直肠受压）、少尿、无尿、尿毒症症状（双侧输尿管受压）。在我国不少患者以转移灶症状而就诊，并无前列腺癌原发灶症状。由于缺乏前列腺癌筛查和公共健康教育不足，国内前列腺癌的常见临床表现为尿路症状和骨痛。而在美国为90%的前列腺癌因直肠指检和PSA异常所发现。

五、诊断

（一）直肠指检

直肠指检（digital rectal examination，DRE）是诊断前列腺疾病的首要步骤。检查时要

注意前列腺的大小、形态、质地、有无不规则结节,结节的大小、硬度、扩展范围及精囊情况,可以绘图表示检查结果。前列腺癌多起源于前列腺的外周带,DRE 对前列腺癌的早期诊断和分期都有重要价值。早期前列腺癌 DRE 时常可扪及边缘不规则的质硬的结节,浸润广泛的前列腺癌,常整个前列腺质硬如石,肿瘤侵犯直肠后,DRE 时还可发现破溃的直肠黏膜和指套血染。考虑到 DRE 可能影响血清 PSA 值,故应在 PSA 抽血检查后进行 DRE。DRE 发现前列腺硬结,其鉴别诊断有结节性前列腺增生、肉芽肿性前列腺炎、前列腺结石、前列腺结核、非特异性前列腺炎等。需通过进一步的 PSA 和影像学检查等来鉴别。DRE 检查的阳性预测值受到被检者的年龄、种族和 PSA 水平的影响。国外的筛查资料显示:PSA 介于 4~10 ng/ml 的灰区时,1/3 的 DRE 异常的男性被证实患有前列腺癌。当 PSA>10 ng/ml 时,DRE 的阳性预测值可达 83%。DRE 即使是在 PSA<4 ng/ml 的情况下仍具有一定价值,PSA 介于 0~1.0 ng/ml、1.1~2.5 ng/ml、2.6~4.0 ng/ml 时 DRE 的阳性预测值分别是 5%、14% 和 30%。同时,DRE 发现的前列腺癌往往具有较晚的病理分期。因此无论 PSA 的水平,DRE 异常的男性均建议施行前列腺穿刺活检。在用于临床 T 分期时,DRE 往往会低估肿瘤的范围,一半以上的前列腺癌会出现 DRE 和肿瘤病理分期的不吻合。晚期转移的前列腺癌患者中会出现转移灶所致的相应体征。

(二)PSA 和相关参数

PSA 全称前列腺特异性抗原,为人类激肽释放酶基因家族的一种丝氨酸蛋白酶,由位于 19 号染色体的基因编码。PSA 由前列腺的柱状分泌细胞所产生并在精液中排泄,其表达为雄激素所调节,在青春期可测得并随着黄体生成素和睾酮水平升高而表达增加。如果没有前列腺癌,血清 PSA 水平随着年龄和前列腺体积的增加而不断升高,并且在非洲裔美国人中有较高的表达水平。研究发现前列腺体积每增加 1 ml,血清 PSA 水平增加 4%。正常人的 PSA 变化 30% 归于前列腺体积,5% 归结于年龄。

PSA 水平的升高往往是由于正常前列腺结构被破坏,腺腔内的 PSA 进入前列腺实质并最终进入血液循环。这种情况既能发生在良性前列腺疾病,亦有可能发生在恶性前列腺疾病,前列腺检查也会导致 PSA 升高。PSA 检测应在射精 24 h 后,直肠指检、膀胱镜检查、导尿等操作 48 h 后,前列腺按摩一周后,前列腺穿刺一个月后进行。PSA 检测时应无急性前列腺炎、尿潴留等疾病,才能反应患者的真实情况。5α 还原酶抑制剂如非那雄胺治疗 12 个月后能够把 PSA 值降低 50%,因此估算此类人群的真实 PSA 值需要加倍。故临床医师应该综合考虑。

患有前列腺癌的危险与血清 PSA 水平密切相关,PSA 作为诊断工具能够检出大部分没有临床表现的前列腺癌。在欧美国家,随着 PSA 筛查的广泛开展,人群中前列腺癌的诊断时间明显提前,筛查发现的前列腺癌可能需要 5 年以上才能进展为有临床症状的肿瘤,同时疾病的分期、分级也产生了显著的改变。目前而言,PSA 和 DRE 的结合能够使前列腺癌的筛查发现率最高。

PSA 检查时机:美国泌尿外科学会(AUA)和美国癌症学会(ASCO)建议 50 岁以上男性每年应接受例行 DRE、PSA 检查。对于有前列腺癌家族史的男性人群,应该从 45 岁开始进行每年一次的检查。台湾地区目前基本采用此建议。

PSA 结果的判定:目前国内外比较一致的观点:血清总 PSA>4.0 ng/ml 为异常。对初次 PSA 异常者建议复查。当血清总 PSA 介于 4~10 ng/ml 时,发生前列腺癌的可能性在

25%左右，PSA＞10 ng/ml，前列腺癌的可能性高达 50%～60%。因为 PSA 介于 4～10 ng/ml 时，前列腺癌的检出率不是非常高，故被称为 PSA 的灰区，在这一灰区内可以参考以下 PSA 相关变数。

游离 PSA（free PSA，fPSA）：游离 PSA（fPSA）和总 PSA（tPSA）作为常规同时检测。游离 PSA（fPSA）被多数学者认为是提高 PSA 水平处于灰区的前列腺癌检出率的有效方法。当血清 tPSA 介于 4～10 ng/ml 时，fPSA 水平与前列腺癌的发生率可能呈负相关。国外研究表明如患者 tPSA 在上述范围，fPSA/tPSA＜0.1，则该患者发生前列腺癌的可能性高达 56%；相反，如 fPSA/tPSA＞0.25，发生前列腺癌的可能性只有 8%。国内推荐 fPSA/tPSA＞0.16 为正常值。

PSAD：PSA 密度即为根据前列腺大小调整的血清 PSA 值。通过 PSAD 的计算有助于鉴别由于 BPH 还是前列腺癌而升高的 PSA。研究发现：对于 PSA4～10 ng/ml，DRE 和经直肠超声没有阳性发现的男性，如果 PSA 密度在 0.15 以上者，则建议行前列腺穿刺活检。由于没有前列腺癌的男性其 PSA 来源主要是移行区上皮而非外周带上皮，并且 BPH 主要是移行区的增大，所以 BPH 的 PSA 的升高往往与移行区体积成正比。因此根据移行区的大小调整 PSA 可能有助于更好的区分前列腺癌和前列腺增生。

PSAV：PSA 速度，即 PSA 在特定时间内的升高幅度，计算公式为（PSA2－PSA1）/T1＋（PSA3－PSA2）/T2，PSA1－3 依次为先后 3 次 PSA 值，T1～2 分别为两次 PSA 值的间期。前列腺癌患者往往 PSA 升高较快，一项研究发现：对于 4～10 ng/ml 的人群而言，72% 的前列腺癌患者的 PSAV＞每年 0.75 ng/ml，而仅有 5% 的无前列腺癌人群具有如此的速度。在一项前瞻性研究中 PSAV＞每年 0.75 ng/ml 的人群的前列腺癌筛出率为 47%，而 PSAV 较小者仅有 11%。用于计算 PSAV 的最佳间期宜在 18 个月以上，同时至少需有 3 次 PSA 检查去了解 PSA 变化的平均速度。PSA 速度并未用于 PSA＜4 ng/ml 的男性的前列腺癌筛查。

（三）其他标志物

前列腺酸性磷酸酶（PAP）是最先发现的前列腺癌血清标志物。PAP 由前列腺导管和腺泡的上皮细胞所分泌并直接释放入前列腺导管系统。前列腺增生、前列腺炎、前列腺癌的患者均可能出现 PAP 的升高。在前列腺癌患者中，升高的 PAP 值很有可能（＞80%）预示包膜外侵犯的肿瘤，但正常的 PAP 并不能够说明为局限早期病变。在 PSA 时代，PAP 的临床价值很有效。

前列腺特异性膜抗原（PSMA）是一种膜结合糖蛋白，对前列腺良性和恶性上皮细胞均有很高的特异性。正常男性的血清可以检测到 PSMA，而前列腺癌患者的 PSMA 值较高。PSMA 值与高分期病变或雄激素非依赖状态有一定的相关性。

PCA3：PCA3 是一种在前列腺癌中表达的因子。据称若联合尿液 PCA3 含量和血清 PSA 结果，可能可以降低不必要的前列腺穿刺；另一方面，在诊断高危前列腺癌的能力上 PCA3 并不亚于 PSA。考虑到 PCA3 能在尿液中检测到的特殊性，若能联合应用 PCA3 来诊断高危前列腺癌，其前景有希望超越血清 PSA 检查。

前列腺癌健康指数（PHI）：PHI 是一个结合了总 PSA、游离 PSA 和[－2]proPSA 的数学公式。研究发现在 PSA 介于 2～10 ug/L 的患者中诊断前列腺癌的曲线下面积为 0.72，远高于 PSA 的 0.56，诊断高危前列腺癌的灵敏度达 0.9。在我国人群中引用 PHI 后发现，在 PSA<10 ug/L 时 PHI 诊断高级别前列腺癌的曲线下面积为 0.71,同样远高于 PSA 的 0.55。本中心也通过研究发现,PHI 的精确性较中国指南推荐的指标(PSAD 和 fPSA%)至少提升 16.3%,可以减少 15.6% 的过度穿刺,尤其是对于 BMI>25 的男性,PHI 具有更准确的诊断效力。

(四)经直肠超声检查及其引导下前列腺穿刺活检

经直肠超声检查(transrectal ultrasonography,TRUS)在前列腺癌诊断中敏感性很高但特异性较低,发现一个前列腺低回声病灶要与正常前列腺、BPH、前列腺上皮内瘤变(prostatic intraepithelial neoplasm,PIN)、急性或慢性前列腺炎、前列腺梗死和前列腺萎缩等鉴别。但 TRUS 可以帮助医生测定前列腺的体积,并进行前列腺系统穿刺活检的定位。TRUS 引导下前列腺系统性穿刺活检是目前诊断前列腺癌最可靠的检查。

1. 前列腺穿刺活检指征 ①DRE 发现前列腺硬结;②血清 PSA>4 ng/ml;③TRUS 发现前列腺低回声结节和(或)MRI 发现异常信号。前列腺穿刺时机:因前列腺穿刺导致的腺体内出血会影响进一步影像学(CT、MRI)的临床分期。因此,活检需在 MRI 检查之后进行。

2. 前列腺穿刺活检针数 研究结果表明:穿刺 10 针以上的阳性率明显高于 10 针以下,且并不增加并发症发生率。多数中心常规采取 10 针以上的系统性穿刺方案。

3. PSA 升高而前列腺活检结果非恶性的处理

(1) 第 1 次前列腺活检:结果不是恶性,则:①如是高分级的 PIN 或存在非典型腺体,建议 1~3 个月再做穿刺活检。②如是其他良性病变,建议 3 个月后再复查 PSA,如 PSA 仍然 >4 ng/ml,建议再做穿刺活检;如存在前列腺增生导致的排尿症状,可行经尿道前列腺切除术,将标本送病理切片检查。

(2) 第 2 次前列腺活检:结果仍不是恶性,则:①如果 PSA>10 ng/ml,建议 1~3 个月再做穿刺活检。②如果 PSA<10 ng/ml,建议随访并定期每 3 个月复查 PSA,如 PSAV>每年 0.75 ng/ml,则再做穿刺活检。

本中心认为前列腺穿刺活检是确诊前列腺癌的主要手段,目前多数学者建议初次穿刺活检时应采取 10~18 点的前列腺系统穿刺方案,但对于前列腺体积≥50 cm^3 的患者宜行 14~18 点穿刺,以提高前列腺癌的检出率。初次穿刺时不需要常规行移行区活检。对于初次穿刺活检阴性但怀疑为癌的患者,再次穿刺活检时需要包括移行区。此外,不应单纯将初次穿刺活检检出 HGPIN 作为再次穿刺的指征,只有当患者在初次穿刺时发现≥4 针的组织存在 HGPIN,才应进行再次穿刺活检。对于初诊发现 ASAP 的患者,3~6 个月内需行再次活检。初次穿刺活检阴性且 PCA3 值<20 的患者一般不需行再次穿刺,但对于 PCA3 值>50 的患者需行再次穿刺活检。

(五)其他影像学检查

1. 计算机断层(CT)检查 CT 对于早期前列腺癌的诊断敏感性低于 MRI。前列腺癌患者进行 CT 检查的目的主要是协助临床医师进行肿瘤的临床分清。对于肿瘤邻近组织和器官的侵犯及盆腔淋巴结转移情况的判断,CT 的敏感性与 MRI 相似。

2. 磁共振(MRI)扫描 MRI 检查可以显示前列腺包膜的完整性、是否侵犯前列腺周围组织及器官,MRI 还可以显示盆腔淋巴结受侵犯的情况及骨转移的病灶。在临床分期上有较重要的作用。磁共振光谱学检查(magnetic resonance spectroscopy,MRS)是根据前列腺癌组织中枸橼酸盐、胆碱和肌酸的代谢与前列腺增生和正常组织中的差异呈现出不同的光谱线，在早期前列腺癌的诊断中有一定的价值。MRI 检查在鉴别前列腺癌及伴钙化的前列腺炎、较大的良性前列腺增生、前列腺瘢痕、结核等病变时常无法明确诊断。因此影像学检查 TRUS、CT、MRI 等在前列腺癌的诊断方面都存在局限性，最终明确诊断还需要前列腺穿刺活检取得组织学诊断。

3. 前列腺癌的核素检查（ECT） 前列腺癌的最常见远处转移部位是骨骼。ECT 可比常规 X 线片提前 3~6 个月发现骨转移灶，敏感性较高但特异性较差。一旦前列腺癌诊断成立，建议进行全身骨显像检查（特别是在 PSA>20，GS 评分>7 的患者中），有助于判断前列腺癌准确的临床分期。

4. PSMA-SPECT/CT PSMA 也被称为Ⅰ型叶酸水解酶或Ⅱ型谷氨酸羧肽酶，在大多数前列腺癌细胞表面过度表达，且在低分化、转移性和雄激素非依赖型前列腺癌细胞中的表达进一步增加。因此，PSMA 可以在影像学手段上予以标记，并指导肿瘤位置，从而作为治疗靶点。有研究将 ^{68}Ga 标记的 PSMA 应用于 PET/CT 中，用于发现前列腺癌转移灶，研究发现即使 PSA 水平较低时也能够有效发现转移病灶。对于接受 RP 术后生化复发的前列腺癌患者，PSMA-PET 在 PSA 0.2~0.5 ng/ml，对于转移病灶的发现率为 50.0%~57.9%；对于 PSA 水平在 0.5~1.0 ng/ml 的前列腺癌转移病灶的发现率为 58.3%~72.2%；对于 PSA>1 ng/ml 患者转移病灶检出率达 75%。在指导手术方面，研究发现 PSMA-PET 对于前列腺癌患者淋巴结转移灶发现的敏感度、特异性、阴性预测值、阳性预测值、精确值均高于传统 CT，能够发现的转移淋巴结直径也小于传统 CT。本中心通过将 99mTC 标记的 PSMA-SPECT/CT 发现，较传统影像学检查如 MRI、骨扫描等相比，能够更好地发现前列腺癌转移灶，且精准指导靶病灶治疗，进而使患者获益。

六、治疗

（一）局限性前列腺的治疗

1. 治疗方式的选择 局限性前列腺癌患者拥有众多的治疗选择，包括随访观察、前列腺癌根治术、外照射放疗、粒子植入放疗和冷冻治疗等。每种治疗方式都有各自的适合症，也有着不同的副作用。年龄和预期寿命也必须在治疗选择的考虑之列，前列腺癌患者多为老年男性，众多的并发病可能会加重前列腺癌的治疗副反应。局限性前列腺癌的治疗是多学科综合治疗的典范，需要个体化的评估局部治疗后的复发危险并选择有效的辅助治疗。

2007 年，《美国癌症协作网（NCCN）的治疗指南》反映了局限性前列腺癌的治疗需要综合考虑预期生存时间和肿瘤的进展危险。根据这一指南，预期生存时间<10 年满足低危前列腺癌标准的患者可以选择随访观察或放射治疗，如果预期寿命>10 岁，低危和中危的前列腺癌则建议行前列腺癌根治术或放疗。高危的前列腺癌患者除了接受局部治疗外，可能还需要接受辅助内分泌治疗。这里需要介绍预期生存时间的评估方法，除了通过当地人群寿命表进行估计外，患者的健康状况、直系亲属的寿命都会影响预期寿命的估计，在 NCCN 的指南中健康状况处于人群前 1/4 的患者的预期寿命较同龄人增加 50%。

2. 随访观察治疗 随访观察治疗的观点来源于对前列腺癌自然病史的观察，部分局限性前列腺癌表现为相当缓慢的进展病程。通过对 1971~1984 年 767 例接受随访观察或内分泌治疗的前列腺癌患者的观察发现：诊断 15 年后死于前列腺癌的危险在 Gleason 评分

2～4分的患者中<10%，但8～10分的患者死于前列腺癌的风险高达60%～87%，值得注意的是即使对于70～74岁年龄组Gleason评分8～10分仍预示着60%的前列腺癌相关死亡。这一观点在局限性前列腺癌的进展危险分组中也得到了体现。当然，上述研究是在PSA应用前进行的，在PSA时代，由于诊断时间得以提前，进展危险低的高龄患者可能更适合进行随访观察。

由于筛选随访观察的病例首先需要通过前列腺穿刺了解肿瘤的情况，因此首次前列腺穿刺宜在10针以上。在进入随访观察后，为了评估肿瘤有无进展可能需要多次穿刺。其次，随访观察需要严密监测PSA，PSADT<3年或PSAV>每年0.75 ng/ml都是提示病灶显著进展的指标。最后，现有的临床病理指标仍无法非常准确的预测前列腺癌的生物学行为，因此随访观察需要谨慎应用。

3. 前列腺癌根治术　前列腺癌根治术用于治疗预期生存时间≥10年的临床局限性前列腺癌。T1～2期前列腺癌在根治术后10年的PSA无复发率可达70%以上。对于T3期的前列腺癌，手术后的阳性切缘和淋巴结转移概率较高，一半以上的患者需要辅助放疗或内分泌治疗。近年来的研究显示：T3期前列腺癌接受根治术后的10年无PSA复发生存率为43%～51.1%，肿瘤特异性生存率为90%～91.6%。包括根治性手术的综合治疗在此类患者中可以取得不错的效果。当然，前列腺癌的临床分期并不准确，1/3的术后病理分期与术前临床分期不吻合。因此，通过Partin表预测前列腺癌的侵犯程度有助于医生选择能够手术根治的患者。举例而言：PSA>20 ng/ml，临床分期T2b、Gleason7分的前列腺癌仅有5%的可能为局限性，精囊侵犯的概率为27%，淋巴结累及的概率为25%。因此，这个患者如果选择前列腺癌根治术则须先行盆腔淋巴结清扫，同时需要告知术后综合治疗的可能性。

目前最广泛使用的前列腺癌根治术式是经耻骨后前列腺癌根治术，能够最大程度的切除肿瘤组织并且保留勃起和尿控组织的解剖结构。其他可选的手术方式包括经会阴的前列腺癌根治术、腹腔镜下前列腺癌根治术和机器人辅助腹腔镜下前列腺癌根治术。经耻骨后前列腺癌根治术步骤包括分期性的盆腔淋巴结清扫，耻骨前列腺韧带的分离，确认和保留血管神经束（如果有肿瘤累及仍需切除），分离精囊和膀胱颈，吻合尿道和膀胱颈。术中最常见的并发症是出血，由于前列腺癌手术需要熟练的盆腔解剖经验，随着手术施行例数的增多可以逐渐减少大出血的发生。少见的情况下，盆腔淋巴结清扫可能会损伤闭孔神经，在近膀胱颈附近有可能损伤输尿管，在分离前列腺尖部时可能会损伤直肠。前列腺癌根治术的死亡率（术后30 d内死亡）为0.2%。围手术期常见并发症及发生率为：大量出血（1.0%～11.5%），直肠损伤（0～5.4%），淋巴囊肿（1.0%～3.0%），尿漏（0.3%～15.4%），轻微尿失禁（4%～50%），勃起功能障碍（29%～100%），尿道狭窄（2%～9%）。

腹腔镜下前列腺癌根治术（laparoscopic radical prostatectomy，LRP）相比开放性耻骨后前列腺癌根治术有出血少、输血率低、切口美观、住院时间短和术后康复快的优点。LRP可分为经腹腔入路和经腹膜外入路两种术式。最近欧美学者报道了大宗病例的LRP的长期疗效，发现经腹膜外入路和经腹腔入路均安全有效，且疗效基本一致。本中心发现腹膜外腹腔镜下前列腺癌根治术的手术操作较复杂，但经过20例以上的操作，就可以掌握其关键技术，可获得和开放手术相似的肿瘤学控制率和术后控尿功能。操作技巧如下：①建立腹膜外腔隙时，先用手指将腹直肌后方脂肪组织清除，再使用自制气囊充气扩张。气囊充气扩张时注气量控制的800 mL左右，避免过度充气造成腹膜局部撕裂、影响腹膜外腔隙的建立；

②在手指引导下置入 Trocar,避免 Trocar 置入过深造成近脏器或腹膜损伤;③在腹腔镜操作前先将用于建立腹膜外腔隙的下腹部正中切口双层缝合关闭,可以避免因切口漏气造成的气压降低,气压降低是导致手术操作困难的重要原因之一;④患者采用头低脚高平卧位,臀部垫 10 cm 厚软垫,头侧低 20 cm。使得前列腺和耻骨后间隙充分展开,离断膀胱颈部后,膀胱因重力作用自动下坠,能更充分暴露出前列腺和直肠之间的间隙。⑤体外模拟器反复练习各角度缝合和打结技术,使吻合膀胱和尿道的技术不断熟练,吻合时间缩短。

(1) 前列腺癌根治术后尿控:前列腺癌根治术后尿失禁几率在不同的报道中相差很大,在整体人群中尿失禁率为 31%,而在好的治疗中心可以少于 10%。尿失禁概率的差异可能是由于定义的差别(压力性尿失禁和严重的尿控困难),尿控评价的时间(术后 1 年仍有可能有尿控的改善),尿控问卷的完成者(外科医生还是患者)所造成的。然而,目前看起来外科操作是影响尿控最显著的因素。尿道横纹肌和尿道周围平滑肌在手术中都有损伤,术后膀胱尿道吻合口的狭窄也能影响尿控。手术中精细的解剖前列腺尖部,保留尽可能长的功能尿道,改进尿道和膀胱的吻合能够改进尿控的情况。RP 术后尿失禁方法中,本中心发现盆底肌功能锻炼对于预防、缓解术后尿失禁的效果值得肯定。对于度洛西汀药物治疗,目前尚缺乏进一步针对其药效及不良反应的研究。而术中保留血管神经束能减少术后尿失禁的发生。但是对于手术治疗的方式如悬吊术由于存在一些分歧,其效果及方式尚有待进一步研究;人工尿道括约肌植入术的成功率高,但是尚存在术后感染、机械性损伤等并发症的风险,因此也有待进一步改善。

(2) 前列腺癌根治术后勃起功能障碍:Walsh 和 Donker 细心研究了从前列腺外侧表面延伸至阴茎海绵体的神经结构,发现性神经和血管结构是非常接近的。为了保留术后的勃起功能,Walsh 等提出了改良的前列腺癌根治术以保留血管神经束(NVB)。广泛采用这项技术使前列腺癌根治术后的性功能保留情况得以明显改善,Walsh 本人的经验显示 86% 的男性在术后能够足够勃起并完成性交。术前有良好的勃起功能的年轻男性(年龄<50 岁)、肿瘤分期较早、在解剖性前列腺癌根治术中保留 NVB 的患者有 91% 能够在术后保持性功能,性功能的改善在术后 24 个月仍能够观察得到。术后性功能恢复不佳与年龄增长(50~60 男性 75% 可恢复,60~70 岁男性 58%,70 岁以上男性 25%)、术前勃起不佳、肿瘤分期晚(包膜侵犯或精囊侵犯)和 NVB 切除相关。我中心在保留神经方面,发现明确性神经的解剖要点,早期离断背深静脉丛,游离时遵循前列腺轮廓的痕迹,连续缝合止血,可有效提高保留性神经的成功率。

RP 术后常用的康复治疗方法包括口服磷酸二酯酶-5 抑制剂(PDE-5i),负压勃起装置(vacuum erection device,VED),阴茎海绵体内药物注射(ICI)和尿道内给药(MUSE)。VED 通过负压增加阴茎海绵体内的血供诱发阴茎勃起,同时压力收缩环扎在阴茎根部阻断海绵体内的静脉回流来维持勃起。本中心回顾性分析了 6 例 RP 术后 ED 患者使用 VED 治疗的效果,发现术后 3 个月内使用 VED 治疗的患者,其治疗后 3 个月和 6 个月的 IIEF-5 评分要显著高于术后 12 个月以上使用 VED 治疗的患者。6 例患者采用 VED 治疗后均能完成性生活,性生活满意率达到 83.3%。这与国外报道的结果基本相符。因此,RP 术后早期使用 VED 康复治疗能显著改善 ED 患者术后早期勃起功能的恢复,减少阴茎萎缩。本中心对 187 例接受 RP 术后的前列腺患者进行随访发现,低于 1/3 的前列腺癌患者术后愿意接受阴茎康复训练,但由于中国传统观念,患者对于阴茎康复的态度仍趋于保守。因此阴茎康复训练的价值仍需要进一步推广。

(3) 前列腺癌根治术后肿瘤控制情况:前列腺癌根治术是治疗局限性前列腺癌的有效手段。在随机对照比较前列腺癌根治术和随访观察的研究中,接受手术的人群死于前列腺癌的相对危险度为 0.5(95%CI:0.27～0.91;$P=0.02$),显示出显著生存的优势。根治术后血清 PSA 值应该降至检测不出,如果 PSA 仍可测得则往往存在远处播散的肿瘤或残留的前列腺组织。如果降至检测不出,随后发现 PSA 持续升高则提示前列腺癌复发,但 PSA 复发(又称生化复发)要比临床进展早 6 年或更多。确诊时 PSA 水平、术前 Gleason 评分、术后病理分期和是否伴有盆腔淋巴结转移是影响 RP 后患者生化复发的独立预后因素。对于高危局限性前列腺癌患者而言,本中心通过回顾性分析 CU1005 临床试验发现,9 个月的全雄阻断治疗相对于单用比卡鲁胺能够有效延长患者无复发生存时间,因此建议这些患者术后即刻行全雄阻断内分泌治疗。

(4) 前列腺癌根治术后复发:以往多将血清 PSA 水平连续两次≥0.2 ng/ml 定义为生化复发。Amling 等分析了 2 782 例前列腺癌根治术患者的资料,分别以 0.2 ng/ml、0.3 ng/ml 和 0.4 ng/ml 为界,患者 PSA 水平进一步上升的比率分别 49%、62% 和 72%。由此可见,有半数 PSA 高于 0.2 ng/ml 的患者其疾病并不进展。临床上也有一些根治术后患者的血清 PSA 值常保持>0.2 ng/ml 的水平长期不变,因此建议对于 PSA>0.2 ng/ml 的患者加强 PSA 随访,如果出现持续升高的趋势则应在 PSA 升至 1 ng/ml 前应用挽救治疗手段。

出现生化复发后首先需要评估有无临床可见的病灶,但随着 PSA 的引入,影像学手段往往在生化复发时无法检出病灶部位。PSA>1 ng/ml 后,MRI 和 PET 有可能发现局部病灶复发,PSA<20 ng/ml 时腹腔、盆腔 CT 的阴性率很高。综合文献分析显示,前列腺癌根治术后局部复发的可能性在以下几种情况时>80%:①术后 3 年才发生 PSA 上升;②PSA 倍增时间≥11 个月;③原发灶 Gleason 评分≤6;④原发灶病理分期≤pT3a。前列腺癌根治术后广泛转移的可能性在以下几种情况时大于 80%:①术后 1 年内发生 PSA 上升;②PSADT 在 4～6 个月;③原发灶 Gleason 评分在 8～10 分;④原发灶病理分期≥T3b。

4. **放射治疗** 放射治疗用于前列腺癌已经有接近一个世纪的历史。相对于接受外科手术的患者,接受放疗的患者往往年龄较老、健康状况差,并且局部高危或局部晚期肿瘤多见,而且既往的回顾性研究不能体现近 10 年放疗技术的巨大进步。就目前的研究结果而言,对同样复发危险的前列腺癌患者放疗能提供与手术相似的无病生存期。

(1) 常规外放射治疗:常规的外放射治疗(EBRT)采用标准放射野,以骨盆为标志物确定的照射范围。前列腺、精囊和淋巴引流区域接受(45～50)Gy/(1.8～2.0)Gy 的放疗,随后缩野照射前列腺及精囊,总剂量可达 65～70 Gy。虽然 EBRT 有很多不足,但仍是一种有效的治疗手段。在 RTOG77-06 研究中,A2-B 期前列腺癌放疗后 5 年和 10 年总生存率分别为 87% 和 63%,10 年的肿瘤特异性生存率为 86%。

常规 EBRT 的剂量增加受到毒性反应的限制。大部分男性在接受 EBRT 治疗期间会出现解尿困难、腹泻,但这些症状往往在治疗数周后逐渐缓解。晚期的Ⅲ～Ⅳ级泌尿系统并发症发生率(例如,血尿、膀胱炎、膀胱缩窄、尿道狭窄)为 7.7%,0.5% 的患者需要外科干预;Ⅲ或Ⅳ度直肠并发症,如出血、溃疡、直肠炎、直肠肛管狭窄、慢性腹泻,发生率为 3.3%,0.6% 的人需要手术治疗肠梗阻或穿孔。值得注意的是并发症发生的几率在>70 Gy 剂量且采用非适形技术时明显升高。

关于 EBRT 后 ED 发生率的数据差异很大。首先,性功能受到许多因素的影响,虽然前列腺癌根治术后勃起功能随着保留神经技术的采用而有很大的改进,放疗导致的 ED 似乎与 NVB 并不相关。Zelefsky 和 Eid 研究了放疗后 ED 的男性,结果发现 63% 出现最高阴茎血流率的减少,32% 出现海绵体的膨胀异常。因此放疗所致 ED 很可能是血管的损伤而非神经损伤。Fisch 发现放疗后 ED 发生的几率与阴茎球部血管接受的放射剂量相关,阴茎球部 70% 以上区域接受大于 70 Gy 的剂量往往会导致 ED。EBRT 的患者随着时间的流逝往往会出现比较明显的勃起功能减退。900 多例前列腺癌患者的随访资料显示:在放疗后 15 个月,86% 的患者能够勃起;5 年后仅 50% 能够勃起。74% 的放疗后 ED 患者在服用西地那非后出现性功能的改善,如果药物治疗没有效果,可以尝试海绵体注射前列腺素。

放射治疗后的第二原发肿瘤并不常见于前列腺癌。通过美国 SEER 数据库的资料显示,放疗组仅仅增加了很小的第二肿瘤危险。最常见放疗所致的肿瘤是膀胱癌、直肠癌或者肉瘤。第二肿瘤的绝对危险是 1/290。如果生存期 >10 年,则危险升至 1/70。

(2) 三维适形放疗:随着 CT 模拟机、治疗计划系统(TPS)的产生和直线加速器中多叶准直器的改进,更加精确的放疗手段——三维适形放疗(3D-CRT)成为前列腺癌放射治疗的新趋势。通过 CT 影像实现了目标区域的三维重建,能够精确的界定靶区和需要避开的重要结构。TPS 能够优化适合肿瘤形状的剂量分布,使得靶区受到均匀的高剂量照射同时减少周围重要组织器官的剂量。同时,TPS 能为特定的治疗计划产生相应的剂量体积直方图,能够客观地评估放疗计划的预期效果。电脑控制的多叶准直器能够调整射线的形状使其适合目标区域的照射要求。90 年代开始,这些先进技术开始用于增加前列腺癌放疗剂量的研究。

总体而言,3D-CRT 的毒性反应较为少见,90% 的患者没有或仅有轻微的晚期肠道和泌尿系毒性反应。但是随着总剂量的增加仍然会明显增加周围组织的后期毒性反应。Zelefsky 等报道接受 3D-CRT 的患者 5 年内出现Ⅲ度以上直肠毒性反应的比例为 1.2%,照射剂量 >75.6 Gy 的患者有 17% 出现Ⅱ度直肠出血,64.8~70.2 Gy 的患者仅有 6%。即使放疗中保护直肠使得受量低于 72 Gy,仍有 15% 的患者出现Ⅱ级毒性反应。尿道狭窄见于 1.5% 的男性患者,如果以往接受过 TURP 治疗则尿道狭窄几率增加为 4%。Ⅲ度血尿见于 0.5% 的男性,照射剂量为 75.6 Gy 以上的患者有 13% 出现Ⅱ度血尿,总剂量较小时仅有 4% 出现。3D-CRT 后出现尿失禁的比例小于 0.2%,但既往接受 TURP 的患者会有 2% 发生尿失禁。

(3) 调强放疗:调强放疗(IMRT)是对精确放疗的又一大改进。通过逆向计划系统,IMRT 能够从周围正常组织中识别特定的区域进行治疗,治疗软件能够改变通过特定区域的射线的数量、方向和强度来实现不同的剂量分布。不同于 3D-CRT,射线的安排和照射形状必须通过多叶光栅叶片调节以实现预订的剂量/体积的目标,因此照射时间明显延长。Memorial Sloan-Kettering 肿瘤中心的 772 例局限性前列腺癌的治疗经验显示:IMRT 相对于 3D-CRT 减少了后期直肠毒性反应。该研究中 90% 的患者(698/772)接受了 81 Gy 的总剂量,剩余者接受了 86.4 Gy,中位随访时间为 24 个月。结果显示:3 年的Ⅱ度以上直肠出血发生率为 4%,仅有 0.5% 的患者发生了Ⅲ度直肠毒性反应,无一例Ⅳ度直肠毒性。但是 IMRT 并未显著减少晚期的泌尿系毒性反应,仍有 15% 的男性出现Ⅱ度泌尿系毒性反应。这可能是由于尿道仍然接受高剂量照射,减少局限于外周带的前列腺癌的尿道剂量可能会减少后期尿道反应。初步的治疗数据显示 IMRT 和 3DCRT 的效果类似,低中高危组的 3 年无 PSA 复发率分别为 92%、86%和 81%。目前精确放疗正尝试通过实时调整系统来改进前列腺的固定和定位。

(4) 粒子植入治疗:前列腺粒子植入治疗是指在 TRUS 引导下往前列腺内植入放射活性物质。在粒子植入前,医师通过 B 超或 CT 检查前列腺的体积以确立治疗计划,随后通过计算机化的治疗系统确定放射粒子的三维分布以给予指定的治疗剂量和放射边界。手术时患者在硬膜外麻醉下置截石位,插入导尿管后,用 TRUS 引导空心针通过会阴部进入前列腺组织,放射活性物质根据术前计划在针撤退时植入前列腺内,最后通过术后 CT 来评估粒子植入的质量。从理论上看,粒子植入治疗有着诱人的优势:能够提高放射剂量并且满足适形照射的要求。由于粒子植入的过程耗时短,且是在半身麻醉下施行,患者可以迅速出院并返回正常的生活状态。

虽然粒子植入治疗具有许多理论上的优势,但是目前为止这方面的临床经验往往局限于单中心、回顾性研究。因此,很难比较粒子植入治疗与 EBRT 或前列腺癌根治术的优劣,同时粒子植入治疗受到操作技术、放射源、剂量的显著影响。就现有的资料而言,粒子植入治疗对低危前列腺癌的效果与根治性手术或 EBRT 相似,对于具有高危因素的患者仍逊于后者。1999 年,美国粒子治疗协会的建议是:粒子植入治疗宜用于临床分期 T1~T2a 且 PSA≤10 ng/ml 且 Gleason≤6 的患者,对于危险度更高的患者则应该辅助 EBRT。粒子植入治疗联合 EBRT 可以提供更高的生物活性剂量、避免粒子植入治疗的冷点,但是治疗的副反应和费用均显著增加。Davis 等评估了前列腺包膜外侵犯的距离,发现大部分在 5 mm 以下,这应该在粒子植入治疗的剂量分布范围内。因此,采用较为宽松的周边界限可能有助于减少辅助 EBRT 的需要。

(5) 质子线放疗:虽然全世界仅有少数中心进行质子线放疗,但是其在前列腺癌治疗中的应用已经引起关注。质子线独特的物理学特性使其成为治疗与重要器官紧密相连的疾病的理想工具。质子的大部分能量在其线性轨迹的最末,称为 Bragg 峰现象,射线的能量在超过 Bragg 峰后迅速降低。这对于治疗前列腺癌非常有价值,能够减少直肠和膀胱的剂量。Loma Linda 大学报道了应用质子线治疗 319 例 T1~2 期且 PSA≤15 ng/ml 的前列腺癌患者的经验。患者接受 74 cGyE 的质子线照射,或者先用 45 Gy 的光子线照射随后质子线增强到 75 cGyE。5 年的无 PSA 复发率为 88%,没有发现严重的并发症。3 年的累积Ⅱ度尿路症状发生率为 5%,Ⅱ度直肠症状为 6%。

(6) 放疗联合内分泌治疗:ADT 和 EBRT 是通过不同的方式促使细胞死亡,因此辅助内分泌治疗尝试用于提高局限性前列腺癌的治愈率。由于复发的危险很高,ADT 联合 EBRT 广泛应用于局部高危前列腺癌(T2c、Gleason 8 - 10 或 PSA>20)和局部晚期前列腺癌(T3 - 4N0M0)。近年来一些Ⅲ期临床试验如 RTOG86 - 10、RTOG85 - 31、EORTC22863 已显示出联合治疗在局部高危和局部晚期前列腺癌的益处和生存上的优势。

由于内分泌治疗本身具有显著的副作用,对于复发危险较低的中危和低危组前列腺癌患者,联合治疗究竟利弊如何? D'Amico 等报道了一项大规模的回顾性研究,1 586 例不同危险度的患者接受 3D - CRT 治疗,中位的放疗剂量为 70.2 Gy,其中 276 例患者接受了辅助 ADT,时间为 6 个月。中位随访 51 个月时,5 年的无 PSA 复发生存率在低危组为 92%

(接受 ADT 组),没有接受 ADT 组为 84%($P=0.09$),未显示出显著的生存优势。在中危和高危组,辅助内分泌治疗则显著降低了 PSA 复发率($P<0.001$,$P=0.009$)。因此,中危前列腺癌患者适宜接受短期的辅助 ADT,而低危患者可能无需辅助 ADT。

Cochrane 荟萃分析再一次证实放疗前的新辅助和辅助内分泌治疗对生存有明显的益处。当然,内分泌治疗在高剂量放疗中的作用仍然未完全明确。

(7) 前列腺癌根治术后辅助放疗:前列腺癌根治术后局部复发的患者可选用挽救性放疗,广泛转移者则选用内分泌治疗。1999 年,《ASTRO 的共识》认为:治疗根治术后局部复发的挽救性放疗在放疗前 PSA≤1.5 ng/ml 时更容易成功,并建议大于 64 Gy 的剂量用于挽救治疗。随后许多研究分析了可能从放疗中受益的患者。Cadeddu 等报道 Gleason8 分以上的前列腺癌患者在根治术后接受挽救性放疗都不能避免 PSA 复发。对接收挽救性 3DCRT 病例的多因素分析显示,四个独立的预测挽救性放疗失败的指标为:放疗前 PSA>0.6 ng/ml,阴性手术切缘,Gleason8 分以上,精囊侵犯。无危险因素和一项、两项、三至四项危险因素患者的无 PSA 复发生存率(4 年)为 94%、55%、21%和 0。此外,前列腺癌根治术后 PSA 持续升高接受挽救性放疗与术后一段时间出现 PSA 升高接收治疗的效果也具有明显的差别,5 年无 PSA 复发率为 43%和 78%,提示术后 PSA 持续升高的患者往往有局部治疗无法涵盖的病灶。这些数据有助于选择不能从挽救性放疗中获益的人群。

随着 PSA 的引入,术后辅助放疗和挽救性放疗孰优孰劣成为新的疑问。EORTC 22911 试验比较了术后立即辅助放疗(60 Gy)和挽救性放疗(70 Gy)在根治术后病理分期 T3N0 患者中的效果,结果显示 5 年无复发生存为 72.2%比 51.8%($P<0.0001$),倾向早期辅助放疗。挽救性放疗建议在 PSA 升至 0.5 ng/ml 后即开始,如果 PSA 超过 1.0 ng/ml 则局部控制率明显降低。

(8) 根治性放疗后复发:由于前列腺癌放疗后 PSA 呈现缓慢下降趋势,因此如何定义 PSA 复发更为困难。1997 年 ASTRO 采用的标准是:放疗后 PSA 值降至最低点后的连续 3 次 PSA 升高,复发的确切时间是 PSA 最低值与第一次升高之间的中点时刻。由于这一标准操作性差,2006 年 RTOG 和 ASTRO 将 PSA 复发定义修改为 PSA 上升至最低点+2,时间定义为实现最低点+2 时。在确定生化复发后,先行影像学检查(骨扫描、腹盆 CT),如果影像学没有阳性发现可以考虑行前列腺穿刺活检。前列腺穿刺阳性的患者可以选择接受局部挽救性治疗,如前列腺癌根治术、粒子植入治疗。挽救性前列腺癌根治术适应于预期寿命>10 年、复发时临床分期≤T2 期、放疗后前列腺活检 Gleason 评分<7 分、挽救术前 PSA<10 ng/ml 的患者。当然由于放疗引起的纤维化、粘连及组织平面的闭塞,挽救性前列腺癌根治手术难度较大。如果前列腺穿刺无阳性发现,可结合患者放疗前的临床病理指标再选择内分泌治疗、局部治疗或者随访观察。

(二) 转移性前列腺癌的系统治疗

1. **转移性前列腺癌的自然史** 目前在国内,转移性前列腺癌仍占据临床患者的大部分,此类患者的病灶评估主要基于 PSA 的变化。由于 PSA 的进展明显早于临床病灶的进展,因此转移性前列腺癌的自然病史有了显著延长。在 PSA 应用前,新诊断的转移性前列腺癌患者应用 ADT 的中位进展时间为 12~18 个月,中位生存 24~30 个月。其中转移灶较为局限的前列腺癌患者的中位生存为 52 个月,广泛骨转移或内脏转移者仅 24 个月。在 PSA 检测引入后,越来越多的患者被早期诊断为转移性前列腺癌,同时转移灶明显少于

PSA 引入前。约翰·霍普金斯大学的资料显示：从前列腺癌根治术后出现复发到临床转移的中位时间可达 6 年。这也提出了转移性前列腺癌治疗手段需要进一步多样化、个体化，以改善患者的长期生存。

2. 寡转移性前列腺癌根治术　20 世纪 90 年代中期，Hellman 等提出了"寡转移"的概念，寡转移状态是一段肿瘤生物侵袭性温和的时期，是存在于局限性疾病与广泛性转移之间的过渡阶段，转移瘤数目有限并且转移器官具有特异性。既往诸多研究结果证实前列腺癌根治术联合内分泌治疗在转移性前列腺癌尤其是寡转移性前列腺癌的治疗中的作用，多数结果显示，针对原发灶的局部治疗可以提高局部控制率和总生存受益。基于以上证据，本中心将寡转移性前列腺癌定义为前列腺患者影像学检查发现存在转移病灶，且转移病灶局限于淋巴结或骨骼(非内脏转移)，且转移病灶数目≤5 个，同时通过回顾性分析我院寡转移前列腺癌患者临床资料，发现寡转移组术后 3 个月时 21 例(84.0%)出现下降 PSA，其中 24.0%患者发生术后并发症，4%发生严重并发症，同局限性前列腺癌组相比无统计学意义，因此寡转移性前列腺癌患者行前列腺癌根治术治疗是安全、有效和可行的，并发症风险并非寡转移性前列腺癌患者行前列腺癌根治术的限制因素。

3. 前列腺癌的内分泌治疗　前列腺癌细胞的生长和分化依赖于雄激素，睾丸 Leydig 细胞产生的睾酮在前列腺组织中经 5α-还原酶作用转化为双氢睾酮(dihydrotestosterone，DHT)，DHT 与雄激素受体结合后促进目标基因的表达。自从 20 世纪 40 年代 Huggins 和 Hodges 首先提出雄激素去除治疗(ADT)能够缓解前列腺癌骨转移导致的骨痛和降低血清碱性磷酸酶水平以来，雄激素去除治疗一直是转移性前列腺的最有效治疗手段之一，目的是使睾酮水平到达或低于去势水平(<50 ng/ml)从而诱导癌细胞凋亡。ADT 治疗也产生了一种新的疾病状态：雄激素非依赖的前列腺癌(AIPC)。不幸的是，虽然 ADT 初期的治疗效果是如此显著，AIPC 的治疗仍然有待更多的突破。

4. 雄激素去除治疗的策略　目前，雄激素去除治疗(ADT)的治疗策略包括降低睾丸产生的睾酮或阻止雄激素和雄激素受体的结合。前者可以通过手术切除双侧睾丸，或通过促黄体生成素释放激素类似物(LHRHa)抑制垂体促性腺激素的合成和释放，或通过服用雌激素实现。后者包括各种抗雄药物，包括氟他胺、比鲁卡胺和孕激素。

双侧睾丸切除能够在 24 h 内迅速降低睾酮到正常值的 5%～10%，是具有严重症状的前列腺癌患者的首选治疗。去势手术的主要缺点在于手术创伤、治疗不可逆和产生负面的心理影响。LHRH 激动剂(LHRHa)是目前广泛应用的药物去势手段，其作用则是通过垂体—睾丸轴来实现的。LHRHa 具有较体内 LHRH 更强的生物学活性，长期作用垂体细胞上的 LHRH 受体是其表达下调抑制下游激素的分泌。虽然 LHRHa 降低睾酮的远期效果与手术去势相同，但是血清睾酮的最低点直到治疗的 3～4 周后才能达到，并且治疗初期会产生闪烁现象(flare phenomenon)。闪烁现象是指 LHRHa 应用初期会致 LH 和睾酮水平的升高，临床表现为有症状者的疼痛加剧，或者导致脊髓压迫、尿潴留等并发症，临床上采用预服抗雄药物来对抗这种现象。众多的研究证实双侧睾丸切除和 LHRHa 治疗转移性前列腺癌患者具有类似的效果。由于药物的便捷性和保持男性特征的特点，LHRHa 成为欧美国家降低前列腺癌患者血清睾酮水平最广泛使用的手段，在我国的部分发达地区使用药物去势的患者也逐渐增多。近年来研发的 LHRH 拮抗剂能够减少血清睾酮水平，同时又不会因为刺激垂体促性腺激素释放激素的释放而导致睾丸雄激素水平升高，避免了闪烁现象。

LHRH 拮抗剂的治疗效果仍有待进一步评估。

己烯雌酚是早期用于前列腺癌治疗的雌激素药物，其作用于下丘脑抑制 LHRH 产生，血清睾酮水平的降低与己烯雌酚(DES)的剂量相关。1960～1975 年退役军人泌尿研究组(VACURG)对 DES 在前列腺癌中的应用进行了大规模临床试验，得出了一些有益的结论：5 mg 的 DES 剂量会产生显著的心血管毒性；睾丸切除联合接受 DES 不优于单用 DES；1 mg 和 5 mgDES 对于前列腺癌生存率的作用相似，然而 1 mgDES 的心血管毒性较小；1 mgDES 不能确实的降低年轻前列腺癌患者的睾酮水平。基于以上结论，3 mgDES 能够较好的满足睾酮水平达到去势标准和心血管毒性较低两个条件。虽然口服 DES 是药物去势的手段之一，但是潜在的心血管副作用和 LHRHa 的出现使得其不再推荐用于前列腺癌的常规治疗。

抗雄药物和雄激素竞争性结合雄激素受体，阻断雄激素相关基因的转录激活。抗雄药物与睾丸切除或药物去势联合构成全雄激素阻断。近年来也有许多临床试验尝试用抗雄药物单药治疗，目的在于避免性功能的丧失。当然，单纯抗雄治疗并非没有不良反应：50% 接受比卡鲁胺 150 mg 每日剂量的患者有乳房肿胀发生，虽然性欲得以保留，但能够保留勃起功能的并不多。Iversen 等的研究显示：对未转移的局部晚期前列腺癌(T3、T4)，比卡鲁胺单药治疗与睾丸切除具有相似的生存率。对于转移性前列腺癌，前瞻性研究证实抗雄单药治疗的效果逊于雄激素去除治疗。抗雄药物用于根治术后高危患者或生化复发患者的有效率仍有待进一步研究。目前国内常用的抗雄药物为氟他胺和比卡鲁胺。

全雄激素阻断：手术或药物去势所致的雄激素水平降低能够使前列腺癌出现显著的缓解，但一段时间后肿瘤即进入雄激素非依赖状态，出现雄激素去势水平下的肿瘤进展。对于这种情况的发生，Labrie 等提出假设认为：前列腺癌细胞会适应 ADT 后较低的雄激素浓度，此时一些肾上腺产生的雄激素(占整体的 5%～10%)会刺激前列腺癌细胞的生长。为了中和肾上腺产生的雄激素，在双侧睾丸切除(或 LHRHa)应用的同时，需要联合非甾体类抗雄药物实现全雄激素阻断(CAB)。

2000 年，前列腺癌试验者协作组(PCTCG)对 27 个随机临床试验进行荟萃分析，总共纳入了 8 275 例前列腺癌患者，但该分析并未包括 INT-0105 试验。分析结果显示，接受 CAB 患者的 5 年存活率为 25.4%，略高于单纯去势治疗组的 23.4%，差异未有显著意义。由 Cochrane 协作组进行的荟萃分析包含了 20 项临床随机试验的 6 320 例患者，其中包括了 INT-0105 试验。结果显示：同单纯去势治疗相比，接受 CAB 治疗的患者的 5 年存活率有提高，但治疗引起的并发症及治疗中断率较高。

抗雄药物包括非甾体类(如氟他胺、比卡鲁胺)和类固醇类(如孕激素)，有着不同的作用效果和副作用。PCTCG 的荟萃分析显示：联合孕激素的 MAB 的 5 年生存率较单纯去势组降低了 2.7%，而采用氟他胺和尼鲁米特的 MAB 提高了 2.9% 的 5 年生存率。需要指出的是：上述分析并未入选采用比卡鲁胺的研究。一项临床试验显示：相对于联合氟他胺的 MAB，采用比卡鲁胺的方案有较长的中位生存时间，HR 为 0.87(95% CI：0.72～1.05；$P=0.15$)，比卡鲁胺组的腹泻较少而血尿较多。一项Ⅲ期临床试验的中期结果显示：联合比卡鲁胺的 MAB 相对于单纯 LHRHa 减少了 54% 的进展危险(HR：0.46；95%CI：0.25～0.84；$P=0.011$)。由于随访时间仅有 16 个月，联合比卡鲁胺的 CAB 的生存益处有待更长随访的支持。

CAB另一个备受争议之处在于联合抗雄药物往往会增加内分泌治疗的不良反应。NCI INT-0105试验通过QOL问卷评估了两种内分泌治疗手段的不良反应,并与治疗的益处进行比较。内分泌治疗能够改善患者的生活质量,然而接受单纯双侧睾丸切除的患者的受益较接受CAB的患者更明显。接受CAB的患者报道了更高的腹泻发生频率,同时情绪较差,双侧睾丸切除产生的QOL益处似乎被增加的抗雄药物(氟他胺)所抵消了。

目前基础研究也提示前列腺癌包含对于雄激素依赖和敏感程度异质性的肿瘤细胞,同时雄激素受体、作用通路的变化使得细胞逐渐适应低浓度的雄激素水平,因此这可能是CAB临床益处并不显著的重要原因。

5. 内分泌治疗启动的时间　ADT治疗能够迅速缓解前列腺癌患者的临床症状、提高生活质量,随着PSA的引入,前列腺癌的内分泌治疗表现为针对PSA的治疗,那么早期治疗是否肯定能够改善患者的生存呢? 治疗启动时间的争论主要在3个方面:初发晚期、确切局部治疗后和生化复发的前列腺癌。

英国的医学研究委员会(MRC)评估了立即和延迟ADT对于局部晚期或者无症状转移性前列腺癌的效果。在他们的研究中,934例前列腺癌患者(261例有转移,500例没有转移,173例未进行转移情况评估)随机接受早期ADT或者等到前列腺癌症状进展时再进行ADT。研究的终点是死于前列腺癌,结果发现早期和晚期ADT治疗组没有发现显著的差异(65% $vs.$ 69%),但没有转移的患者接受早期ADT后较少死于前列腺癌(32% $vs.$ 49%)。Studer等将197例高龄(中位年龄76岁)前列腺癌患者随机分入立即睾丸切除组或等待症状出现再治疗组,入选患者大部分为局部晚期病变,立即治疗组的肿瘤特异性生存略好但没有显著差异($P=0.09$),两组的总体生存没有显著差异($P=0.96$)。同早期前列腺癌的随访观察类似,等待症状出现再治疗组必须要求严密随访以防止严重并发症的发生。目前而言,推迟ADT可能适合于预期寿命短、并发病多、可以严密随访的无症状前列腺癌。

东部肿瘤协作组(ECOG)进行了一项前瞻性随机临床试验比较立即ADT和观察在98例接受前列腺癌根治术且有淋巴结转移的患者中的效果。中位随访时间为7.1年时的分析显示:立即ADT组有显著的生存优势。

生化复发后的治疗比较棘手,首先明确复发位于局部还是远处,以考虑局部挽救性治疗能否提供治愈的机会。对于很可能有远处转移的患者,早期内分泌治疗最能体现优势。目前有许多预测指标可用于提示生化复发为远处病灶进展,其中PSA倍增时间(PSADT)最受重视。PSADT小于1年的患者建议立即内分泌治疗,大于1年的需结合Gleason评分、治疗前PSA值和复发的间隔期来综合判断。目前越来越多的临床证据显示内分泌治疗具有显著的副作用,因此重要的是选择不同进展危险的患者进行针对性治疗。

6. 间歇内分泌治疗　长期ADT后大部分患者均不可避免的转化为雄激素非依赖性前列腺癌,ADT导致雄激素敏感细胞的凋亡并抑制细胞增殖,而雄激素不敏感的克隆逐渐增多。间歇雄激素阻断的理论基础就是将前列腺癌细胞重新暴露在雄激素下使其分化获得凋亡的能力,期望能够延长激素依赖的时间,同时还能够减少ADT治疗的副作用和治疗费用。

动物试验提示:相对于持续ADT,间断阻断雄激素能够显著延缓前列腺癌进展为雄激素非依赖。试验中,Akakura等将雄激素依赖的前列腺癌植入老鼠皮下,一旦长到3 g则行双侧睾丸切除,当肿瘤缩小30%时重新植入未去势的新老鼠,然后等待肿瘤长到3 g,再次接受双侧睾丸切除。这一治疗周期持续到肿瘤变为雄激素非依赖(切除睾丸后肿瘤不在缩小)。而对照组负载3g肿瘤的老鼠接受持续ADT直至进展。结果显示接受持续ADT的前列腺癌在51d时出现进展,而周期接受间断ADT的前列腺癌可达147d。

虽然动物试验的结果非常振奋人心,间继ADT的主要障碍在于难以选择合适的治疗对象和制定合理的治疗计划。一般在治疗8～9个月或在PSA达到最低点再延长1～3个月后开始间歇,再次启动治疗的PSA值根据病变情况而定:局限性病变通常在4～10 ng/ml时启动,根治性治疗后复发的患者可以更早;如果已有转移或肿瘤负荷大的患者,可以在10～20 ng/ml时开始治疗。Ⅱ期临床研究显示确切治疗后局部复发或生化复发的患者进行间歇内分泌治疗后有较长的治疗间歇期,约占整个周期的50%,同时进展为激素非依赖的时间得以延长。有多处转移或肿瘤负荷大的患者治疗间歇期仅占30%,且往往在1～2个治疗周期后变为激素非依赖。对于生活质量的改善仍有争议,这与睾酮水平能否恢复有关,但是间歇治疗能够减少长期内分泌治疗带来的潮热和骨质疏松。一项Ⅲ期临床报道显示:中位随访时间达2.5年时,内分泌治疗的副反应在间歇组明显少于持续治疗者(如潮热、性功能等),首次治疗后PSA降至1 ng/ml以下者有80%可以无须治疗1.5年以上。

7. **新辅助和辅助内分泌治疗** 虽然根治术前的新辅助内分泌治疗能够显著降低切缘阳性率、减少前列腺体积,但是许多临床试验证实并未有无进展生存的改善。Cochrane荟萃分析的结果也证实前列腺癌根治术前的新辅助内分泌治疗没有显著的无病生存和总生存的改善。新辅助内分泌治疗后精囊和前列腺周围组织的粘连更常见,纤维化反应使得性神经的暴露和保留变得困难。

哪些患者术后需要辅助内分泌治疗?首先比较肯定的就是局部晚期病变(精囊侵犯或淋巴结转移)和术后PSA持续升高者。若术后首次PSA值为不可测得,此时需要根据原发灶的病理情况决定治疗方案。对于高危的病理指标:Gleason 8-10、PSA>20 ng/ml、T2c,由于复发危险很高(>70%)同时早期治疗能够治愈微小转移灶,因此需要采取内分泌治疗。当然这种情况下,辅助放疗能够提高局部控制率并可能治愈局部残留的肿瘤,因此可以根据切缘情况、病理分期、Gleason评分考虑应用。中危患者(Gleason 7、PSA 11～20 ng/ml、T2b)虽然有一定的复发几率,但是一半的患者无需接受内分泌治疗而长期生存,且目前对生化复发有严密的监测,辅助内分泌治疗可以选择使用。Cochrane荟萃分析的结果显示术后辅助内分泌治疗能够显著改善无病生存率(OR:3.73;95% CI:2.3～6.03;$P<0.00001$),但是没有总生存率的显著差异。

近年来许多研究证实,放疗联合内分泌治疗显示出生存益处并减少了并发症。内分泌治疗在放疗的不同时期有着各异的作用:作为新辅助治疗能够缩小前列腺体积而减少照射区域并提高局部控制率;同期内分泌治疗与放疗协同诱导肿瘤细胞凋亡;作为辅助治疗能够消除微小病灶。Cochrane荟萃分析的结果显示:放疗前的新辅助内分泌治疗显著改善了无病生存率(OR:1.93;95% CI:1.45～2.56;$P<0.00001$),但是肿瘤特异性生存率有无改善仍有争论;辅助内分泌治疗则显著改善了肿瘤特异性生存率(OR:2.10;95% CI:1.53～2.88;$P=0.00001$)、无病生存率(OR:2.53;95% CI:2.05～3.12;$P<0.00001$)和总生存率(OR:1.46;95% CI:1.17～1.83;$P=0.0009$)。MD Anderson肿瘤中心采用了更为精确的Partin表,如果前列腺肿瘤为局限性的几率≤75%,则建议采用联合内分泌治疗的放疗。当然无论是手术还是放疗后的辅助内分泌治疗,目前还是存在治疗人群和治疗时间选择的困难。

8. 二线内分泌治疗　Kelly等首先描述了氟他胺撤退综合征,随后在其他抗雄药物也观察到类似现象:20%~25%的前列腺癌患者在停用抗雄药物治疗后出现PSA和病灶的改善,虽然仅持续3~5个月。值得注意的是抗雄药物撤退并非是停止ADT,而是仅仅撤除抗雄激素受体药物。这一奇特现象有助于人们重新认识雄激素受体在前列腺癌中的生物学作用。可能的解释是:AR基因在长期的治疗压力下出现突变,编码出配体特异性改变的AR,此时抗雄药物可能反而作为激动剂激活下游通路。

前列腺癌对于多种内分泌治疗药物有效,因此二线内分泌治疗的手段很多。首选的是抗雄激素受体药物的更换,反应率约50%。其中从非类固醇类抗雄药物更换为类固醇类药物的有效率为83%,非类固醇类更换的有效率为43%,从甾体类更换为非类固醇类的有效率为13%。其次的选择为肾上腺来源雄激素的抑制剂,包括酮康唑和氨鲁米特。Ⅲ期临床试验(CALGB 9583)的结果显示:相对于单纯抗雄撤退,联合应用酮康唑能够显著提高PSA反应率和客观反应率,并且酮康唑联合氢化可的松方案易于耐受。其他一些药物也降低PSA和缓解症状,如DES(反应率26%~66%)和糖皮质激素(反应率18%~22%)。虽然二线内分泌治疗的选择很多,但是缺乏预测治疗有效的指标,并且没有临床证据显示能够延长生存率。

9. 内分泌治疗的不良反应　虽然对比化疗,前列腺癌的内分泌治疗具有效果好、严重毒性反应少的特点,但是其仍然具有显著的不良反应。根据不良反应发生的时机可以分为:即刻的不良反应、急性不良反应和慢性副作用。即刻的不良反应是应用LHRHa产生的闪烁现象,需要联合抗雄药物的应用加以防治。

急性不良反应是指睾酮达到去势水平后产生的不良事件,常见的如潮热、性欲减退和勃起功能障碍。60%接受ADT的患者有潮热现象,小剂量孕激素能够明显的缓解此症状。大部分的ADT患者有勃起功能障碍,磷酸二酯酶抑制剂可能有助于恢复勃起,但是由于性欲的减退使患者较少接受性功能恢复的治疗。

慢性副作用是指长期ADT后产生机体改变,以肌肉骨骼系统和血液系统最为显著。Morote等的研究发现随着ADT的时间延长,骨质疏松的患者比例逐渐升高,80.6%接受10年以上ADT的患者有骨质疏松。一些生活方式的改变有助于减少骨质丢失,如停止吸烟,减少饮酒,增加运动和补充钙质。对于出现骨密度下降的前列腺癌患者,应用双膦酸盐有助于预防和缓解骨质疏松。贫血是另一个常见的ADT副作用,Bogdanos等报道在ADT治疗6个月后平均血红蛋白下降为15 g/L,14.3%的患者有<110 g/L的严重贫血,但应用重组促红细胞生成素后均能纠正。近年来ADT导致的代谢异常引起关注,Braga-Basaria等报道50%以上的接受长期ADT的患者有代谢综合征。相对于未接受ADT的患者,应用LHRHa的患者出现糖尿病、冠心病和心肌梗死的危险显著增加。

10. 雄激素非依赖性前列腺癌的治疗　ADT状态下前列腺癌的进展通常首先表现为PSA水平的升高,虽然也有少部分患者表现为软组织或骨病灶的进展。除了出现PSA或临床病灶的进展,雄激素非依赖性前列腺癌(HRPC)的定义还需要满足以下的条件:血清睾酮为去势水平,已经尝试过抗雄药物撤除和二线内分泌治疗。在PSA引入后,HRPC患者的中位生存时间为12~18个月。HRPC的预后指标可分为患者状态和肿瘤特征两部分,前者包括一般情况、贫血、疲劳,后者包括代表肿瘤负荷的转移灶部位、PSA水平和碱性磷酸酶及肿瘤生物学行为的Gleason评分和LDH水平。预后差的HRPC中位生存仅7.5个月,而预后好的可达 27.2 个月。对于 HRPC 患者应用外源性睾酮会使一部分患者出现疾病的进展。因此 HRPC 的治疗首先是继续 ADT 治疗。

11. 全身化疗　目前全身化疗已经成为转移性 HRPC 的首选治疗。对于局限性 HRPC，何时化疗仍然需要进一步的研究。曾经广泛应用于前列腺癌的化疗药物包括雌二醇氮芥和米托蒽醌，多西他赛是 2004 年才被认可的有效药物。米托蒽醌联合强地松的方案能够显著缓解临床症状，然而与单用强的松相比并未提高生存率。多西他赛能够稳定微管和避免有丝分裂纺锤体的解聚，同时还能抑制 Bcl-2 的作用。2004 年 2 个 III 期临床试验（TAX327 和 SWOG99-16）的结果发现基于多西他赛的方案首次提高了 HRPC 患者的生存时间。TAX327 试验包括了 1 006 例 HRPC 患者，均每日两次服用 5 mg 强的松，随机分入 3 组：米托蒽醌 12 mg/m² 每 3 周一次，多西他赛 75 mg/m² 每 3 周一次，每周一次多西他赛 30 mg/m²（用药 5 周，停药 1 周）。结果显示多西他赛 3 周方案相对于米托蒽醌 3 周方案延长了 2.5 月的中位生存（$P=0.009$），多西他赛单周方案的生存优势并未达到统计学意义。多西他赛 3 周方案同样显示出对于疼痛、生活质量、PSA 控制的改善，并且毒副作用与米托蒽醌类似。本中心通过回顾性分析发现多西他赛联合泼尼松较米托蒽醌联合泼尼松能显著延长中国人群转移性激素抵抗性前列腺癌的总生存时间，提高 PSA 的反应率，且化疗前基线 ALP 浓度、Hb 浓度、激素敏感时间及化疗周期数是 mcRPC 患者多西他赛化疗后 OS 的独立预后因素。

神经内分泌性前列腺癌是一种特殊的病理类型，临床行为多表现为：内脏和软组织转移、溶骨性骨转移、高血钙、没有 PSA 升高的疾病进展。分子生物学检测发现肿瘤细胞没有 AR 和 PSA 的表达，而是具有一些多肽生长因子和生长因子受体。神经内分泌性前列腺癌治疗通常参照肺小细胞癌的治疗，联合顺铂（或卡铂）和依托泊苷。

12. 骨转移的治疗　90% 的 HRPC 患者会发生骨转移，骨转移会产生显著的并发症如严重的疼痛、骨折、脊髓压迫。双膦酸盐能够抑制骨质的丢失，从而缓解骨转移的进展。以往的临床试验显示第一代和第二代的双膦酸盐对于预防骨相关事件没有显著的作用。唑来膦酸是第三代双膦酸盐，近来一项 III 期双盲安慰剂对照的临床试验比较了其对骨相关事件的作用。试验入组了 643 例有骨转移的前列腺癌患者，所有均接受钙补充和维生素 D。结果显示唑来膦酸能够减少骨相关事件（33.2% vs. 44.2%，$P=0.021$），同时显著延长了出现骨相关事件的事件（>420 d vs. 321 d，$P=0.011$），但没有前列腺癌进展、生活质量和生存率的差别。目前唑来磷酸已经成为预防有骨相关事件的有效手段，但是是否在骨转移出现前应用仍有争论。

针对骨的放射性药物是前列腺癌骨转移治疗的另一种手段，常用于缓解全身骨痛。一项前瞻性临床试验将 72 例 HRPC 伴骨转移的患者随机分入阿霉素组和多柔比星联合 [89]Sr 组。结果显示单纯化疗组的中位生存为 16.8 个月，联合治疗组为 27.7 个月（$P=0.001\ 4$）。由于全身核素药物治疗可能会引起比较严重的骨髓抑制，因此应用往往限于化疗失败患者的姑息治疗。

（三）转移性前列腺癌患者总生存影响因素

1. AR-V7　雄激素在前列腺癌的发生和发展中发挥着至关重要的作用。生理情况下，雄激素需要与胞质中的雄激素受体（androgen receptor，AR）结合，使 AR 激活并进入胞核才能发挥其生物学作用。而 AR 存在多种剪接变异体，但有些剪接变异体在胞核中的定位并不依赖于雄激素的存在,因而处于持续激活状,其中雄激素受体剪接变异体 7(androgen receptor splice variant,AR-V7)目前研究最多而且在前列腺癌组织中表达量最高的变异体之一。大量研究表明 AR-V7 的表达在前列腺癌的进展过程中上调,其表达水平是前列腺癌根治术后生化复发的独立预因素。本中心研究分析晚期转移性前列腺癌患者的临床资料,也发现前列腺癌组织中 AR-V7 的表达与血清 PSA 值呈显著的负相关,AR-V7 的表达是转移性前列腺癌患者总生存以及激素敏感时间的独立预测因素。

2. 外周血循环肿瘤细胞(circulating tumor cell,CTC)　进入循环系统的肿瘤细胞绝大多数在短期内死亡,只有极少数具有高度活力、高度转移力的肿瘤细胞在循系统中存活下来,相互聚集形成微小癌栓,并在一定条件下发展为转移灶。因此,从外周血中检测出 CTC 为最终形成转移病灶提供了可能。有研究应用 CellSearch 检测系统研究 231 例 CRPC 患者化疗前基线以及化疗后 CTC 水平与患者化疗疗效及总体生存的关系,发现患者化疗前以及化疗后 CTC≥5 个比<5 个的患者预后更差,因此研究认为外周血 CTC 可作为监测临床试验疗效的重要指标。另有研究对接受多西他赛+泼尼松治疗的患者随访发现,对于入组时外周血 CTC≥5 个的患者,CTC 降低超过 30% 的患者预后会更好且是影响患者预后的独立危险因素。在转移性前列腺癌患者中,本中心也发现,将患者临床及病理变量纳入 Cox 多因素分析后发现,除常规变量血白蛋白、ECOG 评分外,外周血 CTC 计数是影响患者预后的独立危险因素;根据患者是否接受多西他赛+泼尼松一线化疗进行亚组分析,外周血 CTC≥5 个的患者均预后较差。

虽然发达国家前列腺癌的死亡率在过去的十几年间有了明显的下降,但是在中国却呈现发病率升高、生存率降低的趋势,伴随着人口老龄化和人群寿命的延长,前列腺癌逐渐成为国内老年男性的重要健康问题之一。不同于国外普遍存在的前列腺癌筛查,国内前列腺癌患者的病变分期较晚,而建立适合国人的高危人群筛查、增加早期前列腺癌的比例是改善整体治疗效果的根本途径。目前,局部晚期前列腺癌的综合治疗、内分泌治疗的优化和雄激素非依赖性前列腺癌的新兴治疗手段是迫切需要进一步改进的领域。通过基础研究的不断进步和临床试验的广泛开展,前列腺癌的预防、诊断和治疗会迈向新的台阶。

(戴　波　宿恒川)

主要参考文献

[1] Parkin DM, Bray F, Ferlay J, et al. Global cancer statistics, 2002. CA Cancer J Clin. 2005,55(2): 74-108.

[2] 戴波,瞿元元,常坤,等. 650 例根治性前列腺切除术患者的临床病理特征分析. 中华泌尿外科杂志,2013,34(10):749-754.

[3] 张桂铭,秦晓健,韩成涛,等. 根治性前列腺切除术后 Gleason 评分升级的危险因素分析. 中华外科杂志,2015,53(7):543-546.

[4] 常坤,杨晓群,王朝夫,等. 根治性前列腺切除术后病理大切片与常规切片的对比分析. 中国癌症杂志,2014,24(11):824-829.

[5] 陆晓霖,朱耀,甘华磊,等.前列腺癌根治术后大切片与常规切片病理评分的比较.中国肿瘤外科杂志,2016,8(02):76-79.

[6] Zhu Y, Han CT, Zhang GM, et al. Effect of body mass index on the performance characteristics of PSA-related markers to detect prostate cancer. Sci Rep, 2016,6:19034.

[7] 叶定伟,朱耀.中国前列腺癌的流行病学概述和启示.中华外科杂志,2015,53(4):249-252.

[8] 瞿元元,戴波.经直肠超声引导下前列腺穿刺活检术的研究进展.中国癌症杂志,2012,22(07):547-551.

[9] Afshar-Oromieh A, Avtzi E, Giesel FL, et al. The diagnostic value of PET/CT imaging with the (68) Ga-labelled PSMA ligand HBED-CC in the diagnosis of recurrent prostate cancer. Eur J Nucl Med Mol Imaging, 2015,42(2):197-209.

[10] Eiber M, Maurer T, Souvatzoglou M, et al. Evaluation of hybrid ^{68}Ga-PSMA ligand PET/CT in 248 patients with biochemical recurrence after radical prostatectomy. J Nucl Med, 2015,56(5):668-674.

[11] 宿恒川,朱耀,胡四龙,等.PSMA-SPECT/CT在前列腺癌转移病灶精准治疗中的价值.临床泌尿外科杂志,2017,32(03):189-191.

[12] Paul A, Ploussard G, Nicolaiew N, et al. Oncologic outcome after extraperitoneal laparoscopic radical prostatectomy: midterm follow-up of 1115 procedures. Eur Urol, 2010,57(2):267-272.

[13] 戴波,常坤,孔蕴毅,等.根治性前列腺切除术后患者生化复发的危险因素分析.中华外科杂志,2015,53(4):261-265.

[14] Jia ZW, Chang K, Dai B, et al. Factors influencing biochemical recurrence in patients who have received salvage radiotherapy after radical prostatectomy: a systematic review and meta-analysis. Asian J Androl, 2017,19(4):493-499.

[15] Chang K, Qin XJ, Zhang HL, et al. Comparison of two adjuvant hormone therapy regimens in patients with high-risk localized prostate cancer after radical prostatectomy: primary results of study CU1005. Asian J Androl, 2016,18(3):452-455.

[16] Fossati N, Trinh QD, Sammon J, et al. Identifying optimal candidates for local treatment of the primary tumor among patients diagnosed with metastatic prostate cancer: a SEER-based study. Eur Urol, 2015,67(1):3-6.

[17] Satkunasivam R, Kim AE, Desai M, et al. Radical Prostatectomy or External Beam Radiation Therapy vs No Local Therapy for Survival Benefit in Metastatic Prostate Cancer: A SEER-Medicare Analysis. J Urol, 2015,194(2):378-385.

[18] 李高翔,戴波,叶定伟,等.寡转移性前列腺癌根治术的临床初步疗效观察及围手术期并发症分析.中国癌症杂志,2017,27(1):20-25

[19] Akaza H, Yamaguchi A, Matsuda T, et al. Superior anti-tumor efficacy of bicalutamide 80 mg in combination with a luteinizing hormone-releasing hormone (LHRH) agonist versus LHRH agonist monotherapy as first-line treatment for advanced prostate cancer: interim results of a randomized study in Japanese patients. Jpn J Clin Oncol. 2004,34(1):20-28.

[20] Studer UE, Hauri D, Hanselmann S, et al. Immediate versus deferred hormonal treatment for patients with prostate cancer who are not suitable for curative local treatment: results of the randomized trial SAKK 08/88. J Clin Oncol, 2004,22(20):4109-4118.

[21] D'Amico AV, Moul JW, Carroll PR, et al. Surrogate end point for prostate cancer-specific mortality after radical prostatectomy or radiation therapy. J Nat Cancer Inst. 2003,95(18):1376-1383.

[22] Freedland SJ, Humphreys EB, Mangold LA, et al. Risk of prostate cancer-specific mortality following biochemical recurrence after radical prostatectomy. Jama, 2005,294(4):433-439.

[23] D'Amico AV, Manola J, Loffredo M, et al. 6-month androgen suppression plus radiation therapy vs radiation therapy alone for patients with clinically localized prostate cancer: a randomized controlled trial. Jama, 2004,292(7):821-827.

[24] Shi XB, Ma AH, Xia L, et al. Functional analysis of 44 mutant androgen receptors from human prostate cancer. Cancer Res, 2002, 62(5): 1496-1502.

[25] Small EJ, Halabi S, Dawson NA, et al, et al. Antiandrogen withdrawal alone or in combination with ketoconazole in androgen-independent prostate cancer patients: a phase III trial (CALGB 9583). J Clin Oncol, 2004, 22(6): 1025-1033.

[26] Langenstroer P, Kramer B, Cutting B, et al. Parenteral medroxyprogesterone for the management of luteinizing hormone releasing hormone induced hot flashes in men with advanced prostate cancer. J Urol, 2005, 174(2): 642-645.

[27] Morote J, Morin JP, Orsola A, et al. Prevalence of osteoporosis during long-term androgen deprivation therapy in patients with prostate cancer. Urol, 2007, 69(3): 500-504.

[28] Greenspan SL, Nelson JB, Trump DL, et al. Effect of once-weekly oral alendronate on bone loss in men receiving androgen deprivation therapy for prostate cancer: a randomized trial. Ann Intern Med, 2007, 146(6): 416-424.

[29] Braga-Basaria M, Dobs AS, Muller DC, et al. Metabolic syndrome in men with prostate cancer undergoing long-term androgen-deprivation therapy. J Clin Oncol, 2006, 24(24): 3979-3983.

[30] Keating NL, O'Malley AJ, Smith MR. Diabetes and cardiovascular disease during androgen deprivation therapy for prostate cancer. J Clin Oncol, 2006, 24(27): 4448-4456.

[31] 沈益君, 卞晓洁, 谢湖阳, 等. 多西他赛联合泼尼松或米托蒽醌联合泼尼松一线治疗转移性激素抵抗性前列腺癌的远期疗效及安全性分析. 中华外科杂志, 2012, 50(6): 539-542.

[32] 瞿元元, 戴波, 孔蕴毅, 等. 多西他赛联合泼尼松治疗转移性去势抵抗性前列腺癌的临床分析. 中华泌尿外科杂志, 2013, 34(7): 505-509.

[33] Zhao H, Coram MA, Nolley R, et al. Transcript levels of androgen receptor variant AR-V1 or AR-V7 do not predict recurrence in patients with prostate cancer at indeterminate risk for progression. J Urol, 2012, 188(6): 2158-2164.

[34] 瞿元元, 戴波, 叶定伟, 等. 前列腺癌组织中雄激素受体剪接变异体 7 的表达对转移性前列腺癌患者总生存的影响. 中华外科杂志, 2014, 52(8): 622-626.

[35] Lorente D, Olmos D, Mateo J, et al. Circulating tumor cells predict survival benefit from treatment in metastatic castration-resistant prostate cancer. Clin Cancer Res, 2008, 14(19): 6302-6309. Eur Urol, 2016, 70(6): 985-992.

[36] Lorente D, Olmos D, Mateo J, et al. Decline in Circulating Tumor Cell Count and Treatment Outcome in Advanced Prostate Cancer. Eur Urol, 2016, 70(6): 985-992.

[37] 常坤, 戴波, 叶定伟, 等. 外周血循环肿瘤细胞计数对去势抵抗性前列腺癌患者预后的预测作用. 中华泌尿外科杂志, 2016, 37(10): 762-765.

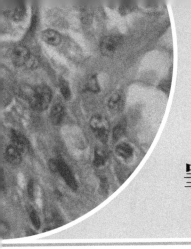

第三十七章
睾丸癌及阴茎癌

第一节 睾 丸 癌

睾丸癌占男性的恶性肿瘤的1%～1.5%,约占男性泌尿系恶性肿瘤的5%。睾丸肿瘤虽然是一种并不常见的肿瘤,但在15～34岁男性中发病率列于所以肿瘤之首。在睾丸肿瘤中,其中90%～95%为生殖细胞肿瘤,其余为非生殖细胞肿瘤。而精原细胞瘤在生殖细胞肿瘤中最常见,在20～30岁年轻男性中发病率最高,而非精原细胞瘤在30～40岁男性中发病率最高。睾丸肿瘤在不同国家和地区发病率存在差异,北欧的睾丸肿瘤发病率最高,为3.2/10万,美国、英国次之,为(2.1～2.3)/10万;中国睾丸肿瘤的发病率为1/10万。上海市肿瘤登记资料(2007年)的发病率为0.71/10万。20世纪以来,全球发病率有逐渐增加的趋势。睾丸肿瘤右侧多于左侧,这与右侧隐睾的发病率较高相关,双侧同时发病者少见,双侧睾丸肿瘤占1%～2%。睾丸肿瘤多经淋巴和血行扩散,转移较早,其中精原细胞瘤以淋巴转移为主。近年来,睾丸肿瘤的生存率发生很大的改变,由于治疗上的进步,睾丸肿瘤的生存率由20世纪60年代的60%～65%升至90年代的90%以上,是少数可被治愈的恶性实体肿瘤之一。

一、病因学

睾丸肿瘤病因尚不清楚,与其发病相关的先天因素包括隐睾、一级亲属的家族史、不育症、多乳症、女性睾丸综合征;后天因素则有睾丸遭受物理及化学性损伤、激素代谢紊乱及感染等。在上述因素中,隐睾和异位睾丸是睾丸肿瘤发病的重要因素,隐睾患者睾丸肿瘤发生率较正常人群高20～40倍,的在睾丸肿瘤患者中约30%患有隐睾。其原因可能与隐睾或异位睾丸未降,导致睾丸所处的环境温度比阴囊内要高2～4℃,促使睾丸萎缩,精子生成障碍,易恶性变相关。隐睾与睾丸癌的发生还可能与伴先天性睾丸发育不良,或有先天性缺陷,而容易恶性变有关,单侧隐睾还会增加对侧睾丸睾丸癌的发病率。隐睾与精原细胞瘤的关系比较密切,发生于隐睾患者的肿瘤80%以上是精原细胞瘤。创伤则被认为是睾丸肿瘤的另一相关因素,但尚难肯定是否为已患睾丸肿瘤的患者因创伤而使病情加重,或引起播散。睾丸是产生激素的器官,因而也有学者认为内分泌功能障碍可能与睾丸肿瘤的发生有一定关系。

二、分类

有关睾丸肿瘤的分类标准有很多,目前主要将睾丸肿瘤分为原发性以及继发性两大类。而又通过病理分类将原发性睾丸肿瘤分为睾丸生殖细胞肿瘤和睾丸非生殖细胞肿瘤。睾丸生殖细胞肿瘤主要有精原细胞瘤、胚胎癌、精母细胞性精原细胞瘤、绒毛膜上皮癌、畸胎瘤、卵黄囊肿瘤、生精小管生殖细胞内瘤七种细胞类型。其中,精原细胞瘤是最常见的睾丸肿瘤,约占全部睾丸肿瘤的 30%～60%;畸胎瘤,占 5%～10%;胚胎癌占 3%～4%;绒毛膜上皮癌约占 1%。睾丸非生殖细胞肿瘤中又分为性索/性腺间质肿瘤以及其他非特异性间质肿瘤,在性索/性腺间质肿瘤中,来自生殖基质肿瘤的为间质(leydig)细胞瘤,占睾丸肿瘤的 1%～5%,其次是支持(sertoli)细胞瘤;其他非特异性间质肿瘤还包括卵巢上皮类型肿瘤,集合管和睾丸网肿瘤等。继发性睾丸肿瘤主要来自网状内皮组织肿瘤及白血病淋巴瘤等转移性肿瘤,如白血病睾丸肿瘤,显微镜下可见白血病细胞在睾丸间质内浸润。睾丸肿瘤可为单一组织类型,但一半以上为多种组织类型的混合肿瘤。

三、临床分期

睾丸肿瘤的临床分期基于胸部和腹膜后的影像学检查以及病理学诊断。通过病理学诊断分为不同的组织学类型,恶性淋巴瘤不包括在内。为明确是否存在转移灶,评价患者的血清肿瘤标志物的半衰期,检查回路淋巴结,排除内脏转移是必要的。病理检查是确定 TNM 的最低要求。其中区域淋巴结指的是主动脉旁及腔静脉旁淋巴结,在阴囊手术后同侧腹股沟淋巴结也包括在内。邻区淋巴结是指盆腔内淋巴结、纵隔与锁骨上淋巴结。

推荐国际抗癌联盟(UICC)2009 年公布的分期标准,包括:明确肿瘤解剖学范围、评价肿瘤的标记物水平(hCG、AFP、LDH 睾丸切除术后的最低值)及区域淋巴结累及(表 37-1)。

表 37-1 TNM 分期方法(UICC,2009 年第 7 版)

原发肿瘤(T)
  Tx:如未行睾丸切除术,则用此表示
  T0:未见原发性肿瘤
  Tis:导管内肿瘤,非浸润性(原位癌)
  T1:肿瘤局限于睾丸体部和附睾(无血管及淋巴侵犯),肿瘤可侵犯白膜,但无睾丸鞘膜侵犯。
  T2:肿瘤局限于睾丸体部和附睾,但有血管及淋巴侵犯,或肿瘤侵犯睾丸鞘膜
  T3:肿瘤侵及精索
  T4:肿瘤侵及阴囊

区域淋巴结或邻区淋巴结(N)
  Nx:不能评估区域淋巴结受侵的范围
  N0:无区域淋巴结受侵的征象
  N1:同侧淋巴结受侵,最大直径不超过 2 cm
  N2:同侧淋巴结受侵,直径为 2～5 cm
  N3:任何淋巴结转移直径>5 cm

远处转移(M)
  Mx:未能确定远处转移的范围

续　表

M0:无远处转移征象
M1:有远处转移征象
　　M1a:非区域淋巴结转移或肺转移
　　M1b:其他远处转移

血清肿瘤标志物(S)
　　Sx:血清肿瘤标志物未检测
　　S0:血清肿瘤标志物正常
　　S1:LDH<1.5 * N; hCG<5 000 mIU/mL; AFP<1 000 ng/mL。
　　S2:LDH 1.5～10 * N; hCG 5 000～50 000 mIU/mL 或 AFP 1 000～10 000 ng/mL。
　　S3:LDH>10 * N; hCG>50,000 mIU/mL 或 AFP>10,000 ng/mL。

N 表示 LDH 检测的正常值上限。

分期归类如表 37-2 所示。

表 37-2　睾丸癌临床分期

分期	肿瘤情况
Ⅰ期	肿瘤限于睾丸,无腹膜后淋巴结转移
Ⅱ期	有腹膜后淋巴结转移
Ⅱa期	转移性淋巴结,直径≤2 cm
Ⅱb期	转移性淋巴结,直径为 2～5 cm
Ⅱc期	转移性淋巴结,直径>5 cm
Ⅲ期	淋巴结转移越过横膈以上,或者有实质性脏器的癌转移

四、临床表现

(一)症状

睾丸肿瘤好发于 30～40 岁,睾丸肿瘤较小时,患者很少自己发觉,往往在体检或治疗其他疾病时被发现。肿块较大时,常在洗澡时偶然发现阴囊内肿块,在睾丸肿瘤患者中约占 88%。患者睾丸往往呈不同程度肿大,睾丸感觉消失,无痛感,有时睾丸完全被肿瘤取代,质地坚硬,正常的弹性消失。部分患者则因睾丸肿大引起下坠感而就诊。约 20% 的患者以阴囊疼痛为首发症状,睾丸肿瘤一般是无痛性阴囊肿块,疼痛不常见。在临床还可以见到大约 10% 以急性疼痛表现的睾丸肿瘤,发生疼痛的原因是肿瘤内出血、梗死、中心坏死、合并附睾炎或因睾丸肿瘤侵犯睾丸外的组织而发生疼痛。睾丸间质细胞瘤、支持细胞瘤和绒毛膜上皮癌患者,可出现乳房肥大,乳头乳晕色素沉着。约 10% 的睾丸肿瘤以转移癌症状就诊。睾丸肿瘤以淋巴转移与血行转移为主,常见转移淋巴结有髂内、髂总、腹主动脉旁及纵隔淋巴结。若转移灶侵犯腰肌和神经根可引起腰背痛,十二指肠后淋巴结转移可引起食欲缺乏、恶性呕吐、甚至消化道出血。肺转移则引起呼吸困难,颈部肿块一般为锁骨上淋巴结转移,髂静脉腔静脉梗阻或栓塞引起下肢水肿。

(二) 体征

对怀疑睾丸肿瘤患者检查应该从健侧睾丸开始,对比两侧的大小、硬度和轮廓,同时检查附睾、精索和阴囊是否有异常,10%～15%睾丸肿瘤可累及附睾或精索。精原细胞瘤常在睾丸内发展成大而沉重的肿块,但睾丸的形态仍然保持。胚胎癌、畸胎瘤常表现为睾丸内的不规则肿块。早期表面光滑,晚期表面可呈结节状,与阴囊粘连,甚至破溃,阴囊皮肤呈暗红色,表面常有血管迂曲。透光试验检查时,不透光。隐睾发生肿瘤时多于下腹部、腹股沟等处扪及肿块,而同侧阴囊是空虚的。部分睾丸肿瘤患者可同时伴有鞘膜积液。体检还应包括检查锁骨上、胸部、腹部、腹股沟和乳腺有无异常。

五、诊断与鉴别诊断

(一) 诊断

1. **病史和体征** 对于不断增大的阴囊肿块,有下坠感,无压痛,而睾丸正常时的敏感性消失的患者,应首先考虑睾丸肿瘤。但应注意迅速肿大的肿瘤内出血会产生触痛和剧痛。

2. **B 超检查** 不仅可较准确测定睾丸的大小、形态及有无肿瘤发生,灵敏度接近100%。特别是隐睾患者,可了解睾丸发育情况及是否肿大、恶变等,还可了解有无肾积水,腹膜后淋巴结肿大、腹腔脏器转移灶,对诊断及分期都很有帮助。精原细胞瘤的典型 B 超声像图为边界清晰、均匀一致的低回声团块,而胚胎癌往往是边界不清、回声不均的团块。畸胎瘤示混合回声、质地不均、边界亦不清、常有钙化,表明骨和软骨成分,绒毛膜上皮癌见有坏死、出血和钙化灶同时存在。

3. **肿瘤标记物** 甲胎蛋白(AFP)、绒毛膜促性腺激素(hCG)、乳酸脱氢酶(LDH)是睾丸肿瘤常用的 3 种主要肿瘤标记物,有助于睾丸肿瘤早期诊断、分期、判断疗效和术后随访。其中甲胎蛋白(AFP,正常值<25 μg/L)有助于判断胚胎性肿瘤,全部卵黄囊肿瘤、50%～70%胚胎癌和畸胎瘤可有 AFP 升高,而绒毛膜上皮癌和精原细胞瘤不升高。绒毛膜促性腺激素(hCG)阳性(血 hCG,正常值<5 μg/L),对判断睾丸肿瘤有无滋养层成分具有参考价值,精原细胞瘤 5%～10%阳性,胚胎癌 40%～60%阳性,绒毛膜上皮癌 100%阳性。同时检测 AFP 和 hCG,大约 90%睾丸肿瘤有一种或两种肿瘤标记物升高。乳酸脱氢酶(LDH)是普遍存在于不同组织的细胞中,其特异性较差,在 80%的进展性睾丸癌患者中 LDH 水平可升高。

4. **静脉尿路造影** 有助于判断输尿管有无受压、移位及尿路扩张积水,以发现直接或间接的转移证据,对协助诊断与分期均有帮助。

5. **胸部 X 线检查** 可了解有无肺、骨转移。绒毛膜上皮癌容易转移到肺,胸部平片可发现肺及纵隔淋巴结有无转移。

6. **CT 检查** 能更准确地、详细地反映睾丸肿瘤及全身各处的转移情况,对睾丸肿瘤的临床分期、综合治疗以及预后的指导都有重要价值。腹盆部 CT 可较为精确地了解腹膜后有无转移,灵敏度为 70%～80%,对尚未行隐睾摘除、可能已恶变的患者获益更加明显。CT 已能检出直径<2 cm 的转移淋巴结,从而可替代有创的淋巴管造影。另外,对所有睾丸肿瘤患者均推荐行胸部 CT 以排除远处转移。

7. **MRI 检查** MRI 在诊断睾丸肿瘤时的灵敏度近 100%,特异度为 95%～100%,睾丸肿瘤在 T2WI 通常表现为低信号,造影后呈快速、早期增强。MRI 的优势在于无辐射危险,但费用较昂贵,推荐当超声和 CT 结果不一致时使用。

8. PET 检查 可较早发现淋巴结等转移灶,是目前最为敏感和可靠的检查。但也有报道认为 PET 与 CT 比较,检查发现转移灶相似。

（二）鉴别诊断

1. 附睾炎 有炎症症状,急性发作期有红肿热痛。血象可有白细胞计数增高,偶有难以鉴别的案例,应当先积极抗感染治疗,后密切随访复查。

2. 阴囊血肿 患者往往有外伤史,阴囊肿块在外伤初期较大,后随时间延长血肿吸收后肿块大小可逐渐缩小,但对于阴囊血肿机化者应当注意与肿瘤鉴别。

3. 睾丸扭转 常发生与青少年,病史中有突发的睾丸疼痛及肿胀。提睾反射消失,多普勒超声检查示患侧睾丸无血流或明显减少。

4. 鞘膜积液 表现为阴囊的囊性、软质肿块,透光试验阳性,抽出液体后可以触及正常睾丸,B 超检查易于鉴别。继发于丝虫病引起的睾丸鞘膜积液使阴囊皮肤与皮下组织水肿,往往同时有象皮肿存在。

5. 附睾结核 附睾触诊表现为无痛性的硬结,开始局限于附睾尾部,进一步发展可以累及全部附睾以及睾丸,输精管可呈串珠样改变。询问患者结核病史,PPD 试验等可进一步鉴别。

6. 难以鉴别诊断的睾丸肿物 可严密随访或行手术探查,于术中冷冻切片行病理检查,根据病理结果回报决定手术方式。

六、治疗

虽然睾丸肿瘤的组织类型较多,包括有起源于生殖细胞的肿瘤,起源于非生殖细胞的肿瘤,或者是转移性睾丸肿瘤,但是,无论哪一种类型的睾丸肿瘤都要先行根治性睾丸切除,确认肿瘤的组织类型,再根据临床分期决定进一步的治疗方案。另外,因为睾丸肿瘤混合病理类型者并不罕见,对标本应进行多处连续切片,以了解可能存在的多种成分。如为混合性肿瘤则按恶性程度最高的一种治疗。单纯手术的疗效远不如综合治疗的结果,另外,因为即使是早期的睾丸肿瘤,仍有 10%～15% 的患者已经出现腹膜后淋巴结转移,故术后应当进行常规的辅助性化疗或放射治疗。

（一）手术治疗

1. 根治性睾丸切除术 该术式适用于任何类型的睾丸肿瘤,强调采用经腹股沟途径的根治性睾丸切除术。手术采用腹股沟斜形切口,达阴囊上方,分离精索,在腹股沟内环处先将精索、血管结扎切断,然后再切除睾丸及其肿瘤。应注意手术时尽可能先结扎精索血管及输精管,尽可能地高位切除精索,术中防止挤压肿瘤以免促使扩散。单纯根治性睾丸切除往往达不到彻底的手术切除效果,根据睾丸肿瘤的病理,需配合施行腹膜后淋巴结清除术、化疗或放疗以达到根治的目的。如精原细胞瘤要加放疗或化疗;胚胎癌或恶性畸胎瘤要加腹膜后淋巴结清除术及化疗或放疗;绒毛膜上皮癌要加化疗。

2. 腹膜后淋巴结清除术 适用于非精原性生殖细胞瘤,如胚胎癌、恶性畸胎瘤,使 I 期中的高危患者(存在睾丸血管网侵犯)和 II 期的病例可以得到治愈的机会,I 期低危且依从性好的患者可推荐密切随访 5 年以上。手术采用从剑突至耻骨联合的腹部正中切口,其优点是:能充分暴露腹膜后间隙,在直视下进行手术操作,肾蒂和大血管周围均能完善地暴露和彻底清除。其范围包括同侧下 2/3 肾筋膜内所有的淋巴结、脂肪和结缔组织。腹膜后淋巴结清除术有几种术式较为常用，不同术式各有利弊。

3. 根治性腹膜后淋巴结清除术　由肾蒂平面以上2 cm起，两侧输尿管内侧为界，结扎两侧腰动、静脉，使腹主动脉和下腔静脉完全游离，可提起腹主动脉和下腔静脉，将腹膜后区域内的淋巴结、脂肪组织全部清除，以达到完全清除的目的。睾丸肿瘤腹膜后转移主要位于肠系膜上动脉根部水平以下的肾周围到大血管分叉水平之间的范围内，对该区域行彻底清除是提高手术疗效的关键。至于大血管后方是否需要清除，意见尚不一致。该术式手术范围广，创伤大，并发症多，交感神经丛容易受损，易发生射精功能障碍和不育，易发生淋巴漏、血肿等。

对于低分期的患者，根治性腹膜后淋巴结清除术（RPLND）能帮助精确分期并指导下一步治疗方式，也简化了患者的随访形式，并且避免了化疗导致的远期毒性。高分期的患者，通过化疗与RPLND的综合治疗，也可使大部分患者达到治愈效果。

4. 改良的腹膜后淋巴结清除术

（1）右侧：应由肾蒂平面以上2 cm起，沿下腔静脉到腹主动脉分叉处，切除所有的脂肪、结缔组织与淋巴组织，同时也切除腹主动脉与下腔静脉之间的淋巴结及腹主动脉前的淋巴结，以达到脊柱前韧带，再由腹主动脉分叉处向右、向下切除髂淋巴结，与内环精索结扎处会合，将其残端一并切除，保留两侧交感神经链和肠系膜下动脉。

（2）左侧：沿腹主动脉自肾蒂上2 cm向下解剖直至腹主动脉分叉处，切除所有的脂肪，结缔组织与淋巴组织，同时也切除腹主动脉与下腔静脉之间的淋巴结，保留肠系膜下动脉，再由腹主动脉分叉处向左、向下沿髂血管解剖，保护骶腹神经丛，切除髂淋巴结达左侧内环处，将精索结扎残端一并切除。

叶定伟教授回顾性分析39例施行RPLND的睾丸生殖细胞肿瘤患者临床资料。年龄20～58岁，中位年龄29岁。左侧17例，右侧22例。精原细胞瘤1例，非精原细胞瘤38例。提出精原细胞瘤的诊断与随访中应警惕存在非精原细胞成分，必要时行RPLND。对于临床I期非精原细胞瘤，应积极行保留性神经的改良RPLND术，病理Ⅱ期的患者术后应接受化疗。

5. 保留神经的腹膜后淋巴结清除术　为了避免和减少勃起功能障碍、射精功能障碍、不育和排尿功能障碍的并发症，在腹膜后淋巴结清除时，尽量保护神经，包括下腔静脉后方或腹主动脉左侧的腰交感干、交感神经链，腹主动脉周围的网状交感神经支干、交感神经丛，手术较费时，大血管旁剥离淋巴结更需要谨慎轻巧。

6. 腹腔镜腹膜后淋巴结清除术　具有创伤小，痛苦少，恢复快的优点，并且可行腹腔镜下保留神经的腹膜后淋巴结清除术，但手术难度大，技术要求高，文献报道和病例数尚不多，需要进一步随访以确定其疗效。

关于腹膜后淋巴结清除术的时机及操作一般认为：①手术时间，在睾丸切除术的同时或两周后进行；②清除淋巴结应按解剖顺序，争取做整块切除；③在腹膜后大血管旁剥离淋巴结应谨慎轻巧，以免损伤大血管，并且不应过度牵拉肾蒂血管；④术后若需要化疗，应在两周之后进行；⑤腹膜后巨大淋巴结转移可先行化疗或放疗，使转移灶缩小后，再清除淋巴结。

7. 孤立转移灶的切除　对于有肺、肝和孤立转移灶的患者，经过观察一定时间及化疗或放疗后，病灶未消退，并且无新病灶出现时，可考虑手术切除，以争取治愈。

（二）放射治疗

精原细胞瘤对放射线高度敏感，根治性睾丸切除后对于Ⅱ期患者应采用放射治疗。对于Ⅰ期患者尤其是低危且随访依从性好的患者,推荐密切随访。

1. 术前照射　适用于腹部隐睾并发精原细胞瘤,而且睾丸肿瘤或腹部转移灶巨大,估计手术困难时采用。一般照射量以 10 Gy 左右为宜。

2. 术后照射　适用于Ⅱ期或Ⅲ期精原细胞瘤患者,睾丸切除术后行淋巴引流区照射;或局部肿瘤处于较晚期,腹部未触及包块,但经影像学检查证实或估计有转移者;或腹膜后淋巴结清除术后,病理检查为阳性或未能清除彻底者;或晚期肿瘤已有腹腔内转移,行姑息性切除术后加以补充放疗。方法:目前多采用"五野照射治疗",即耻骨上、脐部、腰椎、上腹部、胸部下方。照射剂量如下:预防照射为 25～30 Gy/2 周,治疗量为 30～35 Gy/(3～4)周。

(三) 化学治疗

睾丸肿瘤单药化疗有一定疗效,但不如联合化疗。其中顺铂(DDP)最有效,两个疗程的顺铂适用于Ⅰ期高危精原细胞瘤患者(肿瘤直径>4 cm 或肿瘤侵犯睾丸血管网)。睾丸肿瘤的全身联合化疗是比较有效的治疗方法,完全缓解率和长期生存率较高。适用于腹膜后淋巴结清除术后组织中有癌浸润者;手术、放疗后,或化疗完全或部分缓解后的维持、挽救治疗;以及不宜手术或不愿手术的Ⅱ、Ⅲ期患者。化疗禁忌证包括:①心、肝、肾等重要脏器功能障碍者;②有感染以及发热等严重并发症者;③年老体衰或呈恶病质者;④有严重骨髓抑制者。目前较常用的联合化疗方案如下。

1. PEB 方案(优于 PVB 方案)　顺铂(DDP,P),20 mg/m^2,静脉滴注,第 1～5 天(配合水化利尿等);依托泊苷(VP-16,E),100 mg/m^2,静脉滴注,第 1～5 天;博来霉素(BLM,B),每周 30 mg,静脉滴注,第 1、第 8、第 15 天。

对于不愿进行密切随访的Ⅰ期低危患者或者进行了后腹膜淋巴结清扫发现肿瘤浸润的Ⅰ期患者,推荐以上药物每 3 周重复,共 2 个周期。

对于Ⅱ期患者,以上药物每 3 周重复,共 3～4 个周期。

2. PEI 方案　用于首次治疗失败或复发的解救方案。

顺铂(DDP,P),20 mg/m^2,静脉滴注,第 1～5 天(配合水化利尿等);依托泊苷(VP-16,E),75～100 mg/m^2,静脉滴注,第 1～5 天;异环磷酰胺(IFO,I),1.2 g/m$_2$,静脉滴注,第 1～5 天。

以上药物每 3 周重复,共 4 个周期。

3. TIP 方案　用于首次治疗失败或复发的解救方案。

紫杉醇(TAX,T),250 mg/m^2,第 1 天 24 h 泵入;异环磷酰胺(IFO,I),1.5 g/m^2,静脉滴注,第 2～5 天;顺铂(DDP,P),25 mg/m^2,静脉滴注,第 2～5 天(配合水化利尿等)。

以上药物每 4 周重复。

大剂量顺铂(DDP)治疗主要副作用是胃肠道反应(恶心、呕吐)和肾毒性,应用时要积极应用镇吐药物,并进行水化。20 世纪 80 年代初,临床上有开始使用卡铂(JM-8)的报道,卡铂适应证与顺铂相同,该药对睾丸肿瘤具有高度亲和性,而毒性低于 DDP,但治疗睾丸生殖细胞肿瘤卡铂的效果不如顺铂好。博来霉素(BLM)主要不良反应为发热、肺纤维化和皮肤色素沉着等。治疗非精原细胞瘤的方案亦可以用于精原细胞瘤患者。

而睾丸恶性淋巴瘤的化疗方案与上述有所差别,睾丸恶性淋巴瘤好发于老年男性,其预后可能与临床分期、病理类型和治疗方法有关。建议对所有患者在手术后进行放疗,并给予 4～6 个疗程的 CHOP/CHOP like 方案化疗。

近几年来，以 DDP 为主的联合化疗治疗播散性睾丸生殖细胞肿瘤，90%的完全缓解者能无瘤长期生存。

第二节 阴茎癌

阴茎癌是一种罕见的恶性肿瘤，阴茎癌偶发于年轻男性，主要发生于老年男性，患者年龄平均为 60 岁，年龄越大发病率越高，在约 70 岁时发病率达到最高。不同人群中阴茎癌的患病率差别很大，其中以部分发展中国家的发病率最高。在非洲、亚洲和南美的部分国家中，阴茎癌可占男性恶性肿瘤的 10%。在西欧和美国，阴茎癌的年龄标化发病率范围为 (0.3~1.0)/10 万，占恶性肿瘤的 0.4%~0.6%。不同地区的患病率可能与各地的社会经济和宗教习俗有关。阴茎癌常发生于出生后未及时行包皮环切的男性，在新生儿或童年期常规行包皮环切术的人群中，阴茎癌极为罕见。即使在一些阴茎癌高发的国家中，如尼日利亚和印度，部分居民由于宗教信仰在新生儿出生后即行包皮割礼，在这些人群中男性几乎没有阴茎癌发生。

一、病因学

阴茎癌与其发病相关的危险因素有不良卫生习惯、包皮垢、包茎及包皮过长。此外，阴茎白斑、阴茎裂伤、尿道狭窄和阴茎炎症等疾病可能与阴茎癌发病相关。银屑病口服光敏剂和紫外线照射可增加阴茎癌的发病率。许多阴茎癌原发于阴茎感染、慢性刺激或外伤。彻底的包皮环切术可有效预防。因为包茎常常导致包皮垢和正常脱落的上皮细胞长期滞留，并进一步导致包皮和龟头长期慢性刺激环境中。阴茎癌患者中伴有包皮过长的比例较高，为 44%~85%。阴茎癌致病的其他危险因素包括多个性伴侣、生殖器疣或其他性传播性疾病。以上危险因素中至少有部分与感染人类乳头瘤病毒（HPV）有关，已经有不少研究表明感染黏膜高危人乳头瘤病毒（hrHPV）是一部分阴茎癌的病因。40%的患者 HPV 检测阳性，其中 HPV16 为主要亚型。此外主动和被动吸烟均为阴茎癌的危险因素。

二、分类

阴茎癌主要病理类型为鳞状细胞癌，其他分型包括小细胞癌、梅克尔肿瘤、透明样癌、脂肪样癌和基底细胞癌，均为罕见。非上皮性阴茎癌如黑色素瘤、肉瘤也很少见。阴茎癌临床上常见于龟头、冠状沟或包皮的上皮组织，少数患者始发于阴茎体。阴茎癌由阴茎癌前病变进展而来，并可分为 HPV 阳性和 HPV 阴性两类。基底样和湿疣样鳞状细胞癌与 hrHPV 关系最为密切，70%~100%的病例可检测出。鳞状细胞癌亚型病例中约 30%可检测到 hrHPV DNA。相比于其他亚型，基底样和湿疣样鳞状细胞癌患者的年龄稍小（平均 55 岁）。阴茎癌的癌前病变：乳头样和疣样鳞状细胞癌癌前上皮组织主要表现为鳞状上皮增生或低级别 PIN，而高级别 PIN 一般进展为湿疣样、基底样或基底样湿疣样混合癌，基本不会进展为乳头样或疣样鳞状细胞癌。虽然缺乏确切相对应的临床表现，癌前病变与其相关肿瘤亚型之间对应的组织病理学特征已经明确。HPV 相关的病变包括巨大尖锐湿疣、鲍温样丘疹、鲍温病和红斑增生病，而慢性炎症相关的病变则包括生殖器硬化性苔藓、干燥闭塞性龟头炎、阴茎角、黏膜白斑病和假上皮瘤性角化病碎屑状龟头炎。

三、临床分期

AJCC TNM 系统是阴茎癌使用最普遍的分期方法(表 37-3)。

T 分期基于肿瘤的浸润深度进行分期。将局限在龟头的原位癌称为红斑增生病，将局限在体部的原位癌称为阴茎鲍温病。Ta 期为非浸润性疣状癌。T1 期肿瘤侵犯皮下结缔组织但未侵犯阴茎海绵体或尿道海绵体。T2 期肿瘤侵犯阴茎海绵体或尿道海绵体。T3 期侵入尿道或者前列腺。T4 期侵犯其他邻近组织。N 分期淋巴结分期，一般分为 N0、N1、N2 和 N3。术前临床分期为 cN，术后病理分期为 pN。单一浅层腹股沟淋巴结转移称 N1 期。多发浅层腹股沟淋巴结转移称为 N2 期。如果患者有腹股沟深层淋巴结或盆腔淋巴结转移称为 N3 期。

M 分期是判断有无任何远处转移，M1 期患者的预后较差。疾病的总体分期综合了 T 分期、N 分期和 M 分期。从 Ⅰ 期到 Ⅳ 期，生存率不断降低，预后越来越差。此外，阴茎癌分期还有杰克逊系统，此系统中 Ⅰ 期病变局限于龟头和/或包皮，Ⅱ 期肿瘤已浸润到阴茎体部，Ⅲ 期已出现腹股沟淋巴结转移，Ⅳ 期出现更广泛的组织浸润和/或固定的淋巴结。不同分期系统的效用仍然是一个颇具争议的话题。

表 37-3　1997/2002 年 AJCC 阴茎癌 TNM 分期系统

原发肿瘤(T)	远处转移(M)
• TX:原发肿瘤不能评估	• MX:不能评估远处转移
• T0:未发现原发肿瘤	• M0:无远处转移
• Tis:原位癌	• M1:有远处转移
• Ta:乳头状非浸润性癌	AJCC 总分期:
• T1:肿瘤侵犯上皮下结缔组织	Stage 0
• T2:肿瘤侵犯阴茎海绵体或尿道海面体	• Tis, N0, M0
• T3:肿瘤侵犯尿道或前列腺	• Ta, N0, M0
• T4:肿瘤侵犯其他邻近结构	Stage Ⅰ
区域淋巴结临床分期(cN)	• T1, N0, M0
• cNX:局部淋巴结不能评估	Stage Ⅱ
• cN0:未发现局部淋巴结转移	• T1, N1, M0
• cN1:单个表浅腹股沟淋巴结转移	• T2, N0, M0
• cN2:多个或双侧表浅腹股沟淋巴结转移	• T2, N1, M0
• cN3:腹股沟深层或盆腔淋巴结转移，单侧或双侧	Stage Ⅲ
区域淋巴结病理分期(pN)	• T1, N2, M0
	• T2, N2, M0
• pNX:局部淋巴结不能评估	• T3, N0, M0
• pN0:未发现局部淋巴结转移	• T3, N1, M0
• pN1:单个表浅腹股沟淋巴结转移	• T3, N2, M0
• pN2:多个或双侧表浅腹股沟淋巴结转移	Stage Ⅳ
• pN3:腹股沟深层或盆腔淋巴结转移，单侧或双侧	• T4, any N, M0
	• Any T, N3, M0
	• Any T, any N, M1

四、临床表现

阴茎癌通常表现为阴茎龟头处一个难以愈合的小病灶。确切的外观具有多样性,可以从平坦质硬型到大块外生型生长。这种肿瘤主要发生在那些未行包皮环切的男性身上。从患者首次发现病灶到寻求治疗经常会有显著的延误,延误的原因是由于患者不愿意寻求治疗、不正确的诊断或患者对小病灶没有在意。阴茎病灶可能会被误诊为感染而接受不适当的治疗直至得到正确的诊断。未行包皮环切患者有时直到原发病灶侵犯阴茎包皮或因感染引起恶臭才被发现,这部分患者往往因包皮过长未及时检查错失及时治疗机会。阴茎癌病变一般很少引起疼痛,即便是组织被广泛破坏也是如此。起初可表现为龟头处充血的斑块,还可以表现为包皮处久不愈合的溃疡。当肿瘤进展时,可以看到溃疡性的生长方式并侵蚀破坏周围的正常组织。这些病灶常常会发生感染,产生恶臭脓液。

五、诊断

(一)体格检查

需要评估病灶的位置、大小、外形、通过触诊病灶活动性及与阴茎深部组织的关系估计病变可能侵犯的深度。同时,腹股沟淋巴结检查非常重要的。直肠指诊和双合诊检查对盆腔内生长的肿瘤也提供了有用信息。

(二)实验室检查

阴茎癌患者实验室检查通常是正常的,部分患者可能会出现高钙血症。高钙血症与肿瘤组织分泌甲状旁腺激素相关蛋白有关。如果出现血清钙不断上升的情况,需要评估有无骨转移。标准的术前实验室检查应根据疾病的预期诊疗方式来进行选择。鳞状细胞癌抗原(SCCAg)是一种肿瘤相关蛋白,在多个部位鳞癌的患者中均有升高。前瞻性的临床研究显示鳞状细胞癌抗原的水平与淋巴结转移负荷相关,但是该指标无法准确的预测微小转移病灶。对于已有淋巴结转移的患者,术前的鳞状细胞癌抗原水平以及治疗后的变化趋势有助于判断患者的预后。

(三)活检

活检仍然是阴茎鳞状细胞癌的标准诊断手段。对于较小、局限的病灶可以考虑切除活检。在这些患者中需要做到切除后深部组织手术切缘为阴性。活检对疾病的分级和组织学分类提供了有用的信息。对于小病灶,侵犯深度也可经活检得到确认。较大的病灶可能更容易通过体格检查和影像学检查来判断浸润程度。这些零散的信息组合在一起有助于正确地进行疾病分期。一些专家认为对于未扪及肿大淋巴结的患者,动态前哨淋巴结活检是一种有效的分期方法,前哨淋巴结活检阴性可以使这类患者免于根治性淋巴结清除术的并发症。一般认为部分患者,尤其是那些肿瘤分级较高或肿瘤呈浸润性生长的患者,常会有淋巴结微转移,根治性淋巴结清扫对于这些微转移患者有治疗益处。对于腹股沟可触及肿大淋巴结的患者,应当对肿块进行细针抽吸细胞学检查。如果细针抽吸细胞学检查结果为阴性,则可以对患者行一段时间抗感染治疗后再行穿刺;而如果检查为阳性,则可以进行淋巴结清扫手术,且需要同时切除穿刺针道周围覆盖的皮肤及组织。

(四)影像学

最常用的检查阴茎癌病灶的影像学方法是超声和磁共振成像。阴茎超声敏感性和特异性分别为 57% 和 91%，其缺点是低估了肿瘤特别是 Ta 和 T1 期病变的深度。判断肿瘤对阴茎海绵体白膜是否有侵犯适宜选择超声检查。阴茎钆增强磁共振（MRI）检查被认为有 100% 的敏感性和 91% 的特异性。然而 MRI 对 Ta 期及 T1 期病变的诊断及鉴别诊断表现欠佳，MRI 适合评估海绵体是否被侵犯。其他检查如 CT 扫描在评估阴茎癌局部病灶未能提供足够的软组织分辨率。目前的经验是在治疗原发灶并且伤口痊愈 4~6 周后再重新评估患者的淋巴结情况。CT 和 MRI 都是评估肿大淋巴结的可行的影像学检查手段。这两种方法确定转移的标准都定义为病灶直径＞2 cm。这就决定了这两种手段无法诊断早期的微小淋巴结转移。基于大小判断转移的敏感性为 40%~60%，而特异性则好得多，接近 100%。正电子发射计算机断层扫描（PET/CT）进行诊断的研究显示敏感性可以升高至 88%，具有良好的前景。但对于直径＜7 mm 的淋巴结 PET/CT 也有局限性。

六、鉴别诊断

阴茎癌的鉴别诊断应该考虑许多良性病变。这些病变包括尖锐湿疣、黏膜白斑病、干燥性闭塞性龟头炎等。黏膜白斑病和干燥性闭塞性龟头炎会出现白色斑点和斑块。尖锐湿疣是一种性传播疾病，如我们所知的生殖器疣等，多为菜花样，经常出现在阴茎的多个地方而非仅仅在龟头处。干燥性闭塞性龟头炎与尿道有关，这些患者通常需要长期随访以防发生尿道狭窄。干燥性闭塞性龟头炎也被认为是癌前病变，所以患者需密切随访。

七、治疗

（一）原发病灶处理

阴茎病灶处理策略如表 37-4 所示。

表 37-4 阴茎病灶范围的治疗策略

病灶位置	术式
包皮	环切/激光
癌前病变/龟头浅表	5-FU 或咪喹莫特软膏/激光龟头表面重塑
龟头浅表且周边没有原位癌	广泛局部切除/Mohs 显微镜手术
龟头近段的小病灶	部分龟头切除 & 一期闭合
病灶侵犯大部分/远端龟头	龟头切除 & 皮片移植
侵犯海绵体	部分/全部阴茎切除＋/－龟头重建

1. **局部药物治疗** 局部外用的氟尿嘧啶（5-FU 的）是一种胸苷酸的类似物，能够通过抑制胸腺嘧啶合成来阻断 DNA 的合成。外用氟尿嘧啶已作为阴茎龟头原位癌的局部治疗手段。咪喹莫特是一种四环胺，兼具抗病毒和抗肿瘤特性。咪喹莫特可以用来治疗包括原位癌在内的多种癌前病变。

2. **激光治疗** 激光治疗是低分期病变（如原位癌，T1）的一个很好的治疗方案并且已被证明能够保持良好的生活质量。

3. **龟头表面重塑** 这种方法适用于原位癌患者，通常是使用像 5-FU 局部治疗失败或者那些由于随访依从性差而不能使用了局部治疗的患者。表浅的疣状肿瘤伴或不伴周边原位癌都可以采用表面重塑的方法进行处理,前提是必须保证切缘无瘤。将龟头除尿道之外的部分分成四个象限,对于任何局限于一个象限的菜花状肿瘤都可以完整切除。

4. 局部广泛切除 局限在包皮和龟头局限区域的病灶可以采用局部广泛切除的方法进行处理。所有的阴茎癌病例都需要进行包皮环切术,不论治疗方式如何。

5. Mohs显微镜手术 Mohs显微镜手术是一种采用多层薄片切除送检直至达到安全切缘的技术。这种方法可以使得组织的损失最小化。重复的切缘检查需要时间和专门的技术来进行连续切除和标本的显微镜检查。大肿瘤可能需要多次手术,一旦保证了安全缘则复发就很少见。

6. 龟头切除 这项手术是局限于龟头的肿瘤的外科处理的一次革命。在阴茎体或龟头切开时止血带的使用并非必须。根据肿瘤的位置和侵犯情况尽量多的保留尿道长度;否则会形成尿道下裂的外口。整个龟头和肿瘤切除后需要送冰冻检查。暴露的体部头端多为圆锥形,此时需要修剪成球形以作为新龟头。尿道重建有两种方式,一种为将尿道水平腹侧切开并翻转后与新龟头吻合;另一种更加美观的方法将尿道外口缝合成垂直的裂隙状,有助于尿流成"线性"。

7. 阴茎部分切除和新龟头重建 当病灶侵犯阴茎海绵体时需要行阴茎部分切除。保留的阴茎体长度将起到保留尿道、保存性功能和减少心理创伤的作用。

8. 阴茎全切术和阴茎再造术 一小部分的阴茎肿瘤由于广泛侵犯近心端,因此只能实施阴茎全切术。在等待阴茎再造时,患者需要实施会阴部尿道造口。阴茎重建术有两种,仅仅再造阴茎的会阴部再造和再造阴茎和尿道的桡动脉阴茎再造术。随后可以按照可充气的阴茎假体以恢复性功能。这项手术操作复杂,需要整形科的专业知识。阴茎重建术最主要的并发症是瘘管形成和供体处的疤痕形成。

9. 阴茎延长术 阴茎延长术可以在首次手术或是日后来完成,可通过切开悬韧带的方法使阴茎下垂的更多。将硅胶缓冲物(例如,小睾丸假体)置于阴茎与耻骨之间可以防止术后的粘连。通过将耻骨上皮肤缝于耻骨后骨膜上使其变扁平,这样可以减少阴茎的包埋。腹侧阴茎延长可以通过切除部分阴囊的方式来完成,称为腹侧阴茎成形术。

10. 康复 患者及其配偶在评估期间应接受支持治疗。此时需要一位阴茎癌的专科护士来确保满足各种需求。铲形的尿道成型可能会导致尿液喷溅,因此需要推荐患者使用尿壶或者座便器。性心理咨询师可以帮助解决性和性关系等实际问题。在接受龟头切除术后一些患者因为失去了龟头会产生性交困难。可以通过使用塞棉球的安全套来模拟龟头以缓解性交困难。即使阴茎保留的长度很短,患者也可以在与配偶的摩擦中得到快感。性心理咨询师可以帮助解决术后缺陷的问题。

11. 近距离放疗 近距离放疗也是一种结果令人鼓舞的保留阴茎的方法。但目前尚未有比较原发肿瘤处理中近距离放疗和手术的效能和生活质量的随机研究。

(二)淋巴结转移的治疗

1. 随访观察 在治疗原发肿瘤后,对腹股沟区的随访观察是可选择的方案之一。这可以避免手术及其多种并发症的发生,但这很可能会延误腹股沟淋巴结转移的诊治,从而失去治愈阴茎癌的最佳时机。一旦微转移灶成为临床病灶,手术的治愈率明显降低。如果对患者随访的依从性产生怀疑时,则应当建议腹股沟淋巴结清扫手术。我们推荐随访观察的计划为:前3年每2～3个月进行一次,第4和第5年每4～6个月进行一次体检,以后每年一次体检直至终身。在选择进行随访观察的患者还必须告知其自行体检的必要性。

2. 腹股沟淋巴结清扫手术　对腹股沟肿大淋巴结的患者,已经穿刺证实有腹股沟淋巴结转移拟进行腹股沟淋巴结清扫可以与原发灶手术同时进行,并在围手术期给予抗生素治疗。如腹股沟肿大淋巴结穿刺病理阴性,可在原发灶手术完成后4～6周后再进行腹股沟淋巴结清扫。因为阴茎癌患者的肿大淋巴结在很多时候往往都是由感染所引起的,并能在感染控制后自行消退。而此时的淋巴结状态再结合原发灶的病理特征可以更有助于决定合适的治疗方式。对腹股沟未触及肿大淋巴结的患者,在目前抗生素和围手术期处理日益进步的前提下,同期手术和分期手术的并发症发生率的差异可能会逐渐缩小。

3. 盆腔淋巴结清扫　盆腔淋巴结是腹股沟淋巴结转移的下一站,约有30%的阴茎癌患者会出现盆腔淋巴结的转移。然而,不同于腹股沟淋巴结转移,盆腔淋巴结转移患者的5年生存率仅为10%。如果有髂血管分叉上的淋巴结转移,则肿瘤几乎不可治愈的。盆腔淋巴结清扫的最佳对象应该是存在淋巴结微转移的患者。目前的解剖病理研究和临床资料显示盆腔淋巴结之间不存在相互引流,如果腹股沟淋巴结为单侧转移,则仅需要进行患侧的盆腔淋巴结清扫。分期盆腔淋巴结清扫可以通过下腹正中切口实施,而同期手术则可以通过延长腹股沟直切口的方式进行。当然,盆腔淋巴结清扫还可以采用腹腔镜的方式。

4. 淋巴结清扫的并发症　并发症的发生可以按时间分为早期和晚期并发症,或者按严重程度分为轻微和显著并发症。早期并发症如皮缘坏死、血清肿、淋巴漏、伤口感染、下肢静脉血栓,晚期并发症如淋巴囊肿、会阴下肢肿胀、神经麻木。严重的并发症如败血症、蜂窝织炎、需要引流血清肿、影响活动的水肿、血肿、皮瓣坏死、死亡。淋巴结清扫手术的围手术期死亡率为1.3%～3%,主要由于败血症和股血管破裂大出血造成。需要指出的是,腹股沟清扫手术可以发生多个并发症,特别是局部出现感染后,切口坏死、淋巴囊肿等并发症的发生率明显增高。围手术期治疗的改善及手术方法的改良都能减少阴茎癌患者行髂腹股沟淋巴结清扫术的并发症。

5. 放疗　放疗作为局部治疗的一种方式也被尝试用于阴茎鳞癌区域淋巴结的治疗。但由于阴茎鳞癌多为中高分化肿瘤,因此转移灶对放疗常不敏感。

(朱　耀　朱　煜)

主要参考文献

[1] 沈益君,叶定伟.腹膜后淋巴结清扫术在睾丸生殖细胞肿瘤中的意义.国外医学(泌尿系统分册),2005,25(4):477-480.

[2] 叶定伟,方银忠,戴波,等.睾丸肿瘤腹膜后淋巴结清扫术39例报告.中华泌尿外科杂志,2005,26(4):283-285.

[3] 陈蕾,王中华,胡夕春,等.睾丸恶性淋巴瘤26例临床分析.肿瘤,2008,28(11):976-979.

[4] Zhu Y, Zhang SL, Ye DW, et al. Prospectively packaged ilioinguinal lymphadenectomy for penile cancer: the disseminative pattern of lymph node metastasis. J Urol, 2009, 181(5):2103-2108.

[5] Zhu Y, Ye DW, Yao XD, et al. The value of squamous cell carcinoma antigen in the prognostic evaluation, treatment monitoring and followup of patients with penile cancer. J Urol, 2008, 180(5): 2019-2023.

[6] Zhu Y, Zhang SL, Ye DW, et al. Predicting pelvic lymph node metastases in penile cancer patients: a comparison of computed tomography, Cloquet's node, and disease burden of inguinal lymph nodes. Onkologie, 2008, 31(1-2): 37-41.

[7] 叶定伟,朱耀,姚旭东,等,阴茎癌根治性髂腹股沟淋巴结清扫术的改进.临床泌尿外科杂志,2006,21(3):164-166.

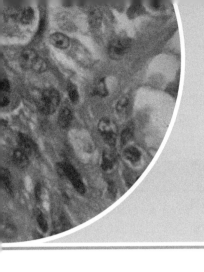

第三十八章 腹膜后肿瘤

一、定义与概况

腹膜后肿瘤（retroperitoneal tumor，RPT）是起源于腹膜后间隙肿瘤的总称，来源包括脂肪、疏松结缔组织、筋膜、肌肉、血管、神经、淋巴组织和胚胎残留组织等，但不包括腹膜后间隙内肝、十二指肠、胰腺、肾、肾上腺、输尿管、骨骼等实质性脏器、腹膜后的大血管的肿瘤，且不包括它处转移性肿瘤。

腹膜后肿瘤至今病因未明，临床病例较少见，且组织起源多样化，其病理类型超过50种，不同的病理类型，其临床预后截然不同。因腹膜后肿瘤常难以早期诊断，治疗困难，疗效较差。除恶性淋巴瘤和儿童横纹肌肉瘤，大多数对化疗、放疗均不敏感，其他辅助治疗的疗效不肯定，故至今仍是腹部肿瘤外科诊治难度较大的一类肿瘤。

二、发病情况

软组织肿瘤约占儿童肿瘤的15%，成人实体肿瘤的1%，其中15%～20%发生在腹膜后。原发性腹膜后肿瘤的病因尚不明确，发病率国内外相似，(1.5～2.5)/10万。该肿瘤占全身肿瘤的0.07%～0.20%以及全部恶性肿瘤的0.5%。可发生于任何年龄，多数发生于40～60岁，发病高峰为50～60岁，男女比例相当，男性略多于女性，平均病程25个月。

三、病理特征

腹膜后肿瘤的组织来源众多，包括腹膜后间隙的脂肪、疏松的结缔组织、血管、神经、淋巴甚至胚胎残留组织等，因其组织结构复杂，可发生许多不同种类的肿瘤。国内、外大宗病例分析和个案报道明显表明，腹膜后肿瘤的病理性质以恶性者居多，占60%～80%。发生于成年人的主要为神经源性良性肿瘤、平滑肌肉瘤和脂肪肉瘤等；发生于婴幼儿的主要为畸胎瘤、神经母细胞瘤及生殖细胞肿瘤等。

（一）腹膜后肿瘤的病理类型

原发性腹膜后肿瘤按其恶性程度划分，大体分为良性肿瘤和恶性肿瘤两大类。

1. **良性肿瘤** 主要包括脂肪瘤、纤维瘤、神经鞘瘤、畸胎瘤、副神经节瘤等，以神经鞘膜瘤、畸胎瘤和神经纤维瘤多见，一般良性肿瘤诊断较容易。

2. **恶性肿瘤** 包括各种亚型的肉瘤、恶性神经来源肿瘤、恶性嗜铬细胞瘤、恶性间质瘤等，以脂肪肉瘤、间皮肉瘤和平滑肌肉瘤居多。

腹膜后组织的组成繁杂，按其组织来源大体可分为来源于间叶组织、神经组织、胚胎生殖泌尿残留组织及来源不明的肿瘤4类，常见病理类型如表38-1所示。

表38-1 常见腹膜后肿瘤的病理类型

组织来源	良性肿瘤	恶性肿瘤
间叶组织	脂肪瘤	脂肪肉瘤
	纤维瘤	纤维肉瘤
	血管瘤	血管肉瘤
	淋巴管瘤	淋巴瘤
	平滑肌瘤	间皮肉瘤
		间叶肉瘤
		软骨肉瘤
	纤维瘤病	平滑肌肉瘤
		横纹肌肉瘤
		恶性纤维组织细胞瘤
神经组织	神经纤维瘤	神经纤维肉瘤
	神经鞘瘤	恶性神经鞘瘤
	副神经节瘤	恶性副神经节瘤
	嗜铬细胞瘤	神经母细胞瘤
胚胎生殖泌尿残留组织	良性畸胎瘤	恶性畸胎瘤
	精原细胞瘤	
来源未明	腹膜后囊肿	黏液囊腺癌
	腹膜后纤维性变	未分化癌

（二）病理生物学特征

腹膜后肿瘤由于体积较大，常累及邻近器官，外科手术时难以确定其切除边界，从而导致肿瘤残留而复发，主要为局部复发，包括原位复发和局部种植复发。然而，绝大多数良性肿瘤和多数恶性肿瘤，其最重要的生物学特征为肿瘤呈膨胀性生长，一般不具有浸润性，且瘤体存在完整的包膜，因而通常很少出现早期的远处血行转移和周围淋巴道的转移，以局部生长为主；但少数恶性肿瘤包膜不完整或无明显包膜，以侵袭性生长为主，如神经组织来源的恶性神经鞘瘤和神经纤维肉瘤等，易侵犯大血管和破坏附近骨质，多有剧痛，术后易复发。局部复发及远处转移仍是主要致死原因。

四、临床表现

由于腹膜后间隙位置较深，潜在空间巨大，腹膜后肿瘤早期肿块体积小时，除少数内分泌功能性肿瘤外，一般没有任何症状，发现时往往肿块较大，已出现压迫或侵犯邻近器官的症状。随着肿瘤的不断生长，再根据其发生部位、生长速度、大小、病理性质、邻近脏器、血管和神经受压及受累程度等,会出现一系列不同的症状。总的来说,有压迫性表现、占位性表现、肿瘤毒性反应性表现和内分泌功能紊乱性表现等症状和体征。这些症状在一定时间内可以单一出现,更可同时出现;有平行也有交叉,不可能完全一致。

腹膜后肿瘤常见的临床表现为肿块、疼痛、腹胀等,以及邻近脏器受压和肿瘤累及血管、神经等引起的症状和体征。

(一)肿块

绝大多数发生在腹部和盆腔,主要是占位表现,与疼痛、腹胀等多为首发症状。多因肿瘤压迫不适后发现,或就医时体检发现,或施行其他腹腔手术时偶然发现;在儿童也多为其亲属或就医体检时发现。肿块多为单发,呈球形或橄榄球形,也有哑铃形、不规则形及分叶状等。

(二)疼痛

疼痛通常为肿瘤压迫所致。疼痛的感觉除了一部分腹膜后神经源性肿瘤,如神经鞘瘤本身的刺激外,其他组织来源的巨大肿瘤都会引发,这是肿瘤压迫或侵犯了附近神经根部,甚至破坏附近骨质的缘故。值得一提的是,酸、麻、痛只是肿瘤压迫程度不同,这些感觉均可由腹部延伸到臀部、会阴部和下肢。例如,酸的感觉往往出现在腰部、臀部和下肢。腰酸是肿瘤本身的重量及其压迫刺激腰椎神经引起的,如肿瘤压迫肾脏和输尿管引发肾盂积水,则会加重腰部酸胀感。

(三)腹胀

腹胀一般为肿瘤压迫表现。上腹饱胀感为胃肠道症状,如进食后不适感觉,继而恶心,严重者会引起呕吐。凡此情况,肿瘤多位于腹膜后间隙的上方。另外肿瘤本身体积的增大也可刺激腹膜产生膨胀感觉。同时肿瘤所产生的毒素也会影响胃肠道的正常蠕动,从而更感到腹胀不适。如肿瘤累及门静脉系统,影响了腹腔内脏器的静脉回流,也会产生大量腹水,腹胀感更会严重。

(四)其他压迫性表现

盆腔腹膜后肿瘤压迫直肠和膀胱,就会出现肛门排气和大便不畅感,严重者会有排便困难、次数增多、变形及里急后重下坠感;压迫静脉和淋巴管引起回流障碍,出现下肢水肿,腹壁浅静脉曲张、门静脉高压症等表现。

(五)其他占位性表现

盆腔腹膜后的脂肪源性和神经源性肿瘤可以穿出坐骨大孔、闭孔及腹股沟韧带和坐骨直肠窝向外生长;有时囊性畸胎瘤还能穿破骶尾骨或在骶尾骨附近向外溃破形成溃疡或窦道,久治不愈。经肛门指检会发现溃疡和窦道是来自盆腔肿瘤。

(六)毒性反应表现

1. **发热** 巨大肿瘤的代谢产物和肿瘤坏死组织产生的毒素,直接危害着机体,会引起全身发热;继发或者合并感染时可也出现发热的表现。

2. **尿毒症** 肿瘤侵犯泌尿系统,可以出现肾积水、尿潴留和膀胱刺激症状,严重时可以引发肾功能不全,更易继发尿毒症。

3. **全身营养不良** 消化系统功能紊乱影响着消化和吸收,也会引起全身营养不良,导致贫血、乏力等;加上肿瘤本身的巨大消耗,从而导致患者出现进行性体重下降或消瘦等表现。如不及时给予处理,预后极差,将出现恶病质等终末表现。

(七) 内分泌功能紊乱性表现

1. **低血糖** 为巨大肿瘤的首先症状,在临床并不少见。对这一现象说法不一,有人认为巨大肿瘤的生长代谢会消耗大量糖原,导致全身出现低血糖;也有人认为腹膜后巨大肿瘤能分泌一种胰岛素样物质,当其分泌量达到一定程度时,就可出现低血糖症状。

2. **高血压** 腹膜后肾上腺外嗜铬细胞瘤因能分泌儿茶酚胺类物质,从而引发阵发性高血压,为该肿瘤的一种特有症状;化学感受器瘤也会出现高血压。

五、诊断

早期诊断对手术完整切除、改善预后关系极大,因而原发性腹膜后肿瘤的早期诊断尤为重要。腹膜后肿瘤的临床表现缺乏特异性,给诊断带来一定的困难。询问病史,结合症状,进行体格检查和辅助检查等是诊断疾病的手段,腹膜后肿瘤的诊断也是如此。

(一) 病史询问

当患者已出现腹部肿块并以此为主诉时,应对发现肿块的时间,肿块的大小、部位、形状、硬度、边界等及其随时间的变化关系,肿块表面皮肤情况改变及邻近组织器官可能产生的病变导致的相应症状等病程发展情况进行仔细询问。

当患者腹部暂未出现肿块,但主诉已有腹部、腰部、臀部和下肢疼痛,腹胀等压迫和(或)占位性表现,或无明显诱因突然出现低血糖、高血压等内分泌功能紊乱性表现时应考虑到腹膜后肿瘤的可能性;如有甲状腺功能亢进、月经紊乱及阵发性高血压和血糖不稳定病史,则应考虑嗜铬细胞瘤等的可能。

凡40岁以上主诉为发热、进行性消瘦、贫血、乏力等全身表现的患者,应仔细询问病史。

(二) 体格检查

根据患者主诉某些症状的特点,结合临床表现,进行体格检查。除常规体格检查外,对一切腹部肿瘤要常规作肛门指检,特别对盆腔腹膜后肿瘤的诊断是一种简单有效的可靠检查方法。腹部肿块的检查对腹膜后肿瘤的判断也尤为重要,下面介绍腹部肿块的体格检查。

1. **方法** 一般习惯是要求检查者立于患侧一边,一手托在肿块处的后方,另一手放在肿块的前方,两手互相轻压肿块,前后推动;也可一手略施压力向前顶托,另一手放松或一手向后轻压肿块,另一手放松。

2. **判断** 如放松的手有肿块冲击感,或加压的手有饱满感,则应诊断为腹膜后肿瘤。与此相反,后放的手感到空虚,仅前手能触到肿块,则应为腹腔内肿瘤。采取胸膝位检查时,腹腔内肿瘤和肠系膜肿瘤比较活动,而腹膜后肿瘤较固定。

(三) 实验室检查

实验室检查主要是鉴别和诊断腹膜后的内分泌功能性肿瘤。

1. **成人的嗜铬细胞瘤和儿童的神经母细胞瘤** 两者均可分泌儿茶酚胺,可从患者的尿液中测定其代谢产物香草扁桃酸(VMA)的排泄量,如高于正常值有诊断价值。

2. **腹膜后内胚窦瘤** 它是胚胎期性细胞演变成的性腺外的肿瘤,多为恶性。这些肿瘤细胞具有合成甲胎蛋白(AFP)的功能,临床上可根据患者血液中AFP含量的高低来诊断该肿瘤,也可赖以判断手术的彻底性及随访中检查有无复发并推测其预后等,很有价值。

3. **巨大的腹膜后肿瘤** 患者往往会出现低血糖症状,测定血糖并加以控制,有利于手术前、后的处理。

（四）影像学检查

1. X 线摄片　腹部平片对诊断腹膜后肿瘤无特异性，可协助诊断，主要用于了解骶尾骨等骨质是否破坏，对术前判断肿瘤切除的难易及预防大出血有益。腹部平片如显示肾影移位、腰大肌影消失及胃泡变形，提示有腹膜后病灶；侧、斜位片可协助确定腹膜后肿瘤的位置，肾脏的形状及位置改变。

2. CT 扫描　CT 是腹膜后肿瘤最常用、简便的诊断方法。近年来，CT 在空间分辨力以及后处理技术能力方面的改进，可在三维方向上观察病变形态、病变与邻近结构的关系，用于发现腹膜后肿瘤、判定肿瘤特征性、分析肿瘤来源，具有较强的可靠性。该检查图像清晰，80%～90%可发现 2 cm 以上的肿瘤的部位、大小、形态、数目、密度、边界等，能明确显示肿瘤侵犯周围脏器的程度，周围脏器、血管的移位情况及腹膜后淋巴结肿大情况。若 CT 反映大血管包绕 90°以上，肿瘤沿器官组织广泛浸润，伸入盆腔或呈多个肿块则提示肿瘤切除难度大或不能完全切除。对于腹膜后肿瘤术后患者的随访，CT 亦被列入常规检查项目。

3. MRI 成像检查　属目前诊断腹膜后肿瘤的最佳方法之一。其图像清晰，特别适用于腹膜后肿瘤的术前检查。与 CT 比较，MRI 对血管情况的判断更优，特别是对肾功能差或过敏不能用碘造影剂者，妊娠妇女和儿童均可优先选用。MRI 检查能显示肿瘤内血肿、积液、积脓、组织坏死和水肿等特性，能够确定肿瘤范围并判断神经血管束受累情况。

4. 超声检查　被认为是术前检查及术后随访的首选方法。该检查无禁忌证，是一种非侵入性的检查方法，能显示出肿块的位置、大小、数目、实性或囊性，以及与周围脏器的关系，彩超检查还可以提示其血运情况，但对肿瘤的确切定位不理想。行检查时嘱患者取俯卧位，可避开肠管干扰，从而提高诊断率及定位的准确性。超声图像是目前简便易行又具较大作用的影像诊断技术，是鉴别腹腔内肿瘤和腹膜后肿瘤的首选影像诊断方法，有助于手术前准备、术后随访观察。作为手术疗效的考核，以及不能手术切除的肿瘤的发展和转归判断，超声都是一种较好的方法。

5. PET/CT 扫描　是结合 PET 和 CT 两种影像学技术的新型影像设备，同时 CT 由于采集范围广，可行多平面重建等三维后处理，大大提高了 PET/CT 在原发性腹膜后肿瘤定位诊断中的价值。PET/CT 能准确对原发性腹膜后恶性肿瘤进行定位诊断，并能清晰地显示肿瘤的内部结构、边缘形态、$^{18}F-FDG$ 摄取特点及与邻近组织器官的关系等特点，还能做出准确的临床分期。另外，PET/CT 可筛查全身各组织器官，有助于发现远处转移肿瘤，对诊断原发性腹膜后恶性肿瘤、临床分期及制订治疗方案具有重要作用。有学者认为，PET/CT 是腹膜后肿瘤普查的理想方法。

6. 放射性药物显像　上述检查也不能完全准确地诊断临近脏器是否受累，为弥补其不足，可有目的地选择其他一些辅助检查，如胃肠钡剂检查、泌尿系造影术或血管造影术等，以期获得完整的检查资料，加以综合分析，并为手术治疗及其他辅助治疗提供可靠依据。有资料显示，将泌尿系造影术与胃肠道造影检查可使 60%以上的腹膜后患者得以确诊，故主张可将两种检查结合应用；而血管造影已被认为是腹膜后肿瘤重要的检查方法，对腹膜后肿物的位置、来源、性质、大血管受侵情况及手术方式的选择均可作出术前评估，多在 CT 不确定血管内侵犯情况时运用，血管造影所见与肿瘤组织学类型无相关性（表 38-2）。

表 38-2　腹膜后肿瘤的放射性药物显像术

检查项目	胃肠钡剂检查	泌尿系造影术	血管造影术
应用方法	胃肠钡餐或钡剂灌肠	静脉肾盂造影或逆行肾盂造影	选择性动脉造影或下腔静脉造影术
意义	①判断肿瘤是否涉及胃肠道本身；②帮助排除原发于肠道的病变；③判断腹膜后肿瘤的部位	①可显示肾、输尿管或膀胱的移位、浸润或尿路本身的病变；②60%以上腹膜后肿瘤肾盂造影可发现异常	选择性动脉造影：①发现肿瘤的血供,通过选择性注射可确立肿瘤的起源；②区分腹腔内或腹膜后肿瘤；③了解肿瘤内血管分布情况；④排除肾及肾上腺病变,确定肿瘤大小及位置,尚可提示肿瘤的良恶性 静脉造影：有助于分析下肢水肿的原因,术前设计下腔静脉的处理方法
影像学表现	可显示胃肠道受侵犯或移位等异常：①胃肠道固定部分如胃附着部、十二指肠球降部、十二指肠空肠曲、肝脾曲、升降结肠与腹后壁连接部,易于在钡造影片上显示非特异性移位；②横结肠移位意义不大	两者方法的综合利用于邻近肾脏或输尿管行经的腹膜后肿瘤的检出：①肾脏向内或向前移位、肾门转向前、肾盂或输尿管受压积水等征象；②恶性肿瘤可引起输尿管扭曲、移位和梗阻；③良性肿瘤多数仅见输尿管移位,扭曲和梗阻少见	动脉造影的表现有：①动脉移位:是最重要的征象,以肾动脉移位最常见,正常血管的移位是鉴别诊断的重要依据；②血管异常：表现为血管走行或形状改变,或表现为肿瘤区血管稀少甚或缺如。单侧腰动脉扩张是腹膜后肿瘤的早期改变,继发于腹主动脉—髂动脉梗阻的侧支循环也可产生相同改变；③动脉包绕:是恶性征象之一,但较少见；④动脉梗阻:常提示该动脉血供之脏器被肿瘤侵犯 静脉造影：下腔静脉受压移位或侵犯

（五）活体组织检查

随着临床综合治疗手段和方法的不断进步,腹膜后肿瘤术前行针吸细胞学检查、腹腔镜手术或剖腹探查术等取活体组织进行病理学检查,获得术前病理诊断,协助临床制定个体化治疗方案变得越来越重要。2016 年第 2 版《美国国立综合癌症网络（NCCN）软组织肉瘤指南》中指出:"除非高度怀疑是非肉瘤性的恶性肿瘤外,对于腹膜后肿瘤的患者,术前检查不是必需的;但对于术前接受放疗或化疗的患者来说,活检却是必要的;此外,CT 或超声等影像学引导下的穿刺活检要优于开放手术下的活检。"

1. **针吸细胞学检查**　经皮穿刺活检对腹膜后肿瘤术前诊断颇有价值,尤其是在怀疑腹膜后肿块为淋巴瘤及转移癌等不需外科处理的肿瘤时,穿刺病理诊断可为其治疗提供重要依据。术前针吸细胞学检查,其主要目的是鉴别腹膜后肿块良、恶性,尽可能确定肿瘤的病理类型,协助外科医师明确手术的意义,制订手术方案。针吸细胞学诊断应由经过专门训练的病理医师完成,一般需在超声引导下穿刺。必要时重复穿刺或采用会诊方式明确诊断。研究表明,针吸细胞学检查不影响患者的生存率及存活质量。针道肿瘤残留本身少见,且经随后手术切除而更使肿瘤扩散的危险性降低。虽然一些严重的并发症(出血、腹膜炎、菌血症、肿瘤扩散等)在理论上是可以发生的,但实际上,其发生率很低。因而,有学者主张术前均需细针穿刺检查。

2. 芯针组织学检查　芯针活检是应用套管针深入肿瘤内部取材,可得到直径约 2 mm 的长条形组织,可获得足够量的组织,用于石蜡包埋或冰冻切片进行组织学检查,以及细胞学检查和免疫组化等辅助检查,是首先使用的活检方法。对于腹膜后肿瘤的穿刺活检,通常需要在 B 超或 CT 引导下进行,以提高活检的准确性。

3. 腹腔镜直视活检　在腹膜后肿瘤患者是可靠的病理诊断方法。术中冰冻切片检查,明确肿瘤性质,对确定手术方案等有重要意义。

4. 剖腹探查　剖腹探查是较为可靠的检测手段,主要适用于包绕重要血管手术切除困难或不可切除的巨大腹膜后肿瘤,和闭合活检失败的病例,可以获得足够的组织标本供病理医生评估细胞的形态学特征和病灶不同部位的组织学结构,并进行免疫组化、细胞遗传学、分子遗传学、流式细胞学检查,确定腹膜后肿瘤的种类,指导最后的治疗。缺点是手术时间长,患者创伤相对较大,活检不当可能出现肿瘤细胞扩散。

(六) 鉴别诊断

原发性腹膜后肿瘤必须与其他更为常见的腹膜后良、恶性病变进行鉴别。需要鉴别的疾病很多,最常误诊的腹膜后脏器肿瘤多位于肾上腺、肾、胰腺。而多囊肾、肾积水及肾上腺瘤是最常见的疾病,位于腹膜后两侧;胰腺肿瘤及假性囊肿位于中腹部;肝肿瘤、肝囊肿及脓肿位于右侧;脾、胃病变位于左侧;盆腔脏器肿瘤如卵巢、子宫肿瘤及膀胱肿瘤可与腹膜后肿瘤混淆。腹主动脉及髂动脉动脉瘤可能与腹膜后肿瘤相似,但有搏动性。肾上腺的广泛肿瘤可能表现为腹膜后肿块。另外,腹腔或腹膜后的炎性病变也可与腹膜后肿瘤混淆,虽然炎症常出现发热及其他全身症状。腹膜后副脾虽罕见,但也易误诊为腹膜后肿瘤。原发睾丸隐性肿瘤,可表现为巨大腹膜后淋巴结转移。腹膜后肿块伴发热可能是累及各个部位及器官的淋巴瘤的最初表现。鉴别这些疾病,除了详细询问病史,全面了解临床症状及体征外,还需依靠一系列的辅助检查。

恰当的影像学及组织学检查是腹膜后肿瘤鉴别诊断的关键,诊断与鉴别诊断腹膜后肿瘤需全面、综合、有步骤地运用各种检查方法。可首先采用非侵入性的检查方法,如腹部平片、B 超、CT、MRI,如尚不能完全诊断,或需明确组织类型,可采用 B 超或 CT 引导下的穿刺活检术。而位置较深或与重要血管脏器邻近肿瘤,穿刺不易施行,可能需要行手术切检或探查,但该检查不作为常规检查。消化道钡餐、逆行性尿路造影、静脉肾盂造影、血管造影等方法,可为手术治疗及其他辅助治疗提供可靠依据。

在恶性腹膜后肿瘤中,40%为淋巴瘤或各种泌尿生殖嵴肿瘤,55%为肉瘤。间叶组织来源肉瘤常为异质性,含不规则实性、半实性及由肿瘤坏死形成的液化区,而淋巴瘤为多发性,可进行鉴别。

有人总结出腹膜后肿瘤良、恶性鉴别评分系统,恶性因素有:①瘤体最大直径 $\geqslant$5.5 cm;②出现症状;③无钙化;④边界不规则;⑤出现囊性变或坏死。上述腹膜后肿瘤分数与恶性可能性呈显著相关性。

六、治疗

原发性腹膜后肿瘤,主要来源于中胚层的间叶组织肉瘤,除恶性淋巴瘤、少数神经源性肿瘤外,大多数对放、化疗以及其他辅助治疗不甚敏感。原发性腹膜后肿瘤一般有4个生物学特性:①肿瘤一般呈膨胀性生长,且不具有浸润性,即使是很大的肿瘤,也有可能被完整地切除;②肿瘤一般均有完整的包膜,手术的关键是找到包膜,并沿包膜锐性分离肿瘤;③远处转移率低,一般不必行相应的淋巴结清扫;④局部复发率高,约60%,主要为局部复发。故原发性腹膜后肿瘤的治疗主要为手术治疗,并且越早手术切除率越高,预后越好,即使是淋巴瘤,准确的病理分型也是提高疗效的前提。因此发现腹膜后肿瘤后应尽量争取手术治疗。

(一)手术治疗

1. 手术基本原则及要点 外科手术是治疗原发性腹膜后肿瘤最重要的手段。其原则是在保证安全的前提下尽可能在符合安全切缘标准的情况下彻底切除肿瘤(R0切除)。腹膜后肉瘤首次手术的R0切除几乎是此类患者获得治愈性治疗的唯一机会,对于所有可能切除的腹膜后肉瘤,其首次手术均应在保障安全的前提下采取扩大范围的手术方式进行整块切除,肿瘤边界不清或术中肿瘤破溃,或不得已分块切除均会造成肿瘤复发率增高,因此我们强调肿瘤的完整切除。所以在手术前应做好细致全面的影像学检查,如B超、CT、MRI,甚至行选择性血管造影,以准确判断肿瘤大小、边界,与周围组织、器官的关系,使术者能在手术前制订正确的手术方案,并且对手术的难度有充分评估。

腹膜后肿瘤发病隐蔽,生长缓慢,临床出现症状时,肿瘤多较巨大,累及重要器官和血管时给手术分离和切除带来困难,经验不足的医师往往不能选择合理的手术进路,肿瘤累及血管时即放弃手术。保证巨大腹膜后肿瘤手术切除成功的要点是,做一个足够大的腹部切口、创造一个暴露良好的术野、找到一个正确的手术解剖间隙、对手术中出血及应急处理有一个充分的思想准备、制订一套完整合理可变的肿瘤切除方案,包括可能切除的脏器和血管及重建方案;同时要有一个平稳的麻醉和良好的心脏、血压、呼吸监测系统。

对巨大的腹膜后肿瘤,应强调做一满足手术操作需要的大切口,对于不同部位的肿瘤可利用不同的切口,并结合手术台的体位变更达到充分暴露肿瘤的目的。常用的切口包括腹部正中切口、双肋下缘切口、胸腹联合切口、腹膜外切口、下腹股沟联合切口、骶尾切口。

腹部正中切口适用于切除中、下腹部的巨大肿瘤,是最常用的切口。有利于上下延长,根据需要切口可从剑突至耻骨联合,必要时加做左右横切口或胸腹联合切口,甚至做腹部大十字切口,充分暴露术野,以免给深部操作带来困难,或在视野不清的情况下盲目操作,导致误伤和大出血等并发症。胸腹联合切口可用于切除左、右上腹巨大肿瘤或侵犯膈肌的肿瘤。但此切口创伤较大,对患者术后呼吸功能影响较大,且有将腹腔肿瘤带至胸腔播散的可能,因此需严格掌握此切口的适应证。

腹膜外切口常用于下腹部后外侧的体积较小的肿瘤,其优点是避免进入腹腔,减少肿瘤播散至腹腔的机会,并且可以清晰探查肾脏、输尿管及膀胱,对腹腔干扰小,术后恢复快。缺点是难以处理腹腔内血管及脏器的病变,对于淋巴结及肝转移的探查也难以达到。根据作者经验,此切口的应用需满足以下适应证:①肿瘤有包膜;②肿瘤直径≤10 cm;③经CT检查肿瘤未跨越中线,且无淋巴结转移。

骶尾切口适用于盆腔骶尾前区的肿瘤,或骶骨破坏甚至侵犯直肠的肿瘤,此切口手术创伤大,易损伤盆腔神经丛,有可能出现术后排尿功能及性功能障碍。

手术方式的选择需要外科医生根据术前影像学检查和术中探查做出判断,目的是将肿瘤及包膜完整切除,但巨大腹膜后肿瘤整块切除有时很困难,为了手术能安全进行,需要分块切除。如盆腔肿瘤空间狭小,难以暴露,肿瘤巨大基底与重要大血管相连,这时采用肿瘤分块切除,才有可能在直视下处理肿瘤与重要血管或重要脏器的关系,保证手术安全,使这些原来认为不可切除的肿瘤成为可能切除,当然,由于分块手术切除容易造成肿瘤播散,造成高复发率,有时是不得已而为之的手术方式。

腹膜后肿瘤与大血管及周围脏器关系密切,尤其是复发性腹膜后肿瘤常常累及周围的组织器官,若强行将肿瘤与粘连的脏器分开,可能会造成脏器破裂、大出血等并发症。因此,术中常常需要一并切除血管及累及脏器。一般来说,左上腹部的腹膜后肿瘤常联合切除左侧肾脏、脾脏、左半结肠、横结肠、左侧部分横膈、胰体尾、部分胃。右上腹部腹膜后肿瘤常需联合切除右侧肾脏、右半结肠、部分肝右叶、部分右侧横膈等脏器。盆腔肿瘤经常联合切除输卵管、子宫附件等。

2. 关于术中大出血的处理　由于原发性腹膜后肿瘤起源部位的特点,决定了其周围毗邻与大血管有密切的关系,并具有丰富的血液供应,对于巨大腹膜后肿瘤更是如此。而巨大腹膜后肿瘤、复发性腹膜后肿瘤,由于暴露困难、解剖不清、周围关系复杂,这些病例的手术尽管术前做了充分的准备,有时也难免发生术中大出血,导致失血性休克,危及生命。

腹膜后肿瘤术中大出血的可能情况有以下几种:一是误伤腹膜后大血管破裂出血,如腹主动脉、下腔静脉、髂血管、肠系膜血管,以及腹膜后器官供应血管;二是肿瘤周围的粗大供瘤血管在肿瘤游离过程中破裂出血;三是盆腔肿瘤在游离骶前间隙时,骶前血管破裂出血;四是肿瘤切除之后瘤床出血不止。

为了防止术中大出血,对受累的较大血管可在邻近瘤体外行适度解剖游离,以能套入当做止血带用的细胶管为宜,这样术中一旦损伤血管,立即束紧预置胶管,达到暂时止血的目的。肿瘤侵犯大血管时,可连同肿瘤一并切除,并行血管移植术(人造血管或自体血管)但一般情况要求在肿瘤根治性完整切除的基础上才考虑血管重建。复旦大学附属肿瘤医院曾遇1例巨大脂肪肉瘤术中腹主动脉横断,后行人造血管移植抢救成功。

腹膜后肿瘤术中出血量大时,如超过 3 000 ml,由于循环血量不足,患者将出现血压下降,心率加速等失血性休克症状,此时应及早与麻醉医师联系,密切监测生命指标,最好进行动脉压监测,快速补充血浆、血球、羧甲淀粉(代血浆),以及进行其他抗休克措施。手术医师此时应保持镇静,在出血原因不明时,切忌慌乱中盲目钳夹,造成重要大血管或腹膜后器官误伤,而且腹膜后大血管的裂口可能在止血钳的钳夹下越裂越大,出血更加凶猛,危及患者生命。此时立刻以手指或纱布纱垫压迫止血,迅速判明出血原因,若为大血管破裂出血,立刻取出血管器械,用无创钳控制破裂的大血管,直视下缝合修补。

骶前出血有时很难控制,由于盆腔肿瘤占据几乎所有的空间,出血部位无法很好暴露,并直视下妥善处理。可以先采用纱布、纱垫压迫,临时止血,然后尽快切除肿瘤,再彻底止血。

当巨大的腹膜后肿瘤经过长时间艰难的手术被切下后,由于手术过程大量的出血和输血,丢失很多凝血物质,患者的凝血功能很差,肿瘤床出血有时很难控制,可见出血的血管结扎或缝合后,创面仍不停渗血,此时需静脉补充凝血因子复合物。如果局部使用各种凝血海绵或纱布,也无法控制渗血,而患者血压脉搏很不稳定,应尽快结束手术,此时最有效而简便的治疗方法,就是用纱条或纱垫填塞、压迫创面,留纱条尾部经切口引出,缝合切口,结束手术。但应切记准确记录填压的纱条或纱垫数,等5～7 d后逐步拔除。

3. 腹膜后肿瘤复发的再手术治疗　尽管腹膜后肿瘤肉眼上能完整切除,甚至病理切片切缘阴性,但仍存在复发可能,腹膜后良性肿瘤的复发率低,而恶性肿瘤切除后总复发率高达50%。复发中位时间为1.1～1.3年。难以控制的局部复发是导致死亡的主要原因(占2/3)。因此,外科医生常面临许多复发的腹膜后肿瘤治疗问题。肿瘤切除术后应定期密切随访,一旦证实复发,应争取再次手术。腹膜后肿瘤大多数恶性程度较低,多为局部复发或种植转移,较少有远处转移,而且大多数复发腹膜后肿瘤对放疗、化疗不敏感,目前的观点认为大多数复发腹膜后肿瘤的首选治疗仍是手术切除。

归纳其复发原因与下列因素有关:①肿瘤的生物学特点决定,如腹膜后脂肪肉瘤有同时或异时多发倾向;②受腹膜后解剖限制,肿瘤切除不能达到足够的安全边界;③术中肿瘤破溃,引起肿瘤种植;④穿刺活检时使肿瘤沿针道或其他途径播散;⑤分叶状肿瘤或多源性肿瘤部分遗漏残留。为减少复发或延长复发时间,除针对上述5点采取相应对策外,特别强调第一次手术的细致和彻底。

腹膜后肿瘤多为原位复发,再次手术的难点在于解剖关系和层次不如初次手术清楚,这些肿瘤多为恶性,且恶性程度较高,与周围组织器官界限更加不清,要再次彻底切除肿瘤,往往需要联合脏器切除。由于复发肿瘤手术难度大,更易伤及大血管,出血多,术前应做好充分的技术准备和备好充足的血源。

基于腹膜后肿瘤复发的特点及其生物学特性,结合临床实践经验,得出结论,多次复发的腹膜后肿瘤可以反复手术切除,达到缓解症状,延长患者生存期的目的。因此,只要条件允许,要争取再次手术甚至多次手术。复发腹膜后肿瘤采取积极手术治疗,仍有可能取得良好疗效。

4. 围手术期处理

(1) 腹膜后肿瘤手术前准备:除了普通手术的常规准备,应强调以下几点:①常规胃肠道清洁准备,以备术中做肠道切除,大多数巨大腹膜后肿瘤术中均涉及肠道,尤其是结肠;②盆腔肿瘤,女性患者应行阴道清洁准备,因术中可能伤及阴道,而需要切除和修补;③强调全面的、准确的影像学检查,如B超、CT、MRI、胃肠道钡餐,要求图像清晰,能给手术医师提供确切、可靠的病情资料,如肿瘤大小,位置,与周围脏器、血管的关系,有利正确制订手术方案。根据需要做静脉肾盂造影,有时还需要预先放置输尿管支架,评估对侧肾脏功能。④准备充足的血源,对巨大、复发、复杂的腹膜后肿瘤,应3 000～5 000 ml的储备血,许多高难度的腹膜后肿瘤手术,由于术中血源不足、病情不稳,只能半途而废,放弃肿瘤的彻底切除;⑤对输尿管可能移位较重的病例术前应放置输尿管导管以防术中损伤;⑥充分准备手术器械如血管器械与血管修复材料,因为腹膜后肿瘤经常涉及大血管的损伤与修复,术前应备有血管器械和各种血管缝线及修补血管缺损所需的各种型号人造血管材料;⑦选择性栓塞治疗,通过数字减影血管造影(DSA)了解肿瘤血液供应的情况,明确肿瘤的血供来源,对分析肿瘤的起源和了解血供的丰富程度、判断良恶倾向性有重要作用,血供丰富者宜选术前栓塞治疗,能明显减少术中出血,增加手术安全性,一般应在栓塞后1～3 d内手术,若

>3 d,则血管再通,炎症反应增加,表面渗血增加,反而不利于手术;⑧术前穿刺确诊的问题,术前能确定肿瘤类型及估计可切除的病例,一般不主张常规穿刺确诊,只有在考虑肿瘤无法切除或疑为淋巴瘤、转移癌、腹膜后特发性纤维化等特殊病例时才行穿刺活检。

(2) 术后处理:术后通过心电图监护及 24 h 出入量、氧饱和度、中心静脉压、动脉压等监测,及时发现有关并发症。

(二)辅助治疗

目前有关辅助放疗和化疗治疗腹膜后恶性肿瘤的疗效不肯定。个别报道显示辅助放疗对完全切除肿瘤可减少局部复发率,但生存率并不提高。对于不同组织来源的腹膜后肿瘤采用放疗的效果不尽相同,如胚胎源性的恶性肿瘤,经手术完整切除后在辅助放疗有一定的局部控制效果,但对间叶组织源性的肿瘤,手术切除后补加放疗对局部控制率及远期生存率均无明显的提高。但对个别的病理类型如脂肪肉瘤,特别是巨大的肿瘤应用术前放疗可使肿瘤缩小,有利于手术完整切除。对腹膜后肿瘤行术后放疗应遵循以下原则:①接受完全手术切除的高度恶性和部分体积较大的低度恶性腹膜后肿瘤患者,进行术后辅助放疗有助于提高局部控制率;②手术切缘病理阳性或仅沿包膜切除的低度恶性腹膜后肿瘤患者应接受术后放疗;③对体积较小且经根治性手术切除的低度恶性腹膜后肿瘤患者,不必行术后放疗。

由于缺乏化疗能改善总生存的一类证据,化疗在腹膜后肿瘤的应用一直存在争议。多数学者认为一些软组织肉瘤亚型如横纹肌肉瘤、PNET/尤文肉瘤和恶性淋巴瘤的治疗中,化疗是治疗不可缺少的手段,而在在血管肉瘤、滑膜肉瘤和脂肪肉瘤中,也可能有一定的获益。对腹膜后软组织肉瘤,只有少数几种药物如多柔比星、异环磷酰胺、达卡巴嗪(氮烯咪胺)等表现出单药物抗肿瘤的能力。近年来,又有几种新药如紫杉醇、曲贝替定、托泊替康用于软组织肉瘤的化疗。有研究发现,环磷酰胺、长春新碱、多柔比星、达卡巴嗪组成的化疗,对可切除腹膜后软组织肉瘤成人患者,能显著延长局部复发和远处转移到时间,尤其是对高度恶性和肿瘤体积较大的腹膜后软组织肉瘤患者,可降低复发率和死亡率。

对于腹膜后间质瘤患者,具体策略有:①局部早期、肿瘤体积小、不涉及联合脏器切除者,可以手术切除后进行密切随访,根据肿瘤大小,核分裂数评估肿瘤危险度,决定术后是否伊马替尼辅助靶向治疗;②虽然为局部早期,但肿瘤与周围脏器关系密切,可能涉及联合脏器切除者,以及局部进展期肿瘤,建议术前靶向药物伊马替尼治疗,肿瘤体积缩小后进行根治手术,术后仍然需要伊马替尼靶向治疗,至少 3 年以上;③不可切除腹膜后间质瘤患者,间叶靶向药物维持治疗,不推荐手术,但如果药物疗效好,肿瘤明显退缩,由不可切除手术转化为可切除手术,可行根治性手术切除,术后继续服用伊马替尼靶向治疗,至少 3 年以上。

七、腹膜后肿瘤预后

腹膜后肿瘤治疗后的预后各家报道不同,影响预后的主要因素有:肿瘤组织学类型,肿瘤病理分级、临床分期、手术切除方式及术后综合治疗等。一般认为根治性切除是原发性腹膜后肿瘤最重要的预后因素。腹膜后肿瘤多因局部复发而死亡。

据复旦大学附属肿瘤医院 2008 年统计 200 例腹膜后软组织肿瘤中,恶性完全切除率为 64.50%,5 年生存率为 64.8%,明显高于部分切除组和活检探查组。辅助放、化疗未能明显延长生存期,完整切除肿瘤是提高生存率的关键,对复发病例也应积极再手术,以提高生存率。术后随访也很重要,术后 2 年内,应每隔 3 个月临床体检及 B 超检查。2~5 年内应每 6 个月复查,须行 CT 或 MR 检查;5 年后每年复查,以排除早期复发的肿瘤。

越来越多的证据表明,医疗机构经治此类患者的数量和诊疗模式也是影响预后的一个重要因素。因此,应推荐腹膜后肿瘤患者到理念先进、经验丰富、团队健全、多学科协助模式成熟的医疗机构接受诊治。

(王春萌　罗　鹏　杨凌舸)

主要参考文献

[1] 宋金刚,师英强. 软组织肿瘤学. 天津:天津科技翻译出版公司,2012:665-676.
[2] 邱法波,张圣林,蔡亦军,等. 中国腹膜后肿瘤 10 年流行病学分析. 临床普外科电子杂志,2013,1(1):31-35.
[3] 黄晓辉,李沛雨,公磊,等. 复杂性腹膜后肿瘤涉及的解剖学问题. 中国实用外科杂志,2013,33(10):818-820.
[4] 辛星,夏志军,宋悦. 原发性盆腔腹膜后肿瘤的诊治进展. 国际妇产科学杂志,2013,40(2):160-163.
[5] 丁重阳,李天女,吉爱兵,等. 原发性腹膜后恶性肿瘤的^{18}F-FDG PET/CT 显像特征. 中国临床医学影像杂志,2014,25(9):674-676.
[6] 侯英勇,蒋冬先. 腹膜后肿瘤术前病理学诊断方法及临床意义. 中国实用外科杂志,2013,33(10):826-828.

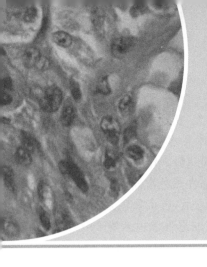

第三十九章
恶性黑色素瘤

恶性黑色素瘤,是一种起源于人体组织内含色素成分的正常黑色素细胞的恶性肿瘤,其可以直接由散在的黑色素细胞直接恶变形成,也可以由皮肤痣细胞长期不典型增生而来。根据肿瘤起源组织的不同,恶性黑色素瘤一般分为皮肤恶性黑色素瘤和黏膜黑色素瘤。后者可发生于眼部、口腔、鼻咽部、消化道、泌尿生殖道等各处的黏膜。皮肤恶性黑色素瘤最为常见,本章节将着重阐述其临床诊治要点。

第一节 流行病学

尽管皮肤恶性黑色素瘤只占皮肤肿瘤的3%~5%,全身恶性肿瘤的1%~2%,但近几年来已成为所有恶性肿瘤中发病率增长最快的肿瘤,其年增长率为3%~5%。其新发病例数约占全球癌症新发病例的1.6%,死亡数约占全球癌症的0.6%。2012年全球黑色素瘤新发病例数232 000例,死亡例数55 000例。

皮肤恶性黑色素瘤的发病率呈现明显的地域性差异。据2012年统计,发达地区黑色素瘤男性和女性的发病率分别为10.2/10万和9.3/10万,死亡率分别为2.0/10万和1.2/10万;欠发达地区男女发病率分别为0.8/10万和0.71/10万,死亡率分别为0.4/10万和0.3/10万。

澳大利亚是全球恶性黑色素瘤最高发的地区,其男女发病率分别为58.5/10万和39/10万,死亡率分别为9.6/10万和3.5/10万,黑色素瘤是澳大利亚第4大肿瘤。在美国,黑色素瘤的发病率也排在了第5位,男女发病率分别为28.2/10万和16.8/10万,死亡率分别为4.1/10万和1.7/10万。

亚洲国家的黑色素瘤发病率远远低于欧美国家,但同样增长迅猛。2012年男女发病率分别为0.5/10万和0.4/10万,死亡率分别为0.3/10万和0.2/10万。东南亚地区男女的发病率和死亡率均高于亚洲平均水平,发病率男女分别为0.6/10万和0.5/10万,死亡率分别为0.4/10万和0.3/10万。

中国黑色素瘤发病位列东南亚国家的第5位。2011年,我国皮肤恶性黑色素瘤的发病率约为0.48/10万,死亡率0.23/10万。我国黑色素瘤的发病也呈现区域性差异。城市发病率0.58/10万,死亡率0.23/10万;农村发病率0.38/10万,死亡率0.16/10万。城市人口发病率和死亡率均高于农村。2015年最新的统计,我国皮肤恶性黑色素瘤年新发病例为

8 000 人,死亡 3 200 人。

虽然我国恶性黑色素瘤的发病率不高,但是中国人口基数庞大,实际发病人数绝对值居高不下。并且,随着民众自我健康意识的不断提高,疾病诊断技术和水平的逐层成熟,我国皮肤恶性黑色素瘤,特别是大城市的发病率亦呈现出逐年上升的趋势。作为全国知名的三甲肿瘤专科医院,复旦大学附属肿瘤医院近 20 年来诊治的皮肤恶性黑色素瘤病例数也逐年上升(图 39-1)。自 2012 年我院皮肤恶性黑色素瘤诊治中心成立后,咨询黑色素瘤及良性皮肤黑斑的患者数目更是有了质的飞跃。目前,每年外科治疗皮肤恶性黑色素瘤 250～300 人次,门诊诊治患者更是接近 600 人次。

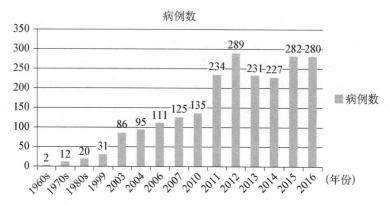

图 39-1　复旦大学附属肿瘤医院外科收治皮肤恶性黑色素瘤情况

第二节　病　因　学

过度接受紫外线的照射是目前比较明确的皮肤恶性黑色素瘤的致病原因之一。紫外线中的专波紫外线(UVA)和中波紫外线(UVB)都可对人体皮肤造成损伤。UVB 可以直接被皮肤细胞的 DNA 吸收,破坏正常黑色素瘤内的基因从而诱导发病;UVA 尽管被吸收较少,但研究发现 UVA 能够抑制免疫系统的某些功能,使肿瘤逃逸正常人体的免疫监视,从而加速了肿瘤的形成和发展。因此,长期过度曝晒阳光的生活方式,或经常接受人工室内紫外线(UV)照射来改变肤色的习惯,已经成为欧美白色人种皮肤恶性黑色素瘤高发的重要原因。

此外,光敏型皮肤引起的皮肤雀斑、具有多发黑色素细胞痣、黑色素细胞发育异常痣和不典型痣综合征的人,以及有皮肤肿瘤特别是恶性黑色素瘤肿瘤家族史的人,也是皮肤恶性黑色素瘤的高危群人群。这提示,皮肤恶性黑色素瘤的发病可能与正常痣细胞的不典型增生有关。Gandini S 等学者的荟萃分析显示,普通痣数目为 101～120 个的人比痣数目<15 个的人,其皮肤恶性黑色素瘤的发病风险明显增加(RR:6.89;95%CI:4.63～10.25);而具有不典型痣的数目为 5 个的人的发病风险,也显著高于没有不典型痣的人(RR:2.29;95%CI:1.61～3.27)。大约 10% 的黑色素瘤患者有家族性黑色素瘤病史,一级亲属患有黑色素瘤,其本人的发病率较常人高出 1 倍。目前的研究已明确的两个黑色素瘤的易感基因为 CDKN2A 和 CDK4,它们的突变均有可能导致黑色素瘤发病风险的增加。

亚洲和非洲地区的黑色素瘤患者，其病变部位多位于足跟、手掌、手指、脚趾和甲下等较少接触到紫外线照射的部位，其病因尚不明确。但对于皮肤上原有的正常痣、良性色素性病变的长期摩擦或不恰当处理，如不完整的切除、激光、冷冻或化学性腐蚀等，导致局部慢性的炎症，皮肤内的黑色素细胞，可在外因的反复刺激下发生增殖、不典型增生和恶变。这可能是上述地区黑色素瘤的主要致病原因。

第三节 中国和亚洲地区皮肤恶性黑色素瘤的特点

除了上述提及的病因学和流行病学的差异外，中国及亚洲其他地区的皮肤恶性黑色素瘤，无论在发病部位、病理类型、生物学行为及预后方面，都与欧美地区存在很大差异（表39-1）。

表39-1 中国及亚洲与欧美地区皮肤恶性黑色素瘤的差异

项目	欧美地区	亚洲及中国
发病部位	躯干、头面部	肢端（手、足、甲下）
发病原因	紫外线	摩擦、痣不典型增生
病理类型	浅表播散、雀斑样	肢端雀斑样
原发病灶	浸润浅、溃疡少	40%浸润>4 mm 50—60%合并溃疡
分期	早期比例高	Ⅰ期<10%
淋巴结转移率	20%	30%～40%
预后	5年生存率82%～93%	5年生存率40%～50%
晚期治疗	靶向治疗	化疗、抗血管生成

欧美地区40%～50%的皮肤恶性黑色素瘤位于头颈部和躯干，女性可好发于下肢皮肤，且多位于可直接接触阳光的部位。欧美地区70%的皮肤恶性黑色素瘤属于浅表播散型（superficial spreading melanoma，SSM），多为阳光损伤型（chronic sun-induced damage，CSD），这些都与其以紫外线照射为主要病因相符。且由于定期全身皮肤体检的普及，欧美地区早期病例居多。美国皮肤恶性黑色素瘤的5年生存率为82%～93%。

我国的皮肤恶性黑色素瘤好发于足跟、手掌、手指、足趾和甲下等肢端部位，约占患者的40%。而这一部位在白种人群中的比例仅为1%～5%。我国患者病灶的主要病理类型为肢端雀斑型（acral lentiginous melanoma，ALM），占50%～60%。由于发病部位较为隐匿，对疾病的认识相对不足，我国皮肤恶性黑色素瘤患者在就诊时，往往已经处于疾病中晚期状态。

根据北京肿瘤医院522例的大宗数据报道，我国患者中Ⅰ期的病例仅占6.1%，41.8%的病灶位于属于肢端，肿瘤浸润深度（Breslow）>4 mm的患者高达40.6%，溃疡率达65.5%，已发生淋巴结转移的比率达37.9%，更有12.8%的患者已发生了远处转移。我国恶性黑色素瘤的5年生存期远远低于欧美水平,仅为41.6%。早年我国香港和台湾的学者有报道小样本的病例报道。结合日本和韩国的研究可以看出,东南亚地区,包括中国在内的黄色肤种人群的皮肤恶性黑色素瘤,都具有肢端部位高发、溃疡比例高、早期病例少和总体预后不佳等临床特点。

复旦大学附属肿瘤医院恶黑中心总结了452例无临床转移证据的皮肤恶性黑色素瘤的资料,66.4%的原发灶位于肢端部位,56.6%为肢端雀斑样型,溃疡率59.7%,淋巴结转移率30.8%,Ⅰ、Ⅱ、Ⅲ期比例分别为22.4%、41.1%和36.6%。总的5年OS为66.6%,DFS为55.8%。基本与亚洲其他地区的文献报道相似。

同时,在晚期恶性黑色素瘤治疗方面,尽管近年来随着靶向治疗、免疫治疗等新兴治疗方法的崛起,先后出现了Ipilimumab、BRAF抑制剂、PD-1单抗等新药,在晚期恶性黑色素瘤治疗中取得了可喜结果,但这些药物治疗目前在我国还无法实现。首先,所有的这些相关药物尚未被批准进入国内临床,大部分新药甚至还未开展国内的临床试验;其次这些药物的价格都非常昂贵,不属于医疗保险范畴,中国的普通民众出于经济原因,很难接受;再者,由于人种和疾病的异质性,我国患者的疗效尚无法确定。以BRAF抑制剂为例,肿瘤组织中BRAF的突变情况决定了疗效和患者的预后。白种人中约一半的转移性黑色素瘤存在BRAF基因的突变,而我们的数据表明,中国恶性黑色素瘤BRAF基因的突变率仅为20%左右,说明近80%的国内患者未必能从该治疗中获益。因此,我国晚期患者的治疗,仍停留在以达卡巴嗪为基础的化疗阶段,其他的一些自主研发的新药尚处于临床试验阶段,且疗效存在争议。

因此,提高中国皮肤恶性黑色素瘤的总体疗效,更重要的还是针对尚未发生远处转移的中早期患者,采取规范和有效的,以外科治疗为主的多学科综合治疗。

第四节 诊 断

一、临床表现

皮肤恶性黑色素瘤多由痣发展而来,痣的早期恶变的症状可总结为"ABCDE鉴别法"(图39-2,见插页)。

(一) 对称性(A-Asymmetric)

良性的痣一般是对称的。恶性的痣可以各种奇怪的形状。

(二) 边界(B-Border)

良性的痣一般边界清晰。恶性的黑痣边界模糊,可呈锯齿状,或如晕开的墨水印,甚至如蟹爪一般向外延伸。

(三) 颜色(C-Color)

良性的痣颜色均匀,一般为黑色,可为红色的血管痣,或蓝痣。恶性的黑痣可出现颜色深浅不一,甚至伴色素剥脱出现白化皮肤,当肿瘤伴有出血时,还可出现黑红色,又如画家的颜料板。

(四) 直径(D-Diameter)

良性的黑痣一般很小,不会超过1 cm,长大的速度也很慢,需要经过几年的时间才增大

1倍。直径>2.5 cm 的黑痣就有恶变的可能,良性痣恶变其直径也会在短时间内迅速增大。

（五）变化(E-Evolution)

良性的痣生长缓慢,表面不会有太大变化。恶性的痣在其迅速长大的过程中可出现溃烂、渗出甚至出血,患者也会有疼痛、瘙痒等不适感觉。

此外,早期恶性黑色素瘤进一步发展可出现卫星灶、溃疡、反复不愈、区域淋巴结转移和移行转移。晚期黑色素瘤根据不同的转移部位症状不一,容易转移的部位为肺、肝、骨、脑。

二、影像学检查

在对皮肤恶性黑色素瘤患者实施手术之前,需通过规范的临床策略,对患者进行详细评估,以明确患者是否存在包括区域淋巴结、远处淋巴结及其他脏器和部位的大体转移（图39-3）。若评估不充分,手术本身的治疗意义将消失,同时也会增加医源性播散的机会。

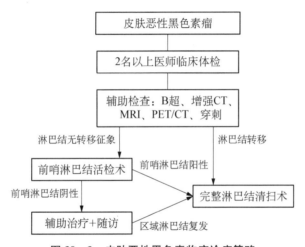

图 39-3 皮肤恶性黑色素临床诊疗策略

在实际临床工作中,我们觉得单纯体检来判断患者有无转移是不够的。以评估区域淋巴结转移为例。首先,体检触诊的主观性很大,要求体检医师具有丰富的肿瘤诊治经验,才能根据淋巴结的大小、质地、活动度及有无压痛等临床体征来判断淋巴结的性质;其次,淋巴结的触诊受很多其他因素的影响。例如患者皮肤和皮下脂肪的太厚会导致触诊困难,而太瘦又往往触及多枚淋巴结。再如局部炎性反应对淋巴结的判断也会造成影响,特别是原发灶经过活检和手术患者,往往在淋巴引流区域会有肿大的淋巴结出现,此时单纯地通过触诊很难判断淋巴结的良恶性。因此,我们习惯于结合多项影像学技术来对患者进行临床分期。

影像学检查应根据当地实际情况和患者经济情况,但必须包括区域淋巴结的超生评估、胸部X线或CT、腹盆腔脏器的超声检查、区域淋巴结的CT或MRI。对于晚期患者,全身骨扫描和头颅CT或MRI检查,以排除骨转移和脑转移。

目前在国内临床上最常见的淋巴结检查方式就是多普勒B超,具有经验的B超医师可以通过淋巴结的周边供血模式、中央回声消失（靶环状结构消失）和球样改变诊断淋巴结的转移。近期更有报道,通过含惰性气体的造影剂经皮下或静脉注射对淋巴结进行增强型的超声造影检查,结果显示,在回声增强的情况下,可以根据淋巴内充盈和去充盈的速度来判断淋巴结的转移,同时皮下注射后还能清晰地看到淋巴回流的途径。增强 CT 扫描也是较常用的区域淋巴结检查的方法,根据影像上淋巴结的大小和密度来判断淋巴结的性质,其准确性低于 B 超。MRI 检查被报道对于恶性黑色素瘤有较高的敏感性,转移性黑色素灶表现为典型的短 T1 高信号及短 T2 低信号,常常用于肿瘤脑转移的诊断。PET/CT 检查对于转移性肿瘤具有普遍较高的诊断敏感性,但也有报道称黑色素瘤在 PET 检查中的假阴性率高,且 PET 价格昂贵,在临床普及率低。一项纳入了 17 项研究的系统评价得出,Ⅲ/Ⅵ期患者 PET 检查敏感性为 68%~87%,特异性为 92%~98%,但Ⅰ/Ⅱ期的患者的敏感性为 0~67%,特异性为 77%~100%。

三、实验室检查

包括血常规、肝肾功能和乳酸脱氢酶(LDH)。这些检查结果都是为后续的治疗做准备,同时 LDH 的水平可以指导预后,但并非检测转移的敏感指标。目前黑色素瘤尚缺乏特异性的血清肿瘤标志物,不推荐常规肿瘤标志物的检测。

第五节 病理和分期

典型的临床表现和查体特征是黑色素瘤诊断的常用方法。但手术切除或活检后的病理学检查,依旧是黑色素瘤确定诊断甚至分期的"金标准"。根据 AJCC 分期修订版,黑色素瘤被分为局限性无转移的黑色素瘤(Ⅰ~Ⅱ期)、区域转移的黑色素瘤(Ⅲ期)和远处转移的黑色素瘤(Ⅳ期)(表 39-2)。

表 39-2 AJCC 7[th]版皮肤恶性黑色素瘤分期

原发灶		区域淋巴结			
T 分期	厚度	N 分期	转移淋巴结数目	细化	
Tx	原发灶无法评价	N1	1	a	病理诊断[s]
T0	无肿瘤证据			b	临床诊断[t]
Tis	原位癌	N2	2~3	a	病理诊断[s]
T1	≤1 mm			b	临床诊断[t]
T2	1.01~2 mm	N3	≥4 个或移行转移灶、卫星灶、转移结节	a	病理诊断[s]
T3	2.01~4 mm			b	临床诊断[t]
T4	>4 mm	\multicolumn{4}{l}{注:s 指前哨淋巴结或淋巴结清扫术后,由病理医师确定的转移 t 临床查体发现的转移淋巴结(经治疗性手术切除后病理证实转移)或者表现为结节外侵犯性生长的转移淋巴结}
T 分期细化(a 无溃疡,b 有溃疡,c 有丝分裂象数目)		远处转移			

续 表

原发灶			区域淋巴结		
T分期	厚度		N分期	转移淋巴结数目	细化
T1a	有丝分裂象率 0/mm²	无溃疡	M分期	部位	LDH情况
T1b	有丝分裂象率 ≥1/mm²	有溃疡	M1a	远处皮肤、皮下或结节转移	正常
T2a, T3a, T4a		无溃疡	M1b	肺转移	正常
T2a, T3b, T4b		有溃疡	M1c	其他内脏转移	正常
				任何远处转移	上升

临床分期	T	N	M	病理分期	T	N	M
0期	Tis	N0	M0	0～Ⅱc期	与临床分期相同		
Ⅰa期	T1a	N0	M0	Ⅲa期	T(1~4)a	N1a, N2a	M0
Ⅰb期	T1b	N0	M0	Ⅲb期	T(1~4)b	N1a, N2a	M0
	T2a	N0	M0		T(1~4)a	N1b, N2b, N2c	M0
Ⅱa期	T2b	N0	M0	Ⅲc期	T(1~4)b	N1b, N2b, N2c	M0
	T3a	N0	M0		任何T	N3	M0
Ⅱb期	T3b	N0	M0	Ⅳ期	任何T	任何N	M1
Ⅱc期	T4a	N0	M0	√临床分期包括原发灶微转移分期和临床/影像学所确认的转移灶。常规来说,应在原发灶切除和分期检查完成后确定分期			
	T4b	N0	M0				
Ⅲ期	任何T	≥N1	M0	√病理分期包括原发灶微分期,部分或全部区域淋巴结切除的病理情况			
Ⅳ期	任何T	任何N	M1				

一、原发灶的评估

对于原发灶的病理检测,目前包括常规的苏木精-伊红(hematoxylin-eosin,HE)染色及必要的免疫组化(immunohistochemistry,IHC)检查。提供的信息包括肿瘤类型、肿瘤大小、Breslow浸润深度、Clark分级(表39-3)、有无溃疡形成、切缘有无累及等。对于可见的脉管和神经受累也会报告。

表39-3 皮肤恶性黑色素瘤的Clark分级

Clark分级	浸润深度
Ⅰ级	肿瘤局限于表皮层,即原位癌
Ⅱ级	肿瘤浸润至真皮乳头层,乳头可能扩大,但未被肿瘤细胞充满

续表

Clark 分级	浸润深度
Ⅲ级	肿瘤细胞充满真皮乳头
Ⅳ级	肿瘤细胞浸润真皮网状层的胶原纤维
Ⅳ级	肿瘤浸润皮下组织

皮肤黑色素瘤常见的病理类型包括浅表扩散型、结节型、雀斑样和肢端雀斑样，其余少见的类型有上皮样、促纤维增生性、恶性无色素痣、气球样细胞、梭形细胞和巨大色素痣黑色素瘤。白种人中浅表扩散型最多见，黄色人种和黑色人种以肢端雀斑样黑色素瘤多见（表 39-4、图 39-4）。

表 39-4 常见的皮肤恶性黑色素瘤的病理类型

病理类型	临床特点
浅表扩散型 superficial spreading melanoma	肿瘤以水平生长为主，表现为大的色素性肿瘤细胞在鳞状上皮之间呈铅弹样或派杰样播散。白种人中该类最常见，约 70%。通常由痣或皮肤的色素斑发展而来，一般外观不规则，颜色各异，可呈棕黑色、粉色、白色、灰色甚至脱色素，边缘可瘙痒，直径多＞0.5 cm。好发于背部和女性下肢，与间歇性接受过多阳光照射相关
结节型 nodular melanoma	来源于痣，可呈跳跃性生长，常表现为快速生长的色素性结节，偶尔为无色素性结节，可出血或形成溃疡。白种人中约 15%，可发生在任何部位和任何年龄，但＞60 岁的老年人和男性最多见，呈半球形，有的像血性水疱。该类型恶性程度高，生长迅速，诊断时一般浸润较深
雀斑样 lentigo maligna melanoma	表现为非典型性黑色素瘤细胞沿真皮表皮交界处呈线状或巢状增生，下延至毛囊壁和汗腺导管，并伴有严重的日光性损伤，同时有真皮内非典型性黑色素瘤细胞浸润。较前两种少见，约占 10%。通常发生于中老年人面部等常暴露日光下的部位。该类型并不是由痣发展而来的，往往曝晒后多年发病，早期表现为深色不规则的皮肤斑点，误认为"老年斑"或"灼伤斑"
肢端雀斑样 acral lentiginous melanoma	白色人发病率低，约 5%，黏膜黑色素瘤也常归于此类，与紫外线关系不大。黄色人中和黑色人种以该类型最为常见，报道亚洲人高达 58%，黑色人种 60%～70%。好发于手掌、足跟、手指、足趾、甲床和黏膜，由于发病部位特殊且隐匿，容易被忽视

随着近年来黑色素瘤分子生物学特征、临床组织学和基因变异之间关系的研究不断深入，发现特性类型与特定的基因变异相关。新的分类法更利于临床应用，如分期、预后的判断及治疗计划的确定。目前国际上倾向于将黑色素瘤分为 4 种基本类型：肢端型、黏膜型、慢性阳光损伤型（CSD）和非慢性阳光损伤型（non-CSD，包括原发不明）。

其中，阳光损伤型主要包括头颈部和四肢黑色素瘤，日光暴露较多，高倍镜下可观察到慢性日光损伤小体。国外资料显示，28% 的此类型黑色素瘤患者发生 KIT 基因变异，10% 发生 BRAF 变异，5% 发生 NRAS 变异。肢端型和黏膜型发生 KIT 基因变异较多，其次为 BRAF 突变。非慢性阳光损伤型，大部分发生 BRAF 基因 V600E 突变（60%）或 NRAS 突

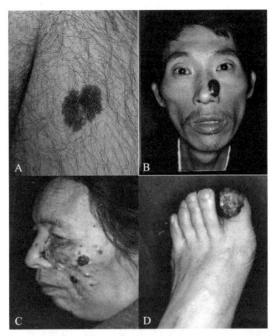

图 39-4 皮肤恶性黑色素瘤的病理类型
注：A. 浅表扩散型；B. 结节型；C. 雀斑样；D. 肢端雀斑样

变(20%)我国报道显示，黑色素瘤总体的 KIT 基因突变率为 10.8%，扩增为 7.4%；总体的 BRAF 突变率为 25.9%，肢端和黏膜型突变率分别为 17.9%和 12.5%，其中 V600E 为最常见的突变位点(87.3%)。

免疫组化是鉴别黑色素瘤的主要辅助手段。S-100、HMB45 和波形蛋白是诊断黑色素瘤叫特异性的指标，HMB45 的特异性最佳。一些黑色素细胞的增生在诊断方面存在困难，如不典型的黑色素细胞增生、恶性潜能不明的黑色素瘤细胞瘤、性质未明浅表黑色素细胞肿瘤、不典型 Spitz 痣和不典型细胞性蓝痣。当怀疑上述病变时，建议向经验丰富的病理医生咨询。对于组织学难以诊断的病变，需考虑应用比较基因组杂交技术(CGH)或荧光原味杂交技术(FISH)检测特定的基因突变。

二、区域淋巴结的评估

对于淋巴结转移的Ⅲ期患者，病理评估判断区域淋巴结转移的类型，为前哨淋巴结活检证实的微转移还是临床可及的大体转移，同时转移淋巴结的数目也是影响预后的重要因素。目前认为影响淋巴结转移的危险因素包括原发灶的浸润深度、有丝分裂率、溃疡情况及患者年龄等。

细针穿刺常常在术前用于浅表组织内肿块的病理活检，在浅表淋巴结的良恶性鉴别方面也具有一定的作用。细针的穿刺的优点在于创伤小、操作简便、报告速度快；其缺点在于假阴性率高，主要原因包括标本太少、肥胖、肿块位置太深或浅表皮肤存在瘢痕等。一项汇集了 10 个关于黑色素瘤细胞穿刺研究的荟萃分析显示，细胞学对于转移淋巴结的诊断总体的敏感性为 97%，特异性为 98%，其中腋窝较其他部位的假阴性率较高，样本不足是穿刺失败的主要原因，且大部分的淋巴结穿刺结果皆为反应性增生。另有报道称联合 B 超引导的下的细针穿刺能够诊断 50%的前哨淋巴结阳性的患者。但总体上，细针穿刺要求操作者具有丰富的细胞学诊断经验。对于为发生大体淋巴结转移的患者，前哨淋巴结内的转移病灶非常微小，细针能够准确抽吸转移部分并得到阳性结果的概率还是太低，无法取代前哨淋巴结的完整活检术。

目前国际上对于前哨淋巴结的病理评估主要采用石蜡连续切片和免疫组化相结合的方法。对于前哨淋巴结转移的诊断标准为：在淋巴结实质中或传入的淋巴管内，看到不正常形态的免疫阳性细胞，即使这些异型细胞仅通过免疫组化证实，或仅存在一枚异型细胞被证实。但目前免疫组化标志物的选择还未规范化。常用的标志物包括 S-100、HMB45、MART-1、tyrosinase(酪氨酸酶)等。在实际操作中，一般将淋巴结一分为二，然后距离 250 μm 制作一张 HE 染色切片配对一张免疫组化切片，HE 切片数目应>5 张，每个免疫组化标志物至少一张。

我国的皮肤恶性黑色素瘤前哨淋巴结的病理检测主要分为术中快速病理和术后病理两部分，这也是中国病理诊断的特色之一。由于我国人口基数庞大，患者数目多，对临床周转和治疗效率都有一定要求。我们需要既快速又有效的方法，在术中对前哨淋巴结的转移做出准确判断。

我院前哨淋巴结的术中快速病理评估主要有两种方法，冰冻病理检测和细胞印片检测。早年主要是通过冰冻病例检测来完成术中前哨淋巴结的快速病理检查，主要方法是将目标淋巴结一分为二，一半进行快速液氮冰冻固定后，切片染色检查，另一半进行术后石蜡切片染色检查。但后来研究发现，冰冻检查具有损耗标本的缺点，经过冷冻后的一半标本术后无法准确进行石蜡检测及免疫组化检测，可能会遗漏微小病变而增加假阴性率。因此，自 2012 年起，细胞印片技术取代了原有的快速冰冻，成为皮肤恶性黑色素瘤术中前哨淋巴结病理评估的主要手段。

细胞印片病理的操作主要由我院病理学细胞室完成。手术医生将标本中的淋巴结分离并去除脂肪送往细胞室，细胞病理专科医生将每一枚淋巴结沿淋巴管纵轴等分，一般一分为二，对稍大的淋巴一分为三，保证切面间距≤0.5 cm。然后对切面进行印片染色检查，这样能够有效地保存所有的淋巴组织送石蜡检测。无论印片是否证实存在微转移，所有的淋巴组织都将在术后石蜡包埋、切片并进行常规的 HE 染色。对所有 HE 染色后的光镜检查未发现转移的病例，将配对每一张 HE 染色切片，进行免疫组化的进一步检测。选用的免疫组化标志物至少包括 HMB45、MART-1/Melan A、S-100 等黑色素瘤特异性的标志物，并根据结果综合评估前哨淋巴结是否存在微小转移。

当然，前哨淋巴结病理诊断的"金标准"还是石蜡连续切片病理，术中的快速病理仍然存在很高的假阴性。本组研究中，40.5％的 SLN 阳性患者，术中印片结果为阴性，需经过术后石蜡免疫组化才得以证实。

除了常规的病理检测，还有学者提出，对于石蜡病例阴性的前哨淋巴结，还需要通过聚合酶联反应(PCR)技术检测黑色素瘤特异性的 mRNA(MART-A、tyrosinase、MAGE 等)，来诊断前哨淋巴结分子水平的微转移。但结果发现，对于石蜡阴性的患者中，PCR 阳性的患者与 PCR 阴性的患者预后相当，这提示我们分子水平的淋巴结微转移，在机体正常免疫系统的作用下，未必都会发展成细胞水平的转移。因此，目前在临床诊治中，尚未将 PCR 检测作为常规检测方法，其真正意义有待进一步的临床研究。

对于仅有一枚前哨淋巴结转移的患者，已经有许多不同的方法来测量前哨淋巴结中的肿瘤负荷。Starz 等人最早于 2000 年发表文章,通过淋巴结的转移数目及 1 mm 的 SLN 切片中肿瘤细胞向心浸润深度,来测量淋巴结的肿瘤负荷(S classification,表 39-5、图 39-5),结果显示随着肿瘤负荷的不断上升,非前哨淋巴结的数目也显著增多($P=0.001$),且肿瘤负荷也是远处转移的独立预后因素。2004 年,Dewar 等学者提出了根据肿瘤细胞是否突破淋巴结被膜来评估前哨淋巴结的肿瘤负荷(Dewar 标准),结果发现,仅被膜下转移的患者预后明显好于被膜外的患者,且无一例被膜下转移的病例存在非前哨淋巴结的转移。法国的 Eggermont 等于 2008 年提出了 Rotterdam 标准,根据淋巴结中转移病灶的大小来评估淋巴结的肿瘤负荷(直径<0.1 mm、0.1~1 mm、直径>1 mm)。结果发现,直径<1 mm 的极微转移患者的预后与 SLN 阴性的预后相当,可考虑免除进行区域淋巴结的清扫。随后在 2010 年,他们联合运用 Rotterdam 标准和 Dewar 标准来评价患者的肿瘤转移负荷,同样发现转移灶直径<1 mm 且位于被膜下的患者预后最佳。

表 39-5　Starz 等提出的肿瘤负荷 S 分级标准

	淋巴结数目	1 mm 的切片内肿瘤细胞的向心浸润深度	意义
S0	Any	无可探测的肿瘤细胞	无淋巴结转移
S1	1~2	≤1 mm	较局限的外周肿瘤负荷
S2	>2	≥1 mm	较广的外周肿瘤负荷
S3	any	>1 mm	较严重的转移浸润

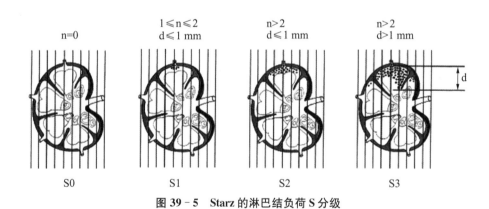

图 39-5　Starz 的淋巴结负荷 S 分级

对于大体转移或前哨淋巴结阳性后补充清扫的标本的检测,依旧参考 HE 石蜡染色切片,必要时结合恶黑特异性的免疫组化检查。需要指出的是,为了准确地提供分期,目前要求腹股沟清扫后评估 10 枚淋巴结,颈部和腋下淋巴结标本至少评估 15 枚淋巴结,这需要病理医师在大体标本中仔细分离淋巴结组织,保证足够的标本送检。

三、转移灶的评估

对于远处转移的Ⅳ期患者,远处转移的部位是影响预后等重要因素。AJCC 将远处转移分为 3 个等级:远处皮肤软组织转移;肺转移;除肺转移以外的脏器转移。LDH 升高被认为是预后不良的独立预后因素。

转移灶的病理检测方法参考原发灶的检测方法，需要对皮肤软组织转移的几个概念加以明确。

（一）移行转移

移行转移（in-transit metastasis）指原发病灶（周围直径 2 cm 以外）与区域淋巴结之间，通过淋巴管转移的皮肤、皮下或软组织转移结节。

（二）卫星灶

卫星灶（satellite）指在原发病灶周围直径 2 cm 内发生的转移结节。

（三）微卫星灶

微卫星灶（microstaellitosis）指深于原发灶至少 0.3 mm 的真皮网状层、脂膜或脉管中，直径>0.05 mm 的瘤巢，与区域淋巴结转移相关性高。

第六节　外　科　治　疗

一、活检

对可疑的色素性病灶需通过活检结合病理检查已明确病灶的良恶性质。切勿仅凭个人临床经验，在病理未证实为恶性黑色素瘤的情况下，对病灶进行盲目地扩大切除，特别是对于需采取截肢等影响功能的手术。同时，直接扩大切除，也可能改变局部病灶部位区域淋巴结回流，从而影响前哨淋巴结活检的准确性。

一般建议对可疑病灶进行完整的切除活检，以获取准确的 T 分期，活检切缘一般为 0.3～0.5 cm。对于颜面部、手掌、足底、耳、手指、足趾或甲下等部位的病灶，或巨大的病灶，完整切除无法直接修补时，可考虑进行全层皮肤病灶的切取活检，对于肿块型高出皮面的病灶可考虑进行细针穿刺。尽量避免切取过程中动作粗暴、创伤大、失血多或违背无瘤原则，或反复穿刺甚至粗针多次穿刺等，这样有可能增加肿瘤医源性播散的可能。

对于已经发生转移的患者，也可以对转移病灶进行细针穿刺或切除活检以明确病理。

二、扩大切除

早期黑色素瘤在活检确诊后，应尽快做原发灶的扩大切除术，有指证的同期完成前哨淋巴结活检术。原发灶扩大切除的标准参照《中国恶性黑色素瘤指南》的规范。

扩大切除的切口选择应考虑病灶的部位沿皮纹设计梭形切口已保证低张力缝合及美观。四肢应考虑纵轴切口。

扩大切除的安全切缘是根据病理报告中的肿瘤浸润深度来决定的。

1) 病灶厚度≤1 mm 时，安全切缘为 1 cm。
2) 病灶厚度为 1.01～2 mm 时，安全切缘为 1～2 cm。
3) 病灶厚度>2 mm 时，安全切缘为 2 cm。
4) 厚度>4 mm 时，最新的循证医学证据支持安全切缘为 2 cm。

一项来自欧洲多中心的随即研究入组 936 例黑色素瘤浸润深度>2 cm 的患者接受扩大切缘为 2 cm 和 4 cm 的手术治疗，结果两组的 5 年总生存率相似。系统回顾和荟萃分析也显示外科手术切缘 2 cm 已经足够。

原发灶切除后的修复方法,包括直接缝合、植皮和转移皮瓣修补等,当受到解剖结构限制无法修复创面时,可考虑酌情进行局部肢体的切除术。但目前提倡避免因盲目扩大切缘而进行截肢手术(图 39-6)。

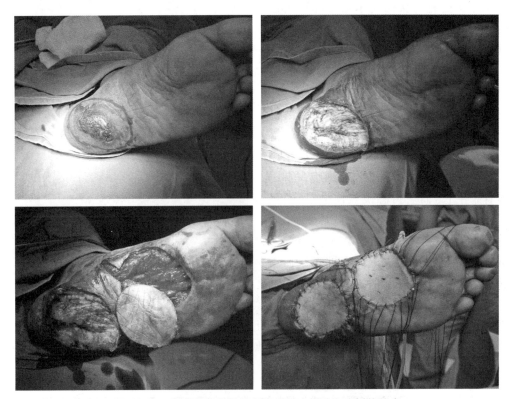

图 39-6　足底皮肤恶性黑色素瘤扩大切除和皮瓣修补术

注:先沿肿瘤外 2 cm 扩大切除,然后行足底内侧皮瓣转位修补足底缺损,足弓处植皮

切除的深度一般要求皮肤全层和皮下组织,实际操作中,一般要求对于浸润较深的病灶,基底切缘达深眠的肌肉筋膜,实现病灶的"三维"扩大切除。

三、区域淋巴结的外科处理

决定皮肤恶性黑色素瘤预后的重要因素,依旧是患者的 TNM 分期,包括原发病灶的浸润深度、有无溃疡和高核分裂象、区域淋巴结的转移状态以及是否存在远处转移。其中,淋巴结的转移状态是区分Ⅰ、Ⅱ期和Ⅲ、Ⅳ期的重要标志,也是决定患者术后是否需要进行大剂量干扰素治疗重要临床依据之一。

不同部位的皮肤病灶,其淋巴回流的区域也是不同的(图 39-7)。四肢的回流相对简单和固定,上肢回流至同侧腋窝,下肢回流至同侧腹股沟,其余中段部位如滑车淋巴结、肱中淋巴结、腘窝淋巴结的第 1 站回流也有报道但病例较少。本研究中少数病例有做相应区域的评估和观察,但不作为前哨活检的常规部位选择。躯干的回流相对复杂,特别是背部、臀部、会阴部的回流。一般而言,单侧的病灶仅引流至同侧的区域淋巴结,但跨越中线的病灶存在双侧回流的可能。垂直方向上，一般以脐上 2 cm 为界，以上的病灶回流至同侧腋窝，以下的病灶回流至同侧腹股沟，但跨越分界线的病灶也常常伴有双侧转移的可能，臀部和会阴部皮肤更有直接回流至盆腔深部淋巴结的情况。头颈部的淋巴回流最为复杂，通常具有多个淋巴结回流的区域。

关于皮肤恶性黑色素瘤的转移模式，长期以来存在两种理论（图 39-8）。"孵化器"理论（incubator hypothesis）认为，皮肤恶性黑色素瘤的原发灶首先对于区域第 1 站淋巴结释放免疫抑制因子，后者使得淋巴结内的微环境发生改变，适合于肿瘤细胞在淋巴结内着床生长，而后再感染其他淋巴结，最后扩散至远处器官。但在实际临床观察中，一部分浸润深度较厚的病灶（Breslow > 4 mm），可在淋巴结转移的同时即发生血道的转移。于是出现第 2 种理论（marker hypothesis）认为，局部晚期的皮肤恶性黑色

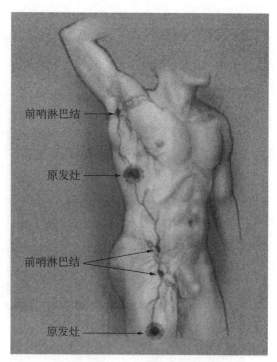

图 39-7　人体皮肤淋巴回流

素瘤作为一种全身疾病，具有淋巴道和血道同时性转移的特点，因此任何对于区域淋巴结的外科治疗，包括首站淋巴结的活检，甚至区域淋巴结的完整清扫（complete lymph node dissection，CLND）都无任何治愈意义。

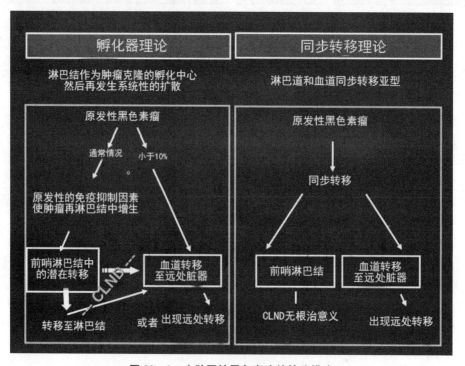

图 39-8　皮肤恶性黑色素瘤的转移模式

区域淋巴结的预防性清扫(elective lymph node dissection, ELND),是早年基于"孵化器"理论,而提出的皮肤恶性黑色素瘤的治疗方式。即无论患者区域淋巴结有无临床转移征象,在原发灶切除的同时,进行完整的区域淋巴结切除(CLND)。但之后的多项随机研究都无法证明,原发灶扩大切除联合区域淋巴结清扫,同单纯原发灶切除相比,能够提高患者的远期生存。2000年发表的一项大规模多中心的研究显示,对于临床无淋巴结转移的Ⅰ、Ⅱ期皮肤恶性黑色素瘤患者,预防性清扫组与观察组总体10年生存率分别为77%和73%,无统计学差($P=0.12$)。研究分析认为,之所以区域淋巴结清扫未能证实生存获益的原因,是因为对于无临床转移征象的患者,真正存在需要通过病理检查证实的淋巴结内微转移的比例通常在20%左右,因此就两组人群整体而言,生存获益不超过6%。换而言之,80%以上的患者不但没有在接受清扫后临床获益,反而遭受了清扫所带来的意外和并发症的危险。因此,国际上对于早期皮肤恶性黑色素瘤患者,均不再推荐预防性淋巴结清扫(ELND)。

但另一方面,仅采取"观察和等待"的治疗模式,也有失妥当。首先,不进行手术和病理分析,就无法对区域淋巴结充分的评估,患者的预后情况无法明朗;其次存在淋巴结转移的Ⅲ、Ⅳ期皮肤恶性黑色素瘤患者,生存明显差于Ⅰ、Ⅱ期患者,若已经存在淋巴结微转移而不尽早切除,可能存在延误治疗、导致疾病进展、增加远处转移的风险。

于是,在预防性清扫和单纯观察皆忠孝难全的窘境下,前哨淋巴结活检技术(SLNB)应运而生。

(一)前哨淋巴结活检技术

1. 前哨淋巴结的基本概念　20世纪80年代,学者Donald Morton提出前哨淋巴结的概念,并证实了它的存在。前哨淋巴结是原发肿瘤通过淋巴结途径引流的第1站淋巴结,是肿瘤细胞在转移路途中必经的首个目标器官。理论上,前哨淋巴结的阴性状态,应该反映了其他引流区域尚未发生肿瘤转移,前哨淋巴结也应该作为阻止肿瘤细胞从淋巴结扩散的屏障。

研究者们首先通过皮肤的淋巴结核素现象,观察不同部位皮肤的淋巴结回流区域,随后通过猫的动物实验,定位这最终回流至的一到两枚淋巴结,最后通过局部皮下注射亚甲蓝(美兰)对淋巴结进行了染色标记。1992年,Morton发表了第1篇人体的前哨淋巴结研究,在223例黑色素瘤患者中,成功通过亚甲蓝示踪实施了194例前哨淋巴结活检,肿瘤转移率20%,与预期的一致。随后其对所有的病例进行了同期的区域淋巴结清扫,发现剩余的共3 079枚非前哨的区域淋巴结内,仅2枚(0.06%)存在肿瘤转移,从而有效地证明了术中通过亚甲蓝染色定位寻找前哨淋巴结的可行性。

1994年,基于先前的工作基础,Morton等人设计并开展了第一个有关皮肤恶性黑色素瘤前哨淋巴结活检技术的多中心随机对照研究MSLT-Ⅰ研究(multicenter Selective Lymphonectomy Trial-I)。研究的中期分析于2006年发表于著名的《新英格兰医学杂志》。研究仅分析了1 347例中等浸润深度(breslow 1.2~3.5 mm)的患者。95%的患者成功实施了前哨淋巴结活检,尽管SLNB组和观察组的5年生存率无明显差异(87.1% vs. 86.6%,$P=0.58$),但是SLNB组的无病生存率明显优于观察组(78.3% vs. 73.1%,$P=0.009$)。SLNB组中前哨淋巴结阳性的患者接受即刻的淋巴结清扫(CLND)后,较观察组中淋巴结复发的患者接受延迟性淋巴结清扫(TLND)后,预后明显改善(72% vs. 52%,$P=0.004$),预后分析发现,前哨淋巴结阳性是影响预后的独立因素。基于MSLT-Ⅰ的中期报告结果,无论是欧洲的恶性黑色素瘤协作组,还是美国临床肿瘤协会(ASCO)和肿瘤外科协会(SSO),

都推荐将前哨淋巴结活检术正式写入《皮肤恶性黑色素瘤的诊疗指南》。

MSLT-I随访10年的最终结果,已于2015年末再次发表于权威的《新英格兰医学杂志》。报道共分析了中等浸润深度(breslow 1.80~3.50 mm)病例1 270例,厚浸润深度(breslow>3.50)病例290例。另外入组的232例浅浸润深度(breslow 1.20~1.79 mm)的病例结果未纳入分析。总体的10年生存率(melanoma-specific survival,MSS),中等浸润深度的病例中,SLNB组和观察组无明显差异(81.4% vs. 78.3%,$P=0.18$);厚浸润深度的病例中,两组的10年MSS亦无差异。10年的无病生存率(disease-free survival,DFS)方面,中等浸润深度的患者中,SLNB组明显优于观察组(71.3% vs. 64.7%,$P=0.01$);而在厚浸润深度组中,两组的差异同样显著(50.7% vs. 40.5%,$P=0.03$)。SLNB组中,前哨淋巴结(sentinel lymph node,LN)阳性的患者预后明显差于SLN阴性的患者。在中等浸润深度的病例中,SLN阳性的患者10年MSS明显差于SLN阴性患者(62.1% vs. 85.1%,$P<0.001$);在厚浸润深度的病例中,差异同样存在(48% vs. 64.4%,$P=0.03$)。多因素分析发现,前哨淋巴结状态是影响肿瘤复发和远期生存的独立因素。总体的淋巴结转移比例为20.8%。长期随访发现两个研究组最终淋巴结转移的比例相似。综合统计分析发现,对于中等浸润深度的患者而言,SLNB明显改善了患者的预后,分别使患者的总体生存时间和无远处转移生存时间提高了2倍,使患者的无疾病生存时间提高了3倍。

MSLT-I研究结论表明:基于前哨淋巴结活检的分期技术,为中等浸润深度以及厚浸润深度的患者,提供了重要的预后信息,并使已经存在微转移的患者生存获益。基于前哨淋巴结活检的外科治疗模式,提高了所有患者的无疾病生存时间,提高了中等浸润深度患者的无远处转移生存时间和恶黑相关生存时间。

2. 前哨淋巴结活检的指证　根据《NCCN皮肤恶性黑色素瘤指南》,及《美国ASCO和SSO联合指定的诊疗规范》,前哨淋巴结活检推荐指证为临床评估Ib和Ⅱ期的患者,即原发病灶浸润厚度为0.76~1 mm且伴有溃疡或丝分裂≥$1/mm^2$ 及厚度>1 mm的所有患者。对于不同浸润深度的患者,接受前哨淋巴结活检的意义,指南也分别进行了详细的说明(表39-6)。

3. 前哨淋巴结活检术的操作　前哨淋巴结的活检术主要分为前哨淋巴结的示踪定位与手术切除两部分,即为一个有目标性的淋巴结活检术。

首先,根据人体皮肤淋巴结回流的分布特点及肿瘤原发部位来选择进行活检的淋巴区域。目前对于四肢病灶,或躯干病灶位于单一淋巴回流区域时,前哨淋巴结的示踪定位比较固定,成功率高。对于多引流区域的躯干病灶,以及头颈部病灶,由于回流复杂,目前不常规开展前哨淋巴结活检。但也有报道具有丰富经验的头颈外科的医师,其活检成功率亦能达到94.7%,略低于四肢。

表39-6　《前哨淋巴结活检的临床指南》推荐总结

临床问题	指南推荐
SLN活检的指证	
中等浸润深度	推荐任何解剖部位的中等深度(Breslow 1~4 mm)的皮肤恶性黑色素瘤患者接受SLNB。常规的SLNB将提供准确的分期,其PSM高,FNR、PTPN、PVP也在可接受的范围内

续 表

临床问题	指 南 推 荐
厚浸润深度	尽管专门针对厚浸润深度(Breslow >4 mm)的患者的研究尚少,但 SLNB 可推荐对这部分患者实施,以提供准确分期及改善疾病的局控
浅浸润深度	尚无充分证据支持对浅浸润深度(Breslow <1 mm)的患者进行 SLNB,但对于具高危险因素的患者,操作本身对于病理分期的益处超过了期潜在的风险性。这些高危因素包括溃疡或核分裂象≥1/mm²,特点是对于浸润深度在 0.75~0.99 的患者而言。
CLND 的意义	推荐对所有 SLNB 阳性结果的患者实施 CLND。CLND 可提高疾病的局部控制率。CLND 是否可提高仅 1 枚前哨淋巴结转移的患者的远期生存,将由 MSLT-II临床试验的结果来回答。

注:CLND 根治性区域淋巴结清扫术;FNR 假阴性率;MSLT II Multicenter Selective Lymphadenectomy Trial II;PSM 定位成功率;PTPN 真阴性率;PVP 阳性预测价值;SLNB 前哨淋巴结活检术

前哨淋巴结的定位,采取国际研究中通用的两种方法,即亚甲蓝(美兰)染色和核素示踪。

亚甲蓝染色的操作方法为,在手术开始前的 20 min,在原发灶周围(一般在扩大切除的范围内)多点注射亚甲基蓝 1~2 ml,注射后进行局部轻柔按摩,以促使染色剂通过淋巴管回流入区域淋巴结,在活检术中切开皮肤后可看到蓝染的淋巴结和淋巴管(图 39-9,见插页)。

核素示踪分为两个部分。第一部分为术前一天(约术前 20 h)或手术当日上午(约术前 4~6 h),患者在同位素室,由专业核素操作人员,在原发灶周围多点注射被 ^{99m}Tc 标记的硫胶体(sulfur colloid injection, SCI)。此放射性示踪剂,由复旦大学附属肿瘤医院核医学科新鲜制备,放射性活度为 $1.85×10^7$ Bq/ml。注射的总量依注射时间而定,一般术前一天将分 2—4 点共注射 4 ml,术前当日上午注射时,出于对手术操作者的辐射安全考虑,注射计量减半。注射后 15~30 min,将对患者的淋巴结回流区域进行正位摄片,通过淋巴显象位置在患者体表进行前哨淋巴结的粗略定位。在后期,我们还引入了同位素的 CT 模拟定位,以提高核素摄片定位的准确性,提供更多前哨淋巴结定位的解剖信息,同时也可发现部分深部淋巴结直接回流的情况(图 39-10)。

核素定位的第 2 部分是在术中运用 Neoprobe 2000 γ 探测仪(美国 Mammotone 公司产品,图 39-11)的手持探测棒,进行前哨淋巴结的术中定位。具体操作方法是在淋巴回流区域,探测核素热点以确认前哨淋巴结的位置。理论上,前哨淋巴结中的同位素聚集最高,即为探测值最高的热点(hot spot)。切除后术野的核素摄取值将明显下降。在实际操作中,要求切除探测最高值 10% 以上的所有淋巴结,即前哨淋巴结标本移除后,局部术野残腔摄取不高于前哨淋巴结探测最高值的 10%(图 39-12)。

临床具体操作时,将根据实际情况和需要选择定位方法。早期缺乏定位经验时,主要采用亚甲蓝染色、核素摄片及术中核素探测三法联合进行前哨淋巴结的失踪和定位。对于原发病灶已经扩大切除的病例,仅采取核素摄片和术中核素定位。当淋巴回流区域靠近原发病灶,核素在原发部位注射后,可干扰淋巴结区域探测,容易因背景值过高而对淋巴结定位失败,此情况称为"shine through"效应。此时可单纯使用亚甲蓝定位。后期由于同位素示

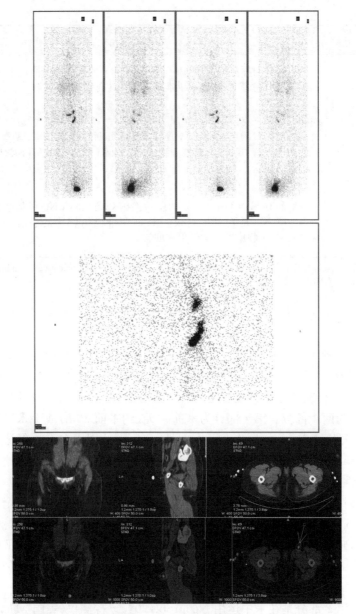

图 39-10 同位素摄片

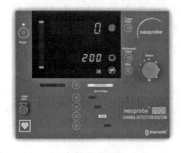

(a) 探测仪机身

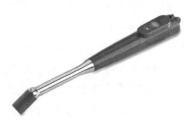

(b) 手持蓝牙探测棒

图 39-11 Neoprobe 2000 γ 探测仪(美国 Mammotone 公司产品)

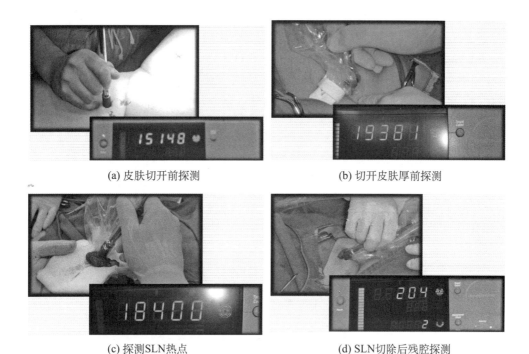

(a) 皮肤切开前探测　　(b) 切开皮肤厚前探测

(c) 探测SLN热点　　(d) SLN切除后残腔探测

图39-12　前哨淋巴结的同位素术中探测

踪剂缺货及其他临床原因，仅采用亚甲蓝进行定位。当核素定位和亚甲蓝染色都失败时，可通过术前或术中的B超定位，或根据术者经验进行单纯的区域淋巴结活检。

前哨淋巴结定位完成后进行淋巴结切除活检是，要求尽量行完整切除，尽可能多地切除所有蓝染或核素高摄取的淋巴结，以提高评估的准确性。由于淋巴结常常位于大隐静脉主干及分支的周围，故术中尽量避免损伤大隐静脉主干，可结扎其属支。同时也注意结扎淋巴管，简单的电灼可能会引发术后的淋巴瘘。术后常规放置引流管引流残腔淋巴液，一般可在连续3d引流量<20～30 ml/d方可拔出。拔出后若出现局部积液，可进行细针抽吸或重新放置引流。

4. 中国皮肤恶性黑色素瘤前哨淋巴结术的情况　复旦大学附属肿瘤医院恶性黑色素瘤中心，自2009年底起常规开展前哨淋巴结活检手术，目前已成功完成500例。2016年回顾性分析了452例无临床转移征象的皮肤恶性黑色素瘤，接受前哨淋巴结活检手术的临床资料。本组患者总体的Breslow浸润深度为3.29 mm，肢端型病灶占66.4%，溃疡率59.7%。本组前哨淋巴结总体活检成功率为99.6%，定位成功率为85.2%。SLN阳性率为26.8%，假阴性率为4%，总的淋巴结阳性率为30.8%。其中67.8%的前哨淋巴结阳性患者仅1枚前哨淋巴结转移，72.5%的患者完整区域淋巴结清扫后无非前哨的区域淋巴结转移。AJCC分期比例为Ⅰ期22.4%、Ⅱ期41.1%、Ⅲ期36.6%。总体的5年总生存率、无复发生存率、无远处转移生存率分别为为66.6%、55.8%和66.8%。前哨淋巴结的转移状态显著影响患者的预后（图39-13）。

（二）治疗性淋巴结清扫术

当前哨淋巴结经病理检查证实存在微转移，或患者就诊时已经存在临床的大体转移，则需对区域淋巴结进行治疗性的清扫手术。

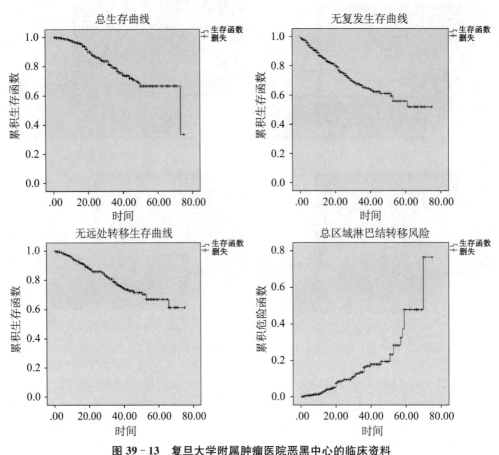

图 39-13 复旦大学附属肿瘤医院恶黑中心的临床资料

注：总体的 OS、PFS、MFS 曲线及累积区域淋巴结转移率曲线

常见的淋巴结清扫术包括腹股沟淋巴结清扫和腋窝淋巴结清扫术。两项清扫术的共同特点包括：①术中注意无瘤原则，应当封闭原活检的创面，将原活检切口梭形切除，并在清扫的整个过程中尽量避免进入原活检残腔；同时标本移除后，应更换手套及手术器械，关闭术野前用生理盐水、稀聚维酮碘(碘伏)水或氯已定(洗必泰)溶液等冲洗伤口，避免医源性种植和播散；②术中除小心断扎血管外，应尽量结扎淋巴管，特别是打开血管鞘时注意结扎，术后也应当常规放置引流管引流残腔渗液，避免发生淋巴瘘；引流管拔除标准和处理同活检手术；③应对区域淋巴结进行完整切除，并检出尽量多的淋巴结，根据《中国恶性黑色素瘤指南》的要求，腋窝淋巴结清扫后淋巴结检出不应＜15 枚，腹股沟区域不应＜10 枚。当然这在实际操作中很难保证，不但要求外科严格遵循清扫范围完整清扫外，也要求病理科大体检查时分离尽可能多的淋巴结。

腋窝淋巴结清扫基本同乳腺癌的清扫范围，具体手术步骤如下：取腋中线弧形切口，分离两侧皮瓣，前方至胸大肌外缘，后方至背阔肌前缘，上方在胸大肌与肱二头肌交界处，下方至肋弓第 5 或第 6 肋间水平，并暴露内侧的前锯肌。显露并切开锁骨下区的喙锁筋膜，暴露腋静脉，然后沿腋静脉主干小心分离，至胸小肌外侧缘，提起胸小肌，继续清扫至腋窝顶部。依次于腋静脉下方水平，断扎腋动静脉的各分支。当腋窝淋巴结和脂肪组织被清除后，即可见到与肩胛下血管伴行的胸背神经,在其内侧 2 cm 水平可看到与胸外侧血管伴行的胸长神经,应注意保护这两根神经和胸背动脉,在它们之间,将腋窝淋巴结至腋顶部断离。然后继续向下清除皮瓣范围内全部淋巴结组织。

腹股沟淋巴结清扫的手术步骤如下:沿股血管体表投影取 S 型弧形切口,上至腹股沟韧带中点上 5 cm,下至股三角尖。分离两侧皮瓣,向上至腹股沟韧带上 5 cm,外侧至缝匠肌外侧缘,内侧至股内收肌群(长收肌)内缘,向下暴露股三角尖的大隐静脉主干。断扎大隐静脉,然后由外下至内上掀起标本,依次打开股血管鞘,从外向内依次暴露股神经、股动脉和股静脉,断扎股动静脉的各属支,最后于卵圆窝处根部断扎大隐静脉。注意保护股神经纤维,过度损伤会导致大腿表面皮肤的麻木和股四头肌肌无力。尽管本研究纳入的都是相对早期的病例,并在术前通过影像学排除了髂窝转移的可能,但在术中仍应当常规探查股管淋巴结(Cloquet 淋巴结),来决定是否进一步行深部的髂窝淋巴结清扫。股管淋巴结通常的位置在腹股沟韧带下方股静脉进入腹腔内的入口处表面,小心用手指推开此间隙内疏松的脂肪组织,即可探查血管表面及其内侧是否存在可疑的肿大淋巴结。

股管淋巴结阳性或术前检查提示存在髂窝转移时,应进行髂外淋巴结清扫术。一般在腹股沟清扫术后同时进行,向上延长切口,依次切开腹壁肌肉,将腹膜推开,显露髂外血管和闭孔,清扫此处的髂窝淋巴结直至一侧的髂内髂外动静脉分叉水平。也有晚期病例发生腘窝转移和中肱滑车上淋巴结转移,也可进行此处的淋巴结切除术。

淋巴结清扫术后并发症同活检,但其神经麻木和淋巴瘘发生的概率和严重程度都有所上升。一般腋窝清扫术后,上臂内侧和胸壁出现麻木;腹股沟清扫术后,大腿前方至膝盖皆可发生麻木。总体上腹股沟淋巴结清扫术后水肿的发生率为 20%,若原发疾病较晚期,淋巴回流受阻时间长,淋巴管扩张明显,则水肿发生概率更高。一般应积极引流,采取加压、吸引等方法促进淋巴管闭合。清扫术后严重的并发症还包括下肢静脉炎、淋巴管炎,甚至下肢静脉血栓,并发肺动脉栓塞等,故腹股沟清扫术后,应患肢太高、下肢按摩和固定活动,早期下床等。

四、复发和转移病灶的外科处理

由于复发和转移性黑色素瘤药物治疗的效果仍然较差,无法再次达到根治,故目前对于局限性或单一性的复发或转移的黑色素瘤病灶,若能够手术仍旧推荐切除。例如局限性的皮肤转移灶,手术切除是首先,切除术无扩大切缘需要,得到阴性切缘即可。部分内脏转移的患者,可考虑短期观察后复查,如果未出现全身新的转移灶,可考虑手术。术后确定为无瘤状态应接受辅助治疗或临床试验。SWOG9430 研究发现 IV 期孤立转移的患者术后中位生存期可达到 19 个月,5 年生存率 20%,远远超过以往 IV 期患者 6~8 个月的中位生存期。

移行转移是 III 期恶性黑色素瘤患者中的特殊类型,也是最为常见的恶黑术后复发的模式。对于反复发作,范围广泛的移行转移,手术的根治往往受到肿瘤的部位、个数、术后的修复、功能重建、安全性及患者耐受性等影响。此时,除了直接性截肢手术外,还可考虑进行脉管内介入治疗,主要分为隔离热灌注化疗(Isolated limb perfusion,ILP)和隔离热输注化疗(Isolated limb infusion,ILI)。两者治疗的共同在于,需外科手术显露肢体近段的主要动静脉并将其暂时阻断,将有效的化疗药物加热后送入局部的血管内,使其在局部达到较高的血药浓度产生杀瘤作用,同时药物又不会进入全省的循环系统,减少了全身的毒副作用。

ILP 一般选用马法兰作为灌注药物,当肿瘤负荷大时,联合肿瘤坏死因子(TNF),将化疗药物加热至 39~40℃,通过体外循环泵灌注入局部血管,如此能够使得局部肢体的血药浓度达到一般机体可承受的 20 倍,灌注结束后,要求进行药物的洗脱和患肢局部去血以减少全身毒性。文献报道,ILP 的总体保肢率 96% 左右,50% 的 CR 患者在 6 个内复发,但 70% 的复发患者仍能够再通过局部治疗得到治愈。ILP 常见的副作用包括烫伤、动脉栓塞、肌肉急性水肿引起的间室筋膜综合征等,远期后遗症包括淋巴水肿、运动障碍、肌肉纤维化、感觉麻木、反复感染等,发生率约 40%。

ILI 的区别在于,其药物输入属于低流量、小创伤,一般通过经皮穿刺置管,可重复性大,也较为便捷,不需要体外循环泵进行药物灌注,而仅靠一般的输液系统进行药物输注。ILI 的局部药物浓度可达机体耐受的 10 倍。其与 ILP 最大区别在于其输注液无需通过心肺循环机进行氧化,诱发组织缺氧和酸中毒,增强了了马法兰的细胞毒性。ILI 后弃血量也较 ILP 小,无须输血。总体上,ILI 的并发症也较低,1/3 的患者可无症状,无深部组织的损伤,不引起间室综合征,无相关性截肢报道。一般肿瘤负荷较小时,推荐进行 ILI。ILI 也可作为 ILP 前的药物敏感性测试。

除此之外,目前对于移行转移的患者,还有一些局部治疗的报道。例如,瘤内注射,注射的药物包括免疫原性的药物,例如卡介苗、干扰素、白细胞介素、灭活病毒和化学消融物质等,也有配合瘤内注射化疗的电刺激治疗,或冷冻治疗。其共同特点是除了局部直接杀伤病灶外,也使得病灶内的肿瘤免疫源性物质释放,引起机体的全身免疫抗肿瘤作用。有报道显示,瘤内注射后,不但注射部位肿瘤缩小,非注射部位肿瘤也出现缩小,提示局部治疗可能诱发全身免疫反应。目前局部治疗主要永无存在其他远处脏器转移晚期患者的姑息治疗,或年龄大一般情况无法耐受手术或脉管内药物治疗的患者。

第七节 内科治疗

一、辅助治疗

术后根据患者病灶的浸润深度、有无溃疡、淋巴结转移情况等危险因素,分为 4 个危险等级:Ⅰa 期(低危)、Ⅰb~Ⅱa 期(中危)、Ⅱb~Ⅲa 期(高危)和Ⅲb~Ⅳ期(极高危)。不同危险度的恶黑患者应选择不同的辅助治疗。

(一)干扰素治疗

对于低危黑色素瘤患者,目前不推荐辅助治疗方案,注意以观察随访为主。

对于中高危患者,其复发与转移风险明显提高,超过 25%。目前多个临床Ⅲ期随机对照研究证明了,高剂量干扰素 a2b 能延长患者的无复发生存时间和总生存时间,推荐其作为中高危黑色素瘤患者的辅助治疗。1 年大剂量 a2b 干扰素的用药方案为 2 000 万 IU/m^2 d×4 周,1 000 万 IU/m^2 每周 2 次×48 周。回顾近几年的关于干扰素辅助治疗的荟萃分析,均证实高剂量干扰素可延长无复发生存期,但对总生存的影响尚未明确。2011 年,美国 FDA 批准长效干扰素 α 作为黑色素瘤的淋巴结受累的患者的辅助治疗药物。两项大型Ⅲ期临床研究发现,原发灶溃疡的患者更能从长效干扰素治疗中获益。长效干扰素治疗时间一般为

5年。方案为每周6 μg/kg，用8周＋每周3 μg/kg，用5年。

我国患者由于人中差异，实际临床操作中，发现对于大剂量干扰素治疗的耐受性较差。针对我国国情，可考虑选用改良方案，具体为1 500万 IU/m² d，用4周900万 IU，每周2次，用48周，治疗1年，对于Ⅲb~Ⅲa的高危肢端患者也可使用1月方案1 500万 IU/m² d，用4周。

干扰素治疗的常见副作用，除了血液学毒性例如中性粒细胞减少、贫血等以及肝肾毒性以外，还包括流感样症状例如发热、疲劳等，长期使用还会出现易抑郁、焦虑等精神症状，应当合理安排用药时间，密切观察不良反应，减少极端不良事件的发生。

（二）辅助化疗

NCCN推荐对于Ⅲa以上的患者可进行术后辅助化疗联合干扰素治疗。一项入组Ⅲ期（不包括Ⅲa~N1a，既无溃疡且仅一枚淋巴结微转移）患者的临床研究，比较了大剂量干扰素（HDI）和干扰素联合化疗（BCT）作为辅助治疗的差异，中位随访7.2年，两组的无病生存时间分别为BCT 4年 vs. HDI 1.9年，但OS未明显差异（BCT 6.7年 vs. HDI 4.9年，$P=0.55$），但化疗组的3~5级不良反应较大（76% vs. 64%）。

（三）辅助放疗

一般认为黑色素瘤对放疗不明显。除了其中一类特殊类型，促纤维增生性嗜神经黑色素瘤，为对放疗敏感的类型。但在特殊情况下放疗仍是一项重要的治疗手段。

黑色素瘤的辅助放疗主要用于淋巴结清扫和某些头颈部黑色素瘤（尤其是鼻腔）的术后补充治疗，可提高局部控制率。一项250例患者的Ⅲ期前瞻性研究，对LDH＞1.5倍正常值，淋巴结转移数目腮腺≥1、颈部≥2、腋窝或腹股沟≥3，或最大淋巴结直径颈部≥3 cm、腋窝或腹股沟≥4 cm，或淋巴结结外浸润的患者，在治疗淋巴结清扫术后，予以回流区域48 Gy/20 f的放疗。随访73个月，与观察组相比，放疗组淋巴结复发率明显较低（HR＝0.54，$P=0.021$），但RFS和OS并未获益，且放疗并发症较多。

对恶黑脑转移，术后可考虑进行全脑放射，但并发砸较高。对于恶黑骨转移，可根据转移部位和症状采取放疗，适应证为缓解骨疼痛和内固定术后补充放疗。

（四）Ipilimumab治疗

随着靶向药物在晚期恶黑治疗中取得了显著的效果，其临床应用也逐步扩展到恶黑的辅助治疗中。2016年，《新英格兰医学杂志》发表的欧美一项Ⅲ期多中心随机对照研究，19个国家99个中心，入组Ⅲ期（不包括Ⅲa~N1a）的患者951例，随机分成两组，比较了CTLA-4单抗Iplimumab单药和安慰剂作为辅助治疗的效果。结果显示，对于Ⅲ期（Ⅲa~N1a）的患者，根治术后使用Iplimumab能够显著改善RFS、OS，但不良事件发生率高，总体发生率98.7%，3~4级免疫相关并发症41.6%，甚至出现治疗相关死亡。因此，Ipilimumab在《2016年第2版NCCN恶黑指南》中被列为辅助治疗方案，但治疗时需密切观测不良反应。

二、不可切除的Ⅲ期或转移性黑色素瘤的全身系统治疗

不能手术切除的Ⅲ期或转移性黑色素瘤一般建议进行全身系统性药物治疗。全身治疗选择包括传统的化疗、大剂量IL-2生物治疗或新型的靶向治疗，靶向治疗包括针对肿瘤靶点的药物。例如，Braf V600E抑制剂、C-kit抑制剂、MEK抑制剂，或者为针对免疫调节位点的靶向免疫药物，如PD-1/PD-L1单抗、CTLA-4单抗等。此外，还有针对抗血管生成的靶向治疗药物。例如，血管内皮抑素或VEGFR单抗等。近年来，随着靶向治疗的不对进

展,晚期黑色素瘤的药物治疗取得了突破性的进展,进入了基于基因变异检测的个体化靶向治疗时代,但在我国现阶段化疗和抗血管生成治疗,仍旧是重要的和仅有的治疗手段(图39-14)。免疫靶向治疗评价体系如表39-7所示。

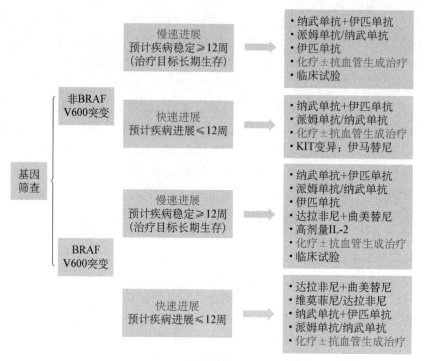

图39-14 晚期恶性黑色素瘤的治疗策略

表39-7 免疫靶向治疗评价体系

项目	WHO标准	irRC标准
新发现可测量病灶(如≥5 mm×5 mm)	永远代表疾病进展(PD)	需要纳入总肿瘤负荷再评价是否是疾病进展
新发现不可测量病灶(如≤5 mm×5 mm)	永远代表疾病进展(PD)	不定义为疾病进展
CR	在间隔不少于4周的两次连续的观察点均证实所有病灶消失	在间隔不少于4周的两次连续的观察点均证实所有病灶消失
PR	在至少间隔4周的两次连续的观察点均证实所有可测量的病灶直径较基线下降50%及以上,未见新发病灶或其他病变进展	在至少间隔4周的两次连续的观察点均证实总肿瘤负荷较基线肿瘤负荷下降50%及以上
SD	在两次连续的观察点检测到病灶直径较基线下降不足50%,或肿瘤直径增大不足25%,未见新发病灶或其他病变进展	在两次连续的观察点证实总肿瘤负荷较基线肿瘤负荷下降不足50%,或增加不足25%

续 表

项目	WHO 标准	irRC 标准
PD	在任一观察点检测到病灶直径较基线增加至少 25%，和(或)出现新发病灶、和(或)出现其他病变进展	在至少间隔 4 周的两次连续观察点的任一时间检测到总肿瘤负荷较基线肿瘤负荷增加至少 25%

（一）化疗

1. 达卡巴嗪(Dacarbazine，DTIC)　自 1972 年以来，达卡巴嗪一直是经 FDA 批准用于进展期黑色素瘤治疗唯一的化疗药物。达卡巴嗪是一种烷化剂，通过连接 DNA 的特殊部位，抑制细胞分裂，进而导致细胞死亡。达卡巴嗪是药物前体，在肝脏内转换为活性复合物 5-(3-methyl-1-triazeno)imidazole-4-carboxamide(MTIC)。其给药方式是静脉给药。自 1992 年起，多项随机临床试验将达卡巴嗪作为对照组，超过 1 000 名患者接受了达卡巴嗪的治疗，总体有效率 13.4%，完全缓解罕见(≤5%)，中位生存时间为 5.6~11 个月。目前常用的方案为单药或联合铂类，方案为 250 mg/m² d1~5，加或不加顺铂 40 mg d1~3，每 3 周 1 次。

2. 替莫唑胺(temozolomide，TMZ)　TMZ 是一种达卡巴嗪类似物的小分子口服制剂，在体内亦转换为 MTIC，与达卡巴嗪不同的是，替莫唑胺不需经肝脏代谢。替莫唑胺可穿透血脑屏障，在脑脊液中的浓度是血浆中浓度的 28%~30%。欧洲一项大型Ⅲ期临床研究在晚期初治黑色素瘤患者中对照了替莫唑胺和达卡巴嗪，结果显示前者有效率较高(12.2% $vs.$ 9.4%，$P=0.43$)，PFS 也超过后者(1.74 m $vs.$ 1.38 m，$P=0.002$)，而总生存两者相当(7.7 m $vs.$ 6.4 m，$P=0.2$)。该研究虽未达到预期设想，但表明 TMZ 的疗效至少与 DTIC 相当，且替莫唑胺组不良反应略低，生活质量更佳。目前，推荐用于高龄或无法耐受静脉化疗的、存在脑转移的以及黏膜型恶黑患者。常用的方案为 TMZ 200 mg/m² d1~5q 用 4 周。

3. 紫杉类和白蛋白结合型紫杉醇　紫杉类复合物包括紫杉醇，是新型抗微管药物，通过促进微管蛋白聚合抑制解聚，保持微管蛋白稳定，抑制细胞有丝分裂。多个Ⅰ/Ⅱ期临床研究探索了紫杉类在治疗晚期黑色素瘤中的作用，结果显示紫杉醇单药有效率为 12%~30%。常用方案包括：175 mg/m²，每 3 周重复；或是 90 mg/m²，每周给药。常见的毒性包括中性粒细胞下降、神经毒性、乏力等。

白蛋白结合型紫杉醇，是一种纳米微粒大小的抗肿瘤复合物，其能够增强药物对肿瘤组织独特的靶向性和穿透性作用，使药物高度浓集于肿瘤组织内，减少了其在血液中的存留，因而白蛋白紫杉醇的疗效更好、对正常组织影响更小。白蛋白紫杉醇的标准用法为 260 mg/m²，每 3 周重复；优化方案为 100~150 mg/m²，每周给药一次。

4. 亚硝基脲类　具有 β-氯乙基亚硝基脲的结构，具有广谱的抗肿瘤活性。该类药物具有较强的亲脂性，易通过血脑屏障进入脑脊液中，因此广泛用于脑瘤和其他中枢神经系统肿瘤的治疗，其主要的不良反应为迟发性和累积性的骨髓抑制。其中应用最多的是福莫司汀，它在欧洲被批准用于转移性黑色素瘤的治疗，多个临床研究显示其有效率约为 22%。目前临床较少使用。

（二）肿瘤细胞靶点药物

1. MAPK 通路抑制剂　对于携带 BRAF 活化突变（包括 V600E、V600K、V600R、

V600D 等)的转移性黑色素瘤患者而言,一线治疗的选择包括针对 BRAF 的靶向治疗,主要包括 BRAF+MEK 抑制剂联合治疗(dabrafenib+trametinib 或 vemurafenib+cobimetinib)和 BRAF 抑制剂单药治疗(vemurafenib 或 dabrafenib)。以上方案均为Ⅰ类推荐。

　　白种人中约一半的转移性黑色素瘤具有细胞内 BRAF 基因突变。vemurafenib 是一种特定的 BRAF 基因突变抑制剂。一项Ⅲ期随机临床试验将 675 例未经治疗的,伴有 BRAFV600E 基因突变的转移性黑色素瘤患者随机分为两组,比较 vemurafenib 与达卡巴嗪的治疗效果。试验证实 vemurafenib 较达卡巴嗪可延长总生存期(OS)及无进展生存期(PFS)(HR=0.37;死亡或进展 HR=0.26;$P<0.001$)。两组的半年存活率分别为 84% 及 64%。皮肤并发症是 vemurafenib 最常见的不良反应,其中 18% 的患者发展为皮肤鳞状细胞癌或角化棘皮瘤,需要手术切除。2011 年 8 月 FDA 批准 vemurafenib 可用于治疗 BRAFV600E 基因突变的转移性或不可切除的黑色素瘤。对于采用 BRAF 抑制剂治疗的患者,推荐常规于皮肤科进行相关检查以监测皮肤相关不良反应情况。

　　继 vemurafenib 后,又有两类 BRAF 抑制剂被 FDA 所批准。一项Ⅲ期临床研究比较了 dabrafenib 与达卡巴嗪在 BRAFV600E 突变患者中的作用。共入组 250 例Ⅳ期或不可切除的Ⅲ期患者,结果显示 Dabrafenib 组的 PFS 时间为 5.1 个月,而对照组达卡巴嗪组为 2.7 个月(HR:0.3;95% CI:0.18~0.51;$P<0.001$)。相比 Vemurafenib、Dabrafenib 相关的皮肤鳞状细胞癌或角化棘皮瘤较为罕见。

　　在 MAPK 信号传导通路中,MEK1 及 MEK2 位于 BRAF 基因下游。Trametinib 是一种口服的 MEK1 及 MEK2 抑制剂。一项Ⅲ期随机临床试验将 322 名具有 BRAF V600E/K 基因突变转移性黑色素瘤患者随机分为两组,比较 trametinib 与化疗的治疗效果。相比于化疗组,trametinib 组的无进展生存期(4.8 个月 vs. 1.5 个月;HR:0.45;95% CI:0.33~0.63;$P<0.001$)及 6 个月总生存(81% vs. 67%;HR:0.54;95% CI:0.32~0.92;$P<0.01$)均有显著提高。与 BRAF 抑制剂不同,继发皮肤损害在 trametinib 中不常见。在一项Ⅱ期临床试验中,Trametinib 的客观缓解率较 BRAF 抑制剂低。相比于 BRAF 抑制剂,trametinib 在初治患者中反应率较低(22% vs. 48%~50%)。

　　尽管 BRAFV600E 抑制剂的初始反应率较高,但约半数使用单药 BRAFV600E 抑制剂的患者在 6 个月内进展。一项Ⅲ期临床研究纳入了 247 例 BRAF V600E 基因突变的晚期患者,评价联合治疗(BRAF 抑制剂+MEK 抑制剂)的安全性和疗效。该研究随机分为两组:dabrafenib 单药与 dabrafenib 联合 trametinib。结果显示,联合用药组的反应率(76% vs. 54%;$P=0.03$)及无进展生存(9.4 个月 vs. 5.8 个月;HR:0.39;95% CI:0.25~0.62;$P<0.001$)明显提高。继发皮肤鳞状细胞癌的概率明显减低(7% vs. 19%)。但发热比例增加(71% vs. 26%)。2015 年 ASCO 会议报道了 vemurafenib 联合 MEK 抑制剂(cobimetinib)的 coBRIM 研究最新结果,截止到 2015 年 1 月,中位随访时间 14 个月,vemurafenib+安慰剂组的 PFS 时间为 7.2 个月,联合治疗组的为 12.3 个月,联合治疗组显著降低进展风险。

　　vemurafenib、dabrafenib 和 trametinib 在国内都未上市,但中国黑色素瘤中 BRAFV600E 变异率接近 26%,虽然不如白种人约 50% 的变异率高,但对于我国黑色素瘤的治疗也有着十分重要的意义。

　　2. 伊马替尼(KIT 抑制剂)　　针对 KIT 变异药物的临床研究中规模最大的是来自中国

的一项Ⅱ期临床研究。例来自全国多个中心的 *KIT* 基因突变或扩增的晚期黑色素瘤患者接受了伊马替尼治疗,结果显示 6 个月的 PFS 率为 36.6%,中位 PFS 为 3.5 个月。相比其他外显子突变的患者,11 号或 13 号外显子突变患者的中位 PFS 更长,另外多发 *CKIT* 变异的患者较单发的 PFS 长(但无显著性差异)。10 例患者(23.3%)获得 PR,13 例患者(30.2%)获得 SD,20 例患者获得 PD。1 年生存率达到了 51.0%,中位 OS 达到了 14 个月;并且获得 PR 或 SD 患者的 OS 为 15 个月,与疾病进展的患者相比,有明显的统计学意义($P=0.036$)。

(三)免疫细胞靶点药物

常用的免疫靶向药物如表 39-8 所示。

表 39-8 常用的免疫靶向药物

治疗方案	推荐用法用量
ipilimumab	3 mg/kg,每 3 周 1 次 * 4 次
nivolumab 单药	3 mg/kg,2 周 1 次,用满 2 年
nivolumab 联合方案(与 ipilimumab 联合)	1 mg/kg,每 3 周 1 次×4 次,之后 3 mg/kg,每 2 周 1 次用满 2 年
pembrolizumab	2 mg/kg,每周 3 次,用满 2 年

1. CTLA-4 单抗(ipilimumab,Ipi) 在对初治患者的Ⅲ期临床研究中,Ipi 单药及 Ipi 联合达卡巴嗪组的 OS 较对照组均有显著提高。在既往治疗过的患者中,Ipi 组的总生存为 10.1 月,而对照组 gp100 疫苗仅为 6.5 个月,($P=0.003$)。在初治患者中,Ipi 组的总生存相比于对照组达卡巴嗪也有明显提高(11.2 个月 *vs.* 9.1 个月,$P<0.001$)。值得注意的是 Ipi 会导致严重的免疫介导的毒副反应。使用过程中需格外注意,密切观察其毒副作用,Ipi 在国内尚未上市。

2. PD-1 单抗(pembrolizumab 和 nivolumab) pembrolizymab 和 Nivolumab 有着比 Ipi 更高的反应率及更少的副作用,这两个药物应该被考虑用作一线治疗。在一项大型的Ⅰ期临床试验中,pembrolizumab 的总反应率为 38%,其中位持续时间尚未达到。Ipi 治疗进展后,使用 pembrolizuma 的总反应率为 38%,其中位持续时间尚未达到。另一项针对 BRAF 野生型的初治患者的大型Ⅲ期临床研究显示,nivolumab 的一年生存率(73% *vs.* 42%)、中位无进展生存期(5.1 m *vs.* 2.2 m)及 ORR(40% *vs.* 14%)较达卡巴嗪有着明显的提高。pembrolizumab 和 nivolumab 均会导致免疫介导的毒副反应,虽 3~4 级的毒副反应较 Ipi 少,但仍需密切关注。

3. CTLA-4 单抗联合 PD-1 单抗 2015 美国 ASCO 会议上报道了一项 PD-1 单抗(nivolumab)联合 CTLA-4 单抗(Ipi)的临床研究结果。该项研究入组了 142 例晚期或无法切除的黑色素瘤患者,以 2∶1 的比例分别入组 Ipi 3 mg/kg 每 3 周 1 次,用 4 次＋Nivo 1 mg/kg 后 nivo 3 mg/kg 每两周维持或 Ipi 3 mg/kg 每 3 周 1 次,用 4 次＋安慰剂每两周维持,研究终点为 ORR,次要终点为 PFS。结果显示联合组的有效率为 60%,单药组仅为 11%,其中完全缓解率分别为 12% 和 0,PFS 分别为 8.9 个月和 4.7 个月($P=0.0012$)。亚组分析显示预后越差的患者从联合组中更获益:LDH 升高患者和 M1c 期患者的有效率分别为 53% vs. 0 和 62% vs. 25%,遗憾的是联合组的 G3/4 副反应明显升高(51% vs. 20%),除外内分泌疾病需要额外替代治疗后,其余 83% 均可通过泼尼松等免疫抑制剂好转。从 PD-L1 的表达与疗效关系来看,PD-L1 高表达的患者,联合组和单药组疗效相近;而低表达的患者,联合组疗效则远高于单药组。

4. 免疫靶向治疗的评估 原有的用于评价传统化疗疗效的 RECIST 标准,已无法准确评估免疫靶向治疗的疗效。约 10% 的接受免疫靶向治疗的患者,可一过性地出现新病灶;同时也有病例根据原有的标准评估,病灶可能不出现退缩,但稳定很长一段时间,达到"人瘤共存"的状态。

因此有学者提出了针对免疫相关疗效评估的新准确 irRC 标准,其强调肿瘤负荷的比较。与原有的标准相比,irRC 标准,对肿瘤直径的测量,从原先的每个器官 5 个可测量病灶,增加到,每个内脏器官 10 个病灶或 5 个皮肤病灶,将所有测量结果相加以获得患者总肿瘤负荷并进行比较(表 39)。

同时,对于免疫靶向治疗的最佳疗效没有标准定义,通常指在间隔至少 12 周的至少连续两次评效中未再出现肿瘤继续缩小。在达到最佳疗效后是否继续治疗目前仍存争议。以 PD-1 单抗为例,临床实际操作中常在达到最佳疗效后继续 PD-1 治疗 12 周。

5. 免疫靶向治疗的不良反应 免疫靶向治疗的不良反应与传统的化疗也有所不同,大多表现为免疫性疾病,且总体发生率较高。接受 ipilimumab 单药或 nivolumab+ipilimumab 联合治疗的发生率在 50% 左右,其中单药治疗的 3~4 级不良反应发生率在 20% 左右。严重的不良反应包括间质性肺炎、小肠结肠炎、肾炎等,容易出现治疗相关性死亡,治疗时注重积极对症处理,必要时采用大剂量皮质类固醇治疗。

(四)抗血管生成药物

内皮抑制素能特异性地一直内皮细胞增生并明显抑制肿瘤的生长和转移,是迄今发现的疗效最好的血管生成一直因子。国内罗永章教授合成的重组人血管内皮抑制素成功解决了内皮抑素蛋白稳定性的问题,使其商品化生产,应用于临床,内皮抑制素除单纯使用具有抗肿瘤活性外,还可以与放化疗联合,具有显著的协同作用。国内开展了一项重组人血管内皮抑制素(恩度)或安慰剂联合 DTIC 一线治疗无法切除的Ⅲc 期或Ⅳ黑色素瘤患者的多中心双盲随机对照Ⅱ期研究,结果显示,恩度联合 DTIC 较 DTIC 单药,能够明显提高客观缓解率(8.9% vs. 3.7%)、疾病控制率(53.6% vs. 33.3%,$P=0.051$)、无疾病进展时间(4.5 m vs. 1.5 m,$P=0.013$)、中位生存时间(12 m vs. 8 m,$P=0.0005$),且治疗耐受性好。因此,中国恶性黑色素瘤治疗推荐恩度作为进展期黑色素瘤的一线治疗。

恩度常用的方案为 15 mg/(m²·d)×14 d,若联合化疗,则化疗从第 8 天开始。近期有研究显示,由于静脉滴注恩度的半衰期仅为 10 h,若采用持续静脉泵给药,将稳定恩度的血药浓度,安全性好,疗效提高。

第八节　其他类型的黑色素瘤

黏膜型皮肤恶性黑色素瘤,与皮肤恶性黑色素瘤相比,其预后相对较差,且缺乏术后辅助治疗和晚期治疗的临床证据,目前只能借鉴皮肤黑色素瘤的经验。

头颈部黏膜黑色素瘤占全身黏膜黑色素瘤的 25%～30%,以鼻腔、鼻窦及鼻烟最常见。头颈部黏膜恶黑无早期病例,按照 AJCC 分期标准,起病即为Ⅲ期,对于没有淋巴结转移的案例,考虑进行病灶的彻底切除,口腔的恶黑可采取冷冻切除,切缘在肿瘤外 1 cm 即可。术后追加原发灶和区域淋巴结的放疗,对于存在远处转移的恶Ⅳ病例,采用姑息治疗和临床关怀。

胃肠道黑色素瘤约占黏膜恶黑的 23%,最常见的发生于直肠肛管,较少可发生于胃和小肠。直肠肛管的恶黑一般在齿状线附近,起病隐匿。症状与肛管癌相似,以肠镜发现黑色隆起病变病理活检以证实,还有不少无色素病变,误诊为痔疮、皮赘或息肉等。目前对于肛管恶黑行扩肛扩大切除还是行经腹会阴直肠肛管联合切除(Miles 术)仍存在争议,需术前详细评估盆腔淋巴结状态,若由转移证据,是行 Miles 手术的指证。但对于双侧腹股沟淋巴结的预防性清扫目前不推荐。术后进行辅助治疗和化疗。

原发泌尿生殖道黑色素瘤约占黏膜恶黑的 16%,主要发生于女性患者的外阴、阴道、宫颈和子宫,发生尿道膀胱部位的病例较少。外阴黑色素瘤的分期的手术可参照外阴癌的手术范围,可一期进行双侧腹股沟淋巴清扫,有条件的亦可开展前哨淋巴结研究。辅助治疗和晚期治疗同其他类型恶黑。

眼球葡萄膜黑色素瘤是成人最常见的原发性眼内恶性肿瘤,约占全身黑色素瘤的 5%,仅次于皮肤黑色素瘤。葡萄膜黑色素瘤极易发生肝转移,预后较差。目前眼部的局部治疗包括巩膜表面敷贴器放射治疗,也可采用眼球摘除和眶内容物剜除术。欧美国家对于葡萄膜黑色素瘤主要采用质子治疗,根治率高,能够保证面部美观。

(徐 宇 朱蕙燕)

主要参考文献

[1] Guo J, Qin S, Liang J, et al. Chinese Guidelines on the Diagnosis and Treatment of Melanoma (2015 Edition). Ann Transl Med, 2015,3(21):322.

[2] Ferlay J, Soerjomataram I, Dikshit R, et al. Cancer incidence and mortality worldwide: sources, methods and major patterns in GLOBOCAN 2012. Int J Cancer, 2015,136(5):E359 - 386.

[3] Chen W, Zheng R, Baade PD, et al. Cancer statistics in China, 2015. CA Cancer J Clin, 2016,66(2):115 - 132.

[4] Dasgupta A, Katdare M. Ultraviolet Radiation-Induced Cytogenetic Damage in White, Hispanic and Black Skin Melanocytes: A Risk for Cutaneous Melanoma. Cancers (Basel), 2015,7(3):1586 - 1604.

[5] Chi Z, Li S, Sheng X, et al. Clinical presentation, histology, and prognoses of malignant melanoma in ethnic Chinese: a study of 522 consecutive cases. BMC Cancer, 2011,11:85.

[6] Jung HJ, Kweon SS, Lee JB, et al. A clinicopathologic analysis of 177 acral melanomas in Koreans: relevance of spreading pattern and physical stress. JAMA Dermatol, 2013,149(11):1281 - 1288.

[7] Otsuka M, Yamasaki O, Kaji T, et al. Sentinel lymph node biopsy for 102 patients with primary cutaneous melanoma at a single Japanese institute. J Dermatol, 2015,42(10):954 - 961.

[8] Long GV, Menzies AM, Nagrial AM, et al. Prognostic and clinicopathologic associations of oncogenic BRAF in metastatic melanoma. J Clin Oncol, 2011, 29(10): 1239-1246.

[9] Si L, Kong Y, Xu X, et al. Prevalence of BRAF V600E mutation in Chinese melanoma patients: large scale analysis of BRAF and NRAS mutations in a 432-case cohort. Eur J Cancer, 2012, 48(1): 94-100.

[10] Koshenkov VP, Broucek J, Kaufman HL. Surgical Management of Melanoma. Cancer Treat Res, 2016, 167: 149-179.

[11] Cui X, Ignee A, Nielsen MB, et al. Contrast enhanced ultrasound of sentinel lymph nodes. J Ultrason, 2013, 13(52): 73-81.

[12] Jasaitiene D, Valiukeviciene S, Linkeviciute G, et al. Principles of high-frequency ultrasonography for investigation of skin pathology. J Eur Acad Dermatol Venereol, 2011, 25(4): 375-382.

[13] Patnana M, Bronstein Y, Szklaruk J, et al. Multimethod imaging, staging, and spectrum of manifestations of metastatic melanoma. Clin Radiol, 2011, 66(3): 224-236.

[14] Hu L, Wickline SA, Hood JL. Magnetic resonance imaging of melanoma exosomes in lymph nodes. Magn Reson Med, 2014.

[15] Jouvet JC, Thomas L, Thomson V, et al. Whole-body MRI with diffusion-weighted sequences compared with 18 FDG PET-CT, CT and superficial lymph node ultrasonography in the staging of advanced cutaneous melanoma: a prospective study. J Eur Acad Dermatol Venereol, 2014, 28(2): 176-185.

[16] CSCO黑色素瘤专家委员会. 中国黑色素瘤诊治指南. 北京: 人民卫生出版社, 2015.

[17] Hall BJ, Schmidt RL, Sharma RR, et al. Fine-needle aspiration cytology for the diagnosis of metastatic melanoma: systematic review and meta-analysis. Am J Clin Pathol, 2013, 140(5): 635-642.

[18] Voit CA, van Akkooi AC, Schafer-Hesterberg G, et al. Rotterdam Criteria for sentinel node (SN) tumor burden and the accuracy of ultrasound (US)-guided fine-needle aspiration cytology (FNAC): can US-guided FNAC replace SN staging in patients with melanoma? J Clin Oncol, 2009, 27(30): 4994-5000.

[19] Otsuka M, Yamasaki O, Kaji T, et al. Sentinel lymph node biopsy for 102 patients with primary cutaneous melanoma at a single Japanese institute. J Dermatol, 2015, 42(10): 954-961.

[20] Morton DL. Overview and update of the phase III Multicenter Selective Lymphadenectomy Trials (MSLT-I and MSLT-II) in melanoma. Clin Exp Metastasis, 2012, 29(7): 699-706.

[21] van der Ploeg AP, van Akkooi AC, Rutkowski P, et al. Prognosis in patients with sentinel node-positive melanoma is accurately defined by the combined Rotterdam tumor load and Dewar topography criteria. J Clin Oncol, 2011, 29(16): 2206-221.

[22] Morton DL, Thompson JF, Cochran AJ, et al. Final trial report of sentinel-node biopsy versus nodal observation in melanoma. N Engl J Med, 2014, 370(7): 599-609.

[23] Wong SL, Balch CM, Hurley P, et al. Sentinel lymph node biopsy for melanoma: American Society of Clinical Oncology and Society of Surgical Oncology joint clinical practice guideline. J Clin Oncol, 2012, 30(23): 2912-2918.

[24] Jones EL, Jones TS, Pearlman NW, et al. Long-term follow-up and survival of patients following a recurrence of melanoma after a negative sentinel lymph node biopsy result. JAMA Surg, 2013, 148(5): 456-461.

[25] Flaherty KT, Puzanov I, Kim KB, et al. Inhibition of mutated, activated BRAF in metastatic melanoma. N Engl J Med, 2010, 363(9): 809-819.

[26] Chapman PB, Hauschild A, Robert C, et al. Improved survival with vemurafenib in melanoma with BRAF V600E mutation. N Engl J Med, 2011, 364(26): 2507-2516.

[27] Hauschild A, Grob JJ, Demidov LV, et al. Phase III, randomized, open-label, multicenter trial (BREAK - 3) comparing the BRAF kinase inhibitor dabrafenib (GSK2118436) with dacarbazine (DTIC) in patients with BRAFV600E-mutated melanoma [abstract]. J ClinOncol, 2012, 30 (Suppl 18): LBA8500.

[28] Flaherty KT, Robert C, Hersey P, et al. Improved survival with MEK inhibition in BRAF-mutated melanoma. N Engl J Med, 2012, 367(2): 107-114.

[29] Kim KB, Kefford R, Pavlick AC, et al. Phase II study of the MEK1/MEK2 inhibitor Trametinib in patients with metastatic BRAF-mutant cutaneous melanoma previously treated with or without a BRAF inhibitor. J Clin Oncol, 2013, 31(4): 482-489

[30] Chapman PB, Hauschild A, Robert C, et al. Improved survival with vemurafenib in melanoma with BRAF V600E mutation. N Engl J Med, 2011, 364(26): 2507-2516.

[31] Hauschild A, Grob JJ, Demidov LV, et al. Dabrafenib in BRAFmutated metastatic melanoma: a multicentre, open-label, phase 3 randomised controlled trial. Lancet, 2012, 380(9839): 358-365.

[32] Flaherty KT, Infante JR, Daud A, et al. Combined BRAF and MEK Inhibition in Melanoma with BRAF V600 Mutations. N Eng J Med, 2012, 367(18): 1694-1703.

[33] Hodi FS, O'Day SJ, McDermott DF, et al. Improved survival with ipilimumab in patients with metastatic melanoma. N Engl J Med, 2010, 363(8): 711-723.

[34] Robert C, Thomas L, Bondarenko I, et al. Ipilimumab plus dacarbazine for previously untreated metastatic melanoma. N Engl J Med, 2011, 364(26): 2517-2526.

[35] Hamid O, Robert C, Daud A, Hodi FS, Hwu WJ, Kefford R, et al. Safety and tumor responses with lambrolizumab (anti-PD - 1) in melanoma. N Engl J Med, 2013, 369(2): 134-144.

[36] Robert C, Ribas A, Wolchok JD, et al. Anti-programmed-death-receptor-1 treatment with pembrolizumab in ipilimumabrefractory advanced melanoma: a randomised dose-comparison cohort of a phase 1 trial. Lancet, 2014, 384(9948): 1109-1117.

[37] Robert C, Long GV, Brady B, et al. Nivolumab in previously untreated melanoma without BRAF mutation. N Engl J Med, 2015, 372(4): 320-330.

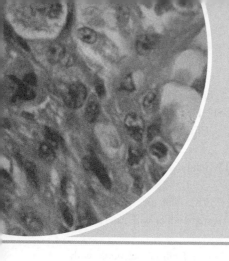

第四十章 软组织肿瘤

第一节 概 述

软组织肿瘤为一类少见肿瘤,是起源于间叶组织,包括肌肉、纤维、脂肪、平滑肌、横纹肌、滑膜、韧带、黏液、血管及淋巴管等。任何年龄均可发病,但以青壮年居多。其病理分类复杂繁多,包括50多种不同组织学亚型,加上该类肿瘤遍及全身各个部位,发病率低,医疗水平参差不齐,我们经常看到许多医院对其诊断治疗存在不规范性。复旦大学附属肿瘤医院自1984年起成立软组织多学科综合治疗门诊,根据我们的经验,在诊治软组织肿瘤时,要遵循临床、影像、病理三结合的原则,由外科、肿瘤内科、病理科、放疗科和放射诊断科医生共同参与诊治,形成多学科综合治疗方案,为患者提供个体化治疗。

良性者为瘤,恶性者为肉瘤。良性者临床常见,如纤维瘤、脂肪瘤和血管瘤等。良性肿瘤病程较长,生长缓慢,有时数十年不生长。表浅者易于发现,而深在发现困难。不同肿瘤有其好发部位,血管瘤多见于面部、上肢和躯干皮肤,淋巴管瘤多见颈部及腋窝,脂肪瘤多见皮下脂肪组织,纤维瘤可位于皮下浅筋膜处。有些良性肿瘤具有多发性,如脂肪瘤、神经纤维瘤等。

恶性软组织肿瘤称为软组织肉瘤。该名称由希腊词语"肉质赘生物"衍生而来,也有"软癌"这一说法,软组织肉瘤和癌差别较大,体现在以下几个方面。

一、发病率

癌较常见,约为肉瘤的9倍,多见于40岁以上的成年人;肉瘤较少见,大多见于青少年。

二、有无网状纤维

癌细胞间多无网状纤维;肉瘤细胞间多有网状纤维。

三、转移

癌多经淋巴道转移;肉瘤多经血道转移。

四、组织来源

癌的组织来源为上皮组织;肉瘤的组织来源为间叶组织。

五、大体特点

癌质较硬、色灰白、较干燥;肉瘤质软、色灰红、湿润、鱼肉状。

六、组织学特点

癌多形成癌巢,实质与间质分界清楚,纤维组织有增生;肉瘤细胞多弥漫分布,实质与间质分界不清,间质内血管丰富,纤维组织少。

七、免疫组织化学

癌细胞表达上皮标记(如细胞角蛋白);肉瘤细胞表达间叶标记(如波形蛋白)。

知晓软组织肉瘤和癌差别对了解肉瘤属性及生物学行为具有重要价值。因良性软组织肿瘤对人影响不大,手术效果好,本章节主要就恶性软组织肉瘤外科治疗予以介绍。

第二节 流行病学

软组织肉瘤发病率较低,约占成人恶性肿瘤的1%和儿童恶性肿瘤15%,无性别差异。2016年,美国约有12 310人被确诊患有软组织肉瘤,近5 000例患者死于该疾病。其发病率世界各地存在差异。例如,欧洲为4/10万,美国为3.3/10万,印度孟买为1.4/10万。上海市区2004年恶性肿瘤新发病例58例,男性标化发病率1.49/10万,女性为新发62例,标化发病率为1.54/10万人口。在成年人,最常见软组织肉瘤依次为恶性纤维组织细胞瘤/未分化肉瘤、脂肪肉瘤、平滑肌肉瘤、滑膜肉瘤和恶性周围神经鞘膜瘤;在儿童,最常见的软组织肉瘤主要为神经母细胞瘤、胚胎性横纹肌肉瘤、外周原始神经外胚层瘤和骨外尤文肉瘤。

软组织肉瘤可发生于任何部位,按身体不同部位的发病率高低排序为:下肢、内脏、腹膜后、上肢、躯干和头颈。

第三节 病因学

与其他类型的恶性肿瘤相比,软组织肿瘤的病因不明,可能与遗传因素、环境因素、放射辐射、病毒感染、免疫抑制和免疫缺陷等相关,另有一些软组织肉瘤与一些综合征相关。

一、环境因素

(一)手术及外伤

少数报道证实在手术、烫伤或化学灼伤形成的瘢痕组织附近组织中发生软组织肿瘤。

(二)化学致瘤物质

瑞典学者的研究显示,苯氧乙酸、氯苯酚和二噁英等可诱发软组织肉瘤。

(三)射线辐射

放疗是软组织肉瘤的一种致病因素,但作用机制不清楚,因患乳腺癌、宫颈癌和淋巴瘤而接受放疗的患者会增加继发软组织肉瘤的风险。

二、致瘤病毒

HHV8 在卡波西肉瘤、EBV 在部分平滑肌肉瘤的发生中起了重要的作用,这两种肉瘤多发生于有免疫缺陷或免疫抑制的患者。

三、免疫因素

当宿主免疫功能低下或受抑制时,突变细胞逃避免疫监视,在体内不断增殖,产生肿瘤。

四、遗传因素

一些软组织肿瘤具有家族性或遗传性,如多发性脂肪瘤、盆腔和肠系膜纤维瘤病、结节性黄色和腱鞘黄色瘤、家族性胃肠道间质瘤、遗传性出血性扩张症等。可发生特定的基因改变或突变,包括各种各样的基因突变、基因重排、基因融合和基因易位等,如纤维瘤病中 $CTNNB1$ 基因突变、尤文氏肉瘤中 $EWSR1-FLI1$ 基因融合。有研究报道 $NF1$、Rb 及 $p53$ 等基因突变与肉瘤发生有关。

五、综合征

一些软组织肿瘤还与某些综合征相关,如 Gardner 综合征、Li-Fraumeni 综合征和 Bannayan-Zonana 综合征等。

第四节 临床表现

软组织肉瘤临床表现可以依年龄、部位、深浅、病程长短及肿瘤恶性程度而不同,早期无明显不适,中晚期可表现出各种不同临床表现。

一、肿块

常为无痛性,可持续数月或 1 年以上。肿块位于体表多为良性或低度恶性,位于深部多为高级别肉瘤。恶性程度越高,生长越快。

二、疼痛

多为无痛性肿块,但生长较快者可有钝痛。肿瘤如果累及邻近重要神经则疼痛为首要症状。

三、部位

肉瘤具有各自好发部位。如纤维源性肉瘤多发于皮下组织;脂肪源性肉瘤多发于臀部、下肢和腹膜后;间皮瘤多发生于胸、腹腔;平滑肌源性肿瘤多发生于腹腔及躯干部;滑膜肉瘤则易发生于关节附近及筋膜等处;横纹肌肉瘤多发于肢体肌层。

四、活动度

肉瘤的活动度与其发生部位、病理类型及病期长短有关。低度恶性肉瘤,生长部位常表浅,活动度大;生长部位较深或向周围组织浸润的肉瘤,其活动度小;腹膜后肿瘤因发现时往往较大,且和周围脏器组织关系密切,多为固定型。

五、硬度

肿瘤中纤维、平滑肌成分较多者则质地较硬,如纤维瘤病胶原纤维较多,质地较硬。血管、淋巴管及脂肪成分较多者则质地较软。

六、温度

肉瘤血供丰富,新陈代谢旺盛,局部温度可高于正常组织,为其恶性表现。

七、区域淋巴结

虽肉瘤转移途径主要经血道转移,但一部分肉瘤可沿淋巴道转移。例如,滑膜肉瘤、横纹肌肉瘤和上皮样肉瘤等可有区域淋巴结肿大,有时融合成团。

八、功能障碍

如臀部、大腿后方软组织肿瘤因压迫坐骨神经引起跛行;盆腔肿瘤压迫髂外血管引起下肢水肿等。

第五节 影像学检查

一、X线检查

软组织条件下给医生以整体感,提示肿瘤轮廓及钙化,可以除外骨肿瘤和有无骨侵犯,还可评估软组织肉瘤骨受侵时发生病理骨折的风险。肉瘤容易发生肺转移,一般需常规拍摄胸片。

二、超声检查

可在术前了解肿瘤大小、血流情况、边界及与血管关系,了解瘤体内部肿瘤组织的回声,所属区域淋巴结是否有转移,肿块系实质性还是囊性,彩色超声检查可区分动脉、静脉与肿瘤的关系,超声检查还能引导深部肿瘤的针刺细胞学或组织学检查,为方便易行初步检查。还可以用于随访的初检。

三、CT检查

可较清楚探明肿瘤位置及与周围组织结构的关系,具有理想的定位效果和定性参考。增强CT检查常用,可显示肿瘤强化情况和与血管关系,显示软组织肉瘤邻近骨有无骨破坏及破坏情况,有助于与骨化性肌炎鉴别,对指导外科手术切除具有重要价值。较 MRI 检查能更好地显示细小钙化、骨化及骨质破坏。不同种类肿瘤的 CT 密度有所区别,脂肪来源肿瘤密度一般较低,大部分肉瘤呈现高密度,肌源性肉瘤的密度与肌肉相当。因软组织肉瘤容易发生血行转移到肺,对于高级别肉瘤常规推荐肺 CT 检查。四肢的远端 CT 检查常不能提供清楚的相互关系。

四、MRI 检查

MRI 是软组织肉瘤的重要检查手段,制订手术方案重要依据之一。它可以弥补 X 线和 CT 检查的不足,更能从多角度描述软组织肿瘤与邻近组织的关系,特别对于显示和周围组织(如肌肉)具有相近密度的肿瘤具有优越性,对于跳跃病灶显示也较好,与 CT 检查比较具有更好的软组织分辨率。对于复发者图像多混乱,常需有其他资料的佐证。对于 MRI 片的缜密阅读和正确判断是对临床医生的考验。

五、ECT 检查

临床上怀疑骨转移时可选用,可早期提示骨病变可能。

六、PET/CT 检查

可全面了解全身肿瘤负荷情况,不但能了解肿瘤代谢情况,还可提供精确的解剖信息。特别显著提高对小病灶的诊断能力,可协助对肿瘤进行分期,为治疗策略制订具有重要价值,尤其适用于高度恶性软组织肉瘤患者并怀疑有转移时,有时可避免不必要的手术。缺点是价格昂贵、存在假阳性和有一定的辐射副作用。

第六节 病理学检查

一、软组织肉瘤活检术

术前获得病理对于指导软组织肿瘤切除范围具有重要价值。软组织肉瘤的大体形态和组织细胞结构是临床诊断的依据,也是临床制订治疗方案的先决条件,并为一些治疗(如截肢、化疗、放疗)提供依据。因此,认为活检术在肉瘤诊治过程中占有重要地位。由于软组织肉瘤临床表现不尽相同,活检的方法也并不完全一致。常用活检方法如下。

(一)细针吸细胞学检查

细针吸活检获得细胞学诊断比较简单快速,但需要有经验的病理医生判断有无恶性依据。缺乏组织完整性,分型很难。

(二)粗针活检

粗针活检能获得组织学诊断,不仅可判断良恶性,还可进一步用于分型和基因分析与检测,较细胞学检查更准确可靠。对于深在的肿瘤,可在 CT 引导下定位穿刺。不足之处是穿刺组织相对有限,不足以代表整个肿瘤。

(三) 钳取活检

如果软组织肉瘤已溃破，细胞学涂片又不能确诊时，可用锐利活检钳咬取肿瘤边缘组织，送病理检查，取材组织不宜过小，避免在肿瘤中央坏死区取材，活检后，纱布压迫止血。

(四) 切取活检

常在手术中采取此方法。较大的肢体肿瘤、位置较深部位、腹膜后肉瘤及粗针穿刺仍不能获得明确诊断的肿瘤均可切取活检，以获取病理诊断，选择下一步较适合的治疗方案。无法手术切除的肉瘤更需切取活检，待确诊后采用放疗或化疗。肿瘤切取的范围一般为 1 cm×1 cm×0.5 cm 大小。切取肿瘤时，周围正常组织应予保护，避免肿瘤脱落种植。同时建议锐性切割肿瘤，形成整块标本，避免烧灼。肢体肉瘤活检时，如需施行截肢术，应在做根治术准备下，尽可能暂时阻断局部血运再进行，标本应立即送冰冻切片检查确诊。活检切开还需考虑与根治术手术切口方向一致。肢体活检忌用横切口，应采用和肢体平行的纵切口。

(五) 切除活检

切除活检的概念是切除完整肿瘤送检，常用于小肿瘤及表浅肿瘤，可达到诊断及治疗的双重目的。活检时止血须彻底，避免术后出血。切除肿瘤时尽可能带些正常组织一并切除。如为良性肿瘤，则结束手术。如恶性肉瘤，根据不同病理类型决定是否需扩大手术切除范围。如术中冰冻病理切片不能明确恶性诊断时，原则应等待石蜡切片确诊，避免不必要的误诊。

二、软组织肉瘤活检注意事项

第一，要求患者全身状况尚好，血小板计数、凝血酶原时间要在正常范围内，告知患者活检的必要性和重要性。

第二，征得患者家属的理解及同意，必要时要完成手术前谈话签字为证，并告知活检的局限性，不成功的可能，或仍无法做出正确诊断，以及活检可发生出血、肿瘤播散和切口不易愈合等问题。

第三，医师不应将活检看成是小手术，活检者原则上也是日后给患者行根治性手术的医师为好。活检前详细了解病情，并有各种影像学检查资料供参考。

第四，无论选择何种活检方法，均以不导致肿瘤播散为原则，除手术中予以保护措施外，活检后再次手术时，应切除活检区域组织。

第五，获得理想的活检组织标本后，应及时送病理科检查，或予以固定液固定，防止标本缺失。

三、软组织肉瘤的分类与分级

软组织肿瘤分类根据临床类型、大体表现、组织学特征、免疫组化、分子病理学检查决定的。某些肉瘤又分为不同的组织学亚型，例如脂肪肉瘤分为高分化脂肪肉瘤、黏液样脂肪肉瘤、多形性脂肪肉瘤和去分化脂肪肉瘤；纤维肉瘤分为隆突性皮纤维肉瘤、孤立性纤维性肿瘤、黏液炎性成纤维细胞性肉瘤、成年型纤维肉瘤和黏液纤维肉瘤等。值得一提的是这些不同亚型间肉瘤生物学行为有差异，如高分化脂肪肉瘤恶性程度较低，预后较好，去分化脂肪肉瘤恶性程度高，易复发转移，预后差。近 10 余年来，免疫组织化学及分子病理学的进展更提高了软组织肉瘤的诊断水平。例如,尤文瘤及原始神经外胚层肿瘤已证实 t(11;22) EWSR1-FLI1 染色体易位,为诊断提供可靠依据。原位杂交的 DNA 探针技术(FISH)也可以在石蜡切片中找到易位的证据,具有实验周期短、灵敏度高、分辨率高、直观可见等优点。临床上相对常见的恶性软组织肉瘤病理组织学类型(表 40-1)。

表 40-1 常见恶性软组织肉瘤病理组织学类型

脂肪性肿瘤:	平滑肌性肿瘤:
高分化脂肪肉瘤	平滑肌肉瘤
黏液样脂肪肉瘤	
多形性脂肪肉瘤	软骨-骨性肿瘤:
去分化脂肪肉瘤	间叶性软骨肉瘤
	骨外骨肉瘤
纤维性肿瘤:	
隆突性皮纤维肉瘤	神经鞘膜性肿瘤:
孤立性纤维性肿瘤	恶性周围神经鞘膜瘤
黏液炎性成纤维细胞性肉瘤	上皮样恶性周围神经鞘膜瘤
成年型纤维肉瘤	恶性蝾螈瘤
黏液纤维肉瘤	恶性颗粒细胞瘤
低度恶性纤维黏液样肉瘤	
硬化性上皮样纤维肉瘤	其他类型恶性软组织肿瘤:
	梭形细胞型滑膜肉瘤
脉管性肿瘤:	双向型滑膜肉瘤
上皮样血管内皮瘤	上皮样肉瘤
软组织血管肉瘤	腺泡状软组织肉瘤
	软组织透明细胞肉瘤
骨骼肌性肿瘤:	骨外尤文肉瘤
胚胎性横纹肌肉瘤	促结缔组织增生性小圆细胞肿瘤
腺泡状横纹肌肉瘤	梭形细胞未分化肉瘤
多形性横纹肌肉瘤	多形性未分化肉瘤
梭形细胞/硬化性横纹肌肉瘤	小圆细胞未分化肉瘤
	上皮样未分化肉瘤

软组织肉瘤的 AJCC 病理分级共分为 3 级:G1 为分化好;G2 为分化中等;G3 为分化差或未分化。病理分级应由专业病理医生确定。病理分级对临床诊治及预后判断意义重大。

为获取正确病理报告,临床医生要提供病理医生有关病史,包括发病时间、部位、诊断、治疗情况及影像学检查资料。病理报告要包括肿瘤活检的类型、是否侵犯周围组织、肿瘤的大小、切缘的状态、免疫组化的结果、肿瘤的坏死及核分裂象、分化程度和淋巴结是否累及等。对于病理科医生来讲,某些经过化疗、新辅助治疗及放疗的病例,可通过病理学检查评估治疗效果。

第七节 分　　期

一、Enneking 分期

Enneking 等介绍了一种软组织肿瘤外科分期系统,它能帮助确定治疗方案,还利于对不同治疗方法比较。良性软组织肿瘤的分期以阿拉伯数字标记,如 1. 潜隐性;2. 活动性;3. 侵袭性。恶性软组织肿瘤的分期以罗马数字标记,是根据肿瘤所在的解剖部位(间室内和间室外,表 40-2)、组织学分级(低度恶性和高低恶性)和有无转移而定。此分期包含了影响肿瘤预后的重要的因素,按渐进加重的顺序进行分期,能指导手术及辅助治疗方法的选择。Ⅰ期为低度恶性肿瘤,分化较好、有丝分裂少见、非典型细胞不多,转移的可能性小;Ⅱ期为高度恶性肿瘤,分化较差、有丝分裂率高、细胞/基质比率高。还可根据侵犯范围对Ⅰ、Ⅱ期进一步分期。ⅠA、ⅡA 期的肿瘤其病灶局限于边界完好的解剖间室中,解剖间室指的是能阻隔肿瘤生长的自然解剖屏障,如皮质骨、关节软骨、筋膜间隔或关节囊。ⅠB、ⅡB 期的肿瘤已突破其原发间室,提示肿瘤侵袭性强。任何肿瘤,无论其原发病灶的大小或组织分级如何,只要出现转移灶即定义为Ⅲ期肿瘤,对淋巴结转移、远处转移未作区分,因为两种情况下预后均较差。分期如表 40-3。

表 40-2　肌肉骨骼肿瘤协会分期中的解剖部位

间室内	间室外	间室内	间室外
关节内	向关节周围软组织扩展	骨旁	向骨内或筋膜外扩展
浅筋膜与深筋膜之间	向深筋膜扩展	筋膜内	向筋膜外扩展

表 40-3　Enneking 外科分期

分期	分级	部位	转移
ⅠA	低度恶性	间室内	无
ⅠB	低度恶性	间室外	无
ⅡA	高度恶性	间室内	无
ⅡB	高度恶性	间室外	无
Ⅲ	低度或高度恶性	间室内或外	区域或远处转移

二、AJCC 分期

美国癌症联合会(American Joint Committtee on Cancer,AJCC)建立了一项国际上能普遍接受的分期标准,即 TNM 分期。肿瘤大小临床上可通过影像学判断,如 T1 表示肿瘤直径≤5 cm,T2>5 cm,经 CT 及 MRI 均能确定。根据肿瘤大小、深度、有无淋巴结转移、远处转移、分化程度共同确定肉瘤分期(表 40-4),较 Enneking 分期更容易接受。

表 40-4 《软组织肉瘤的 AJCC 临床分期》(2010 年第 7 版)

原发肿瘤(T)		远处转移(M)	
TX	原发肿瘤不能确定	MX	远处转移不能评估
T0	无原发肿瘤	M0	无远处转移
T1	肿瘤 ≦ 5 cm	M1	远处转移
T1a	表浅肿瘤		
T1b	深在肿瘤	组织学分级	
T2	肿瘤＞5 cm	GX	无法估评
T2a	表浅肿瘤	G1	分化好
T2b	深在肿瘤	G2	中等分化
		G3	分化差

区域淋巴结(N)	
NX	区域淋巴结不能评估
N0	无局部淋巴结转移
N1	区域淋巴结转移

临床分期				
ⅠA	T1a	N0	M0	G1, GX
	T1b	N0	M0	G1, GX
ⅠB	T2a	N0	M0	G1, GX
	T2b	N0	M0	G1, GX
ⅡA	T1a	N0	M0	G2, G3
	T1b	N0	M0	G2, G3
ⅡB	T2a	N0	M0	G2
	T2b	N0	M0	G2
Ⅲ	T2a, T2b	N0	M0	G3
	任何 T	N1	M0	任何 G
Ⅵ	任何 T	任何 N	M1	任何 G

第八节 临床诊断

根据病史、临床表现、实验室检查、影像学检查及病理学检查，一般不难诊断。软组织肉瘤应与以下疾病相鉴别。

一、外伤血肿

常有外伤史或服用抗凝药物病史，局部触痛明显，穿刺液为血液。血肿机化后，短期内体积变化不大，待一段时间后，可有缩小趋势。

二、结核

多发生于胸壁、肋骨、腰臀等部位，有结核病史和结核中毒症状，肿块触诊较软，穿刺病理可发现结核病学改变。

三、炎性肿块

常发病较快,局部温度高,有触痛,皮肤可有红肿,穿刺为炎性细胞。

四、转移癌

患者常伴有肿瘤病史,一般转移灶多发常见,可行 PET/CT 检查明确全身肿瘤情况。

第九节 软组织肉瘤多学科讨论

软组织肿瘤种类繁多,生物学特性复杂,加上发病率较低,非专科医院医生治疗经验较少,局部复发率高。目前,软组织肉瘤的诊治仍强调遵循多学科综合诊治原则,需要骨与软组织肉瘤外科、肿瘤内科、放疗科、影像科、病理科和介入科等相关科室的专家进行讨论,根据患者的年龄、身体基本状况、病理类型、肿瘤侵犯范围和有无远处转移等,仔细分析病情,尽量减少治疗上的失误,制订出一个有计划、按步骤、逐步实施的整体治疗方案,尽量让患者在该治疗方案中获得最大的治疗效果。

我国针对软组织肉瘤进行专科的系统治疗起步较晚,在相当一段时间内,主要是附随于骨肿瘤或普外科的治疗。一些医生,见到肿块就简单切除,并未显示软组织肿瘤的特点,致使反复复发。对于软组织肉瘤治疗,推荐到有条件的医院进行专科治疗,是国际共识,也是降低复发率和提高疗效的重要保障。2005 年,Clark 等在 *N Engl J Med* 杂志发表了一篇回顾性综述,结论如下:①外科治疗是软组织肉瘤治疗的主要方法;②放疗选择性有益;③常规化疗对大多数肿瘤少有效果。虽然手术是软组织肉瘤治疗的主要手段,但仍需强调多学科综合治疗。

化疗作为全身治疗手段,有助于提高肿瘤切除率,降低术后复发转移风险,10%高级别软组织肉瘤患者在初诊时已发生了转移,对于复发转移的晚期患者有Ⅰ类证据显示化疗可延长生存期和提高生活质量。对于化疗敏感的软组织肉瘤,如尤文肉瘤、横纹肌肉瘤,推荐手术+化疗。对于深在的、复发的、直径>5 cm 的高度恶性软组织肉瘤,如滑膜肉瘤、多形性未分化肉瘤,可考虑术后给予化疗。软组织肉瘤化疗主要采用多柔比星和(或)异环磷酰胺为主的方案。

放疗的疗效取决于不同软组织肉瘤的病理类型和肿瘤负荷量,通常高级别软组织肉瘤如横纹肌肉瘤、尤文肉瘤等对放疗敏感性较高,肿瘤负荷量越小,放疗效果越好。单纯放疗是软组织肉瘤治疗最常用的放疗方式,放疗剂量和照射野视肿瘤大小、部位和病理类型而定,常规剂量为(50~76 Gy)/(25~38 次)。术后辅助放疗主要杀灭手术后残存的肿瘤细胞,减少局部复发甚至远处转移机会。适应证:①高级别软组织肉瘤;②肿瘤直径>5 cm;③切缘阳性或肿瘤因侵犯周围血管、神经术中残留。

分子靶向治疗目前主要作为局部晚期无法手术切除或转移性软组织肉瘤的二、三线治疗。2012 年 FDA 批准 pazopanib 口服治疗既往化疗失败的、除脂肪肉瘤和胃肠间质瘤以外的晚期软组织肉瘤。克唑替尼治疗 ALK 阳性炎性肌成纤维细胞瘤、地诺单抗治疗骨巨细胞瘤获得国内外软组织肉瘤专家的推荐。

今后肉瘤治疗重点是控制局部复发,降低远处转移,提高患者生活质量。

第十节 软组织肉瘤外科治疗

正确而规范的外科手术是治疗软组织肉瘤首选方法,也是绝大多数软组织肉瘤唯一的治愈措施。手术的目标不仅是完整切除肿瘤,要求对其周围正常组织(瘤床)有一个清楚认识和切除。

软组织肉瘤手术治疗前需判断肿瘤能否切除,应仔细分析患者的影像学资料,明确肿瘤位置、病理类型、浸润周围组织的范围和是否累及周围血管、神经、脏器和骨骼等,以便确定手术切除的范围和深度。力争明确肿瘤的良恶性及高低分级。低度恶性软组织肉瘤要扩大手术切除范围,手术操作应在肿瘤周围的正常组织内进行,这样才能减少局部复发。仅仅挖除术很容易导致肿瘤反复复发,并使恶性程度增加,甚至转移,危及生命。对于级别较高的恶性软组织肉瘤,特别是对于位置较深、体积较大者,复发转移机会更大,需有一个较大范围的切除。有条件的可选择间室切除术,屏障切除适合所有肉瘤外科治疗,截肢有时不可避免。术前新辅助内科治疗、放疗、介入治疗和肢体热灌注化疗等,目的都是为了缩小肿瘤,为外科手术提供安全边界。有时需切除肉瘤受累及的神经、血管、骨骼和皮肤等,并需进行相关功能重建,如神经、血管吻合术,人造血管置换术,肌腱转位功能重建术,植骨术,皮瓣转位修复术等。高级别软组织肉瘤在术中功能与切除范围发生矛盾时,通常以牺牲部分功能为代价,切除肿瘤第一,保留功能第二,不能颠倒。

软组织肉瘤手术不常规行区域淋巴结清扫,这与上皮性肿瘤的区别。对于容易发生淋巴结转移的透明细胞肉瘤、上皮样肉瘤、血管肉瘤、胚胎型横纹肌肉瘤和未分化肉瘤等,应常规检查淋巴结,如影像学怀疑有淋巴结转移应在切除原发肿瘤的同时行淋巴结清扫术。

一、软组织肉瘤外科治疗两个原则

(一)首次治疗原则

软组织肉瘤强调首次治疗,外科手术为软组织肉瘤主要治疗手段。首次外科治疗相当重要,是患者赢得治愈最好的机会。不恰当的首次手术很可能会造成手术野肿瘤播散,造成肿瘤复发、肿瘤恶性程度增加、肿瘤累及范围更广、再次手术切除难度和修复重建难度增加,最终可能造成患者截肢或死亡。

(二)无瘤原则

由于外科手术为肉瘤主要治疗手段,其无瘤原则包括以下几点。

1. 操作细节无瘤 切除要锐性、连续和整块。手法要轻柔,避免挤压,保持屏障完整。减瘤术尽量避免施行,必须时要注意隔离,保护正常组织和保护切口。时刻不忘术者的手是最主要的播散源。

2. 合适足够的外科手术切缘 合适足够的外科手术切缘是防止局部复发的关键,切缘主要指正常组织形成的屏障(筋膜、肌肉、骨膜、软骨和骨等)和一定的安全距离。

3. 复发病例再切除同样需要寻找安全切缘 单纯的 R0 切除复发率在 10% 以上。复旦大学附属肿瘤医院追求的是理论上的切缘阴性和 R0 的结合。

二、软组织肉瘤外科切除术式

(一)囊内切除术(切开活检)

指在肉瘤的假包膜内切除部分或全部瘤组织的方法。术后大量瘤组织残留,确诊后要作再次切除。仅用于切取活组织检查。

(二)边缘切除术(切除活检)

指在肿瘤的包膜外或反应区边缘,将肿瘤全部切除的手术方法。多用在虽无组织学诊断,但临床上考虑良性可能性大,肿块体积较小,可一次完成诊断和治疗。当肉瘤巨大或紧邻重要结构时,边缘切除肉眼所见到的瘤体,显微镜下有瘤组织残留可能,复发率高,术后根据病理应追加补切、放疗或化疗。

(三)广泛切除术

理论上的广泛切除指在肿瘤多维面立体层次以外,正常组织中 3~5 cm 处作为切缘,术中不暴露肿瘤的完整切除。此类手术被视为肉瘤最基本手术之一。假如术中肿瘤暴露或破溃,则增加了手术后局部复发的危险性。应注意肿瘤基底部的切除范围,应达到三维广泛切除的要求,然而,临床上允许这种切除方式的病例不多。对于肉瘤跳跃性病灶或外围显微卫星病灶不能达到很好切除。

(四)根治性切除术(间室切除术)

间室切除术是近年来提出的一种以间室概念为基础的手术方法。人体一些部位的解剖学结构具有自然屏障作用,当肉瘤位于其中时,在相当一段时间内,对肿瘤有一定约束作用,肿瘤相当于在间室内,将此类结构连同肉瘤全部切除,视为间室切除术,若肿瘤侵犯相邻间室,则涉及多肌群的切除。缺点功能损毁严重。

(五)截肢术

切除肢体的一部分或全部,术后出现残疾,相应功能丧失。适用于四肢反复复发的高级别肉瘤,侵犯范围广和深,导致多处污染及保肢手术不能获得满意外科边界的病例。许多过去认为需要截肢的病例,已被各种治疗或综合治疗所取代,导致截肢率下降,如侵犯血管行人工血管置换,侵犯重要神经行肌腱转位修复重建术,侵犯骨骼行瘤段骨切除+自体或异体骨重建术。值得注意的是对于截肢患者术前需谨慎,要明确是否一定要截肢,如采用截肢是否过度,不截肢者局部复发及转移的危险性如何,有无更合理的治疗方法,家属知情同意等。截肢适应证:①重要血管、神经束受累;②缺乏保肢后骨或软组织重建条件;③预计假肢功能优于保肢。区域或远处转移不是截肢手术的禁忌证。

(六)屏障切除术

这是复旦大学附属肿瘤医院目前所推荐和常用的术式,逐渐被证实能降低肉瘤局部复发率。屏障切除术定义:在能阻挡肉瘤生长或能改变肉瘤生长方向的致密的屏障组织外,对肉瘤实行大块切除。切除的组织中除了肉瘤之外,还可能包括骨、软骨、神经、血管、肌肉、筋膜和皮肤等重要结构。

1. 屏障切除术的理论依据

(1)软组织肉瘤周围有反应带:这一反应带与良性肿瘤的包膜完全不同,反应带的成分是被压缩了的肉瘤细胞和炎性反应的纤维血管组织。一般恶性程度越高,反应带越薄,有的甚至残缺不全。

(2) 软组织肉瘤沿低张力区生长的特性:软组织肉瘤沿肢体长轴的生长速度总超过横轴。

(3) 瘤体的阻挡和封闭:软组织肉瘤在相当的时间内,可被周围致密的结缔组织所阻挡和封闭。

(4) 跳跃性转移:一些软组织肉瘤可穿过假包膜在同一个解剖间室内形成播散转移,称为"跳跃性转移"。这就解释了为什么一些肉瘤即使切缘阴性,依然容易局部复发,但这种跳跃性病灶仍维持在解剖间室内。

2. 屏障切除术的内容

(1) 完全的屏障切除术:在肉瘤的多维接触面上,寻找可以作为屏障作用的组织,这些组织的外缘即为切缘;在无屏障作用组织结构部位,以 3～5 cm 为安全距离,在安全距离之外作切缘。然后将所有设计的切缘连接起来,就形成了肉瘤的一个安全的、理论上的阴性切缘。

(2) 部分的屏障切除术:对一些复发、局部晚期病例,不能在肉瘤周围找到屏障或提供安全距离,对此类患者,可作部分屏障切除术。不具备条件的部位,可使用灭活、补充放疗等。

三、软组织肉瘤切除后创面修复

软组织肉瘤切除后,有时不能直接缝合关闭创面,需要游离皮片移植、临近皮瓣修复、带血管蒂皮瓣修复、带血管蒂肌皮瓣修复和游离肌皮瓣修复等,在应用修复术时,先要保证创面局部无肿瘤残留,避免为修复而局部肿瘤切除不够彻底,原则上是在无瘤基础上再行修复重建术,避免将两者关系颠倒。

(一) 游离皮片应用

取患者自身薄层皮片,修剪后,置于创面缺损处,和周围组织打包缝合。一般 7～10 d 可拆开包查看植皮成活情况。要求创面条件较高,最好为肌肉组织,利于皮片成活。若创面有大量骨组织、神经、血管、肌腱等组织外露时,皮瓣一般难以成活。游离皮片移植时应注意:①选择适宜厚度的皮片,宁可薄点;②良好引流,要在皮片上均匀划小的刀口,避免积血;③确切的压迫,特别是边角一定要填塞压实,否则易发生坏死;④必要时可石膏托或支具外固定,形成有效的制动。

(二) 邻近皮瓣应用

指带有血液循环的一块具有皮下组织的皮肤,从原部位转移到相邻部位,小部分边缘与供皮区相连,并依靠相连部分提供血液营养,另一大部分直接覆盖缺损处。常用皮瓣有旋转皮瓣、局部 Linberg 皮瓣、单蒂单侧或双侧推进皮瓣、双蒂推进皮瓣、W 交错皮瓣、交叉推进皮瓣、松弛区三角皮瓣。取局部皮瓣时应注意几点:①血流方向,以顺行蒂为首选,即皮瓣的蒂在近心端,皮瓣的游离边缘在远心端,或顺着动脉血流方向,尽量不用逆行皮瓣,以减少坏死概率;②控制皮瓣长宽比例,一般为 1∶(1～2);③适当制动,特别是在关节附近。

(三) 带血管蒂皮瓣应用

带血管蒂皮瓣之周围的皮肤及皮下组织均被切断,仅有血管和皮瓣相连。可经皮下隧道转位到缺损处,覆盖创面。常用皮瓣有：①前臂尺侧皮瓣:皮瓣位于前臂尺侧,供血动脉为尺动脉腕上皮支血管,主要修复手部缺损;②股后皮瓣:以臀下动脉为血管蒂的股后皮瓣,位于大腿后方的中上部,有股后皮神经伴随,可修复臀部、会阴部及腹股沟区缺损。以股深动脉第3穿支为血管蒂的股后皮瓣,位于大腿后方的中下部,是修复腘窝、膝内侧和膝外侧的理想皮瓣;③足背皮瓣:足背皮瓣以足背动脉为血管蒂,可修复踝部、小腿远端缺损;④足底内侧皮瓣:位于足弓的下方,足底的非负重区,供应血管为胫后动脉出踝管后分出的跖内侧动脉,有神经伴行,由于皮瓣皮肤厚,可修复足跟负重区缺损。需注意的是对于年龄较大、糖尿病史、血管炎患者不建议使用。

(四)带蒂肌皮瓣应用

带蒂肌皮瓣具备确定的血供,成活率较高,肌肉不但可以覆盖创面还可以填塞创腔,是较理想供区。常用带血管蒂肌皮瓣有：①背阔肌肌皮瓣:背阔肌为全身最大的阔肌,位于腰背部。胸背动脉供应其血供,可修复颈部、肩部、前上胸壁、后上背部、上臂多处缺损,供区一般在缺损10 cm以内时多能直接缝合;②腹直肌肌皮瓣:位于腹部,腹中线两侧各一,供应血管为腹壁上动脉和腹壁下动脉,两血管在中间贯通,临床上可用一端为血管蒂,即可作腹直肌肌皮瓣转位,上可修复胸壁缺损,下可修复腹股沟缺损;③腹外斜肌肌皮瓣:肌皮瓣主要位于腹前壁的下1/4,其营养血管为肋10、肋11和肋下动脉分出的肋间外侧动脉的内侧支,是修复下腹壁和腹股沟区缺损的较好皮瓣;④腓肠肌肌皮瓣:位于小腿中上段后方,腓肠肌内、外侧头分别有营养血管供给,可根据缺损需要分别切取。多用于修复膝关节周围和胫骨前方的裸露。

(五)游离组织瓣应用

采用显微血管外科技术,选择血管恒定、口径较粗的肌皮瓣,将其置于受区,将供区肌皮瓣血管和受区缺损周围血管吻合,缺点是对血管吻合技术要求高。

四、软组织肉瘤切除后功能重建

(一)动力重建

软组织肉瘤切除后动力重建多见,相应的肌肉和神经切除后需要恢复一定的动力和平衡。常用的方法是肌腱转位和关节固定,如股四头肌的外侧半切除后的股二头肌前移、坐骨神经切除后的踝关节固定。

(二)循环重建

血管受累切除后常用人造血管移植重建循环,以修复动脉为主。

(三)支撑重建

骨是人体结构的支撑,与软组织关系密切,肌肉起止点一般都位于骨骼上,骨受累切除后可能要做相应的植骨内固定或人工关节置换。

第十一节 软组织肉瘤预后和随访

软组织肉瘤预后与多种因素有关,首次治疗的正确性和规范性是其关键,同时与肉瘤病理类型、分级、分期、部位、深浅、切缘、手术方式、与周围血管神经关系及是否复发转移等密切相关。

随访时需了解肢体功能锻炼及功能恢复情况,重点关注有无局部复发及远处转移,根据病情及时采取化疗、放疗和分子靶向治疗,提高无病生存率和总生存率,增强患者治疗信心,改善患者生活质量。

软组织肉瘤复发或转移一般发生在术后2~3年内。术后2~3年每3~6月门诊随访一次,术后3~5年每年随访1~2次,5年后每年随访一次,对于高级别肉瘤和反复复发的患者,随访次数应增加,除局部复查外,还需定期对肺部进行CT检查。

(张如明 陈勇 郑必强)

主要参考文献

[1] 宋金纲,师英强. 软组织肿瘤学. 天津:天津科技翻译出版公司,2012.
[2] 张如明. 软组织肉瘤现代外科治疗. 第2版. 天津:天津科学技术出版社,2010.
[3] 师英强,姚阳. 软组织肉瘤诊治中国专家共识. 上海:复旦大学出版社,2015.
[4] PDQ Adult Treatment Editorial Board. Adult Soft Tissue Sarcoma Treatment(PDQ®):Health Professional Version. Bethesda:National Cancer Institute(US), 2017.
[5] Derbel O, Heudel PE, Cropet C, et al. Survival impact of centralization and clinical guidelines for soft tissue sarcoma(A prospective and exhaustive population-based cohort). PLoS One, 2017, 3;12(2):e0158406.
[6] Clark MA, Fisher C, Judson I, et al. Soft-Tissue Sarcomas in Adults. N Engl J Med, 2005, 353(7):701-711.
[7] Andritsch E, Beishon M, Bielack S, et al. ECCO Essential Requirements for Quality Cancer Care:Soft Tissue Sarcoma in Adults and Bone Sarcoma. A critical review. Crit Rev Oncol Hematol, 2017, 110:94-105.
[8] Blay JY, Ray-Coquard I. Sarcoma in 2016:Evolving biological understanding and treatment of sarcomas. Nature Reviews Clinical Oncology, 2017, 14(2):78-80.
[9] Sheng JY, Movva S. Systemic Therapy for Advanced Soft Tissue Sarcoma. Surg Clin North Am, 2016, 6(5):1141-1156.
[10] Guerrero WM, Deneve JL. Local Recurrence of Extremity Soft Tissue Sarcoma. Surg Clin North Am, 2016, 96(5):1157-1174.
[11] Porpiglia AS, Farma JM. Current Treatment of Sarcomas. Surg Clin North Am, 2016, 96(5):xv-xvi.
[12] Dancsok AR, Asleh-Aburaya K, Nielsen TO. Advances in sarcoma diagnostics and treatment. Oncotarget, 2017, 24;8(4):7068-7093.

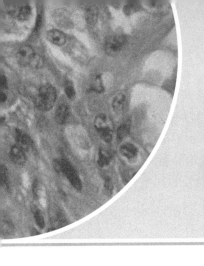

第四十一章 四肢骨肿瘤

第一节 概 述

骨肿瘤包括的范围较广,凡与骨骼系统相关的组织的原发性良、恶性肿瘤或继发性肿瘤均包含其中。此外,还包括了部分骨组织或其附属组织内的瘤样病损。这些瘤样病损严格地说不是肿瘤,或尚未确定其性质是否属于真正的肿瘤,但由于这些病损中的一部分在一定情况下也会转化为真正的肿瘤,可发生复发或恶变,加上这些瘤样病损在临床、影像和病理上有时会和一些骨肿瘤相混淆,故常合并在一起讨论。

一、外科分期

Enneking 提出的肌肉骨骼的外科分期是目前较为全面的评价骨肿瘤恶性程度的系统。对肿瘤的手术选择应考虑到肿瘤的解剖部位,因为解剖学间室是预防微小肿瘤扩散的天然屏障,在长骨,这些屏障是皮质骨和关节软骨;在关节,是关节囊和关节软骨;在软组织,是大的筋膜间隔和肌腱的起止点。这个外科分期系统是将外科病理分级(G)、外科区域即肿瘤与解剖间室的关系(T)及有无区域性或远处转移(M)结合起来,设计出 G-T-M 外科分级系统,并以此作为制订治疗方案和术前选择手术方式的科学依据(表 41-1)。

表 41-1 Enneking 外科分期

类别	分期	分级	部位	转移	代号	性质
良性	1	G0	T0	M0	G0T0M0	迟发性
	2	G0	T0	M0	G0T0M0	活跃性
	3	G0	T1~2	M0~1	G0T1~2M0~1	侵袭性
恶性	ⅠA	G1	T1	M0	G1T1M0	低度恶性,无转移,间室内
	ⅠB	G1	T2	M0	G1T2M0	低度恶性,无转移,间室外
	ⅡA	G2	T1	M0	G2T1M0	高度恶性,无转移,间室内
	ⅡB	G2	T2	M0	G2T2M0	高度恶性,无转移,间室外
	ⅢA	G1~2	T1	M1	G1~2T1M1	低/高度恶性,有转移,间室内
	ⅢB	G1~2	T2	M1	G1~2T2M1	低/高度恶性,有转移,间室外

骨肿瘤的诊断主要依靠病理学检查,并结合临床和影像学诊断。良性肿瘤用阿拉伯数字1、2、3表示,分别代表潜隐性、活动性和侵袭性。恶性肿瘤用罗马字Ⅰ,Ⅱ,Ⅲ表示,Ⅰ为低度恶性,Ⅱ为高度恶性,Ⅲ表示存在区域性和转移性病损。用G表示肿瘤的良恶性程度,G0属良性,G1属低度恶性,G2属高度恶性(表41-2)。T表示肿瘤的侵袭范围,以肿瘤囊和间室为分界。T0为囊内;T1为囊外但仍在间室内;T2为囊外和间室外。转移是指有无区域转移或远处转移,用M表示。M0为无转移,M1为转移。

表41-2 骨肿瘤外科病理分级

良性(G_0)	低度恶性(G_1)	高度恶性(G_2)
骨瘤	骨旁骨肉瘤	典型骨肉瘤
骨样骨瘤	骨内骨肉瘤	照射后骨肉瘤
骨母细胞瘤		
骨软骨瘤	继发性软骨肉瘤	原发性软骨肉瘤
内生软骨瘤		去分化软骨肉瘤
软骨母细胞瘤		间充质软骨肉瘤
骨膜性软骨瘤		
纤维瘤	纤维肉瘤,分化良好	未分化纤维肉瘤
纤维瘤病	恶性纤维组织细胞瘤,分化良好	恶性纤维组织细胞瘤
骨巨细胞瘤	恶性骨巨细胞瘤	未分化梭形细胞肉瘤
腱鞘巨细胞瘤	腱鞘巨细胞瘤	滑膜肉瘤
神经纤维瘤	上皮样肉瘤	神经肉瘤
神经鞘瘤	脊索瘤	小泡细胞肉瘤
脂肪瘤	黏液样脂肪肉瘤	多形性脂肪肉瘤
血管脂肪瘤	血管内皮细胞瘤	血管肉瘤
血管瘤	血管外皮细胞瘤	
	牙釉质瘤	Ewing肉瘤
	平滑肌肉瘤	横纹肌肉瘤

二、治疗

(一)治疗原则

对肌肉骨骼系统肿瘤的治疗,应该采取以手术为主的联合治疗方法。化疗、放疗、免疫疗法、中药等作为辅助措施,但并不能由于是"辅助"而放在次要的位置。所有的治疗措施都应该占有它们的重要地位,从不同的角度起重要作用。同时,以手术为主,只是减少或消除肿瘤在局部演变和发展的危害作用,而不能消除"微小转移"的可能性。因此,仍应该采用其他治疗方法消除残留隐患。

(二) 手术

1. **手术原则** 手术方案的制订应尽可能考虑保肢手术,对截肢术或关节解脱术的选择应极为慎重。Enneking 外科分期,对选择恰当的手术方案有重要的意义(表 41-3、41-4)。

表 41-3 良性骨肿瘤手术方案

分期	分级	部位	转移	治疗要求
1	G0	T0	M0	囊内手术
2	G0	T0	M0	边缘或囊内手术+有效辅助治疗
3	G0	T1~2	M0~1	广泛或边缘手术+有效辅助治疗

表 41-4 恶性骨肿瘤的手术方案

分期	分级	部位	转移	治疗要求
ⅠA	G1	T1	M0	广泛切除
ⅠB	G1	T2	M0	广泛截肢或解脱
ⅡA	G2	T1	M0	根治切除或广泛切除+有效辅助治疗
ⅡB	G2	T2	M0	解脱或广泛切除或截肢+有效辅助治疗
ⅢA	G1~2	T1	M1	开胸术——根治性切除或姑息手术
ⅢB	G1~2	T2	M1	开胸术——根治性解脱术或姑息手术

2. **用于良性肿瘤的主要术式**

(1) 刮除填充术:该术式多用对溶骨型良性肿瘤或瘤样病损。其优点是简便,能保留骨骼和关节完整,易于恢复功能。缺点是对一些具有侵袭性的肿瘤,术后肿瘤复发率高。

(2) 肿瘤切除术:切除术的目的在于完整地切除肿瘤。一般用于向骨皮质外生长的肿瘤,或在髓腔内生长的良性硬化型肿瘤。少数良性肿瘤如骨样骨瘤有的可以分块切除。但就良性肿瘤而言,尽可能采用整块切除,减少复发率。

3. **用于恶性肿瘤的主要术式**

(1) 肢体恶性骨肿瘤的保肢术:保肢手术已成为治疗四肢骨肉瘤的常规手术,新辅助化疗和当代影像学的发展促进了保肢术的发展和提高。保肢治疗的 5 年生存率达到了 50% 左右,部分已超过 80%。局部复发率为 5%~10%。其 5 年生存率和局部复发率与截肢术大致相同。这类患者不但能够生存,而且保留了肢体,多数患者还获得了较好的关节活动功能,明显改善了生活质量。保肢手术包括了肿瘤段切除和重建,瘤段截除后除少数部位如锁骨、肋骨、肩胛骨、桡骨上段和尺骨下段、髂骨大部、坐骨、耻骨、髌骨、腓骨上 2/3 段等可不予重建外,大多数瘤段骨切除后骨缺损都须重建,否则患者将遗留严重的功能障碍。重建的主要方法有:①异体骨关节移植术;②人工假体;③人工假体复合异体骨;④瘤骨骨壳灭活再植术。

(2) 截肢术:近年来,由于术前术后辅助化疗的应用,骨肉瘤的生存率显著提高,因此对截肢术比以往更为慎重,同时考虑到改善患者的生存质量,因此截肢术被越来越少使用。

(三) 化学疗法

自从 1972 年 Jaffe 首先报告应用大剂量甲氨蝶呤化疗以来,骨肉瘤患者的存活率不断的提高,尤其使用新辅助化疗以来,5 年生存率已达 60%~80%。化疗对横纹肌肉瘤的治疗非常有效,总生存率为 70%,对有转移者的治愈率也达 20%。

联合化疗由几种不同药物组合。主要的化疗药物有甲氨蝶呤、多柔比星、异环磷酰胺和顺铂。治疗骨肉瘤常采用以大剂量甲氨蝶呤为主的联合化疗。治疗 Ewing 肉瘤的有效药是长春新碱、放线菌素 D、环磷酰胺、多柔比星、异环磷酰胺等。横纹肌肉瘤对长春新碱、放线菌素 D、环磷酰胺和多柔比星的联合治疗有效。

(四) 放射治疗

对某些恶性骨肿瘤如 Ewing 肉瘤,放疗有较好的疗效,但应作为联合治疗的措施之一。术前放疗可以提高对局部肿瘤的控制;术中放疗加组织间插植近距离放疗,能够有效控制局部肿瘤;术后的放疗多在伤口愈合后进行。骨转移癌的放疗,可以控制局部疼痛。

(五) 血管栓塞治疗

血管栓塞治疗是介入放射学的一部分,它应用血管造影的插管技术,对肿瘤营养血管施行选择性或超选择性的血管栓塞,使肿瘤发生坏死和缩小。其对不能手术切除的恶性肿瘤可作为一种姑息治疗方法;对特殊部位或较大的恶性肿瘤,使手术切除成功率和安全性提高。

第二节 骨软骨瘤

骨软骨瘤又称外生骨疣、骨干连续症等,是最常见的良性软骨原性骨肿瘤。是骨与软骨形成的一种发育性异常,它起于软骨生长板外围,可见于任何软骨生长骨上,但多见于生长迅速的长骨。肿瘤位于骺端,向骨皮质表面生长,通过软骨化骨形成菜花状瘤体,基底与骨皮质连续,表面覆盖软骨帽。有单发性和多发性两种,前者多见。多发者与遗传有关,常合并骨骼发育异常。骨软骨瘤占原发骨肿瘤的 12%~25%,占良性骨肿瘤的 40%~50%。仅有 1% 的单纯骨软骨瘤可发生恶变,多发性骨软骨瘤发生恶变的机会要多于单发者。

一、诊断与鉴别诊断

(一) 诊断

本病多发生于男性青少年,股骨远端、胫骨近端最多,其次是胫骨远端、肱骨近端、尺骨远端、腓骨近端。多发型者肿瘤散发在各骨骼,骨骺融合后肿瘤停止生长。通常肿瘤生长缓慢,没有症状,偶尔发现无痛性骨性肿块。局部肿块生长缓慢,突出于皮肤表面,骨样硬度,无明显疼痛和压痛。瘤体靠近血管、神经、肌腱、关节或瘤体较大时,可引起相应的压迫症状或功能障碍。多发性骨软骨瘤在儿童期有许多肢体出现大小不等的骨性肿块。瘤体较小时不引起症状。瘤体大者常合并肢体短缩和弯曲畸形,并影响关节功能。

X 线表现的典型为长骨干骺端向皮质外突起一菜花状肿块,瘤体骨结构正常,界限清楚,但形状、大小和数目各不相同,基底与骨皮质相连,呈窄蒂状或宽基底(图 41-1)。瘤体表面可见钙化点。若钙化增多或基底骨质有破坏是恶变现象(图 41-2)。

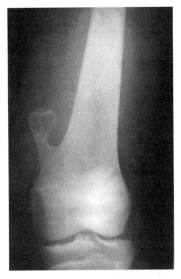

图 41-1 股骨远端骨软骨瘤

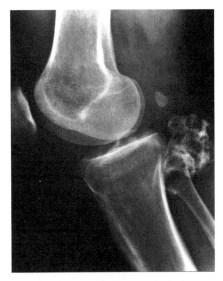

图 41-2 腓骨近端骨软骨瘤

(二) 鉴别诊断

1. 骨旁骨瘤 起自一侧皮质，包绕骨干并可以向骨内生长，为团块状不规则分叶状、无骨结构，应注意与广基底骨软骨瘤鉴别。

2. 其他 要注意与骨化性肌炎及皮质旁骨肉瘤进行鉴别。尤其是股骨远端后侧较大的骨软骨瘤，有时较难以与皮质旁骨肉瘤进行鉴别，需行组织学检查帮助诊断。

二、治疗

发育停止后肿瘤不再生长，可以定期观察。若局部产生压迫症状引起疼痛可手术切除。发育停止后仍生长者有恶变可能，需手术切除。手术中应注意以下几点：①手术应在软骨膜和骨膜外显露，从基底切断，包括软骨膜及少许正常皮层骨质，取下完整的肿瘤，术后很少复发；②位于骨盆、肩胛骨和四肢长骨的多发性骨软骨瘤常生长活跃，较易引起恶变，手术应行边缘或较广泛的切除；③术中要避免损伤邻近组织和骨骺板。

第三节 骨 样 骨 瘤

骨样骨瘤是一种成骨性肿瘤，由成骨细胞及其所产生的骨样组织构成。

一、诊断和鉴别诊断

(一) 诊断

多见于男性，发病年龄为 10~25 岁。在长骨中以胫骨、股骨的骨干为好发部位。其次是肱骨、手、足各骨，脊椎也可发生。主要症状为逐渐增剧的局部疼痛与压痛，疼痛比一般良性肿瘤明显。典型的表现是持续性钝痛，夜间为甚。服用水杨酸类药物，可使疼痛显著的暂时缓解，这是骨样骨瘤的一个诊断特点。位于脊椎者，除产生局部疼痛压痛外，可合并肢体不同程度的知觉及运动功能障碍,或产生神经根痛,合并脊柱侧弯。位于四肢者,由于不随意的肌肉痉挛,可产生继发畸形。下肢病变常引起跛行。病变表浅者,局部隆起,触痛显著,常有一明显的压痛点。

X线表现:皮质骨内瘤体多为0.5～2 cm直径之圆形或卵圆形透明灶,以硬化骨围绕,称为"瘤巢"。中央透明区为肿瘤所在部位(图41-3)有时产生骨质缺损。松质骨内表现与皮质骨相类似,但周围致密反应较轻。当直径>2 cm时,其邻近皮质骨变薄膨胀。X线特征性的表现是小的瘤巢有广泛而不成比例的较大反应区。CT扫描及血管造影有助于瘤巢的定位。

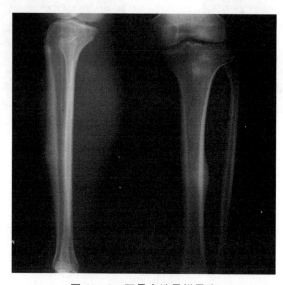

图41-3 胫骨中端骨样骨瘤

(二)鉴别诊断

1. 皮质骨脓肿 系因毒力较弱的化脓菌感染所致。胫骨为其好发部位,局部有红、肿、热、痛炎症过程。X片表现为皮质骨局限性缺损,周围骨质致密,可有小的死骨形成。手术见骨腔内含有脓液、肉芽组织。镜下见大量多核白细胞及淋巴细胞浸润。

2. 骨斑病 无任何症状,拍片偶尔发现,股骨颈部多见,X线片见骨内有局限性圆形和卵圆形骨质密度增加阴影,无"瘤巢"和硬化阴影围绕。

3. 硬化性骨髓炎 主要表现为部分干皮质骨广泛增生硬化,但无"瘤巢"可见。常为间歇性疼痛,夜间不加重,疼痛时服用水杨酸类药物不能够缓解。

二、治疗

刮除或同时加植骨,以清除"瘤巢"为主。若病灶是在手术困难部位,可单用止痛药物,先予观察,瘤巢的自发愈合需3～7年,而疼痛可持续1～3年。若症状和病废加重,可考虑作包囊内刮除或整块界限切除。过多切除可造成局部骨强度降低而易发生骨折,如股骨颈部可造成股骨颈骨折。

第四节 骨母细胞瘤

骨母细胞瘤也称成骨细胞瘤,是一种少见的肿瘤。其组织形态与骨样骨瘤相似,但疼痛较轻,瘤体直径多>1 cm,周围无广泛的骨质硬化。

一、诊断与鉴别诊断

（一）诊断

好发于10~15岁的青少年,男性多见。发生部位以股骨、胫骨和脊椎附件为多见。临床表现为局部隐痛,部位表浅者,可触及病骨膨大。位于脊椎者,可引起脊髓或脊神经根压迫症状。血清生化检查偶有碱性磷酸酶增高,显示成骨细胞的生长活跃。

X线表现:病变直径2~10 cm,在骨质破坏区内散在有骨钙化斑,界限清楚,骨皮质膨胀变薄,无广泛骨质硬化(图41-4)。

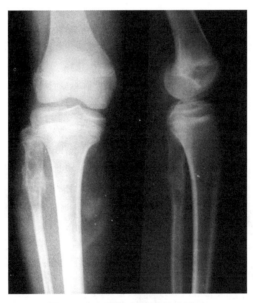

图41-4 腓骨上端骨母细胞瘤

（二）鉴别诊断

1. 骨样骨瘤　骨母细胞瘤常发生在扁平骨与脊柱。骨样骨瘤压痛明显,X线广泛骨质硬化,可见"瘤巢",直径常约1 cm。镜下骨样组织多于成骨细胞。

2. 骨巨细胞瘤　呈溶骨性破坏,多囊膨胀性破坏有皂泡状阴影,骨皮质变薄,形成菲薄的骨壳,边界尚清晰,少有硬化,无钙化骨化,位于骨端。镜下为基质细胞与成骨细胞,不见类骨组织。

二、治疗

采用刮除植骨术,多可以治愈。复发较少。对侵袭性骨母细胞瘤应作大块切除。对手术清除不彻底的病灶,术后宜采用放射治疗。刮除不彻底可复发,再次手术应广泛切除,偶有恶变甚至可发生肺转移,故术后需长期密切观察。

第五节 软 骨 瘤

软骨瘤(chondroma)为一较常见的良性骨肿瘤,发生于软骨内化骨的骨骼,是以透明样软组织为主要成分的骨肿瘤。好发于手指及足的短骨,长骨和扁平骨少见。可分为4个类型:单发性内生软骨瘤、多发性内生软骨瘤、外周性软骨瘤和多发软骨瘤病(Ollier症)。单发性内生软骨瘤为最多见的一种,约占所有良性肿瘤的10%。

一、诊断和鉴别诊断

(一)诊断

任何年龄均可发病,多见于21~30岁,男女间发病率无明显差别。病变部位以手足骨多见,长骨中股骨、胫骨、肱骨、腓骨等与盆骨、肩胛骨、肋骨等也属好发部位。

病变发展缓慢,早期无任何症状,肿瘤发生于指、趾骨时,局部可呈球形或梭形肿胀,可伴有隐痛,但表皮正常。往往因外伤致病理骨折,才引起注意。多发性者常在儿童时期出现症状,至青春期畸形明显,以后逐渐稳定。

X线表现:单发性软骨瘤病变位于干骺端的中央区或稍偏一侧,指骨者常侵犯整个骨干。病损呈溶骨性破坏,皮质变薄并有膨胀,无骨膜反应。溶骨区边缘清楚,有时呈硬化边缘。溶骨区内有散在点状、片状或环状钙化阴影(图41-5)。多发性X线表现同单发性。

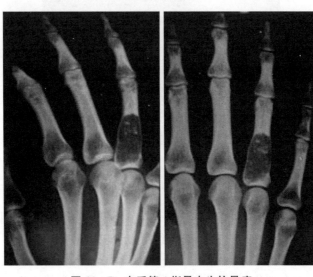

图41-5 右手第4指骨内生软骨瘤

(二)鉴别诊断

1. 骨囊肿 多发生于青少年,以肱骨、股骨最多见,位于干骺端与骺板相连相隔,常发生病理骨折。X线也为局限性溶骨性破坏,但较透明。囊腔为空腔,内含少量液体,囊壁为纤维组织及新生骨组成，镜下偶见多核巨细胞。

2. 纤维异常增殖症　多发生于10～30岁，以股骨、胫骨、肋骨多见。症状不明显，常合并病理性骨折。X线检查为局限性溶骨性破坏，病灶呈磨砂玻璃样状。病理见肿瘤组织为灰白色，硬韧如橡皮，内有沙砾样物。镜下为纤维组织及化生骨。

二、治疗

发生于手足者，宜行刮除植骨术，一般可以治愈，极少复发恶变。发生于近心的四肢长骨或骨盆，单纯刮除易复发、甚至恶变为软骨肉瘤，应考虑作整块切除，同时行植骨术和内固定。对反复发作或有恶变者，可考虑根治性瘤段切除假体置换术，难以保肢者可考虑作截肢术。

第六节　软骨黏液样纤维瘤

软骨黏液样纤维瘤是一种特殊分化的软骨原性良性骨肿瘤，但病理过程有时似恶性肿瘤。肿瘤以软骨、纤维和黏液样为主要结构，曾被误认为是软骨瘤或黏液肉瘤，甚至软骨肉瘤。

一、诊断和鉴别诊断

（一）诊断

男性多于女性，年龄10～30岁。多发于四肢长骨干骺部距骨骺板3 cm左右处，以胫骨最为常见，其次是股骨及腓骨等。主要症状是局部疼痛、肿胀和压痛，疼痛为间歇性，表浅部位可触及肿块，有时无症状，生长缓慢，从出现症状至就诊，一般为数月或数年。如病变范围大，亦可累及关节，引起关节功能障碍。有些患者在发生病理性骨折后才来就诊。

X线表现：肿瘤常偏心地位于长骨干骺端，呈长椭圆形溶骨性破坏，多房且有钙化点，可有囊套囊的表现，边缘清楚稍有硬化，皮质骨变薄并膨胀，无明显骨膜反应(图41-6)。

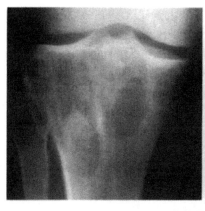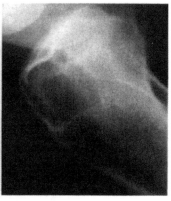

图41-6　胫骨软骨黏液样纤维瘤

（二）鉴别诊断

1. **骨囊肿** 好发于儿童及青少年，多位于长骨中心部位，病变开始位于干骺端，随年龄增长向骨干发展，边界清晰、囊内透明，皮质菲薄略膨胀，常因病理骨折就诊。

2. **动脉瘤性骨囊肿** 四肢长骨及干骺端发病，呈多囊性破坏，偏心者呈气球状膨出，囊内透明，可见粗细不等的网状骨纹理将其分隔成大小不等的囊状、蜂窝状或皂泡状。

3. **软骨母细胞瘤** 发病年龄较小，位于长骨干骺端与骺线相连，呈偏心性、透光度较低及膨胀较轻的病损，常有钙化斑点。

4. **巨细胞瘤** 巨细胞瘤发病年龄较大。病变处呈溶骨性皂泡样改变，膨胀更显著，骨皮质菲薄如纸。邻近正常骨常无硬化现象。

二、治疗

手术刮除植骨术是有效的治疗方法，多数可以治愈。但是手术刮除要彻底，否则有复发的可能。复发率为10％～25％，恶变者罕见。广泛浸润者可行截除术及植骨。对多次复发，肿瘤侵及软骨组织及关节，局部肿胀、严重疼痛、静脉怒张，呈恶性肿瘤表现者，虽然病理表现为良性，仍可以行根治性切除或截肢。

第七节 软骨母细胞瘤

软骨母细胞瘤因有多核巨细胞存在，过去认为是骨巨细胞瘤的一种。后来认识到构成肿瘤的主要成分是成软骨细胞，到1942年Jaffe和Lichtenstein才定此名。该瘤比较少见，好发于长骨骨端，常合并关节反应症状，是一种良性骨肿瘤。

一、诊断和鉴别诊断

（一）诊断

男性多于女性，多发生于15～25岁青少年。占原发性骨肿瘤的1％～3％。好发于股骨和胫骨两端，与骨骺线相连，距骨和跟骨次之，脊椎少见。该病起病缓慢，病程较长，大多数有疼痛肿胀和运动受限，肌肉萎缩，附近关节可出现类似关节炎征象，局部皮肤温度可升高，部位表浅者可触及肿块及压痛。近1/4患者有关节积液，少数患者有炎症反应。

X线表现：病变多在长骨干骺端，近骨骺线附近与其相连呈圆形或卵圆形的溶骨性破坏，体积大小不等，初发时位于中心，增大后偏向一侧，使皮质骨膨出变薄向外扩张，无骨膜反应，病灶周围有一圈轻度致密骨阴影。肿瘤中多呈肥皂泡沫状，其中有散在钙化斑点（图41-7、41-8）。

（二）鉴别诊断

1. **骨巨细胞瘤** 该瘤好见于20～40岁。肿瘤膨胀性明显，常呈圆形，内有皂泡样阴影，病灶内无钙化，周围有骨壳形成，而无硬化带。

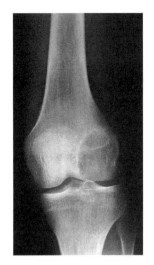
图41-7 股骨远端软骨母细胞瘤

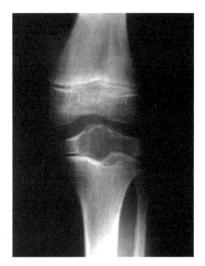
图41-8 胫骨近端软骨母细胞瘤

2. 内生软骨瘤　发病年龄较大,好发于短骨,病变常有骨端向骨干延伸。病变多为中心性,内有密度更高的沙砾状或团块状钙化。

3. 软骨肉瘤　发病年龄大,病变多位于扁骨及长骨干骺端,呈不规则溶骨性破坏,边缘模糊不清,内有不规则的斑点状、斑片状及环形、半环形钙化。常有软组织肿块,内有瘤软骨钙化。

4. 骨结核　长骨骨端松质骨结核可分为中心型边缘型,X线均为溶骨性破坏,应注意区别。中心型结核骨质破坏初为磨砂玻璃样,继之可见死骨。干骺端结核除上述变化外,可见新生骨,结合病史、全身症状可以鉴别。

二、治疗

手术刮除及植骨术为首选治疗。对巨型者有时需用截除术加大块植骨。绝大部分可以治愈。病灶多次刮除后仍可复发,并具有恶性倾向,文献报告有 3.7%～4.5% 恶变为软骨肉瘤。在骨质中病变刮除较容易,在靠近软骨下骨最好用高速磨头磨削为好。这样即可以较彻底的刮除病灶,又可以保护好关节软骨。

第八节　骨巨细胞瘤

骨巨细胞瘤是由骨髓间质细胞分化而来,以单核瘤样细胞和多核巨细胞为主要成分的溶骨性肿瘤。巨细胞有吞噬作用,主要组成部分为破骨细胞,故又称破骨细胞瘤。巨细胞瘤具有侵袭性,易于复发,甚至恶变(少数一开始就表现为恶性),可向其他部位转移,故多认为是潜在性恶性骨肿瘤。

肿瘤的病理特点为淡红色脆弱的肉芽样组织,因出血可呈暗红色。其中常混以坏死组织,瘤内有大小不等的囊腔形成,内含少量血性或棕黄色液体,腔内覆以光滑的薄膜。镜下见丰富的血管网,充满形状一致的短梭形、圆形或椭圆形间质细胞和散在的多核巨细胞,巨细胞胞核相似。根据间质细胞的多少和分化程度以及巨细胞核数的多少可分为不同等级。Ⅰ级为良性,间质细胞较少,巨细胞大,核多,偶有肺转移。Ⅱ级介于良恶性之间,间质细胞较多,核有轻度异形性,有分裂象,巨细胞较少,核较少。Ⅲ级为恶性,间质细胞增多密集,胞核有程度不同异形性,分裂象多,巨细胞很小,核很少且有异形。

一、诊断和鉴别诊断

(一)诊断

男女发病相近,多见于 20～40 岁者,15 岁以下者极少。可发生在任何骨骼,但好发于长骨骨骺端,多见于股骨下端、胫骨上端及桡骨远端,3 处占全部肿瘤的 60～70％。其中股骨下端最多,胫骨上端次之。脊椎的骨巨细胞瘤多在骶椎。该病发病缓慢,局部肿胀,初期常为钝痛,但不明显,有时肿瘤相当大时才有症状。较大的肿瘤,局部可有温度升高、皮肤潮红或静脉扩张,压痛明显。肿瘤生长速度较快者、较晚者常合并病理性骨质。

X 线表现:肿瘤多起源于骨骺线闭合以后的骨骺或干骺端。早期多为偏心性溶骨变化。皮质有不同程度膨胀、变薄,肿瘤向一侧横径扩张的程度较明显,一般无骨膜反应。约 30％ 出现皂泡状囊状阴影,为巨细胞瘤特征性改变。发展较快者整个骨端有破坏,常合并病理性骨折。明显恶变者除上述表现外肿瘤多向髓腔内蔓延,肿瘤可穿破皮质向软组织内浸润(图 41-9)。

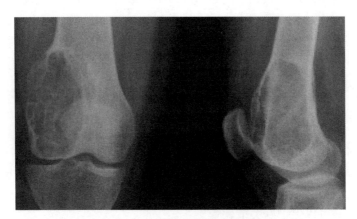

图 41-9 股骨远端骨巨细胞瘤

(二)鉴别诊断

1. **孤立性骨囊肿** 多发于青少年骨骺未愈合以前的干骺端,一般不侵及骨骺,呈对称性膨胀,分隔较少。疼痛轻微,生长缓慢,不穿破皮质。

2. **成软骨细胞瘤** 好发于 20 岁以下的长骨骨骺部,瘤内常有钙化点,房隔较少,边缘较清晰。

3. **非骨化性纤维瘤** 多见于青少年,好发于长骨端骨干上,偏心性生长,多沿长轴发展,边缘清晰,有硬化边。

4. **动脉瘤性骨囊肿** 好发于 20 岁以下的长骨干骺端和脊椎椎弓部。X 线表现与骨巨细胞瘤相似,局部穿刺可抽得血性液体。

二、治疗

(一) 手术治疗

1. 刮除术 适用于Ⅰ、Ⅱ级骨巨细胞瘤;病变范围局限病变范围未超过关节面1/2者。刮除后的瘤腔可以根据瘤腔的大小、年龄或关节面的影像程度采用自体骨、异体骨、人工骨或骨水泥填充修复。采用刮除术的患者术后较易发生复发。应较彻底的切刮和磨除瘤壁,瘤壁可以采用液氮、酒精等方法进行处理,术后局部复发率可以明显地降低局部的复发率。

2. 瘤段截除术 适应于肿瘤破坏超过关节面横径的1/2以上;刮除后发生复发者;有恶性倾向或发生病理性骨折者。截除后骨缺损可采用植骨融合、人工关节、瘤骨灭活再植术或异体关节替代。对脊椎骨、骨盆和骶骨上发生的巨细胞瘤,手术切除时易发生较严重或难以控制的大出血,应予以高度重视。手术者要注意在切除肿瘤前,需对手术野的肿瘤区要作较好的显露,用药物将血压下降控制在90/60 mmHg以下,打开瘤腔后需迅速的刮除或切除肿瘤,然后恢复血压到正常的水平。

3. 截肢或关节离断术 适应于恶性巨细胞瘤。

(二) 放疗

巨细胞瘤对放疗中等度敏感。主要适用于脊椎骨或骨盆等难以较完整手术切除肿瘤的手术后辅助治疗。

第九节 骨 肉 瘤

骨肉瘤(osteosarcoma)是起源于间叶组织的恶性肿瘤,以能产生骨样组织的梭形基质细胞为特征。经典型(普通型,coventional osteosarcoma)骨肉瘤是原发于髓腔内的高度恶性肿瘤,肿瘤细胞产生骨样组织,可能是极少量。经典型骨肉瘤占所有骨肉瘤的80%,主要发生于儿童和青少年,中位发病年龄为20岁。常见发病部位是股骨远端和胫骨近端,首发症状常为疼痛及肿胀,最常见的转移方式是血行转移至肺脏。肿瘤发病机制及病因学不详。影响预后的主要因素:①肿瘤的部位;②是否存在转移及转移部位;③对化疗的组织学反应。化疗应用前经典型骨肉瘤预后极差,80%患者因转移死亡。国际专业骨肿瘤中心应用多药联合进行新辅助及辅助化疗后,其5年生存率可达70%。

一、诊断和鉴别诊断

(一) 诊断

1. 诊断与治疗 强调多学科协作,核心学科:①骨肿瘤科;②骨病理科;③肿瘤内科;④放疗科;⑤骨影像科。相关学科:①胸外科;②整形外科;③介入科;④血管外科;⑤心理科。

2. 具有恶性征象的经典型骨肉瘤 患者应转诊至专科医院或综合医院的专科进行诊治。所有疑似患者活检后应进行分期,需完成以下检查:①胸部CT和骨扫描;②局部影像学检查(X线、CT或MRI);③血常规、乳酸脱氢酶和碱性磷酸酶;④病理组织学检查。

3. 影像学检查 常见表现:①骨内始发骨破坏;②可破坏骨皮质;③可在骨外形成软

组织肿块;④可伴有骨膜反应;⑤病变基质可为成骨、溶骨或混合;⑥病变局部可见卫星病灶及跳跃转移;⑦可有肺转移灶。

4. 原发部位病变影像检查　主要包括 X 线、CT、MRI 及全身骨扫描。

(1) X 线表现:骨质破坏、骨膜反应、不规则新生骨(图 41-10)。

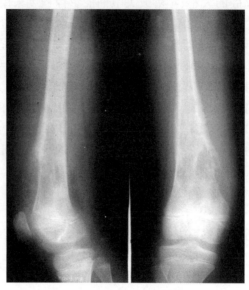

图 41-10　股骨远端骨肉瘤

(2) CT 表现:①显示骨破坏状况;②显示肿瘤内部矿化程度;③强化后可显示肿瘤的血运状态;④肿瘤与血管的关系;⑤肿瘤在骨与软组织中的范围。

(3) MRI 表现:①对软组织显示清楚;②有助于术前计划;③可以显示肿瘤在软组织内侵及范围;④可显示骨内侵及范围;⑤发现跳跃病灶。

(4) 骨扫描:有助于发现其他无症状病变。

5. 实验室检查　包括碱性磷酸酶(AKP)升高、乳酸脱氢酶(LDH)升高及血常规检查异常。

6. 病理学检查　病理组织学表现符合经典型骨肉瘤定义。活检要求:①治疗前一定要行活检术;②应在外科治疗单位行活检术;③活检应在影像学检查完备后进行;④活检位置的选择对以后的保肢手术非常重要;⑤活检时应注意避免引起骨折;⑥骨肿瘤科、放射科及病理科联合诊断非常重要;⑦需要新鲜标本以行分子生物学研究;⑧不恰当的活检会造成对患者的不良后果;⑨推荐带芯针吸活检;⑩带芯针吸活检失败后推荐切开活检;⑪不推荐冰冻活检,因为污染范围大,而且组织学检测不可靠;⑫避免切除活检。

7. 分期　推荐采用美国骨骼肌肉系统肿瘤协会(Musculoskeletal Tumor Society, MSTS)提出的外科分期系统,根据组织学分级(G)、局部侵袭(T)和是否存在区域或远隔转移(M)进行外科分期。

(1) 组织学分级(G):病程、症状、组织学检查。

(2) 局部侵袭(T):影像学检查累及间室情况。①X 线检查:肿瘤的表现及累及范围;②CT 检查:骨破坏程度及特点,与血管关系;③MRI 检查:肿瘤局部累及范围,显示卫星灶、跳跃转移；④骨扫描检查：显示病灶及卫星灶、跳跃转移；⑤PET/CT检查：肿瘤局部累及范围，显示卫星灶、跳跃转移。

(3) 转移(M)：影像学检查：①骨扫描：显示其他骨受累可能；②胸部CT检查：检查肺转移可能。

(4) 骨肉瘤常见分期类型：ⅡA(G2T1M0)：骨内，未转移；ⅡB(G2T2M0)：已累及骨外软组织，未转移；ⅢA(G2T1M1)：骨内，已有区域或远隔转移；ⅢB(G2T2M1)：已累及骨外软组织，已有区域或远隔转移。

(二) 鉴别诊断

在诊断骨肉瘤时，应排除其他肿瘤，如骨母细胞瘤，软骨肉瘤，纤维肉瘤，以及转移性骨肿瘤等。骨干上的骨肉瘤有时可能会与尤文(Ewing)肉瘤混淆。其他如Brodie脓肿、骨髓炎、骨结核、甚至骨痂，有时也会误诊为骨肉瘤。术前结合临床表现、实验室检查、影像检查和穿刺活检是必要的鉴别诊断手段。

二、治疗与随访

推荐术前化疗、疗效评估、外科手术和术后辅助化疗模式，由多学科医师共同治疗。治疗原则：①新辅助化疗对局限性病变有效；②不能耐受高强度化疗的骨肉瘤患者，建议即刻手术；③手术外科边界应较广泛(截肢或保肢)；④术后化疗可明显提高患者生存率；⑤广泛切除术术后病理证实术前化疗反应好者，术后应继续术前化疗方案；⑥广泛切除术术后病理证实术前化疗反应不好者，术后应改变化疗方案；⑦术前化疗后仍不能切除的肿瘤，可行放疗；⑧肺转移者经与胸外科医师分析讨论后认为可以完全切除者，预后接近未转移患者。

(一) 术前化疗

1. **常用药物**　常采用大剂量甲氨蝶呤(HDMTX-CF)、异环磷酰胺(IFO)、多柔比星(ADM)和顺铂(DDP)等。

2. **给药方式**　①序贯用药或联合用药；②选用两种以上药物；③动脉或静脉给药(MTX、IFO不适合动脉给药)。

3. **药物强度**　需维持总的药物剂量强度(推荐剂量)，甲氨蝶呤 $8\sim10\ g/m^2$(用2周)，异环磷酰胺 $15\ g/m^2$(用3周)，多柔比星 $90\ mg/m^2$(用2周)，顺铂 $120\sim140\ mg/m^2$(用2周)，保证化疗剂量强度，同时积极防治毒性。

4. **疗效评估**　采用《RECIST 1.1版标准》评价。对术前化疗反应评估应全面参考临床表现和影像学检查变化。

(1) 临床表现变化：①症状变化；②肢体周径差变化。

(2) 影像学检查变化：①X线检查：肿瘤的表现及累及范围变化；②CT检查：骨破坏程度变化；③MRI检查：肿瘤局部累及范围、卫星灶、跳跃转移变化；④骨扫描：范围及浓集度变化。症状减轻、界限清晰、骨化完全、肿块缩小及核素浓集减低是术前化疗反应好的表现。

(二) 外科手术

1. **手术原则**　①应达到广泛或根治性外科边界切除；②对于个别病例，截肢更能达到肿瘤局部控制的作用；③如能预测术后功能良好，应行保肢术；④化疗反应好是保肢治疗的前；⑤无论是截肢还是保肢，术后都应进行康复训练。

2. 保肢适应证　①ⅡA期肿瘤；②化疗有效的ⅡB期肿瘤；③重要血管神经束未受累；④软组织覆盖完好；⑤预计保留肢体功能优于义肢。远隔转移不是保肢的绝对禁忌证。

3. 截肢适应证　①患者要求截肢；②化疗无效的ⅡB期肿瘤；③重要血管神经束受累；④缺乏保肢后骨或软组织重建条件；⑤预计义肢功能优于保肢。Ⅲ期患者不是截肢手术的禁忌证。

4. 重建方法　重建包括骨重建和软组织重建，骨重建是为了重建支撑及关节功能，包括生物重建和非生物重建。软组织重建可提供动力，也可以为局部提供良好覆盖。

5. 术后外科边界和肿瘤坏死率的评价

(1) 标本外科边界：标本各方向均达到广泛以上的外科边界。

(2) 肿瘤坏死率评估(Huvos方法)：Ⅰ级：几乎未见化疗所致的肿瘤坏死；Ⅱ级：化疗轻度有效，肿瘤组织坏死率>50%，尚存有活的肿瘤组织；Ⅲ级：化疗部分有效，肿瘤组织坏死率>90%，部分组织切片上可见残留的存活的肿瘤组织；Ⅳ级：所有组织切片未见活的肿瘤组织。Ⅲ级和Ⅳ级为化疗反应好，Ⅰ级和Ⅱ级为化疗反应差。

（三）术后化疗

1. 常用药物　常采用大剂量甲氨蝶呤、异环磷酰胺、多柔比星和顺铂等。

2. 药物选择　①术前化疗反应好，维持术前化疗药物种类和剂量强度；②术前化疗反应差，更换药物或加大剂量强度。

3. 给药方式　①序贯用药或联合用药；②选用两种以上药物；③动脉或静脉给药(MTX、IFO不适合动脉给药)。

4. 药物强度　需尽量保证总的药物剂量强度，推荐剂量：甲氨蝶呤 $8\sim10\ g/m^2$(2w)，异环磷酰胺 $15\ g/m^2$(用3周)，多柔比星 $90\ mg/m^2$(用2周)，顺铂 $120\sim140\ mg/m^2$(用2周)。应注意积极防治化疗毒性。

（四）随访

1. 基本原则　①多学科介入；②治疗结束即开始随访；③长期随访肿瘤转移、放化疗毒副反应和手术并发症。

2. 随访要求　①最初2年，每3个月1次；②第3年，每4个月1次；③第4、第5年，每6个月1次；④5年后每年1次至术后10年。

3. 检查项目　体检、胸部CT、局部X线、骨扫描和功能评分等。

（五）复发治疗

①再次进行化疗；②广泛切除或截肢；③边缘阳性者应进行扩大切除手术或放疗进展病变；④进行姑息性切除或截肢；⑤不能切除者应进行放疗；⑥肿瘤远隔转移也可酌情考虑手术治疗；⑦支持对症治疗；⑧强烈建议自愿加入临床研究。

第十节　尤文肉瘤

尤文(Ewing)肉瘤是骨的原发性恶性肿瘤。瘤细胞为小圆细胞，均匀分布，致密聚集在一起。细胞核呈圆形，无明显胞质境界。瘤细胞内含丰富糖原。一般认为，此瘤来自骨髓未成熟的网状细胞。本瘤占恶性肿瘤的4.58%。

一、诊断和鉴别诊断

(一) 诊断

男女之比为1.7:1。发病年龄多在11～20岁。多见于股骨、肱骨与骨盆,其次为胫骨与腓骨。多数患者有发热(38～40℃)、贫血、白细胞增多和血沉升高。最常见的症状是疼痛和肿胀。大的肿瘤柔软并有波动感。髂骨的肿瘤可因骶丛受压而出现神经症状和膀胱症状。肺转移最多见,骨和淋巴结也是常见的转移部位。Ewing肉瘤对放射线非常敏感,肿瘤经照射,症状可显著缓解,故临床上常用其放射敏感性来区别于其他疾病。

实验室检查:白细胞常增高达$(10.0 \sim 30.0) \times 10^9$/L,血沉加快。血清碱性磷酸酶可轻度增高,这对于成年人诊断意义较大。肿瘤细胞糖原染色阳性;也有文献报告,Bence-Jones氏试验阳性对本病有一定的诊断价值。

影像学表现:长骨Ewing肉瘤的典型表现为长骨骨干的对称性梭形扩张。骨内出现虫蛀状破坏,骨外显示葱皮样骨膜反应。骨皮质破坏后可见软组织肿块阴影。髓内骨破坏犹如"冰碎片"。在扁平骨,它表现为地图形的骨破坏,伴有软组织肿胀;很少有骨膜反应。CT主要表现为骨质破坏、骨髓密度改变、骨膜新生骨形成和软组织肿块。MRI显示病灶呈下中低信号、T2混杂中高信号,边缘不清,有明显的反应性水肿,可造成对髓内累及范围的过高估计(图41-11)。

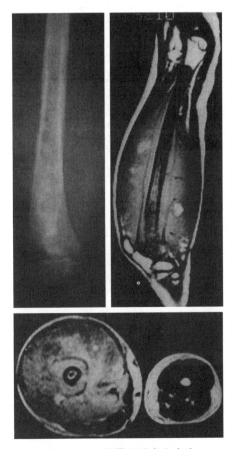

图41-11 股骨远端尤文肉瘤

（二）鉴别诊断

1. **骨髓炎** 特别在早期，鉴别相当困难。两者在临床及 X 线片上颇相似，鉴别要点为骨髓炎只有软组织肿胀而并非是软组织肿块；试验性放射治疗或抗生素治疗有助于鉴别；必要时通过活体组织检查及细菌培养可以作出明确的鉴别。

2. **网织细胞肉瘤** 本症较尤文瘤少见，软组织肿块较小，肿块内多无瘤骨或钙化。骨膜反应少见。PAS 染色显示，尤文瘤细胞质内有大量的糖原，而网织细胞肉瘤内无糖原。

3. **其他** 从组织学角度，应鉴别其他常见的（特别是发生在儿童的）小细胞肉瘤，如转移性神经母细胞瘤、胚胎性横纹肌肉瘤、非霍奇金淋巴瘤。

二、治疗

对尤文肉瘤的治疗，目前主张联合放疗、化疗及手术治疗，其结果比单一治疗为好。

本瘤对放射治疗比较敏感，故可采用放疗，结合化疗，可缩小手术范围，并能提高存活率。放射剂量总数为 4～6 周 40 Gy～60 Gy。放疗可以使肿块迅速缩小，疼痛减轻。化疗常和放疗结合使用，常用的化疗药物有 VCR、MTX、CTX、ADM 和 BLM 等。化疗可以消除微小转移。切除手术作为整个治疗方案中的一个措施，可作广泛或根治切除。

只要是技术上能够切除的肿瘤，应切除加中等剂量的放疗和多药联合化疗。对不能够施行手术治疗的患者，包括晚期患者，可以采用中等剂量或较大剂量的放疗加化疗。对已发生肺孤立性转移的患者，可行肺叶切除，再化疗，或局部放疗。对发生广泛转移的患者，只要全身情况允许，在给予支持疗法的同时，对原发灶及转移灶放疗加联合化疗。

第十一节 软骨肉瘤

软骨肉瘤是仅次于骨肉瘤的常见的骨恶性肿瘤。其类型较为复杂，有时造成诊断困难。软骨肉瘤大多数继发于良性软骨肿瘤，如内生性软骨瘤和骨软骨瘤。其基本瘤组织是发育完全的软骨组织，无肿瘤性骨样组织。软骨直接从肉瘤性软骨细胞形成，常伴有钙化，骨化和黏液性变。

一、诊断和鉴别诊断

（一）诊断

软骨肉瘤的发病年龄通常在 30～60 岁，平均年龄为 40～45 岁，多见于 35 岁以上成年人。软骨肉瘤的发病率约占骨肿瘤总数的 4%，占恶性肿瘤的 15%。男女之比为 1.82∶1。多见于股骨、胫骨和骨盆，其次为肱骨和肩胛骨。该病病程经过缓慢。疼痛和压痛是常见症状。外周型软骨肉瘤可有局部肿块，肿块坚硬如骨，表面高低不平。骨盆肿瘤可长期存在而无症状，直至出现压迫症状。高度恶性的软骨肉瘤可由于生长迅速而严重疼痛。

X 线表现：中央型软骨肉瘤重要表现为体积大的厚壁透亮区，区内有小梁形成和中央多叶性的髓腔内骨破坏。区内有许多散在的不规则的点状、圈状或片状钙化灶，常被描述成"棉絮样""面包屑样"或"爆玉米花样"。至后期方有骨皮质的破坏，肿瘤穿透的骨皮质变模糊。软组织内有肿瘤浸润，但不一定有密度增加的钙化阴影。骨膜反应较少。骨内膜侧的骨皮质常呈贝壳状凹陷,这是由于肿瘤的小叶状轮廓造成。外围型软骨肉瘤显示病损旁的软组织内有很淡的、钙化很少的阴影,并有和表面垂直的放射状骨刺,它们的外侧面变为扁平,这是和骨肉瘤的放射状骨刺的鉴别点。髓腔一般不受累,骨皮质也很少被侵犯,但早期病例可见骨外膜被掀起,呈唇样,亦可出现 Codman 三角(图 41-12)。

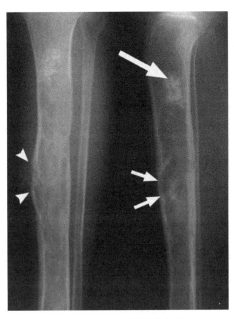

图 41-12　胫骨软骨肉瘤

(二) 鉴别诊断

1. **软骨瘤及骨软骨瘤**　躯干及四肢长骨的巨大软骨瘤,在临床、X 线及镜下要与软骨肉瘤相鉴别。体积较大的骨软骨瘤,当骨性瘤体有大量骨质硬化时,也应与软骨肉瘤相鉴别。

2. **骨肉瘤**　大量钙化的软骨肉瘤与硬化性骨肉瘤在 X 线片上有时很难作出鉴别,需要依靠病理检查确诊。

二、治疗

手术是最主要的治疗手段,在明确诊断和外科分期的基础上,制订手术方案。同时要根据部位确定相应的手术切除范围。低度恶性者可作广泛切除或根治切除,如脊柱、骨盆;对肢体可作保肢手术。高度恶性者应以截肢和关节解脱术为主,亦可酌情作保肢手术。软骨肉瘤对放疗和化疗均不敏感。

第十二节　四肢骨转移瘤

骨转移是肿瘤最常见的远处转移部位之一。骨转移几乎可发生在所有的癌症患者中,特别常见于乳腺癌、前列腺癌、肺癌、肾癌和甲状腺癌。有统计约 3/4 的癌症患者死亡时存在骨转移。有时骨转移先于原发肿瘤被发现,同时并不是所有的骨转移肿瘤病例都能找到原发肿瘤。

一、诊断和鉴别诊断

(一)诊断

骨转移好发于脊柱骨、骨盆和股骨,也可见于肱骨、肋骨、颅骨、胸骨和肩胛骨等。主要表现为局部疼痛,早期疼痛较轻,呈间歇性,以后逐步变为持续性剧痛。常伴有肿胀、肿块、压痛和肢体功能障碍。溶骨性破坏者容易发生病理性骨折。脊椎受损时,可以出现脊髓及脊神经根的压迫症状。晚期可以有贫血和恶病质表现。

实验室检查可见血红蛋白降低、血沉增快、血浆蛋白下降。溶骨性肿瘤中,血清钙、磷增高。成骨性转移瘤,碱性磷酸酶可增高。有些转移瘤有相关的肿瘤标记物阳性。

骨转移的X线表现为一般可分为溶骨性、成骨性和混合性。不同肿瘤可有不同程度的混合存在。有些以溶骨为主,如乳腺癌、肺癌的骨转移,但有时也有较多的成骨。有些以成骨为主,如前列腺癌等。溶骨性骨转移癌表现为不规则的溶骨性破坏,边界模糊不清,骨皮质也可受破坏。很少出现骨膨胀、骨膜反应及软组织肿块。椎体转移瘤可使椎体变扁或楔状变,但椎间隙正常。成骨性转移瘤表现为圆形或不规则的致密阴影,边界不清。放射性同位素^{199m}Tc的骨扫描很有诊断价值,骨转移显示同位素浓集。CT和MRI对诊断和定位也有较大的帮助。对恶性肿瘤患者而言,一般认为,在临床症状,同位素骨扫描和影像学检查中,有任意两项阳性,即可确定临床骨转移的诊断。

(二)鉴别诊断

如疑为转移性骨肿瘤,首先应作系统的全身骨骼检查,特别是常见转移部位的检查。在确定病变是单发还是多发后,再根据病变与骨髓瘤,骨质疏松症,甲状旁腺机能亢进症,骨肉瘤等相鉴别。

1. **骨肉瘤** 好发于青少年,病变以四肢长骨的干骺端为多见。X线片中可见骨质破坏广泛,骨膜反应及软组织肿块较明显。

2. **骨嗜酸性细胞肉芽肿** 多为儿童或青少年。一般情况良好,X线表现的溶骨性破坏边缘较清楚,无死骨和钙化,常无软组织阴影。实验室检查可见白细胞及嗜酸性细胞增多现象。

3. **多发性骨髓瘤** 临床表现和X线表现有些类同转移性肿瘤,但是实验室检查有其的特殊表现,如多数患者有血清球蛋白升高,白球蛋白比例倒置,约40%患者尿中可有本-周蛋白。骨髓检查可见大量浆细胞。

二、治疗

转移性肿瘤的治疗方案的确定,要根据患者的全身情况、肿瘤的性质、部位、局部破坏的程度等综合因素来决定,但治疗原则是改善患者生存质量,延长无明显痛苦的生命。

如果患者的一般情况许可,全身化疗是首先考虑的,如果患者有明显的疼痛症状,首选局部的治疗方法是放疗,姑息性放疗,如30 Gy/10次,2周的剂量有很好的止痛姑息疗效。如果已发生了病理性骨折,可采取手术的方法,用肿瘤骨切除加假体置换或瘤骨剔刮,骨水泥填充加内固定。手术后再补充放疗。对乳腺癌和前列腺癌的骨转移可采用内分泌治疗。近年来帕米磷酸盐类药物被用于广泛的骨转移的治疗,如骨磷、阿可达等,有很好的止痛效果。

(严望军　黄稳定　吴志强)

主要参考文献

[1] Majoor BC, Appelman-Dijkstra NM, van de Sande MA, et al. Fibrous dysplasia: a heterogeneous disease. Ned Tijdschr Geneeskd, 2016, 160(0): D304.
[2] Robinson C, Collins MT, Boyce AM. Fibrous dysplasia/mccunealbright syndrome: clinical and translational perspectives. Curr Osteoporos Rep, 2016, 14(5): 178-186.
[3] Kim SA, Capeding MR, Kilgore PE. Factors influencing healthcare utilization among children with pneumonia in Muntinlupa City, the Philippines. Southeast Asian J Trop Med Public Health, 2014, 45(3): 727-735.
[4] Pereira LC, Moreira EA, Benemann GD, et al. Influence of inflammatory response, infection, and pulmonary function in cystic fibrosis. Life Sci, 2014, 109(1): 30-36.
[5] Suphaneewan J, Ratchanee L, Niyata C, et al. Radiological findings in 31 patients with chondroblastoma in tubular and non-tubular bones. Singapore Med J, 2013, 54: 275-280.
[6] Gokalp MA, Gozen A, Unsal SS, et al. An alternative surgical method for treatment of osteoid osteoma. Med Sci Monit, 2016, 22: 580-586.
[7] Abboud S, Kosmas C, Novak R, et al. Long-term clinical outcomes of dual-cycle radiofrequency ablation technique for treatment of osteoid osteoma. Skeletal Radiol, 2016, 45(5): 599-606.
[8] 郑凯, 于秀淳, 胡永成, 等. 骨盆骨巨细胞瘤临床治疗的系统文献综述. 中华骨科杂志, 2015, 35(2): 105-111.
[9] Tao HB, Fei Y, Li K, et al. Research progress on the evaluation of biological behavior of giant cell tumor of bone. Chinese General Practice, 2015, 18(36): 4517-4520.
[10] Zhang H, Yu HB, Li JX, et al. Express of PCNA, Ki-67, p53 in giant cell tumor of bone and the prognostic relevance. Journal of Aerospace Medicine, 2015, 26(2): 140-142.
[11] Wang CS, Lou JH, Liao JS, et al. Recurrence in giant cell tumor of bone: imaging features and risk factors. Radiol Med, 2013, 118(3): 456-464.
[12] Gong L, Liu W, Sun X, et al. Histological and clinical characteristics of malignant giant cell tumor of bone. Virchow Arch, 2012, 3: 327-334.
[13] Kim C, Choi H J, Cho K S. Diagnostic value of multidetector computed tomography for renal sinus fat invasion in renal cell carcinoma patients. Eur J Radiol, 2014, 83(6): 914-918.
[14] Ritter J, Bielack SS. Osteosarcoma. Annals of Oncol, 2010, 21(7): 320-325.
[15] Ferguson PC, McLaughlin CE, Griffin AM, et al. Clinical and functional outcomes of patients with a pathologic fracture in high-grade osteosarcoma. Journal of Surgical Oncol, 2010, 102(2): 120-124.

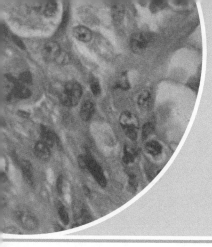

第四十二章 脊髓、脊柱肿瘤

第一节 脊髓肿瘤

一、概述

脊髓肿瘤(spinal cord tumor)多种多样,按肿瘤来源分为原发性与继发性;按解剖部位分为颈段、胸段、腰段;按解剖层次分为硬脊膜外,髓外硬膜下,髓内;按病理性质可分为良性与恶性。肿瘤发生率为每年(0.9~1.2)/10万,部位以颈段和胸段较多,男性多于女性,男女比例约 1.6∶1。

(一)分类

脊髓肿瘤常常按解剖部位分类,共分为3类,分别为硬脊膜外肿瘤、髓外硬膜下肿瘤、髓内肿瘤。

1. **硬脊膜外肿瘤** 常常为恶性肿瘤,最常见为转移性肿瘤。此外还有脂肪瘤、血管瘤、神经鞘瘤、脊膜瘤等。有时肿瘤可骑跨硬脊膜内外,俗称哑铃型肿瘤,最常见的为神经鞘瘤。
2. **髓外硬膜下肿瘤** 该解剖部位的肿瘤最为常见,主要为神经鞘瘤和脊膜瘤。
3. **髓内肿瘤** 主要以胶质瘤和血管母细胞瘤多见,少数有转移瘤和神经鞘瘤。

(二)临床表现

脊髓肿瘤往往进展缓慢,早期往往无症状,主要表现为进行性的脊髓压迫症状,包括病变节段平面以下的感觉、运动障碍,自主神经系统症状及括约肌功能障碍。

(三)诊断

早期该疾病往往无特殊症状,所以很难发现。往往当患者出现脊髓压迫症状时才考虑到该病的可能性,应详细询问病史并结合详细的神经系统检查,予以必要的辅助检查,尽早明确定位诊断和定性诊断。

1. **病史** 良性肿瘤病程较缓慢,恶性肿瘤并且进展较快,若肿瘤出现出血导致体积迅速增大,症状会出现急剧恶化。
2. **病变节段与体征**

(1) 上颈段肿瘤(C1~4):枕颈部疼痛,可呈放射性,四肢痉挛性瘫痪、感觉障碍,甚至出现呼吸障碍。

(2) 下颈段肿瘤(C5~T1):肩部及双上肢疼痛,可有放射痛,上肢呈弛缓性瘫痪,下肢呈痉挛性瘫痪,病变节段一下感觉障碍,病理征可呈阳性。

(3) 胸段肿瘤(T2～T12):上胸段多以束带感最为常见,下胸段多出现腹部疼痛不适,上肢正常,下肢痉挛性瘫痪伴感觉障碍。

(4) 腰骶段肿瘤(L1～S2):主要表现为双下肢局部或放射性疼痛,会阴部感觉障碍,括约肌功能障碍。

(四) 鉴别诊断

1. 脊髓空洞症 该疾病病程缓慢,感觉分离现象常见,有下运动神经元瘫痪,脑脊液检查正常,可行 MRI 证实脊髓空洞的存在。

2. 椎间盘突出 椎间盘突出可与椎管内肿瘤相混淆。椎间盘突出往往与退变、损伤有关,X 线检查可见正常脊柱生理弯曲消失,可行 CT 及 MRI 检查证实椎间盘突出,若实在难以鉴别可行增强 MRI 检查明确诊断。

3. 运动神经元疾病 特点为肌萎缩及受侵肌肉的麻痹,并有舌肌萎缩,可见肌束颤动,病例反射(+),脑脊液流动无阻,细胞及生化正常。影像学检查无占位性病变。

(五) 治疗

手术是治疗该类疾病的主要方法,早期手术能够获得更好的手术效果,并且手术效果与组织受压时间、程度、范围及肿瘤性质、部位有关。

二、脊髓髓内肿瘤

脊髓髓内肿瘤约占椎管内肿瘤 20% 左右,原发性胶质瘤占所有脊髓髓内肿瘤的 80%,其中又以室管膜瘤和星形细胞瘤多见,神经节胶质瘤、少突胶质细胞瘤和室管膜瘤亚型少见。血管母细胞瘤占 5%,神经鞘瘤、脂肪瘤、先天肿瘤占 8%。近年来随着癌症发病率逐年升高,转移瘤的比例有逐渐增加的趋势。

(一) 临床表现

1. 病史 髓内肿瘤临床特点多种多样,大多数进展较慢,可达 6 个月～5 年,少数高度恶性肿瘤或转移瘤进展较快,可达几周或数月。

2. 临床症状 各种脊髓髓内肿瘤多以疼痛为首发症状,疼痛可为单侧,通常无明显放射痛,虽然疼痛明显,但往往不如神经鞘瘤所引起的疼痛强烈。除了疼痛之外,大多数患者就诊时已有不同程度的肢体运动障碍,两种症状并存可能达到 85%。

(二) 髓内肿瘤分类

1. 室管膜瘤 室管膜瘤是成年人最常见的髓内肿瘤,好发于颈胸段脊髓。按照病理结果可分为室管膜下瘤和黏液乳头状室管膜瘤(WHO Ⅰ级)、室管膜瘤(WHO Ⅱ级)、间变性室管膜瘤(WHO Ⅲ级)等。肿瘤多起源于脊髓中央管成终丝室管膜,完全位于脊髓内,呈同心圆生长。室管膜瘤绝大多数为低度恶性,包膜不明显,但常常与脊髓界限清楚,不浸润周边的脊髓组织。肿瘤通常呈灰褐色,质地软,血供一般,肿瘤周边脊髓多有空洞形成,少数肿瘤可发生出血及囊变。影像学检查 MRI T1 加权图像上为高信号或稍高信号,T2 加权图像上为高信号,增强后肿瘤轻度或中度均匀强化。当肿瘤发生出血、囊变时往往可出现高、等、低异常信号和各种混合信号。

2. 星型细胞瘤 星形细胞瘤多发生于 50 岁以下,儿童组髓内肿瘤中最为常见。大约 60% 的肿瘤发生于颈椎和颈胸交界部位的脊髓内。胸椎、腰骶椎或脊髓圆锥部位均可发生,

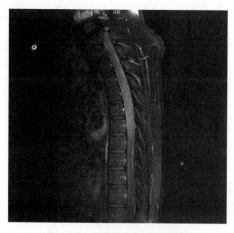

图 42-1 脊髓内星形细胞瘤

终丝部位较为少见。根据病理,可分为原浆型和纤维型星形细胞瘤、恶性星形细胞瘤、胶质母细胞瘤、神经节细胞瘤和少突胶质细胞瘤。绝大多数为 WHO Ⅰ～Ⅱ级的低度恶性肿瘤,少数为Ⅲ～Ⅳ级的高度恶性肿瘤。肿瘤起源于脊髓白质的胶质细胞,或位于脊髓中央,大多呈偏心性生长,肿瘤长大时,也可长至腹侧软脊膜下。肿瘤可发生囊变和出血,质地偏韧。MRI 表现多样化是其特点,局部脊髓增粗,T1 加权像成等信号或略低信号,T2 加权图像为高信号,增强后可见均匀强化、不均匀或部分强化。如若肿瘤出现出血、囊变或坏死时,可出现上述不均匀及环状强化等(图 42-1)。

3. **血管母细胞瘤** 髓内血管母细胞瘤为良性肿瘤,起源于血管上皮细胞,约占脊髓髓内肿瘤的 3%。各年龄段均可发病,青少年较为少见。约 15%～25% 的患者伴有 Von-Hippel-Lindau 综合征,可合并眼底血管瘤、肝脏、胰腺、脾脏等器官内囊肿等。系常染色体异常缺陷性疾病。可有明显家族史。好发于颈、胸段脊髓,常位于脊髓背侧偏外。实体性肿瘤多见,包膜常完整,瘤体血供丰富,表面呈暗红色,常常有数根动脉供血,引流静脉明显扭曲怒张,邻近脊髓继发有空洞形成。血管母细胞瘤在 MRI T1 加权图像呈等信号或稍高信号,T2 加权图像上为高信号,增强明显强化,邻近脊髓常常伴有空洞形成。在 T1 和 T2 加权图像上,瘤体内、肿瘤边缘和肿瘤邻近区域可见不规则的点状或线状低信号"流空"影,是由迂曲的肿瘤血管所产生,为脊髓血管母细胞瘤的特征性影像学表现。脊髓血管造影能显示肿瘤范围、供血动脉及引流静脉,对血管母细胞瘤的定位及定性诊断有重要价值。同时血管造影与栓塞术相结合,有利于手术顺利切除肿瘤。

4. **神经鞘瘤** 髓内神经鞘瘤属于良性肿瘤,或完全位于髓内,或部分长至髓外,男性多见,青壮年高发。肿瘤好发于颈段脊髓,脊髓后方多见,常可见偏向一侧,包膜完整,质地中等偏韧,血供稍丰富。MRI 检查可见 T1 加权图像等或稍高信号,T2 加权图像呈高信号,增强后呈中等均匀强化,边界清楚,脊髓空洞少见(图 42-2)。

5. **表皮样囊肿和皮样囊肿** 表皮样囊肿和皮样囊肿属于先天性良性肿瘤,好发于脊髓圆锥,常伴发低位脊髓,通常情况下包膜完整,血供不丰富。表皮样囊肿在 MRI T1 加权图像上呈低信号,在 T2 加权图像上呈高信号,增强 MRI 无强化。大部分皮样囊肿在 T1、T2 加权图像上均表现为高信

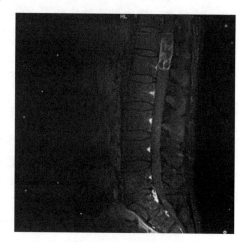

图 42-2 神经鞘瘤

号,少数病例 T1 加权图像上呈低高混杂信号,T2 加权图像呈高低混杂信号,增强图像无强化。CT 检查,表皮样囊肿通常为低密度,若囊肿内角化物含量较高时,呈略低或等密度,增强 CT 检查通常不强化。皮样囊肿 CT 表现为均匀或不均匀的低密度灶,偶尔病灶内可见边

缘毛糙的毛发团,囊壁较厚,呈等或略高密度影,有时可见不完全的环状强化,增强CT囊肿无强化。

（三）脊髓髓内肿瘤的治疗

1. 手术治疗

（1）室管膜瘤:脊髓内室管膜瘤通常沿着脊髓中央管生长,脊髓被压向四周,肿瘤两极常常伴有空洞,与周围边界清楚,早期手术治疗切除肿瘤往往可获得良好的预后。由于各节段脊髓解剖特点不同,神经组织对肿瘤压迫和手术耐受性也不同,手术效果及其预后有所差异。发生在延髓和高颈髓时,当肿瘤巨大,可出现肢体瘫痪、呼吸困难等症状,手术风险较高。发生在胸段的脊髓室管膜瘤,因脊髓较细、血运较差,有较高的致残率。发生于圆锥马尾和终丝部位的髓内室管膜瘤,形态不规则,肿瘤质地脆软,往往与马尾神经粘连,全切除率很低,复发率也较高。切除肿瘤时,沿脊髓后正中切开软脊膜,显露瘤体,向两侧稍作分离后,用无损伤缝针缝吊软脊膜,牵开两侧后索,分离肿瘤与脊髓的界面,或在瘤与空洞交界处,先游离出肿瘤的一极,再自上而下或自下而上分离侧方和腹侧肿瘤,直至肿瘤全切。若肿瘤无继发空洞形成,或因两端肿瘤较细、较深在,且空洞腔壁较厚,难于分清瘤髓界面时,可在肿瘤中部分离或行瘤瘤内切除、减压后,再分离识别肿瘤的边界,发现理想的肿瘤界面后,再分别向上下端分离腹侧肿瘤,直至全部肿瘤切除。

（2）星形细胞瘤:脊髓星形细胞瘤的手术目的在于明确诊断,实现脊髓减压,为进一步放疗提供基础。手术操作技术基本同室管膜瘤。由于星形细胞瘤多以浸润性生长为主,仅分化较好的毛细胞型星形细胞瘤（WHO Ⅰ级）和低级别星形细胞瘤（WHO Ⅱ级）与周围正常组织的界限清楚,呈实质性,质地软,可以分块切除至相对边界;恶性程度高且界限不清者不宜勉强全部切除,应尽可能行瘤内切除减压,肿瘤导致的空洞、血肿和囊变也应减压,并且硬脊膜做人工硬膜修补减张缝合,这样既能达到内减压作用,又能达到外减压目的。仔细缝合硬脊膜防止脑脊液漏,可放置硬脊膜外引流数日。当肿瘤不能全部切除术,待病理结果明确后,结合术后放疗或化疗。尽管随机化的综合治疗还不足以提供足够的证据来确立指南,而且到目前为止依然没有明确循证依据表明星形细胞瘤术后的放疗能起到多大作用,然而考虑到肿瘤的组织分级和手术的不尽如人意,术后的放疗还是可以考虑的。同样有学者报道放疗后化疗可以考虑,主要借鉴《脑胶质瘤的化疗指南》,疗效仍然不能确定。

（3）血管母细胞瘤:脊髓髓内血管母细胞瘤常偏向一侧。肿瘤呈暗红色,质地较软,背侧有脊髓后动脉与脊髓外侧动脉的分支供血动脉及迂曲粗大的引流静脉;腹侧也有小的供血动脉和引流静脉,故血供十分丰富。手术当中可辅助使用荧光造影,对实体血管母细胞瘤应先暴露、电凝、离段肿瘤背、外侧的供血动脉,对肿瘤表面及邻近区域粗大的引流静脉暂时保留,此时可见肿瘤体积明显缩小;当肿瘤合并上下端空洞时,可从脊髓空洞处进入瘤周包膜与胶样增生带之间仔细分离。用脑棉片覆盖保护分离开的肿瘤表面,用细小的剥离子轻轻牵拉肿瘤,防止瘤体破裂出血,自下而上向腹侧分离,仍遵循先离断供血动脉的原则。当肿瘤与周围组织完全游离后,便能离段引流静脉,完整切除肿瘤。手术中应尽量避免瘤内操作,防止出血难以控制。对于脊髓血管母细胞瘤来说,可考虑术前造影栓塞,主要目的是减少血管母细胞瘤的血液供应,为手术创造条件。栓塞的适应证为:①影像学检查考虑血管母细胞瘤,并经血管造影证实;②血管造影提示肿瘤有粗大明确的供血动脉,角度合适;③供血动脉不与正常脊髓供血动脉共干,栓塞不会引起正常脊髓缺血性损伤。禁忌证为:

①供血动脉细小,插管困难者;②肿瘤供血动脉与正常脊髓供血动脉共干,栓塞容易引起正常脊髓缺血性损伤;③供血动脉成角明显,插管困难者。

(4) 髓内神经鞘瘤:髓内神经鞘瘤有两种生长方式:一是自髓内偏向生长至软脊膜下,二是肿瘤完全位于髓内生长。对前者,可以沿肿瘤边缘剪开软脊膜,将肿瘤向远离脊髓组织方向分离,操作过程中应尽量减少触及脊髓,可以采用小功率电凝肿瘤包膜的方法,使肿瘤皱缩,与脊髓分离,分块或整块切除肿瘤;当肿瘤局部张力高,特别是肿瘤主体位于髓内,"漂浮"脊髓部分较小时,主张瘤内分块切除减压,再分离肿瘤边界,这样既可以降低局部张力,有利于分离,也增加了操作空间,减少脊髓的损伤;个别情况下,神经后根与肿瘤关系密切,影像手术操作时,可在神经电生理监测下,切断患者感觉神经根。对于后者来说,应根据肿瘤的位置选择后正中沟或后外侧沟,在距离肿瘤最薄处纵行切开脊髓,用无创缝线悬吊软脊膜,向两侧牵拉、显露肿瘤,严格按照肿瘤边界分离,分块或整块切除肿瘤,术中注意保护脊髓组织和脊髓前动脉。

(5) 髓内表皮样囊肿或皮样囊肿:在囊肿最表浅处切开软脊膜或肿瘤包膜,通常即能顺利吸出肿瘤内容物,由于囊肿壁与脊髓组织黏合较紧,全切除囊肿壁非常困难。

2. 放疗和化疗 目前对于次全切除肿瘤,近年来不主张早期进行常规放疗。主要考虑以下几点:①手术切除是治疗脊髓髓内肿瘤的最有效手段,放疗会造成二次手术困难;②放疗的有效剂量通常超过脊髓的承受范围,小剂量放疗达不到治疗目的;③放疗导致的继发性损害和肿瘤恶变可能。所以患者术后可定期复查脊髓 MRI,监测肿瘤是否复发,首先评估是否进行二次手术,再辅以放疗,可先行小剂量分割照射,放射总剂量为 40~50 Gy。对于髓内高级别胶质瘤,过多手术切除,不能延长患者的生存期,有可能造成患者截瘫,从而降低生活质量,手术主要是减压和明确诊断。这类患者术后应行放疗延缓肿瘤生长,提高生存期。髓内胶质瘤,目前没有有效的化疗方案,推荐应用替莫唑胺,使用剂量和疗程同颅内胶质瘤的化疗方案。

三、脊髓髓外肿瘤

脊髓髓外肿瘤主要包括硬脊膜外肿瘤和硬脊膜下肿瘤,前者主要是转移瘤,少数为脂肪瘤、血管瘤神经鞘瘤、脊膜瘤等。后者主要是神经鞘瘤和脊膜瘤。

(一) 髓外肿瘤

1. 神经鞘瘤 椎管内神经鞘瘤多位于髓外硬脊膜下,病史较长,有时病程可超过 5 年以上。当肿瘤发生囊变或出血时呈急性过程。首发症状最常见为神经根性疼痛,其次是感觉异常和运动障碍。上颈段肿瘤疼痛多位于颈后部,偶向肩部放射;颈胸段的肿瘤疼痛多位于颈后和上背部,可向单侧或双侧肩部、上肢及胸部放射;上胸段肿瘤以背痛最为常见,放射痛少见。胸腰段肿瘤疼痛位于腰背部,可向两侧腹股沟、臀部、会阴部及下肢放射。除了疼痛之外,有接近 20% 的患者以感觉异常为首发症状,包括感觉过敏和减退。运动障碍为首发症状相对少见,因肿瘤的部位及大小不同,可产生神经根性或传导束性损害致运动障碍,随着症状的进展可出现椎体束的功能障碍,所以出现瘫痪的节段和程度也各不相同。临床症状和体征方面,主要表现为头痛、感觉异常、运动障碍和括约肌功能减退。感觉异常的发生率达 85%,疼痛的发生率接近 80%。感觉障碍一般由远及近,逐渐向高位发展,患者早期主观感觉异常,检查往往无特殊,继而出现感觉减退,最后所有感觉伴运动功能一起丧失,典型的是肛门和会阴部皮肤呈马鞍区麻木。括约肌功能紊乱导致的大小便失禁往往是晚期症状，表面脊髓受压严重。MRI 是该病首选的检查方法，病变在 T1 加权图像呈低信号，T2 加权图像呈高信号，增强后实体肿瘤呈均匀强化，囊性肿瘤呈环形强化，少数肿瘤呈不均匀强化。

外科手术是治疗髓外硬膜下神经鞘瘤的最佳方法，原则上应将肿瘤与载瘤神经一并切除。对于局部受压紧贴肿瘤表面的"路过"神经，应注意分离并保留。尤其是颈、腰膨大节段的神经鞘瘤，应只切断载瘤神经根，避免损伤其他邻近神经根，防止神经功能损伤。对于椎管内外哑铃型肿瘤，手术时应先切除峡部肿瘤，减压后再切除椎管内部分，最后切除椎管外部分。切除椎管外肿瘤时应将载瘤神经向椎管内方向牵拉，直至载瘤神经呈正常粗细，再予以离断，以保证肿瘤的完整切除。哑铃型神经鞘瘤残留及复发最常见的原因的椎间孔处的肿瘤无法完全切除，为实现肿瘤完整切除，通常需要扩大椎间孔。颈段椎管内外沟通神经鞘瘤应注意避免损伤椎动脉，胸段肿瘤椎管外部分常常突入胸腔，有时需要切除肋横突关节，肿瘤常常与胸膜粘连，术中应注意避免胸膜损伤，造成血气胸。腰段肿瘤常突入腹膜后，术中剥离时应注意损伤腹膜后脏器。

2. **脊膜瘤** 脊膜瘤是常见的椎管内肿瘤，其发病率居于位于神经鞘瘤之后，位于椎管内肿瘤的第二位，占所有椎管内肿瘤的 25%。临床以青壮年多见，女性多于男性，临床表现与神经鞘瘤相似。肿瘤常常起源于蛛网膜细胞，也可起源于蛛网膜和硬脊膜的间质成分。80% 以上发生于胸段，颈段次之。大多数脊膜瘤位于髓外硬膜下，少数突出于硬膜外，单发为主，实质性，质地较硬，肿瘤包膜覆盖微小迂曲血管，通常与硬脊膜粘连，极少侵犯脊髓。脊髓受肿瘤压迫变形移位，受压部位缺血，往往出现脊髓水肿、软化甚至囊变。MRI 扫描可见肿瘤节段上下端蛛网膜下腔明显增宽，肿瘤部位脊髓受压，T1 加权图像呈等信号，少数呈低信号，T2 加权图像上多呈高信号，少数为等或低信号。增强扫描后肿瘤呈均匀强化，常可见硬膜尾征，肿瘤基底较宽，边界清楚。该病与髓外硬膜下神经鞘瘤容易混淆，病变钙化、硬膜尾征、无椎间孔扩大是脊膜瘤的主要征象，可与其他病变鉴别。

一旦明确诊断，应早期手术治疗。如病变位于脊髓的北侧或外侧则较容易切除，先围绕基底部将硬膜脏层切开，在硬膜脏、壁层之间分离，将肿瘤连同基底附着的脏层硬膜一并游离，然后分离病变与脊髓蛛网膜边界，最后切除肿瘤。脊髓前方的脊膜瘤，有时可剪断一侧的一根或数根齿状韧带，将齿状韧带或侧副韧带向一侧悬吊牵开，增大暴露空间，先铲除肿瘤的基底，再分块切除肿瘤，如此反复，直至肿瘤全部切除，最后处理肿瘤基底部。

3. **终丝室管膜瘤** 终丝室管膜瘤早期无明显症状，而且生长速度较慢，通常患者确诊肿瘤时，肿瘤体积已较大。临床上常出现双下肢感觉异常，逐渐出现马尾综合征表现。MRI 是必要的检查，肿瘤位于脊髓末端，信号高于正常脊髓，均匀强化。手术时应探明肿瘤大小及其与马尾神经的关系。对于较小肿瘤，肿瘤往往与马尾神经有边界，在脊髓末端探明受累终丝与肿瘤的解剖关系后方能完整切除肿瘤。这类室管膜瘤切除时应尽量做到完整切除，不推荐瘤内减压，以免造成肿瘤种植转移。对于巨大肿瘤，肿瘤通常与马尾神经粘连，而且肿瘤包膜不完整，即使 MRI 未发现肿瘤，实际上可能已有肿瘤的脑脊液播散。研究表明，全切肿瘤和受累的神经根后，仍有 20% 的复发率。所以术中应多保留马尾神经，减少神经功能障碍的前提下，尽量缩小肿瘤的体积。当肿瘤未完全切除时，术后应定期随访复查 MRI，及时了解肿瘤有无复发。如果肿瘤复发，可考虑二次手术治疗。若患者较年轻，有时肿瘤会迅速复发,有恶性倾向,可辅助放疗;对于手术次全切除的患者,术后也应尽早予以放疗。

(二)髓外先天性肿瘤

1. 表皮样囊肿、皮样囊肿与畸胎瘤　该类疾病以青少年多见,老年少见,男性多于女性。此类肿瘤由胚胎发育期残存的细胞异位发展而成。表皮样囊肿仅含表皮和脱屑;皮样囊肿内容物除此之外还有真皮及皮肤附件等。该病发病年龄轻、病程长,可有缓解期。腰腿痛多见,通常较剧烈,还可伴有腰肌痉挛。大小便障碍者多见,有时可作为首发症状,而运动功能常常可不受影响。该病常常合并其他先天畸形,如脊柱裂和内脏畸形。颅内感染也较为常见,大约10%以上患者有脑膜炎病史,多见于并发藏毛窦患者,感染源经藏毛窦进入蛛网膜下腔。X线上可见较大范围或明显的椎管增宽,椎弓根偏窄,椎弓根间距加宽。部分病例可见脊柱裂。MRI上表皮样囊肿呈低信号,T2像呈高信号,增强后无明显强化。畸胎瘤MRI上均为混杂信号,形状不规则,与脊髓分界不清。手术切除是唯一有效的治疗方法。切除时应清除囊肿内容物,尽量切除囊壁,如若囊囊壁与脊髓或神经根粘连紧密,不必勉强全切,以免造成神经损伤。该病预后良好,肿瘤全切后很少复发,次全切除的病例症状也能够获得长期缓解。

2. 脊索瘤　脊索瘤起源于胚胎脊索残余组织,好发于骶尾部及颅底,是骶尾部最常见的肿瘤。可位于骶骨中,将骶骨破坏后,向前侵入盆腔,向后侵入椎管,压迫脊髓。发病年龄多在中年以上,常常以骶尾部头痛为首发症状,随着肿瘤体积增大,可发生便秘,压迫骶神经时,可发生下肢及臀部相应部位的麻木或疼痛。查体可见骶骨饱满,肛检可触及圆形、光滑肿块,有弹性。X线上可见骶骨局部膨胀,部分可见钙化。MRI检查,肿瘤在T1WI图像上呈不均匀低信号,T2WI图像上呈高信号,增强后扫描呈不均匀强化。CT上可见肿瘤有钙化,是鉴别诊断的重要依据。治疗方面,肿瘤在椎体内部分呈浸润性生长,与椎体骨质分界不清,通常仅能行肿瘤的部分切除,将肿瘤的纤维包膜切开,进行瘤内切除,但包膜不予以摘除,S3以下肿瘤需保留S3神经,保留排尿及射精功能。对于部分的切除的患者,术后可以辅助放疗。

第二节　脊柱肿瘤

一、脊柱肿瘤

脊柱肿瘤包括原发性脊柱肿瘤和转移性脊柱肿瘤。其中原发性脊柱肿瘤又包括原发良性脊柱肿瘤和原发恶性脊柱肿瘤,前者包括脊柱血管瘤、脊柱骨样骨瘤、脊柱成骨细胞瘤、脊柱软骨瘤、脊柱骨软骨瘤以及非肿瘤性肿块,如脊柱骨囊肿及脊柱动脉瘤样骨囊肿。后者主要包括脊柱骨巨细胞瘤、脊柱骨肉瘤、脊柱尤因肉瘤、脊柱软骨肉瘤、脊柱骨纤维肉瘤等。

(一)脊柱原发良性肿瘤

1. 脊柱血管瘤　通常认为脊柱血管瘤为错构瘤性质病变。在大体病理标本上可见多个细小的暗红色的腔隙以及增粗的骨小梁结构,与邻近的正常骨小梁分界清晰。根据其组织学特征可分为海绵状血管瘤、毛细血管型血管瘤、混合型血管瘤。显微镜下,毛细血管瘤和海绵状血管瘤是由在半透明基质中单层排列的扁平血管内皮细胞组成的薄壁,充满血液的血管组成。毛细血管瘤的血管腔更小,壁更薄,血流量更少。混合型血管瘤则兼有上述二者的特征。脊柱血管瘤可发生于任何年龄,甚至是儿童,但多发于40～50岁,发病率女性略高于男性,男女比例约为1:1.5,其好发部位依次为胸椎、腰椎和颈椎。病灶多位于椎体内,偶有向后弓侵袭及多节段受累者。根据患者的症状及局部病变特点,脊柱血管瘤可分为4型:Ⅰ型:静止型(Ennekig S1),有轻微的骨质破坏但无症状;Ⅱ型:活跃型(Ennekig S2),骨质破坏合并有明显疼痛症状;Ⅲ型:侵袭型(Ennekig S3),硬膜外和(或)软组织侵犯且合并症状者;Ⅳ型:侵袭型(Ennekig S3),硬膜外和(或)软组织侵犯合并神经功能损害。脊柱血管瘤最早出现且最多见的症状是局部疼痛,神经症状常出现较晚且进展较为缓慢。神经症状产生的原因主要包括:①椎体及后方皮质的膨胀导致的椎管变形、狭窄;②椎板、关节突等后方结构的受累;③软组织肿块侵及椎管或神经根管;④受累椎体的压缩骨折导致脊髓腹侧的压迫;⑤硬膜外血肿形成等。从严格意义上的影像学角度来讲,脊柱血管瘤的影像学特征可分为典型、非典型及侵袭型。典型与非典型主要基于与组织病理相关的MRI的影像学表现(血管瘤中脂肪的含量)。侵袭型主要基于影像学上出现骨皮质的广泛破坏、椎管内及椎体旁的侵袭。MRI影像学检查:由于含有较多的脂肪基质,典型的脊柱血管瘤在T1加权和T2加权像都表现为高信号。此外在T1加权增强像可有不同程度的增强。对于非典型的脊柱血管瘤,由于瘤体内含有较少的脂肪组织及含有大量的血管成分,因此在T1加权像表现为低强度或中等强度的信号。在T2加权像上表现为高信号。进行强化后,在T1加权脂肪抑制像上病变可有不同程度的强化。而增粗的垂直骨小梁则较难看到。对于侵袭型血管瘤,由于瘤体中含有大量的血管成分而脂肪较少,因此在T1加权像表现为低信号。T2加权像表现为高信号。大多数的脊柱血管瘤是无症状的且多为无意中发现,多无须治疗。只有引起疼痛或由于椎体病理性骨折或脊髓、神经根受压出现脊髓或根性症状时才需要治疗。治疗方法包括:经皮技术(经皮椎体成形术、血管栓塞、瘤体内无水酒精注射)、放疗、手术治疗及结合上述方法的综合治疗。然而,对于症状性脊柱血管瘤的最佳治疗方法并未达成共识,因此治疗方案制定时应结合患者的症状及影像学特点。

2. 脊柱骨样骨瘤　本病好发于青少年,年龄多在10～25岁,男性多见。发病部位以腰椎多见,其次为颈椎、胸椎,骶椎最少。主要症状为疼痛,初始为偶发疼痛,较轻微,后逐渐加重,且为持续性疼痛,夜间痛明显为本病的特征。本病并不节段常有轻度脊柱侧弯,病变通常在主弯的凹侧。且多位于曲度的顶点。病变部位椎旁可出现肌肉痉挛,局部明显压痛,脊柱活动受限,有的可以出现相应的神经根刺激症状。影像学检查方面,X线可见瘤巢较小,直径为1～2cm,圆形或椭圆形,相应透光及周围反应性硬化。发生于脊柱时,病变可累及整个椎弓并延伸至关节突、横突及棘突,受累的小关节可发生退行性变。青少年脊柱部位出现疼痛并发生轻度侧弯者,应想到本病的可能。如果脊柱骨质出现瘤巢及周围骨质硬化,应首先与慢性骨髓炎相鉴别。位于皮质骨者,应与硬化性骨髓炎或Brodie脓肿相鉴别。手术治疗该疾病效果良好,术后切除后很少复发。手术时应注意以下几点:①术中勿损伤神经、脊髓等重要组织;②术前应准确定位,方便术中准确定位病灶;③将瘤巢及其周围硬化骨一并切除,术后症状会减轻明显;④术中及术后复查影像学检查确定病变完整切除。

3. 脊柱成骨细胞瘤　成骨细胞瘤起源于成骨结缔组织。发病部位以腰椎常见,次为胸椎及颈椎,骶椎最少。发病多见于青少年,男性较多。该病常起病隐匿,局部钝痛,无明显夜间痛,口服止痛药物症状缓解不明显。肿瘤位于胸椎患者,常有胸背部疼痛;发生于腰椎时,常有腰痛伴下肢放射痛等症状。影像学检查方面,X线和CT主要特点为一囊性圆形或卵圆形病变,膨胀性生长,有反应骨形成及不同程度的钙化,周围无广泛骨质硬化;如果肿瘤有钙化或出血时,MRI上肿瘤呈不均匀信号,骨性外壳为环形低信号。发生于脊柱者,病变多位于棘突、椎弓及横突。椎体病变多由附件蔓延所致,原发于椎体者较少。诊断方面应结合患者体征及影像学检查,青少年出现腰背部钝痛,且影像学检查病变为囊状膨胀性改变,密度逐渐增加并向成骨发展者,应考虑本病的可能。手术是治疗本病的最佳选择。根据病变位置不同,有的需行椎体部分切除辅助植骨融合术或椎板附件切除术。手术当中应尽量完整切除肿瘤,预后良好;若部分切除,肿瘤复发率高。

4. 脊柱软骨瘤　脊柱软骨瘤在脊柱的发病率仅为1‰,通常伴发于Ollier综合征或Maffucci综合征,好发年龄为20~30岁,男性居多。该病进展较慢,可有局部头痛不适,常因病理性骨折而就诊。典型软骨瘤的X线表现为卵圆形透明区,骨皮质膨胀而变薄,瘤内存在砂粒样钙化;CT和MRI提示皮质骨不连续和椎间盘病变,CT可见软骨骨化高密度影,即"眼圈征"。软骨瘤可发生恶变,有转变为软骨肉瘤可能。所以治疗上应以手术治疗为主。若肿瘤位于椎体,彻底切除肿瘤并行植骨融合术;若病变位于后方附件,应将病变彻底切除。

5. 脊柱骨囊肿　骨囊肿好发于儿童及青少年,男性较女性多见。患者一般症状轻微,病变部位仅有隐痛,多数患者因轻微外伤发生病理性骨折时,行X线检查发现。若发生于腰椎,可出现神经根刺激症状。X线检查可见透亮度较强、膨胀性较轻病变,囊壁光滑、边界清晰,无骨膜反应,若发生病理性骨折,骨折片伸入囊腔,椎体呈压缩改变。诊断方面,儿童及青少年外伤后出现脊柱不适,建议行X线检查,若发现透亮度强、膨胀性较轻,无骨膜反应,应考虑本病。对于椎弓附件骨囊肿,宜手术切除。对于病变位于椎体者,宜刮除病灶并植骨融合。

6. 脊柱动脉瘤样骨囊肿　根据世界卫生组织的定义,动脉瘤样骨囊肿是由骨小梁或含有破骨巨细胞的纤维组织分隔而成的充满血液的空腔。好发于20岁左右的年轻人群,男女发病无差异。目前对动脉瘤样骨囊肿的病理生理学机制仍不清楚,对于这类病变是否属于肿瘤存在很多争议。这类病变的自然病程多种多样,难以给出一个明确的解释。虽然有些病例呈自愈趋势,但随着时间的推移,大多数病例表现出骨囊肿体积上的增长。迅速膨胀性生长、破坏性病变和神经功能障碍是该病的特点。影像学检查可见脊柱动脉瘤样骨囊肿常发生于椎体或附件,为骨性膨胀性囊状透明影,最大直径达10 cm,囊内可见淡而粗的骨小梁。CT可以直观显示病变膨胀程度和蜂窝状特征,MRI可见病灶内部的液平面。对于动脉瘤样骨囊肿的治疗也有很多争议,其中完整切除病灶仍是目前治疗最有效的手术方式,其复发率也最低。有学者认为对于涉及后柱的动脉瘤样骨囊肿给予全椎体切除,而对于前柱的动脉瘤样骨囊肿病灶给予彻底的刮除。然而,脊柱侧后凸畸形、脊髓和神经根的压迫及功能障碍都会对手术的完整切除带来困难。因此,对于病灶的处理往往采用刮除和植骨,这种技术的缺点是术中出血风险高以及较高的复发率(20%~60%)。动脉瘤样骨囊肿选择性栓塞已被证明能避免手术治疗中的过多出血,并且也是对于那些无法接受手术治疗的患者唯一的治疗方式。然而,这种治疗方式也有无法预料的风险,比如栓塞到供应脊髓或脑干的血管。目前已有数个关于将降钙素、甲泼尼龙等注射到囊肿内治疗动脉瘤样骨囊肿的研究。放疗可以作为一种手术的替代或辅助治疗方式。26~30 Gy兆伏级的放射治疗能对复发或无法手术的动脉瘤样骨囊肿起到有效治疗。而且,兆伏级的放射治疗可以更低剂量的辐射穿透更深层的组织以到达病变区域,从而降低辐射诱发癌症的发病率。但有报告显示,放疗后的局部复发率达到75%~92%。

(二) 脊柱原发恶性肿瘤

1. 脊柱骨肉瘤　脊柱原发性骨肉瘤临床上相对少见,与四肢骨肉瘤相比,其临床特点明显不同,如发病年龄略大、男女比例相同、患者常有神经损害症状、影像学特征不典型等。尽管都是高度恶性肿瘤,但脊柱原发性骨肉瘤累及的解剖部位较四肢骨肉瘤复杂且重要,治疗更为困难,预后更差。脊柱原发性骨肉瘤的发病率较低,在所有骨肉瘤患者中,脊柱原发性骨肉瘤仅占0.85%~3%。脊柱原发性骨肉瘤常见于胸腰椎,也可见于颈椎,骶椎很少受侵。脊柱原发性骨肉瘤常见于椎体,可能侵犯椎弓根及后方附件,也可能单独累及椎体附件或与椎体一同受累。脊柱原发性骨肉瘤早期症状隐匿,有时只在体检或影像学检查时偶被发现。所有患者均表现为局部疼痛,呈持续性、进行性加重。查体表现为局部压痛明显,叩击痛阳性。晚期时疼痛常比较剧烈,夜间痛更明显。60%~80%的脊柱原发性骨肉瘤患者伴有不同程度的神经损害症状,尤其是肿瘤累及颈椎时。神经损害症状一般由肿瘤直接压迫脊髓和神经根导致,也可以因肿瘤侵蚀脊椎引起病理性骨折造成的压迫导致;常表现为肢体麻木无力、行走困难、大小便功能障碍等,甚至截瘫。查体可以发现步态异常、肌力下降、皮肤感觉减退、病理征阳性等。脊柱原发性骨肉瘤还可以表现为局部肿块,特别是位于下腰椎和骶椎的肿瘤。脊柱骨肉瘤的X线表现并不像四肢骨肉瘤一样出现Codman三角及骨膜反应等典型特征。脊柱骨肉瘤可以是成骨改变或溶骨改变,但两者混合更多见,还可见脊椎病理性压缩骨折征象。因此,X线片仅用作脊柱骨肉瘤筛选手段之一。CT片可以发现细微的钙化和(或)骨化等脊柱骨肉瘤的异常表现,能为诊断提供依据。螺旋CT片可以显示骨肉瘤侵蚀脊椎骨性结构的情况,尤其当肿瘤涉及脊椎后方骨性结构或须手术治疗时,其优势更为明显。MRI检查能很好地显示受骨肉瘤侵犯的软组织范围、脊椎破坏程度以及脊髓神经受压等情况,是目前诊断、鉴别脊柱骨肉瘤的最好手段,对手术方案的设计大有裨益。全身骨扫描可以发现多发病变和远隔部位转移,但无法鉴别良恶性肿瘤,故诊断脊柱原发性骨肉瘤的价值有一定局限性。脊柱原发性骨肉瘤早期症状不明显、影像学表现多样、病理特征变化较大,所以早期诊断较为困难。病理学检查是其确诊的唯一方法。经椎弓根椎体活检被认为是安全、经济的诊断方法,具有较高的诊断成功率。切开活检可以最大限度地取得肿瘤组织,提高诊断的成功率与准确率;但它也有损伤大、污染机会高等明显的缺点。同四肢骨肉瘤一样,脊柱原发性骨肉瘤由产生类骨质和骨质的肉瘤组织细胞组成。瘤细胞异型性明显,呈梭形或不规则形,体积较大,核畸形、深染,可见典型的有丝分裂现象。病理诊断的关键是肿瘤基质细胞产生的骨样组织的存在。目前治疗脊柱原发性骨肉瘤的最佳方案为联合化疗的全脊椎切除术。全脊椎切除术能最大限度地降低脊柱原发恶性肿瘤的复发率,并明显提高患者的生存率,也更符合现代肿瘤学的治疗观点。具体方法是:依照脊柱骨肉瘤的反应,先行2~3个疗程的新辅助化疗,再行全脊椎切除,术后继续化疗,以巩固疗效。目前常用的化疗方案与四肢骨肉瘤基本相同,为顺铂、多柔比星、大剂量甲氨蝶呤和异环磷酰胺的不同组合。目前,放疗更多地被应用在术后,以便更好地控制肿瘤的复发。由于对脊柱原发性骨肉瘤尚无法做到根治性切除,所以行脊椎切除术后,放疗可以起到局部控制作用。手术边缘有极少骨肉瘤组织残留或仅在显微镜下可见骨肉瘤组织时,放疗更为有效。脊柱原发性骨肉瘤预后较差,文献报道平均生存期为10~16个月。

2. 脊柱尤因肉瘤 尤因肉瘤是儿童最常见的脊柱原发恶性肿瘤,亦是除转移瘤外最容易发生转移、复发的脊柱肿瘤。胸腰椎尤因肉瘤的发病率为0.9%,包括骶椎的发病率可达3.5%。脊柱原发性尤因肉瘤的常见发病年龄为10~30岁,在椎体以中心分布为主,常可累计周围软组织和脊椎后方结构,导致脊髓、神经根受压,早期即可出现神经症状,56%~94%的患者可出现疼痛和局部神经功能障碍的临床表现。脊柱原发性尤因肉瘤主要累计骶椎,其次是胸椎和腰椎,颈椎很少受累。尤因肉瘤患者的疼痛形式广泛,包括微小的局限性骨痛、神经性疼痛和脊柱稳定性受损引起的疼痛。脊柱畸形、脊柱不稳、病理性骨折、神经根受压和不可逆的脊髓受累可严重影响患者的生存质量,甚至导致完全瘫痪。部分患者还可出现发热、乳酸脱氢酶升高等全身表现。其影像学特点为不规则的弥漫性溶骨性改变,MRI和CT检查通常可见巨大的软组织肿瘤占位影。此外,可以继发于病理性骨折和塌陷出现骨质硬化或扁平椎改变。脊柱原发尤因肉瘤在解剖结构上与脊髓、神经及大血管等重要脏器位置毗邻,以往的手术治疗难度大,其预后较差。近20年来随着诊断方法和外科技术的迅猛发展,引入了放疗、化疗联合手术治疗的综合治疗模式,改善了脊柱原发性尤因氏肉瘤的预后,年生存率约为60%。尤因肉瘤对化疗和放疗均较敏感。化疗被认为是尤因肉瘤治疗中最重要的一步。超过50%的单发性尤因肉瘤患者经过以化疗为初始治疗的综合治疗后可以治愈。目前,放疗在局部肿瘤治疗方面的效果尚存争议。单独应用放疗的局部控制率约为55%~90%。针对无转移脊柱尤因肉瘤的全身化疗及放疗的研究显示,5年和10年的无病生存率仅为49%和36%。尤因肉瘤患者在化疗后接受手术切除治疗患者的生存率高于化疗后接受放射治疗的患者。目前认为,广泛脊椎切除术联合化疗可以提高尤因氏肉瘤患者的预后,尤其是对放疗、化疗反应较差或抵抗的患者。对放疗和化疗敏感的尤因肉瘤患者,是否需要手术治疗目前尚存争论。有学者认为,放疗或化疗的快速诱导治疗可以迅速终止和逆转神经损害,因此应谨慎选择治疗方案,充分评估风险。手术治疗适用于进行性神经功能障碍或结构畸形的脊柱尤因肉瘤患者。动脉栓塞治疗逐渐发展为治疗原发和继发骨骼系统肿瘤有效而安全的方法。脊柱肿瘤术前栓塞治疗作为一种有效的术前辅助治疗手段,可以有效减少肿瘤的血供,使瘤体缩小,减少术中出血,改善总体预后。目前的治疗方案对出现远处转移、对化疗不敏感或出现术后复发患者效果不佳,预后较差。近年来以抗血管生成和破坏肿瘤血管为特点的血管靶向治疗备受学者关注。但是,以信号通路为靶向的药物疗效尚存争论,深入研究不受调控的血管拟态,探索其分子机制可能发现血管靶向治疗新的研究方向。

3. 脊柱骨巨细胞瘤 骨巨细胞瘤(giant cell tumor,GCT)是一种较常见的原发性骨肿瘤,好发于长骨干骺端,多见于20~40岁患者,女性较男性多发(1.5∶1)。与欧美国家相比,我国GCT发病率稍高,约占全部原发性骨肿瘤的20%,但发生于脊柱的骨巨细胞瘤少见。由于肿瘤侵袭性生长并容易复发,部分肿瘤还会出现肉瘤变和肺转移,目前公认为半恶性或潜在恶性的原发性骨肿瘤。脊柱GCT破坏椎体或附件,造成椎体不稳、塌陷、脊髓和神经根受压,导致相应部位疼痛、脊髓神经功能障碍甚至瘫痪。位于骶骨的骨巨细胞瘤起病隐匿,发现较晚,肿瘤较大并包绕神经根,会出现大小便及性功能障碍。脊柱GCT影像学表现不同于四肢GCT,X线片表现为偏心性椎体溶骨性破坏,CT及MRI上表现为边界清楚,病灶内无骨性成分,周围无骨膜反应及新生骨,增强后均匀强化。手术是脊柱GCT的主要治疗手段,目前所面临的主要问题是如何在彻底切除肿瘤的同时降低复发率并保留神经功能。

传统的手术方式为病灶内肿瘤刮除或肿瘤分块切除,这类手术经肿瘤组织操作,容易造成肿瘤组织残留和污染,术后复发率高达 42%。研究显示,复发与肿瘤切除不彻底有关,而边界或广泛的整块切除可以达到彻底切除肿瘤的目的,理论上有治愈的可能。有学者建议,对于脊柱 GCT 行边界或广泛的整块切除来防止局部复发。近年来,随着脊柱肿瘤外科的发展,逐渐在 Enneking 骨肿瘤分期的基础上提出了针对脊柱肿瘤的外科分期方法,如 WBB 和 Tomita 分期系统,为整块切除手术设计提供了基础,对大部分胸、腰椎 GCT 可以做到整块切除。但是,由于脊柱部位毗邻重要的脏器和血管神经结构,整块切除手术难度大,风险高,术后常常出现神经功能缺失。因此,有学者主张采用较为保守的病灶内切除术,同时应用冷冻、氩气刀、血管栓塞、放疗等辅助治疗,在保留神经功能的同时减少复发。他们认为,对于脊柱 GCT 应个体化治疗,对于 Enneking Ⅱ 期的肿瘤,建议行病灶内切除,Enneking Ⅲ 期的肿瘤则行整块切除,行整块切除前必须权衡手术相关并发症与术后复发之间的利弊关系。位于颈椎的骨巨细胞瘤,常常累及椎动脉和颈神经,解剖结构复杂,广泛的肿瘤切除会导致严重的并发症,多数为病灶内刮除或次全切除,术后复发率较高。尽管有学者进行颈椎 GCT 的整块切除,但多为个案报道,而且必须先行球囊闭塞试验,在证实结扎椎动脉不会造成脑部和脊髓缺血的前提下才能手术。骶骨 GCT 生长缓慢,早期症状不典型,发现时肿瘤体积往往比较大,且多发生于高位骶骨。肿瘤血供丰富,术中出血多,手术不易彻底切除,术后复发率较高。广泛或边界的整块切除常常需要牺牲部分骶神经,术后出现大小便及性功能障碍,并且大范围的整块切除会影响脊柱、骨盆稳定性,常常需要内固定重建,这不仅增加了手术时间和手术创伤,也增加了术后感染及内固定失败的机会。有学者建议选择较为保守的手术方法(刮除或部分切除)以降低手术并发症和神经功能损害的发生率,希望达到更好的生存质量。他们认为,在有效控制术中出血的条件下,术野清晰,病灶内刮除也可达到彻底切除肿瘤的目的,肿瘤局部控制满意并保留了主要神经功能。因此,脊柱 GCT 的手术治疗需根据肿瘤分期和部位选择合适的手术方式进行个体化治疗,位于胸腰段和 S3 水平以下的 Enneking Ⅲ 期病变可以选择整块切除,颈椎 GCT 尽量行全脊椎切除,而 S3 以上的骶骨 GCT,在病灶内切除的同时联合血管栓塞、冷冻、放疗等辅助治疗手段。脊柱 GCT 血供丰富,术中出血常常较多,而术中大量出血会危及患者生命,并影响肿瘤切除的彻底性。对于脊柱 GCT,目前大多数学者建议行术前栓塞,不仅可以减少术中出血,还可缩小肿瘤体积,使肿瘤易于切除,应作为术前的常规步骤。动脉内栓塞不仅可以与其他治疗方式联合,还可作为一种单独的治疗手段。由于连续动脉内栓塞创伤小,并发症少,中远期效果肯定。因此,对于手术切除困难或复发的病例,可选择连续动脉内栓塞治疗。由于骨巨细胞瘤侵袭性生长并且容易复发,当肿瘤切除困难、切除不完全或复发时,放疗常常作为一种辅助的治疗手段。但是,文献报道放疗会导致多种并发症,包括病理性骨折,放射性神经炎以及可能会增加肉瘤变的发生率,而且肿瘤局部控制率,尤其脊柱部位的控制率不理想,所以对于骨巨细胞瘤应用放射治疗一直存在争议。随着放疗技术的发展,现代高能放疗技术的应用,肿瘤局部控制率可达 90%,同时放疗并发症和肿瘤恶变率也有所降低。近年来,计算机和影像技术的发展使三维适形放疗,特别是调强放疗和图像引导放疗应用于临床,已在脊柱原发和转移肿瘤中起到重要的作用。三维适形放疗可以使射线更精确地到达肿瘤组织,最大限度地照射肿瘤,并减少周围正常组织对射线的吸收,达到更有效的治疗效果。对于骨巨细胞瘤,目前多数学者认为现在的放疗技术是安全有效的,可以作为手术困难或术后复发的辅助治疗。但是，现在还没有针对骨巨细胞瘤，特别是脊柱 GCT 公认的放射剂量，虽然有研究显示剂量越高，肿瘤控制效果越好，但放射剂量过高可能导致放射性脊髓炎，造成严重的并发症。因此，对于脊柱 GCT 的放射治疗，还需要进一步研究。前化疗主要用于发生肺转移且无法手术的患者，与骨肉瘤相比，骨巨细胞瘤对化疗的敏感性稍差，目前还没有用于 GCT 的标准化疗方案，常常将骨肉瘤的化疗药物用于 GCT，如甲氨蝶呤、多柔比星、顺铂、环磷酰胺等。而且，目前关于骨巨细胞瘤化疗的文献报道较少，尚无大规模随机临床研究，还不能作为标准的治疗方案。研究发现，双膦酸盐能诱导 GCT 的基质细胞和破骨样细胞凋亡，这为骨巨细胞瘤的治疗提供了新的方向。双膦酸盐治疗骨巨细胞瘤类似肿瘤的新辅助化疗，它比化疗药物更安全，不良反应小，但目前缺乏大样本、长期随访的资料，其有效性有待进一步研究。近年来，分子靶向治疗已成为研究的热点，许多常见的肿瘤均已出现靶向治疗药物，如乳腺癌、肺癌、结肠癌等。虽然关于骨巨细胞瘤药物靶向治疗的研究还处于探索阶段，但随着基础研究的进展，特异性靶向位点的发现，分子靶向治疗有望成为骨巨细胞瘤有效的辅助治疗手段。

4. 脊柱多发性骨髓瘤　多发性骨髓瘤(multipe myeloma，MM)是一种以单克隆浆细胞异常增生为特点的血液科恶性肿瘤。溶骨性病变是 MM 主要特征之一，部分患者常常因病变累及骨骼导致骨痛或自发性骨折首诊于骨科。脊柱是常见的受累部位，脊柱多发性骨髓瘤约占脊柱原发性肿瘤的 20% 以上，是脊柱常见的原发恶性肿瘤。MM 异质性较大，脊柱多发性骨髓瘤患者往往因骨痛或自发性骨折而就诊骨科，全身症状多不典型。因此早期往往无典型贫血、肾功能不全等临床表现。骨髓瘤细胞通过刺激由基质细胞衍变而来的成骨细胞过度表达 IL-6，导致破骨细胞激活，造成骨质疏松及骨质破坏。病变累及脊柱时常常因溶骨性破坏导致脊柱不稳、骨折、畸形，或因瘤体压迫脊髓或神经根，引起相应症状，但大多数临床表现并无特异性。脊柱多发性骨髓瘤的诊断依赖于临床症状及影像学检查，早期患者常常无典型的症状及影像学表现，需借助于免疫球蛋白定量、蛋白固定电泳、血尿轻链、骨髓涂片或活检等获得早期诊断。X 线片因其费用低、快速简便等优势，对 MM 累及骨骼病变时临床应用较为广泛。但 X 线片特异性差，对于引起的骨质疏松及脊柱压缩的多种病因无法鉴别。而且 X 线敏感度较低。传统 CT 对骨小梁及骨皮质具有良好的解剖分辨率，同 X 线片一样，只有骨破坏达到一定程度后才能够诊断，因此对早期 MM 患者敏感度不强。但其对脊柱侵犯时评估脊柱稳定性及骨折风险时与 X 线相比较具有优势。PET/CT 对 MM 患者能够很早检出病灶，且能对疾病分期具有较高的准确性，并且能够通过标准值的变化反映 MM 的治疗效果，评价预后。MRI 因其具有良好的空间和组织分辨率，在骨皮质没有任何破坏之前即可明确早期的髓内病灶。全身 MRI 检查能够较早地发现局灶性损害，因此对于怀疑 MM 的患者应早期考虑行全身 MRI 检查。有学者提出，MRI 为脊柱多发性骨髓瘤检测的金标准。骨组织标本一般可经皮穿刺活检或术中获得。经皮穿刺活检易于操作，因 MM 病变侵及脊柱时，椎体等病变处骨皮质较薄，且多发性骨髓瘤为溶骨性病变，易于吸取病变组织，阳性率高，且操作相关并发症较少。另有部分患者可经手术时术中获取病理，但不是每一位脊柱多发性骨髓瘤患者均需行外科手术。因此，临床上经皮穿刺活检术较术中获取标本更常见。化疗通常是多发性骨髓瘤的首选治疗方法，65 岁以下多发性骨髓瘤患者的标准治疗为自体造血干细胞移植后的大剂量化疗。传统诱导治疗为长春新碱、阿霉素和地塞米松的方案。已经有越来越多的证据表明，沙利度胺、来那度胺或硼替佐米联合地塞米松辅以马法兰能显著增加治疗的敏感性。多发性骨髓瘤对射线和化学治疗敏感,即使是脊髓受压严重的多发性骨髓瘤患者,也能通过急诊放射治疗产生良好的临床效果。手术治疗通常适用于脊椎失稳的患者,比如肿瘤所致的溶骨效应导致椎体压缩性或爆裂性骨折,并逐渐发展为后凸畸形,这种情况下需要手术治疗。对于这类患者,很多医院采用椎体后凸成形术以或者开放手术,以稳定压缩性骨折和改善疼痛症状。椎体成形手术操作简单,创伤小,且缓解症状效果明显。MM 主要发病于老年人,多合并其他基础疾病,许多患者对开放手术耐受性差。因此对于年龄较大、耐受性偏差或病变侵及椎体范围较局限的患者,一定程度上恢复脊柱稳定、解除神经或骨髓压迫引起的相应临床症状,必要时可行椎体成形手术。但临床上并不是所有脊柱多发性骨髓瘤患者均可行该手术,术前需对病变椎体进行严格分类。尤其当存在溶骨性病变较重、骨皮质有损坏等情况时会明显增加手术并发症的发生,降低手术疗效,此时可考虑使用开放手术稳定脊柱,解除脊髓压迫。MM 虽主要以化疗为主,但当肿瘤细胞增殖到一定程度时,仅靠药物化疗无法明显减少肿瘤的负荷量,取得令人满意的疗效,且 MM 髓外病变对化疗药物的敏感度并不像髓内病变那样敏感。此时开放性手术显得尤为重要,且开放手术较微创手术有一定优势。一方面能够切除瘤体,解除神经及脊髓的压迫,并能够恢复脊柱的稳态;另一方面一定程度上能够降低机体的肿瘤负荷量,增加化疗药物的敏感度。因此,当脊柱 MM 患者出现严重影响患者生存质量的相应临床症状,对放化疗效果并不满意,且患者体质足以耐受开放性手术治疗时,及时行开放性手术治疗能使患者尽快缓解症状,促进放化疗效果,取得更好的预后。手术的术式选择力求简单,能够充分减压,并稳定脊柱。对于开放性手术目前并无固定的手术方式,但基本手术原则与脊柱其他肿瘤的手术方式选择基本相同,手术方法以病变椎体切除重建结合内固定手术为主。开放性手术虽对病变椎体无特殊要求,但手术创伤大,围手术期并发症多,术后患者恢复慢,且术前对患者身体状况要求高,因此一定程度上限制了手术的应用,因此对脊柱骨髓患者采用何种术式仍需临床进一步探索。

5. 脊柱软骨肉瘤　软骨肉瘤来源于软骨结缔组织。按其发生部位,可分为中心型和周围型,前者发生于髓腔,呈中心性生长;后者起源于骨皮质或骨膜而向外生长。依据肿瘤发展过程分为原发性和继发性两种,前者发病年龄较小,起病即有恶性特点,病变发展较快,预后差,常继发于内生软骨瘤;后一类发病年龄较大,病程进展较慢,预后佳,常继发于骨软骨瘤、畸形性骨炎,骨纤维异常增殖综合征及软骨黏液样纤维瘤等。脊柱软骨肉瘤占原发脊柱肿瘤的 7%~8%。本病男性多见,原发性患者多在 30 岁以下,继发性患者多在 40 岁以上。诊断方面,根据患者的不同年龄,出现脊柱局部疼痛或有相应部位神经受压症状。X 片示溶骨性破坏的钙化组织影;CT 及 MRI 提升周边骨和软组织受累,最终应根据病理检查结果确诊。治疗方面,脊柱软骨肉瘤治疗的金标准是扩大肿瘤全切术,复发率控制在 20% 以下。对于肿瘤复发的患者,多次切除也能改善生存率。通常情况下,放射治疗用来辅助治疗不完整切除肿瘤术后的患者。软骨肉瘤的化疗疗效目前也仍不明确。这类生长缓慢的肿瘤具有贫血管性,并且有大量的细胞外基质,因此限制了抗肿瘤药物的作用。

(三)脊柱转移瘤

骨是肿瘤转移除肝脏、肺脏外第 3 大最常见部位,而肿瘤脊柱转移在骨转移中最常见(约占 70%)。胸椎是肿瘤脊柱转移最常见部位(约占 70%),其次是腰椎(约占 20%),颈椎、骶椎较少见,而脊柱转移中以椎体转移最常见。约 20% 脊柱转移瘤表现为神经功能缺损。

约50%脊柱转移瘤需治疗,5%~10%需外科干预。在原发病变中约62.5%肺癌、40.6%前列腺癌、38.5%胃肠道癌、32.7%乳腺癌发生骨转移。脊柱转移瘤高发年龄段与癌症高发年龄段相当(40~70岁)。脊柱转移瘤患者平均生存时间为7个月(3~16个月),而出现硬膜外转移患者生存时间为3~16个月。脊柱转移瘤治疗目的应侧重于缓解疼痛、保护神经功能、预防病理性骨折、保持脊柱稳定性,从而提高患者生活质量。

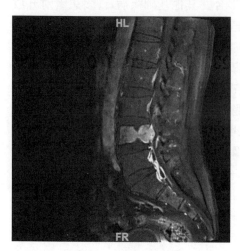

图42-3 脊柱转移瘤

脊柱转移瘤最常见症状是疼痛,80%~95%脊柱转移瘤患者出现疼痛症状。常见疼痛有局限性疼痛(常表现为夜间痛和静息痛)、机械性疼痛(常表现为活动后疼痛)、放射痛(常因神经根受压而引起上、下肢放射痛)。此外,由于肿瘤侵入骨皮质引起病理性骨折,脊柱转移瘤患者常出现脊柱畸形和脊柱不稳定,也可发生脊髓受压引起的急进性瘫痪。影像学表现以MRI为主,通常T1加权图像呈低信号,T1加权图像呈高低混杂信号,增强图像上强化明显(图42-3)。

脊柱转移瘤经典治疗包括手术和放疗,可根据原发肿瘤类型、患者一般状况及肿瘤转移情况为患者定制个性化治疗方案。治疗前准确的病情评估是选择治疗方式的关键。目前最常用的是Tomita评分和修改版Tokuhashi评分。

放疗目的是缓解疼痛、防止肿瘤病灶生长和复发。《英国国家卫生与临床优化研究所(NICE)临床指南》认为,在不适合手术时放疗可作为一线治疗方法,并在手术伤口愈合后可作为常规治疗。淋巴瘤和前列腺癌敏感度高,结肠癌、肾细胞癌及肉瘤敏感度低,而乳腺癌灵敏度中等。对放疗敏感的肿瘤病灶单独进行放疗,80%以上患者可显示出疗效,60%以上患者可缓解疼痛,30%以上患者神经功能恢复。术后进行三维立体定向放疗可安全有效地控制脊柱转移瘤,且无需考虑原始肿瘤组织学类型。脊柱转移瘤放疗缺陷为患者放疗后可能出现烧灼性疼痛、骨髓抑制、脊椎压缩性骨折。对于脊柱转移瘤,传统放疗脊椎压缩性骨折发生率约为5%,而三维立体定向放疗脊椎压缩性骨折发生率为11%~39%。目前认为脊柱转移瘤最有效的预防措施是早期发现脊椎转移灶并早期治疗。

脊柱转移瘤开放性手术治疗指征为预期生存时间>3个月、肿瘤或病理性骨折压迫神经或引起脊柱不稳、肿瘤对放疗不敏感、诊断不明确而需病理学确诊。手术方法选择需考虑肿瘤浸润程度、类型等。脊柱转移瘤开放性手术包括单纯后路减压术,后路减压、后外侧融合术,后外侧横突肋骨椎体切除、后外侧融合术,开胸椎体切除、椎间融合术,经腹膜后椎体切除、椎间融合联合或不联合后外侧内固定术,以及近年备受推崇的全脊椎切除术等。椎体切除后,脊柱前柱重建包括自体髂骨植骨、骨水泥填塞、钛网置入和人工椎体置换等。目前脊柱转移瘤分型方法有WBB分型(Weinstein等提出的WBB分型近期受广泛认可,根据WBB分型,常用的脊椎大块切除术有整块椎体切除术、矢状椎体切除术、后弓切除术)和Tomita分型(根据解剖部位和肿瘤侵入脊椎程度将脊柱转移瘤分为7型,其分型主要基于全脊椎切除术)。肿瘤切除范围包括病灶内切除、边缘切除、广泛切除和根治性切除。目前临床上提倡广泛切除,广泛切除可有效降低脊柱转移瘤复发率。大块广泛切除术适用于对激素敏感的肿瘤。

对一般情况较差、存有难以忍受的疼痛、无神经压迫症状、对开放性手术不能耐受的脊柱转移瘤患者可考虑行经皮椎体成形术(PVP)。PVP可快速缓解疼痛,增加椎体硬度,改善生活质量,目前广泛应用于临床。PVP优点是创伤小、可应用于整个脊柱、可联合其他治疗方法应用、可负载化疗药物等。其最常见的并发症是骨水泥渗漏而引起脊髓压迫和肺栓塞。经皮球囊扩张椎体成形术(PKP)是对PVP的改进,可矫正后凸畸形,同时骨水泥渗漏发生率也明显减少。

肿瘤血管栓塞治疗可应用于有丰富血供的原发肿瘤,如甲状腺癌、肾细胞癌、血管肉瘤、平滑肌肉瘤、肝癌等。术前栓塞可减少术中出血,缩短手术时间,降低手术难度,宜在栓塞当天行手术治疗,推迟手术会增加术中出血。高强度聚焦超声(HIFU)可准确定位于骨肿瘤,在肿瘤内形成高能量焦点,通过高温、空化效应达到治疗肿瘤的目的,同时对提高免疫力也起一定作用。目前对其疗效报道较少,尚需大量病例验证。

目前,国内对脊柱转移瘤治疗应用最多的是放、化疗联合手术治疗。随着计算机导航系统、脊髓电生理装置、微创技术、三维可视系统等的发展,脊柱转移瘤手术将更精准、创伤更小。脊柱转移瘤确诊后,需结合患者一般情况,应用各种评分系统,综合评价患者病情,并联合放射科、肿瘤科等医师积极开展肿瘤多学科协作,制订出个性化治疗方案,从而提高患者生活质量。

(曹依群　陈　鑫　李德亨)

主要参考文献

[1] 曹依群,岳志健,吴曦.髓内室管膜瘤的显微外科治疗.中华神经外科疾病研究杂志,2012,11(4):308-311.

[2] Tobin MK, Geraghty JR, Engelhard HH, et al. Intramedullary spinal cord tumors: a review of current and future treatment strategies. Neurosurg Foucs,2015,39(2):E14.

[3] Juthani RG, Bilsky MH, Vogelbaum MA. Current management and treatment modalities for intramedullary spinal cord tumors. Curr Treat Options Oncol,2015,16(8):39.

[4] Kretzer RM. Intradural spinal cord tumors. Spine (Phila Pa 1976),2017,42,Suppl 7N:S22.

[5] Chamberlain MC, Tredway TL. Adult primary intradural spinal cord tumors: a review. Curr Neurol Neurosci Rep,2011,11(3):320-328.

[6] Xiao R, Miller JA, Abdullah KG, et al. Quality of life outcomes following resction of adult intramedullary spinal cord tumors. Neurosurgery,2016,78(6):821-828.

[7] Abd-El-Barr MM, HuangKT, Chi JH. Infiltrating spinal cord astrocytomas: Epidemiology, diagnosis, treatments and future directions. J Clin Neurosci. 2016,29(9):15-20.

[8] Bostrom A, von Lehe M, Hartmann W, et al. Surgery for spinal cord ependymomas: outcome and prognostic factors. Neurosurgery,2011,68:302-308.

[9] Kim DH, cKim JH, Choi SH, et al. Differentiation between intramedullary spinal ependymoma and astrocytoma: comparative MRI analysis. Clin Radiol,2014,69(1):29-35.

[10] Terada Y, Toda H, Yokote A, et al. A mobile schwannoma of the cervical spinal cord: caser eport and review of the literature. Neurosurgery,2016,78(1):E156-159.

[11] Kojima M, Seichi A, Yamamuro K, et al. Intraosseous schwannoma originating from the posterior column of thethoracic spine. EurSpine J,2011,20:153-156.

[12] Hernandez-Duran S, Bregy A, Shah AH, et al. Primary spinal cord glioblastoma multiforme treated with temozolomide. J Clin Neurosci,2015,22(12):1877-1882.

[13] Campian J, Gutmann DH. CNS tumors in neurofibromatosis. J Clin Oncol,2017VN:JCO 2016717199.

[14] Zileli M, Isik HS, Ogut FE, et al. Aneurysmal bone cysts of the spine. Eur Spine J,2013,2 2(3):593-601.

[15] Charest-Morin R, Dea N, Fisher CG. Health-related quality of life after spine surgery for primary bone tumour. Curr Treat Options Oncol, 2016,17:9.

[16] Boriani S, Lo SF, Puvanesarajah V, et al. Aneurysmal bone cysts of the spine: treatment options and considerations. J Neurooncol,2014,120(1):171-178.

[17] Boriani S, Amendola L, Bandiera S, et al. Staging and treatment of osteoblastoma in the mobile spine: a review of 51 cases. Eur Spine J, 2012,21(10):2003-2010.

[18] Jiang L, Liu XG, Wang C, et al. Surgical treatment options for aggressive osteoblastoma in the mobile spine. Eur Spine J,2015,24(8):1778-1785.

[19] Borianni S, Bandiera S, Casadei R, et al. Giant cell tumor of the mobile spine: a review of 49 cases. Spine(Phila Pa 1976), 2012,37(1):E37-45.

[20] Wilartratsami S, Muangsomboon S, Benjarassameroj S, et al. Prevalence of primary spinal tumors: 15-year data from Siriraj Hospital. J Med Assoc Thai, 2014;97(Suppl 9):S83-87.

[21] Osaka S, Osaka E, Kojima T, et al. Long-term outcome following surgical treatment of sacral chordoma. J Surg Oncol,2014,109(3):184-188.

[22] Radaelli S, Stacchiotti S, Ruggieri P, et al. Sacral Chordoma: long-term outcome of a lar- ge series of patients surgically treated at two reference centers. Spine (Phila Pa 1976),2016, 41(12):1049-1057.

[23] La Maida GA, Giarratana LS, Acerbi A, et al. Cement leakage: safety of minimally invasive surgical techniques in the treatment of multiple myeloma vertebral lesions. Eur Spine J,2012,21(Suppl 1):S61-68.

[24] Majeed H, Bommireddy R, Klezl Z. Cement augmentation for vertebral fractures in patients with multiple myeloma. Acta Orthop Belg,2014,80(4):551-557.

[25] von der Hoeh NH, Tschoeke SK, Gulow J, et al. Total spondylectomy for solitary bone plasmacytoma of the lumbar spine in a young woman: a case report and review of literature. Eur Spine J, 2014,23(1):35-39.

[26] Dekutoski MB, Clarke MJ, Rose P, et al. Osteosarcoma of the spine: prognostic variables for local recurrence and overall survival, a multicenter ambispective study. J Neurosurg Spine. 2016:1-10.

[27] Jurgens H, Dirksen U. Ewing sarcoma treatment. Eur J Cancer, 2011, 47(Suppl 3):S366-S367. Schoenfeld AJ, Hornicek FJ, Pedlow FX, et al. Chondrosarcoma of the mobile spine: a review of 21 cases treated at a single center. Spine (Phila Pa 1976),2012,37(2):119-126.

[28] Kaloostian PE, Yurter A, Zadnik PL, et al. Current paradigms for metastatic spinal disease: an evidence-based review. Ann Surg Oncol 2014,21:248-262.

[29] Lau D, Chou D. Posterior thoracic corpectomy with cage reconstruction for metastatic spinal tumors: comparing the mini-open approach to the open approach 2015,23:217-227.

[30] Murakami H, Kawahara N, Demura S, et al. Total en bloc spondylectomy for lung cancer metastasis to the spine. J Neurosurg Spine,2010,13(4):414-417.

[31] Zairi F, Arikat A, Allaoui M, et al. Minimally invasive decompression and stabilization for the management of thoracolumbar spine metastasis. J Neurosurg Spine 2012,17:19-23.

图书在版编目(CIP)数据

实用肿瘤外科学/邵志敏主编. —上海：复旦大学出版社,2018.10
ISBN 978-7-309-13333-2

Ⅰ.①实… Ⅱ.①邵… Ⅲ.①肿瘤学-外科学 Ⅳ.①R730.56

中国版本图书馆 CIP 数据核字(2017)第 261739 号

实用肿瘤外科学
邵志敏　主编
责任编辑/魏　岚

复旦大学出版社有限公司出版发行
上海市国权路 579 号　邮编：200433
网址：fupnet@fudanpress.com　http：//www.fudanpress.com
门市零售：86-21-65642857　团体订购：86-21-65118853
外埠邮购：86-21-65109143　出版部电话：86-21-65642845
常熟市华顺印刷有限公司

开本 787×1092　1/16　印张 55　字数 1272 千
2018 年 10 月第 1 版第 1 次印刷

ISBN 978-7-309-13333-2/R·1652
定价：128.00 元

如有印装质量问题,请向复旦大学出版社有限公司出版部调换。
版权所有　　侵权必究

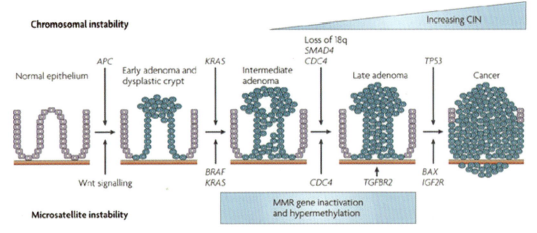

图 4-1　腺瘤-癌症转化的基因突变及染色体不稳定性累积模型

表 4-1　第 8 版肺癌 TNM 分期（一）

	N0	N1	N2	N3	M1a any N	M1b any N	M1c any N
T1a	ⅠA1	ⅡB	ⅢA	ⅢB	ⅣA	ⅣA	ⅣB
T1b	ⅠA2	ⅡB	ⅢA	ⅢB	ⅣA	ⅣA	ⅣB
T1c	ⅠA3	ⅡB	ⅢA	ⅢB	ⅣA	ⅣA	ⅣB
T2a	ⅠB	ⅡB	ⅢA	ⅢB	ⅣA	ⅣA	ⅣB
T2b	ⅡA	ⅡB	ⅢA	ⅢB	ⅣA	ⅣA	ⅣB
T3	ⅡB	ⅢA	ⅢB	ⅢC	ⅣA	ⅣA	ⅣB
T4	ⅢA	ⅢA	ⅢB	ⅢC	ⅣA	ⅣA	ⅣB

表 4-2　第 8 版肺癌 TNM 分期（二）

T 分期	描　述
Tis	原位癌
T1	≤3 cm，被肺或脏层胸膜包绕，未累及叶支气管近端以上位置 T1a(mi)　微浸润腺癌 T1a　≤1 cm T1b　>1 cm，≤2 cm T1c　>2 cm，≤3 cm
T2	3 cm，≤5 cm；或肿瘤有以下任意一项： ● 累及主支气管，无论距隆突距离，但不累及隆突； ● 侵犯脏层胸膜； ● 肺不张/阻塞性肺炎蔓延至肺门，累及部分肺或全肺 T2a　>3 cm，≤4 cm T2b　>4 cm，≤5 cm

续 表

T3	>5 cm,≤7 cm,或直接侵犯以下任一部位:胸壁(包括肺泡瘤),纵隔神经,壁层心包;或分开的肿瘤结节位于同一肺叶
T4	>7 cm,或侵犯以下任一部位:膈,纵隔,心脏,大血管,气管,喉返神经,食道,椎体,隆突;或分开的肿瘤结节位于同侧不同肺叶
N 分期	描 述
Nx	无法评估
N0	无区域淋巴结转移
N1	转移至同侧支气管周围和(或)肺门周围淋巴结及肺内淋巴结,包括直接蔓延累及
N2	转移至同侧纵隔和(或)隆突下淋巴结
N3	转移至对侧纵隔淋巴结、对侧肺门淋巴结、同侧或对侧斜角肌淋巴结、锁骨上淋巴结
M 分期	描 述
M1a	胸腔/心包积液;对侧或双侧肿瘤结节;胸腔/心包结节;多种上述情况合并发生
M1b	单个器官单处转移
M1c	单个器官多处转移或多个器官多处转移

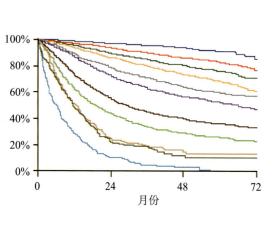

Proposed	事件/N	MST	24 个月	60 个月
ⅠA1	68/781	NR	97%	92%
ⅠA2	505/3105	NR	94%	83%
ⅠA3	546/2417	NR	90%	77%
ⅠB	560/1928	NR	87%	68%
ⅡA	215/585	NR	79%	60%
ⅡB	605/1453	66.0	72%	53%
ⅢA	2052/3200	29.3	55%	36%
ⅢB	1551/2140	19.0	44%	26%
ⅢC	831/986	12.6	24%	13%
ⅣA	336/484	11.5	23%	10%
ⅣB	328/398	6.0	10%	0%

图 4-2 第 8 版 TNM 病理分期肺癌的生存曲线

注:MST,中位生存时间

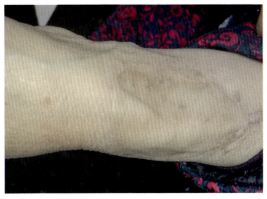

图 8-1　前臂桡侧皮瓣供区腹部全厚皮片种植修复后随访效果，皮片与前臂皮肤贴合较好，局部无挛缩和色素沉着，皮片会随着植皮区生长，同时全厚皮片有利于肌腱的活动

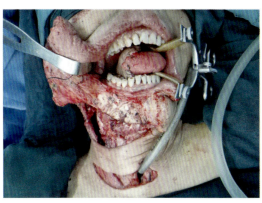

图 8-2　鼻咽癌放疗后再发舌癌切除后缺损，前臂桡侧皮瓣置入后的正面观

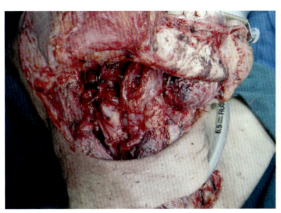

图 8-3　颈内静脉、甲状腺上动脉为转移淋巴结包绕，手术切除颈内静脉和甲状腺上动脉，取面动脉为受区动脉（与桡动脉吻合），颈外静脉（与头静脉吻合）和颈前静脉（与桡静脉吻合）为受区静脉

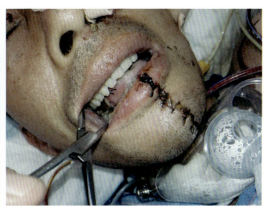

图 8-4　前臂皮瓣修复术后 2 天，患者张口仅为 1 指，皮瓣血供良好

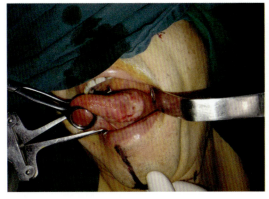

图 8-5　左侧舌体病灶

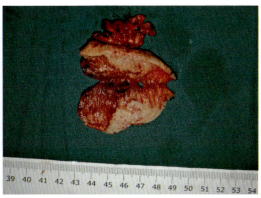

图 8-6　舌癌切除后标本

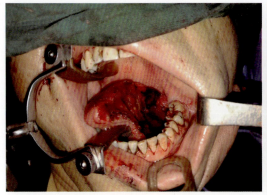

图 8-7 舌癌术后口腔缺损

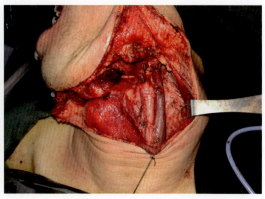

图 8-8 颈清扫术后,注意对颈内静脉和面动脉、甲状腺上动脉的保护

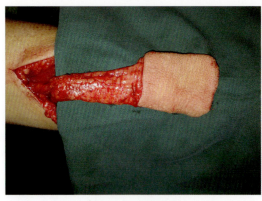

图 8-9 前臂皮瓣

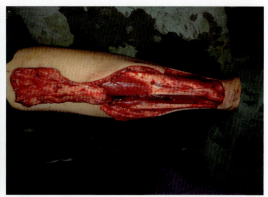

图 8-10 前臂皮瓣背侧

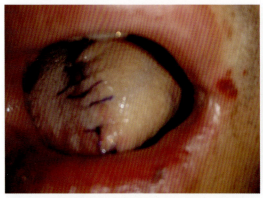

图 8-11 术后第 2 天修复后舌体,血运良好,舌外形饱满

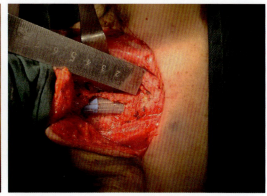

图 8-12 甲状腺癌侵犯右侧气管术后缺损

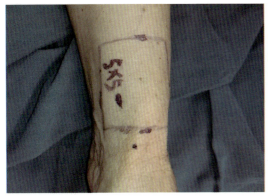
图8-13 设计左侧前臂桡动脉皮瓣

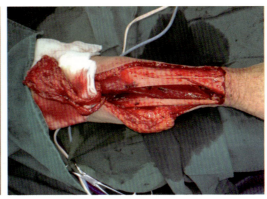
图8-14 桡动脉皮瓣制备完毕,注意保护桡侧皮神经

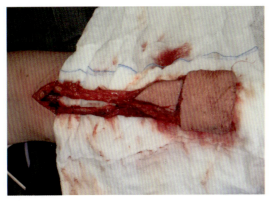
图8-15 左侧桡动脉皮瓣及观察皮瓣制备后正面观,由于气管修复为埋藏皮瓣,需要设置观察皮瓣随访皮瓣成活状态

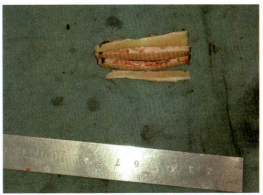
图8-16 肋软骨进行分片处理

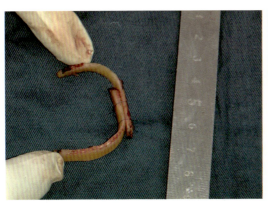
图8-17 肋软骨塑性成为气管外支撑

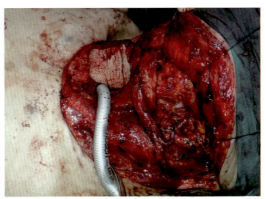
图8-18 前臂皮瓣缝于气管缺损处

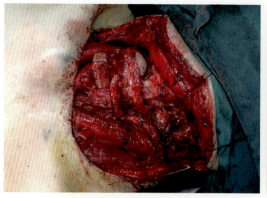

图 8-19　肋软骨外支撑放入前臂皮瓣外侧

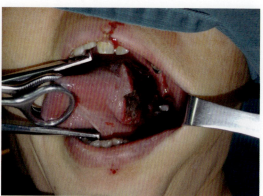

图 8-20　左侧舌癌累计齿龈、腭舌弓

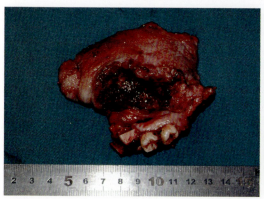

图 8-21　切除后的肿瘤病灶,包含舌、口底、腭舌弓、部分下颌骨

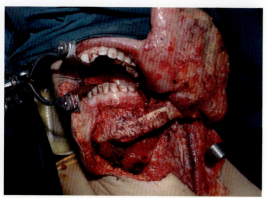

图 8-22　切除后的口腔缺损及颈清扫后的颈部血管准备

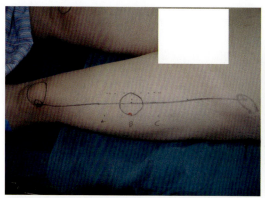

图 8-23　按照 ABC 法确定穿支位置,超声多普勒进一步确认

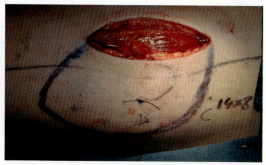

图 8-24　先从内侧切缘探查穿支,明确主要穿支后,缝线标记,重新设计皮瓣

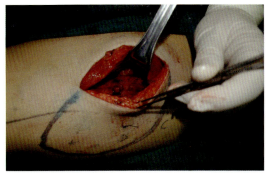

图 8-25 股直肌和股外侧肌肌间沟确定旋股外侧动脉降支

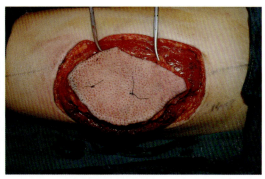

图 8-26 解剖出穿支及旋股外侧动脉降支后，完整切取皮瓣周边

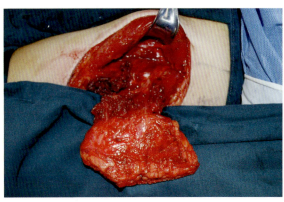

图 8-27 切取皮瓣，包含两个穿支及部分股外侧肌肌肉，用于填充口底

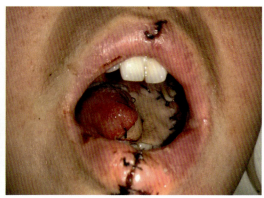

图 8-28 修补后的口腔，皮瓣血供良好，覆盖口底、下颌骨、口咽侧壁

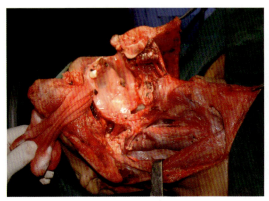

图 8-29 舌癌近全舌切除、双颈清扫术后缺损

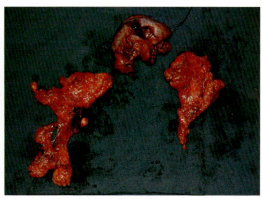

图 8-30 舌癌手术后标本

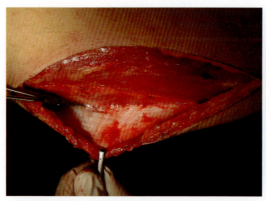

图 8-31 由内侧切口,于筋膜下探查穿支

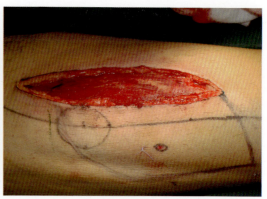

图 8-32 根据穿支位置,重新设计皮瓣

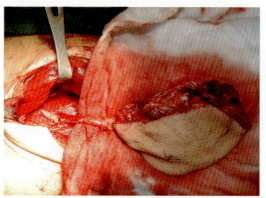

图 8-33 切取后的皮瓣,包含部分肌肉及 2 个穿支

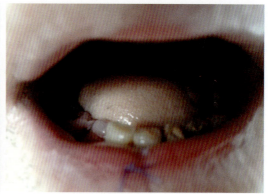

图 8-34 近全舌切除后的舌再造

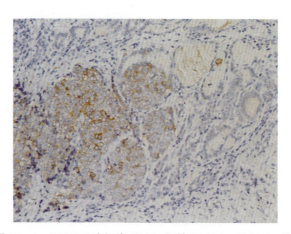

图 13-4 CASTLE 瘤细胞 CD117 阳性(Envision 法×200 倍)

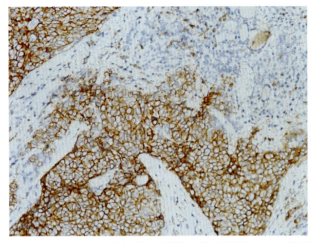

图 13-5 CASTLE 瘤细胞与间质内淋巴细胞 CD117 阳性（Envision 法×200 倍）

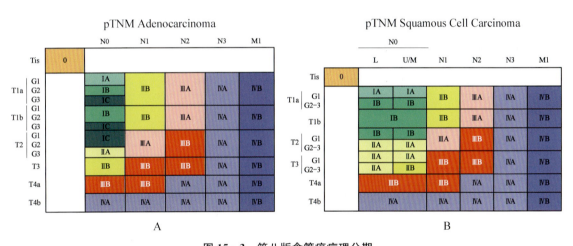

图 15-3 第八版食管癌病理分期

注：A. 食管腺癌病理分期；B. 食管鳞癌病理分期

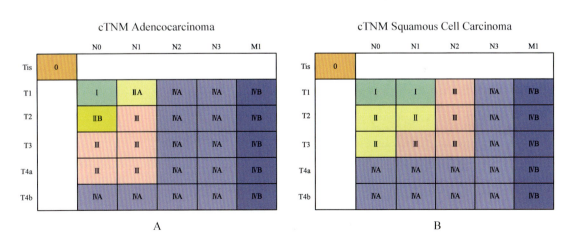

图 15-4 第八版食管癌临床分期

注：A. 食管腺癌临床分期；B. 食管鳞癌临床分期

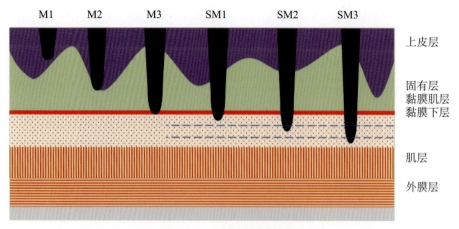

图16-2 巴黎分型模式图

注:M1:局限于上皮内(原位癌/重度异型增生;Tis);M2:侵犯固有层;M3:侵犯黏膜肌层;SM1:侵犯黏膜下层上1/3;SM2:侵犯黏膜下层中1/3;SM3:侵犯黏膜下层下1/3

外科医生获取手术标本,要求标本大小≥1 cm×1 cm,并提供信息齐全的病理学检查申请单,包括简要病史,临床初步诊断,病灶位置

↓

病理科医生沿着标本最外侧将呈卷曲状态的EMR/ESD标本充分伸展并用大头针钉固,充分暴露和还原病灶(B)

↓

取材:先找出切缘距肉眼病灶最近的点,在该点和病灶间画一连线;以该连线为基准,平行于该连线进行切割,第一刀在该连线旁1 mm处下刀,然后以该切割线为基准,接着按2~3 mm的宽度平行地切割组织(C)

↓

报告内容需要包括:肉眼分型、组织学来源及分型、标本切缘状态、肿瘤浸润深度、脉管浸润情况、其他黏膜病变及其程度

A

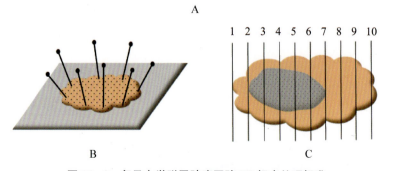

B　　　　　　　　　　C

图16-3 复旦大学附属肿瘤医院ER标本处理标准

注:A. ER标本处理流程图;B.标本固定模式图;C.标本切割模式图

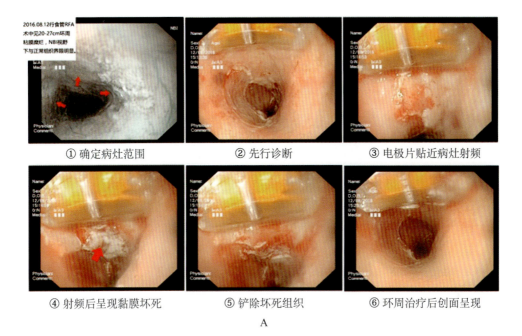

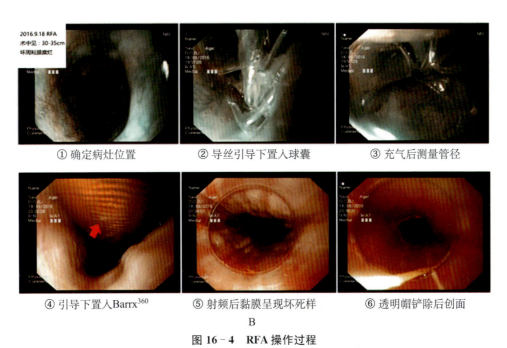

图 16-4 RFA 操作过程

注：A. 环周黏膜病变 RFA 治疗；B. 环周黏膜病变扩张后 RFA 治疗

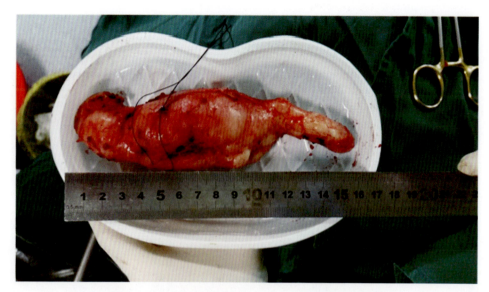

图 16-5　内镜联合胸腔镜下巨大食管平滑肌瘤切除术

注:肿瘤距门齿 25 cm,大小约 16×6 cm;操作过程:右侧 VATS 切口,胃镜引导下超声刀逐层切开食管外膜和肌层,ENDO-STICH 2-0 polysorb 连续缝合肌层

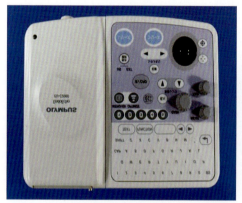

图 16-6　超声主机(EU-C2000,OLYMPUS)

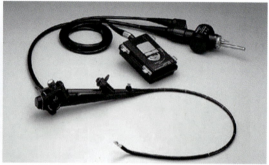

图 16-7　超声光纤电子支气管镜(BF-UC260F-OL8,OLYMPUS)

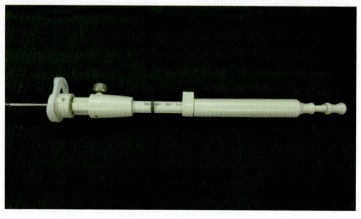

图 16-8　穿刺针(NA-201SX-4022,OLYMPUS)

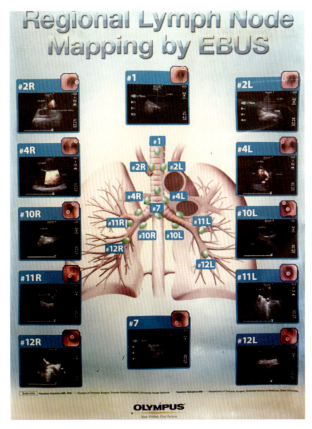

图 16-9 淋巴结解剖位置及超声图示

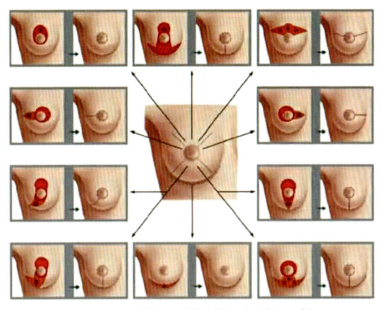

图 21-2 结合整复外科技术的保乳手术切口选择

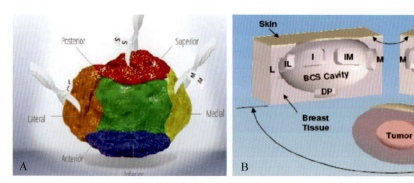

图 21-3 保乳切缘病理评估方法

注：A.肿物边缘法；B.残腔边缘法

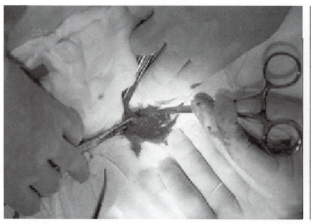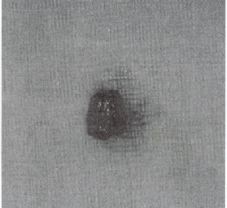

图 21-4 寻找蓝染的前哨淋巴结

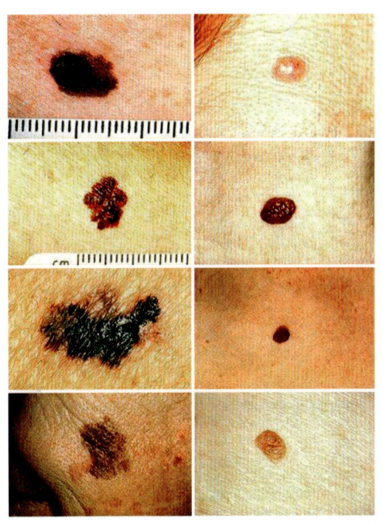

图 39-2 皮肤黑斑良恶性鉴别要点

注：左列为恶性黑痣，右列为良性黑痣

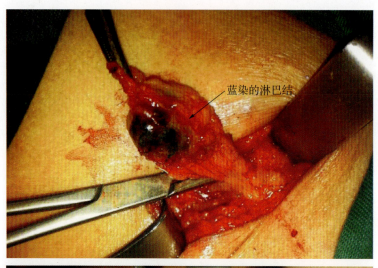
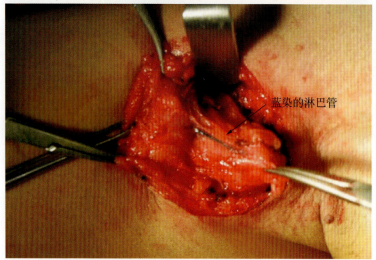

图 39-9 蓝染的淋巴结淋巴管